# 颅底病变 CT 和 MRI 影像诊断精要

## CT and MRI of Skull Base Lesions
## A Diagnostic Guide

原　　著　Igor Pronin　Valery Kornienko

主　　审　金征宇　赵　卫　韩　丹

主　　译　何　波　张竹花

副 主 译　吴　莉　谢晓洁

译　　者（以姓氏笔画为序）

丁莹莹（昆明医科大学第三附属医院）　　张竹花（北京协和医院）

皮江媛（昆明医科大学）　　张振光（昆明医科大学第一附属医院）

朱　云（昆明医科大学第一附属医院）　　张峰睿（昆明医科大学第一附属医院）

朱元利（北京协和医院）　　陈　钰（北京协和医院）

刘昊喆（北京协和医院）　　金征宇（北京协和医院）

刘春晓（北京协和医院）　　赵　卫（昆明医科大学第一附属医院）

江　杰（昆明医科大学第一附属医院）　　赵亚楠（北京协和医院）

严　俊（昆明医科大学第一附属医院）　　段　淼（北京协和医院）

苏　童（北京协和医院）　　段楚玮（昆明市延安医院）

李　鹛（昆明医科大学第三附属医院）　　凌冰冰（昆明医科大学第一附属医院）

李振辉（昆明医科大学第三附属医院）　　高　茜（昆明医科大学第一附属医院）

吴　莉（昆明医科大学第一附属医院）　　董亚婕（昆明医科大学第一附属医院）

何　波（昆明医科大学第一附属医院）　　韩　丹（昆明医科大学第一附属医院）

谷何一（昆明医科大学第一附属医院）　　曾小敏（昆明医科大学第一附属医院）

张　帆（昆明医科大学第一附属医院）　　谢　伟（昆明医科大学第一附属医院）

张　俊（南京医科大学附属逸夫医院）　　谢晓洁（昆明医科大学第一附属医院）

张正华（昆明医科大学第一附属医院）　　魏佳璐（昆明医科大学第一附属医院）

翻译秘书　董亚婕（昆明医科大学第一附属医院）

人民卫生出版社
·北　京·

First published in English under the title
CT and MRI of Skull Base Lesions：A Diagnostic Guide
by Igor Pronin and Valery Kornienko
Copyright © Springer International Publishing AG，2018
This edition has been translated and published under licence from
Springer Nature Switzerland AG.

颅底病变 CT 和 MRI 影像诊断精要
何波　张竹花　主译
中文版权归人民卫生出版社所有

**图书在版编目（CIP）数据**

颅底病变 CT 和 MRI 影像诊断精要/（俄罗斯）伊戈尔
·普罗宁（Igor Pronin）原著；何波，张竹花主译. —
北京：人民卫生出版社，2022.7
　　ISBN 978-7-117-32950-7

　　Ⅰ.①颅…　Ⅱ.①伊…②何…③张…　Ⅲ.①颅底-
外科-疾病-计算机 X 线扫描体层摄影-影像诊断②颅底
-外科-疾病-核磁共振成像-影像诊断　Ⅳ.①R651.1
②R814.42③R445.2

　　中国版本图书馆 CIP 数据核字（2022）第 046141 号

| | | |
|---|---|---|
| **人卫智网** | **www.ipmph.com** | **医学教育、学术、考试、健康，** |
| | | **购书智慧智能综合服务平台** |
| **人卫官网** | **www.pmph.com** | **人卫官方资讯发布平台** |

图字：01-2019-4493 号

**颅底病变 CT 和 MRI 影像诊断精要**
Ludi Bingbian CT he MRI Yingxiang Zhenduan Jingyao

主　　译：何　波　张竹花
出版发行：人民卫生出版社（中继线 010-59780011）
地　　址：北京市朝阳区潘家园南里 19 号
邮　　编：100021
E - mail：pmph @ pmph.com
购书热线：010-59787592　010-59787584　010-65264830
印　　刷：北京汇林印务有限公司
经　　销：新华书店
开　　本：889×1194　1/16　　印张：49.5
字　　数：1533 千字
版　　次：2022 年 7 月第 1 版
印　　次：2022 年 8 月第 1 次印刷
标准书号：ISBN 978-7-117-32950-7
定　　价：329.00 元

打击盗版举报电话：010-59787491　E - mail：WQ @ pmph.com
质量问题联系电话：010-59787234　E - mail：zhiliang @ pmph.com
数字融合服务电话：4001118166　　E - mail：zengzhi @ pmph.com

# 序

近年来,随着医学影像事业的蓬勃发展,CT 及 MRI 设备在各级医院逐渐普及运用,影像诊断学从最初的模糊可见,到如今看得越来越精准,为疾病的诊治及预后评估提供了愈加丰富的图文信息。然而不同的影像技术捕捉到的疾病影像特征具有复杂多变的特点,只有具备了扎实的理论功底、开阔的诊断思路以及深厚的诊断经验,才能获得准确的诊断结论,这无疑对放射医师、技师以及相关研究人员提出了更高的要求。

颅底一方面结构细微,解剖复杂,常常让学习者望而生畏;另一方面,颅底可谓承载生命中枢的基石,是各种生命活动的重要"交通枢纽",加深对其的认识理解至关重要。而市面上颅底相关的影像学诊断书籍并不多见,2018 年恰逢《颅底病变CT 和 MRI 影像诊断精要》一书由 Springer 国际出版公司出版问世,故萌生翻译传播之心,希望能为读者们开启一扇通往颅底影像学知识宝库的大门。该书是俄罗斯布尔登科神经外科研究所神经影像科 Igor Pronin 和 Valery Kornienko 的最新力作,原书包括四部分 818 页的内容。全书涵盖了眼眶、颅面部、前颅窝、中颅窝及后颅窝的所有病变,涉及诸如肿瘤性、炎性、血管性、先天性以及各种罕见性病种。从流行病学到发病机制,从临床到病理表现,从影像特征到鉴别诊断,详尽分析每一种疾病的临床、病理及影像学特征;并附以清晰精美的图片,丰富多样的病例,简洁明了的讲解,帮助读者全面理解颅底疾病的 CT 及 MRI 影像学征象。同时本书编排结构简明合理,方便读者理清知识脉络,在日常工作中迅速查找所需知识信息。该书不论是对临床医师还是放射科医师、技师,都是一本非常有价值的参考书及工具书。

该书翻译过程中,我们高标准严要求,初译结束后进行反复校对,字斟句酌,确保表达准确,行文流畅。对于生疏僻陋的专业词汇通过互相讨论、请教专家的方式,力求将原著最真实的面貌奉献给读者。为了进一步提高本书的质量,以供再版时修改,诚恳地希望各位读者、专家提出宝贵意见!

在该书即将出版之际,特向全体参译人员致以谢意,辛苦的付出成就精妙的译文! 感谢广大读者的支持!

何波

2022 年 5 月 25 日

# 原著前言

颅底是一个结构复杂而特殊的解剖区域,有多根血管和神经穿行于此。因而颅底病变显示困难,常无法与正常组织区分。相较于颅内其他部位的肿瘤,颅底肿瘤具有多种多样的组织生物学表现,常表现为恶性,是神经外科、颌面外科、耳鼻喉科及眼科学中最复杂的部分。颅底肿瘤所引起的严重症状和其快速侵袭性的生长,是导致诊断困难、手术和联合治疗效果不佳的主要原因。

颅底结构有时会发生一些变异,但不需要进行手术治疗。正确地识别和阐述这些结构变异,是避免误诊和过度治疗的基础。

在颅底检查中,因组织具有不同的密度、物理性质、化学结构和磁性特点,图像易出现许多伪影。在 CT 图像中,岩骨间伪影(亨氏伪影)会影响后颅窝结构的观察,而金属种植牙也会影响颅底结构的显示。在 MRI 图像中,颅底骨质会影响新序列如弥散加权成像、磁共振波谱成像等的应用。颅底骨质引起的空间扭曲,会影响对比剂增强 MR 灌注扫描图像的质量。上述因素是导致颅底检查图像质量下降,难以识别早期肿瘤的原因。

我们强调,在颅底肿瘤和脑肿瘤的诊断中,需要采用 CT 和 MRI 检查作为互相补充。我们推荐采用不同检查方法的各自优势来综合评价颅底病变。

现代神经外科的手术方式,对神经放射学家在评估颅底病变的位置、范围和鉴别诊断方面提出了很高要求。为了手术和放疗方案的制订,薄层扫描显得至关重要,为高质量的 2D 和 3D 重建提供基础。对颅底肿瘤的诊断,神经放射学家需要特别注意对局部病灶的准确诊断,是否有脑膜的侵犯、骨和软组织的浸润,评估颅底血管和神经的情况,肿瘤的血供,以及肿瘤可能的病理性质。对肿瘤病理性质的判断极为重要,也是最困难的部分。多种检查方法的联合应用,比如血管造影、CT、MRI、SPECT 和 PET,有助于判断肿瘤的病理性质。

CT 动态血管成像可评估颅底血管病变,采用非侵入性手段研究肿瘤的血供,具有较高的空间分辨率和时间分辨率,使用图像后处理方法去除颅底骨质,对肿瘤的各级血管显示良好。

CT 灌注成像在颅底肿瘤的诊断中具有特殊作用。无空间扭曲、空间分辨率高、自动去除骨质结构、量化分析单位组织内的血流动力学变化——这些特点使得 CT 灌注成像在评估颅底良恶性肿瘤的血流动力学特征方面占据主导地位。目前我们认为 CT 灌注成像是岩骨肿瘤(如副神经节瘤)和颅面部肿瘤(如青年鼻咽纤维血管瘤)的"非侵入性活检"方法。

颅底肿瘤的 MR 诊断方法与其他部位脑肿瘤略有不同。首先,与 CT 扫描相比,MRI 能够更好地显示颅底软组织结构。采用不同的脉冲序列和扫描模式能够更好地显示颅底病变。尽管扫描时间较长,我们认为 MRI 是诊断颅底病变不可或缺的检查方法。在颅底肿瘤的评估中,采用压脂技术,即 Fat-Sat 模式是关键。在这里,我们抑制 $T_2$ 加权像、$T_2$-FLAIR 及 $T_1$ 加权像(自旋回波序列、SPGR 序列等)的脂肪信号。

我们认为颅底肿瘤的 MRI 检查必须进行增强扫描。因此,$T_1$ 加权成像+Fat-Sat 技术+增强扫描是任何颅底病变 MRI 检查的最后一步。

与 CT 扫描相比,MRI 的另一显著特征是无对比剂增强的血管成像(动脉和静脉)技术。3D-TOF 技术能够较好地显示动脉。随着 3T MRI 的应用,3D-TOF 技术能够更好地显示前、中、后颅窝血管对肿瘤的供血情况。随着 3T MRI 空间分辨率的提高,MR 血管造影已逐步替代侵入性血管造影检查。

颅底和上段颈椎成像中的 2D-TOF 血管成像方法已逐渐被混合血管成像技术(在同一个 MR 图像上显示动脉和静脉)取代——是相位血管成像技术的改良——INHANCE 序列(GE)。后者的主要优点是空间分辨率高,能在较短时间(约 5~6 分钟)内改变速度编码值(VENC)。该方法在颅底静脉窦完全或部分血栓形成的诊断中更敏感。

对比剂增强的 MR 血管扫描技术,团注 MRA 和动态 MRA(TRICKS,GE),为肿瘤血供的研究提供了全新的方法,在这之前只能通过侵入性血管造影获得。超短扫描时间($\frac{1}{2}$~$1\frac{1}{2}$分钟)可以区分颅底肿瘤的动脉和静脉。

在 MR 灌注成像中,动脉自旋标记(ASL)技术在评估颅内外病变,包括颅底肿瘤的血流动力学中表现最佳。该方法不需要对比剂增强,临床重复性好,尤其适用于儿科检查。与广泛应用的 $T_2^*$ MR 灌注不同,ASL 不受颅底骨质伪影影响,且采用绝对值作为血流参数。

遗憾的是,基于磁敏感成像的新序列(SWI、SWAN 等)在颅底病变的应用有限,因为颅底骨质结构引起的空间扭曲和伪影。此外,在这些序列中骨质本身为低信号。

现代 3.0T 磁共振机具有独特的诊断能力,特别是高分辨率和高信噪比,可获得超薄层扫描(层厚达 0.6mm)和 3D 重建,对颅底病变诊断具有重要意义。MRI 已实现各向同性体素扫描,极大减少了扫描时间。一个平面能获得足够的图像,后续的重建不会降低图像质量。在我们日常的颅底解剖学研究中,更倾向于使用以下序列:BRAVO($T_1$ MRI)、CUBE($T_2$ MRI)和 FIESTA($T_2$ MRI)。FIESTA(GE)序列相当于抑制了脑脊液流动伪影的 $T_2$ 加权成像。该序列用于定位脑神经在颅底池中的位置以及和周围血管的关系。

由于颅底下方及颅底骨质内有大量脂肪组织,颅底病变的 MR 扫描需要采用不同的压脂技术。在常用的 $T_1$ 和 $T_2$ 加权像中,脂肪组织为高信号,影响病变的评估。目前,我们有如下几种压脂技术。最常采用的是化学位移法,使脂肪处于饱和状态,不产生信号(Fat-Sat 法),并采用特定频率的脉冲。另一种是反转-恢复序列,来自脂肪的信号可以被选择性饱和(STIR 法)。$T_1$ 和 $T_2$ 压脂增强扫描能够使含脂病变或被脂肪包绕的病变的强化特征更明显。脂肪抑制序列有助于将亚急性出血(含高铁血红蛋白)、囊液蛋白质含量高的囊肿与脂肪区分开来。Fat-Sat 序列在眼眶与颌面部病变的研究中是不可替代的。Fat-Sat 序列联合对比剂增强扫描,使诊断准确性显著增加。

最近,我们成功测试了一种基于 Dixon 方法抑制脂肪 MR 信号的新方法。即使在上段颈椎重建术后,存在金属植入物或固定系统,新技术仍然能较好地抑制脂肪的高信号(IDEAL,GE)。此外,脂肪抑制技术更有利于观察富含对比剂的病灶(如肿瘤、淋巴结等)。

作者特别感谢 Burdenko 神经外科研究所的工作人员,特别是 L. V. Shishkina、S. V. Tanyashin、A. B. Kadasheva 和 A. I. Belov,帮助选择了本书的材料。

Igor Pronin

Valery Kornienko

莫斯科,俄罗斯

# 目录

## 第一部分　眼　眶　疾　病

# 第二部分  前颅窝和颅面部病变

# 第三部分 中颅窝和鞍区病变

# 第四部分　后颅窝和颅底病变

# 第一部分　眼眶疾病

# 1 眼眶疾病简介

眼包括眼球和周围的附属结构。

眼球是位于眼眶内的球形体。眼球有前后两极，前极对应于角膜的最前端，后极位于视神经出口的外侧。

眼球运动系统包括六对横纹肌：上、下、内、外直肌和上下斜肌。所有这些眼外肌，除了下斜肌，都起源于眼眶深部，邻近视神经管和眶上裂的总腱环，总腱环呈漏斗状，包围了视神经、眼动脉，以及动眼神经、鼻睫神经和展神经。直肌前端附着于眼球赤道的前方上、下、左、右四个面，以肌腱和巩膜融合。上斜肌穿过名叫滑车（滑车附着在额骨的滑车凹）的纤维软骨环，然后急转向后外侧附着在赤道后方的上外侧面。下斜肌起源于泪囊窝的外侧缘，经眼球下方向后外侧走行，位于下直肌前端的下方，其肌腱附着在眼球赤道后方的侧面。

眼外肌的神经支配：除了外直肌的所有直肌以及下斜肌是由动眼神经支配的；上斜肌是由滑车神经支配的，外直肌是由外展神经支配的。眼神经为眼部肌肉提供感觉支配。

眼眶由骨膜覆盖，骨膜在视神经管和眶上裂处与脑膜融合。

眼球后方是脂肪组织（眼眶脂肪体），脂肪组织充填在眼眶内所有结构之间。脂肪组织与眼球之间有包绕眼球的眼球筋膜（又称 Tenon 囊或眼球囊）分隔开。眼球的肌腱，穿过眼球筋膜到达它们附着区域的巩膜，眼球筋膜成了肌腱鞘从而成为每个眼外肌的筋膜。

所有眼眶疾病和病变，根据其在眼眶内相对于眼外肌所形成的肌锥的位置，通常分为五类：①位于肌锥外：肌锥外病变；②位于肌锥内：累及视神经及其周围膜结构的肌锥内病变；③位于肌锥内：不累及视神经的肌锥内病变；④眼外肌自身病变（肌锥病变）；

⑤眼球病变（图 1.1）。长入眼眶内并可能累及眼眶多个解剖区域的肿瘤被认为是一个独立类型。

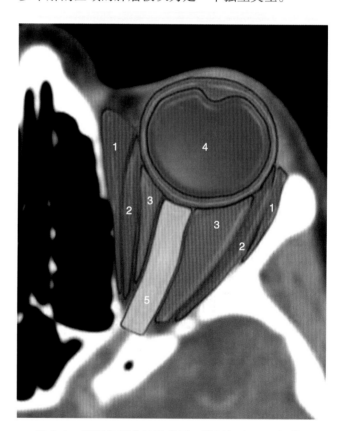

图 1.1　眼眶各部分的示意图。眼眶间隙：1-肌锥外，2-肌锥，3-肌锥内，不包括视神经，4-眼球，5-视神经和鞘膜（肌锥内）

根据文献报道，在眼眶可发生 100 多种类型的病变（Rootman 1988；Baert and Sartor 2006；Muller-Forell 2006）。分析病史和临床表现在眼眶病变的诊断中起着主要作用，只有少部分病例需要神经放射学检查来明确诊断。在进行神经放射学诊断之前需要先做眼部检查，包括评价视力，评价眼球运动，测量眼球突出程度，检查瞳孔功能、眼晶状体透明度、眼底异常和视野缺损（Ducrey and Spahn 2002）。患者年龄在预测肿瘤病因方面也非常重要，在老年患者眼眶病变恶性占 63%，良性占 27%（Demirci 2002）。所有这些信息在眼眶影像检查[MRI 和（或）CT]序列及技术的选择上都有重要影响。CT 和 MRI 是用于评价眼眶疾病最常用的诊断方法。眼眶超声更常用，但是特异性较低，尤其是在用于评价眼眶后部区域时。SPECT 和 PET 用于眼眶成像空间分辨率低以及可用性较低，应

用受限。眼眶 MRI 成像很重要的一点是在静脉对比剂增强前后都要用脂肪抑制技术。一般倾向于 $T_2$ 和 $T_1$ 加权序列，采用 3mm 层厚，沿视神经走行的横轴、矢状和斜位切面。冠状切面应该分别垂直于左右视神经。眼眶 CT 检查主要用薄层螺旋扫描，随后再做感兴趣层面的重建。CT 灌注成像的应用成为诊断眼眶病变的一种新途径，这种检查方法开创了眼眶肿瘤血流动力学评价的新时代。

# 2 不累及视神经的肌锥内病变

## 2.1 血管性疾病

包括静脉系统眼眶血管畸形是眼眶区域的罕见疾病（Arat 等，2004）。其中，最重要的疾病是眼眶静脉曲张和静脉血管瘤。这些疾病通常表现为间断性眼球突出，常与主动的身体活动或者可导致静脉压力增加的动作相关，如咳嗽或 Valsalva 动作。由于颈内静脉和眼眶静脉没有瓣膜，不能阻止增加的静脉压力自由传递至眶内静脉，这会导致在血管畸形的病例出现周期性眼球突出的症状。

### 2.1.1 眼眶静脉曲张

Lloyd 等（1971）将眼眶静脉曲张分为原发性和继发性。经典的原发性眼眶静脉曲张定义为单侧或双侧的一支或多支眶静脉扩张所形成的静脉畸形。继发性（或称为获得性）眼眶静脉曲张通常见于眼眶外伤后，或与眶内异物有关。继发性曲张属于一组眶外病变，如颈动脉海绵窦瘘和颅内动静脉畸形。原发性眼眶静脉曲张通常在婴幼儿或儿童早期就表现出来，也可见于 10~20 岁。婴幼儿和儿童常有血管性红斑，位于面部、前额、眼睑或口腔。随后，静脉改变会发展至结膜以及受累眼的眼睑。在老年患者中，眼眶静脉曲张可能继发于一些其他的眼眶或眶外血管性疾病，或者与这些疾病相伴发。

间歇性眼球突出是眼眶静脉曲张主要的临床症状。儿童患者很容易因哭闹或用力而引发眼球突出，在疾病早期，通常由能够增加眼内血管压力的突然动作或特定动作引起。对于大一些的儿童或青少年，当按压颈内静脉或捏住口鼻用力呼气时或做 Valsalva 动作时，会出现眼球突出。扩张的眶内静脉血管，血流速度较慢。静脉扩张通常在活动时或者做能够增加眶内静脉压力的动作后出现，这也就是为什么患者在静息状态下影像学技术常常不能检出病变。在这种情况下,为了确定根据临床症状所假设的眼眶静脉曲张的诊断,建议同时在静息状态下和 Valsalva 动作时进行检查,或者让患者俯卧位面朝下并将头垂向下颌,以增加眶内静脉压力。这在 CT 扫描仪上容易实现。静脉内血栓形成或出血通常会导致急性痛性眼球突出,有时可导致眼球运动能力的下降(De Potter 等,1995)。

### 2.1.1.1 诊断

间接诊断先天性眼眶静脉曲张(比如存在静脉石)的颅内显影技术已经被 CT、MRI 和超声显像取代。

多数病例中,在眼上静脉区域,CT 扫描可观察到迂曲扩张的静脉,有时静脉壁可有钙化。当颈内静脉受到压迫或在做 Valsalva 动作时(深吸气,然后屏气 20~30 秒),眼眶静脉容易扩张。尽管曲张的眼上或眼下静脉会出现同样的以上表现,但是在 CT 上都表现为迂曲的或呈丛状的。无血栓形成的扩张静脉内均匀地充盈造影剂。如果怀疑有血栓形成或出血,MRI 检查优于 CT。Osborn(2004a)证实,MRI 上显示眶内静脉曲张的最好方法是 $T_1$ 加权序列,曲张静脉表现为较眶周围结构更低的 MR 信号。然而,眶周脂肪的高信号会阻碍对曲张静脉的观察,因此我们建议扫描方案里包括压脂序列。扩张静脉内快速血流在 MR 上表现为明显的信号丢失(流空信号)。用基于 2D TOF 技术的 MRA 成像或 PC 技术可实现更好地观察静脉血流。

在 $T_2$ 加权图像中,由于出血或血栓形成,MR 信号会不均匀(图 2.1)。虽然直接的眼眶静脉造影技术已被非侵入性的 CT 或 MRI 技术所代替,但在一些罕见病例中仍有应用。在静脉造影技术中,扩张静脉结构的充盈出现在静脉晚期,相比于其他诊断技术更加精确,曲张静脉的大小以及分支血管的类型都能观察到(图 2.2)。在我们的病例中,通过变换患者体位(面朝上和面朝下)的 CT 或 MRI 成像表明,静脉系统的体积会在患者头垂向下颌时有所增加(图 2.2 和图 2.3)。近来,为检出眼眶静脉曲张,高时间分辨率的对比剂增强 MRA 技术可以很容易地应用于临床。该技术可帮助检出较小的眶内静脉曲张(图 2.4 和图 2.5),并同海绵状血管瘤鉴别,前者在静脉期表现为曲张性充盈,而后者在 MRA 成像中强化不明显或呈斑片状强化(Kahana 等,2007)。

### 2.1.1.2 鉴别诊断

累及静脉血流的淋巴管瘤、海绵状血管瘤或毛细血管瘤、眶内炎性改变。真性静脉曲张需同继发于动静脉畸形(Trombly 等,2006)或海绵窦血栓(图 2.6)的眼眶静脉曲张相鉴别。

## 2.1.2 颈动脉海绵窦瘘

颈动脉海绵窦瘘(carotid-cavernous fistula,CCF)通常源自外伤,位于颈内动脉海绵窦段(罕见位于颈外动脉分支之间)和海绵窦之间的部分。颈内动脉虹吸段穿行于海绵窦内,此部位的血管壁破裂会导致瘘的形成(Serbinenko 1974)。瘘口通常位于海绵窦的中部或后部。在多数情况下,静脉向前引流至眼静脉,使得眶内静脉的压力增高,或者同时引流至蝶顶窦或其他静脉。有些病例瘘可自发形成,或产生于颈内动脉海绵窦段的动脉瘤破裂,或产生于颈外动脉硬膜分支与海绵窦的交通(硬脑膜动静脉畸形或间接动静脉瘘)。Serbinenko(1968)根据分流的多少和大脑半球的动脉血供,定义了六种类型的 CCF:颈内动脉至海绵窦的完全或部分的分流,并考虑到 Willis 环变异。作者也研究和描述了海绵窦的十余条引流路径。Djindjian 等(1973)根据硬脑膜动静脉瘘的静脉流出不同进行分类,并确定了三种类型的静脉引流。根据瘘是自发的或外伤性的分类也同样适用,虽然两者在症状上可有重叠。自发性瘘多见于女性,女性与男性比例为 4.5:1。这些瘘可见于各年龄阶段,但多数在 50 岁之后发现。

### 2.1.2.1 临床表现

眶内静脉压力的增加会出现临床症状,包括眼球突出(3mm 或更多),眶或颞区的动脉搏动噪音,眼球运动下降,眼睑肿胀。

### 2.1.2.2 诊断

超声诊断可检出异常扩张的眼上静脉以及增厚的眼外肌。其中,眼眶的彩色血流超声图在颈动脉海绵窦瘘的诊断中具有重要作用。

在颈动脉海绵窦瘘中,动脉血流扩张静脉窦,在眼上静脉内形成逆向血流,导致眼上静脉的扩张。这可通过多普勒成像观察到。

在 MR 成像中,扩张的眼静脉和海绵窦中快速流动的血流在所有 MR 标准序列中呈信号缺失,可清晰看到动静脉瘘,并作出正确诊断(图 2.7)。

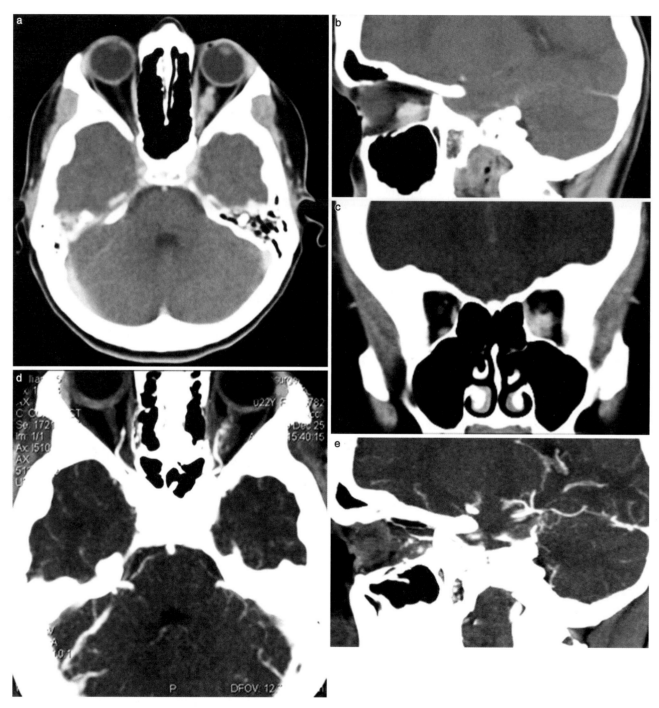

图 2.1    左侧眼眶静脉曲张。平扫(a)和增强(b,c)CT 矢状位和冠状位图像显示位于眼眶内下区域的均匀强化病变,CT
血管造影(d-f)显示病变部分强化,强化影正好是眶下静脉走行区。MR $T_1$ 加权平扫(g)及增强图像(h 有脂肪饱和技术,
i 没有脂肪饱和技术),显示在有脂肪饱和技术的图像上能够更好地勾画出有明显强化的病变

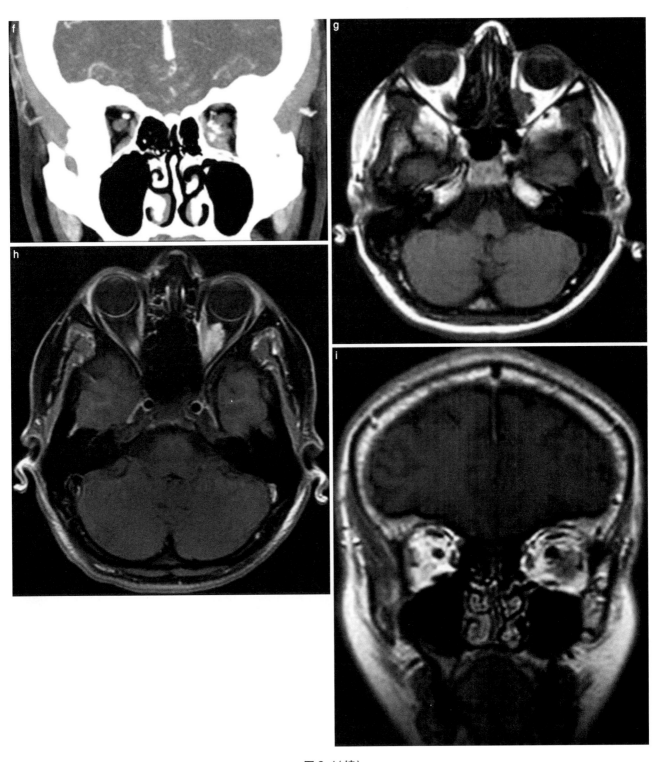

图 2.1(续)

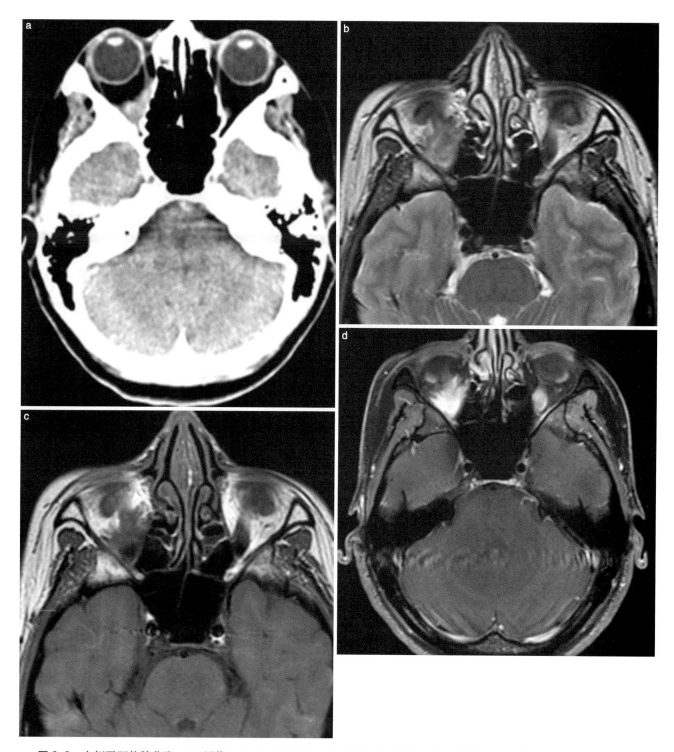

图 2.2　右侧眼眶静脉曲张。CT 图像(a)、MR T$_2$(b)和 T$_1$(c)图像显示眶尖占位。静脉对比剂增强后脂肪饱和技术显示静脉曲张呈明显强化(d)。当患者处于俯卧位(e,f),眼眶静脉曲张增大。增大的病变静脉可在经静脉途径的超选择性数字减影血管造影中清晰显示(g~i)

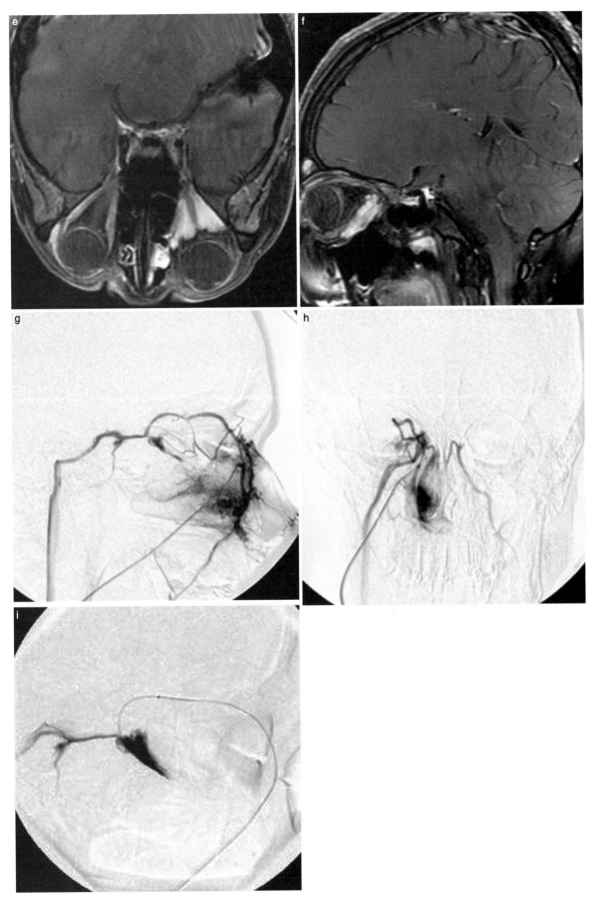

图 2.2（续）

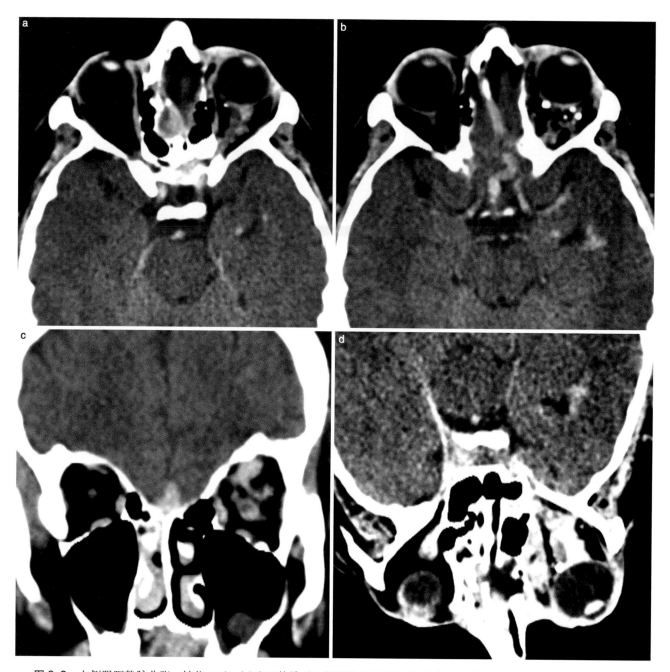

**图2.3**　左侧眼眶静脉曲张。轴位 CT(a,b)和经静脉对比剂增强后的冠状位重建(c)图像显示眼眶静脉曲张的小圆形钙化。在患者俯卧图像上(d,e),病变体积增大,且占据整个眼眶,眼球外凸。轴位 T$_2$ 加权图像(f,g)显示累及整个眼眶的混杂信号病变,导致眼球外凸。球后区域有多发 T$_2$ 低信号的迂曲小静脉。MRA(增强后 3D TOF)显示左脑半球额颞区域的多发粗大静脉血管瘤(h,i)

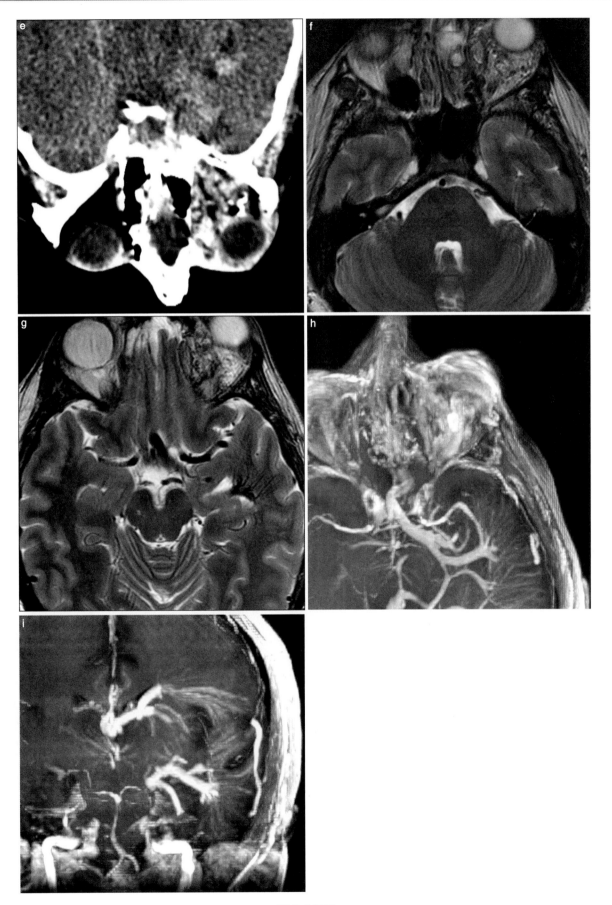

图 2.3(续)

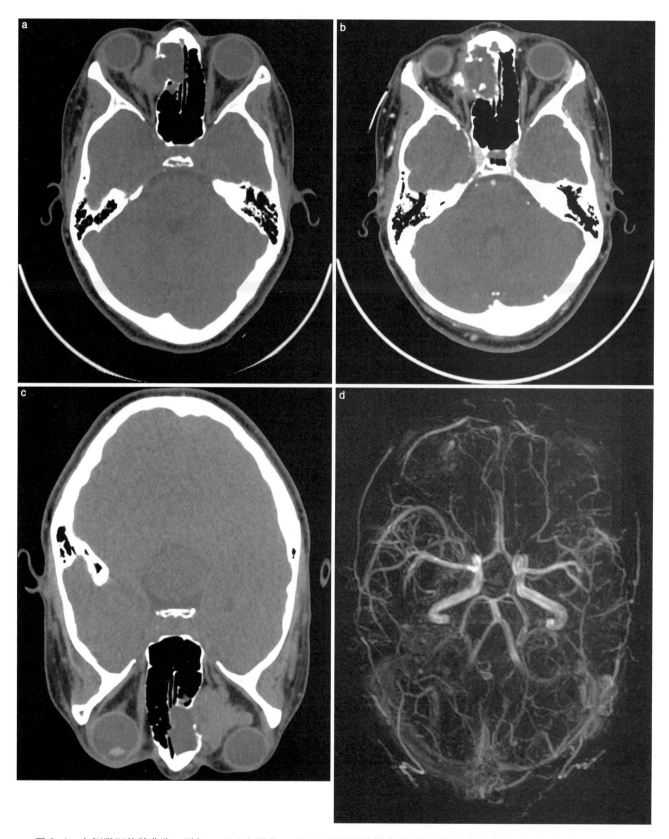

图 2.4　右侧眼眶静脉曲张。平扫 CT( a) 和增强 CT( b) 显示眼眶静脉曲张,同时伴有因骨质破坏导致的额鼻部脑膨出。俯卧位扫描时病变增大( c)。时间分辨对比剂增强 MRA 成像对比剂注射后不同时间点的图像( d~f ),显示扩张静脉内的渐进式强化

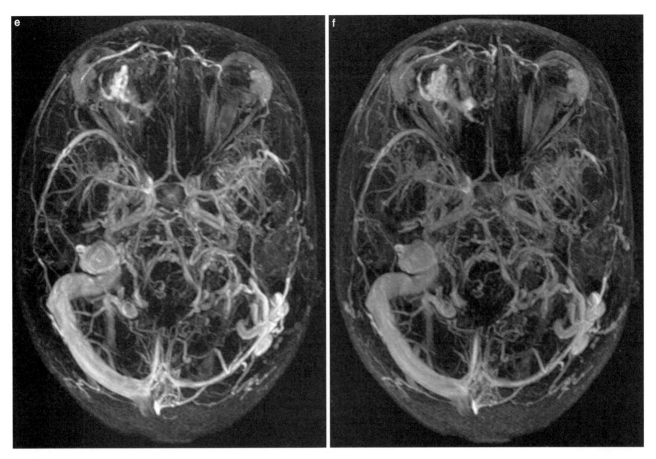

图 2.4(续)

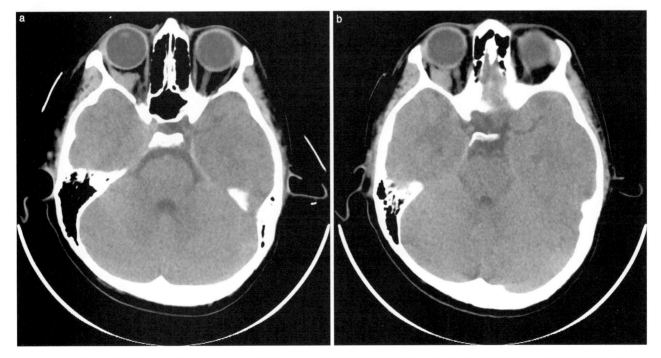

图 2.5　右侧眶静脉曲张。平扫 CT(a,b)和增强 CT(c,d)显示眼眶静脉曲张,病变中心呈部分强化。时间分辨对比剂
增强 MRA 成像对比剂注射后不同时间点的图像(e,f)显示扩张静脉内不规则斑片状强化

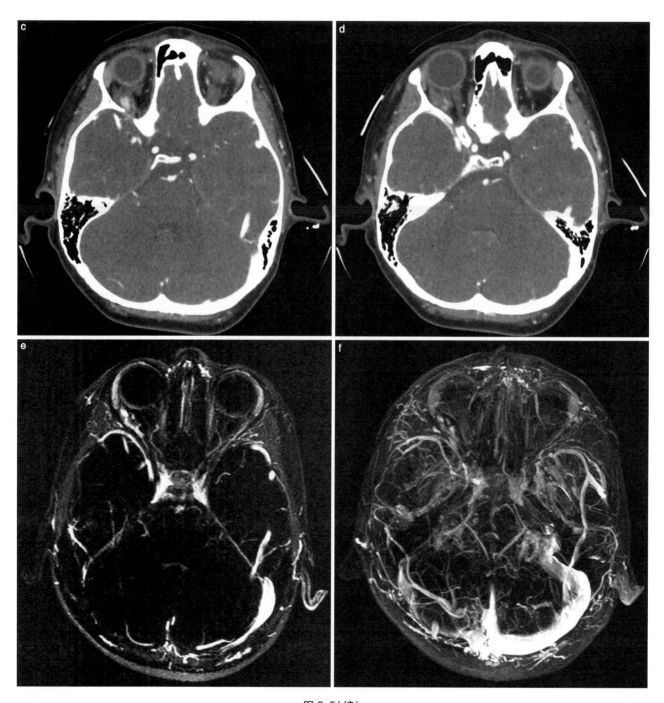

图 2.5(续)

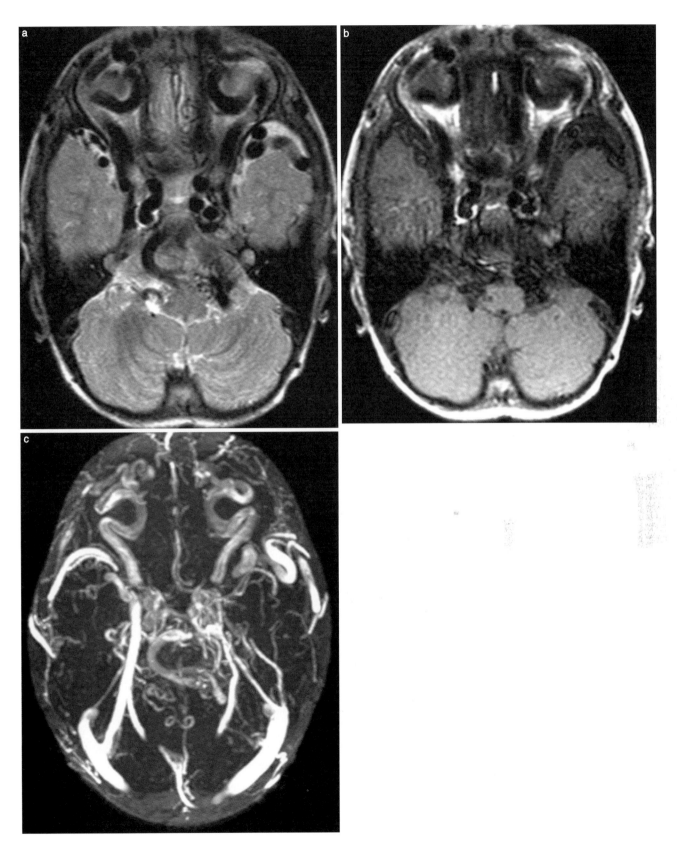

**图 2.6**　眼眶继发性静脉曲张。患有 Galen 动静脉畸形的患儿。$T_2$（a）、$T_1$（b）MRI 和 MRA（c）显示颅内和眶内罕见的迁曲扩张的静脉

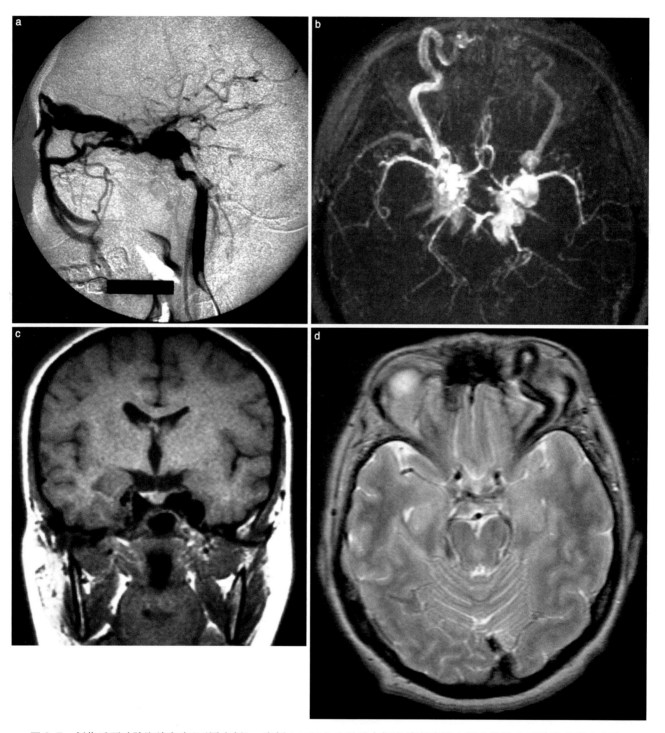

图2.7　创伤后颈动脉海绵窦瘘(不同病例)。病例1:DSA(a)显示右侧海绵窦瘘流向眼上静脉和面静脉的逆向血流。3D-TOF MRA 成像(b)显示双侧颈动脉海绵窦瘘和扩张的眼眶静脉系统,包括右侧蝶顶窦。双侧海绵窦在 $T_1$ 加权图像(c)上呈流空效应。病例2:左侧颈动脉海绵窦瘘可清楚地在 $T_2$(d)、$T_1$(e)及 $T_1$ 脂肪饱和序列(f)图像上显示

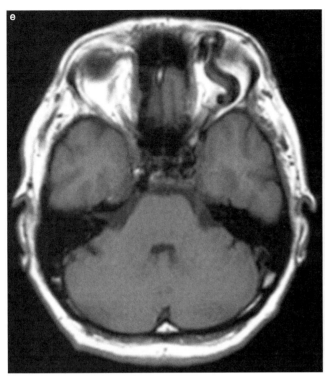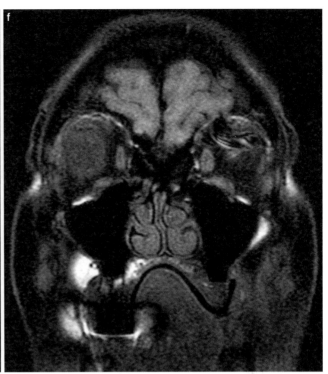

图 2.7(续)

CT 在显示眶内扩张、增粗静脉系统方面非常有帮助。CTA 在识别 CCFs 的所有特征方面是最能提供信息的检查方法(图 2.8)。冠状位和矢状位 CT 重建图像在显示眼外肌的对称性增厚方面尤为有用,同 Graves 眼病的非对称性眼肌肥厚不同。但是,上述这些变化只能通过静脉对比剂增强检查显示。MRA 能够提供评估海绵窦血管性疾病的更多重要信息,尤其是那些血流较慢的疾病。海绵窦瘘和海绵窦的关系可通过 MRA 非常准确地评估。为此,可使用 2D 或 3D 或 TRICKS 技术。使用 TRICKS 技术可获得高质量的对比剂增强 MRA 图像,评价不同时相对比剂团的运动,达到与直接血管造影图像类似的效果(Kornienko and Pronin 2009)。此外,对标准序列 MR 和 MRA 图像的综合分析可评估静脉引流管道血栓形成的演变,包括在治疗过程中的或血管内栓塞后的血栓形成。在静脉血栓病例,最初静脉管道内的 MR 低信号会被增高的信号取代,信号的增加与血栓的"年龄"成正比。经血管再通治疗后,MR 信号再变回低信号。在所有病例,MRI 可替代直接的血管成像以评估检测病变的变化。

尽管颈动脉海绵窦瘘可经无创性检查诊断,直接的血管造影仍是该种疾病诊断的"金标准",包括受累侧的确定、侧支循环的局部定位以及病因确定。小的海绵窦瘘难以通过 MRI 诊断,但可通过选择性颈内动脉和颈外动脉注入对比剂的 DSA 技术检查到。同时可清晰地看到引流海绵窦瘘的扩张静脉管道。在 1975—1999 年间,超过 900 例颈动脉海绵窦瘘的患者在莫斯科 N. N. Burdenko 神经外科学院完成检查。他们约占所有最后有血管神经手术病理证实的患者的 21%。创伤是大部分颈动脉海绵窦瘘形成的原因。自发性颈动脉海绵窦瘘仅占 2.8%。为确定颈动脉海绵窦瘘的诊断及受累侧,应该做受累侧的全脑循环直接选择性血管造影,以及受累侧颈动脉横断钳闭后进行对侧颈内动脉和椎动脉造影,以控制侧支循环。

#### 2.1.2.3　鉴别诊断

眶内肿瘤,淋巴管瘤,转移瘤,结节病,静脉畸形,静脉血栓,海绵窦肿瘤,颈内动脉动脉瘤。

### 2.1.3　眼静脉血栓

单侧眼静脉血栓形成最常见的原因是炎症(常见于耳源性、牙源性或鼻窦源性)累及眼眶。尽管眼眶结构相对独立,它也可能受到鼻旁窦感染的侵犯。静脉内缺少瓣膜,大量的静脉吻合是感染蔓延至眶内的主要途径。翼腭窝静脉丛与眼下静脉的吻合也是感染蔓延的一种途径(Tarasova and Drozdova 2005)。

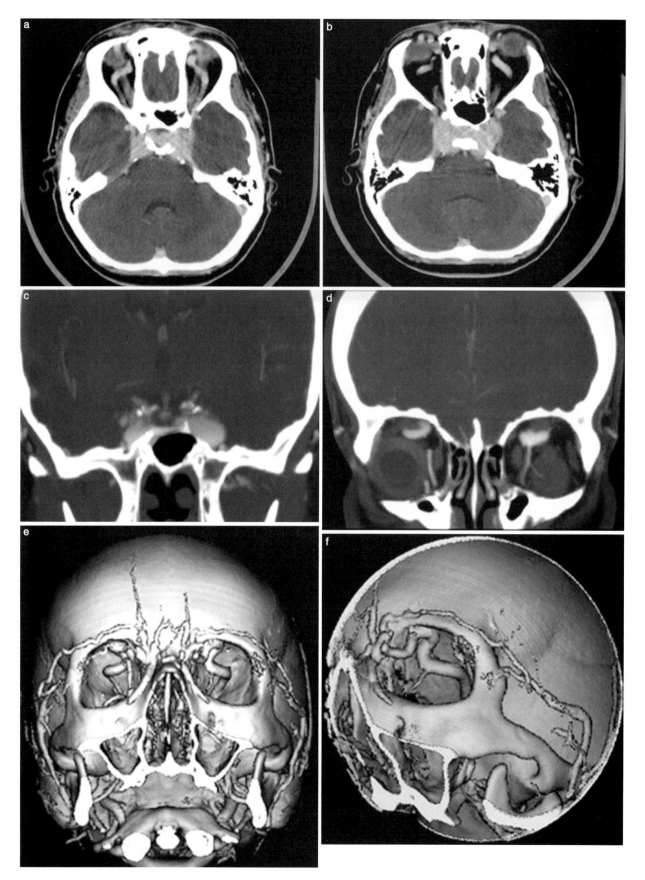

**图 2.8**　双侧颈动脉海绵窦瘘。CTA 原始图像显示异常增粗的海绵窦和眼上静脉( a,b )。冠状位 MIP 重建图像能更好地显示颅底和眼眶静脉结构的延伸( c,d )。3D 重建像的斜位显示( e,f )

### 2.1.3.1 临床表现

该种疾病会表现为眼球突出,受累眼眶的疼痛,结膜水肿,以及全身中毒症状。

### 2.1.3.2 诊断

眶内静脉血栓表现为眼上静脉走行区的血管内占位,其表现取决于不同的成像技术。在平扫 CT 图像上,曲张的眼上静脉呈条状高密度病变。MRI 信号取决于血栓的状态和血红蛋白衍生物的顺磁特性(图 2.9)。脱氧血红蛋白存在时,$T_1$ 和 $T_2$ 加权图像上呈低信号,当游离高铁血红蛋白出现时变为高信号(De Potter 等 1995)。

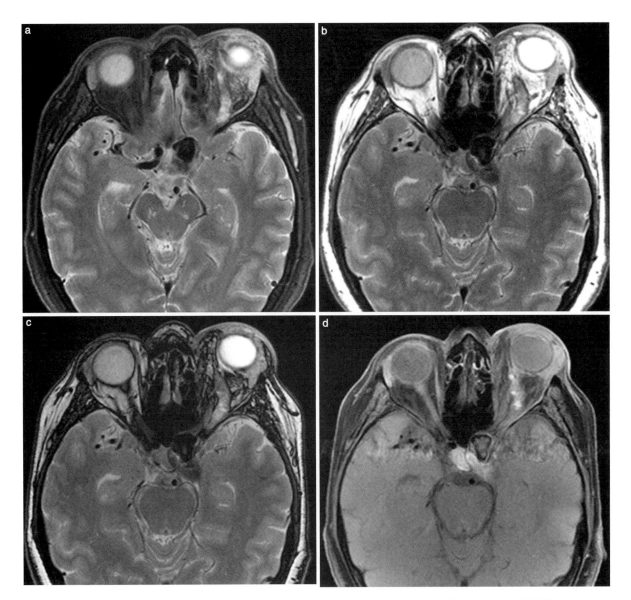

**图 2.9** 左侧眼眶静脉血栓。$T_2$ 加权 MRI 图像(a~c)和静脉对比剂增强后 $T_1$ 加权图像(d,e),利用脂肪饱和技术(d)显示,颈内动脉床突上段囊状动脉瘤部分血栓形成,伴有左侧眶上静脉血栓形成。在 MRI 3D PC 血管成像(f)清晰地显示左侧颈内动脉动脉瘤尚存管腔部分,有血栓形成的静脉未显影

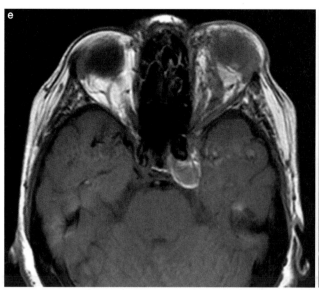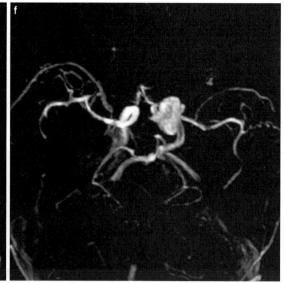

图 2.9(续)

## 2.2　肿瘤

### 2.2.1　眼眶海绵状血管瘤

眼眶海绵状血管瘤(*orbital cavernous hemangioma, OCH*)是血管系统异常形成的血管性占位性病变,约占眼眶血管性病变的 70%(Brovkina 2002),约占所有眼眶肿瘤性病变的 5%~7%(Yan 等,2004;Muller-Frell 2006)。眼眶海绵状血管瘤通常在 12~65 岁诊断,平均年龄约 42 岁。女性患病率是男性的 2.5 倍。眶内海绵状血管瘤通常位于眶内手术区域内(眶内眼直肌内)。约 80% 肿瘤位于肌锥内。眼眶海绵状血管瘤通常是单侧病变,双侧病变罕见。肿瘤大小可从数毫米到数厘米不等,具有明显的占位效应(Meyer and Hahn 2011)。

#### 2.2.1.1　临床表现

渐进性加重的眼球外凸(约 60% 患者为轴向突眼)。眼球复位比较困难,早期改变发生在眼底。位于眶尖的肿瘤通常伴有眶痛和头痛。

#### 2.2.1.2　诊断

CT 上,病变呈圆形或椭圆形、边界清晰的占位性病变,主要位于眶尖。较大肿瘤可呈分叶状,周围有假包膜,压迫周围组织。关于 CT 值,病变呈均匀的等密度或高密度(可存在微钙化)。有时,较大的肿瘤会有眶骨壁骨质吸收。一项 CT 灌注研究表明肿瘤主要部分的 CBV 和 CBF 值较低(译者注:原文中为 TBF 和 TBV,但是 CT 灌注中并没有这两个值,再根据图 2.10 注释,实际应该是 CBV 和 CBF),病变内存在呈点状高灌注的部分。所有这些结构和功能特征可将毛细血管性血管瘤同其他眶内肿瘤的组织学类型鉴别,具有较高的准确性,尤其是眼眶胶质瘤或脑膜瘤(图 2.10、图 2.11、图 2.12)。

在 $T_1$ 加权图像上,病变呈均匀等信号,周围有呈低信号环的假包膜结构。在 $T_2$ 加权图像上,眼眶 OCH 通常呈高信号,较大肿瘤内常可见分隔。增强后通常呈不均匀强化,在动态研究中(高时间分辨率的增强 MRA),早期主要为病变中央部分强化,增强后期对比剂分布到周围区域(Tanaka 等,2004;Kahana 等,2007)。一项标准的 MR 研究显示病变呈均匀中度强化(Tanaka 等,2004;Bertelmann 等,2011)。用于评估眼眶 OCH 的最佳 MR 成像方法是使用脂肪抑制序列和静脉对比剂增强(图 2.13、图 2.14、图 2.15 和图 2.16)。新的 MR 技术($T_1$-IDEAL,$T_2$-IDEAL)能够更清晰地观察到 OCH 的假包膜,表现为低信号边缘(图 2.17)。

#### 2.2.1.3　鉴别诊断

视神经鞘的脑膜瘤、视神经胶质瘤、血管外皮细胞瘤、神经鞘瘤、淋巴瘤和转移瘤。

### 2.2.2　淋巴瘤

淋巴瘤是最常见的眼眶恶性肿瘤,占所有眼眶肿瘤的 10%~15%,(Valvassori 等,1999;Coupland 等,

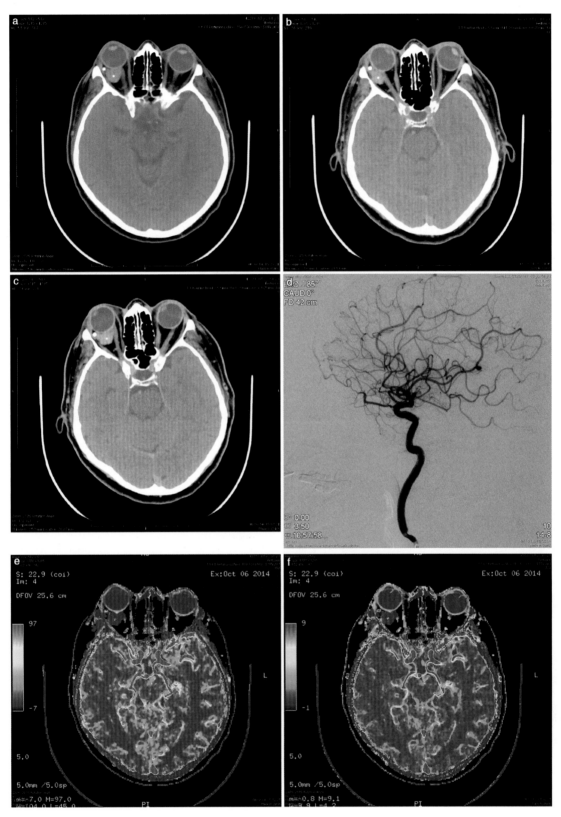

**图 2.10**　右眼眶海绵状血管瘤。轴位 CT 图像(a)在标准眼球位置及左转(b)或右转(c)位显示小的球后钙化病变(病变内外都有钙化),不累及眼外肌。DSA 未显示供血动脉(d)。CT 灌注成像的 CBF(e)和 CBV(f)图显示眶内病变,病变主要部分呈低灌注,伴有中心的点状高灌注

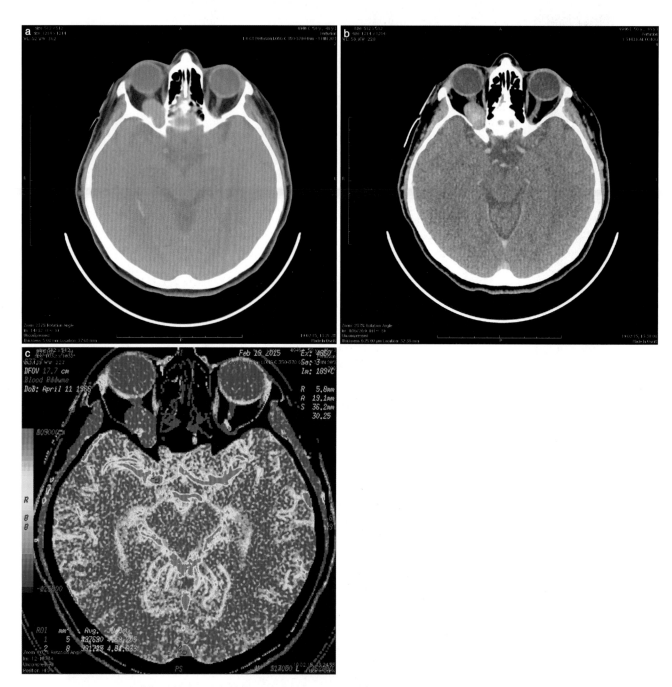

图 2.11　右眼眶海绵状血管瘤。平扫轴位 CT 图像(a)和增强 CT 图像(b)显示眶尖均匀强化的病变,周围骨质吸收。CT 灌注的 CBV 图(c)显示血管瘤的大部分血容量减低

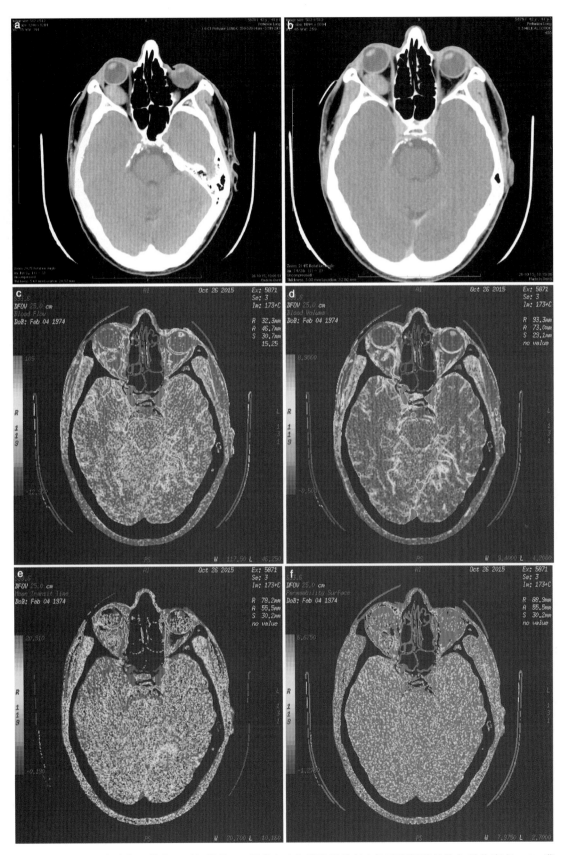

图2.12　右眼眶海绵状血管瘤。平扫轴位CT图像(a)和增强图像(b)显示眶侧壁的均匀强化病变。CT灌注图像[CBF(c)、CBV(d)、MTT(e)和PS(f)]显示血管瘤血流和血流量降低。该病例可看到小的中心高灌注灶。MTT参数延长。病变内渗透性值较低

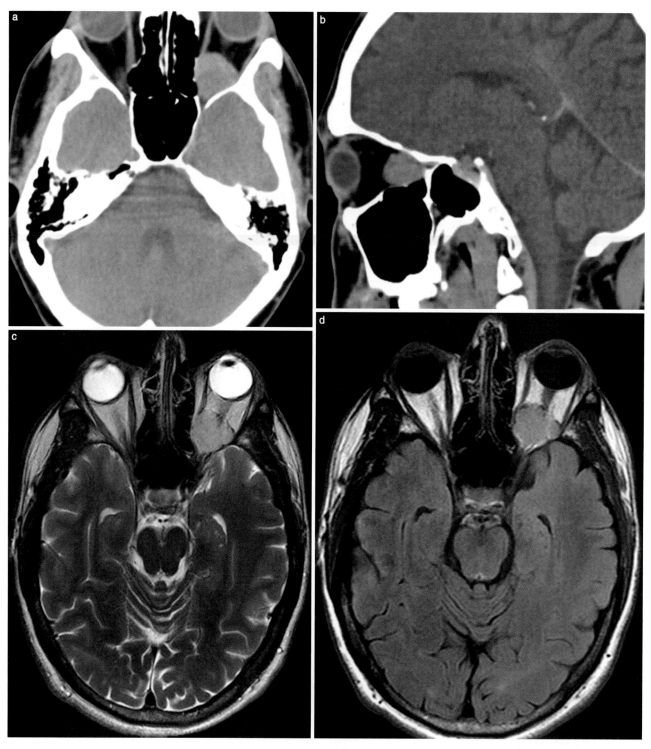

图 2.13　左眼眶海绵状血管瘤。轴位 CT 扫描 ( a ) 和矢状位重建 ( b ) 显示位于眶尖的均匀强化病变。CT 图像未见明确骨质破坏。同眼眶眼直肌相比,血管瘤在 $T_2$ 加权图像 ( c )、$T_2$-FLAIR ( d ) 上呈均匀高信号,在 $T_1$ 加权图像 ( e ) 上呈等信号。$T_2$ 加权矢状位图像 ( f ) 显示左眶上部的边界清晰的血管瘤,压迫视神经

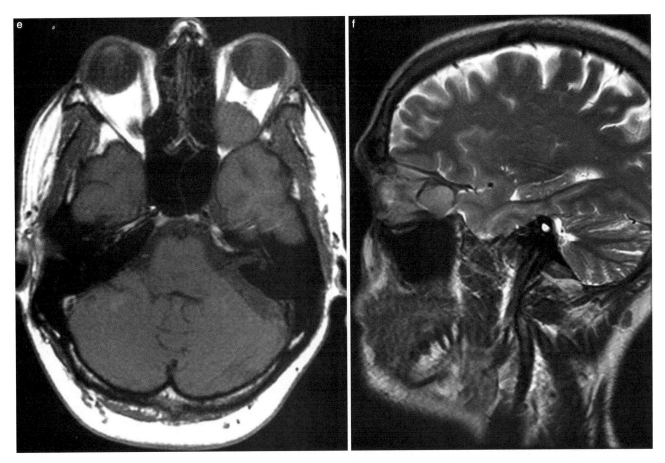

图 2.13( 续 )

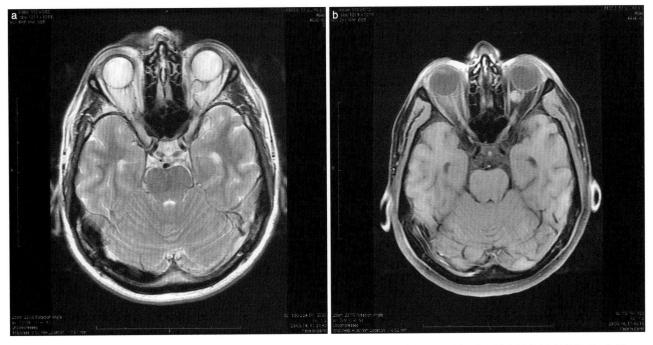

**图 2.14** 左眼眶海绵状血管瘤。轴位 MR 的 $T_2$ 加权图像( a )和 $T_1$ 脂肪抑制( b )显示相对于眼直肌的轻度高信号、信号均匀的球后小病变,伴环形低信号( 有可能因为化学位移伪影 )。在 DWI( c )上,同脑组织相比,病变呈等信号。在增强后的轴位( d )、矢状位( e )和冠状位( f )$T_1$ 图像上,血管瘤呈分叶状显著强化

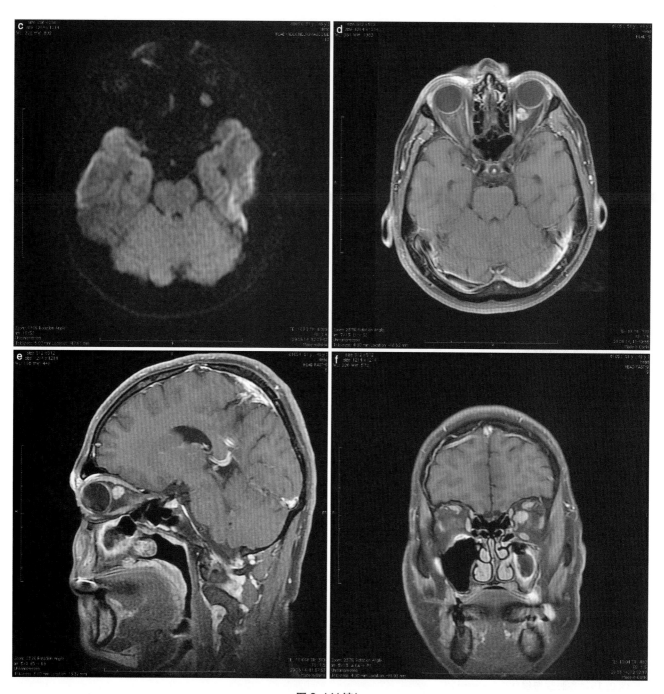

图 2.14(续)

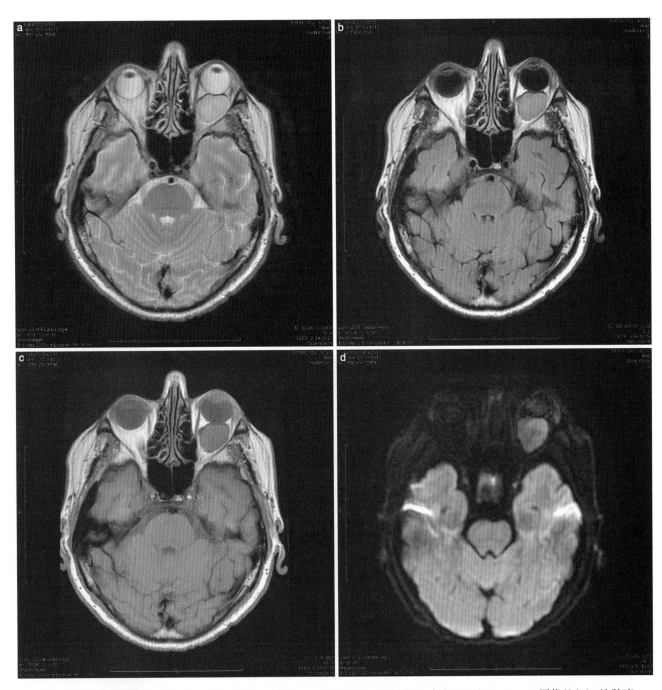

**图 2.15**  左眼眶海绵状血管瘤。球后区域有一较大的占位性病变。在轴位 T₂ 加权（a）和 T₂-FLAIR 图像（b）上,该肿瘤具有典型的 MR 高信号伴周围环形低信号。在 T₁（c）和 DWI（d）图像上,同脑组织相比,肿瘤表现为等信号。在静脉注入对比剂后,血管瘤表现为不均匀强化,伴肿瘤内部点状低信号("胡椒盐"征)（e,f）

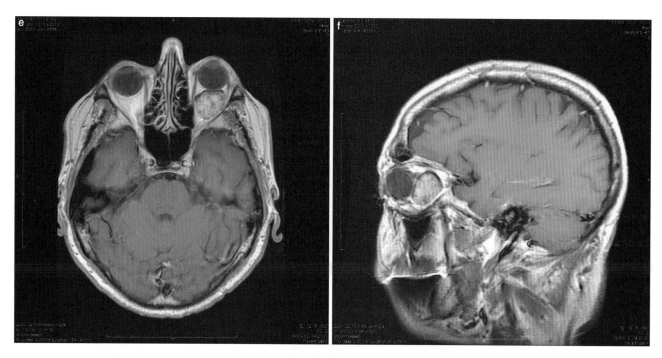

图 2.15(续)

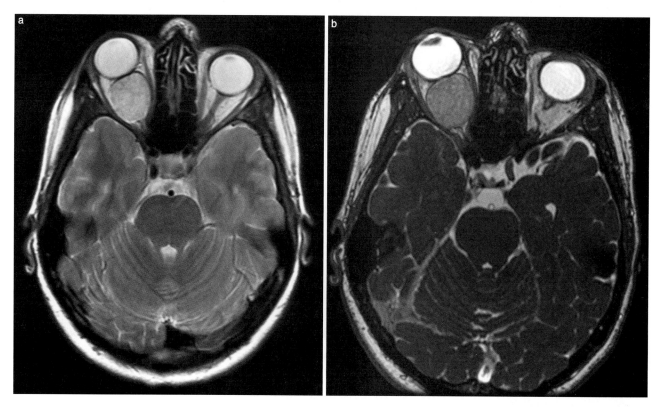

图 2.16　右眼眶海绵状血管瘤。MR 扫描 $T_2$ SE(a)和 FIESTA(b)脉冲序列以及 $T_2$-FLAIR-WI 图像(c)显示相对于脑组织呈稍高信号,信号均匀的球后病变伴环形低信号(由于化学位移伪影)。$T_1$WI(d)上病变同脑组织相比呈等信号。血管瘤在增强后 $T_1$WI(e)上表现为不均匀显著强化,而在延迟期(f)趋向均匀强化

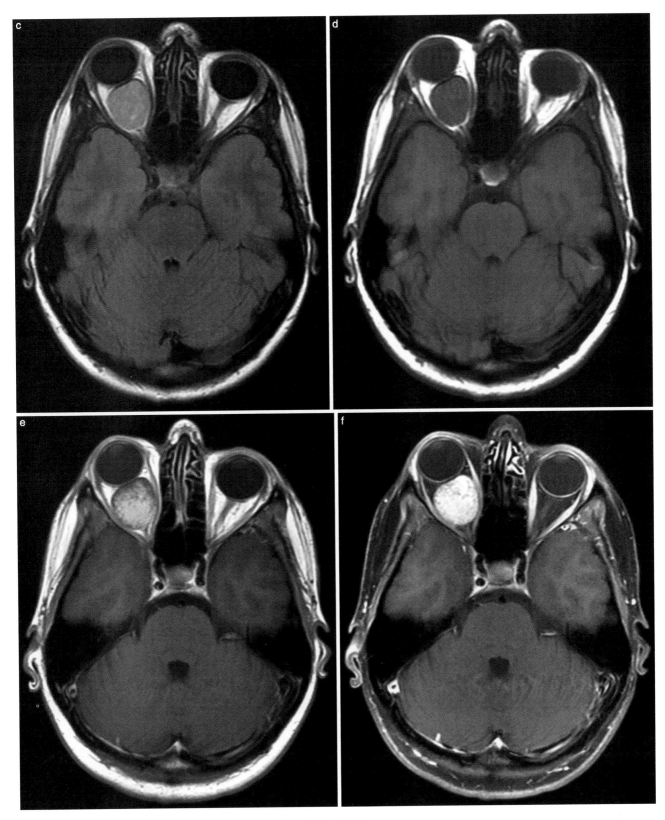

图 2.16(续)

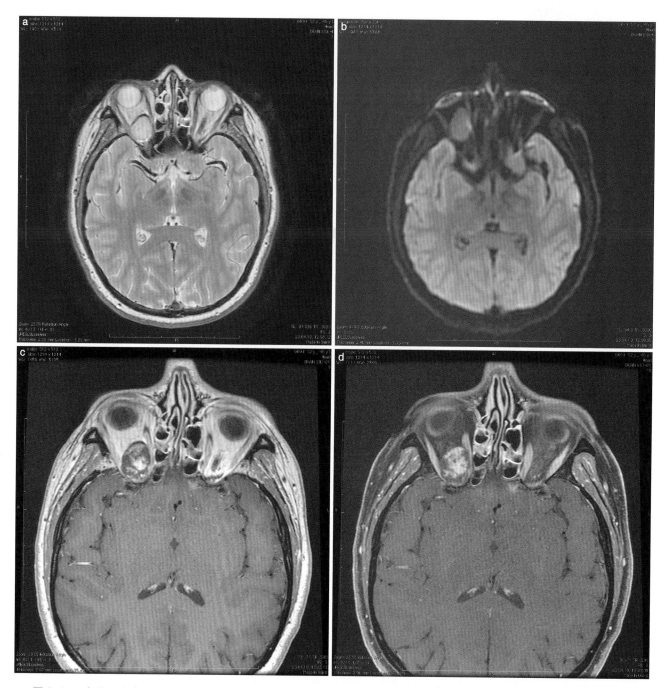

图 2.17   右眼眶海绵状血管瘤。MR T$_2$ SE 图像（a）显示位于眶尖的病变，相对于脑组织呈稍高信号，内部信号均匀伴边缘
环形低信号（由于化学转移伪影）。在 DWI 上（b），病变相对于脑组织呈低信号。在增强后 T$_1$WI 上（c），血管瘤表现为部
分呈分叶状不均匀强化，该强化可持续存在，至延迟 10 分钟的图像（d）上仍可见强化。新的脉冲序列[T$_1$（T$_2$）IDEAL，
GE]在评估眶区病变时比标准脂肪饱和技术显示出更多优势，尤其是在有金属物存在时[T$_1$WI 脂肪抑制序列（e），T$_1$ IDE-
AL/水相（f）扫描]

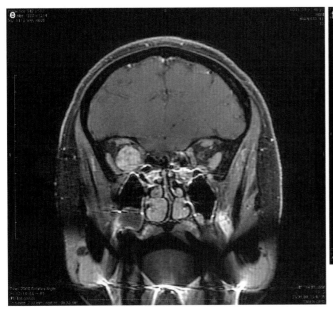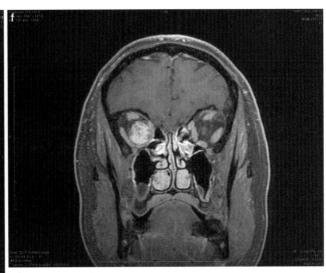

图 2. 17（续）

2002），约有 24% 发生在老龄人群中（Demirci 2002），属于病因不明的造血组织肿瘤。淋巴瘤居眶内原发肿瘤的第三位，是最常见的多病灶肿瘤。淋巴增生性疾病，包括淋巴瘤，占所有儿童的眼眶肿瘤的 8.1% ~ 10%。常见的发病年龄在 50 ~ 70 岁，男性多见。在 HIV 感染、药物诱导的免疫抑制、系统性结缔组织病、慢性病毒感染的患者中，原发淋巴瘤的发病风险增加，尤其是与 EB 病毒感染的相关性正在受到关注（Abramson 等，2003；Jiltsova and Kaplina 2010）。眼眶大多数非霍奇金淋巴瘤是黏膜相关淋巴样组织类型的结外边缘区 B 细胞型淋巴瘤（Xu 等，2010；Eckardt 等，2013）。

淋巴瘤如果全部局限于眶内，被认为是眼眶淋巴瘤，如果是鼻旁窦病变累及眼眶，则被认为是眶外淋巴瘤。眼眶淋巴瘤诊断时就播散了，则被认为是多灶性的，占淋巴瘤患者的 70%（Harnsberger 等，2004a）。

### 2.2.2.1 临床表现

无明显前驱症状的无痛性眼球外凸，通常伴有眼球向外侧移位，以及眶周组织非炎症性水肿。可能出现早期的眼睑下垂、复视。病程稳步进展，出现球结膜水肿、眼底视盘水肿。

### 2.2.2.2 诊断

在 CT 上，肿瘤表现为均匀的高密度病变，几乎都

呈明显强化（图 2.18 和图 2.19）。当位于眶外周区域或泪腺区域，淋巴瘤不会引起骨质侵蚀。典型的病变结构均匀，如果中心有坏死，其密度较周围肿瘤实质低。淋巴瘤倾向于沿着眶内结构生长，勾画出实性结构如眼球和视神经眶内部分的轮廓。如果肿瘤邻近软组织结构密度较高，肿瘤边界会更明显。大部分颅内淋巴瘤的灌注参数显示，CBV 轻度升高，MTT 中度延长，以及相对较低的血流值和较高水平的渗透性。一般来说，淋巴瘤以低灌注为特征，以此区别于恶性胶质瘤、转移瘤和脑膜瘤。与眶内眼眶淋巴瘤相关的血流动力学数据较少。在我们的病例中，眶内淋巴瘤具有不典型的高灌注，可能是由于肿瘤较高的恶性程度所致（图 2.20）。

$T_1$ 加权图像上，对比眶肌肉组织，淋巴瘤表现为等信号病变；在 $T_2$ 加权图像上，与脂肪组织相比，表现为低或等信号病变。若病变中有坏死空洞，该区域表现为 $T_2$ 高信号和 $T_1$ 低信号。当使用对比剂增强后，呈典型的明显均匀强化。在 DWI 图像上，淋巴瘤呈高信号，ADC 值同正常的脑灰质值接近，或 ADC 值轻度升高（Henderson 1994；Yan 等，2004；Kapur 等，2009；Sepahdari 等，2014）。

鉴别不典型淋巴组织浸润和眶内的恶性淋巴瘤是非常困难的。淋巴瘤更常见于泪腺区域，常同时累及两侧眼眶。同眶外肌肉相比，恶性淋巴瘤强化更明显，灌注参数更高。而对于不典型的淋巴组织浸润，可观察到显著的不均匀强化（Xu 等，2010）。

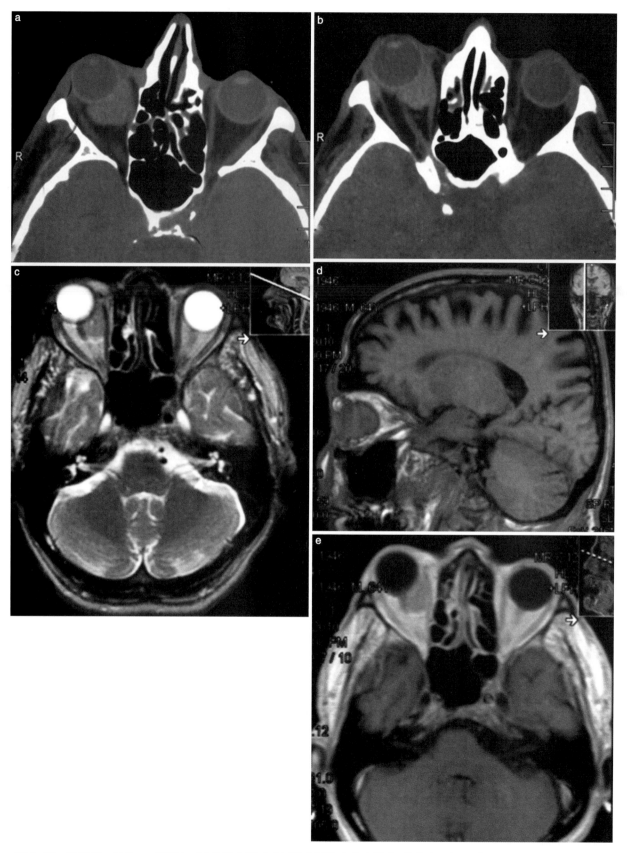

**图 2.18**　淋巴瘤。轴位 CT 图像（a,b）显示右眼球后区域内侧的高密度肿瘤,伴有广泛的巩膜浸润,不伴骨质破坏。该肿瘤在轴位 MR $T_2WI$（c）和 $T_1WI$（d）上可见。该肿瘤位于视神经（外侧）和内直肌（内侧）之间。该肿瘤呈显著均匀强化（e）

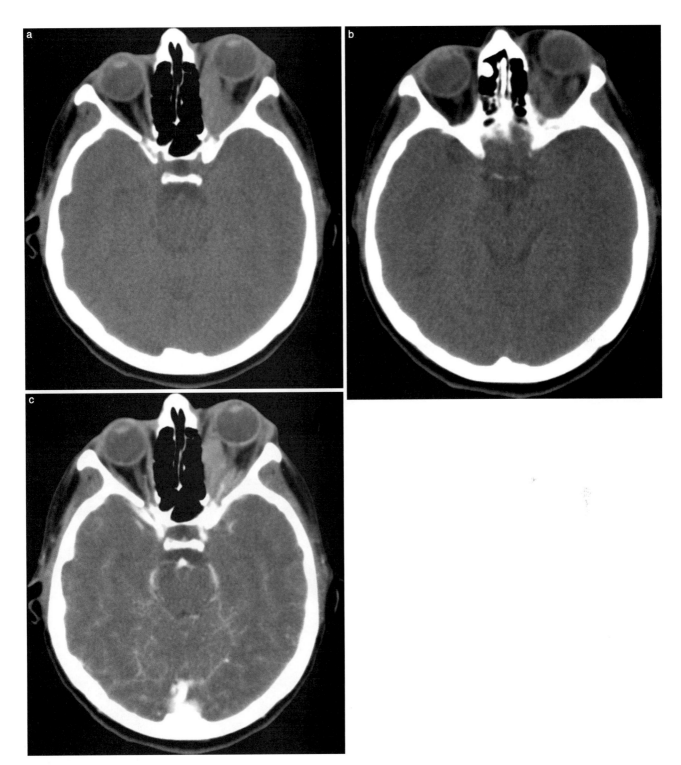

图 2.19 左眼眶淋巴瘤。平扫 CT 图像（a,b）和静脉对比剂增强 CT 图像（c）。显示该肿瘤累及眶尖和眼眶侧壁,伴内直肌浸润。该肿瘤呈显著均匀强化（c）

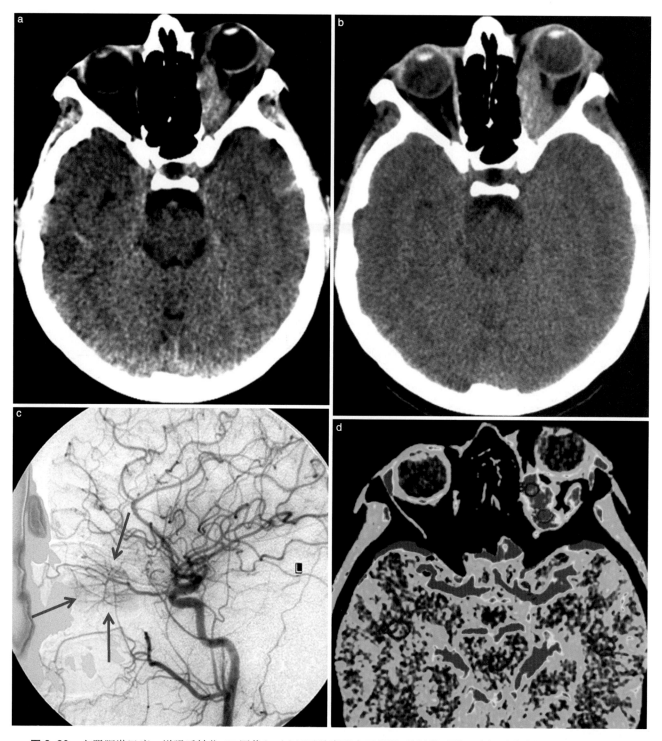

图 2.20　左眼眶淋巴瘤。增强后轴位 CT 图像（a,b）显示肿瘤形态不规则,位置靠近眼眶内侧壁并占据眶尖部位。通过颈总动脉的直接血管造影技术显示了眼动脉分支组成的微小血管网（c,箭头）。同颅内淋巴瘤不同,该患者 CT 灌注显像提示肿瘤组织内较高的 CBF 和 CBV 值（d,e）。MTT 值（f）同脑组织相同

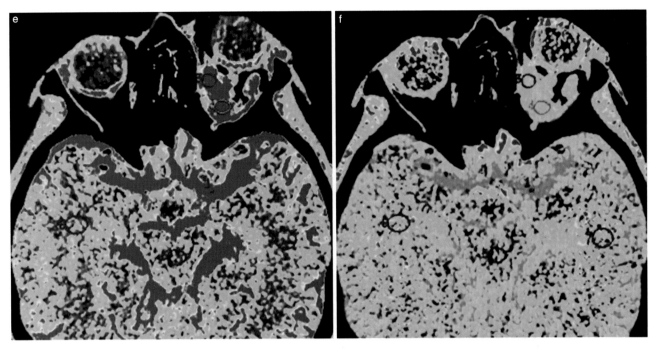

图 2.20（续）

#### 2.2.2.3 鉴别诊断

胶质瘤、转移瘤、脑膜瘤。

### 2.2.3 淋巴管瘤

曾经使用的淋巴管瘤这个术语现已被替换为"淋巴管静脉畸形"（LVM），后者更加准确地描述了血管异常（Harris 1999；Shields 等，2004）。其发病率占所有眶部肿瘤的 0.3% ~ 4%（Shields 等，2004）。主要发生于儿童，成人罕见，女性患者略偏多。该血管畸形可同时发生在眼眶肌锥内和肌锥外。通常在 10 岁以内表现出临床症状。LVM 表现为有包膜的肿块，由无血供薄壁的血管和淋巴管组成，含有光滑内皮细胞和不同大小的多房囊性内容物。文献中主要有两种分类：一种是根据发育异常血管的大小分类，另一种是根据病变位置不同分类。根据第一种分类方法，LVM 可分为单纯型、海绵状和囊状淋巴管瘤。根据病变位置不同，可以分为表浅型（睑结膜）、深在型（球后眶间隙）、混合型（同时有表浅的和深在的成分）以及复杂型（同时累及眼眶和部分面部）（Baert and Sartor 2006）。

#### 2.2.3.1 临床表现

临床表现类似于弥漫生长的毛细血管瘤，不会自行好转。自发性出血可触发眼球外凸、眼球运动下降，有时可导致视神经的压迫。病变起自眼睑和眼的黏膜，可能伴随硬腭黏膜的淋巴管瘤性结节出现。最常见的临床表现有进行性疼痛、突眼、复视、眼球运动受限以及视神经压迫症状。

#### 2.2.3.2 诊断

CT 表现为多囊性低密度占位性病变，伴出血性高密度区域。病变较大时可出现骨质破坏。钙化和静脉石形成罕见。通常为不均匀强化，因为存在囊性结构，包膜呈不同程度强化，淋巴管瘤的静脉成分呈更为弥漫的强化。我们的 5 例临床病例的 CT 灌注研究显示其 CBV 和 CBF 值较低（图 2.21）。

同脑组织相比，MRI $T_1$ 加权图像上病变呈等信号，$T_2$ 加权图像和质子密度加权图像上呈高信号。MRI 图像更清晰地表现淋巴管瘤的多囊性结构，呈分叶状外观，有边界欠清的包膜。因为血栓形成和出血是该疾病的典型病理过程，MRI 可显示不均匀的 MR 高信号区域。注入对比剂后，通常呈非均匀强化，扩张静脉血管强化较显著（图 2.22 和图 2.23）。MRA 成像通常不能显示病变。该病变以慢性长期生长为特征。

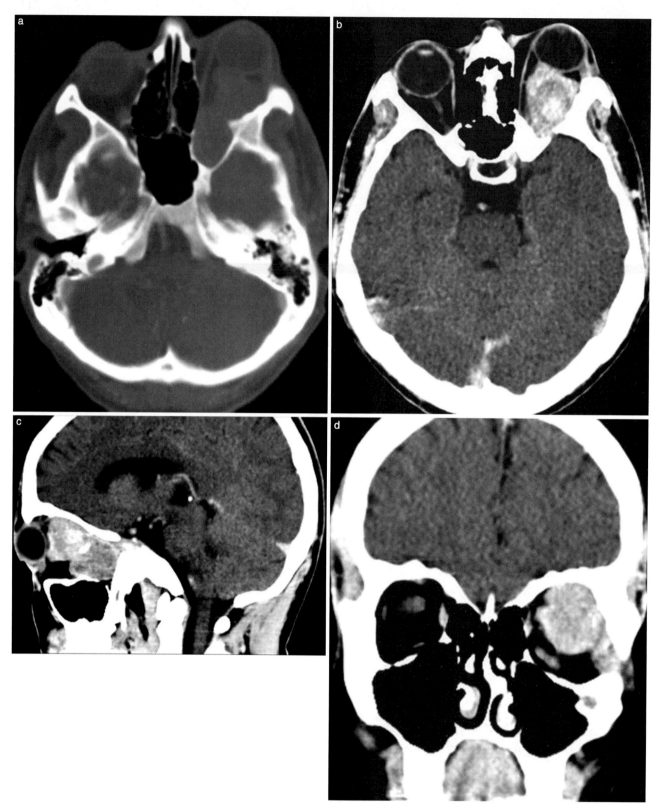

**图 2.21**　左侧眶淋巴管瘤。骨窗的平扫 CT 轴位图像（a）和多层增厚 CT 图像（b-d）显示几乎充填整个左眶的肿瘤，伴不均匀强化。可观察到无破坏征象的广泛的骨质改变。CT 灌注图显示病变内较低血流值（CBV-e，CBF-f）

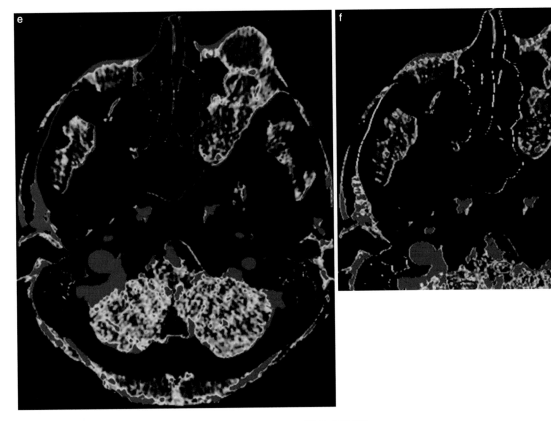

图2.21(续)

### 2.2.3.3 鉴别诊断

毛细血管瘤、丛状神经纤维瘤、特发性眼眶炎性假瘤、横纹肌肉瘤、淋巴瘤和朗格汉斯组织细胞增生症。

## 2.2.4 炎性假瘤（特发性眼眶炎症）

特发性眼眶炎症常称为眼眶炎性假瘤（Jacobs and Galetta 2002；Yuen and Rubin 2003；Cunnane等，2011）。但是该名词会产生混淆，多种疾病可导致该种病理表现，所以眼科医师更愿意用另一个疾病名称：特发性眼眶炎症综合征。根据最新的分类方法，非特异性炎症有六种不同的临床表现形式：①前部眼眶炎症；②弥漫眼眶炎症；③原发性肌炎；④眶尖炎症；⑤泪腺炎；⑥神经束膜炎（Yuen and Rubin 2003；Cunnane等，2011）。眶纤维化（或硬化）被认为是所有三种疾病形式的最终阶段（Brovkina 2008）。

在所有眶内疾病中，据不同的统计，炎性假瘤的发病率在5%~12%之间。该疾病位列眼眶肿瘤性疾病的第三位。炎性假瘤常发生在30~50岁人群，也可见于更年轻的人群。儿童眼眶炎性假瘤占特发性眼眶炎症的6%~16%。女性更常受累。约1/4患者为眼眶的双侧病变（Weber and Romo 1999；Gordon 2003）。

### 2.2.4.1 临床表现

特征性症状为快速进展的严重视觉和眼球运动疾病，严重疼痛，眼球外凸。受累眶侧疼痛，葡萄膜炎，有些病例存在视网膜损害。激素可使大部分患者症状缓解。

### 2.2.4.2 诊断

该疾病累及球后脂肪、眼外肌、泪腺，有时累及视神经。如果病变位于眶尖，则有可能经眶上裂扩散至颅内（Bencherif等，1993；Yan等，2000；Wasmeier等，2002）。炎性假瘤病变可局限，也可呈浸润性改变，罕见情况下会引起眶周骨质侵蚀（Tarasova and Drozdova 2005）。在CT上，病变表现为眼外肌孤立的或广泛的增厚（单侧眼眶或双侧眼眶受累都有可能），球后脂肪密度增加。异常组织呈比较明显的弥漫强化，

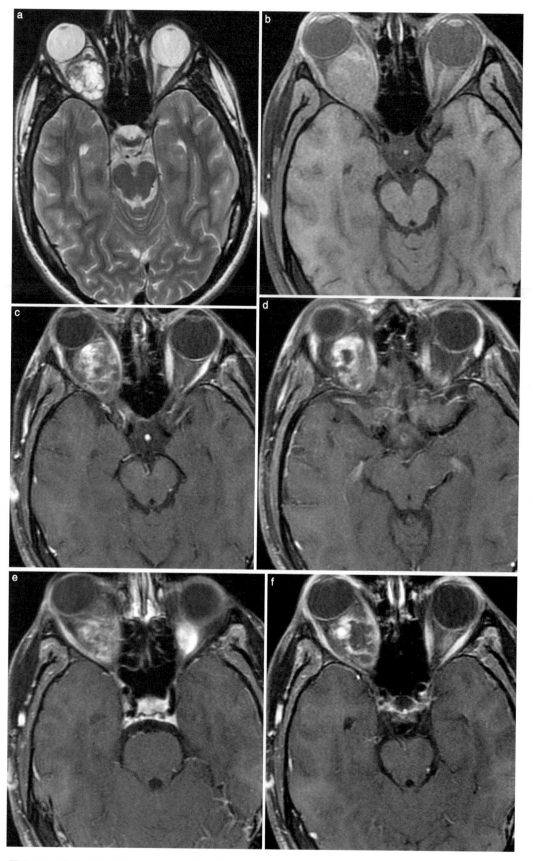

**图 2.22** 右眼眶淋巴管瘤。轴位 $T_2$ 加权 ( a ) ,平扫 $T_1$ +脂肪饱和序列 ( b ) 以及增强 $T_1$ 图像 ( c-f ) 不同层面显示不均匀强化的多囊性肿瘤

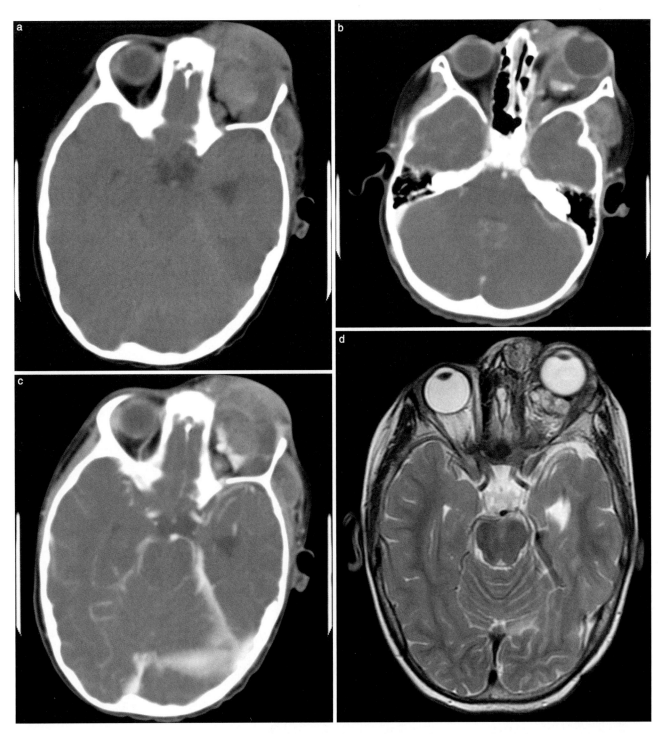

**图 2.23**  左眼眶淋巴管瘤。平扫轴位 CT 图像( a )和增强轴位 CT 图像( b,c )显示同时累及眶内和眶外的肿瘤,伴不均匀强化。该病导致眼球外凸。轴位 $T_2$ 加权( d )、平扫 $T_1$ 加权+脂肪饱和技术( e )和 DWI( f )扫描显示低-等-高信号的眶内-眶外病变。增强 MR 从不同方位展示不均匀强化的多囊性肿瘤,以及广泛延伸至颅面区域( g-i )

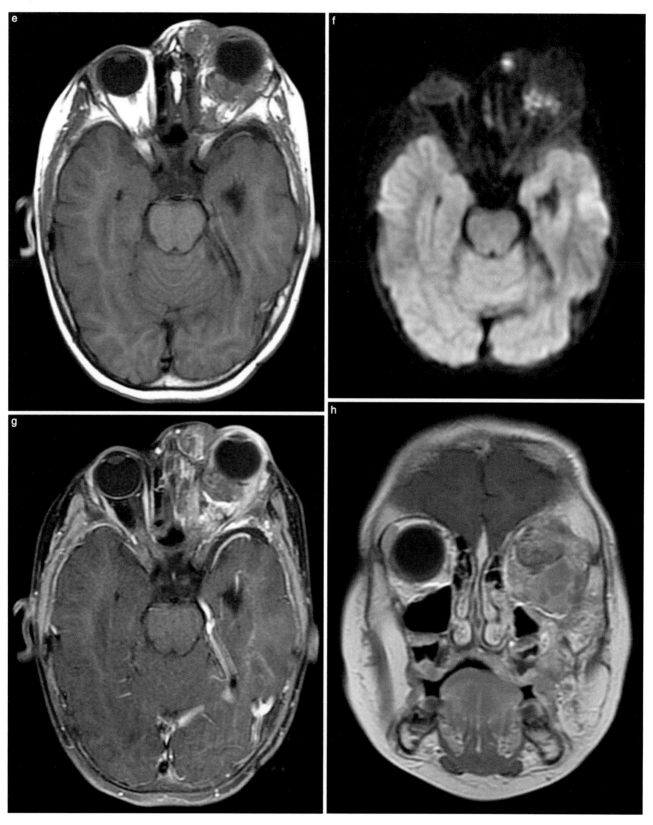

图 2.23（续）

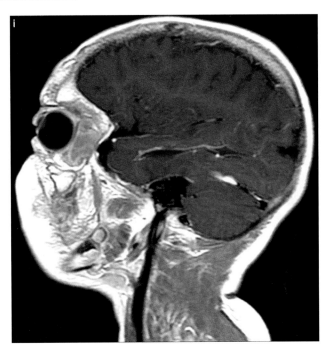

图2.23(续)

CT 灌注参数值较低(图2.24)。在 MRI 上,同正常眶周肌肉组织相比,炎性假瘤在 $T_1$ 加权呈低信号,在 $T_2$ 加权(脂肪抑制)或 $T_2$-STIR 序列上呈等或稍高信号。在 $T_2$-STIR 序列图像上,由于病理上的细胞浸润或纤维化,同眼眶结构相比,肿瘤也可以表现为低信号。MR 低信号提示疾病恶化。注入对比剂后,炎性假瘤呈弥漫的不均匀强化(图2.25)。推荐 MRI 序列:带有脂肪饱和的 MR 序列和增强 MR 序列。

#### 2.2.4.3 鉴别诊断

甲状腺相关眼病、结节病、韦格纳肉芽肿、淋巴增生性疾病、原发泪腺肿瘤和干燥综合征(Gordon 2003)。

### 2.2.5 神经鞘瘤和神经纤维瘤

除了视神经,眶内还走行有第3、4、5、6 对脑神经及其分支,还有交感和副交感神经。外周神经鞘的肿瘤占眶内肿瘤的 1%~4%(Carroll 等,1999),最常见的是三叉神经感觉支的肿瘤。主要包括神经鞘瘤、神经纤维瘤和弥漫性丛状神经纤维瘤(Brovkina 2002)。神经鞘瘤是一种良性的、生长缓慢的神经鞘肿瘤,起源于施万细胞,也称为施万细胞瘤。它有完整的包膜,沿神经偏心性生长。施万细胞瘤占所有眶内良性神经源性肿瘤的 1/3。发病年龄从 15 岁到 70 岁,女性多于男性。

#### 2.2.5.1 临床表现

眼睑疼痛,上眼睑肿胀,上睑下垂,复视。突眼发生在 1/3 的病例,眼球再定位困难。65%~70% 的患者有视盘水肿。肿瘤长期生长时会发生视神经萎缩(Brovkina 2008)。

#### 2.2.5.2 影像表现

施万细胞瘤有两种组织学类型:Ⅰ型 Antoni A;Ⅱ型 Antoni B。Ⅱ型肿瘤一般血供丰富,MRI 影像特征根据不同组织学亚型而不同。所有的施万细胞瘤在 $T_1$ 加权图像上呈等或低信号,$T_2$ 加权图像上呈等或高信号,伴囊变时呈更高信号。Ⅱ型肿瘤强化更明显,不均匀强化常见(Harnsberger 等,2004b)。CT 灌注图像上,大多数施万细胞瘤表现为 MTT 延长,CBV 值中度增加。CBF 值同小脑半球脑组织的 CBF 值接近。

起源于眶内感觉神经的施万细胞瘤,最常见于三叉神经分支,通常位于眼眶上部肌锥外。但是,源自鼻睫神经或第Ⅲ、Ⅳ、Ⅵ 对脑神经运动支的施万细胞瘤也可以位于肌锥内(图2.26、图2.27 和图2.28)。施万细胞瘤常为单发病变,不像神经纤维瘤。另外一个不同是肿瘤内出血,常见于施万细胞瘤,在特殊的 MR 序列上可看到(SWI、SWAN 等)。

神经纤维瘤(NF)可为孤立性、丛状或弥漫性病变。孤立性 NF 通常见于成年人,而丛状 NF(典型的为Ⅰ型神经纤维瘤病)见于 5 岁以内儿童(Brovkina 2008)。丛状(或网状)神经纤维瘤是眶内最常见的。弥漫型较丛状和实性型少见,以倾向于浸润远处的神经束膜组织区别于其他两种。

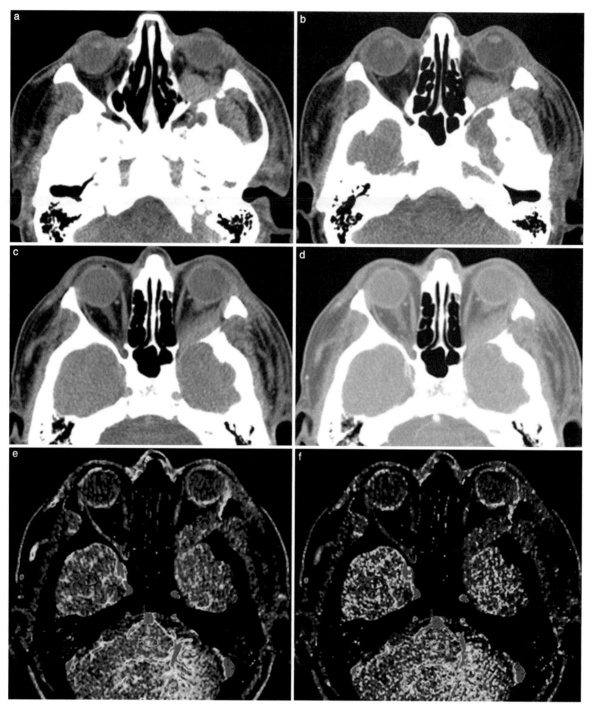

图 2.24　左眼眶炎性假瘤。轴位 CT 图像显示形态不规则的浸润性病变,累及眼眶的下部和外侧部分。该病变导致眼眶外侧壁变薄(a~d)。CT 灌注图显示病变内血流动力学参数减低(CBV-e,CBF-f)

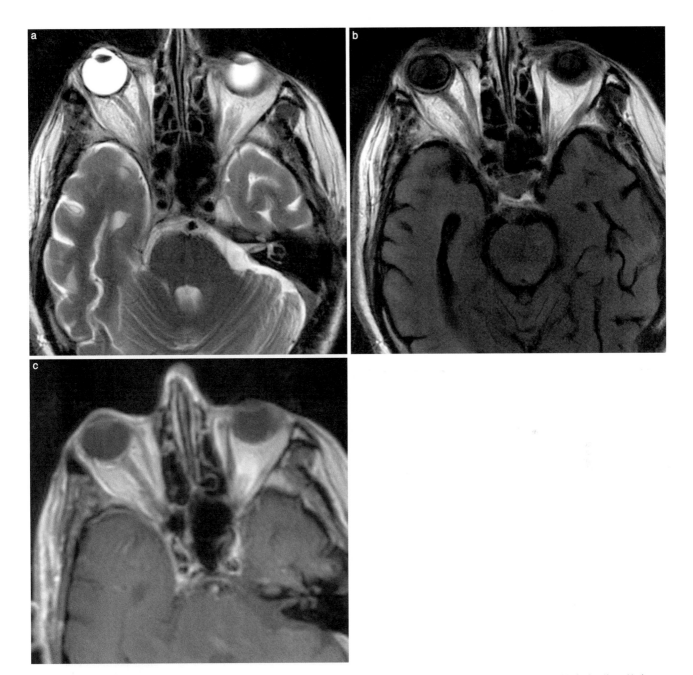

**图 2.25**　右眼眶炎性假瘤。MR 扫描轴位 $T_2$ 加权（a）、平扫 $T_1$ 加权（b）和增强（c）图像显示球后浸润性病变，位于外直肌和眶内视神经之间。视神经向内侧移位。眼球向右侧突出

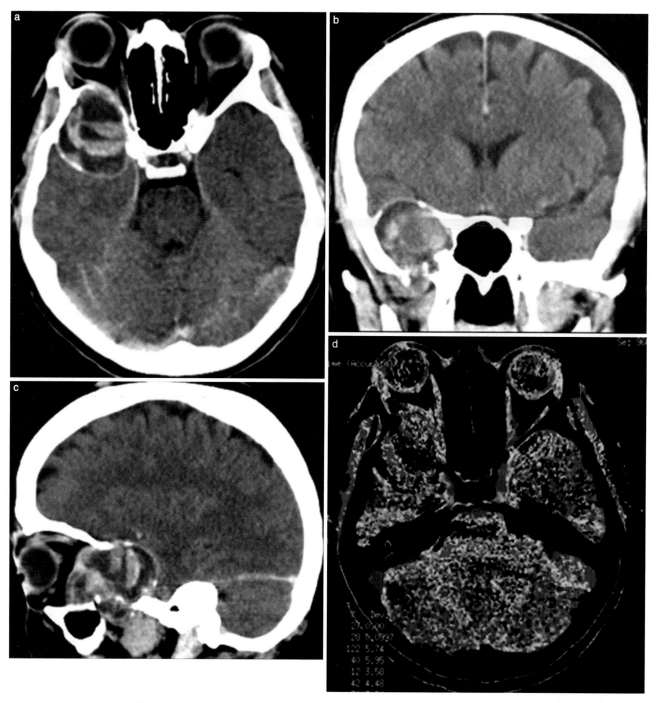

图2.26 右眼眶神经鞘瘤,累及颅中窝。增强 CT 图像轴位(a)、冠状位(b)、矢状位(c)显示一个大的肿瘤,密度不均匀,有强化。肿瘤有明显的包膜。骨质改变广泛,眼眶外侧骨壁未见显示。CT 灌注中 CBF 图(d)显示病变周围血流轻度增加。$T_2$ 加权(e)、平扫 $T_1$ 加权(f)以及增强 $T_1$ 加权图像(g,h)显示肿瘤的不均匀结构。神经鞘瘤的实性和囊性部分 ADC 值增加(i)

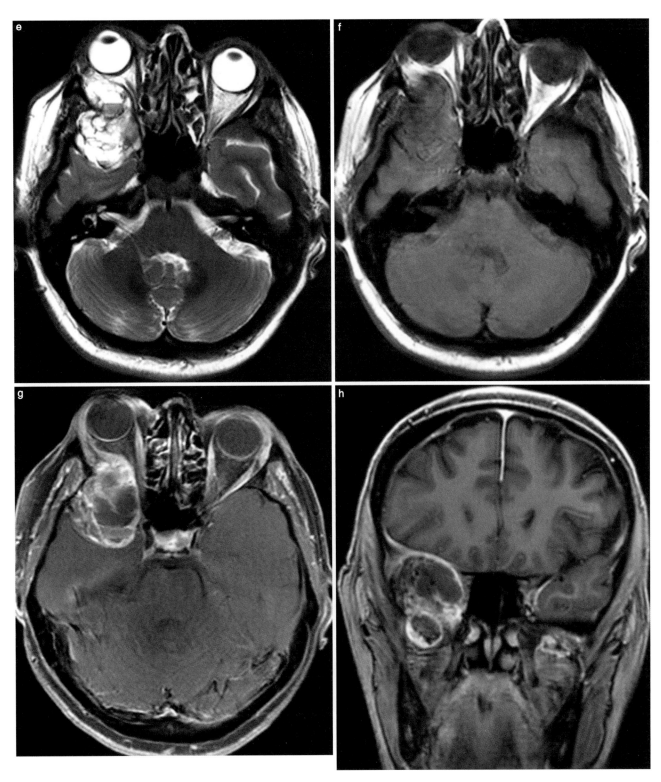

图 2. 26(续)

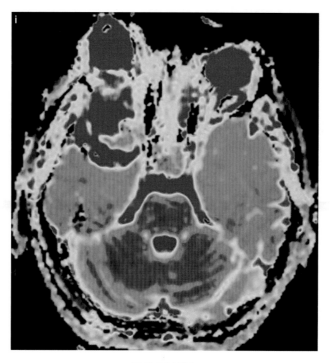

图 2.26(续)

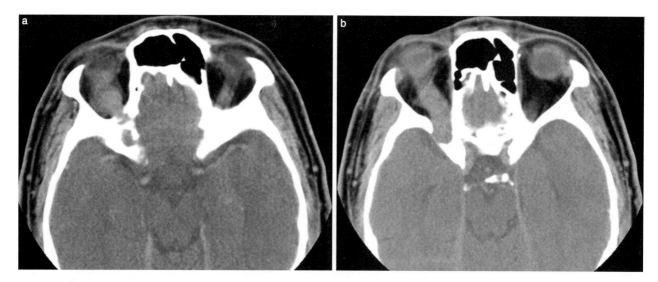

**图 2.27**　左眼眶神经鞘瘤。轴位(a,b)和冠状位(c)CT 图像在不同平面显示眼眶上部延伸的肿瘤,伴眼眶外侧壁及上壁骨质破坏。在灌注 CT 图像,肿瘤的血流动力学参数(CBV-d,CBF-e)同脑组织接近。组织学标本(f)

图 2.27(续)

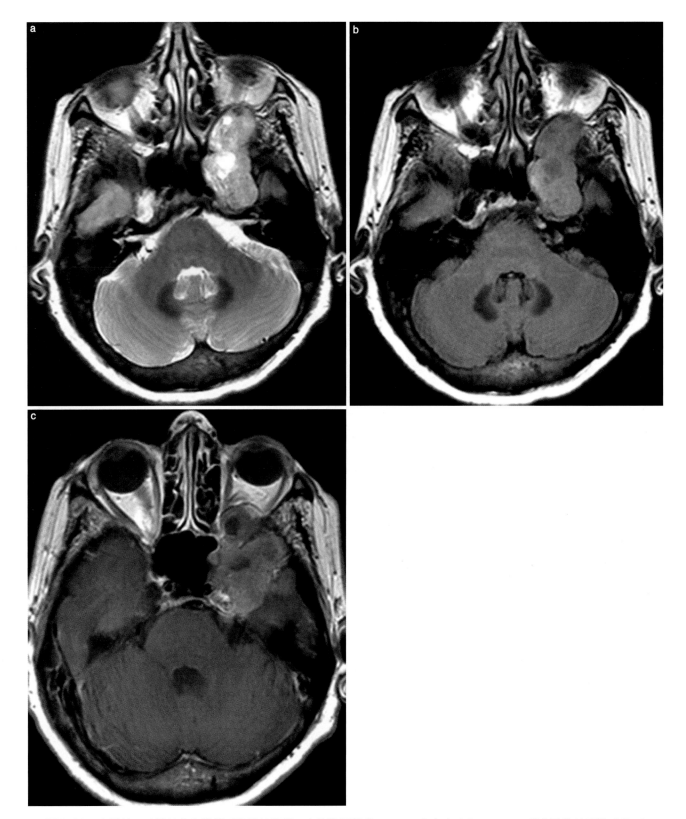

图2.28  左侧的三叉神经节和第Ⅴ对脑神经的第2支的神经鞘瘤。MR T$_2$加权(a)和T$_2$-FLAIR(b)图像显示肿瘤位于左侧中颅窝底部。肿瘤向前生长,部分经眶下裂长入眶内。神经鞘瘤呈充分的均匀强化,肿瘤基质内有小囊变(c)

一般来说，孤立性 NF 起源于第 V 对脑神经分支，可以单发或多发，常常合并神经纤维瘤病。同施万细胞瘤类似，常位于眼眶上部肌锥外。该肿瘤包括成纤维细胞，施万细胞以及黏液样物质，沿着神经束生长，无包膜（Friedrich 等，2010）。

#### 2.2.5.3 临床表现

眶周组织的肿胀，上眼睑下垂，肤色改变，软组织改变导致面部不对称。

#### 2.2.5.4 诊断

在 CT 上，单发的 NF 表现为圆形、长形或椭圆形、有包膜的、密度同脑组织的病变，但这些表现都是非特异性的，增强后表现为中度强化。有时肿瘤会推压眶骨壁，导致眶体积的增加。新生儿可能会出现眶壁骨质增生，相反地，会导致蝶骨翼的消失或发育不良。在 MR 上，NF 表现为边界不规则的均质性病变：肿瘤通常表现为边界不规则的浸润性肿块，有时会浸润眶内脂肪组织。在 $T_1$ 加权图像上，同眼眶肌肉相比，病变呈均匀的等或低信号。在 $T_2$ 加权图像上，呈均匀高信号或表现为"靶样"——肿瘤中心呈低信号，周围环形高信号。NF 呈不均匀强化，强化特点难以同施万细胞瘤相鉴别（图 2.29、图 2.30、图 2.31）。

丛状神经纤维瘤是 I 型神经纤维瘤病的典型特征。该疾病是主要发生在儿童的浸润性病变，病变结构中包含了神经的分支，有时被称为"一袋虫子"

（Castillo and Kaufman 2003；Harnsberger 等，2004a）。在眼眶，丛状 NF 常长入眼睑和软组织中，导致蝶骨发育不良（蝶骨大翼的发育不良，颅中窝增大，常见蛛网膜囊肿）。在 MRI 上，同眶肌肉相比，丛状 NF 呈 $T_1$ 加权等或低信号，$T_2$ 加权高信号，呈不均匀强化（图 2.32、图 2.33）。根据我们的 CT 灌注数据（四例丛状神经纤维瘤患者），该肿瘤是所有眼眶肿瘤中 MTT 值最高的，CBF 值较脑白质低。

神经纤维瘤的恶变较施万细胞瘤少见。神经纤维瘤恶变常发生于 I 型神经纤维瘤病患者。多数神经纤维瘤以及肉瘤，被认为是神经鞘的恶性肿瘤。在恶变的病例中，病变通常具有侵袭性，且可侵入颅内。

### 2.2.6 转移瘤

眼眶转移瘤在临床中也会经常碰到。根据年龄不同，儿童和成人的原发肿瘤和眼眶转移瘤的病变部位都有所不同。在儿童中，眼球更少受累，眼眶转移瘤的常见原发肿瘤有神经母细胞瘤、白血病以及尤因肉瘤。儿童的眼眶转移瘤常累及眶壁，长入骨膜下间隙，导致眶内组织的占位性效应。

在成人中，葡萄膜、球后间隙以及眶骨壁（前列腺转移癌）常受累。成人的原发肿瘤类型主要是腺癌、乳腺癌、前列腺癌、骨髓瘤、淋巴瘤以及神经母细胞瘤（Lieb 等，2010）。鼻旁窦的转移瘤可直接累及眼眶。恶性眼眶肿瘤有 34% 为转移瘤，或邻近区域肿瘤长入眼眶。女性的发病率约为男性的 2 倍（Henderson 1994）。

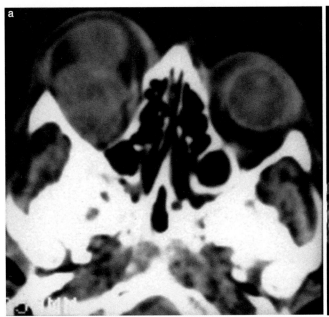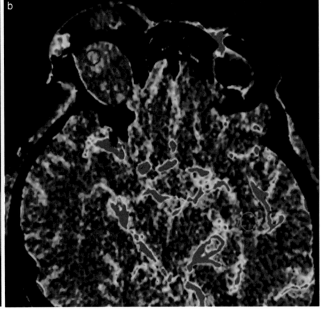

图 2.29　右眼眶神经纤维瘤。CT 扫描（a）显示大的球后等密度肿瘤，导致严重的眼球突出。CT 灌注 CBV 图（b）显示同脑白质相比，肿瘤内血流动力学参数轻度增加。$T_2$ 加权（c,f）和 $T_1$ 加权（d）MR 图像显示肿瘤有包膜，MR 信号不均匀（$T_2$-WI 高信号，$T_1$-WI 低信号），显著不均匀强化（e）

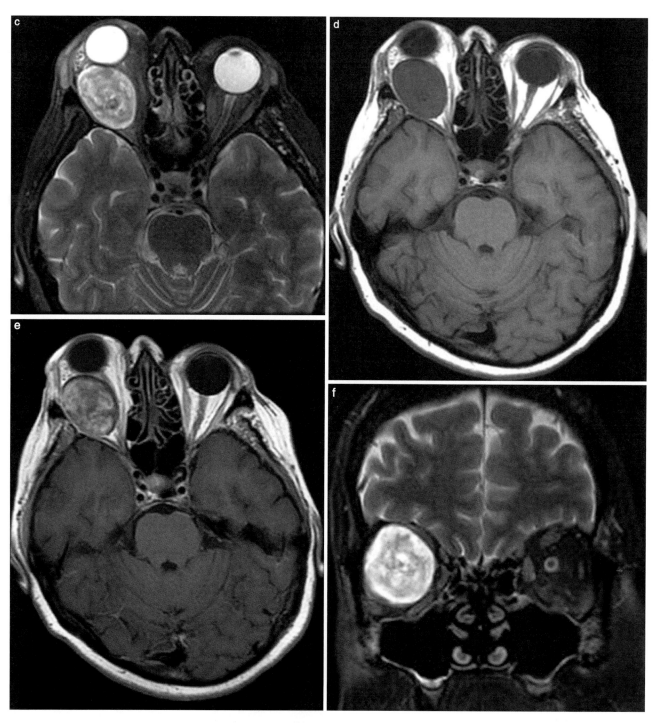

图2.29(续)

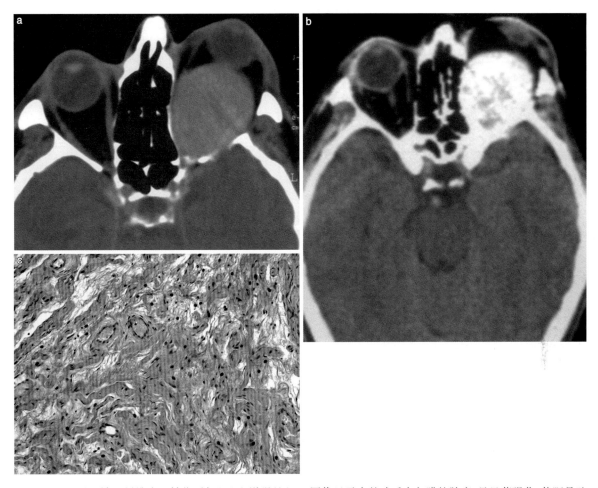

**图 2.30** 左眼眶神经纤维瘤。轴位平扫(a)和增强(b)CT 图像显示大的球后有包膜的肿瘤,呈显著强化,伴眶骨壁的骨质改变。眶体积增加。神经纤维瘤的病理组织学标本(c)

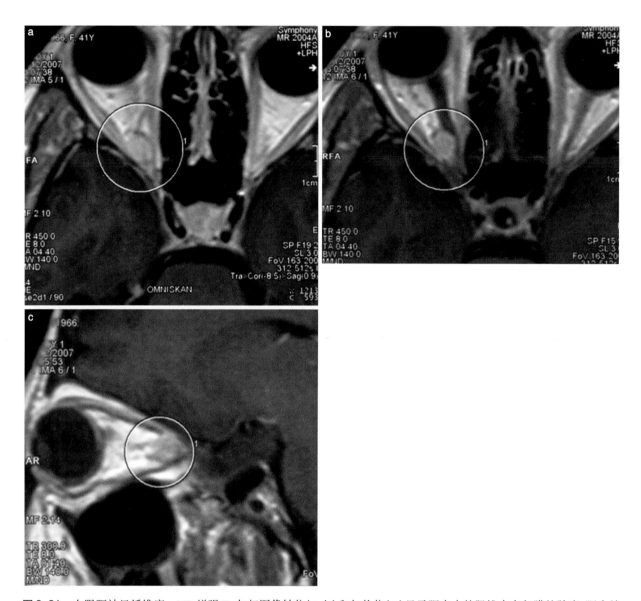

**图2.31**　右眼眶神经纤维瘤。MR 增强 $T_1$ 加权图像轴位(a,b)和矢状位(c)显示眶内小的肌锥内有包膜的肿瘤,眶尖处视神经向内侧移位。该肿瘤呈中度均匀强化

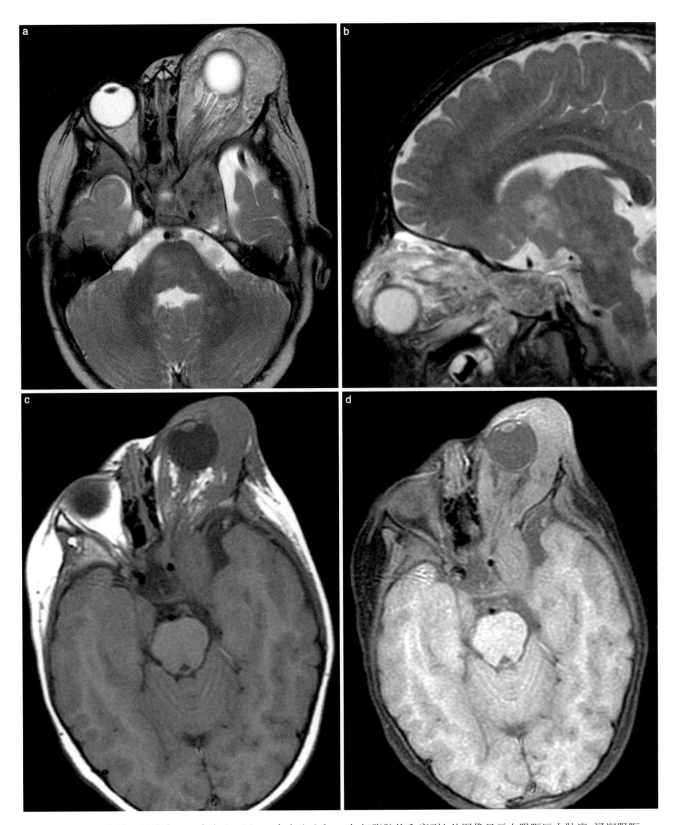

图 2.32  丛状神经纤维瘤。T$_2$ 加权（a,b）、T$_1$ 加权（c）和 T$_1$ 加权脂肪饱和序列（d）图像显示左眼眶巨大肿瘤，浸润眼眶结构。该肿瘤充填整个眼眶腔，并长入眼睑和左侧海绵窦。有明显的眼球外凸。轴位（e）和矢状位（f）的 MR 增强 T$_1$ 加权图像显示肿瘤组织的明显强化

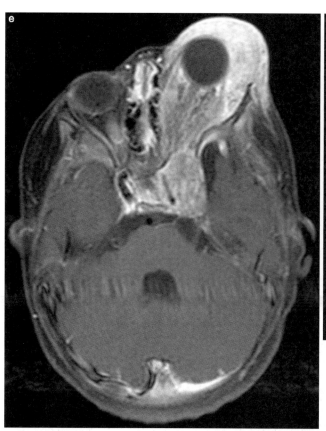
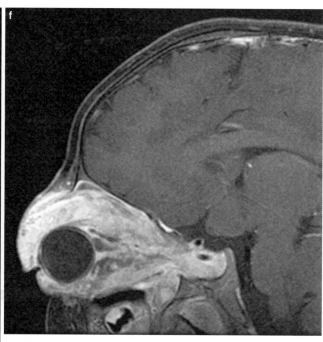

图 2.32(续)

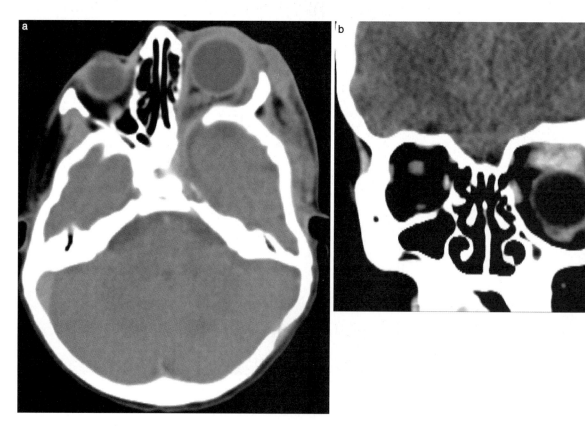

**图 2.33**  丛状神经纤维瘤。CT 扫描轴位平扫(a)和增强(b)图像显示左眼眶弥漫浸润生长的肿瘤。肿瘤侵犯上直肌、外直肌和眶内脂肪组织。CT 显示眼球外凸、左眼眶和左侧蝶骨翼的变形。MRI $T_2$ 加权(c)、平扫 $T_1$ 加权(d)和增强 $T_1$ 加权(e)图像显示肿瘤的浸润性特征,扩散至视神经和视交叉。左侧眶外的颞区软组织也有受侵

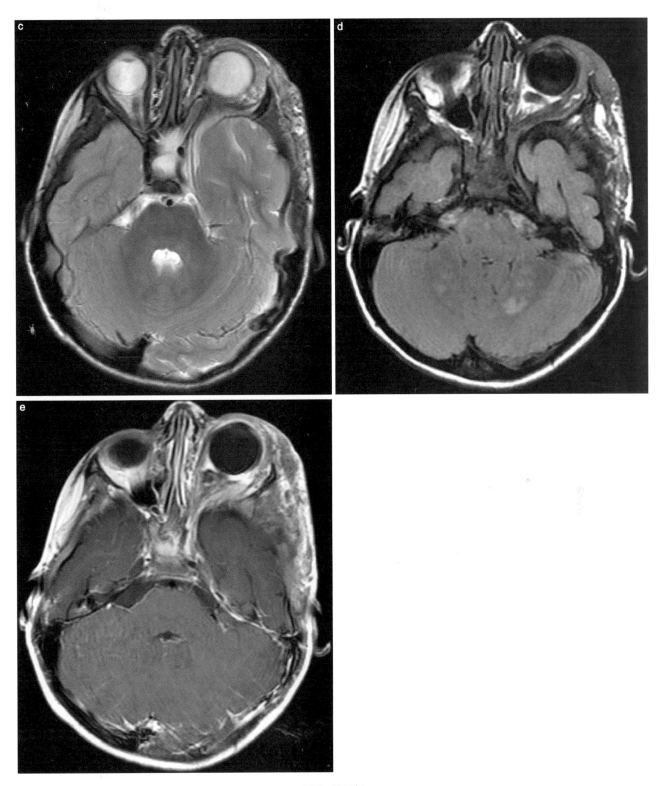

图 2.33(续)

### 2.2.6.1 临床表现

突眼,眼肌麻痹,受累眼眶的压痛,可能有斜视、眼睑水肿、球结膜红肿。

### 2.2.6.2 诊断

肿瘤的位置以及原发肿瘤的起源很大程度上影响了眼眶转移瘤的 CT 和 MR 表现。乳腺癌的眼眶转移瘤呈弥漫的、不均质的病变。类癌、肾细胞癌和黑色素瘤的转移瘤边界清晰。前列腺癌的转移瘤常累及眼眶骨壁和蝶骨大翼,导致眼眶体积增加以及继发性硬化性骨反应。骨质改变用 CT 诊断更好。在成骨性转移瘤病例,MRI 表现为 $T_1$ 和 $T_2$ 加权像上的异常低信号。所有的转移瘤均可强化,可更好地显示肿瘤的结构和边界(图 2.34、图 2.35、图 2.36 和图 2.37)。CT 灌注可帮助鉴别眼眶病变的良恶性,恶性病变血流动力学参数值升高,而良性病变以低灌注为特征。

### 2.2.6.3 鉴别诊断

淋巴瘤、炎性假瘤、眼眶恶性肿瘤。在有些病例,MRI 足以鉴别炎性假瘤和转移瘤。总的来说,在 $T_2$ 加权图像上,转移瘤较炎性假瘤呈高信号。但是,某些恶性肿瘤的转移瘤(黑色素瘤、淋巴瘤和成纤维细胞瘤),根据 MR 信号强度特点很难与炎性假瘤鉴别。

## 2.2.7 间质瘤

Stout 在 1948 年首次定义了间质瘤,是由两种或更多间质来源成分组成,其中每种成分都可被认为是一种恶性肿瘤。该定义排除了恶性的成纤维细胞样成分,这一成分是所有原始肉瘤的常见典型成分。间质瘤最常见的组织成分包括平滑肌肉瘤/脂肪肉瘤和横纹肌肉瘤/脂肪肉瘤。发生在眼眶的间质瘤极罕见,约占 0.37%(Brovkina 2008)。该肿瘤可位于眼眶的任何部位,呈浸润性生长。

### 2.2.7.1 临床表现

早期表现为眼外肌功能障碍,眼上静脉受压迫表现为球结膜水肿。文献中尚无肿瘤转移的报道。

### 2.2.7.2 诊断

我们有一例眼眶恶性间质瘤的病例。MRI 显示肿瘤呈浸润性生长,$T_1$ 加权像上呈等信号,$T_2$ 加权像上呈高信号(图 2.38)。肿瘤导致眼眶外侧壁的部分破坏和明显的眼球外凸。

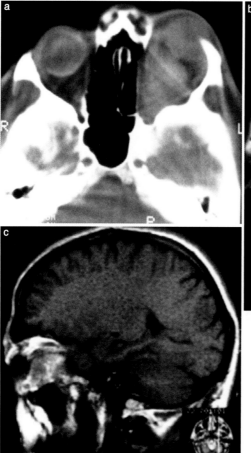

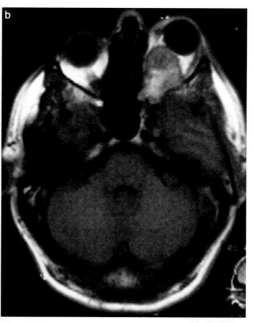

图 2.34 黑色素瘤的左眼眶转移瘤。轴位 CT 扫描(a)显示与眼眶肌肉等密度的软组织肿瘤,导致眼眶内侧壁破坏和眼球外凸。增强的轴位(b)和矢状位(c)$T_1$ 加权 MR 图像显示中度不均匀强化的球后肿瘤。视神经向上移位

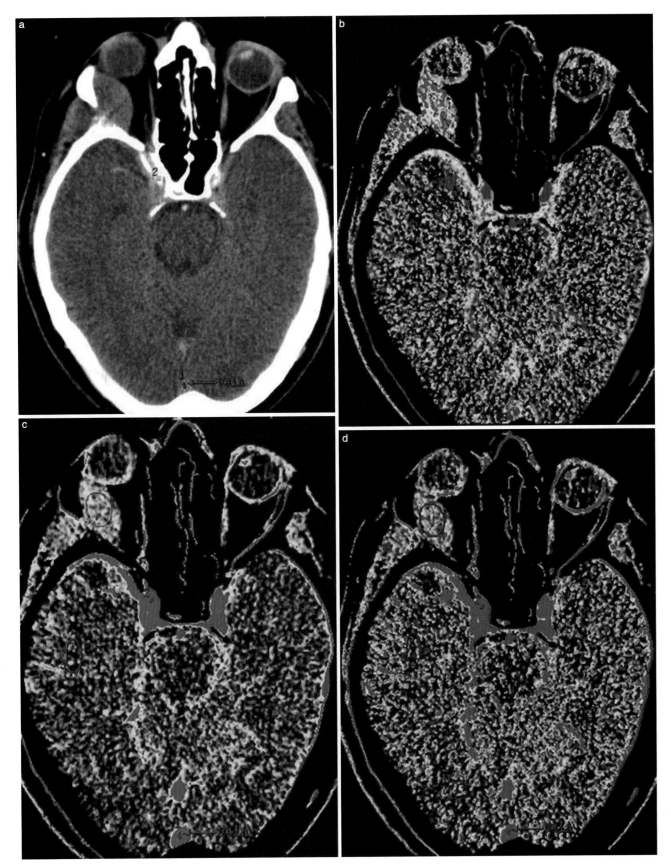

**图 2.35** 腺癌的右眼眶转移瘤。轴位 CT 图像（a）显示眼眶外侧部的肿块，导致局部骨质破坏。在 CT 灌注图像上显示 CBF（d）、CBV（c）升高以及 MTT 延长（b）。T₁ 加权 MRI 图像（e，f）显示肿瘤结构均匀。眼眶外侧壁也有骨质破坏，眶外软组织受累

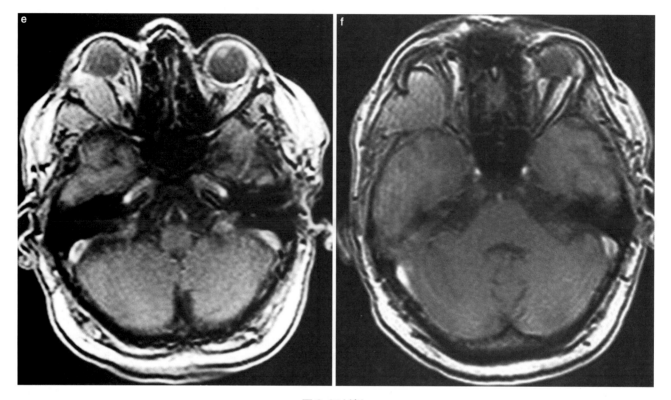

图 2.35(续)

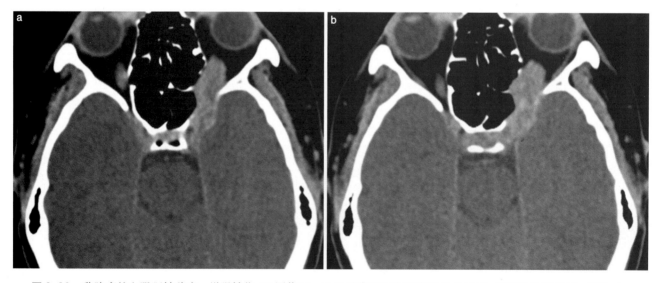

**图 2.36**  乳腺癌的左眼眶转移瘤。增强轴位 CT 图像(a~c)显示位于眶尖的有强化的肿瘤,伴邻近骨质破坏。灌注 CT 图像显示肿瘤组织内增高的血流动力学参数(CBF-d、CBV-e),MTT 值延长(f)

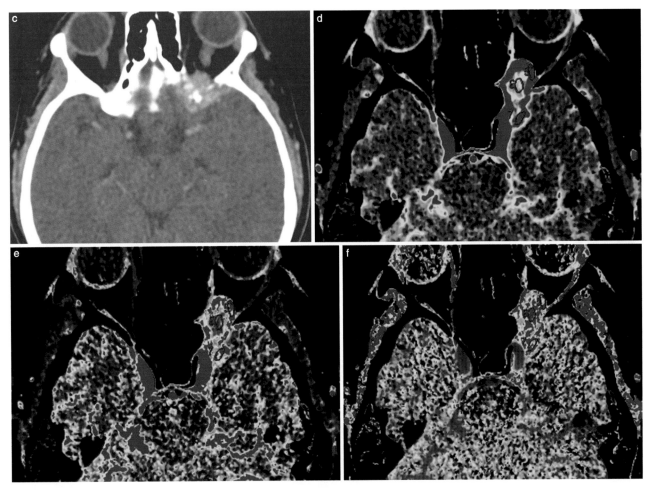

图2.36(续)

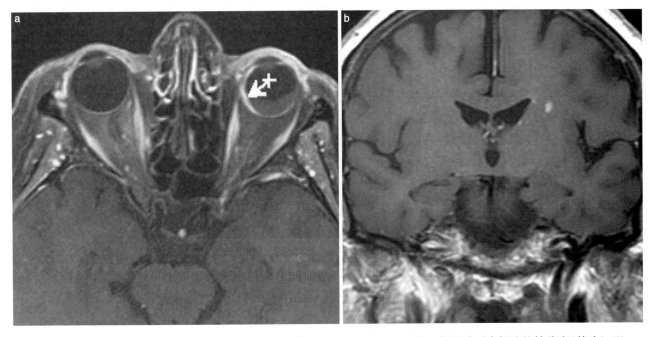

图2.37　肺癌的脑内、左眼球多发转移瘤。MRI压脂轴位T₁加权图像(a)显示左侧眼球后内侧壁的转移瘤(箭头),以及相应的视网膜脱离。冠状位增强T₁加权图像(b)显示左额叶侧脑室旁区的第二个强化病灶(脑实质内)。在全身DWI成像中(c,d)显示脊柱、肋骨的多发转移结节,以及右肺门处的原发肿瘤病灶

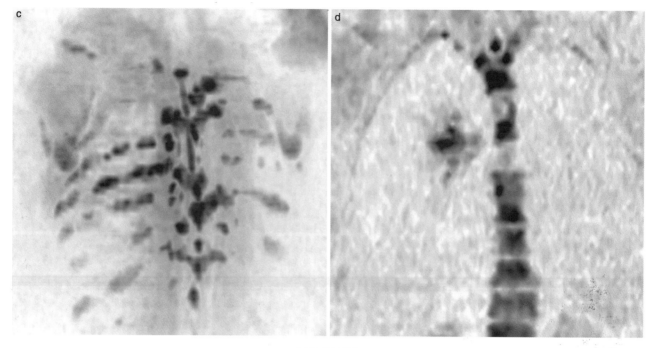

图 2.37(续)

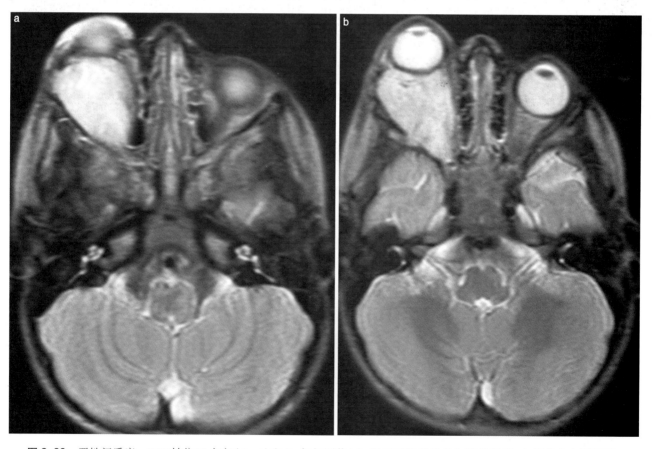

**图 2.38** 恶性间质瘤。MRI 轴位 T$_2$ 加权(a~c)和 T$_1$ 加权图像(d~f)显示均质的有包膜的肿瘤,占据整个右侧眼眶。有明显的眼球外凸

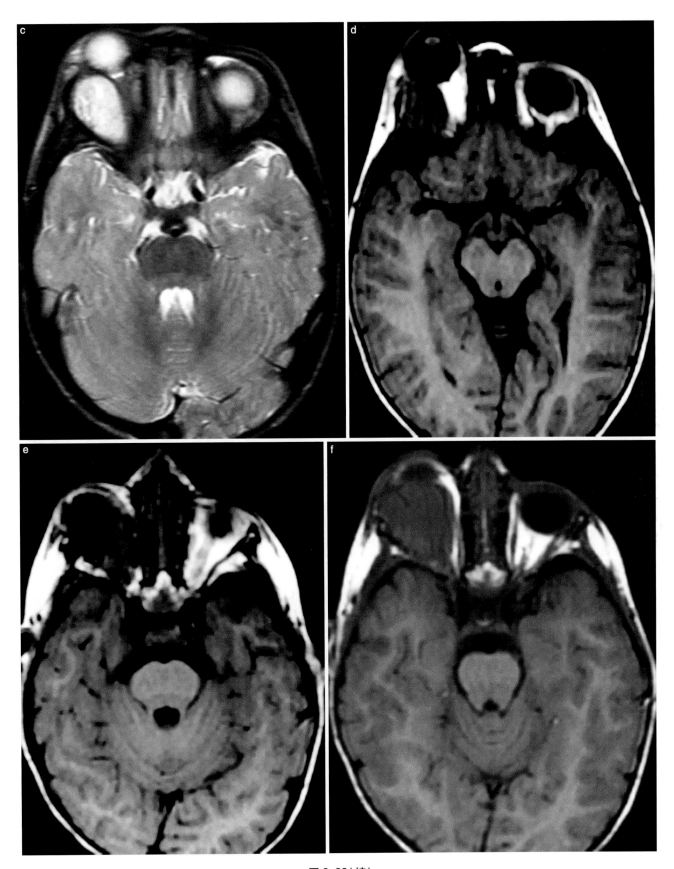

图 2.38(续)

### 2.2.8　血管内皮瘤

血管内皮瘤又称为血管肉瘤,是起源于血管壁成分的恶性肿瘤,有转移倾向。虽然发病年龄可发生于4~72岁(Brovkina 2008),但该肿瘤主要见于年轻人,男性患者多见。该病主要累及眼眶的内上象限,呈浸润性生长,累及颅骨。在眼眶受累的病例中,肿瘤可扩散至额骨。血管肉瘤占原发恶性骨肿瘤的1.5%。最初诊断时肿瘤通常为2~3cm大小,也可更大。肿瘤常常从眼眶长入上眼睑和额骨。

#### 2.2.8.1　临床表现

泪腺功能损害,上眼睑下垂,眼球外凸,病变区域皮肤色素沉着,表面不平整。

#### 2.2.8.2　诊断

CT常常能检查出邻近骨质破坏和软组织成分。肿瘤内可出现钙化。MRI可检查出由于结缔组织小梁结构导致的斑点状改变。肿瘤呈明显的、不均匀强化方式(图2.39、2.40)。CT灌注研究显示肿瘤内CBV和CBF参数明显不均匀增加,这是大多数眼眶恶性肿瘤的典型特征。

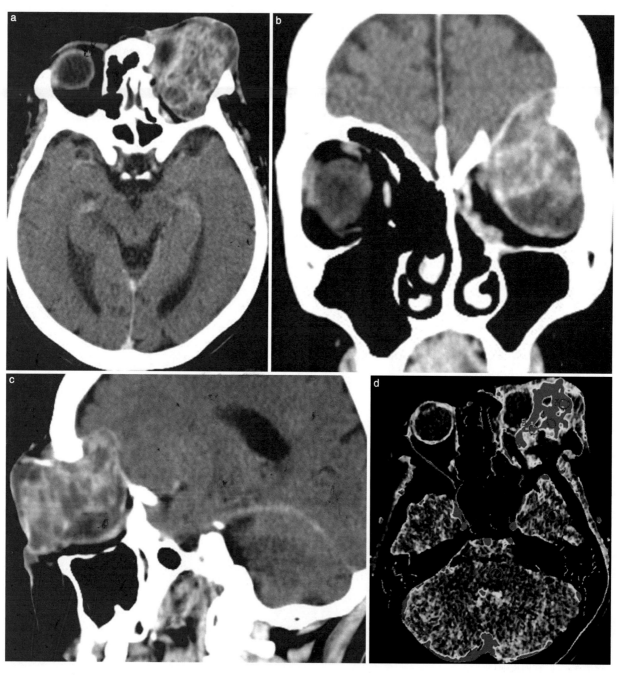

图2.39　血管内皮瘤。增强CT图像扫描的轴位(a)、冠状位(b)、矢状位(c)图像显示左眼眶内不均匀强化的肿瘤,侵犯眶上壁及额骨。肿瘤内有多发囊性空腔及分隔,后者有明显的强化。肿瘤的包膜清晰可见。CT灌注图像提示肿瘤内增加的血容量和血流(CBV-d、CBF-e),MTT值中度延长(f)

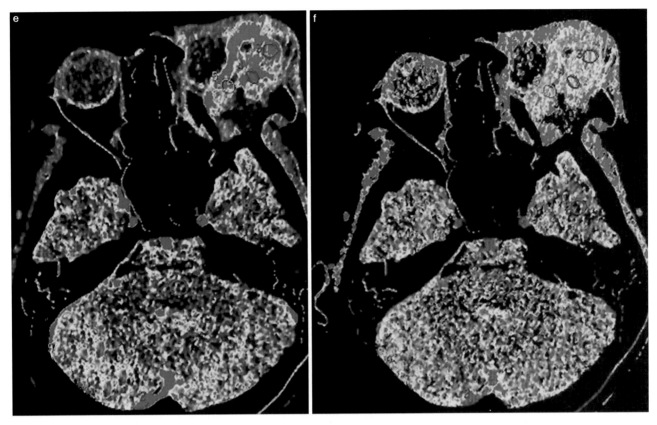

图 2.39(续)

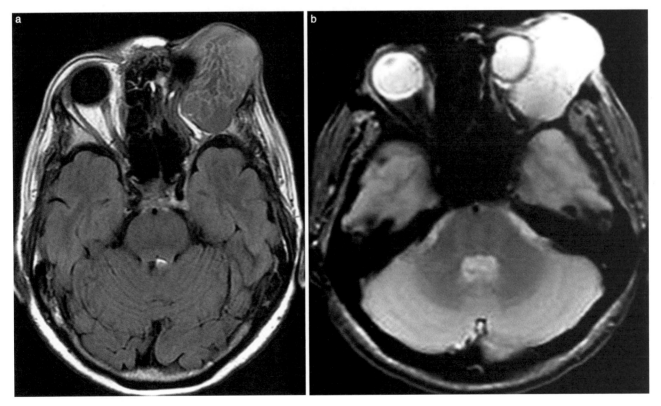

图 2.40　血管内皮瘤(CT 表现见图 2.39)。MRI 轴位 $T_2$-FLAIR(a)和 $T_2$*（b)加权图像显示左眼眶外侧部的较大肿瘤,结构不均匀,伴多发分隔。可能由于出血性成分,肿瘤内 DWI 信号呈不均匀升高(c)。矢状位 $T_1$ 加权图像(d,e)和冠状位 $T_2$ 加权图像(f)显示分叶状结构的肿瘤,侵犯眼球上部各层结构,导致其变形和移位

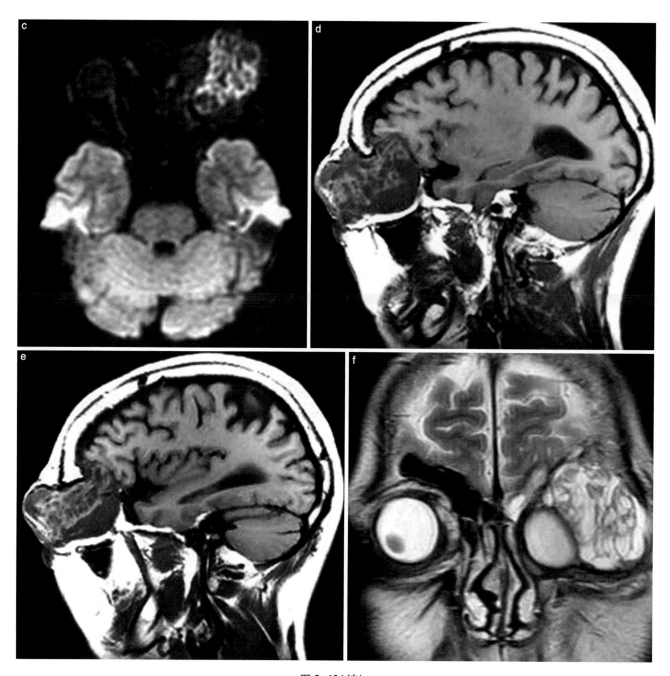

图 2.40(续)

# 累及视神经的肌锥内病变

**3**

## 3.1 肿瘤

*视神经胶质瘤* 沿视神经神经束不同位置的视神经胶质瘤的病程、治疗类型、组织学和预后各不相同。这就是为什么要引入更精确的解剖术语,例如视神经胶质瘤、视交叉胶质瘤和视束(从视交叉到外侧膝状核的一段视觉通路)胶质瘤。视神经胶质瘤这个术语是指前段视觉通路任何部分的胶质瘤。有三种肿瘤亚型:

肿瘤发生于儿童,与神经纤维瘤病 I 型(NF I)有关。

肿瘤发生于儿童,与神经纤维瘤病 I 型(NF I)无关。

肿瘤发生于成人,通常为恶性间变性星形细胞瘤、胶质母细胞(Harnsberger 等,2004a,b)。

视神经胶质瘤是一种良性的生长缓慢的肿瘤,占视神经原发肿瘤的 66%。65% 视神经胶质瘤病例发病于 10 岁以下,但仅有 5% 的病例会在 2 岁之前发现。据 Shields 等(2004)报道,视神经胶质瘤占眼眶肿瘤 1%~2%,据 Baert 和 Sartor(2006)报道,占 4%。女性发生率高于男性(3:2)。30%~40% 的视神经胶质瘤患者有 NFI 临床表现,15% 的 NFI 患者合并视神经胶质瘤(Dutton 1994)。1/3 病例出现视神经受累(Tow 等,2003)。72% 病例同时累及视神经和视交叉。

*临床表现* 视力进行性减低是视神经胶质瘤的典型特征。在幼儿,会出现斜视、眼球震颤、轴向或者偏心眼球突出。眼底视盘水肿和视神经萎缩都常常会出现。

*诊断* 视神经胶质瘤在 CT 上通常表现为沿视神经生长的球形、梭形或分叶状占位病变。分叶征是由增厚的视神经弯曲引起的。蔓延到颅腔的肿瘤

引起视神经管扩张很容易在 CT 检查中发现。典型的视神经胶质瘤的 CT 密度范围为 25～60HU，与眼直肌相比呈等密度。静脉造影增强后，它的密度略有增加（约 5～8HU）。病灶内可见由于囊变而出现的局灶性低密度影。由于病灶位于神经鞘内，视神经胶质瘤有清晰的轮廓。钙化在视神经胶质瘤中极为罕见。视神经胶质瘤的特异性征象是扩张的视神经管（Brovkina 2008）。毛细胞型星形细胞瘤与其他类型的胶质瘤相比，在 CT 灌注检查中，具有更高的 CBV 和 CBF 值。弥漫性星形细胞瘤都类似于脑白质。除此之外，CT 灌注比标准方法更重要的诊断优势是，能将病理性高灌注的病灶（比如肿瘤）与囊肿及其他结构区分开（Kornienko and Pronin 2009）。

肿瘤在磁共振上，与脑组织相比，$T_1$ 加权成像上表现为等信号或稍低信号，$T_2$ 加权成像上周围区域呈高信号（Cummings 等，2000）。高信号灶是因为病灶内有小的囊性结构。$T_2$ 加权成像可以很好地看到肿瘤沿视神经扩散，即使在那些 CT 增强扫描无法显示这些变化的病例也能很好显示。$T_1$ 加权压脂序列能准确显示肿瘤，尤其是增强扫描，强化程度可低可高，增强扫描在所有的病例中都是必须的（图 3.1、图 3.2、图 3.3、图 3.4）。毛细胞型星形细胞瘤的典型特征是中度到明显强化。大多数弥漫性星形细胞瘤增强扫描呈低强化（图 3.5）。

鉴别诊断  视神经鞘脑膜瘤、视神经炎、炎性假瘤、结节病等。与视神经鞘脑膜瘤的主要区别是：视神经管的扩张，钙化罕见及邻近骨没有骨质增生（Cabanis 1996）。囊性变的存在，增强扫描低强化或无强化及灌注指标低是视神经胶质瘤特征性表现。

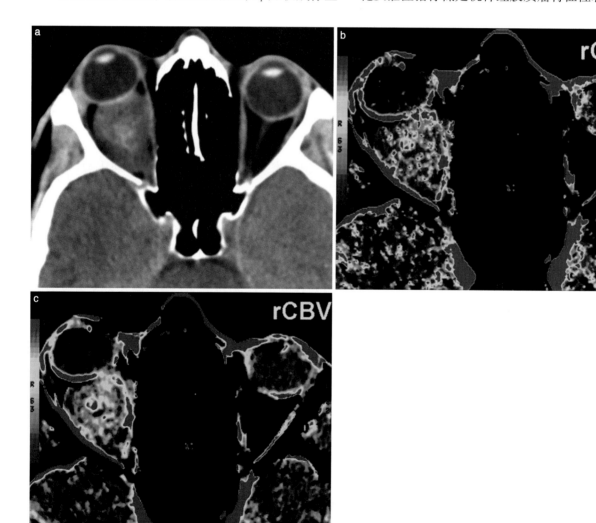

图 3.1  右侧视神经胶质瘤。轴位 CT 扫描（a）较大肿瘤伴中心不均匀强化。CT 灌注显示病变组织内血流量（b）和血容量（c）值不均匀升高。组织学检查显示为毛细胞型星形细胞瘤

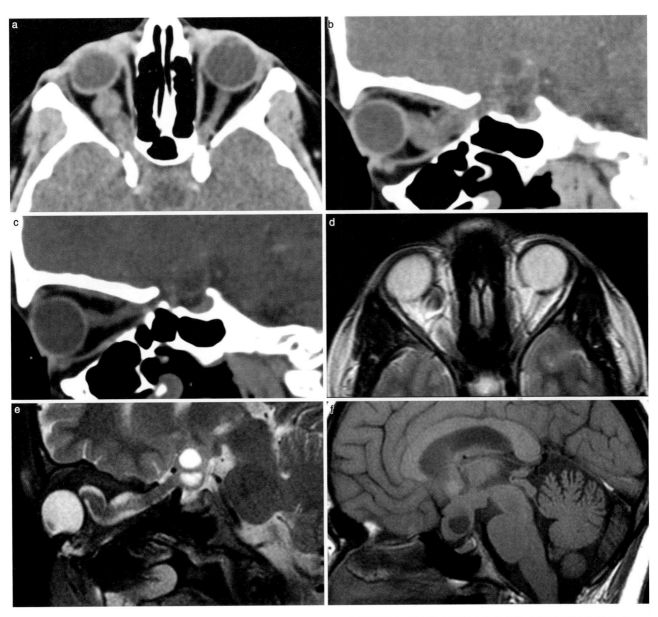

**图3.2**  右侧视神经及视交叉的弥漫性胶质瘤（Ⅰ~Ⅱ级）。CT扫描轴位（a）及沿右侧（b）和左侧（c）视神经重建的矢状位图像显示视神经梭形等密度肿块，伴视神经增厚、弯曲。T₂WI横断位及矢状位（d,e）T₁WI矢状位（f）MR图像显示肿块有不均匀的"轨道"征，在受累的神经周围见高信号。在视交叉层面可见明显的囊性改变

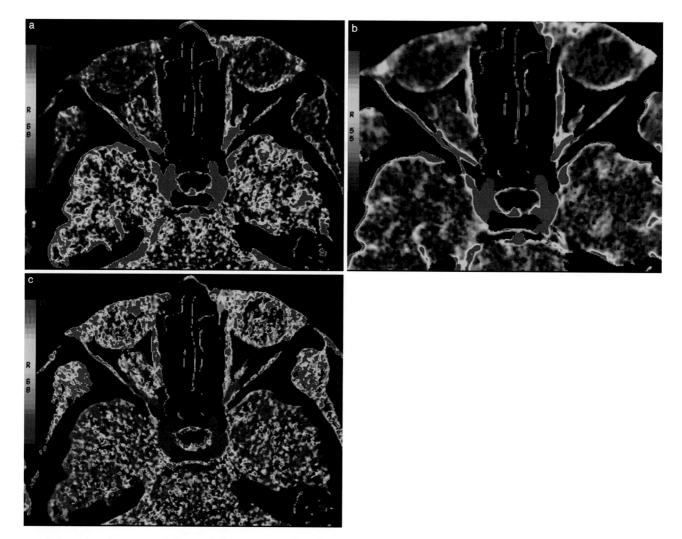

**图3.3**　与图3.2是同一个病例,CT灌注显示进入肿瘤组织的血流量(a)及血容量(b)最小。对比剂平均通过时间(c)在病灶周围区域较低(MRI T₂WI 高信号)

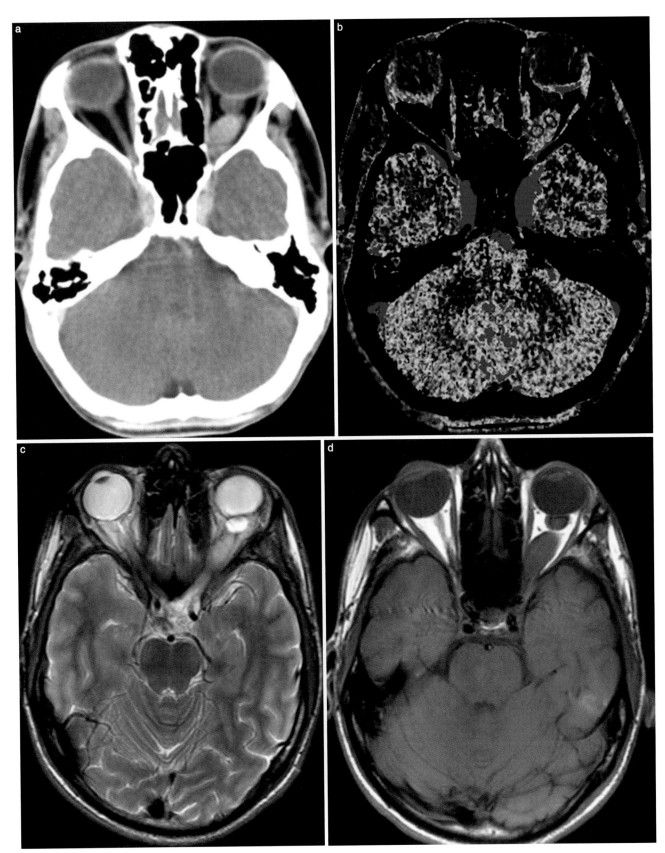

**图3.4** 左侧视神经毛细胞型星形细胞瘤。CT增强扫描轴位（a）CT灌注CBF图显示视神经稍高密度肿瘤不伴有血流量增高。T₂WI横断位（c）T₁WI平扫（d）及增强扫描（e）显示视神经边界清楚的梭形肿块。肿瘤可压迫蛛网膜下腔并使球后蛛网膜下腔局部扩大。MRI增强扫描呈均匀及明显强化（e）。（f）组织学

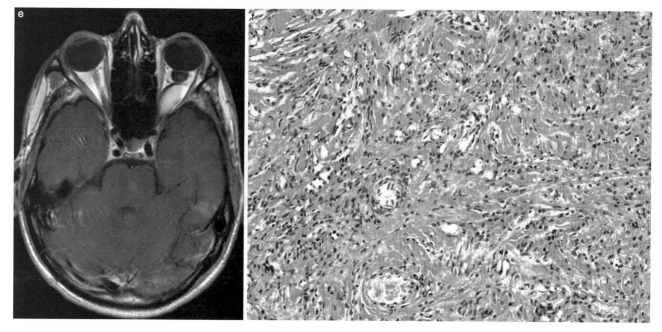

图 3.4(续)

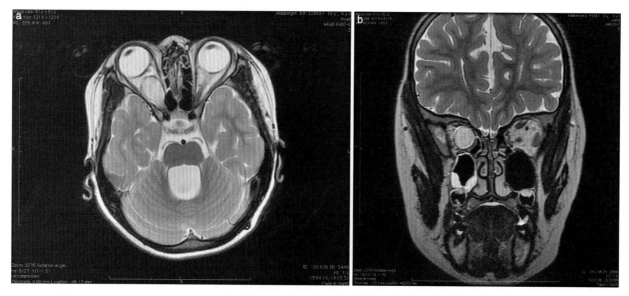

图 3.5　右侧视神经毛细胞型星形细胞瘤。MR 成像 $T_2$WI 轴位(a),冠状位(b),矢状位(c)显示被脑脊液包绕的视神经高信号肿块(外周薄的环形高信号),$T_1$WI 呈等信号(d),增强扫描肿瘤明显强化(e,f)

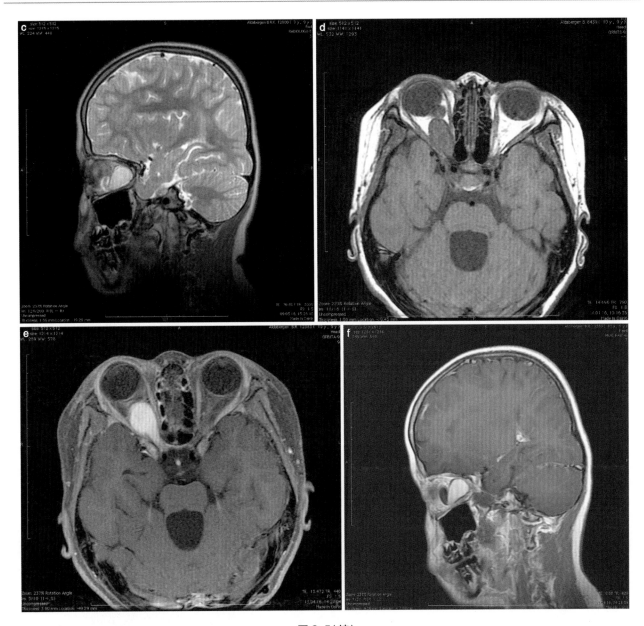

图 3.5(续)

　　视神经鞘脑膜瘤　约占原发性眼眶肿瘤的 5%，占视神经肿瘤的 1/3(Turbin and Pokorny 2004；Taban and Perry 2007)。这个部位脑膜瘤的生长来源于硬脑膜与软脑膜之间的蛛网膜绒毛。通过脑膜间隙扩散，肿瘤可生长至视神经鞘并浸润眼眶组织。眼眶脑膜瘤在女性中更常见(80%)，年龄从30 到 40 岁(Tailor 等，2013)。脑膜瘤很少发生在儿童，而发生在儿童的脑膜瘤的特点是呈浸润性生长。

　　临床表现　眼眶疼痛、视力进行性下降、不对称视野缺失、眼睛再定位困难和早期出现视盘充血。

　　诊断　CT 显示视神经增粗(直径 4~6 倍)，肿瘤偏心性生长可表现为沿视神经的局部增厚。可伴有单发或多发钙化灶。增强扫描肿块明显强化(高达 40~45HU)是脑膜瘤的典型特征。使用螺旋 CT 扫描获得薄层图像可以得到更好的 2D 重建。这种类型的脑膜瘤特征是在增强的肿瘤组织中见到视神经。

　　在我们的 18 例眼眶脑膜瘤患者中进行的 CT 灌注研究显示，对比其他眼眶肿瘤，包括恶性肿瘤，脑膜瘤的 CBV 值最高。CBF 和 MTT 高于脑白质，但与恶性肿瘤无明显差别。

　　如今，与 1.5T MRI 扫描相比，3.0T MRI 扫描被认为在视神经鞘脑膜瘤诊断中能提供更多信息，因为其空间分辨率高。MR 成像可根据肿瘤的组织学亚型而变化。在 $T_1WI$ 图像上，脑膜瘤与肌肉相比呈等信号,在 $T_2WI$ 图像上呈等信号或高信号(Mafee 等,1999)。使用脂肪抑制技术和对比增强扫描对于检测视神经脑膜瘤是最有效的。在大多数情况下,脑膜瘤呈明显强化,约 1/4 病例呈低强化。在大多数情况下,很容易在肿瘤组织内看到视神经(图 3.6、图 3.7、图 3.8、图 3.9 和图 3.10)。

鉴别诊断 视神经胶质瘤、视神经炎、炎性假瘤、结节病、视神经鞘瘤。

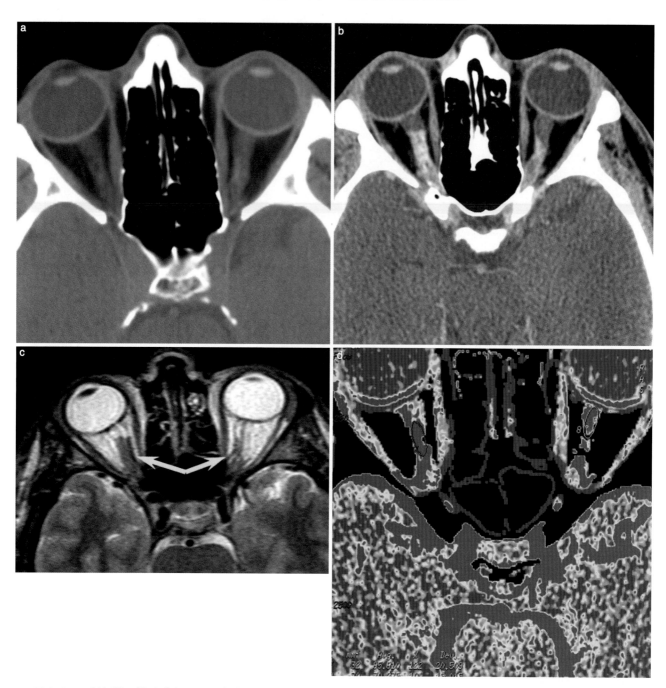

图 3.6 双侧视神经鞘脑膜瘤 CT 平扫轴位(a)增强扫描(b)显示双侧视神经中远部明显强化肿块及双侧视神经的远段。肿瘤导致双侧视神经增厚并变形。$T_2WI$ MRI(c)显示脑膜瘤呈低信号。在 CT 灌注成像的血流量(d)、血容量(e)和渗透性(f)图上,可以看到肿瘤组织内的这些指标是升高的

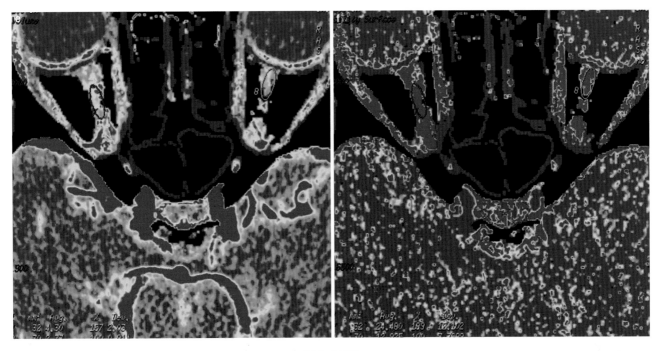

图 3.6（续）

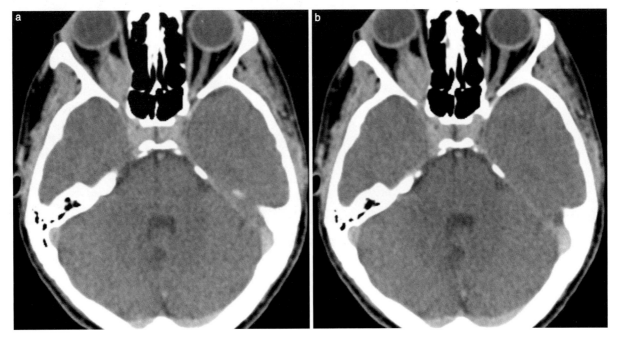

**图 3.7**　左侧视神经鞘脑膜瘤　CT 增强扫描轴位（a、b）以及冠状位（c）、矢状位（d）重建像显示肿瘤呈"轨道征"，包绕视神经并从视神经鞘生长。在肿块内可见视神经走行。CT 灌注成像 CBV（e）和 CBF（f）图显示肿瘤内血流量明显升高

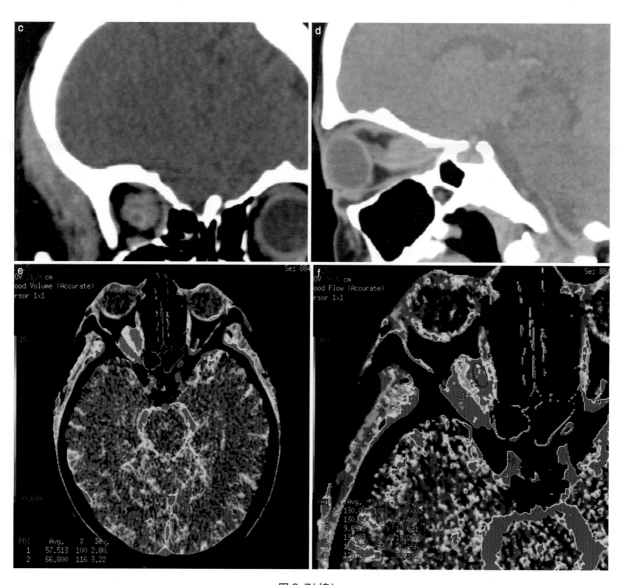

图 3.7(续)

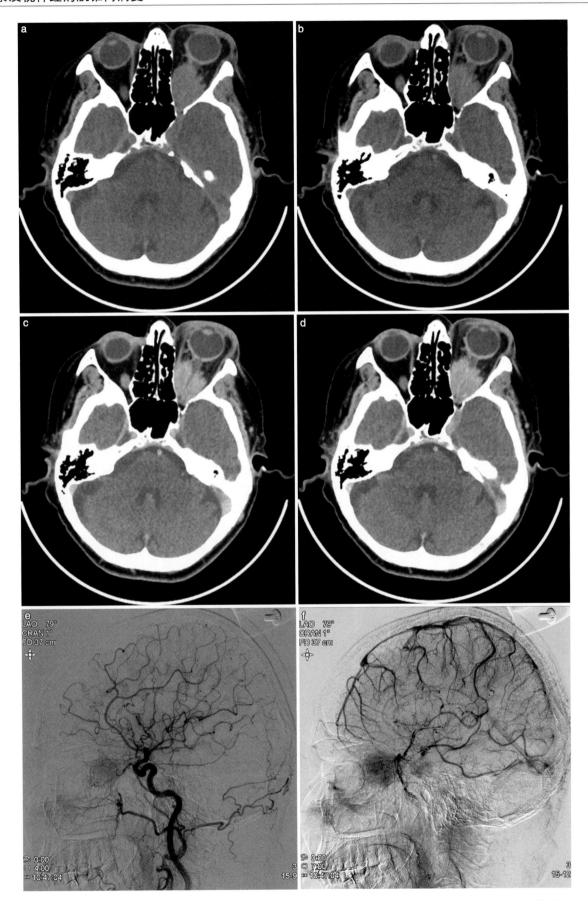

图3.8 左视神经鞘脑膜瘤 CT平扫轴位(a、b)和增强扫描(c、d)显示球后区域明显强化肿块,在肿块中可见视神经走行。DSA(e、f)显示来自眼动脉的明显的肿瘤血供

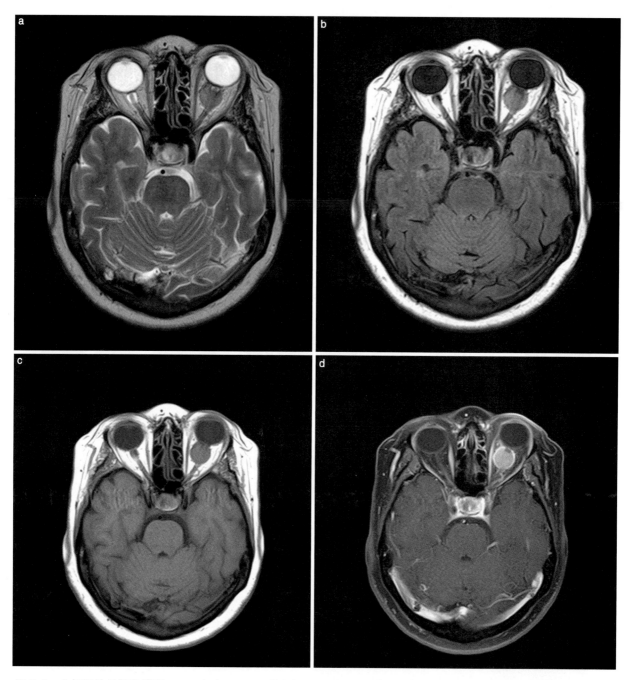

**图 3.9**　左侧视神经鞘脑膜瘤　$T_2WI(a)T_2$-FLAIR(b)和 $T_1WI(c)$ 显示肿块包裹视神经,与脑白质相比呈等信号。肿块内可见视神经走行。增强扫描 $T_1WI$ 压脂序列显示肿块显著强化(d)。CT 增强扫描轴位(e)和冠状位(f)重建显示左侧视神经脑膜瘤增强呈"轨道征"。CT 灌注成像 CBF(g)和 CBV(h)和渗透性(i)图显示肿瘤内这些参数显著升高

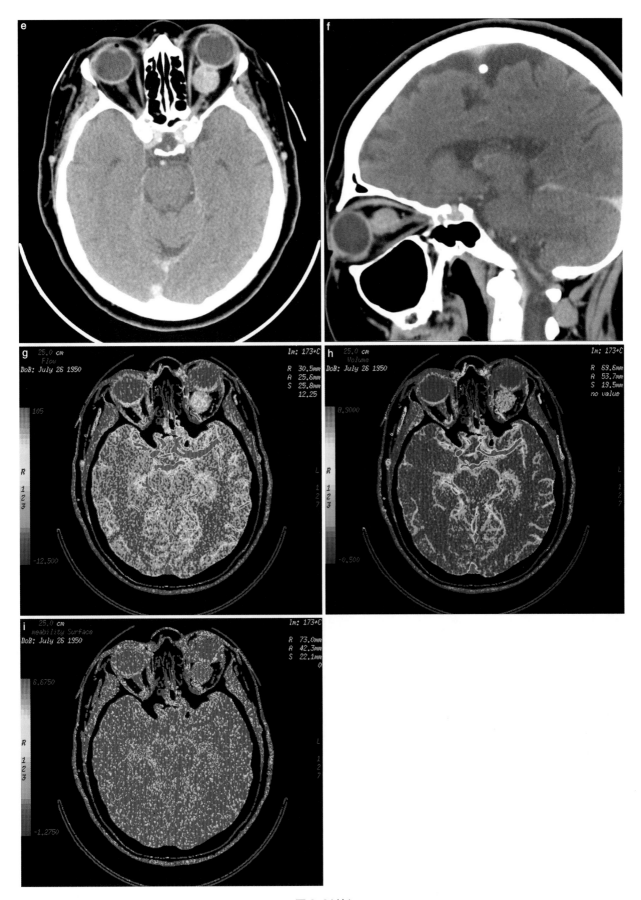

图 3.9(续)

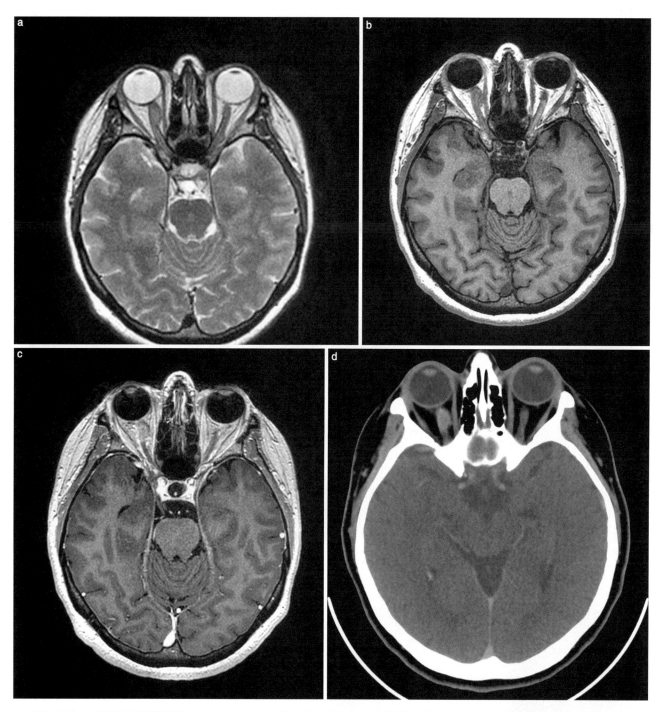

**图 3.10**　右侧视神经鞘脑膜瘤　$T_2WI(a)$、$T_1WI$ 平扫(b)及 $T_1WI(c)$增强扫描显示与视神经等信号的小团块影,包裹视神经的球后段。CT 增强扫描轴位(d、e)和矢状位重建像(f)显示肿块显著强化。CT 灌注成像 CBF(g)和 CBV(h)和表面通透性(i)显示肿瘤内这些参数显著升高

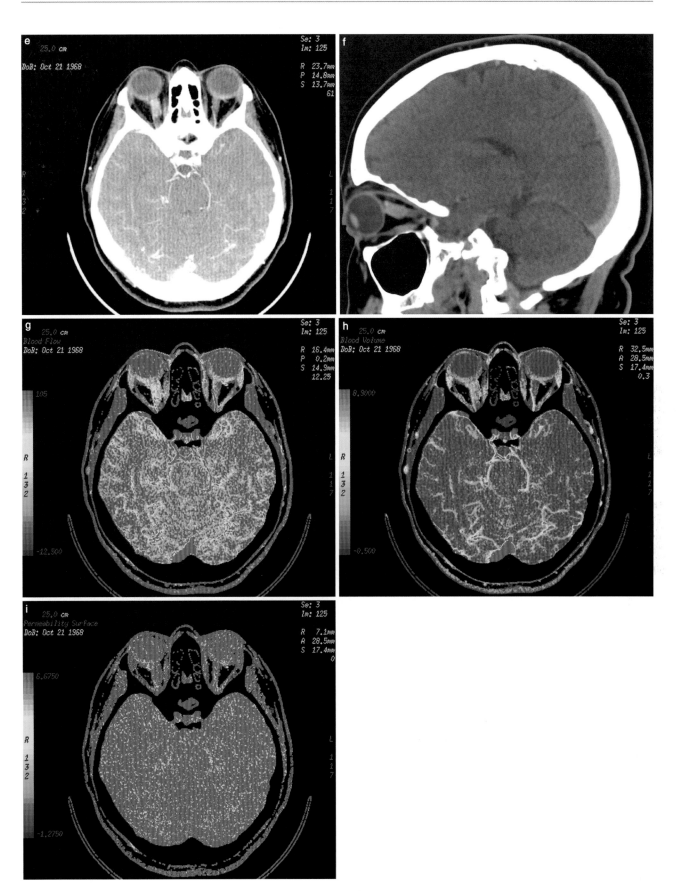

图 3.10(续)

## 3.2　炎性病变

视神经炎　视神经炎可能由多发性硬化、眼眶感染、局部缺血、脑膜炎引起。在年轻患者中更为常见，女性患病率是男性的 2 倍。单侧病变发生率为 70%，视神经前 1/3，中间部分，颅内段和交叉前区域发生率分别占 45%、60%、35% 和 7%。50%～60% 患有视神经炎的患者可能患有多发性硬化（MS）。在 15%～20% 的 MS 患者中，该疾病始于视神经炎（Sorensen 等，1999）。

临床表现　急性单侧或双侧中心视力减退，伴中央暗点。对比敏感度和色觉减退，乳头状缺损常伴有眶后区域或眼球运动时的疼痛。

诊断　CT 征象：视神经正常或直径略有增加，可以轻度增强，主要是节段性的（大多数情况下不明显）。没有眼眶破坏征象。目前，CT 不用作初步诊断方法。

在 MRI $T_1WI$ 图像上经常可以看到明显的视神经增粗，以及在大多数患者的 $T_2WI$ 和 $T_2$-FLAIR 图像上呈高信号。在急性期或持续性病变中，81% 的患者具有局灶性明显强化。为了更清楚显示视神经炎，要采用垂直于视神经的薄冠状切面。推荐使用增强扫描 $T_1WI$、$T_2WI$ 脂肪抑制序列，以及 STIR 序列，因为可能减少化学位移伪影和脂肪抑制（Harnsberger 等，2004a，b）。优先使用具有长 TE 的 STIR 序列，因为对视神经的显示具有更高的敏感度。类似于它们在大脑中的表现，MS 中视神经和视交叉的脱髓鞘病变在 $T_2$-STIR 图像上是高信号。在弥散加权 MR 图像上，视神经病变表现出扩散受限。局灶视神经病变与大脑 $T_2$ 加权像上病变的存在相结合，增加了明确诊断 MS 的可能性，特别是主诉为视力下降的年轻患者（图 3.11）。对于临床表现为神经炎的患者，高磁场 MRI 对检测视神经病变更敏感。

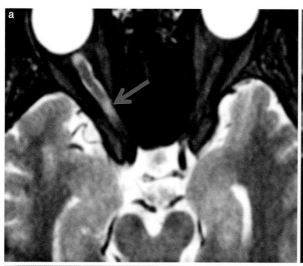

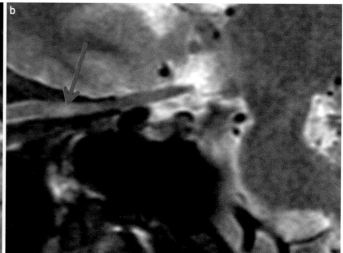

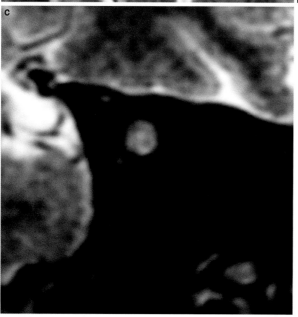

图 3.11　视神经炎 $T_2WI$ 压脂序列轴位（a）、矢状位（b）及冠状位（c）显示没有锐利边缘的局灶性高信号病变，位于右侧视神经中间 1/3 的位置（箭头）

在典型的急性视神经炎病例中,在给予钆类对比剂后病变可以强化。如需更好地显示受累视神经的病理性强化,可以建议增加增强扫描的对比剂剂量。一些作者认为,对于96%的急性视神经炎病例,三倍剂量的对比剂最有效。这种对比增强方式可显示病变局部强化,以及在超过90%的病例中显示视神经中央部分强化,这是这种疾病最典型的特征(图3.12)。

鉴别诊断　缺血性神经病变、传染性神经病变、炎性假瘤、视神经鞘膜脑膜瘤、视神经胶质瘤。

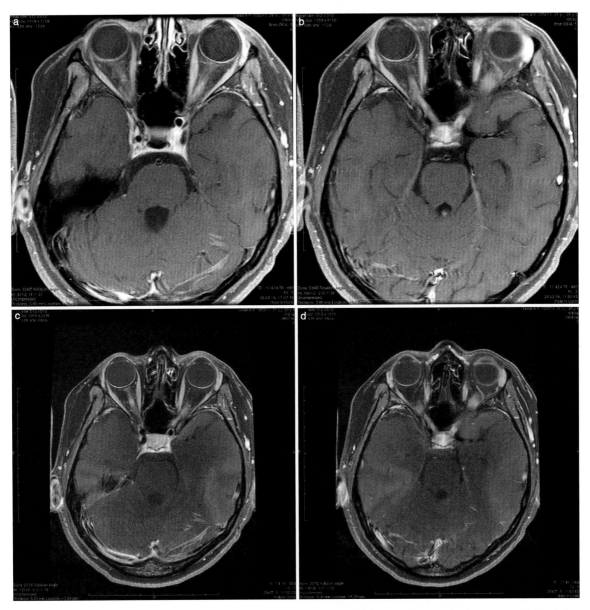

图3.12　视神经炎。采用压脂技术的横轴位 $T_1WI$ 增强图像(a~e)显示累及双侧视神经和视交叉的弥漫性病变。在冠状位 $T_1WI$ 增强图像上(f)清晰显示双侧病变。这例患者血清 NMO IgG 阴性

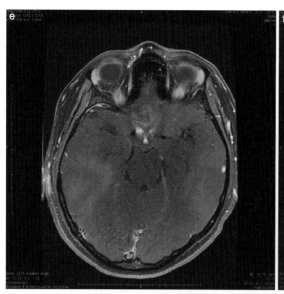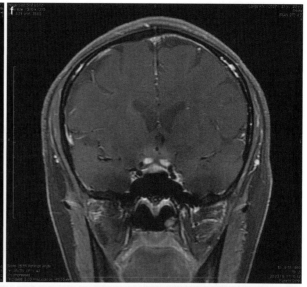

图 3. 12(续)

## 3.3　颅内高压

　　视神经蛛网膜下腔的扩张　是颅内高压的一个征象。现代文献强调视神经乳头水肿和视神经鞘扩张的发病机制尚不完全清楚。这些异常在各种脑疾病中的发生率从 40% 到 80% 不等(Rohr 等,2011)。视力损害的严重程度从最开始的视野缺损到失明。最常导致颅内压增高的过程包括肿瘤、脓肿、动静脉畸形、出血、脑脊液循环障碍、脑静脉窦和脑静脉血栓、先天性颅骨增厚及畸形。此外,MRI 和 CT 可检测到原因不明的颅内高压。为了诊断颅内高压,需要直接测量脑脊液压力;然而,由于该方法是侵入性的,因此其使用并不总是合理的。

　　临床表现　头痛,恶心,呕吐,视力短暂下降,大多在早晨的视力模糊,总是双侧的。

　　诊断　颅内高压视神经的 CT 和 MRI 研究并不常见。视神经的 MR 信号通常是均匀的,视神经可能在整个长度上随着视神经蛛网膜下腔的扩张而扭曲。因此,直接在眼球后面使用 MRI 测量的神经周围间隙的平均直径通常为(5.52±1.11)mm,而在视神经鞘扩张的情况下,其为(7.54±1.05)mm。可以看到后部巩膜明显变平,视神经盘突出到玻璃体内(图 3.13)。33% 的颅内高压患者可以看到视盘突出,14% 的病例发生视神经肿胀和增厚,6% 的病例两者都有(Rohr 等,2011)。视神经乳头水肿总是双侧的。还应注意到眼上静脉的扩张(高达 2.6mm)(Donnet 等,2008)。尽管在文献中将其描述为治疗有效性的特征性标志,但上述征象不一定在颅内压降低后减退。

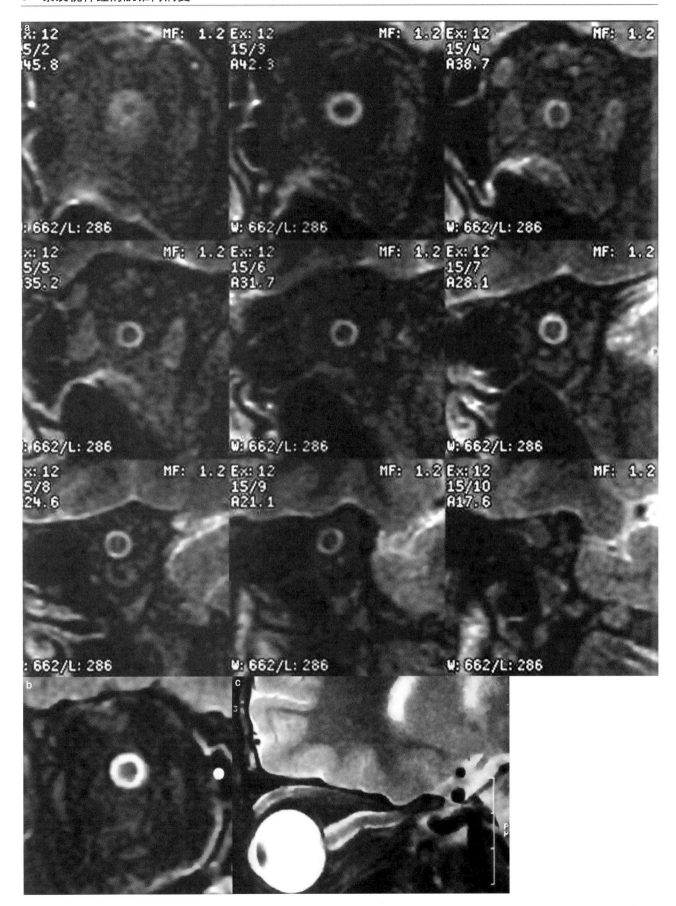

**图 3.13**　由于颅内肿瘤导致的颅内高压,引起患者视神经鞘扩张。连续的 $T_2WI$ MR 冠状位图像(a,b 放大图)和矢状位图像(c)显示视神经周围间隙明显扩大

# 4 肌 锥 病 变

## 4.1 内分泌病变

甲状腺相关性眼病(格雷夫斯眼病) 是一种最常见的与甲状腺功能紊乱有关的眼眶疾病。毒性弥漫性甲状腺肿是伴有甲状腺功能亢进的自身免疫性甲状腺疾病,在欧洲大陆被称为 Basedow's disease,在以英语为母语的国家被称为 Graves' disease(Brovkina 2004)。

该病多发生在青年人和中年人中,年龄大多在 30~50 岁之间,极少发生在儿童,女性多于男性(比例 4∶1)。大约 90% 病变为双侧发病,即使在临床症状表现中为单侧发病。70% 患者病变对称。在甲状腺眼病患者中,35% ~ 50% 的患者有眼眶临床症状(Kendler 和 Ozerova 1993)。70% ~ 90% 的病例在 CT 上能够发现病变征象(Lieb 等,2010)。

**临床表现** 患者有突眼、眼肌病、上眼睑回缩及复视,最初为短暂出现,后变成永久性。可以产生斜视,通常为向下及向内,眼球活动受限。

**诊断** 在临床表现典型的病例中,用 CT 检查诊断就足够了。用可以做矢状和冠状重建的多层螺旋 CT 扫描仪更好。CT 检查可以细致地观察眼外肌和视神经。平扫可见眼外肌等密度增厚,并且有密度减低的区域。还可以观察到眼眶脂肪体积增加,视神经受压。增强扫描可观察到受累眼外肌有强化。CT 灌注显示眼外肌内的 CBV 和 CBF 不升高,平均通过时间延长(图 4.1)。

在磁共振图像上,$T_1$ 加权像显示眼外肌体积增大,呈等信号。在 $T_2$ 加权图像上,可以看到受累眼外肌水肿(急性期),呈弥漫高信号,有纤维化的病例呈低信号(慢性期)。眼外肌在 $T_2$-STIR 序列上变化有助于判断疾病的活动性,在急性期肌肉呈高信号。

为评估肌肉大小和显示其在眼眶中和其他结构

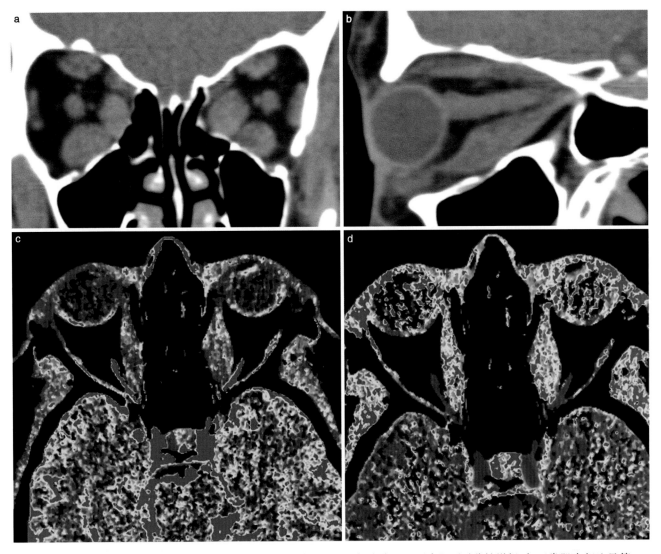

图 4.1 Graves 眼病。CT 冠状位（a）和矢状位（b）重建像显示双侧内直肌和下直肌不对称性增粗，与正常肌肉相比呈等密度。在 CT 灌注 CBF（c）和 MTT（d）图像上，显示中等程度血流量增加和平均通过时间延长

的相对位置，需要做 MR 轴位及冠状位扫描，MR 在鉴别急性期水肿和肌肉纤维化中比 CT 扫描能获得更多的信息。

鉴别诊断　炎性假瘤、感染性蜂窝组织炎/肌炎、结节病、淋巴增生性疾病（最常见为非霍奇金淋巴瘤）、转移瘤。

## 4.2　眼眶炎性病变

蜂窝组织炎、脓肿、海绵窦血栓　眼眶的感染性病变通常由细菌感染引起的，然而有时也会是病毒和寄生虫感染（Kapur 等，2009）。大概 2/3 的细菌感染是由鼻窦炎、急性呼吸道感染、眼眶骨壁外伤或术后感染引起的。眼睑和泪腺的感染性病变可蔓延至眼眶，机体化脓性感染通过血源性传播也可累及眼眶

（Tarasova 和 Drozdova 2005）。化脓性病变也可因为翼腭静脉丛血栓性静脉炎从颞下窝和翼腭窝直接经眶下裂或者是经静脉吻合支播散而来。

最常见细菌为葡萄球菌、链球菌、肺炎球菌和假单胞菌，感染眼球及眼眶的病毒主要为单纯疱疹病毒、带状疱疹病毒和巨细胞病毒。在自身免疫缺陷病和糖尿病患者中，真菌机会性感染可引起眶周各个鼻窦的病变（Henderson 1994）。

眼眶细菌感染可分为五类：眶隔前蜂窝织炎、眼眶（眶隔后）蜂窝织炎、骨膜下脓肿、眼眶脓肿和海绵窦血栓形成（Uehara 和 Ohba 2002）。眶隔前蜂窝织炎只累及位于眶隔前的眼睑组织，而不累及眼眶结构。这种类型的蜂窝状炎视力及瞳孔反射不会受影响。然而眼球突出、眼球运动受限、球结膜水肿、视力障碍等临床症状的加重提示炎症扩散到眼眶内。尤

其在考虑有很大可能性是真菌感染的时候,这种类型的眼眶蜂窝织炎(眶隔后蜂窝织炎)非常危险。在发生海绵窦血栓时常伴有颅内受累,甚至脑膜炎。眼眶脓肿是眶隔后蜂窝织炎的后期表现,其特点是沿眶壁的软组织密度浸润和外周脂肪组织的不连续(Eustis 等,1998)。

大多数眶隔后蜂窝织炎位于肌锥外,大多数脓肿也位于肌锥外和骨膜下。在皮肤及鼻窦病变的患者,感染可以通过静脉血流播散。眼眶脓肿常常是蜂窝织炎或者眼眶某一个壁的外伤引起的。骨膜下脓肿位于骨膜与眼眶壁之间,眼眶脓肿位于球后组织内。

**临床表现** 眼眶脓肿表现为眼球急性搏动性疼痛和全身症状(乏力、发热、恶心、呕吐)。局部症状包括眼眶软组织肿胀,眼球突出、结膜水肿、眼球活动受限或完全性眼肌麻痹以及眼球移位。这些症状是由眼球内压力急剧升高引起的(Harris 1999)。没有静脉瘀滞症状或者眼底视盘水肿征象。有些病例可能累及视神经及睫状神经节,会伴有神经麻痹性角膜炎的症状,即弱视或者黑矇。

在一些病例保守治疗有明显效果,但是大多数患者需要手术预防恶化和视力丧失。

**诊断** 螺旋 CT 是最简单和最经济的获得正确诊断的方法。螺旋 CT 增强扫描可以清晰显示病灶,有时会使相应的眼外肌移位,病灶常有特征性包膜,伴

发明显的眼眶组织水肿。与骨膜下血肿的鉴别诊断比较困难,特别是有慢性鼻窦炎的患者。

骨膜下脓肿在 $T_1$ 加权图像和质子加权图像上为中等信号,在 $T_2$ 加权图像上呈高信号,增强扫描可见包膜环形强化。由于炎性残留物的高黏度,脓肿在 DWI 呈高信号,扩散速率减低,这一特征可以很可靠地与恶性胶质瘤鉴别,这些恶性胶质瘤在 MR 平扫有相似的信号特点,增强扫描也是环形强化。此外,脓肿在 DW-MRI 上的影像特征也可以鉴别有环形强化特征的其他病变(真菌和寄生虫病)。大约有 21% 的眼眶脓肿患者死于严重并发症,包括硬膜外或硬膜下脓肿、化脓性脑膜炎和海绵窦血栓形成(图4.2)。

在有及时的抗生素治疗的情况下,真正继发于鼻窦炎或口腔感染的眼眶脓肿是非常罕见的(Eustis 等,1998)。

**真菌性眼眶感染** 最常见的是毛霉菌病和曲霉菌感染,少于细菌感染。常发生于未控制的糖尿病和自身免疫功能低下的患者。高科技神经影像学(CT 和 MRI)的主要作用是显示鼻窦、眼眶和颅内病变之间的关系(Eustis 等,1998)。在 CT 上,毛霉菌感染可见非特异性鼻窦黏膜伴骨质破坏,这个特征不一定能与曲霉菌感染引起的鼻窦炎鉴别。MR 图像显示真菌感染 $T_2$ 加权图像上可见低信号,而 CT 显示鼻窦腔内有钙化。

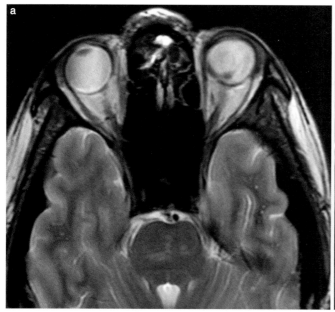
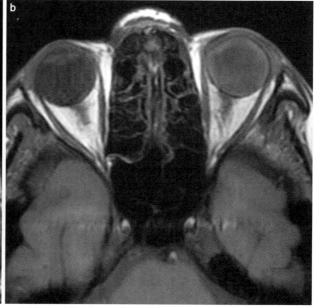

图 4.2 左侧眼球脓肿。轴位 $T_2$(a)、$T_2$-FLAIR(b)和 $T_1$(c)加权 MRI 显示位于左眼球内附着于内侧壁上的小病变。病变在 $T_2$-WI SWAN 系列图像(d)上呈低信号。弥散加权 MRI 图像(e)显示眼球内病变呈高信号,这是脓液的典型信号表现(手术证实)。$T_1$-WI 增强扫描(f)显示造影剂局部少许聚集。脉络膜有明显强化

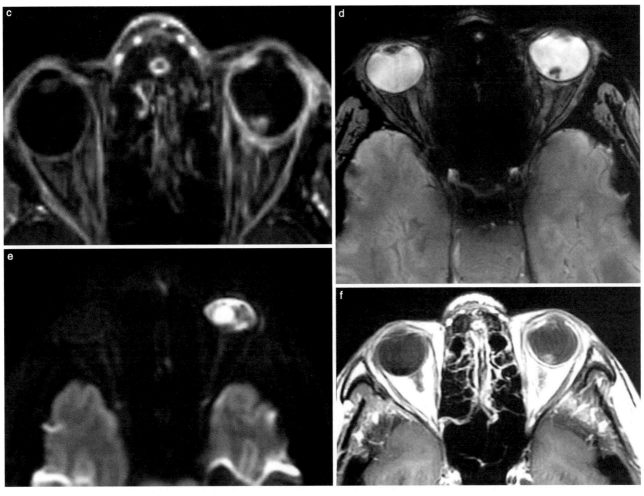

图 4.2（续）

## 4.3 肿瘤

眼眶恶性肿瘤　在眼眶恶性肿瘤中，最常见的是眼眶肉瘤和泪腺癌，占全部眼眶肿瘤的 13% ~ 16%。也会发生原发性眼眶肿瘤。认为肿瘤是在胚胎发育过程中异位上皮细胞转化的结果。肿瘤无包膜，有纤维结构，致密，呈白色。原发性眼眶肿瘤的发生率少于肉瘤的 2 倍。47% 的肉瘤发生于肌锥内和肌锥外。肉瘤中最常见的类型是横纹肌肉瘤、纤维肉瘤、血管肉瘤、恶性纤维组织细胞瘤和其他（Rao 等，1999；Cunnane 2011）。

临床表现　眼睑肿胀，"爆裂"感和疼痛、快速进展的眼球突出、眼球活动受限及眼球变形、复视、视神经萎缩，局部及远处转移。

诊断　原发性眼眶恶性肿瘤和肉瘤 CT 上表现为边界不清、形态不规则及骨质破坏。一般而言，肉瘤在 $T_1$ 加权图像上与肌肉相比呈等信号，在 $T_2$ 加权图像上呈低信号，极少呈混杂信号。眼球常常受累，强化中等程度，推荐压脂增强扫描序列（图 4.3、图 4.4 和图 4.5）。

鉴别诊断　炎性假瘤、脓肿、神经纤维瘤病、脑膜瘤、淋巴瘤。

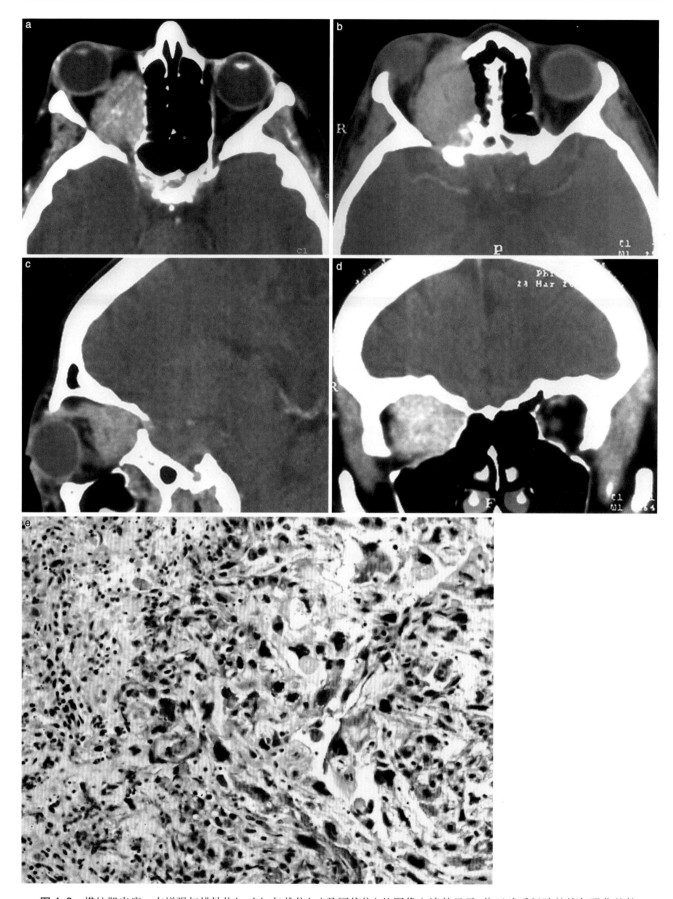

图 4.3　横纹肌肉瘤。在增强扫描轴位（a,b）、矢状位（c）及冠状位（d）图像上清楚显示，位于球后间隙的均匀强化的较大软组织肿瘤，伴有突眼。（e）为组织病理图

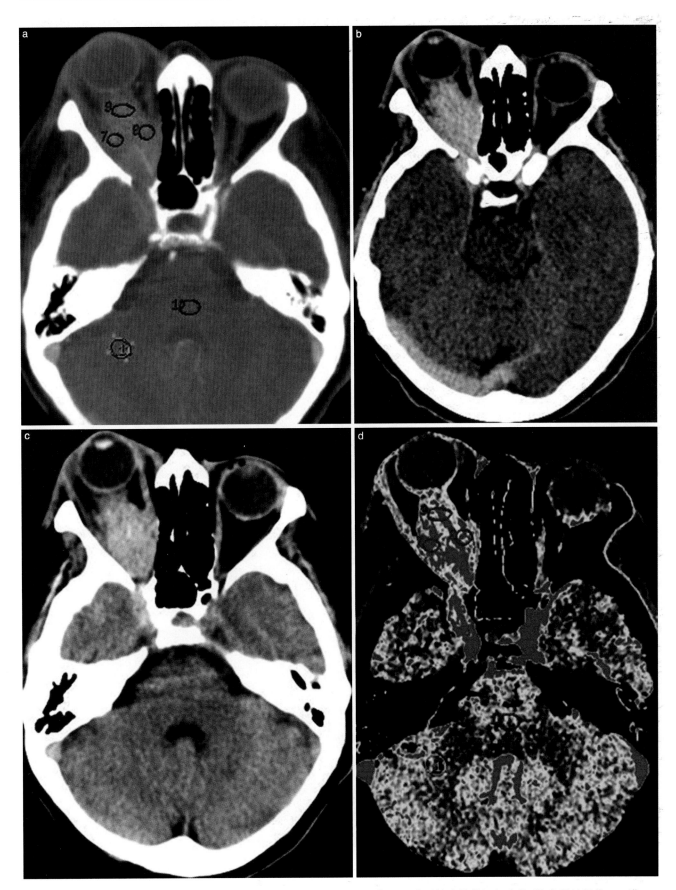

**图 4.4** 右侧眼眶恶性肿瘤。不同水平的 CT 增强扫描(a~c)显示位于眼球后的大的软组织占位,肿瘤明显强化,CT 灌注图(CBF-d,CBV-e)灌注参数值升高,肿瘤的 MTT 延长(f)

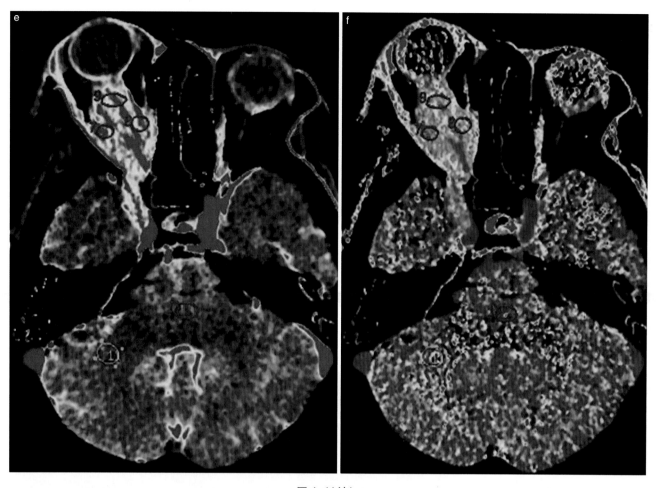

图 4.4(续)

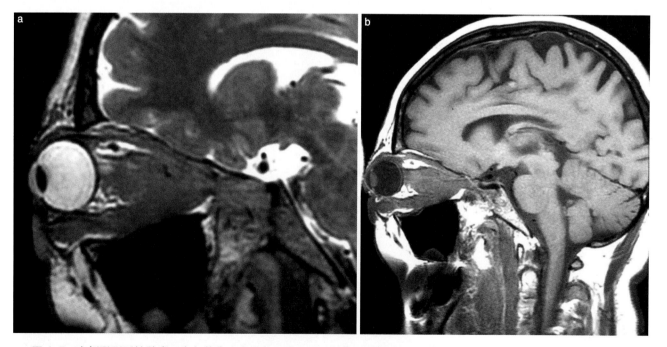

**图 4.5**　右侧眼眶恶性肿瘤。在矢状位 $T_2$(a)和 $T_1$(b)MRI 图像以及轴位 CT 图像上,可见右侧眼眶一个大的浸润性肿瘤,包绕视神经,侵犯下直肌。肿瘤导致明显的突眼。肿瘤在 $T_2$ 加权图像上呈低信号

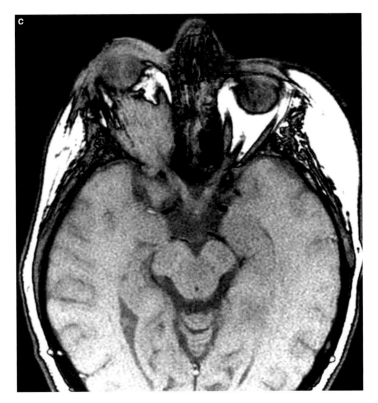

图 4.5(续)

# 5 泪腺窝病变

一般来说,影响泪腺的疾病有 50% 是炎症(急性或慢性),25% 是淋巴瘤,25% 是原发泪腺肿瘤(良性或恶性)。

## 5.1 肿瘤

腺癌,韦格纳肉芽肿病,结节病　腺样囊腺癌(adenoid cystic carcinoma,ACC)是第二常见的泪腺上皮肿瘤,也是该区域最常见的恶性上皮肿瘤,达所有恶性肿瘤的 50% 和泪腺的所有肿瘤的 25%(Henderson 1994)。泪腺癌主要发生在 40~50 岁。平均年龄45 岁,比其他上皮性肿瘤年龄小。其主要形态学表现形式是腺样囊性癌(50%~60%)、恶性混合瘤(34%~48%)和腺癌(少于 20%)。

左眼眶受累几乎是右侧眼眶受累的 2 倍。

临床表现　患者症状迅速增加是典型表现。一般来说,触诊病变部位有明显的压痛,伴有感觉异常的疼痛发生率为 30%~80%。也可见突眼、上睑下垂和眼球运动受限。

诊断　肿瘤位于肌锥外,位于泪腺的眶部,有时会长入眼眶的顶部。这些呈等密度、密度均匀的实性肿物在 CT 上没有钙化。邻近骨质可见溶骨性骨质破坏(与受压骨质吸收不同),这是鉴别良恶性病变的唯一权威标志。1988 年,Rootman 注意到 ACC 一个不典型征象。作者认为,在低龄儿童中,侵袭性 ACC 征象在 CT 上是观察不到的,因为在这个年龄段骨骼的柔韧性,伴随而来的是扩张而不是浸润。

在 MRI 上,$T_1$ 加权序列显示肿瘤为实性、信号均匀的肿块。

在 $T_2$ 加权图像上,腺样囊性癌具有等信号特征,但偶尔也会出现低信号。使用静脉注射对比剂后,可以观察到肿瘤的强化。MR 扫描方案必须包括增强

扫描和脂肪抑制的 $T_1$ 加权成像。

**腺癌** 与腺样囊腺癌的组织学特征不同,男性更多见,与 ACC 相比,腺癌很少发生在眼眶中,早期易发生转移。腺癌的 CT 和 MRI 表现差异不大(图5.1)。

这些患者生存期短,可能与通过鼻腔、鼻旁窦、面部、眼睑和泪腺的淋巴系统的肿瘤早期播散有关。

原发性 ACC 和腺癌具有相似的临床和影像学表现。

**鉴别诊断** 炎性假瘤、韦格纳肉芽肿、结节病、黏液样腺癌、淋巴瘤、黏液表皮样癌。

**皮样囊肿和表皮样囊肿** 属于先天性病变。这些是缓慢增长的良性病变。组织学上,典型的皮样囊肿含有角化上皮,内容物有皮肤结构如毛囊和腺细胞。表皮样囊肿仅包含覆盖于外部结缔组织层上的上皮成分。病变呈囊性,边界清楚,含有液体、脂肪和黏液成分,常常紧邻骨膜或在骨缝附近(Veselinovic 等,2010)。在大多数病例,病变位于肌锥外,额上颌缝周围的眼眶上外侧部分(65%~75%)。它们的大小通常<1~2cm。它们在儿童和青少年中更常见,平均年龄为15~20岁。男性较多。

**临床表现** 典型表现为疼痛性皮下肿块(85%~90%)。10%~15%的病例会发生囊肿破裂。表皮样囊肿的特征是生长缓慢,这需要数年时间。在发生破裂和炎症的情况下,可观察到生长急剧加速。

**诊断** 在 CT 上,表皮样囊肿是边界清楚的低密度囊性病变,位于眉毛外侧部分或上眼睑中部。只能在包膜看到对比剂增强。钙化的存在有助于将它们与黏液囊肿区分开来。由表皮样囊肿引起的骨质变薄可能导致局部骨缝中断。在囊肿破裂的情况下,病变和病变周围可有不均匀的对比剂增强(Cabanis 等,1996)。

在 MRI $T_1$ 加权图像上,脂肪呈高信号,其余成分呈等信号。在 $T_2$ 加权图像上,表皮样囊肿具有与玻璃体类似的中度高信号。在弥散和 $T_2$-Flair 序列上,表皮样囊肿通常是高信号。在增强扫描的 $T_1$ 加权图像上,囊肿的囊壁可以观察到对比剂积聚;在囊肿破裂和发炎的情况下,对比剂增强变得更加弥漫。没有对比剂增强的 CT 成像通常足以进行正确的诊断;然而,只有 DW-MRI 序列具有高特异性。

典型皮样肿瘤在 CT 上呈圆形,具有明显包膜,密度不均匀增高(20~60HU)。皮样囊肿也可因为有脂肪成分而呈现低密度特征。也会遇到没有任何脂肪成分的皮样囊肿(图5.2和图5.3)。

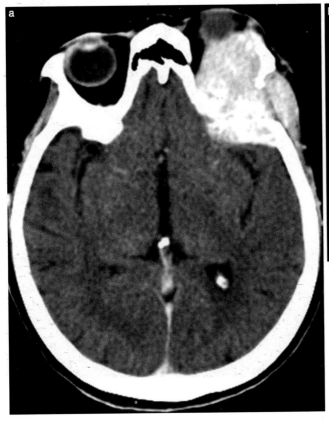
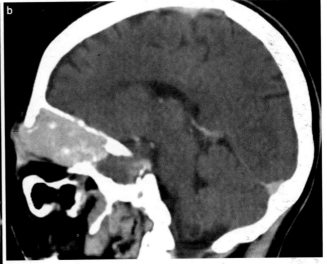

图5.1 腺癌。CT 扫描增强轴位(图 a)、矢状位(图 b)和冠状位(图 c)显示左侧眼眶的较大肿瘤,扩散到眶土区域和颞下窝,呈明显强化。可以清楚地看到眼眶上壁和侧壁的破坏。在 CT 灌注中可见高的 CBF(图 d)和 CBV(图 e)值。通过时间缩短(图 f)

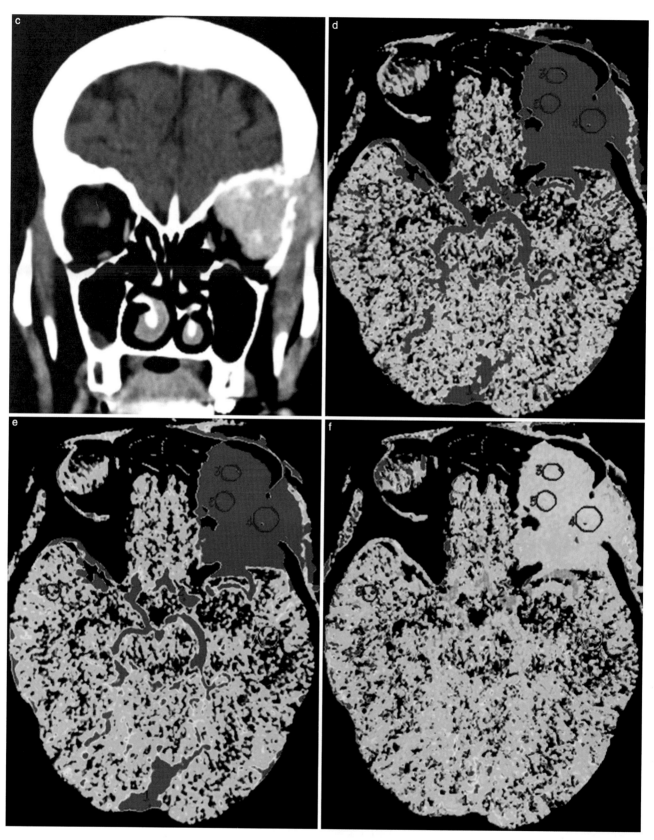

图 5.1(续)

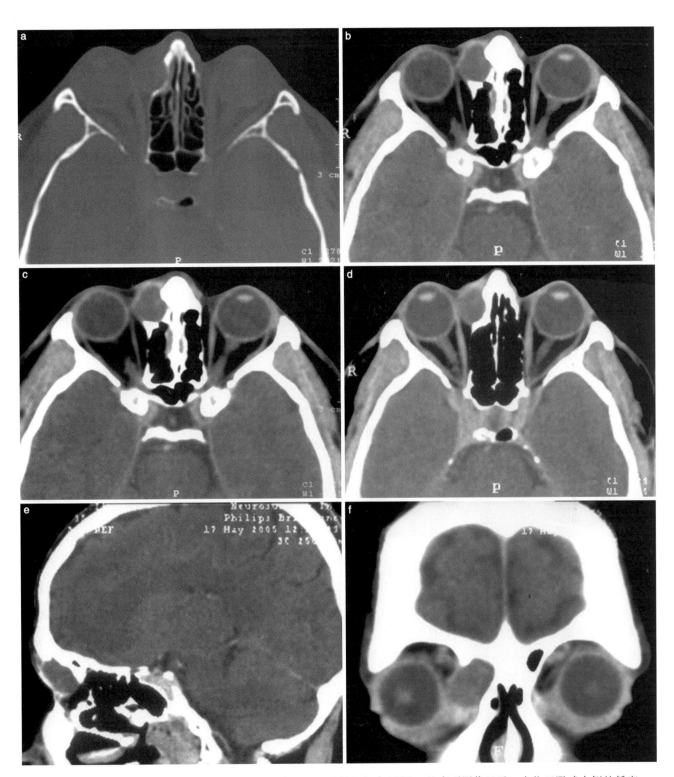

图 5.2　右侧眼眶的皮样囊肿。增强 CT 轴位骨窗(图 a)和软组织窗(图 b~d)序列图像显示一个位于眼球内侧的低密度均匀病变,周边强化。在矢状位(图 e)和冠状位(图 f)CT 重建图上,可以看到周围骨质吸收凹陷

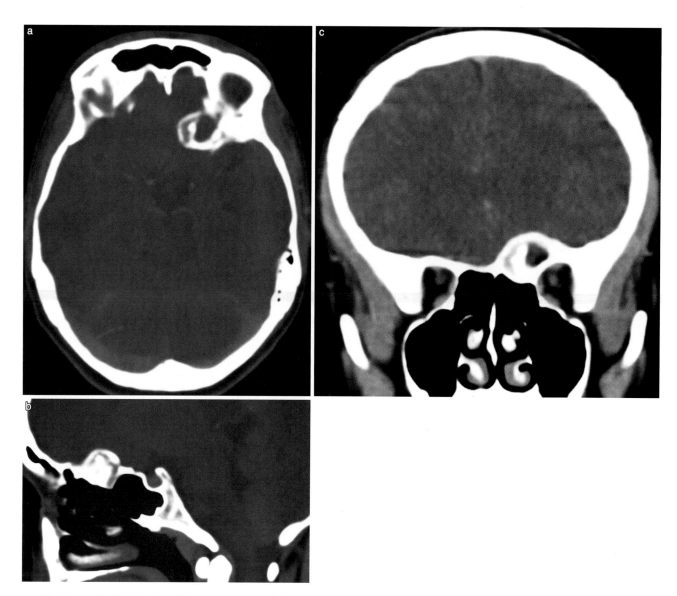

**图 5.3**　左侧眼眶顶壁的皮样囊肿。CT 扫描轴位（a）、矢状位（b）和冠状位（c）图像显示左侧眼眶顶部不规则形成分混杂的肿瘤。肿瘤的中心含有钙化并导致周围骨质的变形

包膜部分通常有明显的钙化。$T_1$ 加权 MRI 图像上典型皮样肿瘤信号强度明显增加。在 $T_2$ 加权 MRI 图像上，肿瘤具有多种信号，包括高低不同的不均匀信号。当肿瘤中存在毛发时，MRI 上出现线状的信号减低。在肿瘤破裂的情况下，可以观察到散布在整个颅内空间的含脂肪碎片的高信号灶（图 5.4）。

**鉴别诊断**　额部黏液囊肿、特发性眼眶炎性假瘤、血管疾病、泪腺肿瘤、淋巴瘤、横纹肌肉瘤。

**黏液样肿瘤**　这是一种非常罕见的眼眶肿瘤，占所有肿瘤的 0.2% 以下。虽然纤维组织和胶原是成纤维细胞的功能性产物，但它们也可以产生一种黏液状物质。良性肿瘤可作为一个例子。Enzinger（1965）指出，"可以认为黏液瘤细胞是经过修饰的成纤维细胞，产生过量的黏多糖，不能形成正常的（成熟的）胶原纤维"。在眼眶中，肿瘤常为孤立性结节。

**临床表现**　大多数黏液瘤发生在四肢和盆腔的软组织中。腭骨是头颈部最常见的部位。原发性眼眶黏液瘤非常罕见。一个值得注意的迹象是在眼眶内发现病变之前症状持续很长时间。这证实了该病变的缓慢生长。尽管患者会出现眼球突出或眼球移位这些症状，但这些并不总是疾病的最初症状。眼睑痉挛，上眼睑肿胀或复视也可能是缓慢生长肿瘤的初始症状。肿瘤通常是孤立的、分叶的，且可以在眼眶的任何部分。

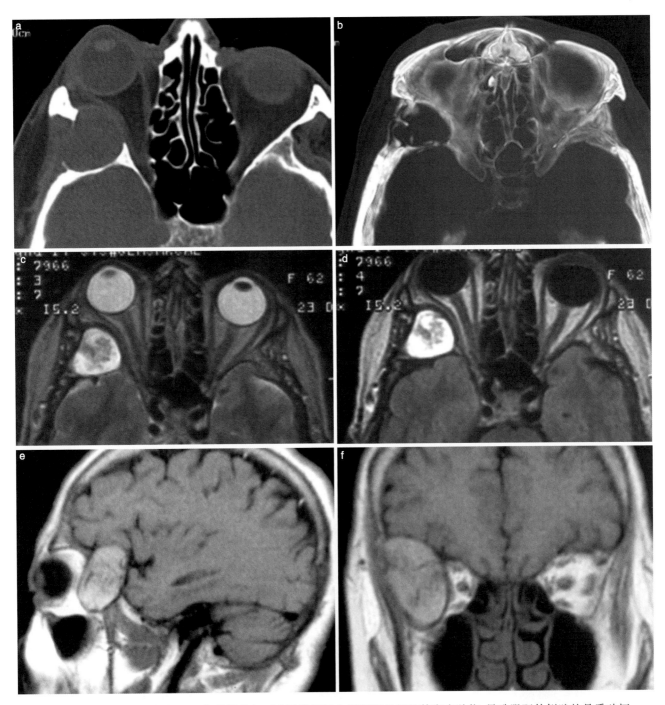

图5.4 翼点区的皮样囊肿。CT扫描轴位(a,b)图像显示右侧眼眶外侧的等密度肿物,导致眼眶外侧壁的骨质破坏。肿瘤使眼眶内的外直肌移位。轴位 $T_2$-(c)和 $T_2$-FLAIR加权(d)MR图像显示具有混杂高信号的病变。病变显示 $T_1$ 加权图像(e,f)上的高信号并且缺少对比剂增强

（译者 刘昊喆 审校 陈钰）

## 5.2 肉芽肿性病变

　　韦格纳肉芽肿病　是影响眼眶最常见的疾病之一。

　　这是一种非常罕见且发病机制不清的疾病。其根本病因是一种免疫病理特征为上、下呼吸道坏死性肉芽肿性病变、坏死性肾小球肾炎和小血管炎。这种疾病可以发生在身体任何系统:皮肤、眼睛、气管、神经系统、心脏、牙龈、前列腺、胃、外阴、颈部(Leavitt 等,1990)。然而,眼眶病变被认为是一种局限性的疾病,并且通常包括小血管软组织成分。韦格纳肉芽肿患者中42%有眼部受累。患者的年龄范围为13~77岁。女性与男性的比例为10:7。右眼受累是左眼的2倍。双侧同时受累较少发生。

　　临床表现　分两组患者。第一组包括那些在有眼眶表现时已被诊断患有韦格纳肉芽肿病的患者。这些患者在鼻腔、鼻旁窦、气管、肺或口腔中有坏死性肉芽肿。在第二组患者中,眼眶是该疾病的单个解剖部位或者是两个中的一个。早期有眼眶表现的患者中有1/3具有双侧病变。症状持续时间为1~14年。韦格纳肉芽肿病在第一组患者中更为严重。通常,可能发生视力丧失,眼肌麻痹,眼眶壁侵蚀破坏。

　　诊断　韦格纳肉芽肿病患者的CT表现多种多样

且无特异性。这种占位性病变可能位于眼眶的任何部分,与眼眶外病变患者的弥漫性病变相比,眼眶病变更具有局部性。根据疾病的病程不同,局部眼眶病变可以在不同程度上集聚对比剂。"年轻"病变的对比度增强程度大于纤维化组织较多的病变。肉芽肿密度通常是均匀的,并且由于浸润而边缘不规则。这就是韦格纳肉芽肿病与非血管炎性炎症肿瘤的区别。当眼眶病变与鼻腔或邻近的鼻旁窦疾病相关时,第一组的患者在受累的鼻旁窦附近有眶壁的骨炎、侵蚀或破坏。眼眶浸润是这些类型病变的典型表现。

　　在 $T_1$ 加权的 MRI 序列显示结节状肿块,与眼直肌相比呈低或等的 MR 信号。在 $T_2$ 加权像上,异常肿块的磁共振信号降低。通常在急性期可以观察到由软组织水肿引起的高信号。显著的均匀对比度增强是典型的特点(图 5.5)。在 MR 诊断序列中应该考虑主要采用具有抑制脂肪信号的 MR 技术。

　　鉴别诊断　结节病、特发性炎性假瘤、甲状腺眼病。

　　结节病　是一种慢性多系统肉芽肿性疾病,累及全身。在全身受累的病例中,10%的病例出现中枢神经系统结节病的临床表现(Mafee 等,1999)。

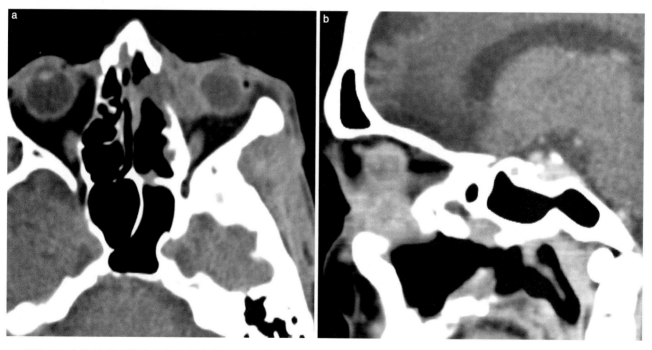

图5.5　韦格纳病　横轴位(a)、矢状位(b)和冠状位(c,d)CT 对比增强扫描显示左颞下区域的浸润性肿块,扩散至左眼眶内侧,可见内侧眶壁局部破坏。病变显示强烈的对比剂聚集。在横轴位(e,f)、冠状位(g,h)和矢状位(i)MR 图像上,由于病变的显著对比增强,可清楚看到肿块穿过颅底结构的广泛累及

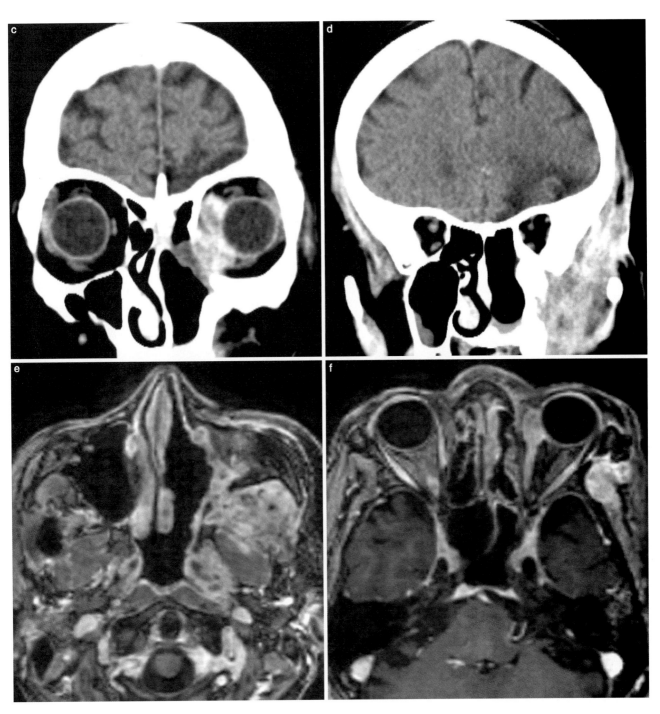

图 5.5(续)

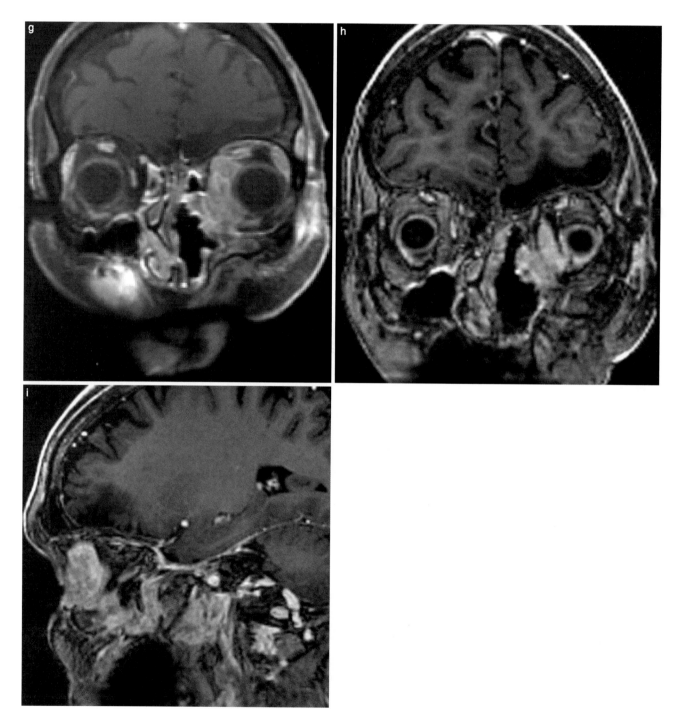

图 5.5(续)

临床表现　眼眶受累的情况—急性葡萄膜炎、慢性泪腺炎和泪腺肿大。典型的泪腺病变征象包括:泪腺增大,触诊无痛,眼干。眼前房受累时:疼痛、结膜炎、葡萄膜炎;后房受累:血管周炎,玻璃体浸润,视网膜改变,眼球运动受限,复视。视神经受累表现为视神经周围炎、视盘炎和失明。结节病多发生在30~50岁的成年人,主要发生在女性。在非洲沙漠地区的居民中诊断出该病的可能性要高10倍。此外,这种疾病在波多黎各人、爱尔兰人和斯堪的纳维亚人很常见( Brovkina 2008 )。

诊断　结节病常与炎性假瘤和淋巴瘤相似。

在使用对比剂前,CT扫描观察到神经直径等密度增大。对比增强后,在视神经及其他眶内结构内发现对比剂异常堆积。此外,静脉对比剂增强显示泪腺增大,眼外肌弥漫性不规则增厚。眼眶骨壁没有侵腐

或压缩改变( Beardsley 等,1984 )。然而,这些发现都不是结节病所特有的。

$T_1$加权像MR序列显示眶内结构的等信号增大。在$T_2$加权图像上,可以看到低信号(相对于正常肌肉)或略微高信号的异常眶内肿块。$T_2$-FLAIR序列可以显示结节病脑实质病变。受肉芽肿结节影响的视神经明显积聚对比剂。泪腺和眼眶肌内的对比剂增强也比正常情况更明显。在中枢神经系统受累的情况下,也可以发现颅内脑池和实质病变( Camody 等,1994;Ing 等,1997 )。最佳扫描序列:对脂肪磁共振信号进行抑制的增强扫描。不仅要检查眼眶,还要检查整个大脑,以确定结节病的其他病灶,以及肺的病理组织学确认诊断(图5.6)。

鉴别诊断　特发性炎性假瘤、甲状腺眼病、韦格纳肉芽肿。

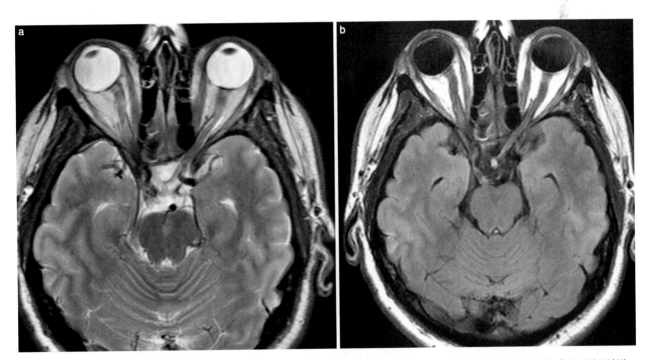

图5.6　结节病　横轴位$T_2$(a) -、$T_2$-FLAIR(b)、$T_2$-FatSat(c)和$T_1$(d)-加权图像显示右眼眶外直肌和内直肌不规则增厚。利用MR脂肪抑制技术$T_1$加权增强扫描横轴位(e,f)、冠状位(g)和矢状位(h)图像显示了右侧视神经鞘、外直肌及内直肌的明显对比增强。浸润过程涉及视神经管内的视神经鞘,并在颅内扩散。(i)组织学标本

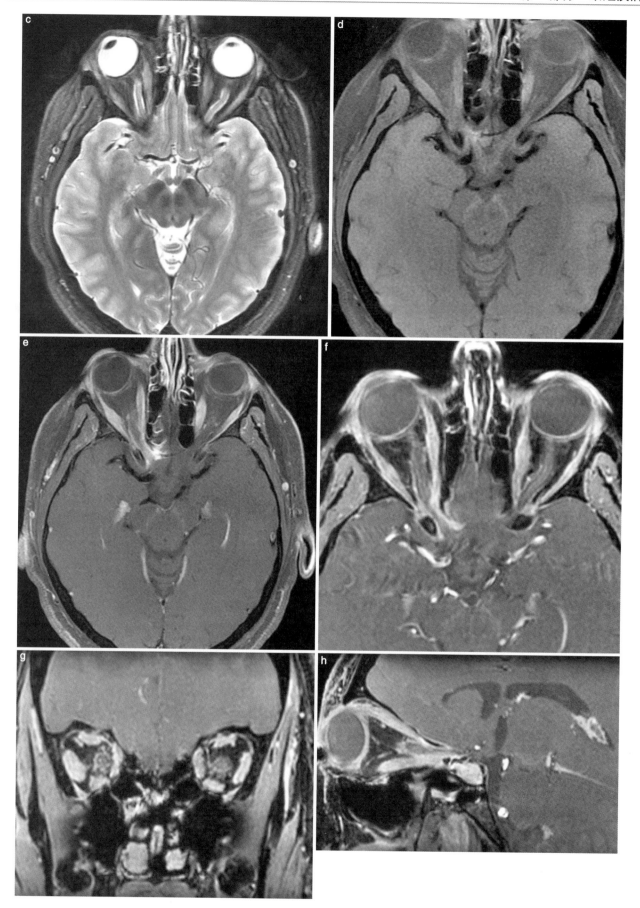

图 5.6( 续)

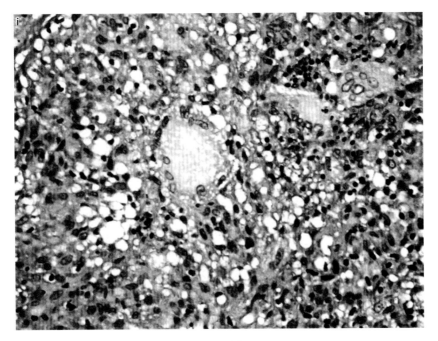

图 5.6(续)

# 6 眼球病变

## 6.1 肿瘤

**黑色素瘤** 原发性恶性黑色素瘤在睫状体（10%）、脉络膜（85%）和虹膜（5%）是罕见的。大多数继发性肿瘤患者都进行了单眼摘除术或眼眶内容物剜出术。一只眼睛的去核或摘除。50%的病例在一年内复发。由于频繁的转移，预后一般较差（Atlas等，1987）。

蓝色痣、异位黑色素细胞、先天性表皮黑色素沉着病（Brovkina 2008）均有可能发生肿瘤。根据 Rice and Brawn（1990）的研究，40%的病例中原发性黑色素瘤的生长与眶周色素沉着病变有关。黑色素瘤可以转移到肝脏、肺脏、肾脏和大脑。老年人遭受的痛苦更多，平均年龄为 53 岁。葡萄膜黑色素瘤的发病率随年龄增长而增加。在 20 岁以下的患者中，肿瘤的发生率不到 2%（Mafee 1998），这种疾病在男性和女性中诊断的频率相同。北欧人更容易患这种病，而非洲人这种病极为罕见。

**临床表现** 视力模糊，视野缺损，常无疼痛。

**诊断** 在 CT 扫描中，大多数病例的黑色素瘤呈高密度，而且界限清楚（Peyster and Augsburger 1985）。可看到钙化，在治疗后更经常发生。肿瘤弥漫性聚集对比剂（图 6.1）。高分辨率 MRI 被认为是眼眶黑色素瘤诊断的"金标准"。在 $T_1$ 加权像上，肿瘤呈轻度或中度高信号（与玻璃体信号相比）。信号强度随色素沉着程度的增加而增加，可用于预测治疗效果。黑色素瘤在 $T_2$ 加权像上呈低信号（磁共振信号低于玻璃体）。肿瘤在静脉注射对比剂后在 $T_1$ 加权图像上呈弥漫强化（Motoyama 等，2011）（图 6.2 和图 6.3）。

**鉴别诊断** 视网膜炎症、转移、视网膜母细胞瘤和脉络膜视网膜损伤。

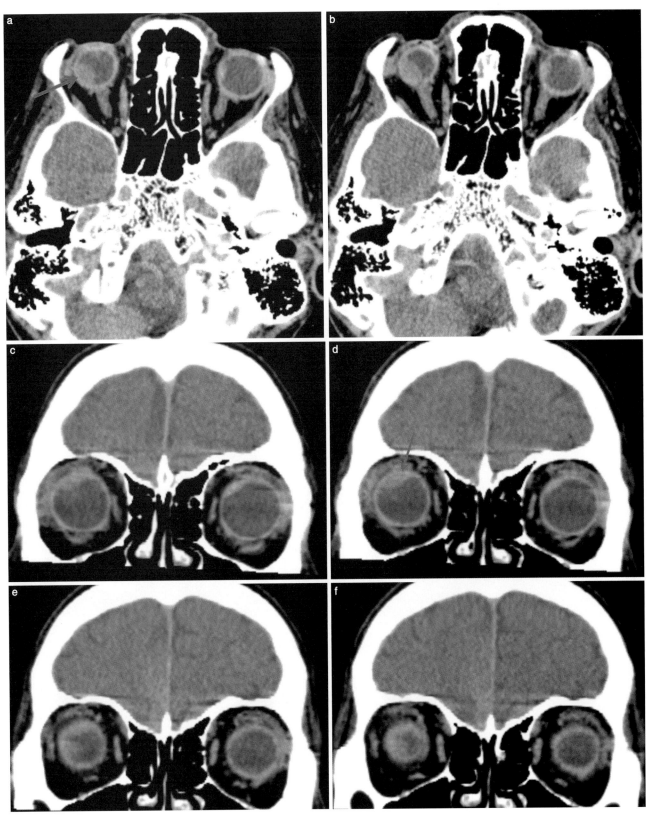

图6.1　葡萄膜黑色素瘤,横轴位(a,b)和冠状位(c~f)CT扫描中清晰可见具有锐边的透镜状高密度病变(箭头)。肿瘤位于右眼球的外上侧

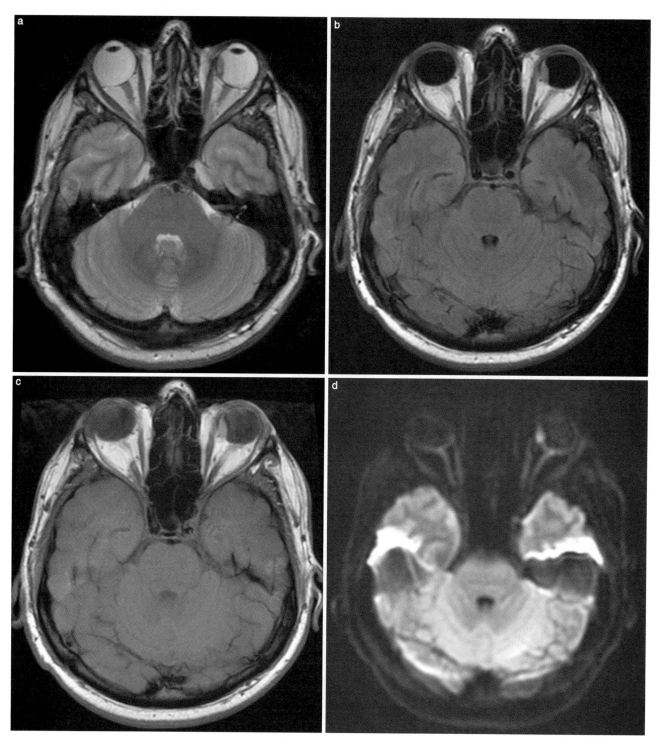

图6.2  葡萄膜黑色素瘤  横轴位 $T_2$ 加权 MR 图像(a)显示左眼球体内侧面的低信号病变。黑色素瘤在 $T_2$-FLAIR(b),
$T_1$(c)和弥散加权(d)MR 扫描中表现为高信号。增强的 $T_1$ 压脂 MR 图像显示左眼球内侧壁上的局部肿块,具有明显的
对比剂增强(e,f)

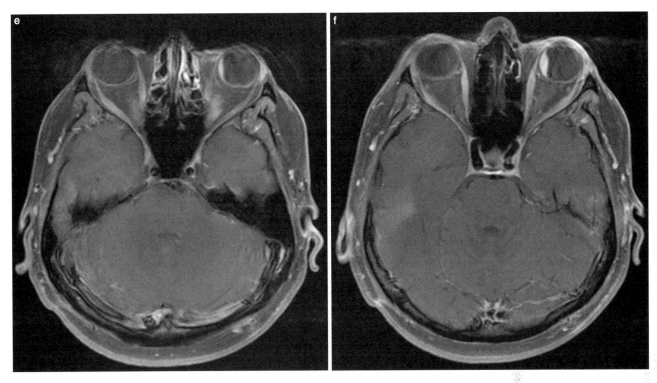

图 6.2(续)

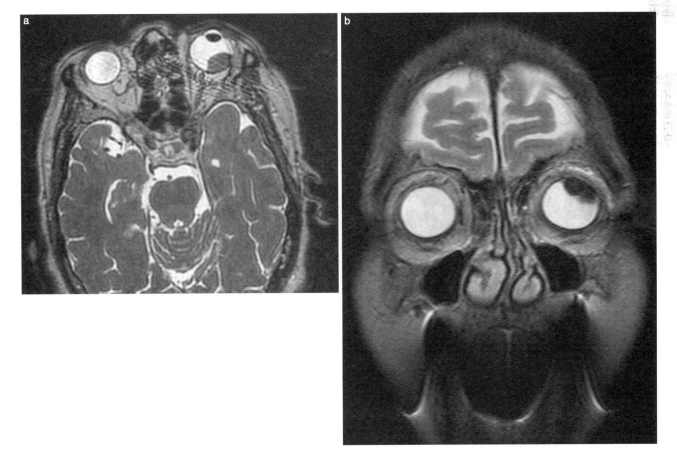

**图6.3** 葡萄膜黑色素瘤　横轴位(a)和冠状位(b)T_2加权MR图像显示眼球内低信号病变。黑色素瘤表现出明显且均匀的对比剂增强(c:T_1加权像对比剂增强之前;d~f:增强之后)。视盘受累,未侵及眼外

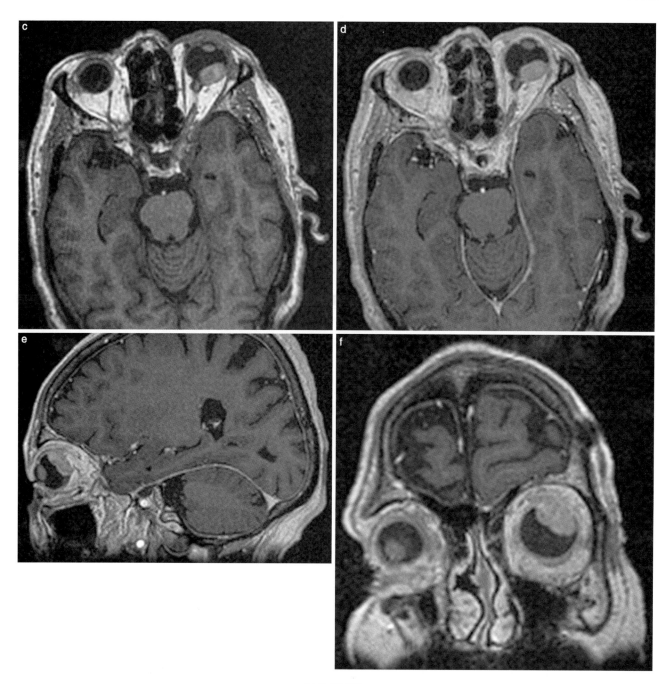

图 6.3( 续)

视网膜母细胞瘤　是一种眼睛恶性肿瘤,常见于儿童。在确诊的视网膜母细胞瘤病例中,有 90% 以上是在 5 岁以下的儿童中诊断出来的,具有相同的性别分布 ( Castillo and Kaufman 2003;Balmer 2006;Cunnane 等,2011)。视网膜母细胞瘤有四种类型:

1. 非遗传性的,推测由合子后视网膜母细胞突变引起的。

2. 常染色体显性遗传的视网膜母细胞瘤。

3. 与 13q14 染色体 RB1 基因突变相关的视网膜母细胞瘤。

4. 双侧视网膜母细胞瘤合并松果体肿瘤和鞍上瘤(三侧性,四侧性)(Johnson 等,1985)。

视网膜母细胞瘤也可以根据预后分为五组(根据国际眼内视网膜母细胞瘤分类从 A 到 E)。A 组与 E 组主要是大小不同(远离关键眼球结构的小肿瘤 A 组)和眼睛的解剖和功能破坏程度,以及玻璃体和视网膜下播散(Murphree 2005)。

预后取决于肿瘤分期。视网膜母细胞瘤是一种遗传性肿瘤,发生在 1:20 000 的新生儿中。大约 1/2 的病例是双侧多灶性遗传性肿瘤。超过 15% 的儿童患有由胚胎发育异常引起的单侧视网膜母细胞瘤（de Graaf 等，2005）。每年在美国有 200~300 例新诊断的视网膜母细胞瘤病例。Rootman（1988）证实，在过去的 50 年中，肿瘤发生率增加了 2 倍。预后：如果视神经完整，死亡率<10%，如果视神经受到影响，死亡率约为 65%。视网膜母细胞瘤的组织学特征包括具有少量细胞质和增大的细胞核的小卵圆形或圆形细胞，可以分化差或具有高分化程度。可形成 F-W 菊形团的形成是可能的。在快速生长的情况下，视网膜母细胞瘤可能包含坏死和钙化病灶。视网膜母细胞瘤的生长有三种类型：

1. 内生型 肿瘤从视网膜向前不均匀地生长进入玻璃体，类似于眼内炎。

2. 外生型 视网膜母细胞瘤进入视网膜下间隙，引起继发性视网膜脱离，导致 Coats 病。

3. 弥漫型 在这种情况下，肿瘤沿着视网膜生长，形成黏液样团，类似炎症或出血；由于缺乏钙化，且发生在典型年龄组以外，这种形式难以诊断。

视网膜母细胞瘤 最常见的临床征象是白瞳症，在 20% 的病例中观察到斜视。其他临床症状，例如眼痛，由继发性青光眼引起，发生的频率要低得多。超过 90% 的视网膜母细胞瘤具有多个或孤立的、融合或点状的钙化（Essuman 等，2010）。CT 对于视网膜细胞瘤的诊断优于 MRI，因为其对钙化的敏感性更高。最有特点的征象是眼球存在钙化（图 6.4）。肿瘤的定位在 70%~75% 的病例中可以是单侧的，在 25%~30% 的病例中是双侧的。视神经损伤和眶内生长罕见。软脑膜转移不常见。

诊断 CT 扫描显示高密度分叶状病变，在 95% 的病例中具有典型的钙化病灶（Baert and Santor 2006）。肿瘤明显不均匀强化。

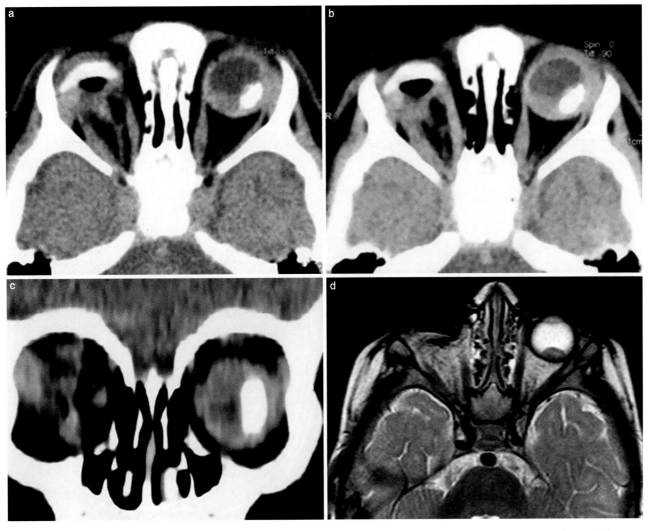

图 6.4 视网膜母细胞瘤，视网膜脱离，视网膜母细胞瘤引起的右眼摘除术。CT 扫描横轴位（a,b）和冠状位（c）图像显示左眼内钙化病变。左眼视网膜脱离清晰可见。$T_2$（d）、SWAN（e）、$T_2$-FLAIR（f,g）加权 MR 成像显示左眼球后侧面肿瘤，在 $T_2$ 加权像和 SWAN 序列上成像清晰，表现为低信号。静脉对比剂注射后肿瘤清晰可见（h,i）

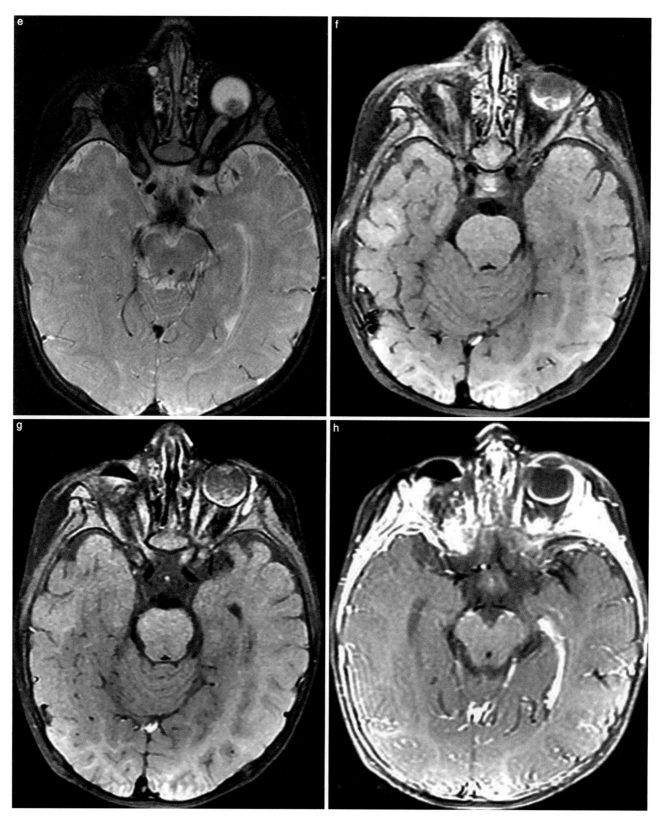

图 6.4(续)

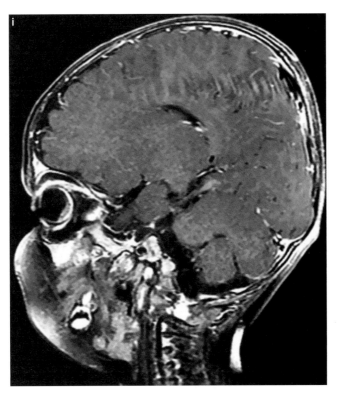

图 6.4(续)

典型的 MRI 图像包括 $T_1$ 加权图像上的高或中等信号,在 $T_2$ 加权图像上通常是低信号。在质子密度加权像和 $T_2$-FLAIR 图像上,可以看到肿瘤边界。在 MRI 上可以看到肿瘤生长到视神经远端和玻璃体内。肿瘤的对比增强在 MRI 上也非常明显。为了提高对眼内病变的观察,建议使用重 $T_2$ 加权序列(图 6.5 和图 6.6)。

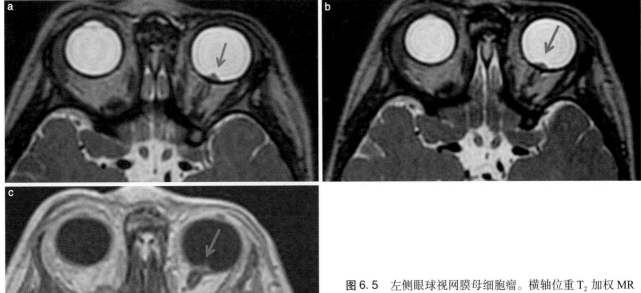

图 6.5　左侧眼球视网膜母细胞瘤。横轴位重 $T_2$ 加权 MR 图像(a,b)显示视神经盘区边界清晰的锥形低信号肿瘤。肿瘤显示 $T_1$ 加权 MR 图像上的对比增强(c)。$T_1$ 加权像上的病变不如 $T_2$ 重加权图像清晰(箭头)

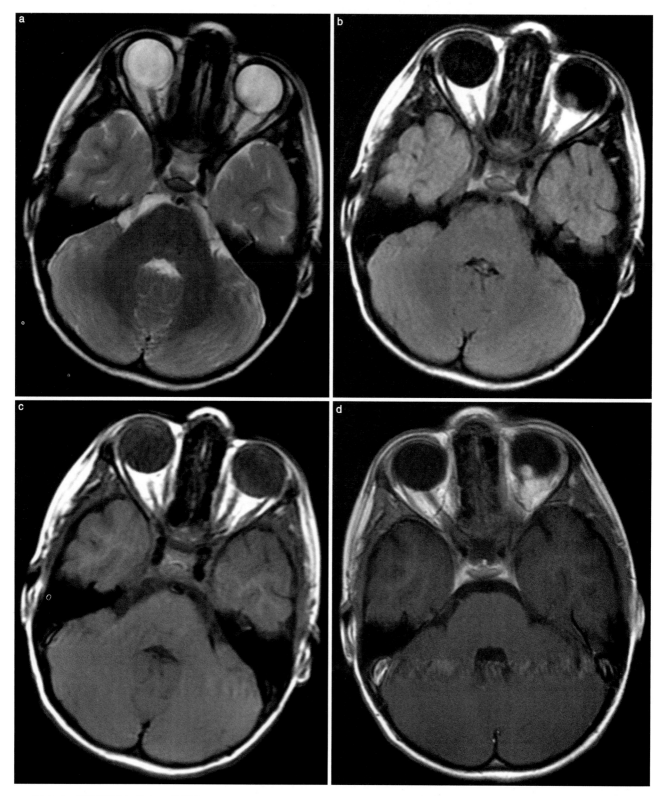

图 6.6 视网膜母细胞瘤。横轴位 $T_2$-(a)、$T_2$-FLAIR-(b) 和 $T_1$-(c) 加权 MR 图像显示眼内占位病变,在 $T_2$-FLAIR 图像上显示更清晰,呈高信号。肿瘤具有明显的对比剂积聚特征(d~f)。使用脂肪抑制技术增强 $T_1$ 加权 MRI 可以提高病变在眼球内的边界显示(e,f)

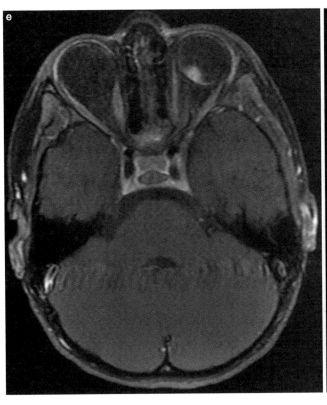 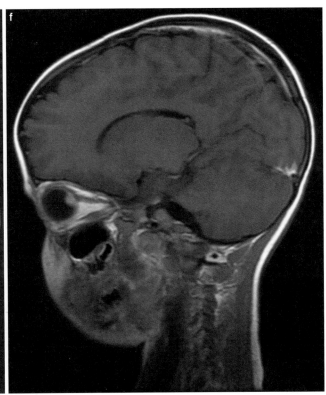

图 6.6(续)

鉴别诊断　眼部结构缺损、视网膜病变、猫抓眼病以及其他多种形式的白瞳症-视网膜发育不良、视网膜错构瘤、血管瘤、视网膜出血。

## 6.2　先天性疾病

Coloboma(来自希腊语 kolo-bos,意思是缺损)是眼部结构缺损,无论是获得性还是先天性(遗传性)。

Coloboma 发生在所有年龄组,男女发病率相同。60% 的病例是双侧发病。病因可能包括创伤性脑损伤或手术,先天性或后天性眼眶结构缺陷,或者可能由于脉络膜裂隙的不完全闭合发展而来。Coloboma 可以发生在各种系统性疾病中,例如 Joubert 综合征或 Warburg 综合征。

有两种类型的眼球缺损:视盘凹陷和没有视神经受累。先天性眼部结构缺损是视觉器官的器官发生过程中发生的一种先天性畸形(Eagle 1999)。

诊断　CT 和 MRI 显示眼球后壁有缺损,有或没有视盘凹陷。该缺损通常是圆锥形的并且位于眼球的下半侧。有时可见视神经增厚,也可见缺损脱垂到玻璃体内。

CT 显示与玻璃体等密度的囊状病变。钙化很少见,主要发生在病变边缘。脉络膜呈高密度通常是由脉络膜出血引起(Mafee 等,1987)。

在 $T_1$ 和 $T_2$ 加权 MR 图像上,缺损与玻璃体是等信号关系(图 6.7)。在视网膜出血的情况下,MR 信号取决于血液吸收的阶段。任何与小眼症相关的眼球后囊肿都应视为眼部结构缺损性囊肿(Mafee 等,1987)。

鉴别诊断　视盘周围葡萄肿、小眼囊肿、生理性近视。

与 coloboma 不同,葡萄肿通常不是先天性的,大多数病例继发于严重近视,伴有眼球后段的扩张。葡萄肿的另一个常见原因是巩膜变薄(图 6.8)。

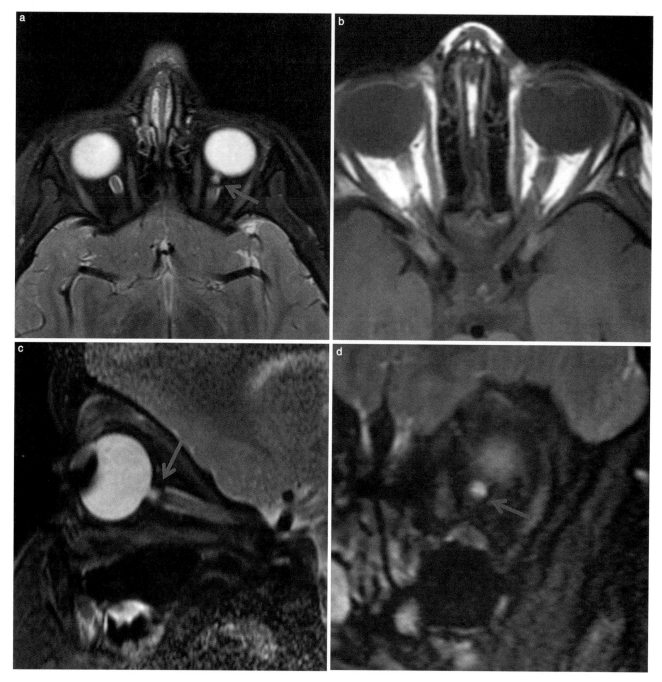

**图 6.7**　视盘缺损，$T_2$ 加权 ( a ) 和 $T_1$ 加权 ( b ) MR 图像显示左眼球的后壁视盘缺损。在矢状位 ( c ) 和冠状位 ( d ) $T_2$ 加权 MR 图像上可以清楚地看到小囊状突起形成 ( 箭头 )

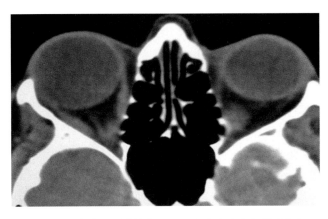

图 6.8 葡萄肿。横轴位 CT 显示眼球后壁变薄,同时右眼球变形、增大。

## 6.3 血管性疾病

视网膜脱离 是视网膜与脉络膜分离的过程。它们在正常眼睛中紧密相邻。视网膜由敏感层和色素上皮组成。视网膜撕裂被认为是视网膜脱离的主要原因。如果视网膜紧绷(保持其完整性)并且没有撕裂,视网膜就不会从其位置移动。如果有撕裂,则玻璃体液可能渗入视网膜下,使视网膜与脉络膜分离。视网膜撕裂可能由于其营养不良(变薄)而发生。由于眼睛受伤,经常会出现大的撕裂。视网膜脱离的其他更罕见的原因包括已经提到的在没有视网膜撕裂的情况下,玻璃体变形引起的牵拉(张力)(这通常发生在糖尿病视网膜病变)以及视网膜下占位病变

(肿瘤,液体聚集等)。"视网膜脱离"这个术语包括色素上皮自 Bruch 膜脱离(Atlas 2009)。

根据液体成分的不同可分为出血性(更常见)和非出血性视网膜脱离。非出血性视网膜脱离是由于异常收缩的视网膜血管的液体渗透引起的。非出血性视网膜脱离常常继发于或者是由于肿瘤引起(通常为黑色素瘤,转移瘤、血管瘤或者视网膜母细胞瘤)。非出血性视网膜脱离也可发生于炎症或者 Coat 病。出血性视网膜脱离是由于纤维化引起的变性、视网膜损伤,或由于损伤导致的眼球硬化引起。自发性视网膜脱离极为罕见(0.000 01%)(Atlas 2009)。

临床表现 部分视力丧失,眼前云雾状阴影,眼泪浑浊,低眼压。火花和灯光形式的闪光也代表了视网膜脱离的典型迹象。

文字、物体的扭曲以及它们在视野中的部分缺失表明视网膜脱离累及视网膜中心。

诊断 在无对比剂增强的 CT 图像上,出血性视网膜脱离表现为透镜状高密度影。MR 检查需要对比剂增强。MR 表现取决于导致视网膜脱离的液体成分(出血性内容物和具有不同磁性的蛋白质的存在会增强 $T_1$ 加权 MR 信号)。在视网膜脱离的情况下对比剂的聚集是 V 形的,尖端位于眼底内表面上的视神经附近。非出血性视网膜脱离表现为具有低信号内容物的液体。在慢性视网膜脱离中,由于流体中蛋白质和血液含量增加,观察到 $T_1$ 和 $T_2$ 缩短,这伴随着 $T_2$ 加权序列的 MR 信号减低和 $T_1$ 加权序列的 MR 信号增高(图 6.9)。

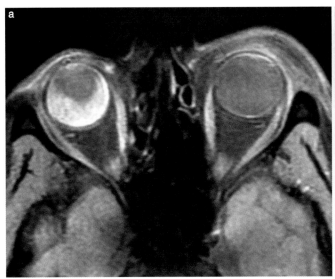
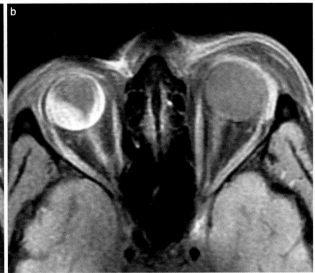

图 6.9 右侧视网膜脱离。使用压脂技术的 $T_1$ 加权像(a~c)以及 $T_2$-FLAIR(d~f)MR 图像系列显示具有典型 V 形构型的脱离视网膜以及视网膜下间隙出现血液成分(MR 高信号)

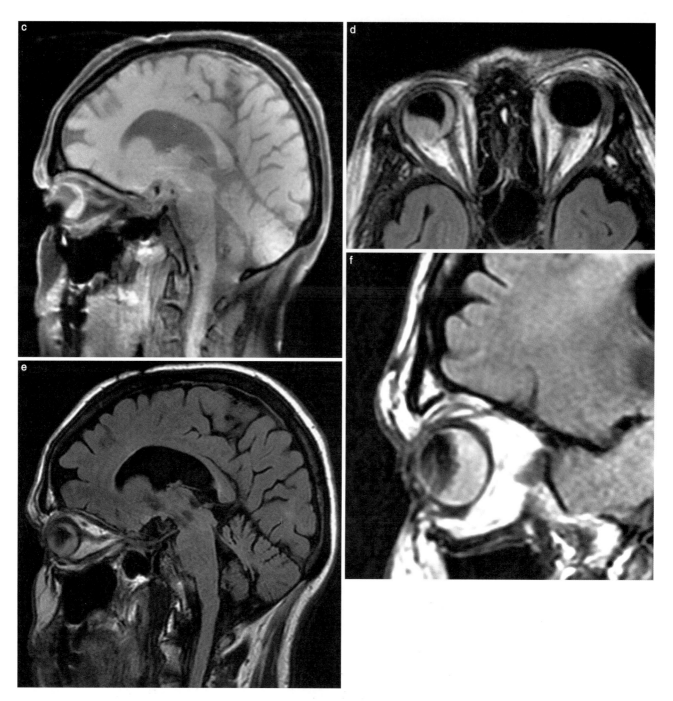

图 6.9(续)

# 累及眼眶的肿瘤

**7**

## 7.1 良性肿瘤

脑膜瘤　原发于眼眶的脑膜瘤很少见（Cherekayev 等，1998；Ulivieri 等，2001）。从颅腔经视神经管或直接经骨壁进入眼眶的脑膜瘤更为常见，一般来说，位于蝶骨翼、蝶窦以及鞍区的脑膜瘤常常长入眼眶。脑膜瘤常见于中老年女性（2∶1）。脑膜瘤占原发性颅内肿瘤的 26%。在单眼突出患者中，有 19% 是由脑膜瘤引起的（Ulivieri 等，2001）。

临床表现　因肿瘤的大小而异。最典型的是单眼突出、视力下降、下半部分视野缺损。复视和眼球活动受限表明肿瘤侵犯眶上裂及海绵窦，第Ⅲ、Ⅳ、Ⅵ脑神经受侵（Gabibov 1993）。

诊断　在大多数情况下（高达 75%），脑膜瘤在眼眶 CT 上主要表现出不同程度的高密度特征，在眶骨和脂肪结构的密度对比下很容易被识别出来，同时，眼外肌移位也可以清晰显示。钙化是肿瘤的一个常见特征，但是，大多数长入眶内的脑膜瘤都会引起骨质硬化改变（蝶骨大翼、眶顶和眼眶内侧壁）。静脉内对比增强扫描有助于从周围的眶内和眶外结构更精确地分辨出增强的肿瘤软组织成分。CT 灌注成像总是显示 CBV、CBF 值增高。在大多数情况下，与脑白质相比，MTT 值也增加。目前已使用灌注成像技术对长入眼眶的脑膜瘤进行检查，有助于确定眶壁和相邻结构的侵犯区域，如肌肉和视神经（图 7.1）。

眼眶脑膜瘤的 MR 征象与颅内脑膜瘤相类似。在 $T_1$ 加权图像上，肿瘤信号通常与眼直肌相同。在 $T_2$ 加权像上，肿瘤信号可以从等信号到稍高信号变化。骨质增生显示不如 CT 明显。然而，利用 MR 脂肪抑制技术的对比剂增强扫描使得 MRI 优于 CT，特

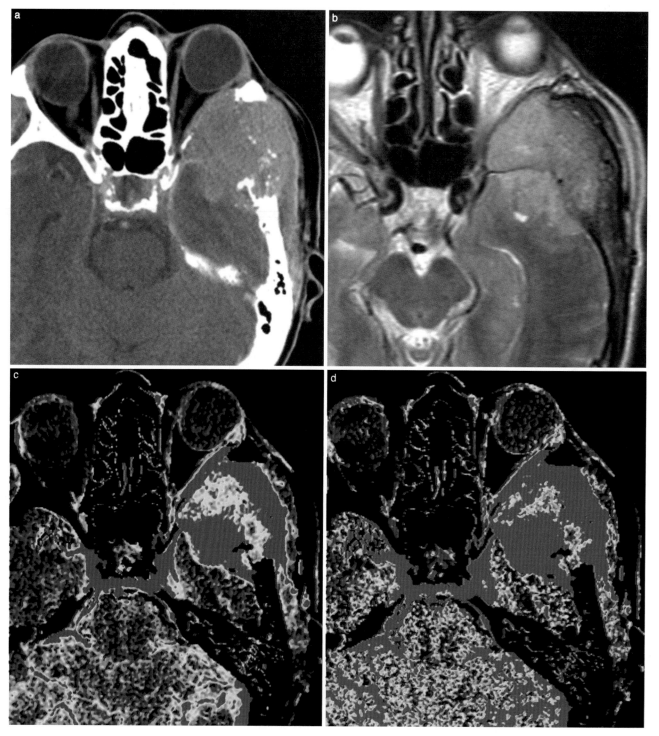

**图 7.1**　翼点区脑膜瘤。CT 扫描横轴位（a）显示翼点区一个大的肿瘤，伴眼眶外侧骨壁破坏。MR T$_2$ 加权像（b）显示低信号肿块扩散至颅内和颞下窝，由于肿瘤侵入眼眶而出现左侧突眼。CT 灌注 CBV（c）和 CBF（d）图显示血流动力学参数升高。MTT（e）延长。DSA 显示肿瘤有明显血供，来自脑膜中动脉和颈外动脉的其他分支（f）

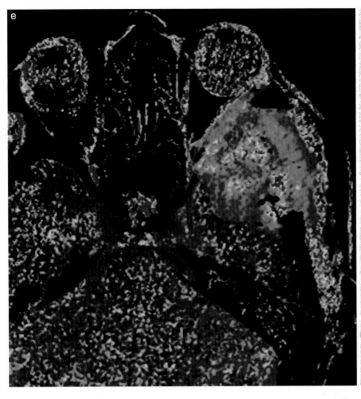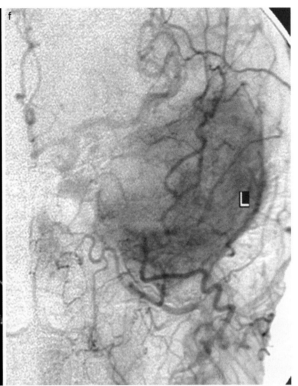

图 7.1(续)

别是对于肿瘤扩展到眼眶内结构,肿瘤穿透到海绵窦,以及包绕颈内动脉虹吸段(图 7.2)。选择性直接血管造影可以评估主要血管的受累程度,以及肿瘤血管形态,这优于 CT 和 MRI。然而,目前后一种说法在 3.0 T 场强应用新的 MR 血管造影方案的研究中受到挑战。

鉴别诊断 纤维性骨发育不良、骨瘤、骨内血管瘤。

眼眶骨瘤 是一种生长缓慢的良性原发性骨肿瘤,主要累及颅面部。它是膜化骨(由间质组织发展形成的骨)所特有的。眶内最主要的发病部位是筛窦和额窦之间的骨缝,多位于眼眶前上鼻部。根据肿瘤中骨骼的组织学比例,可分为三种类型:象牙型、成熟型和纤维状骨瘤。骨瘤发病机制尚不清楚。组织学上,骨瘤由错位的骨板组成,有时边缘有成骨细胞,骨板间隙可以富血管,由细胞或纤维基质、纤维血管或脂肪组织组成,可以高度血管化,有时可被误诊为骨肉瘤(Wenig 等,1988)。

根据 Atlas(2009)报道,骨瘤的发病率占眼眶肿瘤总数的 7%。患者的年龄从 12 岁到 70 岁不等。男性易感。根据大多数作者的观点,左右眼眶发病率相同。骨瘤通常无症状,偶然被发现,患者可出现面部扭曲,头痛。

诊断 在标准的颅骨像上,孤立致密的眼眶骨瘤与周围的骨形成了很好的对比,在 CT 上由于眼眶内容物密度低,肿瘤边界显示更确切。肿瘤具有骨性密度(图 7.3)。有些病例肿瘤边界可以光滑,有些病例则边界不规则或膨大,很少带蒂或呈蘑菇状。后者更常见于来自筛窦和上颌窦的骨瘤。明显的硬化型纤维异常增生在 CT 上密度类似于骨瘤,但在这种情况下,CT 骨窗模式可能会显示纤维发育不良,内部密度稍低,结构透明。在 MRI 上,骨瘤在所有序列中都表现为明显的低信号(与皮质骨相同)。

鉴别诊断 骨化性纤维瘤,骨纤维异常增殖症,钙化脑膜瘤。

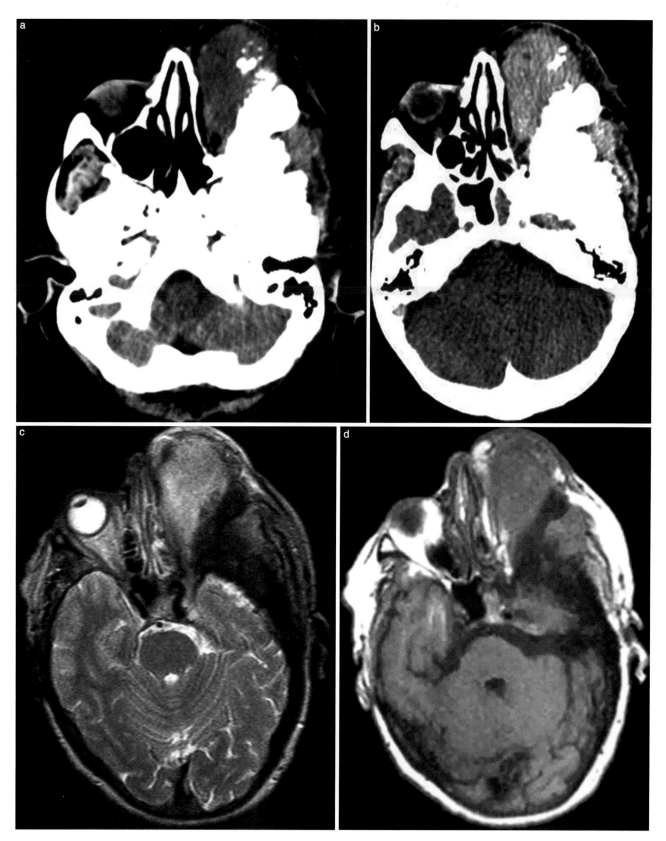

**图7.2**  左侧眼眶脑膜瘤。CT扫描横轴位(a,b)图示一个巨大的肿瘤,伴有蝶骨上翼及颞骨明显骨质增生改变,同时左眼眶内可见软组织肿瘤。肿瘤内造影剂明显聚集。在 T$_2$ 加权像(c)、T$_1$ 加权像(d)上清晰可见脑膜瘤的软组织成分。背景骨质增生改变表现为 MR 信号减低。静脉对比剂增强后可以更好地看到脑膜瘤的广泛扩散(e,f)

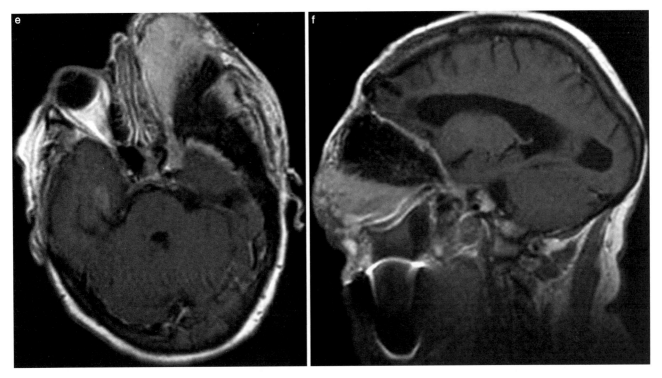

图 7.2(续)

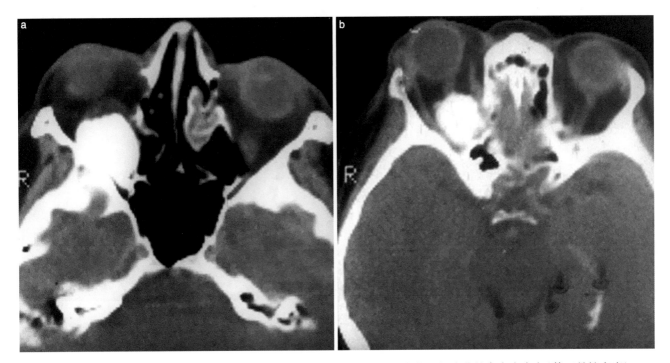

**图 7.3**　骨瘤。CT 扫描横轴位(**a**,**b**)和冠状位(**c**,**d**)显示在右眼眶内没有软组织成分的高密度病变(等于骨性密度)。右眼轻度突出,MRI T$_2$ 加权像(**e**),T$_1$ 加权像(**f**)显示眶尖处低信号肿块

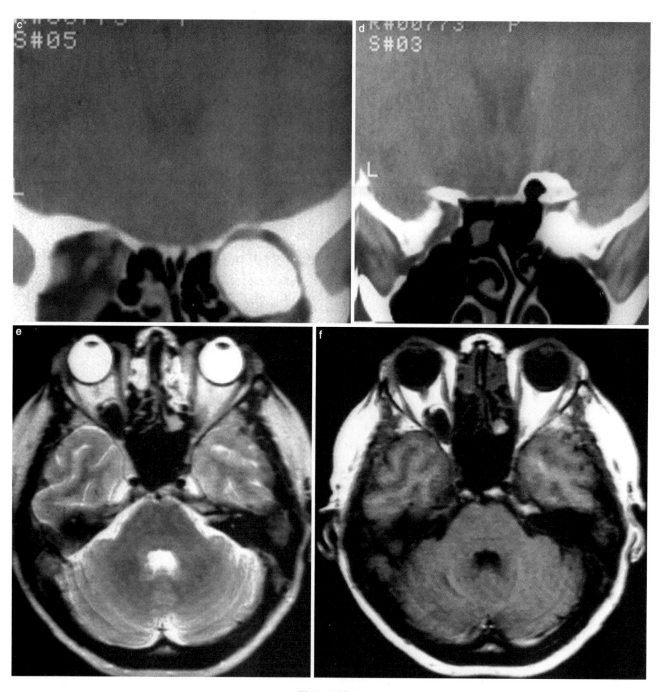

图 7.3(续)

## 7.2 恶性肿瘤

　　*癌症和转移*　在生长入眼眶的恶性肿瘤中,最常见的是原发性癌(鳞状细胞癌等)和转移瘤(Huh and Beverly 2006)。肿瘤可以从邻近区域长入眼眶:鼻旁窦,蝶骨翼,视交叉和鞍区。它们往往会导致眼眶壁的骨质破坏,压迫眼眶内容物,并进一步发展至突眼。转移瘤可以只累及眼眶肌肉(Gupta 等,2011)。

　　CT 和 MRI 的特征没有特异性,并不总是取决于组织学表现。这些病变的常见诊断征象包括存在实性软组织成分,在静脉注射对比剂后明显强化,并且有骨结构的广泛破坏(Demirci 2002)。应用 CT 灌注研究有助于鉴别诊断,在大多数情况下,肿瘤的血流动力学特征表现出不同程度的 CBF、CBV 升高,以及平均通过时间(MTT)的延长。后者对原发肿瘤的组织学结构具有一定的依赖性(图 7.4~图 7.8)。

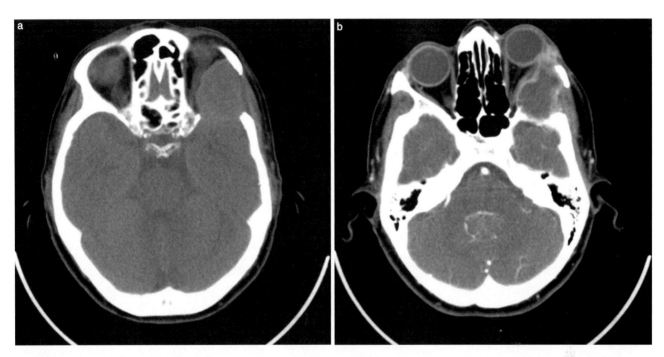

**图 7.4**　左翼点区癌。CT 扫描横轴位增强前(a)和增强后(b,c)的 CT 横轴位显示左翼点区的异质性肿瘤,伴有眼眶外侧壁骨质破坏和泪腺受累。对比增强后 CT 显示了由于中央部分坏死而边缘增强的特点。同时伴有左侧突眼。CT 灌注 CBV(d)和 CBF(e)图显示肿瘤周围部分的灌注升高,整个肿瘤结构的 MTT(f)延长

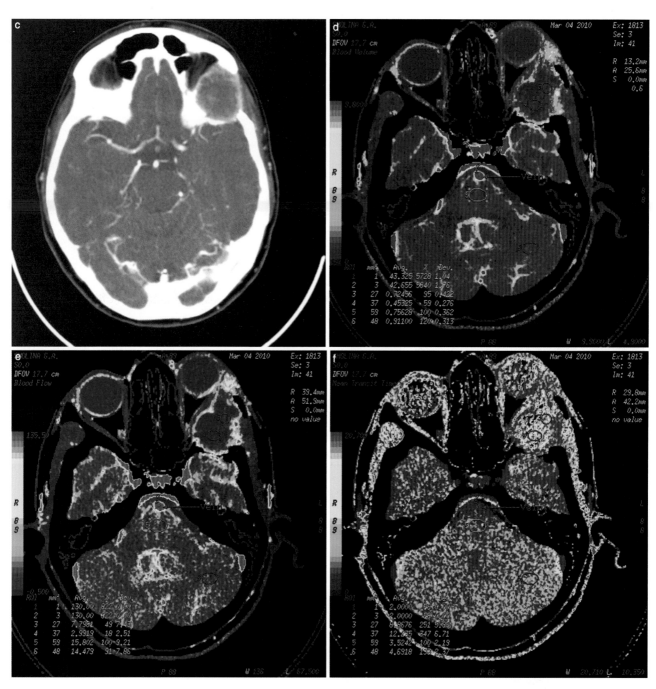

图 7.4( 续 )

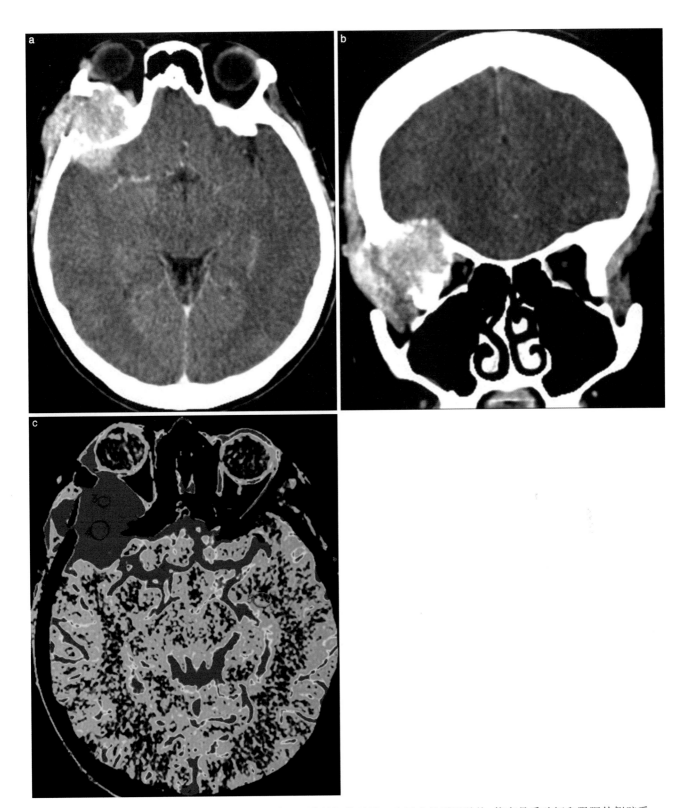

**图7.5** 右翼点区癌。CT横轴位(a)和冠状位(b)增强扫描显示一个巨大的增强肿块,伴有骨质破坏和眼眶外侧壁受累。肿瘤的特点是CT灌注CBF图上肿瘤血流值高(c)

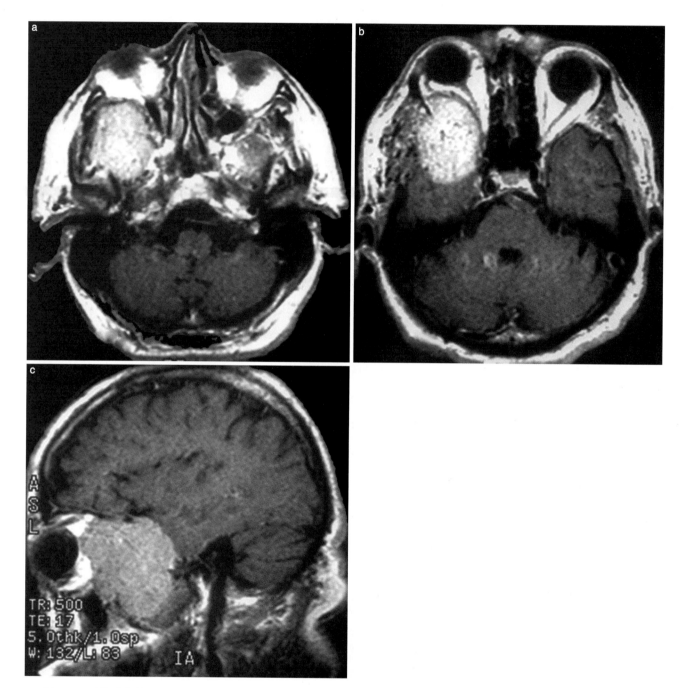

图 7.6　甲状腺癌转移。MRI $T_1$ 加权对比剂增强横轴位(a,b)和矢状位(c)图像显示累及右侧颅底结构的有强化的占位性病变,侵犯眼眶外侧壁

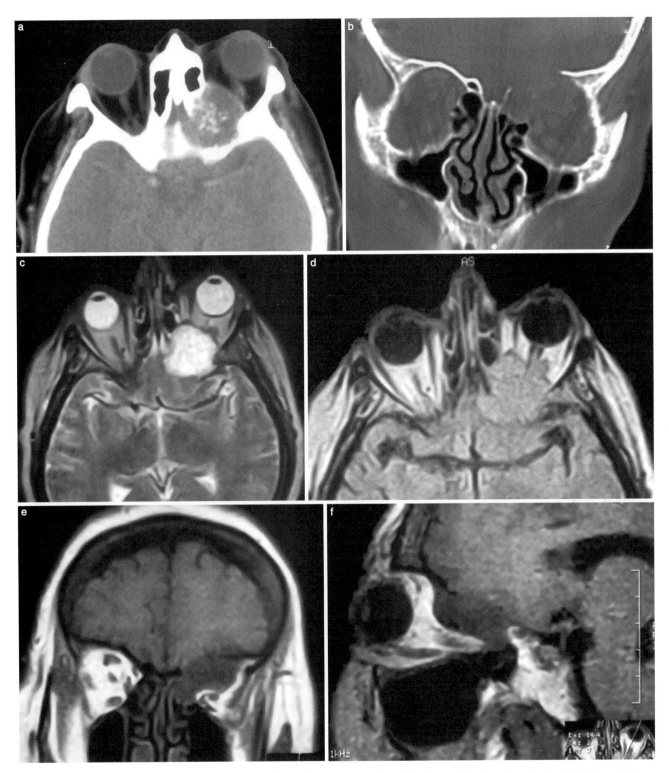

图 7.7 乳腺癌转移。CT 扫描横轴(a)和冠状位(b)图像显示一个软组织肿瘤,中央部位有钙化,眼眶上壁广泛骨质破坏。肿瘤在 MRI $T_2$ 加权像(c)上呈高信号改变,比 $T_2$-FLAIR(d)加权像显示更明显。MRI $T_1$ 加权冠状(e)和矢状(f)位图像清楚地显示了肿瘤边缘,因为低信号的肿瘤组织与高信号的眼眶脂肪组织背景形成对比

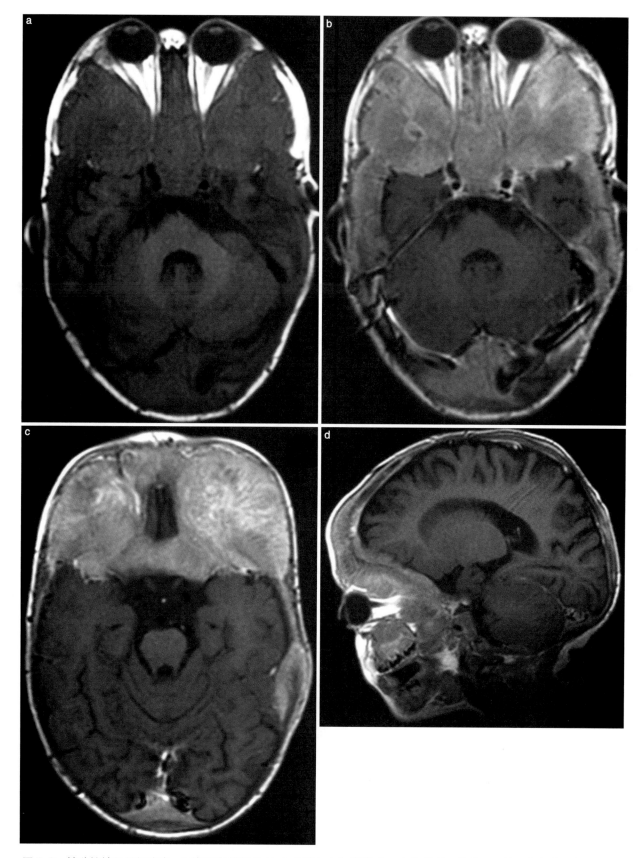

**图 7.8** 转移性神经母细胞瘤。MRI 平扫横轴位 $T_1$ 加权像( a )和多平面 $T_1$ 加权像( b~f )明显可见双侧颅底和颅面区域的软组织受累。眼眶结构受压。病变组织明显强化

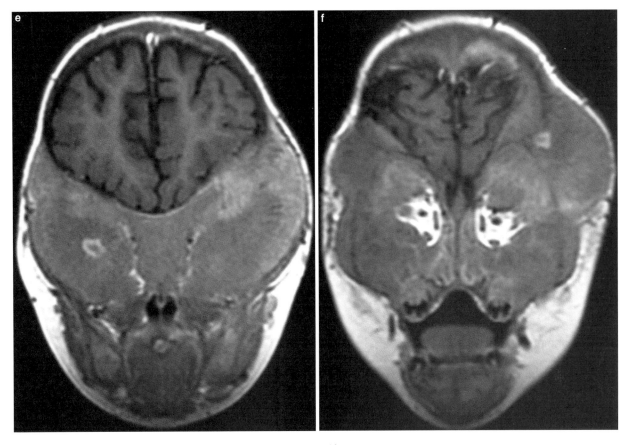

图 7.8(续)

# 8 眼眶罕见病例

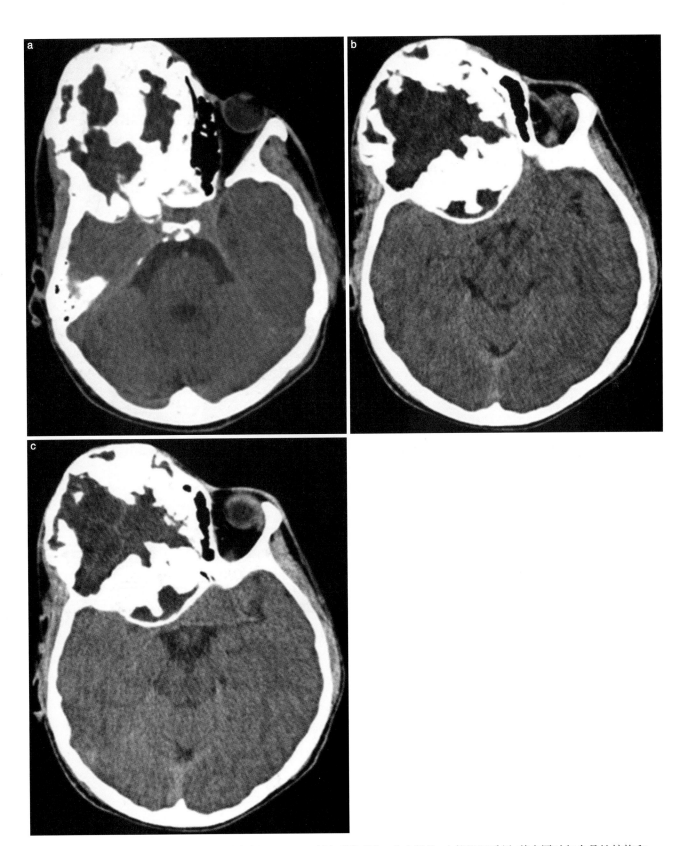

**图8.1**  骨纤维异常增殖症。CT 轴位扫描(a~c)显示颅面部区域一个大肿物,右侧眼眶受累,其内同时包含骨性结构和软组织成分。(d)—典型的骨纤维性发育不良的组织学标本

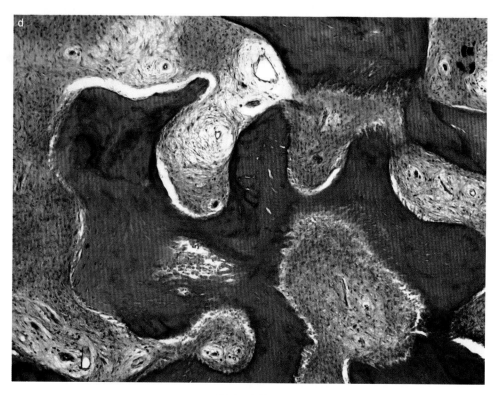

图 8.1(续)

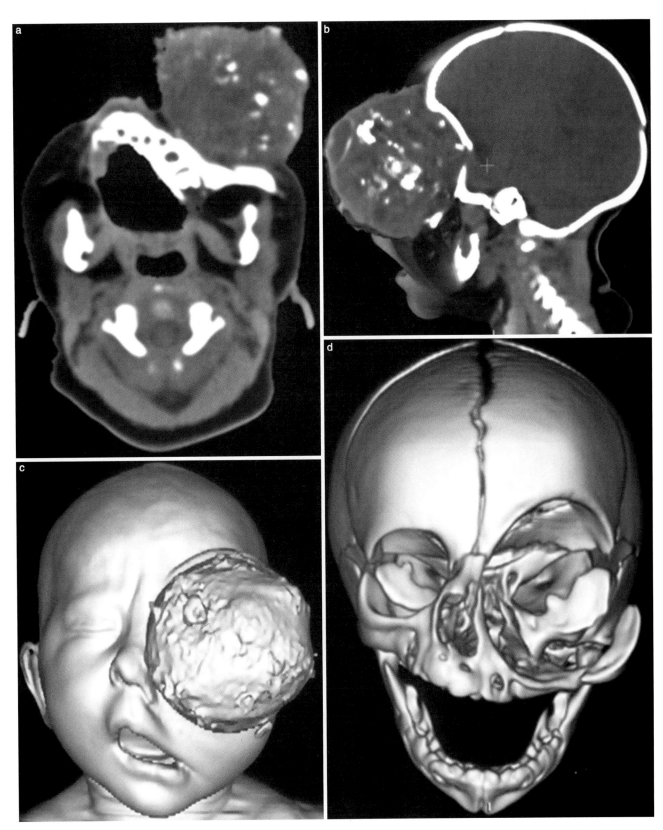

**图 8.2** 左眼眶畸胎瘤。CT 扫描轴位（a）和矢状位（b）平面以及 3D 重建后（c,d），显示具有多发钙化的巨大眶内外肿瘤。肿瘤导致眶骨变形。肿瘤具有异质性结构，有对比剂增强。MRI $T_1$ 加权轴位（e）和矢状（f）平面显示以多房囊性为主的低信号肿块。可清晰显示变形的眼球向前移位（e）。肿瘤组织表现出不均匀强化（g,h,i）

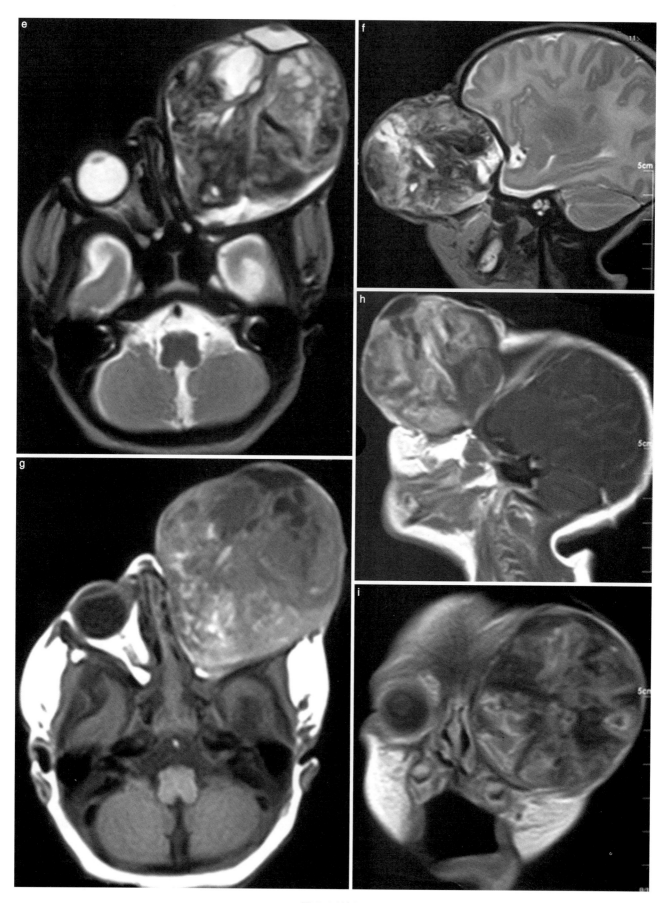

图 8.2( 续 )

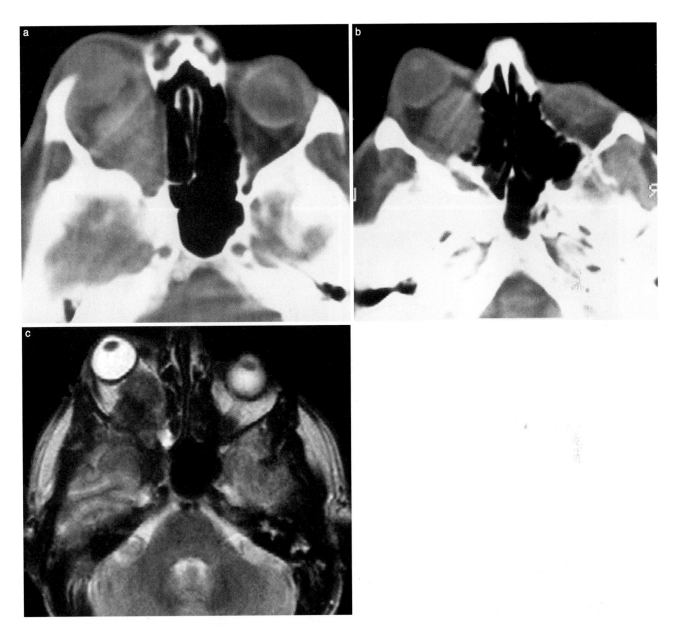

**图8.3** 黑色素瘤。CT轴位扫描（a,b）显示球后肿块伴右侧眼球突出。在MR轴位T$_2$加权像上（c），可见眼眶肿瘤内代表血液成分[或（和）黑色素]的典型低信号

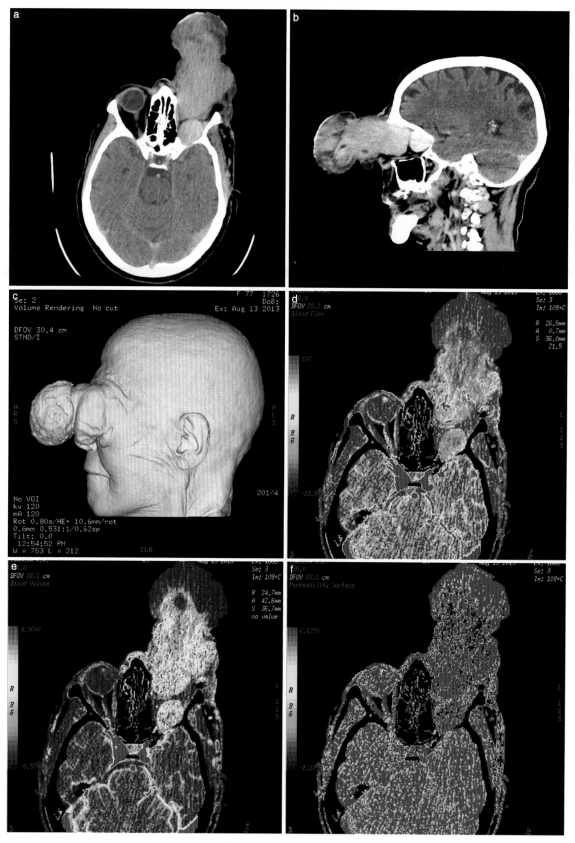

**图8.4**　左眼眶血管外皮细胞瘤。CT轴位扫描(a)、矢状重建(b)以及3D重建(c)均显示了眶内巨大肿块的增强扫描呈现不均匀强化征象。通过CT灌注成像方法,显示肿瘤组织的CBF(d)、CBV(e)和渗透性(f)明显增高

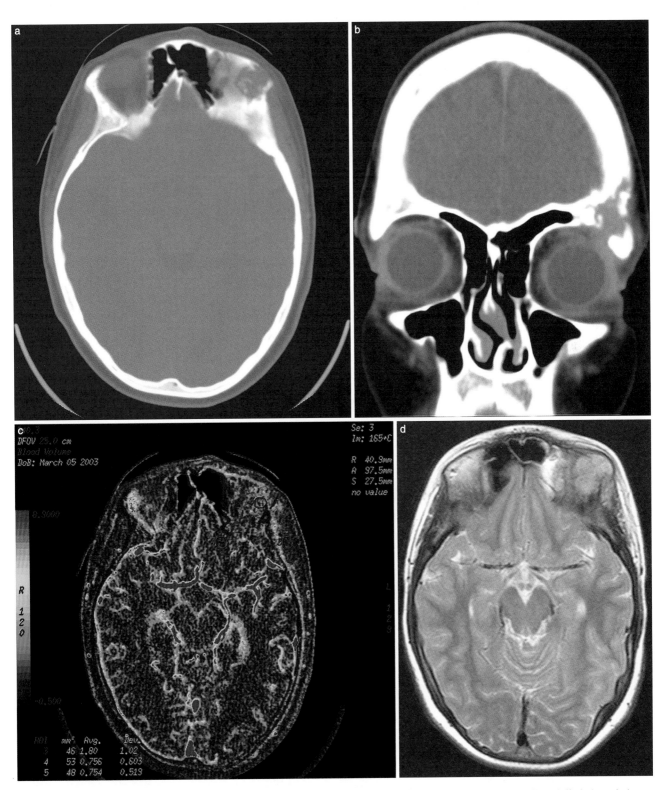

图 8.5　嗜酸性肉芽肿。CT 轴位扫描（a）和冠状重建（b）显示左侧眼眶顶壁一个溶骨性病变。CT 灌注成像未发现病变内血流量（CBV 图 c）和血流升高。MRI T$_2$ 加权（d）、T$_1$ 加权（e）图像显示眶顶的等信号软组织肿块，轮廓不清。增强扫描病灶内可见明显对比剂浓聚，在 T$_1$-WI 增强扫描（f）图像上边界显示更加清晰

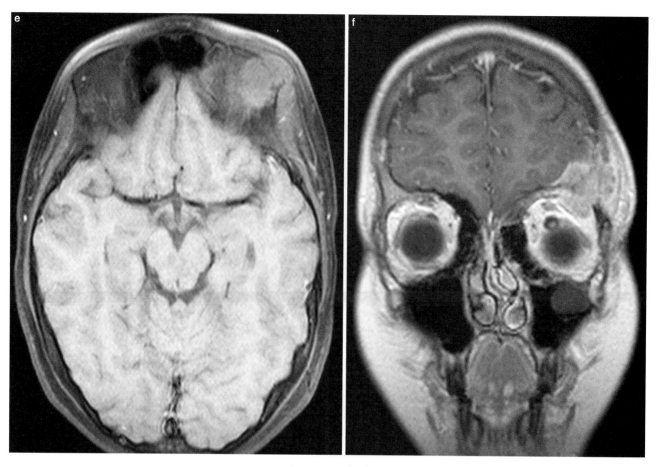

图 8.5(续)

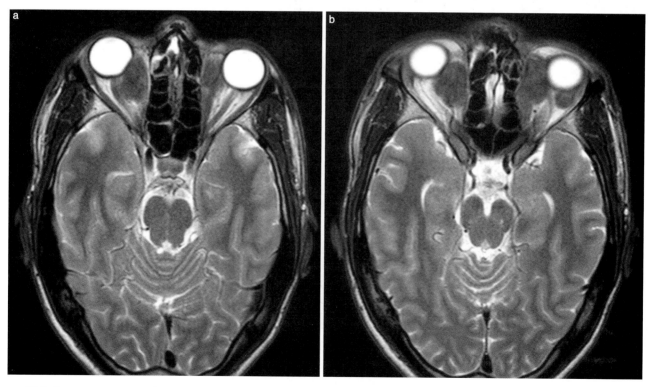

**图 8.6** Erdheim-Chester 病。MRI $T_2$ 加权(a,b)和 $T_1$ 加权(c~e)成像显示多个浸润性病变。病变在 $T_2$ 加权像上是黑的信号，在 $T_1$ 加权像上呈低信号。静脉对比剂增强后，病变显示非常明显和均匀的强化(f,g,h,i)

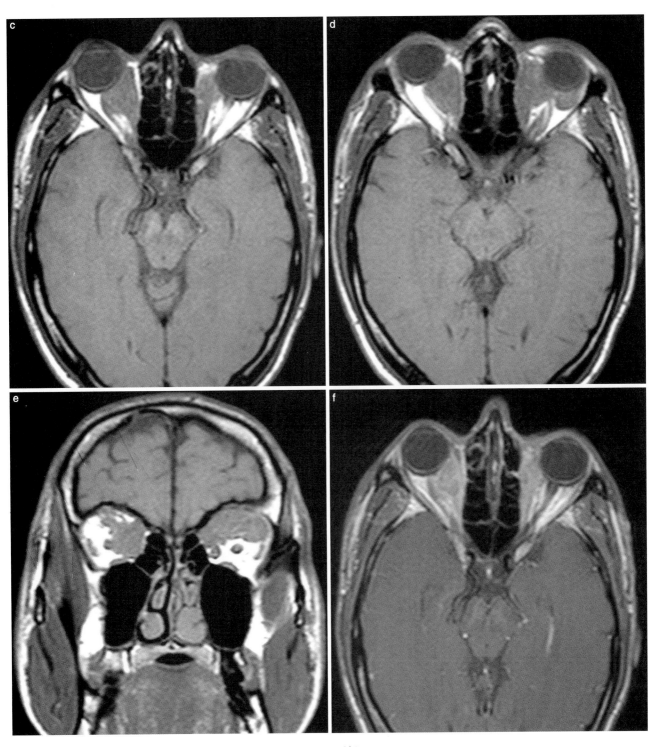

图 8.6(续)

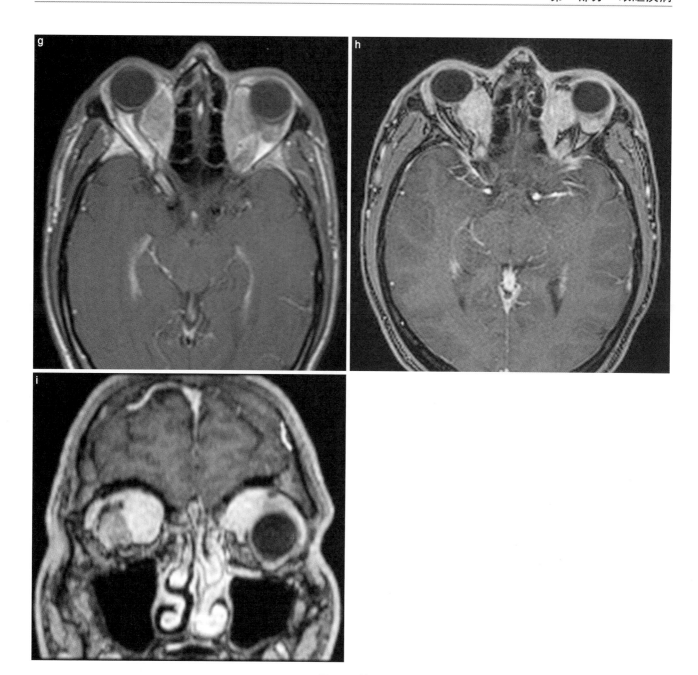

图 8.6(续)

# 第二部分　前颅窝和颅面部病变

# 9 前颅窝和颅面部病变简介

前颅窝（anterior cranial fossa, ACF）和颅面部（craniofacial region, CFR）肿瘤多起源于该区域内的各种结构和组织，主要包括：硬脑膜、嗅神经、上鼻腔黏膜、鼻旁窦、眼眶结构、牙齿和骨骼。此区域的颅内肿瘤可根据其来源分为上皮源性和间质源性。上皮源性肿瘤起源于黏膜（如乳头状瘤、鳞状细胞癌和腺癌）、神经内分泌组织（如鼻窦神经内分泌癌）、小唾液腺（良性到恶性）和嗅黏膜（如嗅母细胞瘤）。该部位最常见的原发性恶性肿瘤是鳞状细胞癌和腺癌，很少发生黑色素瘤和淋巴瘤，转移瘤则更罕见。非肿瘤性病变较常见，鼻旁窦的炎性病变及生长在前颅窝内不同类型的息肉极易误诊为肿瘤。大多数前颅窝和颅面部病变的影像学检查主要是为了明确病变范围而非确定其组织学类型，肿瘤是否从颅底生长至前颅窝，是哪一部的脑实质及颅内血管受累。此外，在评估颅底病变范围时还有一系列的问题答案需要影像图像提供，如当病变扩散至眼眶，肿瘤通常可以通过筛板生长并使眼眶骨膜上移，而不是通过纤维膜扩散至眼眶脂肪中。眼外肌与肌锥外脂肪间隙的关系是判断肿瘤侵犯范围的重要参考指标，若脂肪间隙完整，且突出于脂肪内的结节边缘光滑，病变则位于眶骨膜外。

肿瘤生长至鼻旁窦的重要 MR 特征为，肿瘤信号取代正常气体低信号。炎症或炎性渗出物所致的鼻窦阻塞以及肿瘤本身均可导致窦腔填塞，此时同一窦腔内既有肿瘤又有炎症。MR 成像和增强扫描有助于鉴别炎症和肿瘤，阻塞性炎症在 $T_2$ 和 $T_2^*$ 加权图像上信号较肿瘤更高，肿瘤增强有强化，而鼻窦的炎性病变则不强化。

多模态 MR 及多平面可更加准确地评估病变，特别是采用多平面观察颅底和颅面部肿瘤的侵犯范围效果较好。在冠状面图像上观察眶顶和筛骨板效果较好。从前颅窝底部至额骨呈光滑曲线，该曲线既非横断面也非冠状面，骨皮质可能显示较模糊。此时在矢状面观察较好。ACF 和 CFR 的常规 MR 扫描需包括 $T_2$ 和 $T_1$ 加权的脂肪抑制序列，而增强扫描则最好采用脂肪抑制的自旋回波 $T_1$ 加权序列或具有 Dixon 脂肪饱和法[$T_1$-IDEAL（GE）]的 MR 新技术，以便更好地区分强化的病变组织和周围邻近组织（Curin and Cunnane 2009）。

# 良性肿瘤

10

约25%的前颅窝非上皮性肿瘤是骨性和纤维性病变。一般来说,这些病变均可归类为骨发育异常(如Paget病、骨纤维异常增生、骨结构发育不良、巨细胞肉芽肿),良性肿瘤(如外生骨疣、骨瘤、骨软骨瘤、骨样骨瘤、成骨细胞瘤、骨化性纤维瘤、软骨瘤和骨巨细胞瘤)及恶性肿瘤(如成骨肉瘤和软骨肉瘤)(Som 等,2011)。

## 10.1 骨瘤

骨瘤(*osteoma*, *Ost*) 是边界清晰、生长缓慢的原发性骨良性肿瘤,通常单发,常好发于鼻旁窦。起源于窦壁或鼻中隔,常累及窦腔。此病发病率约为3%~12%,多见于颅面骨,常见于额窦(80%)、筛窦(20%),其次是上颌窦和蝶窦,也可延伸至眼眶和颅内,其他部位包括外耳道骨、穹窿、上下颌骨、蝶鞍(Chen 等,2008;Som 等,2011)。

临床上通常无症状。只有5%的患者有临床症状(鼻窦炎、头痛等,取决于病变部位)。

影像表现 骨瘤常常由于其他病变进行CT检查偶然发现。在CT上,骨瘤表现为均匀高密度的占位性病变,也可累及软组织(图10.1、图10.2和图10.3)。基于CT的密度可将骨瘤分为致密型、疏松型和混合型。由于大骨瘤的阻塞可致窦腔密度增高,窦腔阻塞进一步发展可引起黏液囊肿形成、颅内积气、脑脓肿和硬膜下积脓等并发症(Shady 等,1994)。骨瘤增强无强化,由于CT平扫密度较高,强化程度易被掩盖(Earwaker 1993)。在$T_1$加权 MR 图像中,骨瘤呈低信号,较难识别而常易漏诊(易与空气混淆),但其中心部分可能出现骨髓的高信号。$T_2$加权低信号也是骨瘤 MR 的典型表现,且根据病变基质结构其信号从低到中等程度变化(图10.4)。

MRI 较 CT 能更好地评估鼻窦的病变(黏膜增厚、有无积液等)。

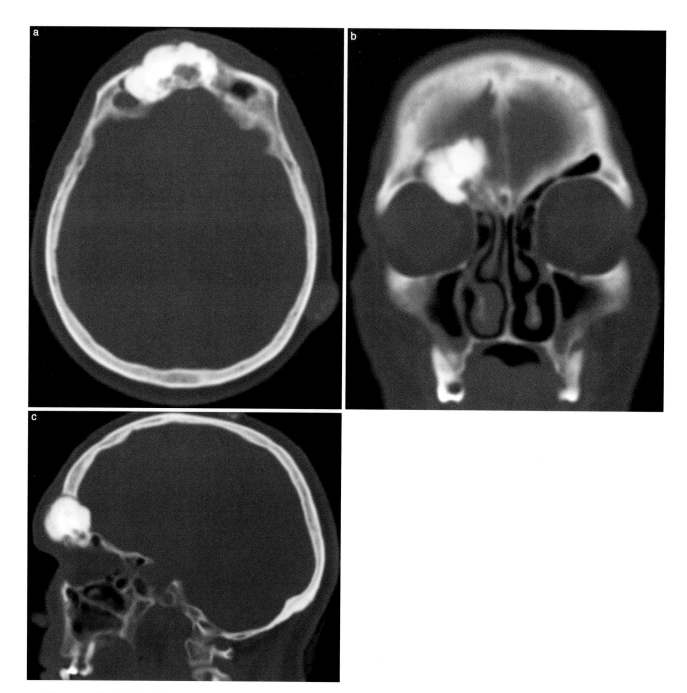

**图 10.1**　额窦骨瘤。横断面(a)、冠状面(b)和矢状面(c)的 CT 表现为均匀的高密度,边界清楚。病变位于额窦右部,向右侧眼眶突出

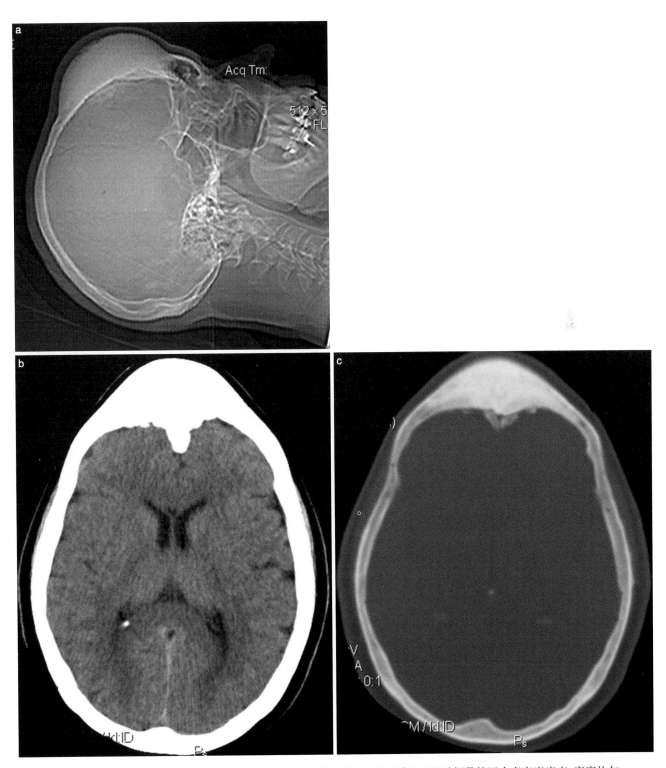

**图10.2** 额骨和额窦骨瘤。平片（a）和轴位CT扫描标准窗（b）和骨窗（c）显示额骨的巨大高密度病变、密度均匀

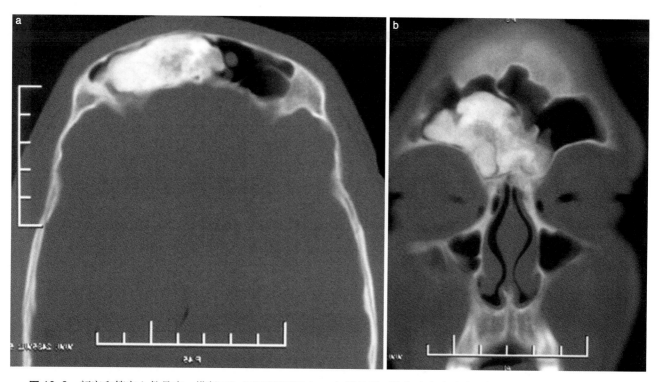

**图 10.3**　额窦和筛窦上份骨瘤。横断面(a)和冠状面(b)CT 扫描显示不均匀高密度肿块,其密度相当于骨皮质密度,病灶边界清楚,且局限在窦壁之内

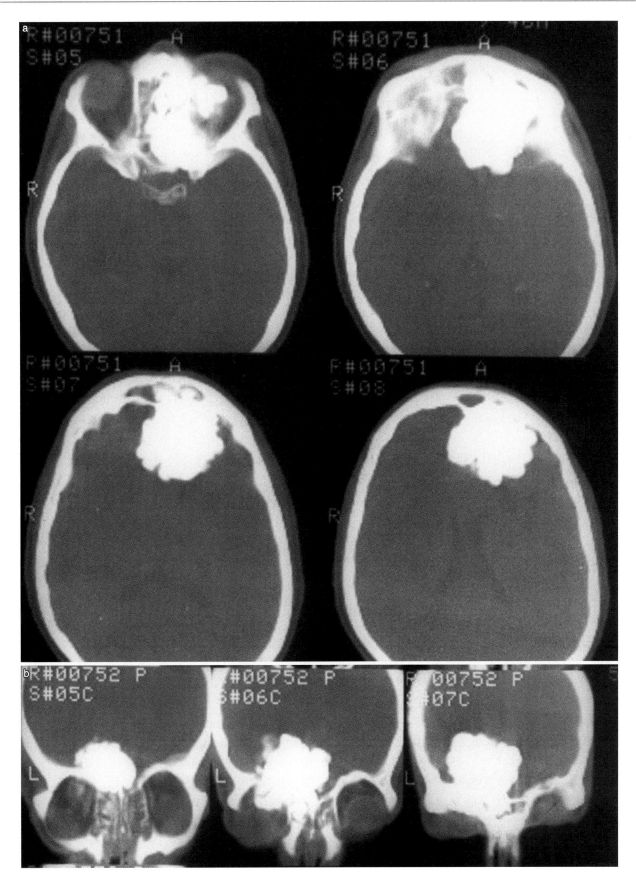

**图 10.4** 额窦骨瘤。CT 扫描横断面（a）和冠状面（b）示高密度肿块，位于筛窦、额窦右侧。病变累及前颅窝并向前突入右眼眶，额叶和左侧脑室前角受压移位。MR 扫描横断面 $T_2$ 加权（c）和矢状面 $T_1$ 加权（d）显示骨瘤为低信号。MRI 见肿瘤周围囊性病变及额窦腔内弥漫性改变，MRI 表现为高信号

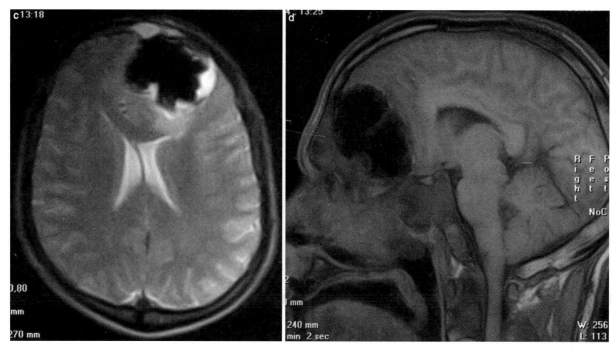

图 10.4(续)

**鉴别诊断**

1. 外生骨疣是一种良性的、膨胀性的成熟骨增生，发生在骨皮质。

2. 骨纤维发育不良是一种常见的骨病，具有典型的"磨玻璃"外观；陈旧性病变可与骨瘤表现类似。

3. 骨化性纤维瘤是一种原发性非骨化性肿块，边缘可见皮质骨，中心部位在 CT 上常呈低密度。

4. 骨肉瘤是一种恶性骨肿瘤，常见骨瘤存在，周围可见明显强化的软组织成分。

# 10.2 脑膜瘤

脑膜瘤（*meningioma*）是成人最常见的脑外肿瘤，约占颅内原发肿瘤的 15% ~ 20%（Graham and Lantoc 1997）。常发生在大脑镰旁、矢状窦旁（50%）以及前颅窝底（占颅内脑膜瘤的 10%）。肿瘤起源于颅骨内板下或包绕脑神经的硬脑膜，且可沿脑神经延伸。典型的脑膜瘤最常见（80% ~ 85%），非典型（10% ~ 12%）和恶性（3% ~ 5%）较少见。在大约 5% 的病例中可检测到骨质增生，但由于大多数患者均行 MRI 检查，因此不能清晰地显示和评估。骨质破坏可发生在所有类型的脑膜瘤中，但骨质增生更为常见。若脑膜瘤局限于蝶骨筛板或蝶骨平台，则可以看到邻近窦腔过度气化的征象（Castillo 2002）。

**影像表现**　前颅窝脑膜瘤最常见的部位是筛板（嗅沟脑膜瘤），CT 和 MRI 上最典型征象为单凸透镜改变，病灶边缘光滑、边界清楚，典型特征为增强扫描明显均匀强化（图 10.5）。约 50% 的病例存在瘤周水肿。前颅窝病变常为结节状，弥漫浸润生长罕见，后者更常侵犯至颅中窝向颅外生长（图 10.6）。CT 灌注，脑膜瘤的特征性改变是血流量明显增加伴 CBF 和 CBV 增加，平均通过时间（MTT）可明显缩短，也可明显延长（图 10.7、图 10.8 和图 10.9）。3D 重建有助于评估肥厚型脑膜瘤（图 10.10）。

多数脑膜瘤在 $T_1WI$ 呈等信号，增强明显强化。与脑实质相比，$T_2WI$ 上约 10% 的脑膜瘤为低信号，50% 呈等信号，40% 呈高信号（图 10.11 和图 10.12）。$T_2WI$ 呈高（亮）信号的病变组织学常有不典型增生，增强后强化范围可能会超出肿瘤瘤体，形成所谓的"硬膜尾征"或称其为脑膜瘤周围硬脑膜浸润性改变。50% 的脑膜瘤可见此征象，它仅提示脑膜瘤的可能性，并不是诊断脑膜瘤的特异性征象，它可见于侵犯硬脑膜的多种肿瘤，如转移瘤、肉瘤等（Tokumaruet 等，1990）。其他病变如结节病、淋巴瘤和各种感染，特别是结核和真菌感染，类似于脑膜瘤，也会引起类似脑膜瘤引起的硬脑膜增厚。硬脑膜增厚、强化可见于腰椎穿刺后的低颅压综合征。

嗅沟脑膜瘤的典型表现是在 MRI 矢状位 $T_1$ 和 $T_2$ 加权像上清晰可见放射状生长的肿瘤血管起自脑膜瘤的起始部，增强在明显强化的肿瘤背景呈低信号（图 10.13）。对于神经外科医师来说，对于较大的嗅沟脑膜瘤，术前栓塞病理性肿瘤血管至关重要，术前判断肿瘤血管的数字血管造影技术已由高分辨率磁共振血管造影取代（图 10.14）。

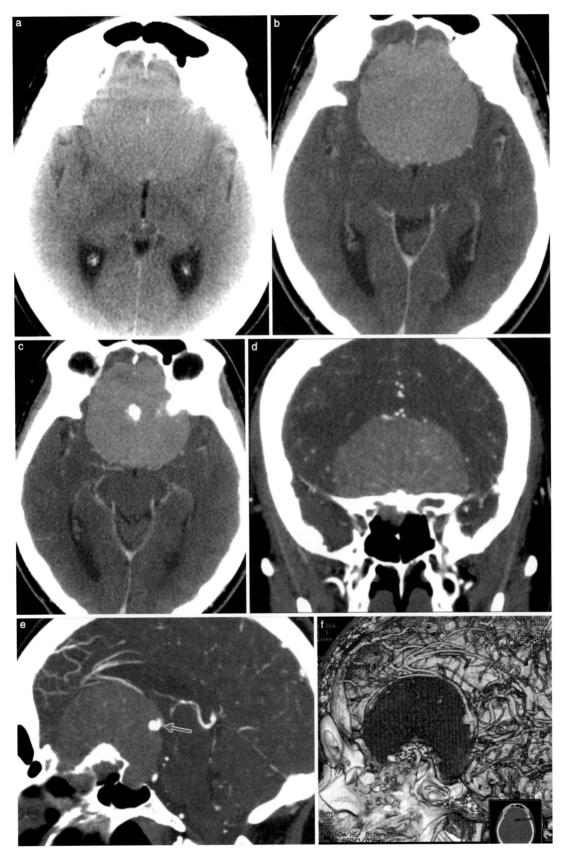

**图 10.5** 嗅沟脑膜瘤。增强前(a)和后(b,c)轴位、冠状位(d)和矢状位(e)CT 显示前颅窝底部巨大肿块,平扫为高密度,增强明显均匀强化。蝶窦平面可见局部骨质增生。CT 血管造影(e,f),矢状位和 3D 重建,脑膜瘤的所有特性清晰可见,另外可见大脑前动脉动脉瘤(箭头)

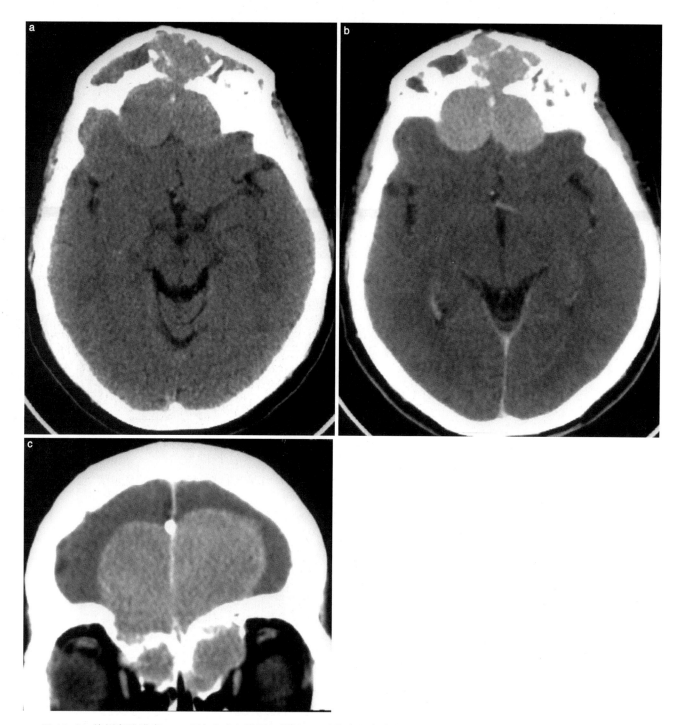

图 10.6　前颅窝脑膜瘤。CT 平扫（a）和增强扫描（b,c）示较大的高密度肿块,增强扫描可见强化。由于内壁的破坏,病变进入到额窦。冠状位 CT 扫描（c）显示肿瘤累及筛骨和两侧眼眶

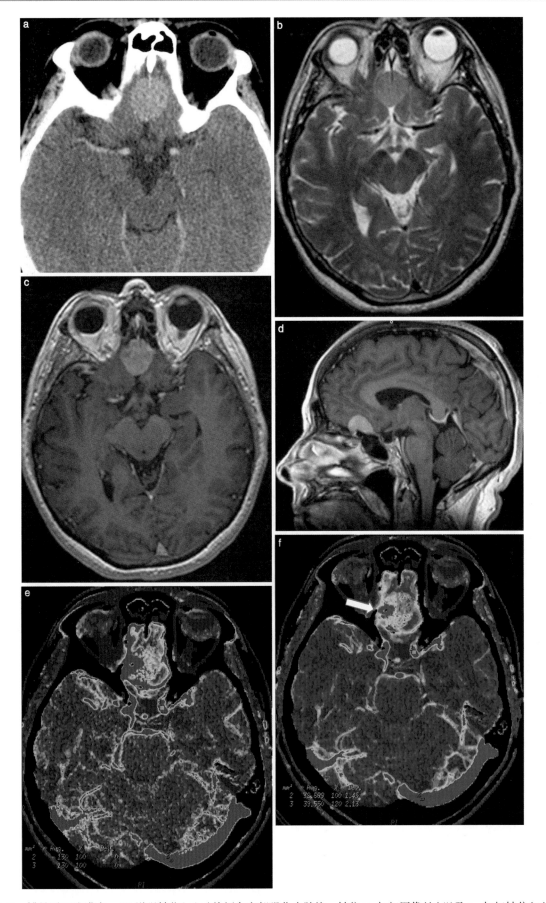

图 10.7 蝶骨平面脑膜瘤。CT 增强轴位(a)示前颅窝底部强化小肿块。轴位 T$_2$ 加权图像(b)以及 T$_1$ 加权轴位(c)和矢状位(d)增强肿瘤明显均匀强化。在 CT 灌注成像[CBF(e),CBV(f)]上,脑膜瘤中右侧表现为血流量和血容量升高(箭头)

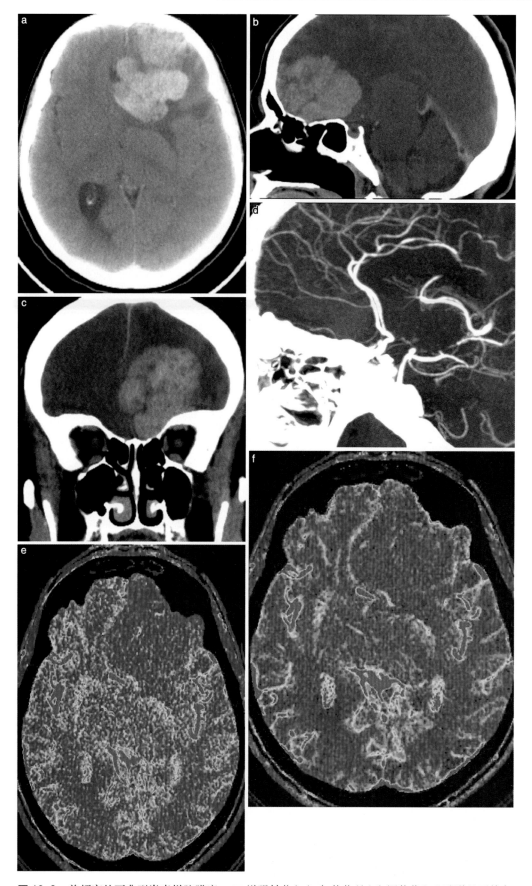

**图 10.8**　前颅窝的不典型脊索样脑膜瘤。CT 增强轴位(a)、矢状位(b)和冠状位(c)示明显不均匀强化肿块，边界清晰，瘤周可见水肿。CT 血管造影(d)无肿瘤血管网显示，只能见到大脑前动脉的移位。CT 灌注[CBF-map(e)和 CBV map(f)]显示脑膜瘤内血流量和血容量降低

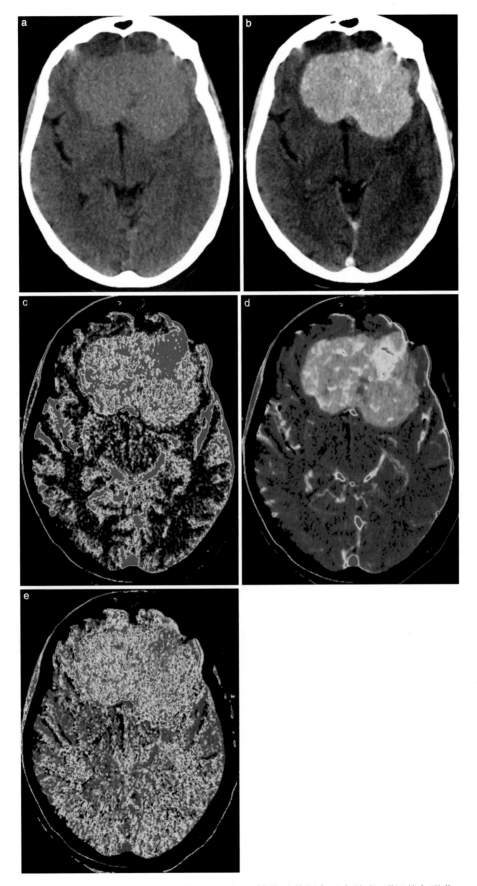

**图 10.9** 嗅沟脑膜瘤。CT 增强前(a)、后(b)轴位示前颅窝巨大肿瘤,明显均匀强化。CT 灌注成像[CBF(c),CBV(d),MTT(e)]可见多个血流动力学参数的异常升高

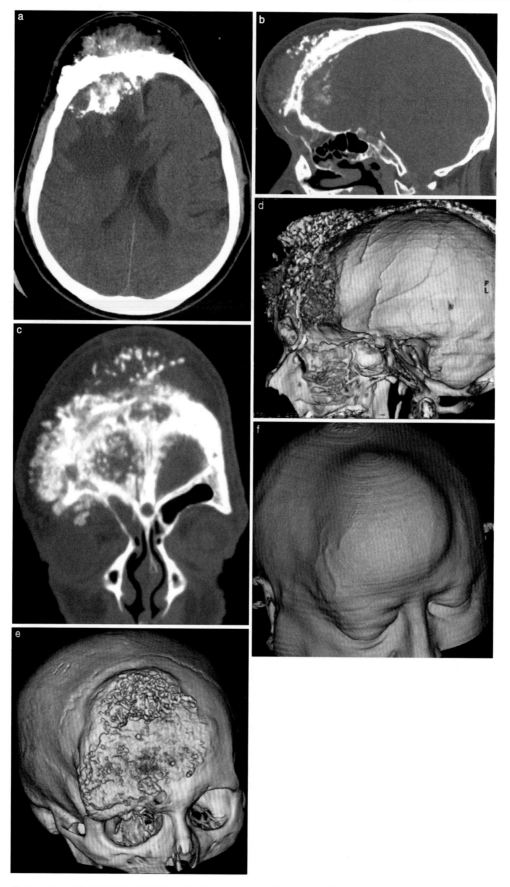

图 10.10    右额骨的骨性脑膜瘤。CT 轴位（a）、矢状位（b）和冠状位重建（c）显示额眶区有大量混杂密度肿块伴钙化，额骨破坏、重塑。在颅内和颅外区（包括左眼眶）可见脑膜瘤内软组织部分钙化。三维重建（d~f）可以获得到更多的骨质受累的信息

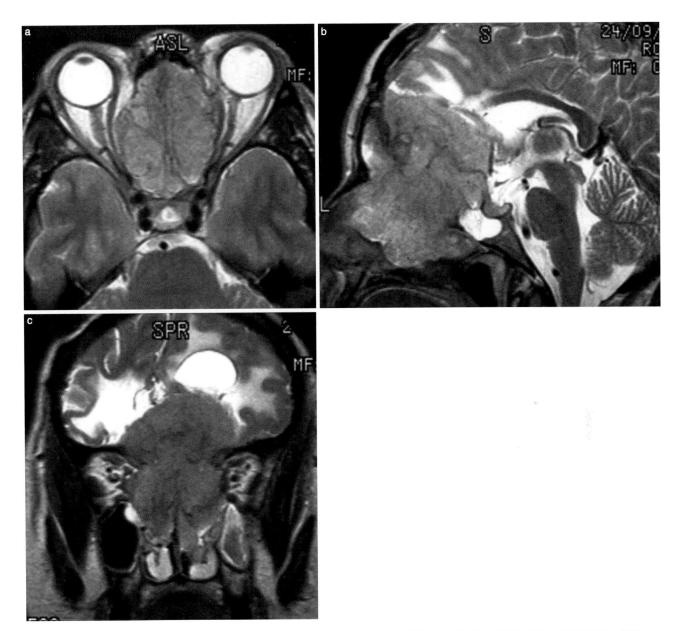

**图 10. 11**　嗅沟纤维性脑膜瘤。$T_2$ 加权 MR 扫描(a~c)示一巨大低信号肿块,累及额窦、筛窦、鼻腔上部和嗅沟。蝶窦梗阻,病灶周围见局灶性脑水肿和囊性病变

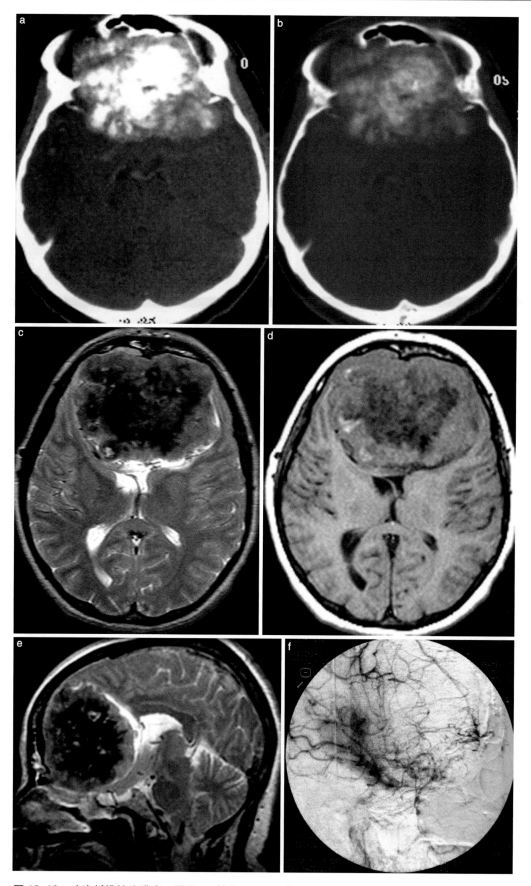

**图 10.12**  嗅沟纤维性脑膜瘤。增强 CT 轴位(a,b)示前颅窝可见一巨大病灶,于前颅窝突出处见多发钙化,在 $T_2$ 加权(c,e)和 $T_1$ 加权(d)MR 图像上,脑膜瘤中央钙化部分呈低信号,脑膜瘤的软组织部分与脑白质的信号一致。DSA(f)显示肿瘤的病理性血管网

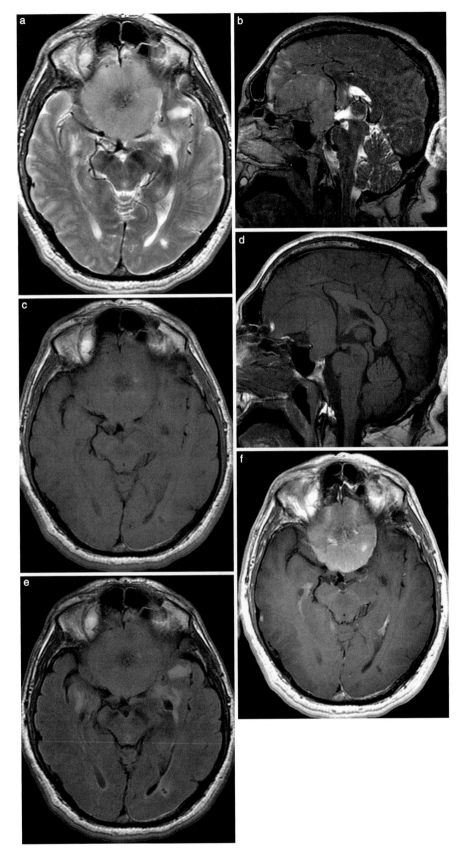

图 10.13 嗅沟脑膜瘤。$T_2$ 加权[轴位(a)、矢状位(b)],$T_1$ 加权[轴位(c)、矢状位(d)]和 $T_2$-FLAIR(e) MR 图像显示巨大软组织肿块,增强扫描明显强化(f,g)。肿瘤实质与脑灰质信号一致。在常规 MRI 矢状位(h)和轴位(i)以及 MR 血管造影中可见大脑前动脉以及肿瘤的供血血管(长箭头)弓形上移(短箭头)。血供来自颈内分支眼动脉和大脑前动脉 A2 段

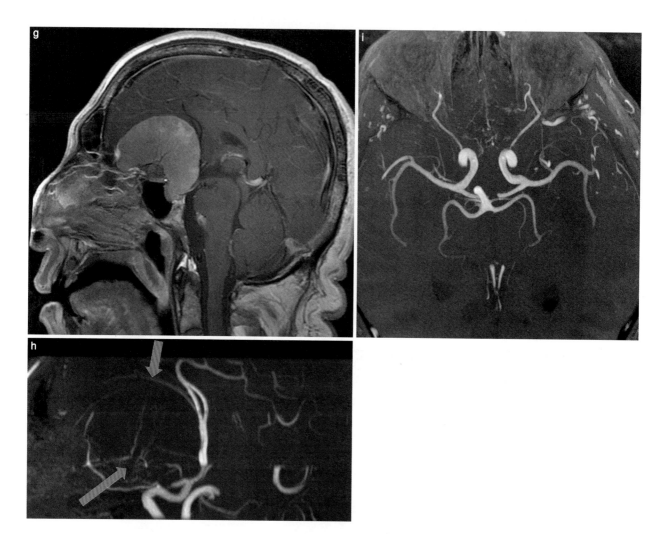

图 10.13(续)

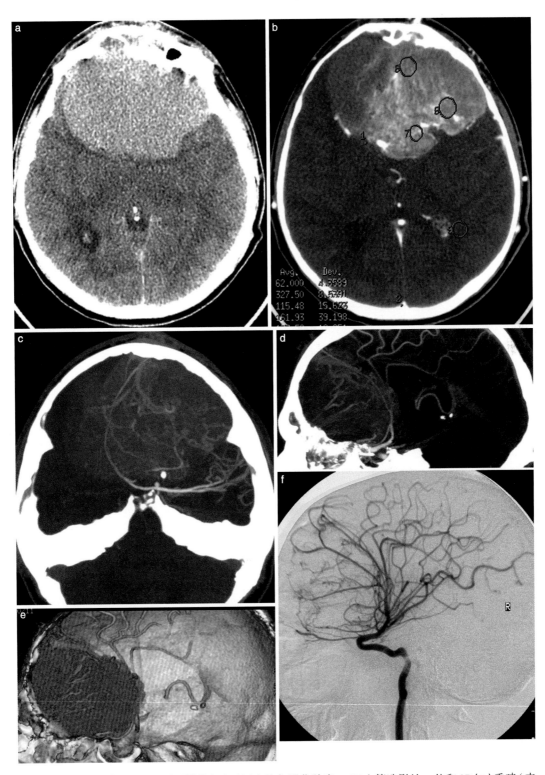

**图 10.14** 嗅沟脑膜瘤。CT 增强轴位（a）示巨大均匀强化肿瘤。CT 血管造影（b~d）和 3D（e）重建（来自 CT-Ag 数据）可见肿瘤内病理性血管网。脑血管造影（f~i）示病灶内来自眼动脉末端分支的丰富动脉血管供血，大脑前动脉弓形上移

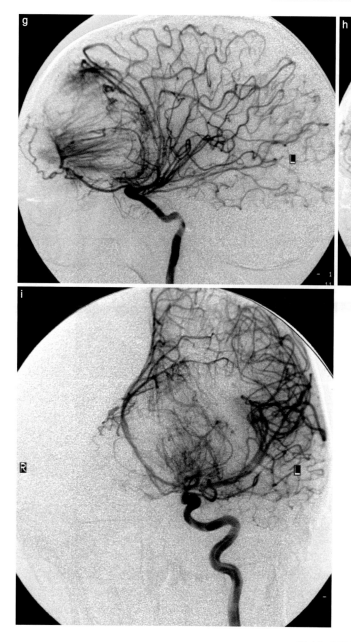

图 10. 14(续)

**鉴别诊断**

1. 嗅神经母细胞瘤不会导致颅底骨质增生,而是在肿瘤和脑实质交界处形成囊性灶。

2. 转移瘤可引起颅底骨质破坏,且多明显均匀强化。

3. 骨纤维异常增生(硬化型)影像表现类似骨性脑膜瘤,但有不强化的软组织成分。

## 10.3　骨化性纤维瘤

骨化性纤维瘤(*ossifying fibroma*,*OF*)（成骨性纤维瘤,中央骨化性纤维瘤,中央成骨纤维瘤)是一种良性纤维性占位性病变,包膜完整,其内由纤维组织和未成熟骨组织的包裹混合物组成,边界清晰,病灶中心是密度均匀的软组织成分,边缘骨化,且骨化一般从病灶边缘逐渐开始。骨化性纤维瘤最常见于下颌骨(75%),上颌骨的发病率约为 10% ~ 20%,常起自牙周韧带,最常见于磨牙和前磨牙区域(Som 等,2011)。骨化性纤维瘤也可发生于鼻腔,通常起源于鼻侧壁或筛骨,病灶较大时可累及额窦、蝶窦和上颌窦。

恶变率低于 0. 5%,骨化性纤维瘤可并发黏液囊肿,导致面部畸形、颅内积气,且常发生于 20 ~ 40 岁,女性发病率约为男性的 5 倍。

影像表现　骨化性纤维瘤 CT 上表现为边界清晰、密度均匀的软组织密度，并伴骨性包膜。典型表现是厚骨性包膜中央纤维组织呈低密度（图 10.15）。包膜可很薄，难与骨纤维结构不良鉴别。增强可见不均匀强化区域（Engelbrecht 等，1999）。

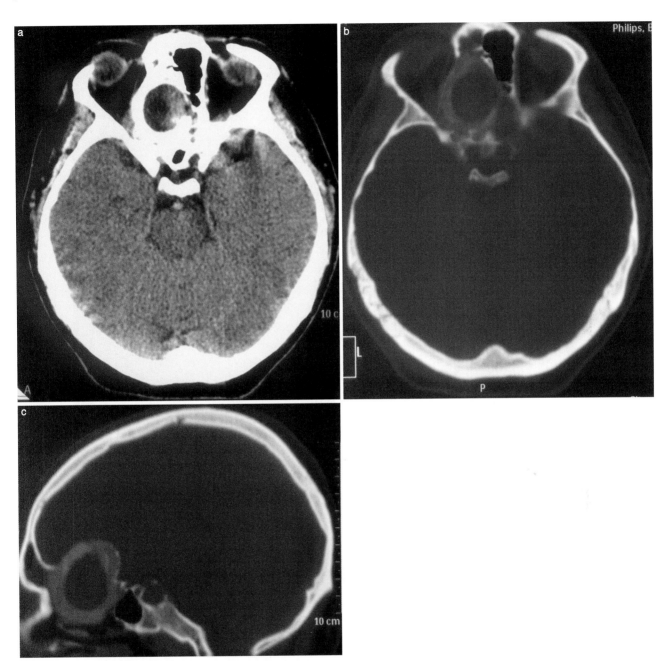

**图 10.15**　筛窦骨化性纤维瘤。CT 轴位（a,b）和矢状位（c）示病变具有典型的纤维中心（低密度）和高密度骨性包膜

在 $T_1$ 加权 MR 图像上，可表现为低～中等信号强度，纤维中心常为中等信号，而骨化边则表现为低信号；在 $T_2$ 加权图像上，骨化性纤维瘤信号不均：中央纤维化区域为高信号，边缘骨化区为低信号（Kuta 等，1995）。病变可伴发黏液囊肿。MRI 增强扫描肿瘤的纤维部分不均匀强化（图 10.16 和图 10.17）（Khoury 等，2002）。

**鉴别诊断**

1. 骨纤维异常增生病灶无明显边界，其特征是面部、颅底区域和颅骨穹窿骨质增厚，具有典型的"磨玻璃"征（常多发），也可能形成囊性区。

2. 骨瘤 CT 上常呈高密度，好发于额窦。

3. 牙骨质瘤（牙骨质母细胞瘤）是年轻男性中胚层牙周韧带的良性牙骨质源性病变（Mehhlisch 等，1972）。

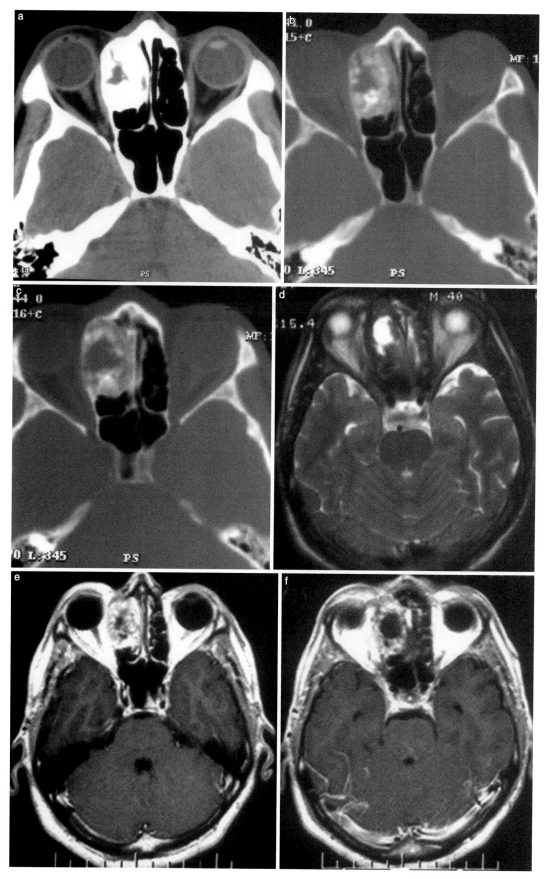

**图 10.16**　筛骨前部的骨化性纤维瘤。CT 扫描轴位（a~c）示病变中央呈软组织密度并伴致密骨化边，增强后的 $T_2$ 加权（d）和 $T_1$ 加权（e,f）MR 图像示病灶信号不均（外周低信号和中央高信号），增强后纤维部分中等程度强化

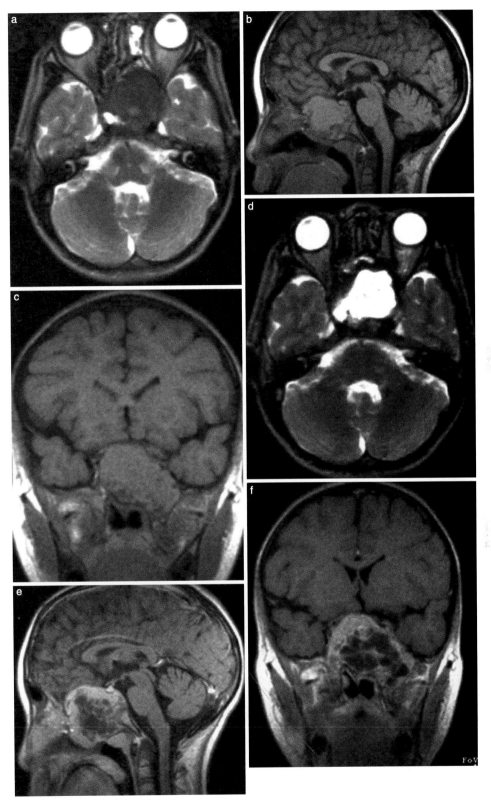

图 10.17 蝶窦的骨化性纤维瘤 $T_2$ 加权轴位(a)及 $T_1$ 加权矢状位(b)和冠状位(c)MR 图像示病灶呈 $T_2$ 低信号、$T_1$ 等信号,病变信号不均。在病变部分切除后 1 年行 MR 检查,肿瘤中央部分在 $T_2$ 加权(d)上显示为高信号肿块。增强后矢状位(e)和冠状位(f)$T_1$ 加权 MR 图像示纤维瘤周边部分明显强化并伴有中心囊性改变

4. 骨肉瘤最常见于青春期男孩,是一种侵袭性的颅面骨恶性肿瘤;常可见骨膜反应。

# 10.4 纤维血管瘤

纤维血管瘤(juvenile angiofbroma,JNAF)(青少年鼻咽纤维血管瘤)是一种良性、生长缓慢、富血供、无包膜、息肉样、局限性浸润性肿瘤,仅见于青少年男性(Lopez 等,2017)。JNAF 约占所有头颈部肿瘤的 0.05%,仅发生于 10~25 岁男性。颅底的青少年纤维血管瘤组织学上呈良性,但临床上是一种生长迅速、复发率高的侵袭性的肿瘤(Yadav 等,2002)。由于肿瘤术后鼻部的复杂解剖、鼻窦炎及鼻黏膜增厚水肿,使肿瘤的术后复发较难判断,常出现误诊或延迟诊断,治疗后局部复发率约 6%~24%(Petruson 等,2002;Mann et al. 2004)。

鼻腔后部的 JNAF 常累及前鼻腔、鼻咽、翼腭窝(最早的生长途径之一)(90%)。60% 的病例通过鼻咽顶部长至蝶窦,也可累及上颌窦(43%)和筛窦(35%)、颞下窝和斜坡。病变呈指状生长进入眼眶、中颅窝(鞍旁区)并压迫海绵窦(Harnsberger 等,2004a,b)。

JNAF 常见的症状包括鼻塞和鼻出血。晚期肿瘤可能出现面部肿胀和视力、神经紊乱,诊断主要依赖于影像学,不建议进行术前活检,治疗的主要方法是手术联合术前栓塞。

影像表现　在 CT 上,肿瘤表现为鼻腔和鼻咽部的软组织病变,并向四周生长,邻近骨质明显破坏、重构,上颌窦后壁向前受压移位,鼻腔和翼腭窝扩大(Lloyd and Phelps 1986)。肿瘤内无钙化。JNAF 明显强化的病变,CT 灌注成像是微创诊断纤维血管瘤的重要方法,特征为均匀高灌注(图 10.18),它不仅可以显示肿瘤,还可以量化肿瘤组织的血流动力学及判断肿瘤生长的途径。CT 灌注成像是术后早期鉴别肿瘤残留与鼻窦和鼻腔黏膜水肿,术后纤维血管瘤复发的高效方法(图 10.19 和图 10.20)。从收集的 14 名患者中得到的数据来说,肿瘤组织与鼻旁窦水肿增厚的黏膜之间的 CBV 和 CBF 值差异非常显著,这些参数有助于精确地鉴别肿瘤残留、复发和黏膜增生,而普通 CT 或 MRI 不可能获得。根据 CT 灌注数据,JNAF 血流动力学参数显著均匀升高:14 例患者肿瘤组织 CBV[(21.78±13.35)ml/100g]、CBF[(104.7±35.22)ml/(100g·min)]均较脑白质 CBV[(2.09±1.62)ml/100g],CBF[(23.60±13.07)ml/(100g·min)]、鼻腔黏膜 CBV[(6.84±8.03)ml/100g]、CBF[(42.79±35.26)ml/(100g·min)]、颞肌 CBV[(2.28±1.58)ml/100g)]、CBF[(13.61±11.6)ml/(100g·min)]明显升高(图 10.18)。

肿瘤在 $T_1WI$ 呈中等不均匀信号,且大的肿瘤血管无信号(流空效应),在 $T_2WI$ 图像呈不均匀中~高不等信号,也可见较大血管的流空信号。MRI 增强最好在冠状位上使用 Fat-Sat 技术来排除 JNAF 是否侵犯海绵窦、蝶窦和颅底区域(Lloyd 等,2000a,b)。MRI 难以区分肿瘤的炎症边缘与增厚的黏膜,在常规 MR 成像均明显强化(图 10.21)。

MR 血管造影可见颈外动脉分支的增粗,尤其是患侧的上颌动脉。DSA 可显示肿瘤的特征性的致密毛细血管网,由颈外动脉分支(上颌动脉和咽升动脉多见)供应。若肿瘤累及海绵窦,也可由颈内动脉的分支供血(图 10.22)。

**鉴别诊断**

1. 脑膨出是与颅内蛛网膜下腔相连的病变,包含脑实质和/或脑膜,增强无强化。

2. 鼻腔和上颌窦的息肉—鼻窦腔肿块,充满鼻窦腔,可脱垂至前鼻腔,然后进入鼻咽,不易累及翼腭窝。

3. 血管瘤通常位于鼻腔内;无血管流空效应;不仅仅发生于年轻男性。

4. 横纹肌肉瘤是一种伴有骨质破坏的软组织肿块,不只发生在鼻腔的后部,通常不累及翼腭窝、快速侵袭和破坏性生长是其主要特征。

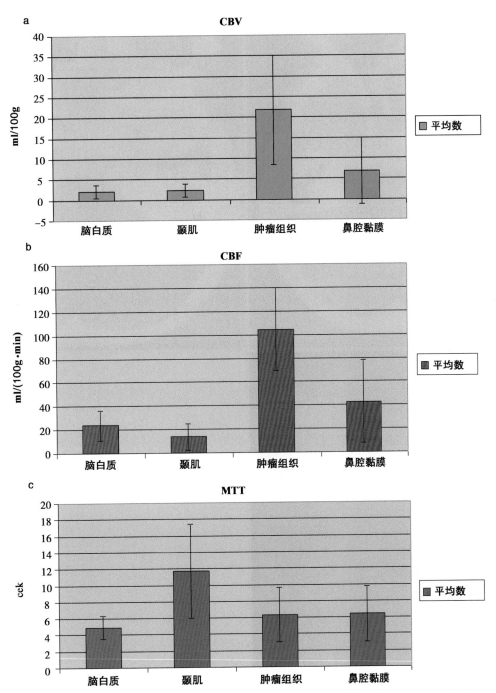

图 10.18　青少年纤维血管瘤与脑白质、颞肌、鼻窦黏膜的 CT 灌注参数比较。( a ) CBV，( b ) CBF，( c ) MTT

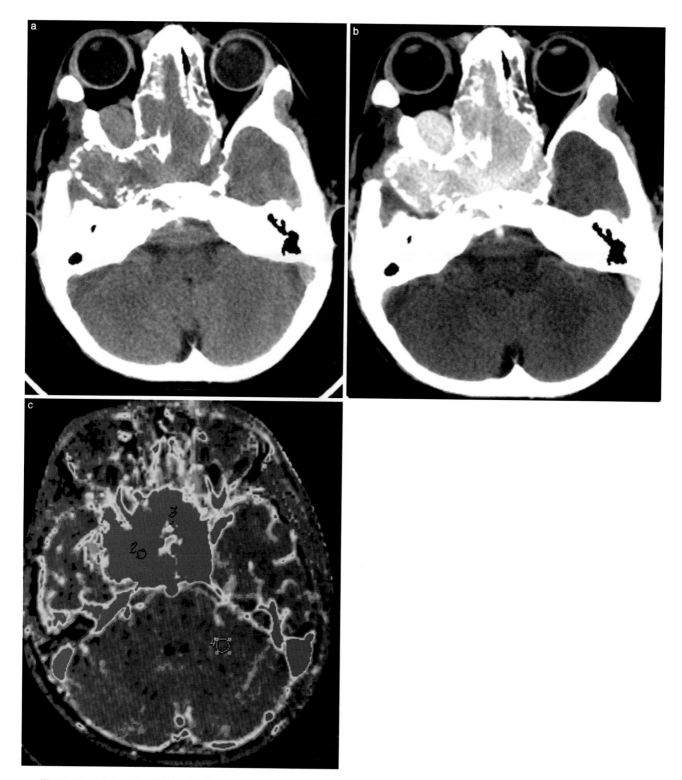

图 10.19　青少年鼻咽纤维血管瘤。CT 增强前（a）、后（b）轴位示较大的肿瘤累及鼻腔、筛窦、蝶窦、右侧眼眶和颞区。肿瘤均匀强化，有骨质破坏和重塑。CT 灌注（c）显示肿瘤血流量（CBF）极高

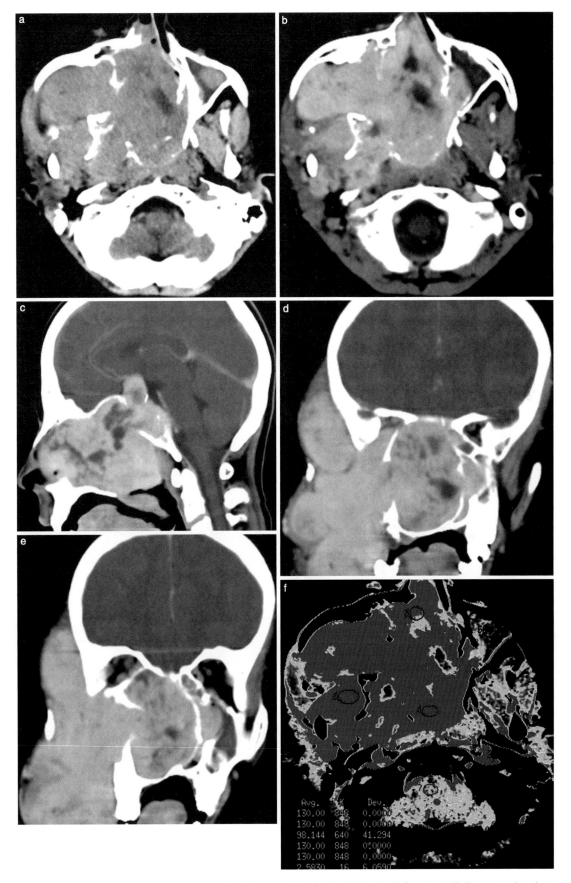

**图10.20** 青少年鼻咽纤维血管瘤。CT增强前(a)、后(b)轴位,增强后矢状位(c)、冠状位(d,e)示一个巨大的明显强化肿块,累及鼻腔和鼻窦,向鼻咽和翼腭窝侵犯,伴颅面部骨质破坏。CT灌注(f)示肿瘤内的脑血流量(CBF)极高

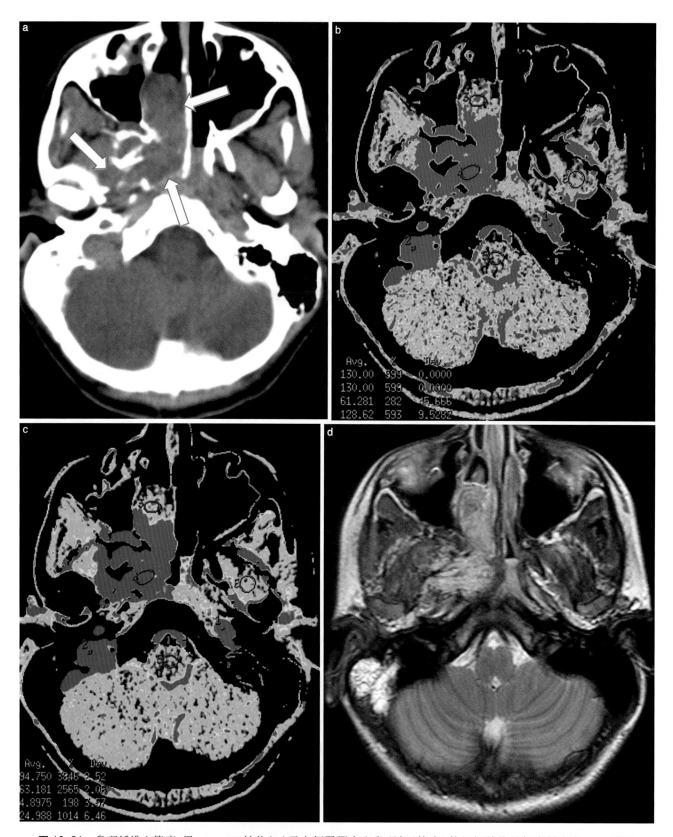

图 10.21　鼻咽纤维血管瘤，男 14y。CT 轴位（a）示右侧翼腭窝和鼻咽部（箭头）软组织肿块呈轻度低密度。CT 灌注 [CBF（b），CBV（c）] 示肿瘤高血流量和血容量明显增厚。在 $T_2$ 加权（d）MRI 图像上，肿瘤呈高信号，$T_1$ 加权（e）上与肌肉信号相等。$T_1$-WI 增强扫描（f）和 $T_1$+脂肪抑制序列（g~i）示纤维血管瘤明显均匀强化（箭头）。$T_1$-Fat-Sat MR 图像（h）可见翼腭窝的病理血管网（局部流空）（短箭头）

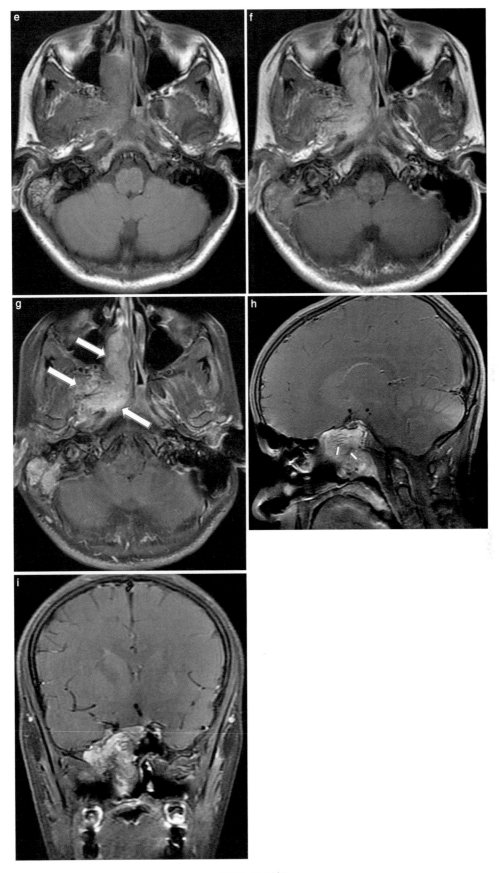

图 10.21(续)

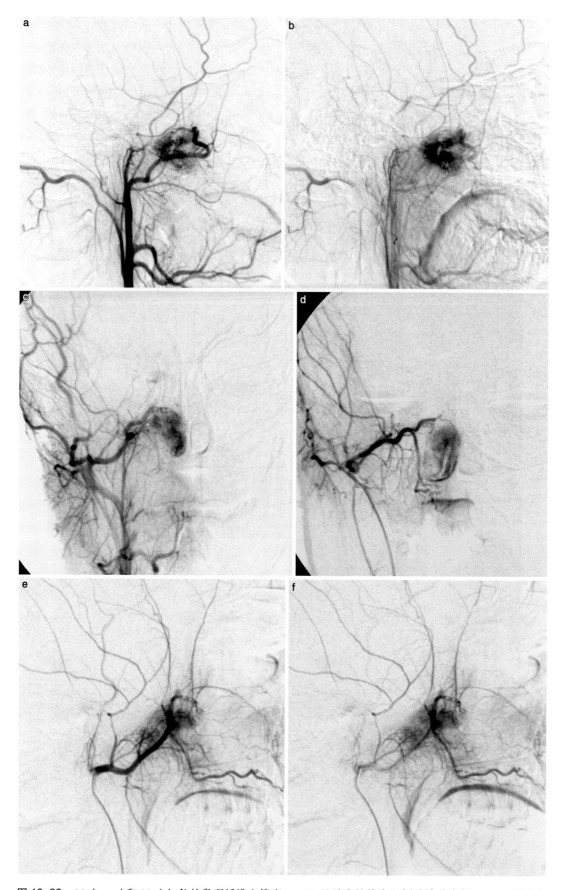

图 10.22　14y（a~c）和 20y（d~f）的鼻咽纤维血管瘤。DSA 显示病灶均由上颌动脉分支供血,且血供丰富

## 10.5 血管瘤

鼻腔血管瘤常见于鼻中隔区(65%),其次是鼻腔侧壁(18%)和鼻前庭区(16%)(Som 等,2011)。据文献报道,病变位于鼻中隔前部者常为毛细血管型,位于侧壁者常为海绵状结构。鼻出血和鼻塞是其最常见的临床表现。即使是小的血管瘤也可能导致严重的鼻出血,有时也可出现自发性出血。在颅面部也可发生以骨质结构改变为主的血管瘤,这些病变占所有原发性骨肿瘤的 0.7%,可位于颅底、下颌骨、鼻骨区域(Barnes 1985)。

影像表现 位于鼻腔内的血管瘤在 NECT 上呈等密度,增强明显强化,在 MRI 上,其特征是在所有序列上均呈中等程度信号,且和 CT 一样,增强显著强化(图 10.23)。有时在 $T_2WI$ 可见迂曲的血管网流空信号。位于面部和颅底骨骼的血管瘤可表现为"日光状""蜂窝状"和"肥皂泡样"。它们在 $T_1$ 上呈低或中等程度信号,在 $T_2$ 上呈高信号。血管瘤在 CT 和 MRI 上均有强化,建议采用 Fat-Sat 技术,特别是在增强后,可以更好地区分肿瘤边界。

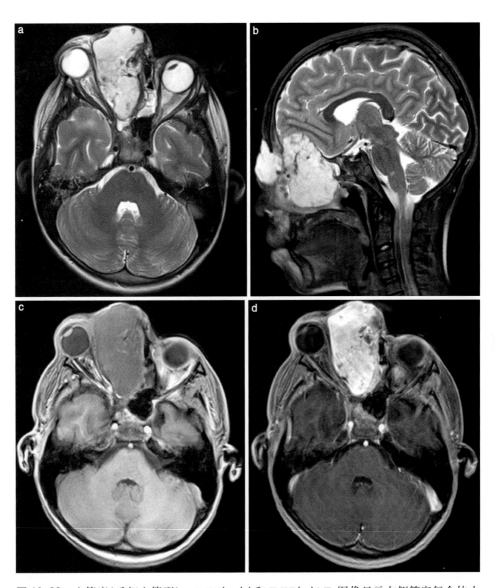

图 10.23 血管瘤(毛细血管型)。$T_2WI(a,b)$ 和 $T_1WI(c)$MR 图像显示右侧筛窦复合体内膨胀性巨大肿块从鼻腔、颅内、颅外、鼻背区突出,致右侧眼球向外突出。病变在 $T_2$ 上呈高信号,在 $T_1$ 上呈稍低信号,且明显均匀强化(d,e)。CT 增强前(f)、后(g)示肿瘤软组织明显强化,骨质重建而非破坏(h,i)

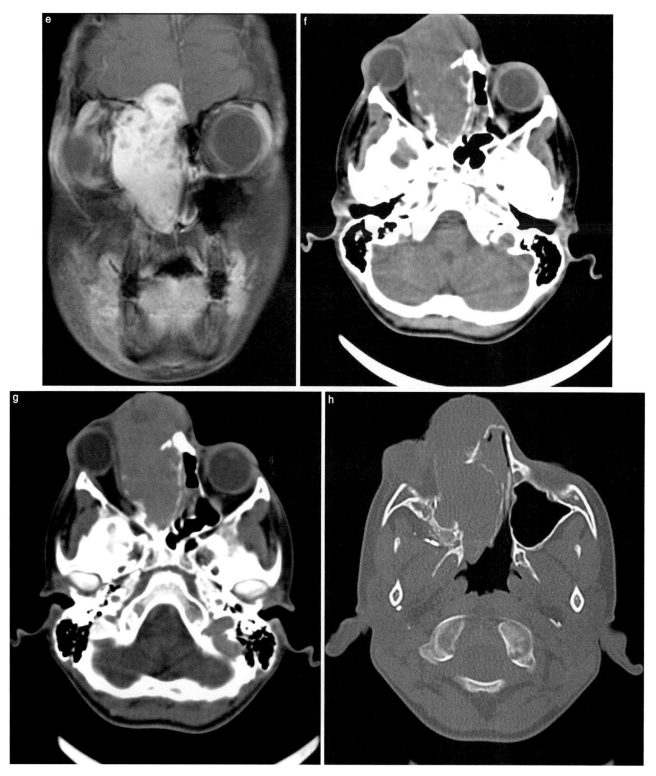

图 10. 23(续)

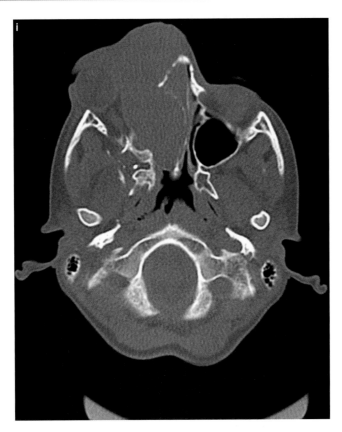

图 10.23(续)

## 10.6 骨巨细胞瘤

骨巨细胞瘤(*giant cell tumor*, *GCT*)(原名成骨细胞瘤或破骨细胞瘤)是一种良性、膨胀性生长的病变,具有潜在的局部侵袭性。该病变占所有原发性骨肿瘤的 5%(Kujas 等,1999;Som 等,2011),GCT 的好发部位是长骨骨骺,在颅面部非常罕见(Kujas 等,1999)。

影像表现　CT 成像是早期检测骨质破坏和重构的方法,在 GCT 病例中可以得到证实。早期 GCT 呈高密度,增强明显强化,因此所有患者均应增强检查。GCT 的 MR 信号取决于肿瘤的内部结构,当含有囊性成分时,$T_2$ 信号增高,且高于软组织信号(图 10.24)。MRI 增强采用 Fat-Sat 技术,显示 GCT 的强化更明显。GCT 的 MRI 和 CT 灌注示 BF 和 BV 参数轻～中度升高。

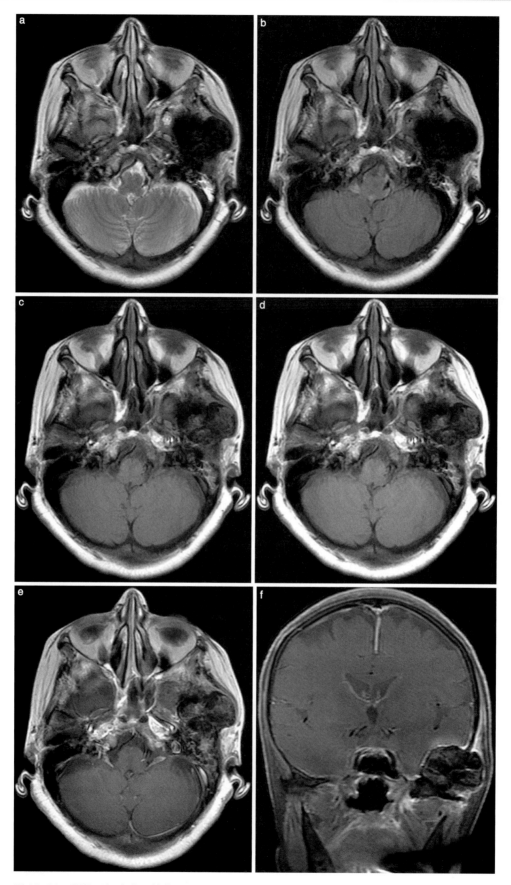

**图 10.24** 颞骨巨细胞瘤。轴位 $T_2WI(a)$、$T_2$-FLAIR(b)和 $T_1WI(c,d)$ MR 图像显示所有序列肿块均为低信号,MR 信号与骨质相似。病灶内可见软组织隔膜。强化程度很低,即使用 Fat-Sat 技术(f)也不那么明显(e)。CECT 成像(g~i)较 MRI 更好地显示了骨质破坏和重塑

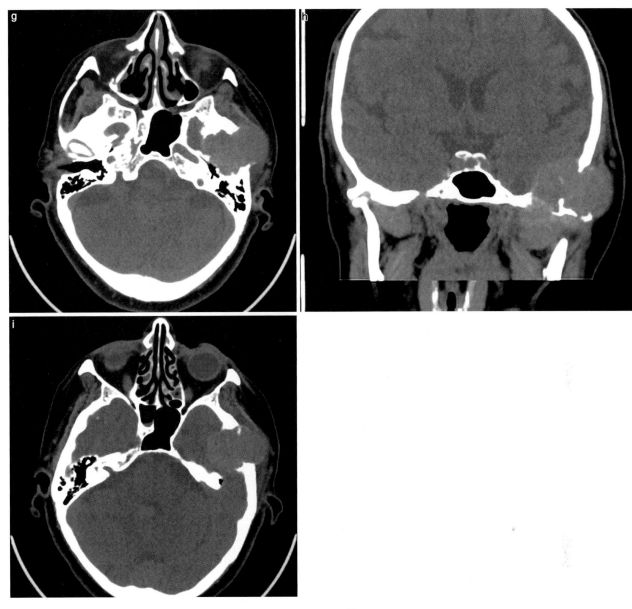

图 10.24( 续)

## 10.7 动脉瘤样骨囊肿

80%～90% 的原发性动脉瘤样骨囊肿（aneurysmal bone cyst, ABC）好发于 20 岁以下患者。它不是真正的肿瘤，而是来源不明的增生性囊性病变（不是真正的囊肿），占原发性骨肿瘤的 2%（Som 等，1991；Kaffe 等，1999）。病变由完整的骨膜覆盖，骨膜下有一层薄薄的钙化层。ABC 由不同大小的囊腔组成，其内充满未凝固的血液或蛋白质，也可表现为单房病变，囊壁无血管内皮，且覆盖有纤维组织，通常包含骨样组织（Pawha 2009）。ABC 可原发，也可继发于其他骨病变（如巨细胞瘤、软骨母细胞瘤、骨纤维异常增生、骨肉瘤等）。3%～12% 的 ABC 发生在头颈部，如上颌骨、眼眶、筛骨和额骨（Citardi 等，1996）。

**影像表现** 骨皮质的膨胀和变薄是主要的影像学表现之一。ABC 表现为薄的骨皮层包绕的溶骨性膨胀性骨质破坏（"蛋壳"征），骨小梁中断，部分显示不清。在 CT 和 MRI 上，ABC 可呈单房或多房。在 CT 上，ABC 的主要特征是"肥皂泡"或"蜂窝状"改变（Kaffe 等，1999），CT 可区分骨和软组织结构，增强有强化。

病变由于囊内成分（未凝固的血液或含血液体）不同，其 MR 信号也不同，一般表现为 $T_1WI$ 和 $T_2WI$ 呈高信号，而在无蛋白质或蛋白质含量较低时，$T_1$ 呈较低信号，$T_2$ 呈较高信号。病变通常由低信号环围绕。液-液平或沉积效应是 ABC 的另一特征( Beltran 等,1986;Zimmer 等,1984)。更具侵袭性的病变如毛细血管扩张性骨肉瘤中也可观察到沉积效应,此时二者只能通过活检来进行鉴别。除此之外,ABC 还常需与巨细胞瘤鉴别,增强扫描可见 ABC 软组织成分不均匀强化(图 10.25 和图 10.26)。

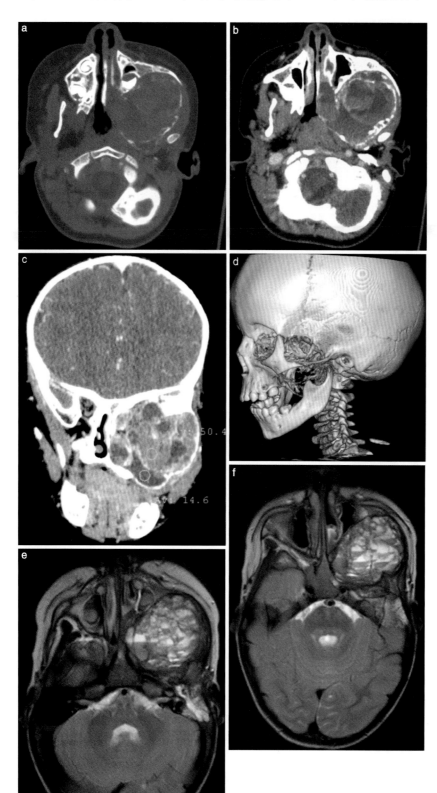

图 10.25　颅面区的动脉瘤样骨囊肿( 2 岁儿童)。CT 增强前( a )、后( b,c)示左侧颅面区生长的巨大膨胀性肿块,病变致周围骨质重塑[3D 重建( d )]。肿块结构混杂,呈多囊样改变,软组织成分明显强化。$T_2$ 加权 MR 图像( e,f)示多房囊性肿块,呈不同程度的高信号表现,囊内见沉积物(液-液平)。增强前( g )和后( h )$T_1$ 加权 MR 图像示病变软组织明显强化。MR 血管造影( i )未见病变的病理性血管网

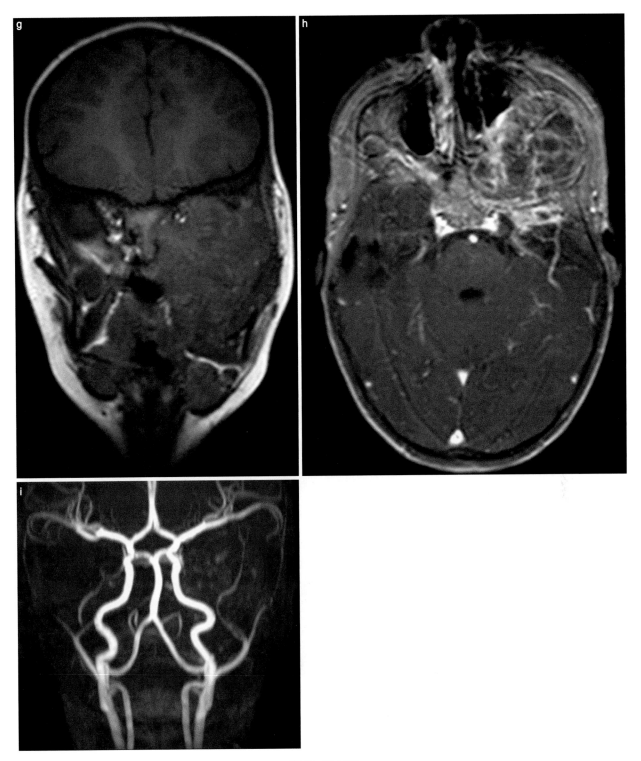

图 10.25(续)

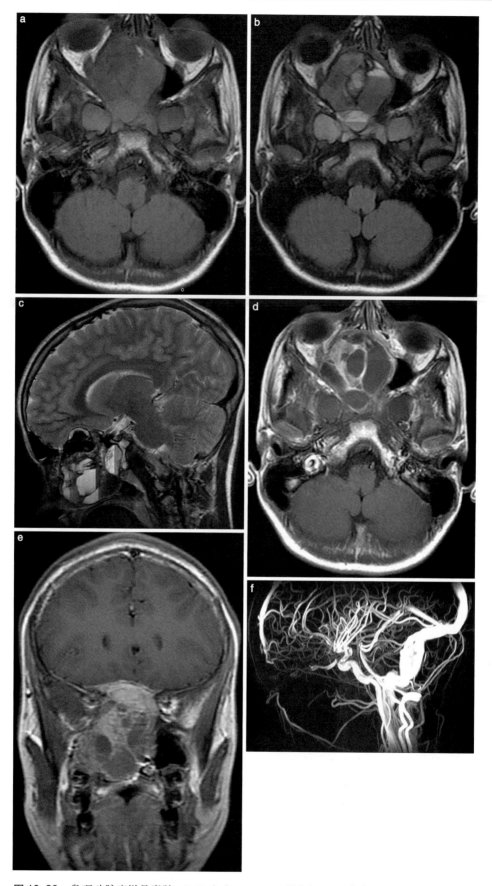

图 10. 26　鼻咽动脉瘤样骨囊肿。$T_1$WI( a )、$T_2$-FLAIR( b )和 $T_2$WI 加权( c ) MR 图像示病灶呈膨胀性生长,由多个含液性囊腔构成,且在一些囊腔中可见沉积效应。病变的软组织部分明显强化( d,e )。MR 血管造影(3D PC)( f )未见病理性血管网

鉴别诊断　软骨肉瘤、骨纤维结构不良、恶性纤维性组织细胞瘤、毛细血管扩张型骨肉瘤以及骨巨细胞瘤。

## 10.8　成釉细胞瘤

成釉细胞瘤是一种起源于上、下颌骨牙源性上皮的良性肿瘤,占所有牙源性肿瘤的 10%~18%,仅占颌骨病变的 1%(Scholl 等,1999)。CT 常表现为囊实性混杂密度,好发于下颌骨后部,在上颌则好发于第一磨牙和前磨牙。

影像表现　CT 上约 20% 患者表现为单囊,另外80% 则表现为多囊,病灶边缘呈波浪状,可见"皂泡征",并可出现周围牙齿及颌骨骨质的吸收破坏。病灶较大时侵犯上、下颌骨可使其骨质变薄,CT 上呈不均匀低密度(溶骨性改变),增强无强化。若病变膨胀性生长超过骨外缘,其内软组织成分可强化。病灶在 MR $T_1WI$ 和 $T_2WI$ 图像上信号不均匀(Hughes 等,1999;Asaumi 等,2002),增强呈明显不均匀强化,可见多发不强化的囊性灶,与明显强化的实性部分分界清晰(Weissman 1993;Asaumi 等,2002)。此为成釉细胞瘤与其他肿瘤,特别是颅面部恶性肿瘤(如鳞状细胞癌)重要的鉴别点(Weissman 1993)(图 10.27)。

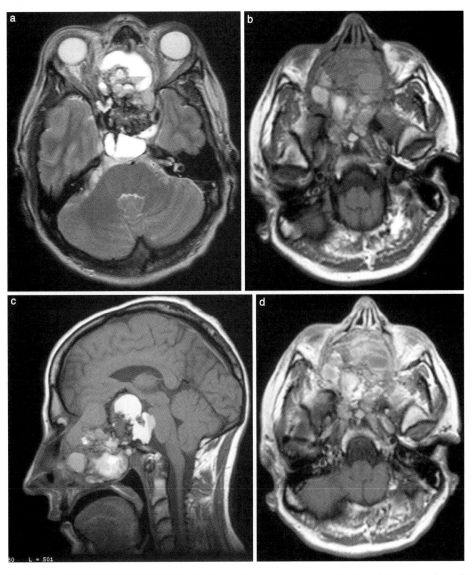

图 10.27　前颅窝成釉细胞瘤伴颅内侵犯。$T_2$-(a)和 $T_1$(b,c)MR 图示一个膨胀性生长的多囊性肿块,广泛累及鼻腔、鼻咽部、蝶骨和蝶窦,部分囊腔内可见沉积效应。病变中央区的 $T_2$ 低信号表示病灶内合并钙化。囊性病变的信号强度也存在差异,其中最亮的信号来自于颅内肿瘤内的囊性部分,亦可见额窦阻塞性炎。$T_1$ 增强示实性成分和囊性病灶间隔强化(d~f)

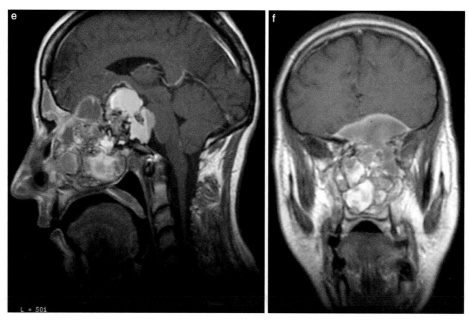

图 10.27(续)

**鉴别诊断**

1. 根尖周囊肿(脓肿)—剧痛。

2. 滤泡囊肿为单囊性病变,易与成釉细胞瘤混淆。

3. 牙源性角化囊肿常与成釉细胞瘤不易鉴别。

4. 骨纤维结构不良—"磨玻璃征",若出现囊变,通常会伴基质钙化。

5. 动脉瘤样骨囊肿以儿童多见,呈圆形、多囊性病变,其内可见液-液平面。

6. 鼻窦鳞状细胞癌通常为均质性、无多房囊性的实体样肿瘤。成釉细胞瘤在 $T_2$ 加权像及增强扫描均表现为明显高信号,而鳞状细胞癌通常在 $T_2$ 及增强后信号强度均较低。

## 10.9  软骨瘤

根据 WHO 的分类,软骨瘤属于良性软骨肿瘤,特点是生长缓慢,常好发于脊柱。该肿瘤非常少见于颅面部,然而大多数头颈部软骨瘤在鼻窦和筛骨被报道发现(大约 70% 的病例)。软骨瘤男女发病没有明显的差异性,大约 60% 的肿瘤发生于 50 岁以下的患者(Barnes 1985)。

**影像表现**  软骨瘤的典型表现为边界清晰的包裹性病变。

在 CT 上,这类肿瘤多呈膨胀性生长,并出现骨重构,与肌肉对比表现为低密度。典型的 CT 表现为肿瘤基质内的钙化,但在部分病例中并不明显;在 MR 图像上,软骨瘤常特征性表现为低 $T_1$、高 $T_2$ 信号,可由于瘤内钙化导致病灶信号强度减低。大多数病例呈明显不均匀强化,CT 灌注表现为肿瘤的低血流量和低血容量(图 10.28、图 10.29)。

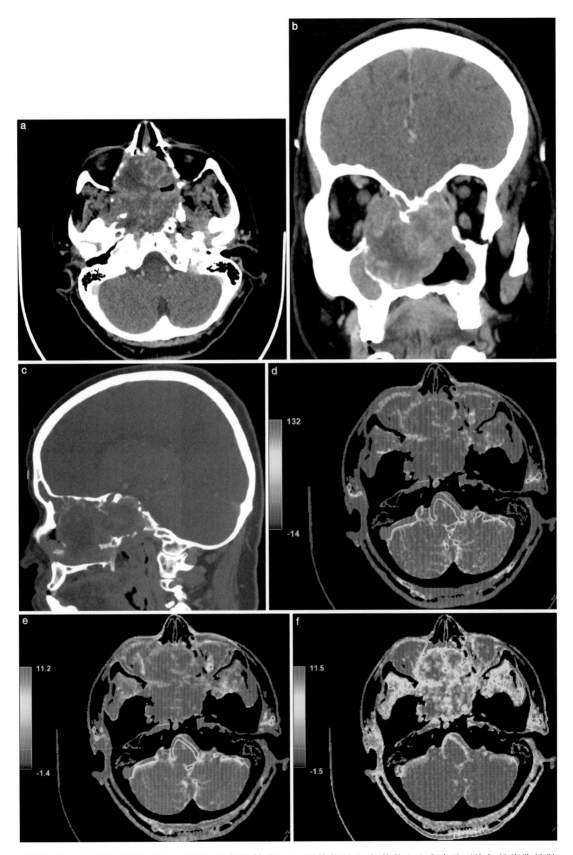

图 10.28 鼻腔和筛骨软骨瘤。增强 CT 扫描轴位(a)、冠状位(b)、矢状位(c)重建示不均匀的膨胀性肿物,伴鼻腔和筛骨受侵,累及眼眶和蝶窦。病灶囊性成分的下部中度强化,并可见广泛的骨质破坏和骨质重构。CT 灌注示肿瘤血流量(d)和血容量(e)减低,毛细血管渗透参数异质性升高(f)

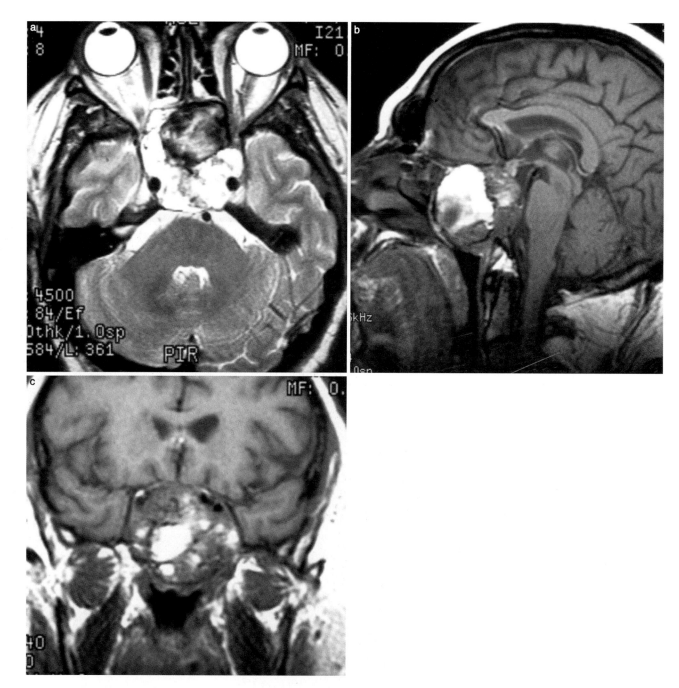

**图 10.29** 蝶骨和蝶窦软骨瘤。T₂ 加权（a）、T₁ 加权的 MR 图像在轴位、矢状位和冠状平面（b、c）显示蝶骨的膨胀性肿物侵犯到后筛骨。病灶示不均匀 T₂ 高信号，钙化区低信号。T₁ 加权图像上的高信号是由病灶囊性部分的血液产物引起的。肿瘤向上侵犯垂体，向两侧包绕颈内动脉虹吸部

## 10.10 神经纤维瘤

神经纤维瘤(NF)是一种良性、边界清楚但无包膜的肿瘤,起源于神经鞘,与神经鞘瘤一同被称为外周神经鞘瘤,好发于头颈部。颅面及鼻窦腔受累被认为是这类肿瘤罕见的原发部位(少于 4%)(Hillstrom 等,1990)。组织学上,该肿瘤由胶原基质中的成纤维细胞和神经元组成。神经纤维瘤可单发也可多发,尤其是神经纤维瘤病(NF Ⅰ型)。在某些情况下,NF 具有恶变的可能(5%~15%)(Oberman and Sullenger 1967)。

影像表现 由于组织结构混杂,这些肿瘤在 CT 和 MR 的表现多样。平扫 CT 病变与肌肉组织相比为等密度,病变囊性部分呈低密度,实性部分增强扫描呈中等程度强化;囊性部分(肿瘤内的低密度区域)不强化。但大多数神经纤维瘤病表现为软组织密度,多呈椭圆形的实性病变,边缘清晰,大多不伴有骨破坏。CT 能清楚地显示由神经纤维瘤引起的骨破坏和骨重构,且骨质破坏被认为可能是病变恶变的征象。在 MR 图像上,神经纤维瘤表现为不均匀的中等 $T_1$ 信号强度,在 $T_2$ 加权图像上可表现为从低(常见)到高(少见)的信号强度。丛状型神经纤维瘤通常在 $T_2$ 加权图像上表现为高信号,即所谓的"蠕虫袋"征(图 10.30)。

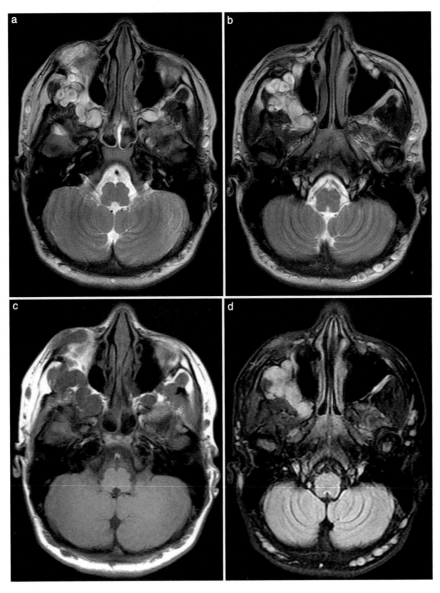

图 10.30　神经纤维瘤病Ⅰ型(多发神经纤维瘤)。轴位 $T_2$-(a,b)、$T_1$-(c)、$T_2$-FLAIR-加权图像(d)示多发椭圆形团状肿物(在 $T_2$ 和 $T_2$-FLAIR 呈高信号),位于翼腭窝及颞下窝,累及上颌窦侧壁,并向眶下蔓延("蠕虫袋"征)。左侧枕部皮下可见许多小的圆形病变,增强扫描显示造影剂明显在病变中央积聚—"靶征"(e,f)

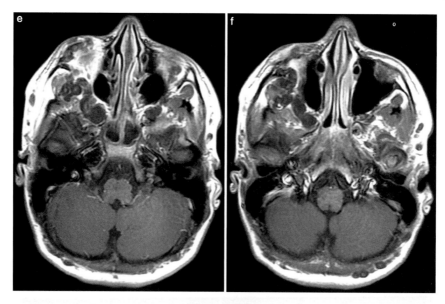

图 10.30（续）

## 10.11　黏液瘤和纤维瘤

黏液瘤和纤维黏液瘤是由多能间充质干细胞发展而来的，与纤维骨性肿瘤有一定的相关性，但是这些肿瘤没有牙源性或骨性结构，好发于 20~30 岁的青年人群。

**影像表现**　在 CT 和 MR 上，这些肿瘤表现为鼻腔的软组织占位性病变。CT 能显示肿瘤组织内的细小钙化灶，有时也可观察到骨破坏和囊性变（Som 等，2011）。MR $T_2$ 加权图像上可见不均匀的高信号肿块及其内部的低信号分隔。在我们收集的病例中，病灶在 $T_2$ 弥散加权成像中呈现高信号，其中也有低信号。增强扫描明显强化，能够更好地显示病变结构（图 10.31）。

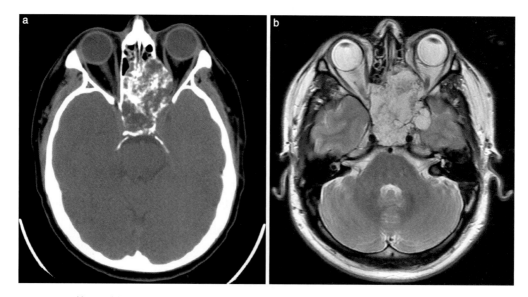

**图 10.31**　筛骨和蝶骨黏液瘤。轴位 CT 扫描（a）和 MR 图像 $T_2$-（b）、$T_2$-FLAIR-（c）、$T_1$-加权图像（d）示膨胀性不均质肿块侵犯颅内，表现为 $T_2$ 高信号。病变在 $T_2$-FLAIR 和 $T_1$-WI 表现为轻度低信号（囊性变）。DWI（e）为低信号。钙化灶在病变内广泛分布（a）。增强扫描更有助于明确肿瘤内的实性和囊性结构（f-h）。FIESTA 序列对于区分病变和周围组织是非常有用的（i）

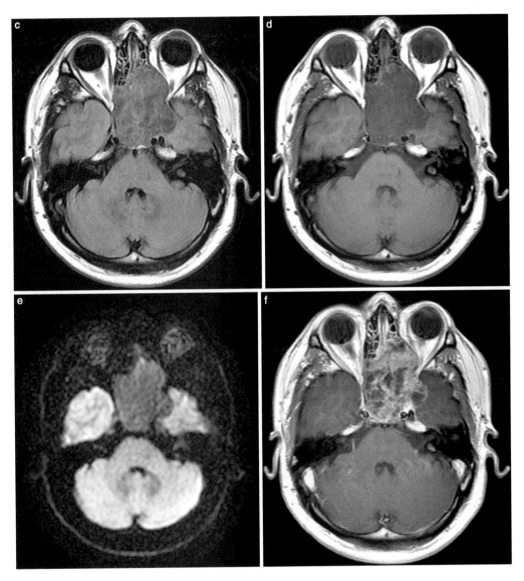

图 10.31(续)

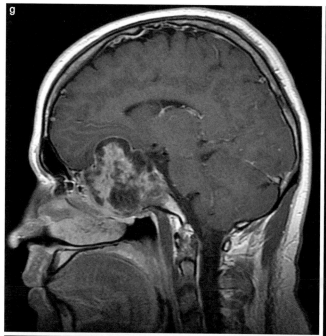

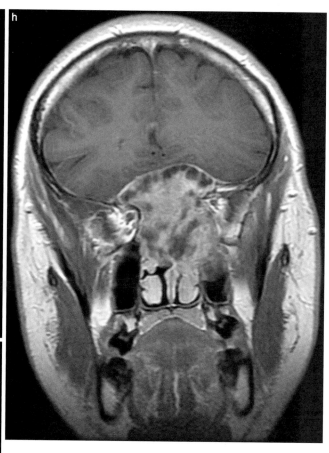

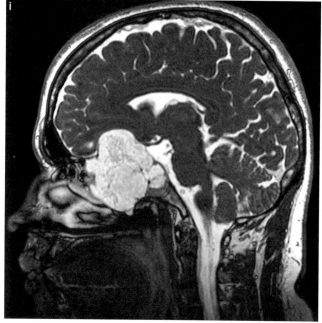

图 10.31(续)

## 10.12　平滑肌瘤

　　平滑肌瘤是一种良性的平滑肌肿瘤,起源于鼻腔及鼻窦周围丰富的平滑肌组织,发生于此区域的平滑肌瘤及恶性的平滑肌肉瘤均非常罕见。文献记载的发生在鼻腔及鼻窦的这类肿瘤不超过 100 例(Huang等,2000;Lippert 等,1996;Strasser 等,1998;Harcourt and Gallimore 1993;Kuruvilla 等,1990)。在由 Barnes等人(2000)记录编制的 257 例头颈部平滑肌肉瘤病例中,好发的部位依次是颈部食管(36%)、皮下组织(23%)和口腔(20%)。鼻腔和鼻窦的发生率大约仅有 3%。

　　**影像表现**　CT 和 MR 研究表明,多数病例表现为密度或信号均匀的软组织肿块并有明显强化。相比于平滑肌肉瘤,平滑肌瘤的骨质破坏不明显。在MR 上病变表现为低 $T_1$、高 $T_2$ 信号。CT 灌注和ASL-MR 示肿瘤内血流信号低,血容量轻微升高(图10.32、图 10.33)。

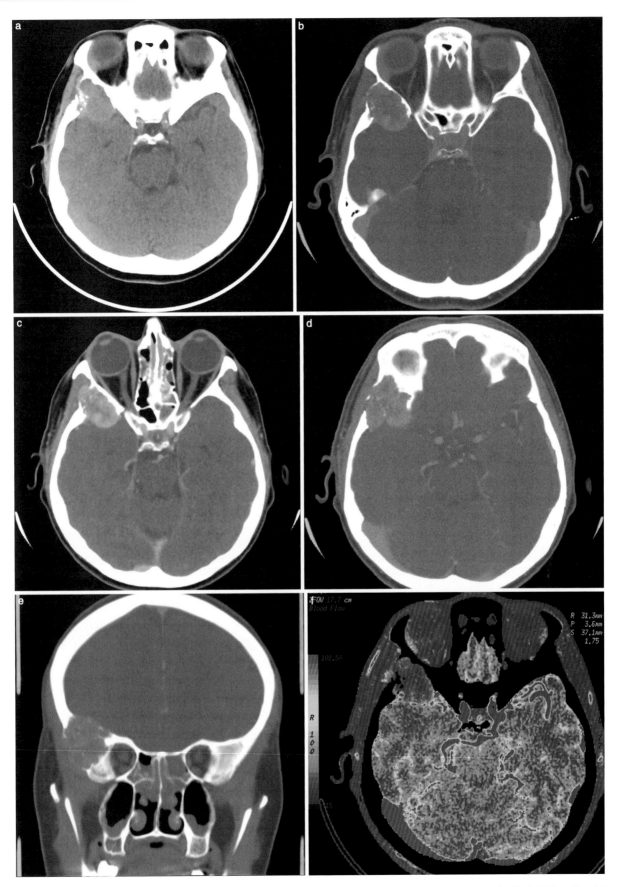

图 10.32　右翼区平滑肌瘤。轴位 CT 增强前(a)、后(b~e)示一个等密度且增强明显强化的肿块,伴有颞骨和眼眶侧壁的骨质破坏,病灶外侧可见小的钙化灶。增强扫描表现为显著均匀强化。CT 灌注示病变内血流量较低(f)

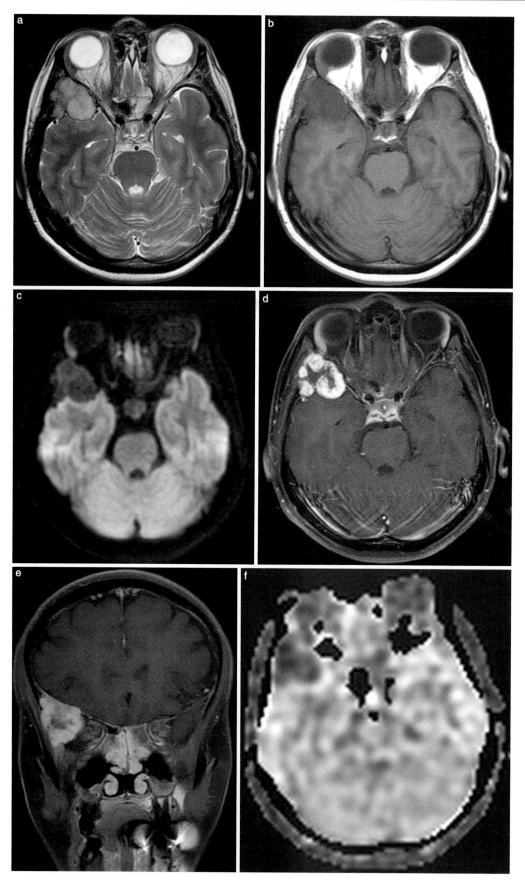

**图 10.33**　左侧翼区平滑肌瘤(CT 图像见于图 10.32)。$T_2$-(a) 和 $T_1$(b) MR 图像表现为 $T_2$ 稍高信号,$T_1$ 稍低信号肿物伴有颞骨基部和眼眶侧壁部分骨质破坏。DWI 病变表现为低信号(c)。增强扫描明显不均匀强化,中央区无强化(d~e)。ASL 示病灶内低血流量(f)

# 恶 性 肿 瘤

**11**

## 11.1 脊索瘤

脊索瘤（chordoma，Ch）由脊索的胚胎残余发育而成，大多发生在骶尾区（50%）、斜坡（30%～35%）、颈胸椎（15%～19%）。脊索瘤是一种恶性肿瘤（占所有原发性恶性骨肿瘤的1%），主要特征是局部侵袭性生长伴高转移率（10%～40%的患者）（Barnes 1985）。原发于前颅窝（ACF）和CFR的脊索瘤极为罕见，多从斜坡向前生长，发生在该处的肿瘤其显著特征是骨质破坏和向鼻腔及鼻窦内侵犯。在这种情况下，脊索瘤以筛窦、上颌窦、额窦和下颌骨为主要发病部位，推测可能是由于在胚胎发育早期面部中胚层运动中与主脊索分离的脊索残余组织发展而来的（Shugar等，1980；Miro等，1998；Som等，2011）。脊索瘤没有包膜，广泛生长形成"指状瘤"。如果组织学上存在软骨成分，则被称为软骨-脊索瘤。与典型脊索瘤相比，软骨-脊索瘤发病年龄较早，预后较好（Heffelfinger等，1973）。

**影像表现** 在CT上约有30%～70%的脊索瘤合并钙化和小骨片，骨质破坏的程度是可清晰显示。术前CT诊断中，增强扫描是非常有必要的。CT灌注图像显示Ch具有低血容量和血流量的特点。

MRI能显示脊索瘤的异质结构。在大多数情况下，这类肿瘤表现为等$T_1$信号和相对较高的$T_2$信号（Yuh等，1985）。软骨型脊索瘤可表现为等$T_2$信号。所有的脊索瘤在增强扫描时可表现为从低到高不同程度的强化。瘤内软组织小梁在增强扫描下清晰可见，这被认为是脊索瘤极具特异性的征象（图11.1）。

**鉴别诊断** 转移瘤、浆细胞瘤、原发性肉瘤以及其他从斜坡蔓延到CFR的继发性病变（鼻咽癌，脑膜瘤）。

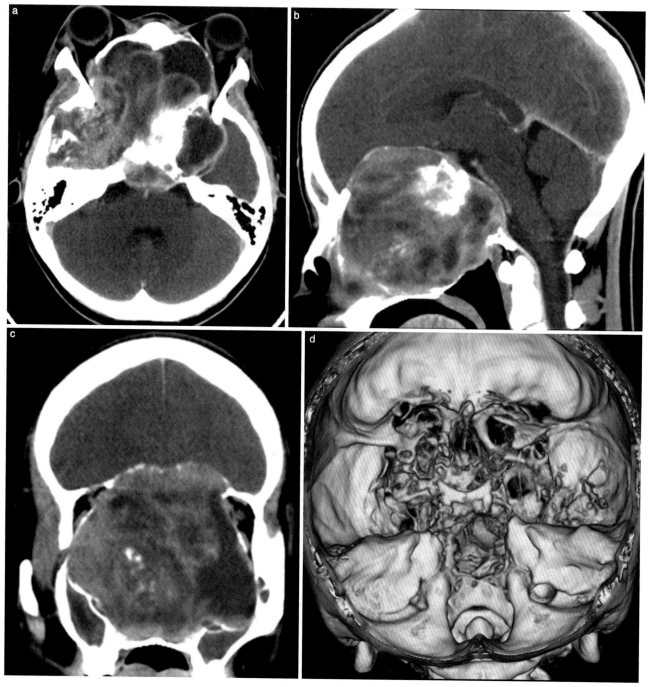

**图 11.1**　颅面部软骨-脊索瘤。轴位增强 CT(a)、矢状位和冠状位重建(b,c)示结构不均的巨大肿瘤侵犯鼻腔、筛骨、蝶骨、蝶窦以及双侧眼眶和右中颅窝,并可见双侧海绵窦均受侵。肿瘤表现为不均匀中等强化,并广泛骨质破坏[3D 重建(d)]。CT 灌注[行数据分析(e),CBF(f)]示瘤内低血流量。在数字脑血管造影中(g~i),颅底无血管区可见颈动脉移位(箭头所示)

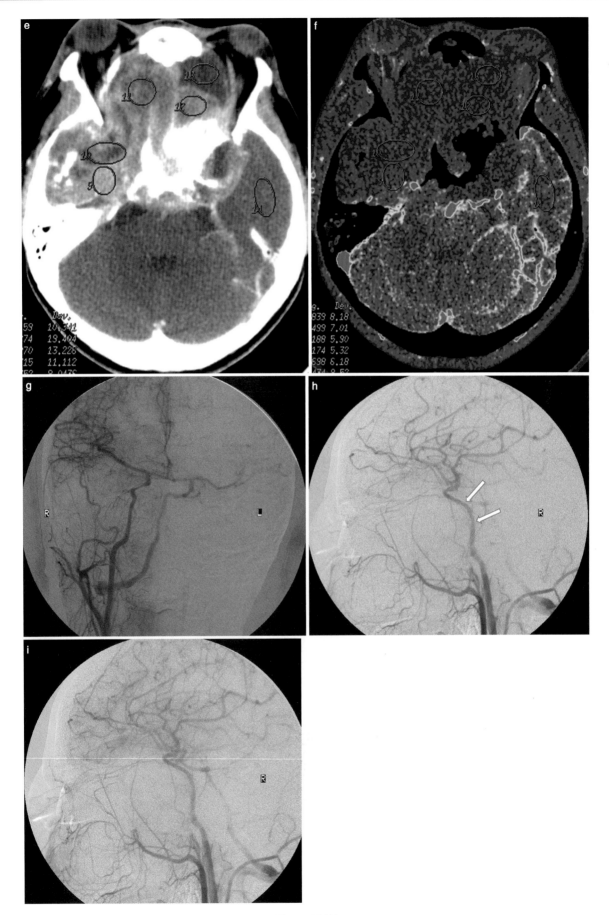

图 11.1(续)

## 11.2　软骨肉瘤

软骨肉瘤(chodrosarcoma,COS)是一种罕见的起源于颅底的肿瘤,其发病机制尚未明确。COS 的特点是特定的软骨基质制产生异常。虽然 COS 可以发生在任何骨骼,但易在骨盆、肱骨、股骨、肩胛骨和肋骨发病,而且可发生在任何年龄段(Leddy and Holmes 2014)。根据组织学不同,COS 可分为四种亚型:①传统型 COS,这种是最常见的类型(大约占已诊断病例的 90%);②去分化型 COS(约占已诊断病例的 10%);③间质型 COS,最罕见然而侵袭性最高;④透明细胞软骨肉瘤,一种较罕见的类型。COS 对放化疗不敏感,因此,改善患者预后依赖于极其精确的手术,但不幸的是,COS 的患者经常出现复发以及不可避免的预后不良等问题(Frezza 等,2015)。发生于颅底的 COS 被认为是起源于软骨内的软骨细胞,颅底骨不同于颅面骨,后者发育形成膜内骨化,颅底骨包括大部分颞骨岩部、枕骨岩部、软骨结合区,主要由软骨内骨化成熟。颅底软骨肉瘤最好发的部位是枕骨岩部软骨结合区,肿瘤不对称地分布在中线两侧。软骨肉瘤

在颅底肿瘤中占 6%,在颅内肿瘤中占 0.15%。Som 等人(2011)根据 Memorial Sloan-Kettering 癌症中心的 500 例软骨肉瘤的经验估计,仅仅 5%(25 例)发生于头颈部。发生于 CFR 的软骨肉瘤最好发于上颌窦(大约 45%),其次是鼻中隔、筛骨和蝶骨(41%),然后是下颌骨(10%~11%),以及鼻尖(3%~4%)(Saito 等,1995;Rassekh 等,1996;Gadwal 等,2000)。

　　**影像表现**　在 CT 上,COS 是一种侵袭性肿瘤,伴周围骨质破坏,病变结构不均匀伴有不同程度的钙化(Grossman and Davis 1981;Meyers 等,1992;Cherekaev 等,2001),随着软组织成分的增加其强化越显著,钙化通常比脊索瘤更明显。在 CT 灌注图像中这种肿瘤更容易与脊索瘤区分,这种灌注图像表现为不均匀的高血流量和血容量(图 11.2)。

　　MR 图像显示了由于钙化引起的肿瘤结构的不均匀。在 $T_1$ 序列肿瘤表现为不均匀信号,在 $T_2$ 序列表现为钙化区低信号、软组织区高信号。软骨肉瘤的软组织部分可见造影剂积聚。MR 图像显示肿瘤侵犯颅底骨和颅内(通常是硬膜外)的能力优于 CT,尤其是在同时使用压脂和增强技术的时候(图 11.3)。

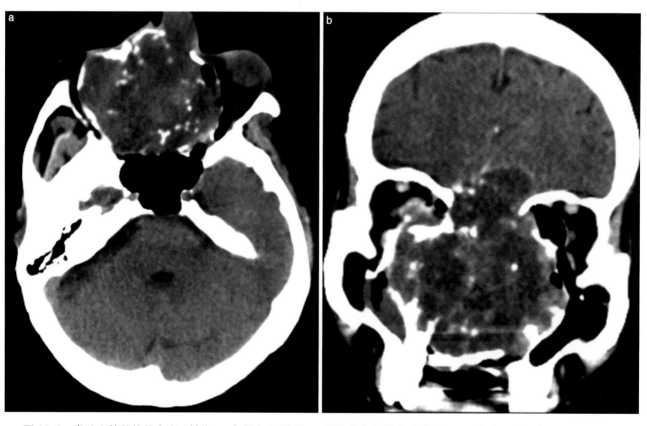

**图 11.2**　鼻腔和筛骨软骨肉瘤。轴位 CT 扫描(a)、增强 CT 冠状位和矢状位重建(b,c)示密度不均的软组织肿块伴其内多发钙化,肿瘤表现为中等强度不均匀强化,周围广泛骨质破坏,包括前颅窝底部,伴有颅内侵犯。CT 灌注(CBF(d)、CBV(e)、MTT(f))示肿瘤内血流和血容量参数异常减低(CBV 图),MTT 值延长

图 11.2(续)

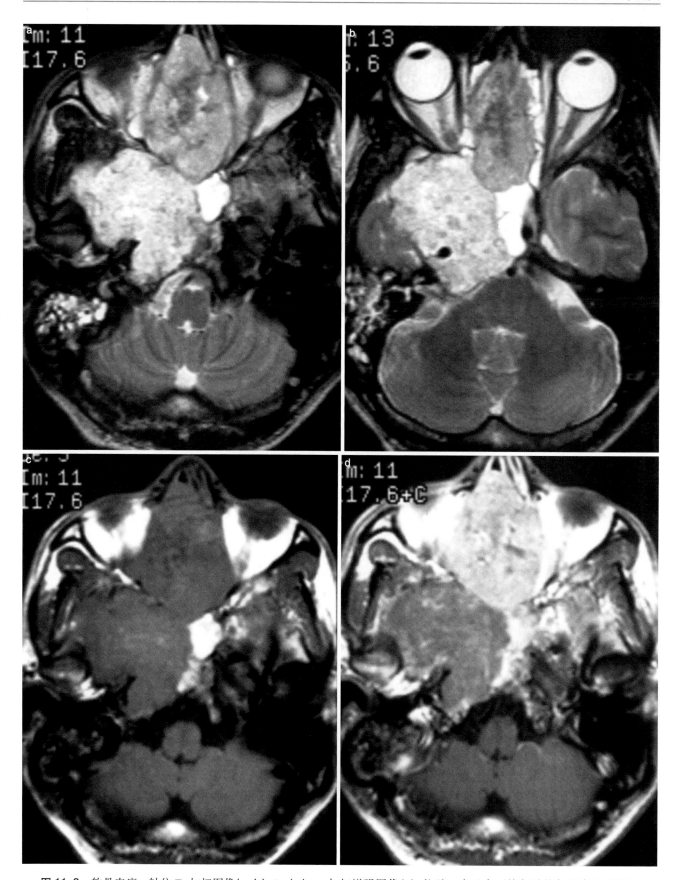

**图 11.3**　软骨肉瘤。轴位 T$_2$ 加权图像（a,b）、T$_1$-（c）、T$_1$ 加权增强图像（d~f）示一个巨大不均匀肿块侵犯鼻腔、筛骨、蝶骨和鼻窦，累及中颅窝底部。在 T$_2$ 加权图像上肿瘤表现为高信号。眶内未见侵犯，但鞍后及斜坡后局部受累，病灶内可见大量造影剂聚集，并且在 T$_1$ 加权图像上呈高信号

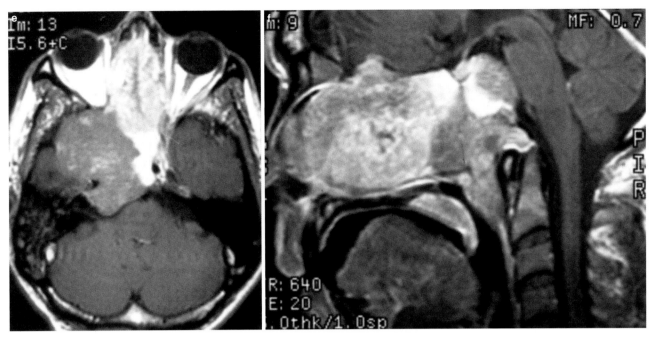

图 11.3（续）

鉴别诊断 所有的颅底恶性肿瘤都会有骨质破坏和钙化。与大多数软骨肉瘤不同，斜坡脊索瘤通常位于中线区，灌注减低程度更明显。大多数研究表明，常规图像并不能鉴别软骨肉瘤和脊索瘤（Brown等，1990；Meyers 等，1992），但是因为这两种肿瘤的灌注模式不同，CT 灌注可帮助区分这两种病变。颅底部的原发性骨肿瘤能够引起骨质破坏，但其基质内很少出现钙化。

## 11.3 嗅神经母细胞瘤

嗅神经母细胞瘤（olfactory neuroblastoma，ONB）（也被称作鼻腔神经胶质瘤）属于鼻腔上部黏膜的恶性肿瘤，原发于嗅觉神经上皮，病变通常会发生钙化。该类肿瘤大约占所有鼻腔恶性肿瘤的 3%～6%，其中20%～40% 的病例会转移到区域淋巴结、肺和骨（Jethanamest 等，2007；Howell 等，2011）。嗅神经母细胞瘤在 ACF 和鼻腔呈"哑铃状"，以筛板为中心见"束腰征"。

颅内肿块边缘可有囊性灶，肿瘤的形状和结构特点能够准确地提示其组织学类型。小的病变通常局限在鼻弓，大的病变可以发生在前颅窝、筛骨、上颌窦，晚期可侵犯眼眶。一般症状包括：鼻窦阻塞、鼻出血、嗅觉缺失、脑脊液鼻漏、头痛和眼眶放射痛。肿瘤

完全切除的患者，8 年生存率可达 80%。

影像表现 在 CT 上直观可见位于筛骨和前颅窝基底部的软组织占位（Rao 等，2001）。矢状位 CT重建能清晰显示肿瘤呈哑铃状，以及骨质改变，尤其是筛板骨质破坏情况，这种骨质破坏非常典型，但也能同时观察到局部的骨质增生（Regenbogen 等，1988）。增强后嗅神经母细胞瘤均匀强化（图 11.4、图 11.5）。

在 $T_1$ 加权图像上，与脑实质相比肿瘤表现为低或等信号，高信号区域为出血灶；在 $T_2$ 加权图像上，肿瘤的信号由低到高不等，通常囊变区清晰可见，邻近的鼻窦由于黏膜增厚引起阻塞性炎和鼻窦积液（Som 等，1994）。$T_2$ 加权图像能够更好地分辨阻塞鼻腔鼻窦的是肿瘤还是增厚的黏膜。MR 增强通常表现为明显均匀强化（图 11.6），但当肿瘤内存在坏死区，也可表现为不均匀强化（Li 等，1993；Dulguerov等，2001；Bradly 等，2003；Constantinidis 等，2004）。CT 和 MR 灌注示即使肿瘤体积较小也会表现为 CBF和 CBV 升高（图 11.7 和图 11.8），这通常与 ONB 具有丰富的血管网有关（图 11.9）。

**鉴别诊断**

1. 颅外生长的嗅神经脑膜瘤 颅底通常有骨质增生，肿瘤结构致密，没有囊变，肿瘤血管基质清晰可见。

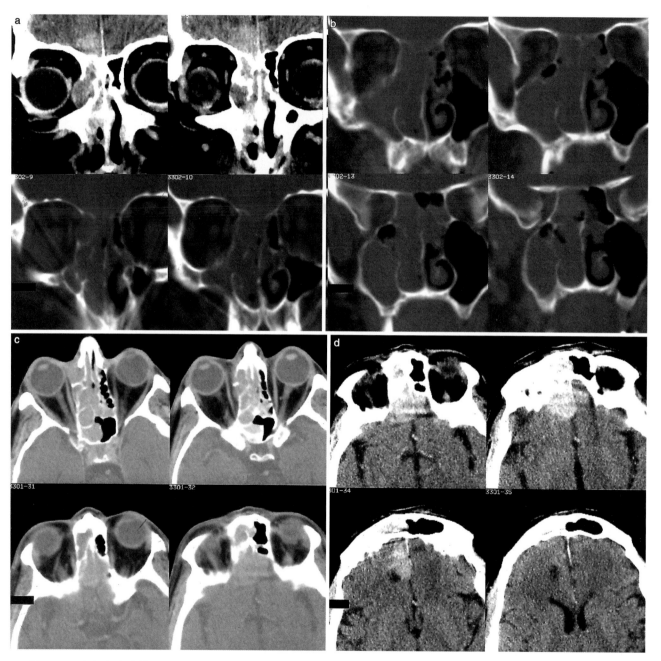

**图 11.4**　右侧鼻腔嗅神经母细胞瘤(鼻腔神经胶质瘤)。冠状位(a,b)和轴位(c,d)CT图像示鼻腔内软组织占位,蔓延至前颅窝,部分进入右侧眼眶。肿瘤引起右侧上颌窦梗阻。病变呈明显不均匀增强(c,d)。肿瘤上极局部囊变。血管造影肿瘤内的毛细血管网清晰可见(e,f)。肿瘤血供来源于眼球和上颌动脉(箭头所示)

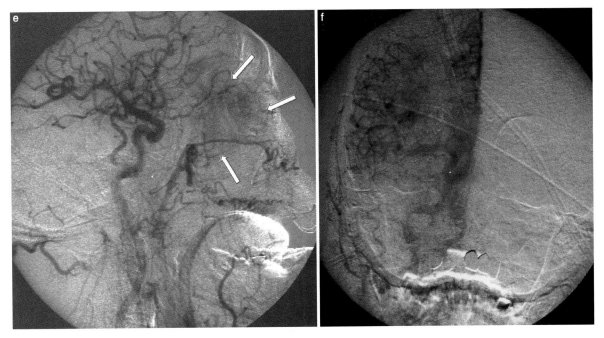

图 11.4(续)

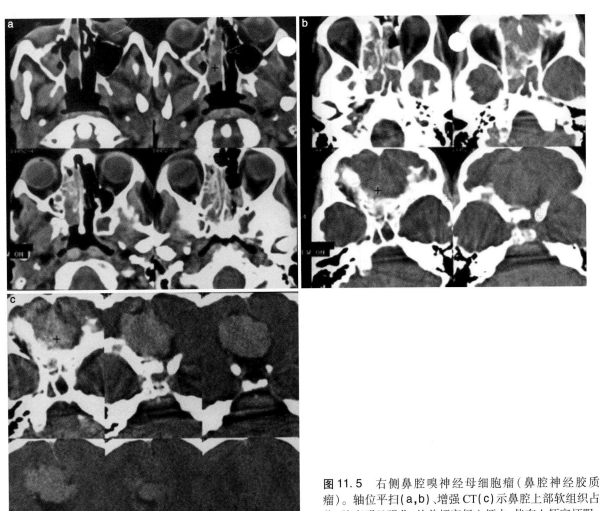

图 11.5　右侧鼻腔嗅神经母细胞瘤(鼻腔神经胶质瘤)。轴位平扫(a,b)、增强 CT(c)示鼻腔上部软组织占位,肿瘤明显强化,从前颅窝侵入颅内,伴有上颌窦梗阻

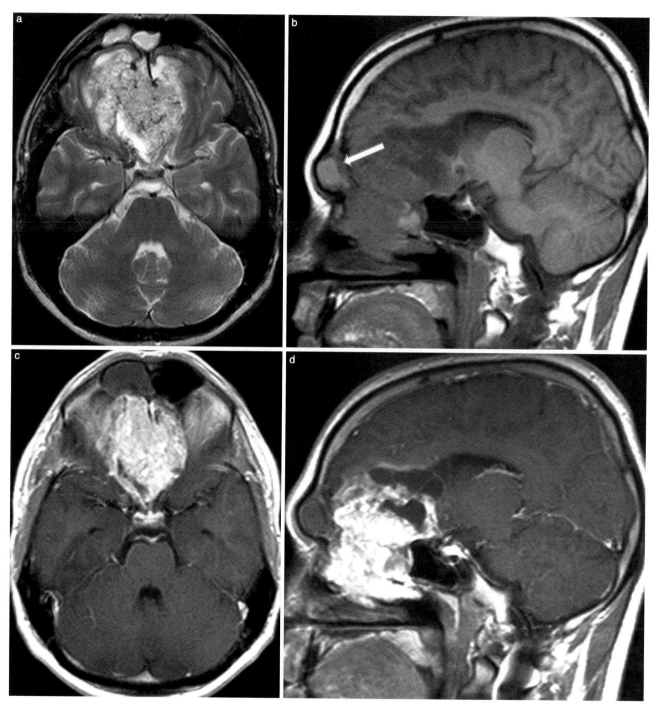

图 11.6    右侧嗅神经母细胞瘤(鼻腔神经胶质瘤),侵犯到前颅窝。轴位 $T_2$ 加权(a)和 $T_1$ 加权(b)图像示软组织占位,在 $T_2$ 图像上信号强度不均匀高信号。在 $T_1$ 加权图像上与脑组织比较表现为稍低信号,在侵犯颅内的区域可见局部囊变。静脉注射造影剂后表现为明显不均匀强化(c~e)。在增强的前提下行 MR 血管成像(f)示颅内血管结构紊乱。肿瘤导致额窦阻塞,形成黏液囊肿(b)(箭头所示)

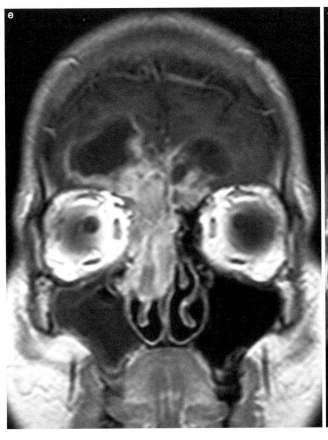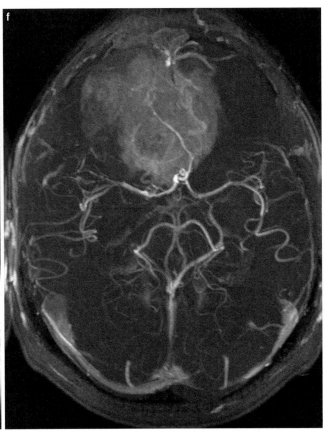

图 11.6(续)

2. 发生在鼻腔的鳞癌与嗅神经母细胞瘤不易鉴别;鳞癌在上颌窦更常见,强化程度较嗅母弱。

3. 非霍奇金淋巴瘤在 CT 平扫上表现为致密肿块,与嗅神经母细胞瘤相比表现为更加均匀的强化,通常不会出现颅底骨质破坏。

4. 鼻窦未分化癌与嗅神经母细胞瘤不易鉴别,前者肿瘤好发于老年人,影像学上较难鉴别。

鳞状细胞癌(*squamous cell carcinoma*,SCC) 是一种来源于鼻窦或者鼻腔黏膜上皮的恶性上皮肿瘤。有明显的侵犯周围结构的倾向。SCC 占头颈部所有恶性肿瘤的 3%,最常累及鼻窦(80%),在早期有 15% 的病例侵犯区域淋巴结。肿瘤在 50~70 岁的人群中更为常见,男性好发。发生在鼻窦区的鳞癌表现为具有侵袭性的软组织肿物,伴有窦壁骨质破坏。

该肿瘤通常单侧好发,侵犯鼻腔、上颌窦或者筛骨。病变首先在鼻窦生长(75%),其次是鼻腔(大约 30%)。继发性上颌窦扩张较为常见,80% 的鼻窦癌患者均会发生(Som 等,2011)。

影像表现 大约 80% 的鼻窦恶性肿瘤是鳞癌,CT 和 MR 不能分辨其病理类型。在 CT 上,病灶表现为边缘不规则、肌肉样等密度的软组织肿块,在多数病例合并骨质破坏。通常 SCC 在 CT 上表现为轻度不均匀强化的实性结构(图 11.10)。

在 $T_1$ 加权序列上,SCC 表现为等信号,可以明显观察到亚急性出血(亚急性期出血灶表现为高信号)。在 $T_2$ 加权图像上,肿瘤与肌肉相比表现为从中到高不等的信号强度。然而,根据大多数学者记载,该类肿瘤在 $T_2$ 序列的信号比其他颅底恶性肿瘤的信号要更低(Som 等,2011)。

在 $T_2$ 加权图像上的高信号是由高细胞性(大量的小细胞)和高核质比造成。造影剂积聚也有很大的差异,从中等到高,从均匀到不均匀强化。病变强化程度比腺癌、黑色素瘤和嗅神经母细胞瘤要低。在评估颅底肿瘤生长时,必须使用脂肪抑制技术的 $T_1$ 加权序列(图 11.11、图 11.12、图 11.13)。PET 显示由于代谢亢进引起的 18F-FDG 高度积聚(Hermans 等,1999),与 CT 和 MR 相比,能够更好地将病变与周围组织区分开来,并且能够显示区域淋巴结转移。

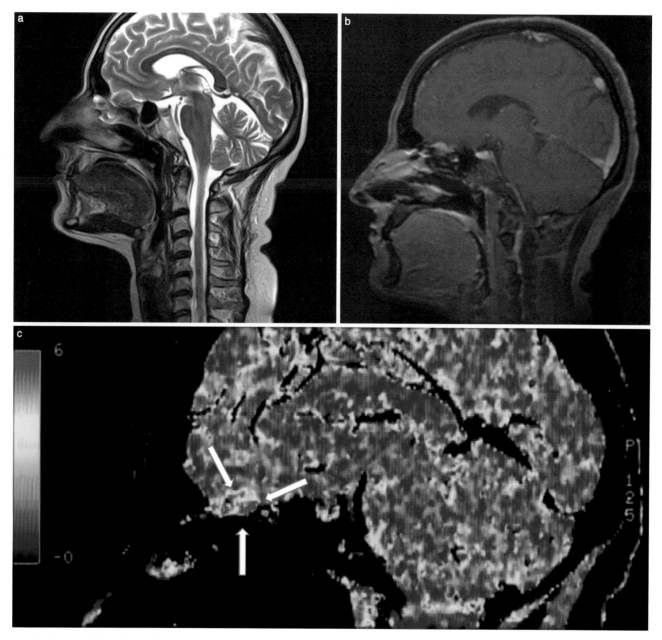

**图 11.7** 嗅神经母细胞瘤（鼻腔神经胶质瘤）。矢状位 $T_2$ 图像（a）和 $T_1$ 增强（b）示软组织占位，位于颅前窝底突出处，病灶明显强化，与嗅神经脑膜瘤相似。CT 灌注[CBV map（c）]示肿瘤内高血容量（箭头所示）

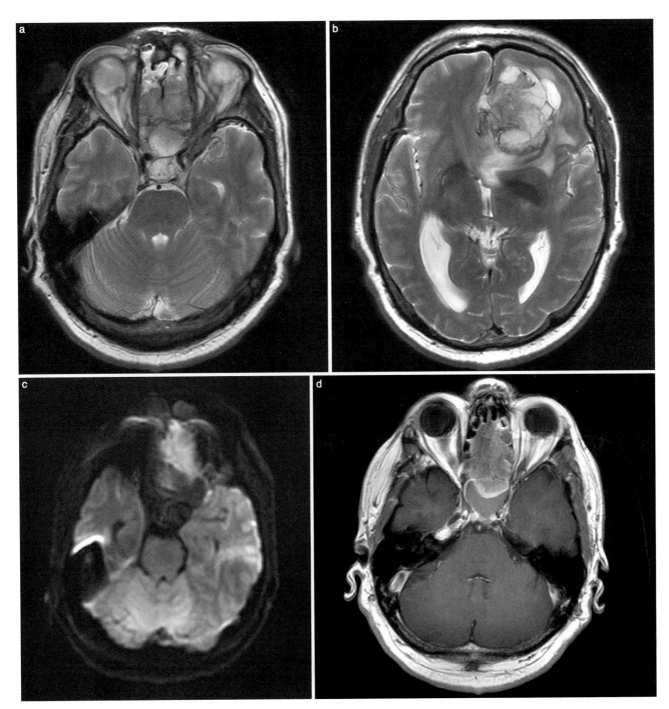

**图 11.8** 嗅神经母细胞瘤(鼻腔神经胶质瘤)。轴位 $T_2$ 加权图像(a,b)示膨胀性混杂信号占位,信号强度不均匀,侵犯筛骨复合体和鼻腔,伴有颅内侵犯(实性成分为等信号,囊性部分表现为高信号)。DWI 示病灶弥散受限,表现为高信号(c)。静脉造影表现为明显不均匀强化,与大脑边界处的囊性成分分界较清(d~f)。ASL 图像示肿瘤血流明显增加(g)。3D TOF MR 血管成像显示不同来源的丰富血供,主要来源于上颌动脉和大脑前动脉的分支(h,i)

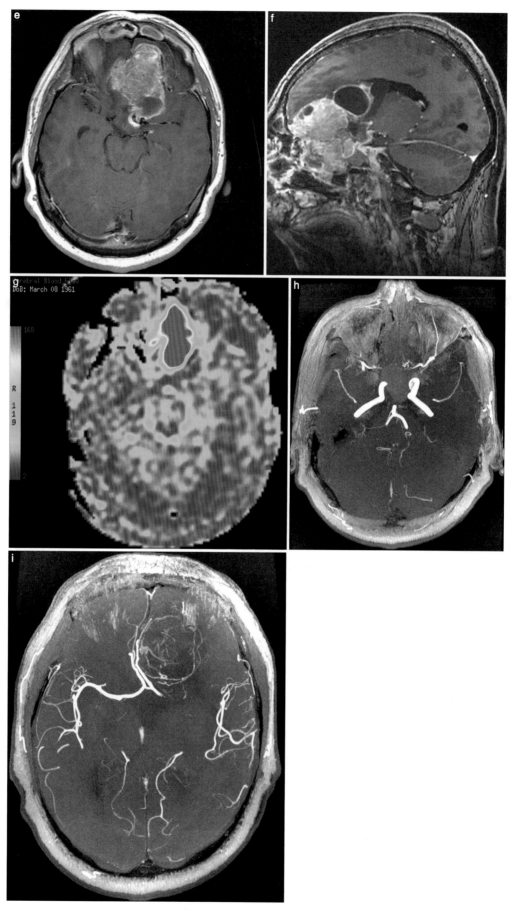

图 11.8(续)

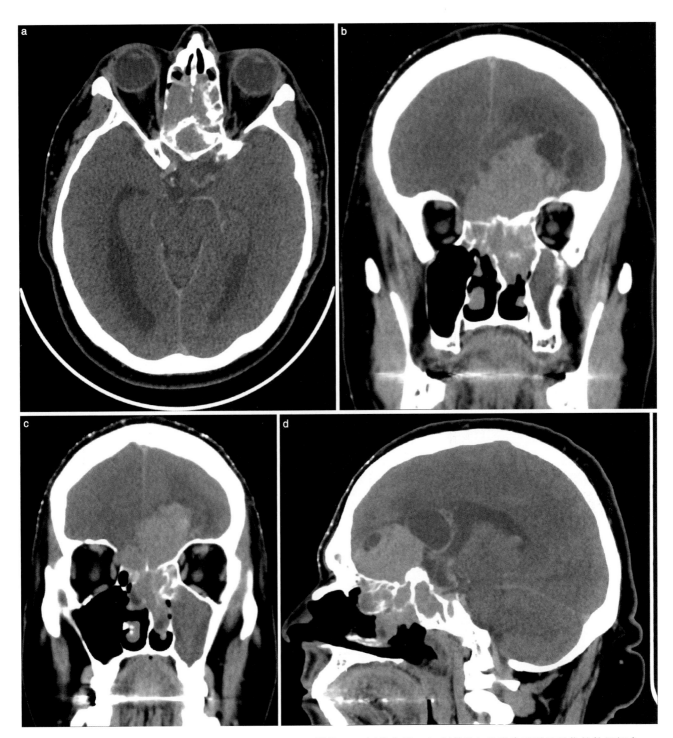

**图 11.9** 嗅神经母细胞瘤(MRI 见图 11.8)。增强 CT 轴位(a)、冠状位(b,c)、矢状位(d)重建示明显强化的软组织占位侵犯筛骨复合体、鼻腔、蝶骨和鼻窦。病变局部侵犯右侧眼眶,并向颅内扩散,有骨质重建和骨质破坏。CT 灌注[(e)TBF,(f)TBV]示肿瘤内血流量和血容量参数升高。DSA 显示肿瘤血供丰富,血供主要来源于上颌动脉、眼动脉和大脑前动脉(g~i)

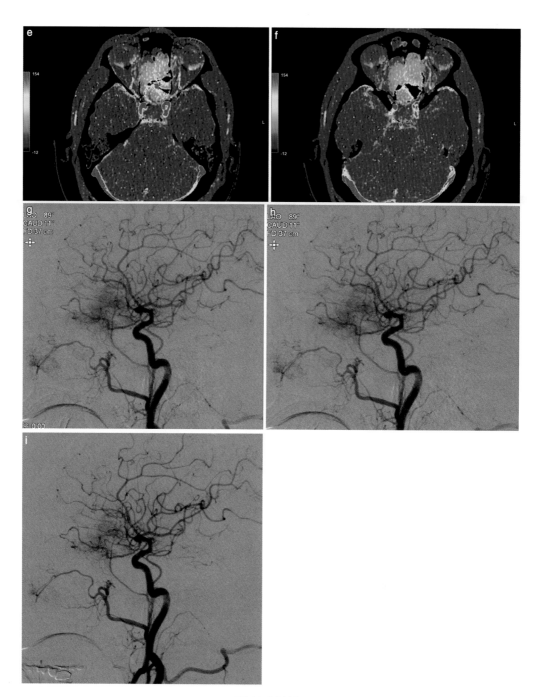

图 11.9(续)

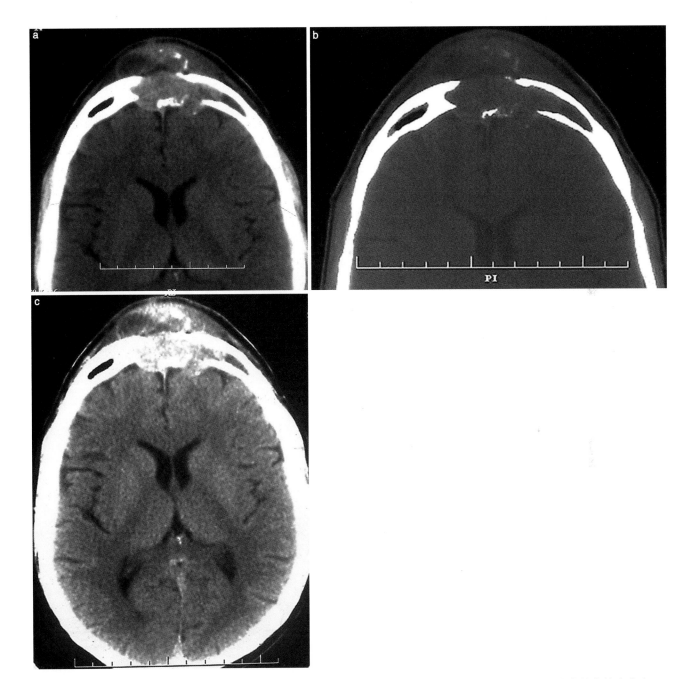

**图 11.10** 额骨和鼻窦鳞癌。轴位 CT(a~c)显示软组织占位伴有钙化和广泛骨质破坏。增强后(c)肿瘤的实性成分出现不均匀的造影剂浓聚表现为高信号。颅内及颅外均有明显受侵

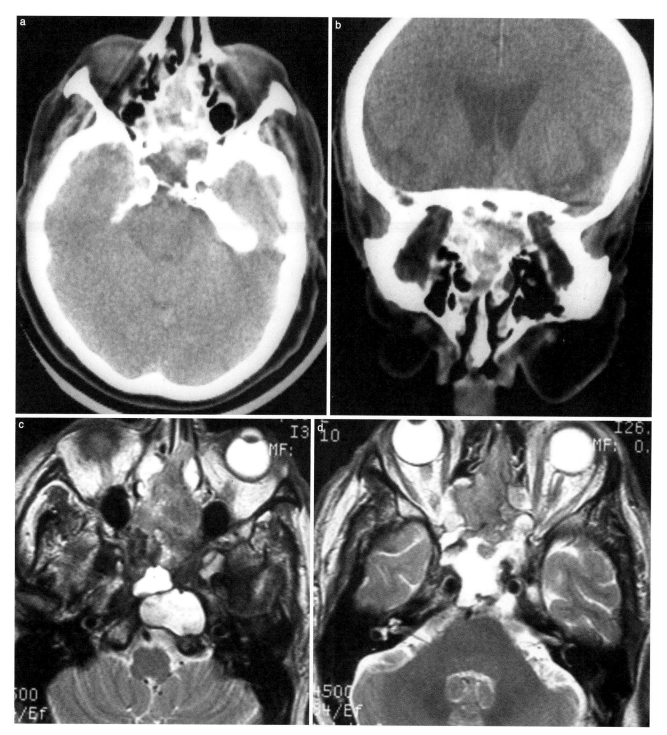

**图 11.11**　筛骨未分化细胞癌。增强 CT 轴位(a)和冠状位(b)示软组织占位,筛骨和蝶骨骨质破坏。在 $T_2$ 加权图像 (c,d)上表现为不均匀低信号。病变囊性部分在 $T_2$ 加权图像上呈高信号,肿瘤明显强化(e,f)

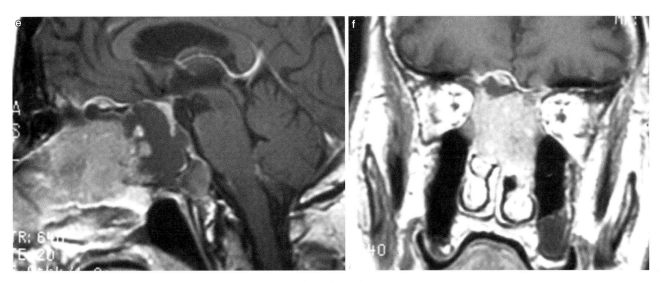

图 11.11(续)

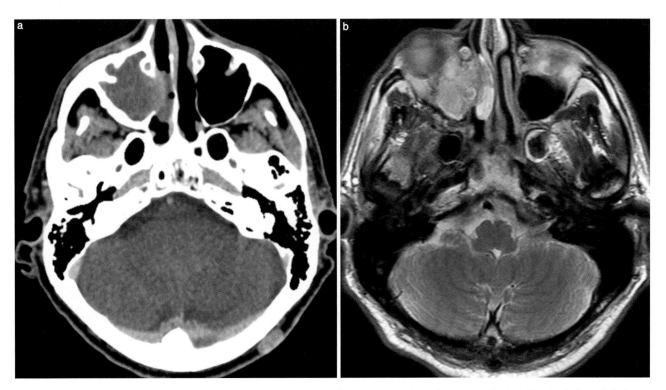

**图 11.12** 右侧鼻腔未分化细胞癌。CT 扫描(a)、$T_2$ 加权图像(b,c)、$T_1$ 加权图像(d)示右侧鼻腔软组织占位。肿瘤内造影剂明显积聚($T_1$+fat sat)(e),右侧上颌窦梗阻和积脓(DWI 高信号)(f)

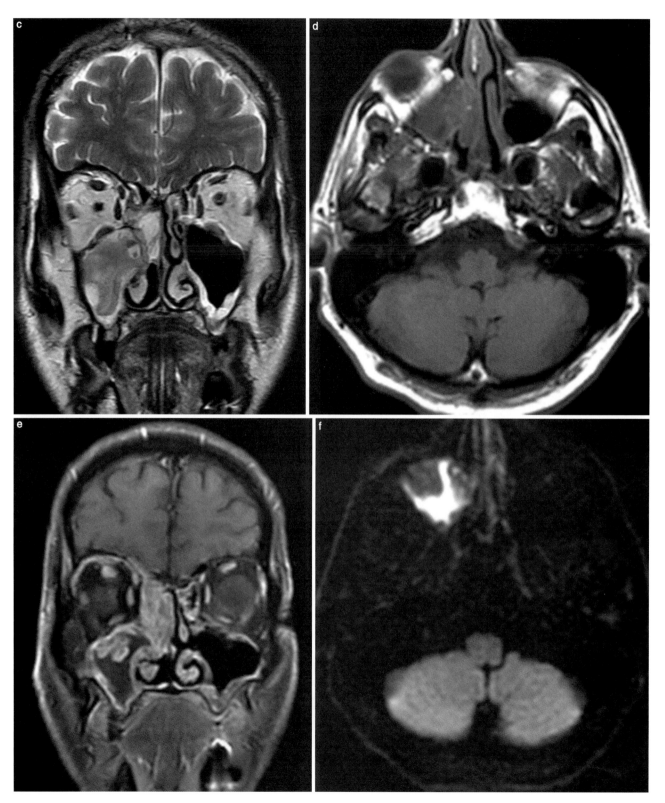

图 11. 12( 续)

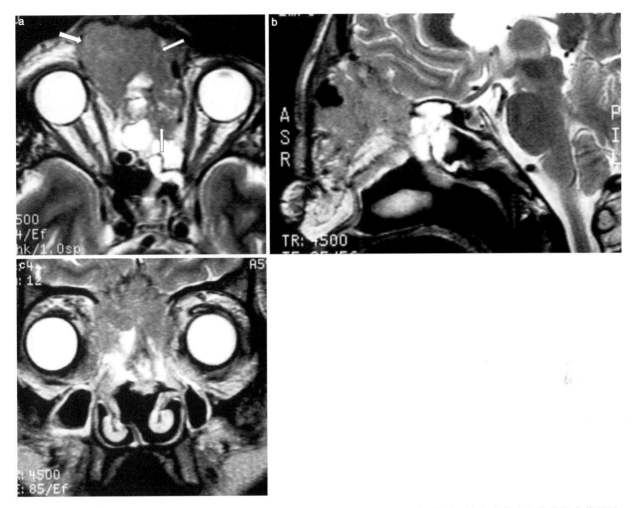

**图 11.13** 额窦及筛窦鳞状细胞癌术后复发。在 MRI $T_2$ 加权像（a~c）上，可看到额窦、筛窦及鼻腔上份的混杂信号肿块，实性部分呈等信号（箭头）

由于靠近颅底，SCCs 通常蔓延到颅前窝和颅中窝的底部。通常可见硬膜外和（或）硬膜下间隙增宽。

**鉴别诊断**

1. 霉菌性鼻窦炎是一种进展迅速的破坏性病变，可侵犯颈内动脉引起血栓形成，好发于免疫功能低下的患者。

2. 肉芽肿病能够明显引起鼻骨骨质破坏、慢性鼻窦炎，并发气管、支气管或肾脏疾病。

3. 非霍奇金淋巴瘤　其显著特征是明显均匀强化，在弥散加权序列呈高信号。

4. 鼻窦未分化癌与鳞癌难以鉴别，典型特征是生长迅速。

## 11.4　未分化癌

在 1986 年及 1987 年分别由 Frierson、Levine 等人首先提出未分化癌（*undifferentiated carcinoma,*

*UDC*）（未分化的恶性肿瘤）的概念。这类肿瘤没有典型分化，以侵袭性生长为特征，大部分病例出现广泛组织破坏，常累及眼眶、前颅窝及颞骨岩部，可迅速发生颅内转移（Robertson and Hugh 2000）。未分化癌在形态上常需要与黑色素瘤、淋巴瘤、横纹肌肉瘤、淋巴上皮瘤鉴别。未分化癌的预后不良，发生颅内转移和脑组织浸润的患者预后更差。少数研究报道，未分化癌的存活率为 18 ~ 52 个月（Levine 等，1987）。

**影像表现**　颅面部未分化癌在 CT 上表现为占位性病变，从颅底延伸至颅内，也可突入鼻窦及眼眶，导致骨质破坏，鼻窦阻塞，增强扫描呈不均匀强化。在 MRI $T_2$ 加权像上，肿瘤呈等/低不均匀信号。在 MRI $T_1$ 加权像上，肿瘤以等信号或混杂信号为主。出血在 MRI $T_1$ 加权像上表现为在病灶内及周围的点状高信号。当肿瘤侵犯鼻窦时，导致窦腔阻塞和分泌物蓄积，在 MRI $T_1$、$T_2$ 加权像上均表现为高信号。当肿瘤侵犯颅内时,使硬脑膜移位(硬脑膜可长时间保持完整)并挤压额叶导致其变形。分化不良的肿瘤增强扫描呈不均匀强化。增强扫描便于区分肿瘤组织与邻近的颅面部骨质,尤其是采用压脂技术后(图 11.14~图 11.17)。CT 灌注研究显示肿瘤的血流量、血容量呈中度升高,渗透性明显升高(图 11.18)。

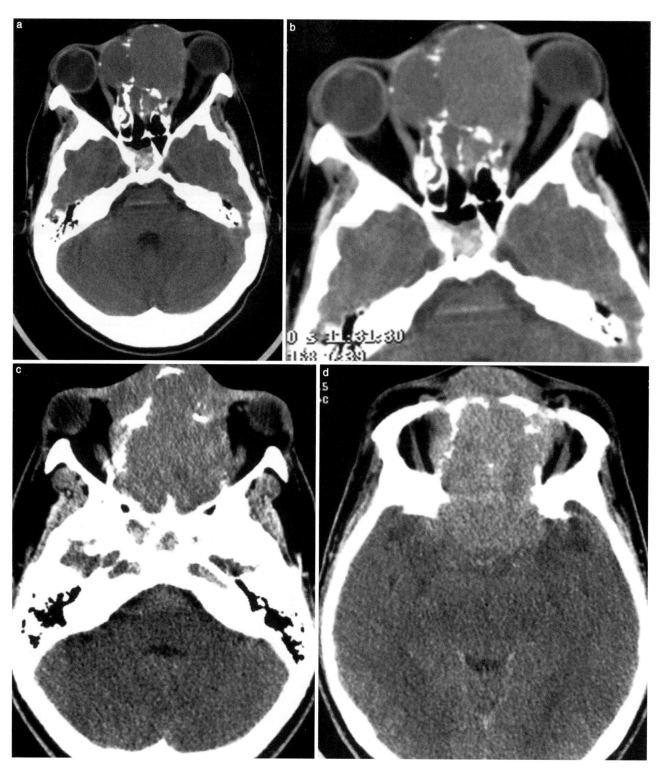

图 11.14　未分化癌。CT 轴位平扫(a)及增强扫描(b~f)显示筛窦、额窦及鼻腔内巨大混杂密度肿块,侵犯颅内,致脑额叶水肿、眼球移位。肿瘤导致广泛骨质破坏。增强扫描呈明显不均匀强化

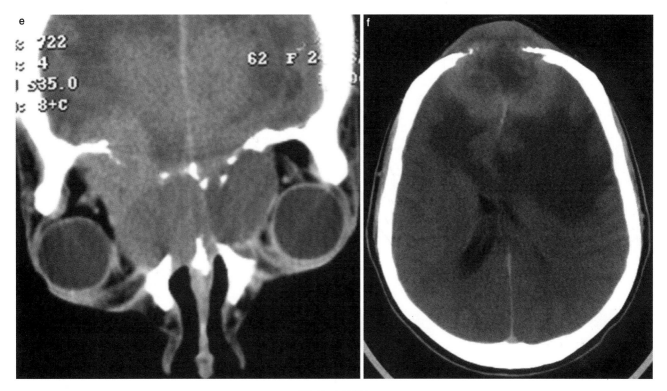

图 11.14(续)

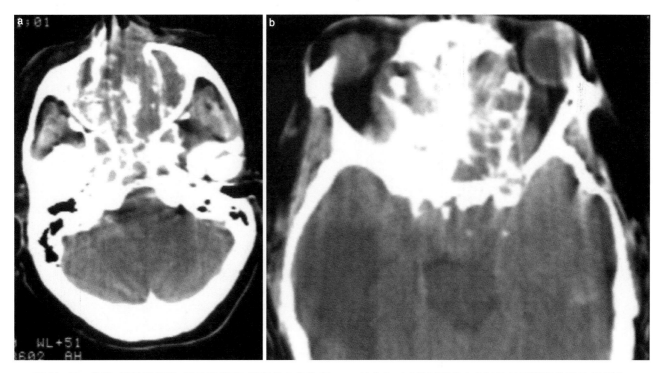

**图 11.15** 鼻腔、额骨及额窦、蝶骨及蝶窦、筛窦的未分化癌。CT 轴位(a,b)及冠状位(c)扫描显示膨胀性肿块伴钙化,致广泛骨质破坏。此外,肿瘤导致上颌窦阻塞。肿瘤侵犯颅内致广泛脑水肿。在 MRI $T_2$(d,e)及 $T_1$(f)加权像上,肿瘤呈囊实混合性。在 MRI $T_2$ 加权像上肿瘤呈等信号,在 $T_1$ 加权像上呈稍低信号

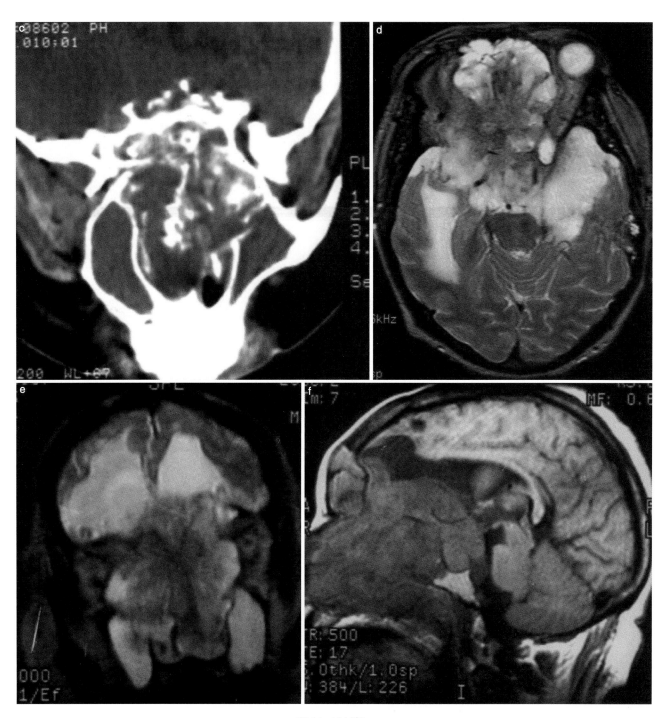

图 11.15(续)

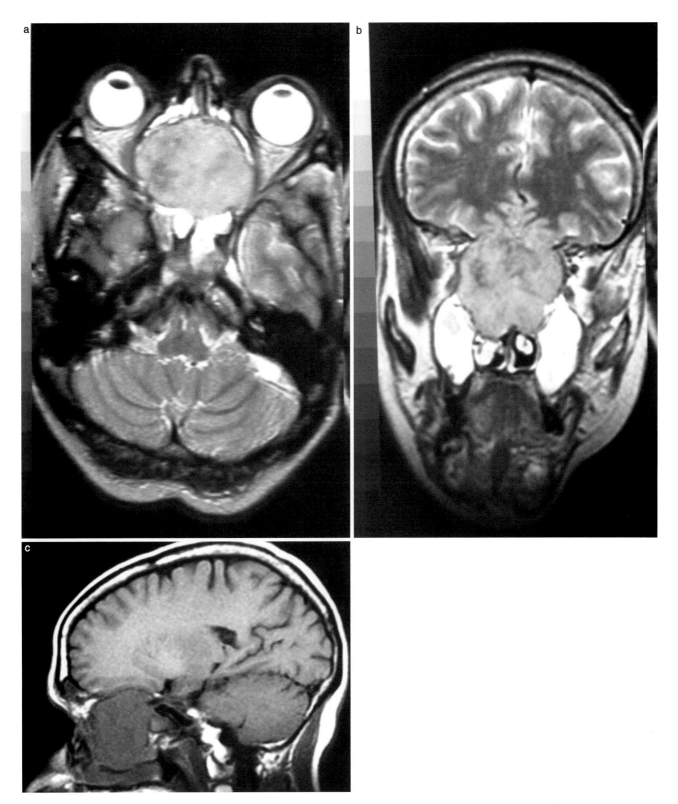

**图 11.16** 鼻腔与筛窦的未分化癌。MRI T$_2$ 加权成像(a,b)与 T$_1$ 加权成像(c)显示一软组织不均匀信号肿块,致上颌窦阻塞。肿瘤侵犯筛骨,延伸至双侧眼眶

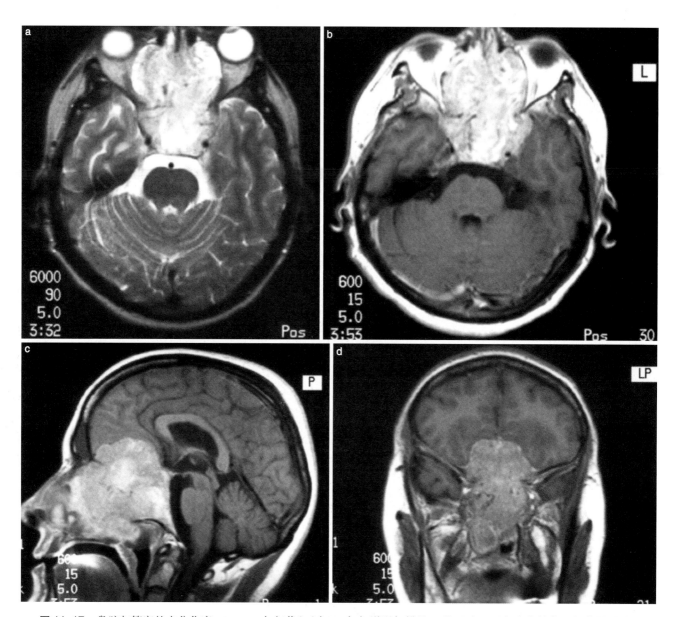

**图 11.17** 鼻腔与筛窦的未分化癌。MRI $T_2$ 加权像(a)与 $T_1$ 加权增强扫描(b~d)显示一巨大膨胀性软组织信号肿块,延伸至颅内、双侧眼眶及海绵窦,增强扫描明显强化

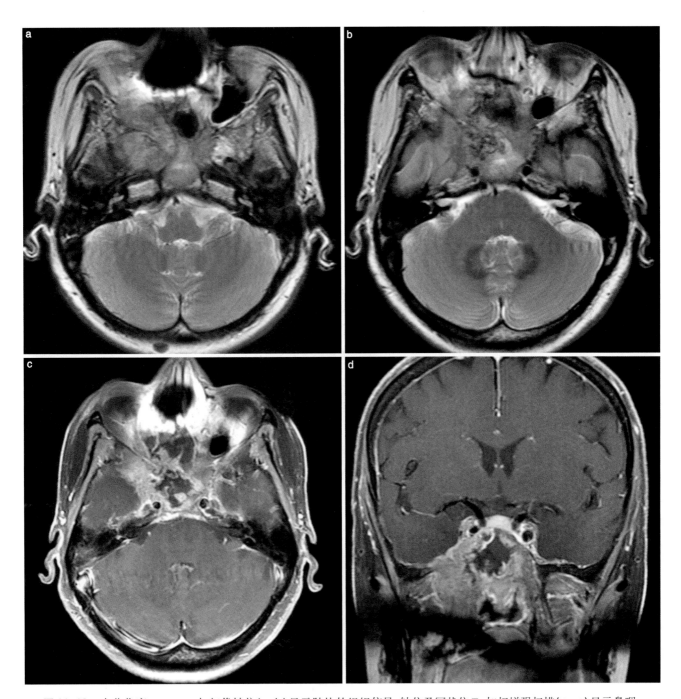

**图11.18** 未分化癌。MRI T$_2$加权像轴位(a,b)显示肿块软组织信号,轴位及冠状位 T$_1$加权增强扫描(c~e)显示鼻咽、蝶骨、筛窦、右侧上颌窦内的肿块明显强化。肿块延伸至右侧颅中窝及海绵窦。CT 扫描(f~h)显示广泛颅底骨质破坏。CT 灌注成像[TBF 图(i)]显示肿瘤实体部分灌注异常增高(箭头)

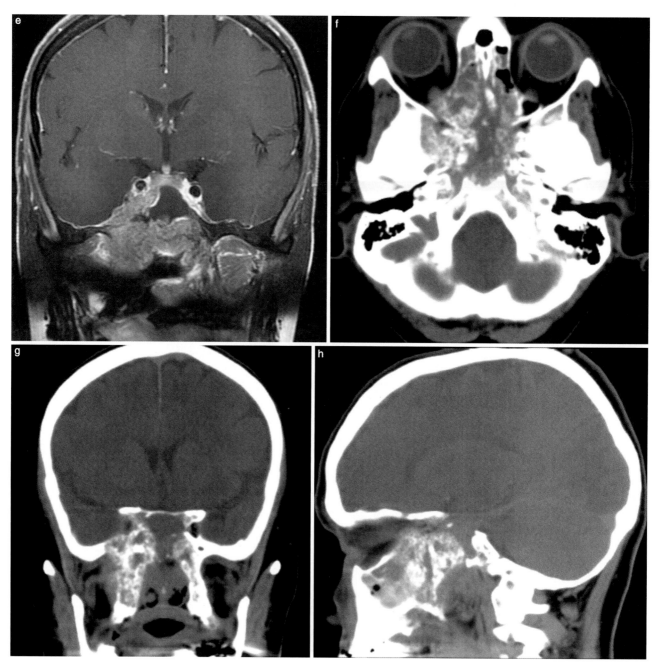

图 11.18(续)

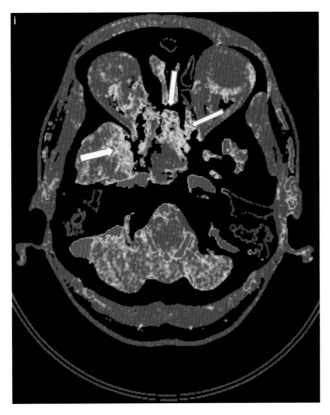

图 11.18(续)

## 11.5 鼻窦腺癌

鼻窦腺癌(*sinonasal adenocarcinoma*,*SA*)是腺体来源的恶性肿瘤,占所有鼻窦肿瘤的 10%(Barnes 1985)。鼻窦腺癌是鼻窦、鼻腔的一种实体、分化不良性肿瘤,也可侵犯筛骨、颅底骨;也可起源于硬腭(Sklar and Pizarro 2003)。鼻窦腺癌通常会导致副鼻窦阻塞,可表现为类似鼻窦炎的症状,而延误诊断。常见临床表现包括鼻出血、疼痛、面部不对称。男性发病率较高。可分为唾液型、肠型、神经内分泌型、其他型(Som 等,2011)。

影像表现 CT 表现为软组织肿块,边界不清,可致广泛骨质破坏,增强扫描呈不均匀强化。在 MRI T$_1$ 加权像上,肿瘤呈等信号,其内可见出血区;在 T$_2$ 加权像上,肿瘤呈等/稍高信号。增强扫描呈均匀或不均匀强化。与其他颅底病变一样,采用压脂增强扫描技术是必要的(图 11.19)。然而,肿瘤的影像表现具有非特异性,与鳞状细胞癌难以区分。

鉴别诊断 所有恶性颅面肿瘤,如鳞状细胞癌、成神经细胞瘤、鼻腔鼻窦未分化癌等。

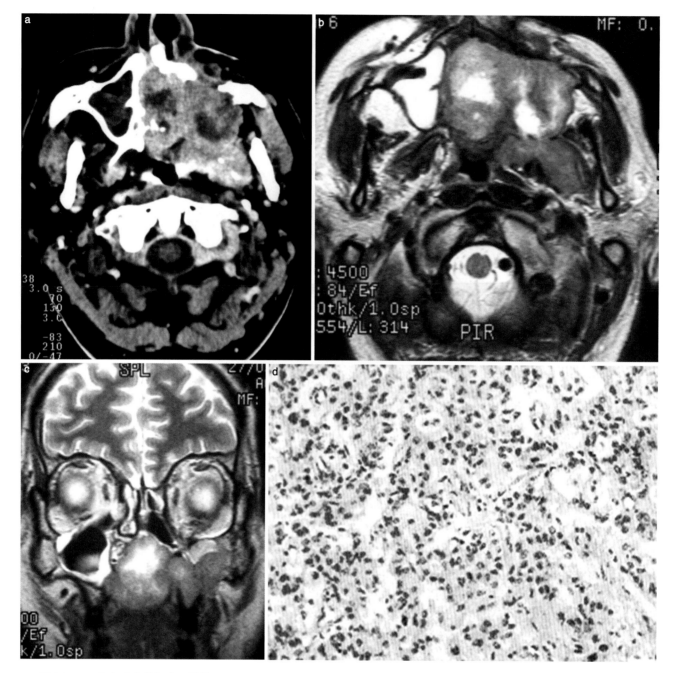

**图 11.19**    鼻窦腺癌的复发。轴位 CT 增强扫描( a )、轴位及冠状位 MRI T$_2$ 加权像( b,c )显示一不均质膨胀性软组织肿块,延伸至左上颌窦。可见上颌骨、硬腭广泛骨质破坏。图( d ) 为组织学标本

## 11.6    腺样囊性癌

腺样囊性癌( adenoid cystic carcinoma, ACC )( 有时称为腺囊肿、恶性圆柱瘤) 是一种罕见的外分泌腺体肿瘤,是由两种细胞( 上皮细胞和肌上皮细胞) 组成的筛状、管状、实性结构( Fusco 等,2015 )。好发于唾液腺,也可发生于其他部位如乳腺、泪腺、肺、脑、前庭大腺、气管和副鼻窦( Marchio 等,2010 )。是唾液腺第

三好发的恶性肿瘤( 仅次于黏液表皮样癌和多形性低度恶性腺癌)。腺样囊性癌是下颌下腺最好发的肿瘤,占 28%。因为肿瘤分化良好且生长缓慢,ACC 即使发生转移,患者也能存活数年。

大多数腺样囊性癌好发腭部,延伸至鼻腔和副鼻窦。好发于 30~60 岁的白种人。

**影像表现**    副鼻窦唾液腺肿瘤的影像学表现常为肿块样,而非典型的息肉样或弥漫性病变( Som 等,2011 )。腺样囊性癌因含有间充质成分,出现囊变、坏

死、浆液或黏液聚集,在 CT 上常表现为密度不均匀(Klintenberg 等,1984)。

在 MRI 上,肿瘤因细胞含量不同而呈现不同信号强度。细胞含量较少时,肿瘤在 $T_2$ 加权像上呈高信号(Sigal 等,1992)。在 $T_1$ 加权像上因含肌肉组织而呈等信号,增强扫描中度强化。CT 灌注研究显示肿瘤血流量和血容量增加(图 11.20)。

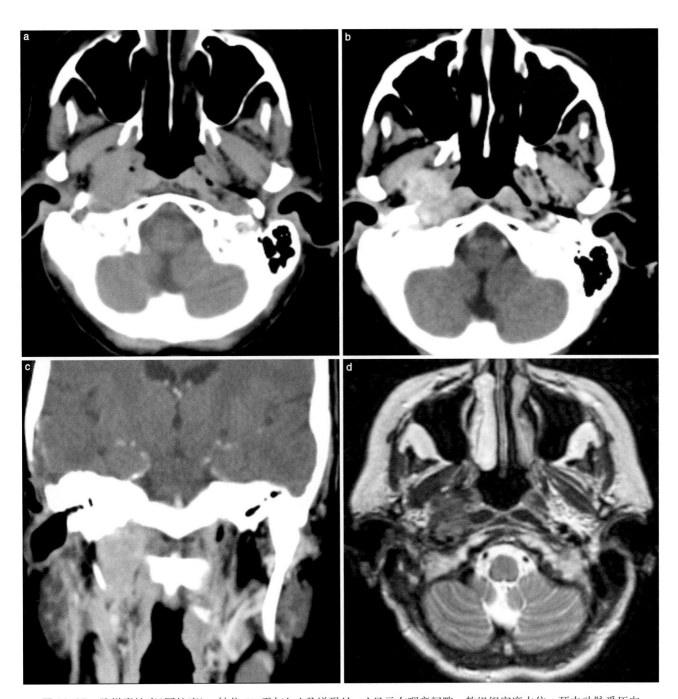

**图 11.20** 腺样囊性癌(圆柱瘤)。轴位 CT 平扫(a)及增强(b,c)显示右咽旁间隙一软组织密度占位。颈内动脉受压向后移位。MRI $T_2$ 加权像(d)显示肿瘤与脂肪组织相比呈低信号。MRI $T_1$ 加权像(e)显示病灶与肌肉组织相比呈等信号,增强扫描中度强化(f)。CT 灌注成像显示肿瘤血流量[TBF 图(g)]、血容量[TBV 图(h)]、毛细血管通透性[PS 图(i)]升高

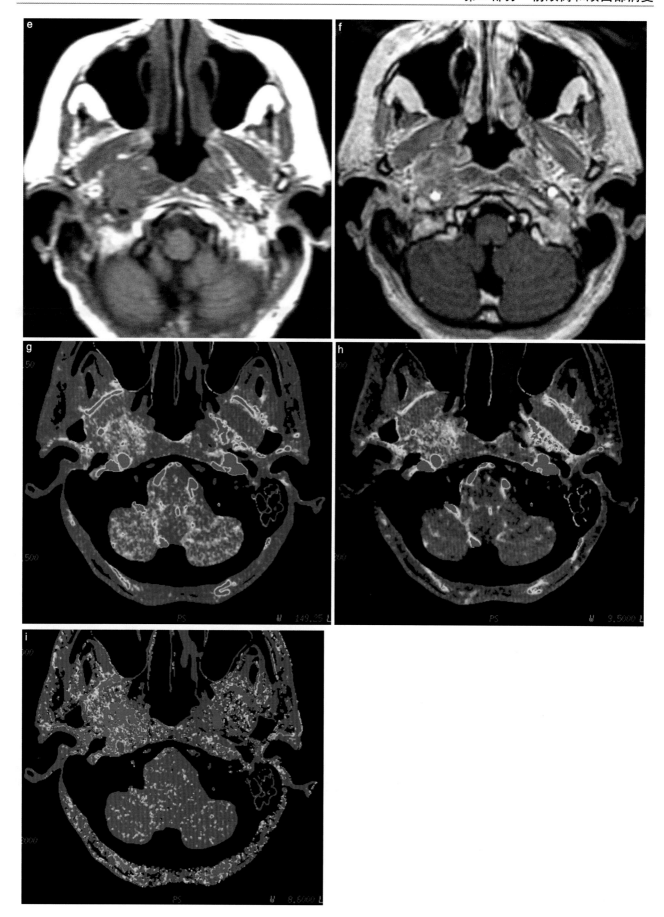

图 11.20(续)

## 11.7 浆细胞瘤和多发性骨髓瘤

浆细胞瘤是浆细胞恶性增殖引起的肿瘤,使骨髓受累,骨质破坏。多发性骨髓瘤是浆细胞恶性肿瘤中最常见的疾病,好发于40岁以上患者。多发性骨髓瘤患者中,约85%伴有多发溶骨性骨质破坏。骨质疏松和病理性骨折是大多数病例的典型临床表现和影像学特征,在疾病初期即可出现。一些学者认为孤立性浆细胞瘤是多发性骨髓瘤的第一阶段(Barnes 1985)。一般来说,孤立性浆细胞瘤是一种罕见的浆细胞增殖性病变,但髓外浆细胞瘤占所有鼻肿瘤的

3%~4%(Som等,2011)。头颈部是该病变常见的受累部位,其次是鼻腔与副鼻窦。

影像表现　在CT上,头颈部浆细胞瘤是一种密度均匀、明显强化的息肉样(位于鼻腔及鼻窦内时)病变。典型影像学特征为周围骨质改变(Kondo等,1986)。在MRI上,肿瘤在所有序列上呈等信号,增强扫描明显强化,伴有骨质破坏。肿瘤富含血管,在$T_2$加权像上可见"流空现象",这与CT和MRI灌注成像中的灌注参数升高有关。该肿瘤的主要影像学特征为散在的骨质破坏区,与骨转移瘤所致的边缘骨浸润不同(图11.21)。

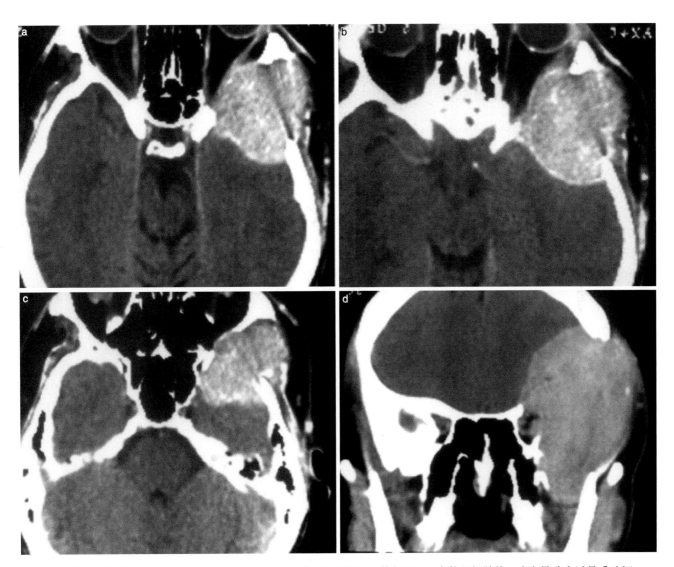

图11.21　浆细胞瘤。CT扫描轴位(a,b,c)和冠状位(d,e)显示左翼点区一巨大软组织肿块。病变导致广泛骨质破坏,延伸至中颅窝和左眼眶。增强扫描明显均匀强化。CT轴位骨窗显示骨质破坏的范围(f)

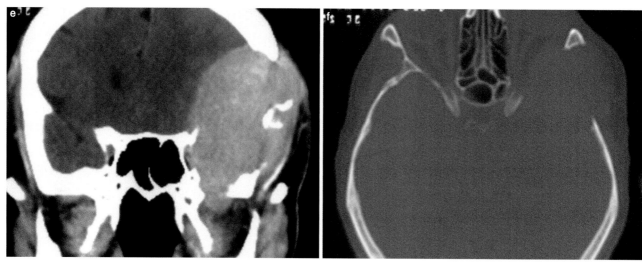

图 11.21(续)

## 11.8　恶性纤维组织细胞瘤

恶性纤维组织细胞瘤（*malignant fibrous histiocytoma*,*MFH*）是一种好发于成人的软组织肉瘤,具有成纤维细胞和组织细胞成分。该肿瘤在头颈部罕见,约占 3% ~ 10%（Barne and Kanbour 1988；Som 等,2011）。头颈部最好发的部位是鼻旁窦。此外,MFH可以从颅面骨、咽部、口腔软组织生长而来,单纯的鼻窦恶性纤维组织细胞瘤极为罕见。鼻腔鼻窦、颅面骨来源的肿瘤具有高侵袭性、高复发率和远处转移

（25% ~30%）的特点。肿瘤很少发生局部淋巴结的转移。MFH 患者 2 年生存率高达 60%（Barnes 1985；Barnes and Kanbour 1988；Som 等,2011）。

影像表现　颅面部 MFH 的 CT 表现为密度不均匀的肿块,导致骨质破坏并颅内外扩散:侵犯眼眶、鼻旁窦和其他颅面结构。但 CT 表现不具有特异性。

增强扫描为中度不均匀强化（图 11.22）。在 MRI 上,肿瘤常为等 $T_2$、$T_1$ 信号,增强扫描为典型的不均匀强化。

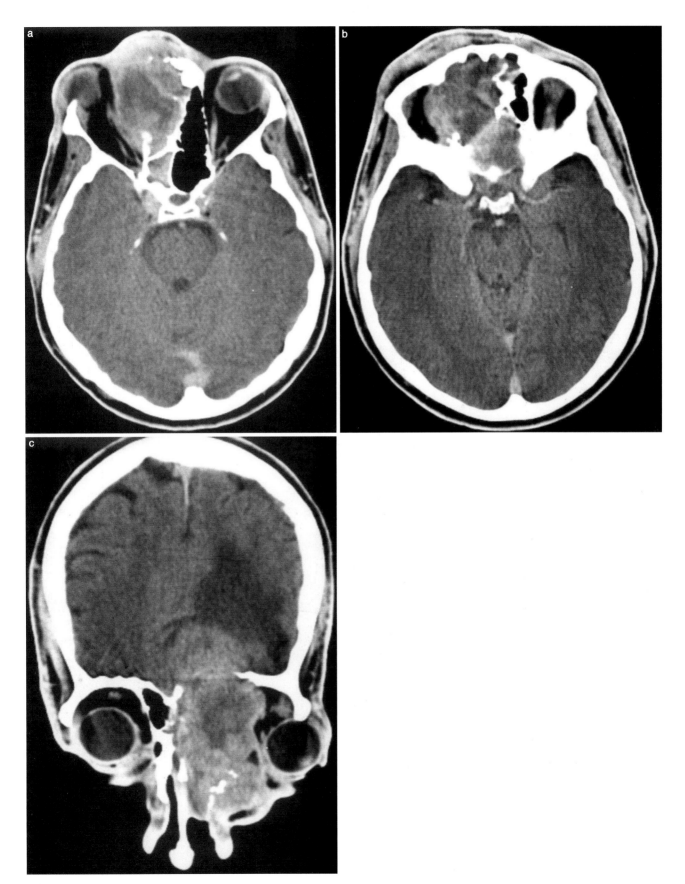

**图 11.22** 颅面部恶性纤维组织细胞瘤。CT 增强扫描（a~c）显示右侧鼻腔和鼻窦复合体—密度不均匀肿块伴骨质破坏,从右眼眶顶部延伸至颅内。肿瘤内可见囊性部分。肿瘤的实性部分明显强化

## 11.9 纤维肉瘤

纤维肉瘤(*fibrosarcoma，FS*)是最常见的软组织恶性肿瘤之一，由未成熟的纤维结缔组织形成，该病被称为硬纤维瘤或侵袭性纤维瘤病(Som等，2011)。通常发生于四肢(臀部、肩部)或躯干的肌肉中，极罕见发生于颅面部。婴儿纤维肉瘤，通常发生于10岁以下儿童；成人纤维肉瘤，常见于10岁以上儿童和成人，最好发于40~55岁人群(Toro等，2006)。FS病变可分为Ⅰ~Ⅲ级。

诊断 颅面部FS的CT和MRI表现难以与其他恶性肿瘤区分。肿瘤初步诊断时，通常已经累及广泛。肿瘤CT表现为软组织密度占位，导致前颅窝和颅面区的骨质破坏(图11.23)。肿瘤内可出现钙化，该表现不具有典型性。MRI特点取决于肿瘤的组织学构成。在$T_1$加权像上，肿瘤与脑组织相比呈等信号，在$T_2$加权像上肿瘤可表现为低至稍高信号。

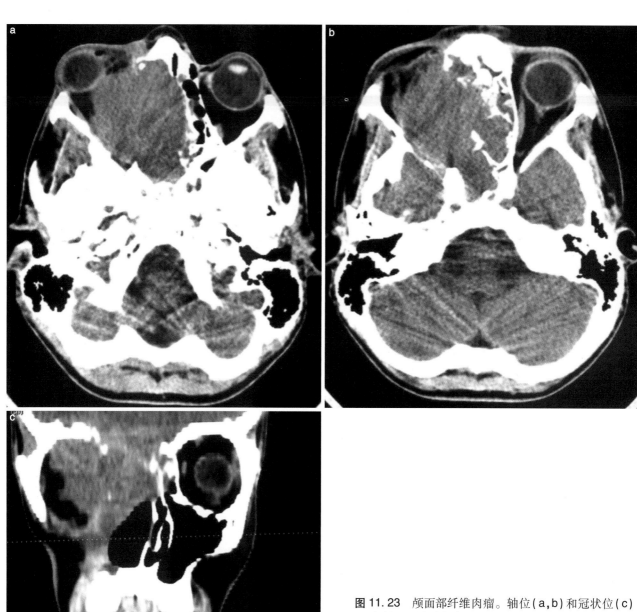

图11.23 颅面部纤维肉瘤。轴位(a，b)和冠状位(c)CT扫描显示膨胀性软组织肿块，导致前颅窝、鼻窦复合体、右眼眶骨质广泛破坏。肿瘤扩散至右侧眼眶和右上颌窦

## 11.10 横纹肌肉瘤

横纹肌肉瘤(*rhabdomyosarcoma,RMC*)是最常见骨骼肌来源的软组织肉瘤,好发于儿童;肿瘤可发生于身体的任何部位。大多数 RMC 患者年龄<12 岁(占所有病例的 78%),占 15 岁以下恶性肿瘤发病率的 4%~8%(Soule 等,1968;Sutow 等,1970)。头颈部是儿童横纹肌肉瘤的好发部位,尤其是眼眶;然而,该区域在成人 RMC 患者中少见(Feldman 1982;Nayar 等,1993)。筛窦是成人头颈部横纹肌肉瘤的好发部位(Nayar 等,1993)。RMC 的生物学行为差异很大,尽管没有典型的临床和影像学表现,但是在儿童实体瘤的鉴别诊断中应考虑到横纹肌肉瘤。在组织学上,横纹肌肉瘤分为四种类型:胚胎性、葡萄状、腺泡状和多形性横纹肌肉瘤(Enzinger and Weiss 1988;Feldman 1982)。胚胎性横纹肌肉瘤是最常见的类型,占 70%~80%。主要累及 15 岁以下的儿童,主要发生在头颈部、泌尿生殖道和腹膜后。葡萄状横纹肌肉瘤是胚胎性横纹肌肉瘤的一种。腺泡状横纹肌肉瘤较少发生(占 10%~20%),主要累及 10~25 岁的儿童和青少年。多形性横纹肌肉瘤是最罕见的类型,好发于成年人。头颈部好发胚胎性和腺泡状横纹肌肉瘤(Som 等,2011)。在头颈部,RMS 可累及不同区域,最常见的为眼眶(36%)、鼻咽部(15.4%)、中耳乳突(13.8%)、鼻腔鼻窦(8.1%)、面部(4.5%)、颈部(4.1%)、喉部(4.1%)和口腔(Jee 等,1996;Som 等,2011)。

影像表现 在 CT 上,头颈部横纹肌肉瘤表现为边界不清的不均匀软组织肿块伴邻近骨质破坏(Latack 等,1987;Ng 等,1990;Jee 等,1996)。增强扫描肿块强化程度同肌肉。CT 灌注扫描显示肿瘤内的血流量和血容量升高,毛细血管通透性增加,表明肿瘤血供丰富,与恶性程度较高有关(图 11.24)。

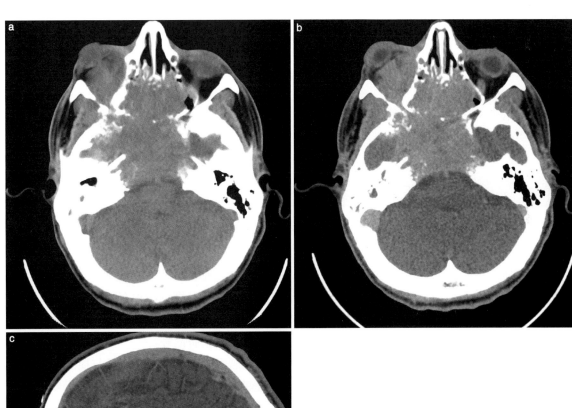

图 11.24 横纹肌肉瘤。轴位和矢状位的 CT 平扫(a)及增强(b,c)扫描显示颅底巨大软组织肿块。肿瘤导致广泛骨质破坏,包括鼻、筛骨、蝶骨、双侧岩骨、斜坡、右上颌骨,并延伸至鼻腔和上颌窦。肿瘤密度均匀,强化明显。CT 灌注成像显示肿瘤血流量(d)、血容量(e)、毛细血管通透性(f)升高,提示肿瘤恶性程度高

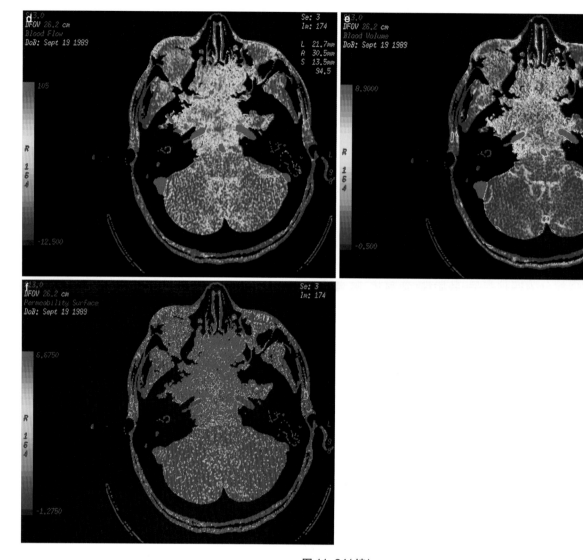

图 11.24(续)

　　头颈部横纹肌肉瘤的常见 MRI 表现为信号均匀的肿块,在 $T_1$ 加权像上与肌肉相比呈等信号或稍高信号,在 $T_2$ 加权像上与肌肉和脂肪相比呈高信号,增强扫描可见强化(Yousem 等,1990;Jee 等,1996;Som 等,2011)。成人头颈部 RMS 与儿童的原发部位不同(Nayar 等,1993),但影像学表现类似。

　　由于多平面成像便于确定肿瘤范围,采用 MRI 检查对横纹肌肉瘤的诊断和随访要优于 CT 检查,尤其是采用高分辨率 $T_2$ 加权成像和 $T_1$ 压脂成像增强扫描。ASL 技术可用于预测肿瘤血管情况(图 11.25 和 11.26)。

　　**鉴别诊断**　儿童和成人的头颈部横纹肌肉瘤的鉴别诊断在影像学表现上类似。但一些临床表现和影像学特征对鉴别诊断很有帮助。

- 脂肪肉瘤通常在 CT 成像上为脂肪密度,在磁共振成像上为脂肪信号。
- 淋巴瘤因多灶性的特点而易与横纹肌肉瘤鉴别,并且邻近骨质很少出现浸润和破坏。
- 脊索瘤和软骨肉瘤以钙化为典型特点。
- 骨肉瘤在 CT 上有“日光放射状”的骨膜反应。
- 头颈部其他恶性肿瘤,如鳞状细胞癌,常与横纹肌肉瘤有类似的影像学表现,但 RMS 的诊断年龄小于鳞状细胞癌。

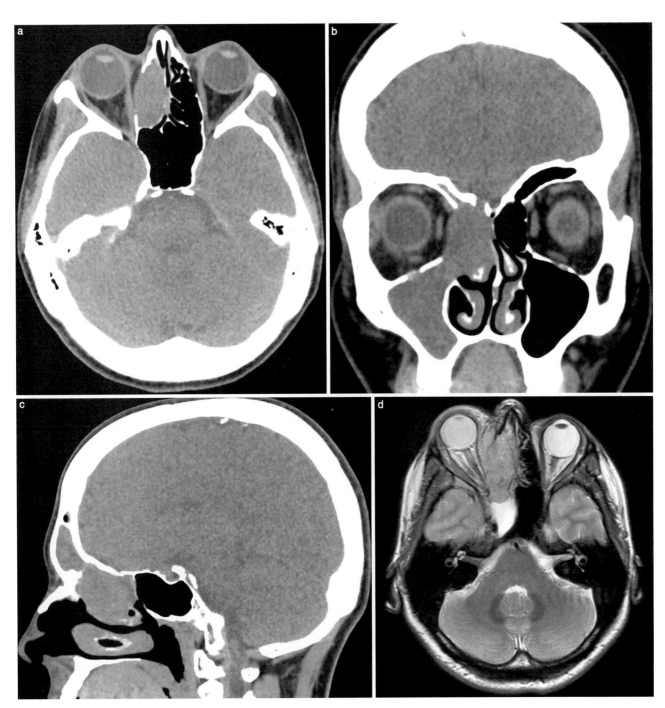

**图 11.25** 横纹肌肉瘤。CT 增强扫描轴位(a)、冠状位(b)及矢状位(c)重建图像显示右筛窦和鼻腔内有一较小的、强化的软组织密度肿块。病变导致额窦和上颌窦阻塞。内侧眼眶壁骨质破坏。MRI(一个月后)显示肿块明显长大,侵犯右侧眼眶并沿着蝶骨翼向颅内扩散。肿瘤在 $T_2$ 加权像(d)、$T_2$-FLAIR 序列(e)和 $T_1$ 加权像(f)上与脑组织呈等信号。增强扫描 $T_1$ 加权像(g,h)和 $T_1$ 压脂序列(i)能更好地显示肿瘤的范围及边界

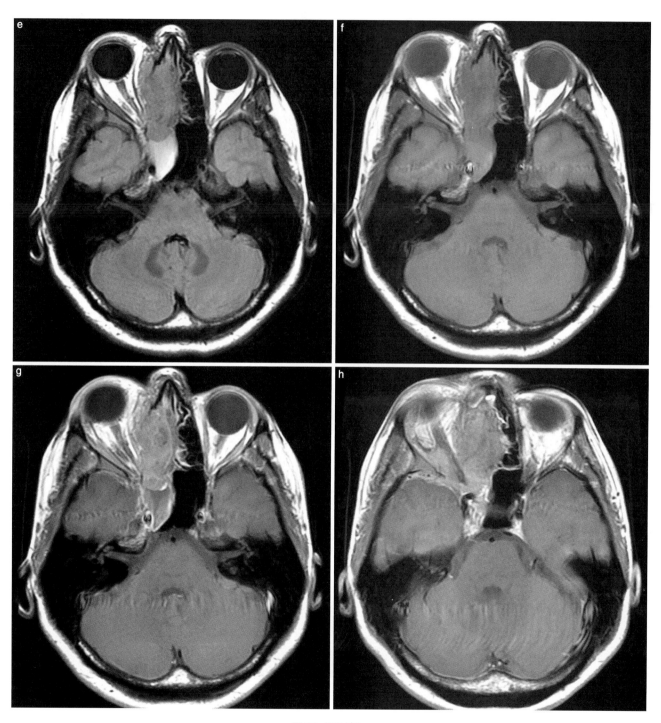

图 11.25(续)

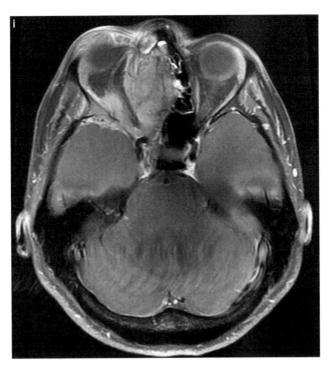

图 11.25(续)

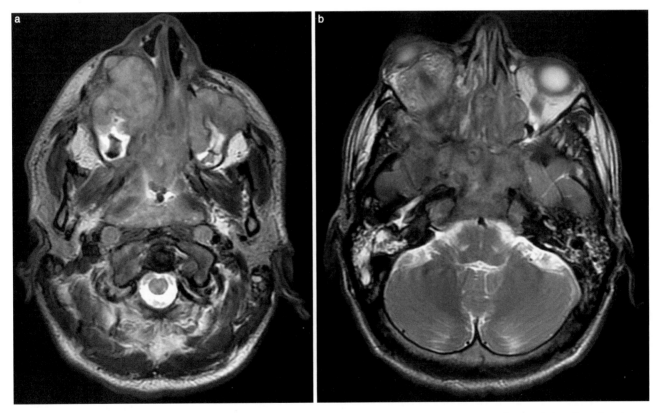

**图 11.26** 颅面部横纹肌肉瘤。MRI $T_2$ 加权像(a,b)和 $T_1$ 加权像(c)显示颅底一广泛软组织信号肿块影。与肌肉组织的信号相比,肿瘤在 $T_2$ 加权像上呈稍高信号,在 $T_1$ 加权像上呈等信号。弥散加权像显示肿瘤的弥散受限[呈高信号(d)]。ASL 磁共振灌注成像(e)上,病灶特点为局部血流量增加。增强扫描与多平面成像有助于评估肿瘤的结构和范围(f~i)

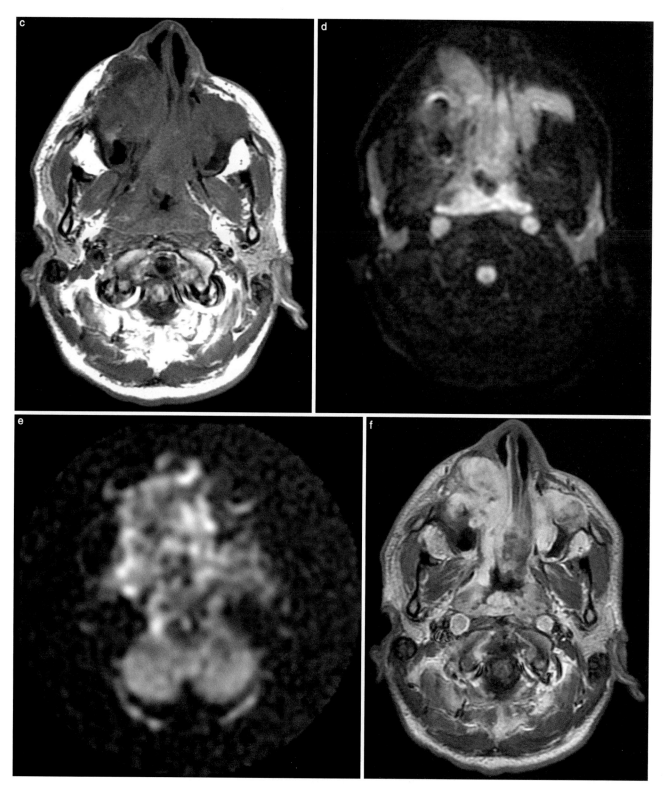

图 11.26（续）

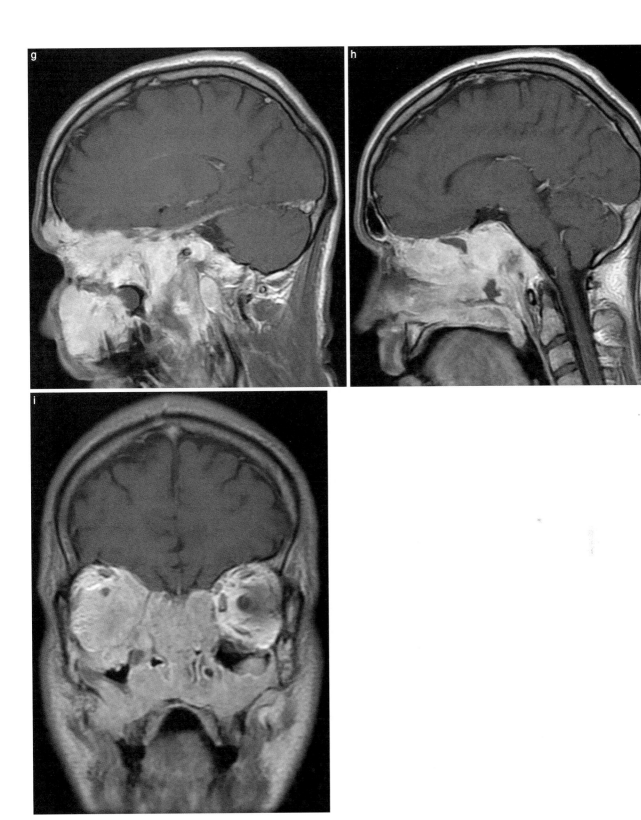

图 11.26(续)

## 11.11    骨肉瘤

骨肉瘤(*osteogenic sarcoma*, *OS*)是另一种原发骨肿瘤,常见于儿童和青少年(Ottaviani and Jaffe 2009)。这种类型的肉瘤是最常见的原发性骨肿瘤。基于组织学分析,已观察到 OS 的几种亚型(包括软骨肉瘤)。其中最常见的是常规 OS,根据组织学可由成骨细胞、软骨细胞或成纤维细胞组成。通常,OS 是恶性细胞产生类骨基质的肿瘤。头颈部骨肉瘤非常罕见。根据 Som 等人提供的数据(2011年),超过 1 000 例骨肉瘤中,仅有 7% 发生于头颈部,常发生于颌部,上颌骨比下颌骨常见。

**影像表现**    在 CT 上,骨肉瘤有典型的"日光放射状"的骨膜反应(图 11.27 和 11.28),有局部骨质破坏区。部分病例存在骨质硬化,特别是在上颌骨小窝。肿瘤还含有软组织成分,但是由于骨质硬化,增强扫描强化不明显。在 MRI 中,OS 的信号取决于骨质硬化与软组织成分的比例。在 $T_1$ 加权像上,OS 的骨质部分通常表现为低信号,软组织部分与肌肉组织呈等信号。$T_2$ 加权像上,OS 可呈低信号(骨质硬化)至等信号(软组织部分)(Yamaguchi 等,2004)。增强扫描呈中度至明显强化不等。MRI 压脂序列有助于明确肿瘤的边界。颅面部 OS 的 CT 灌注成像显示,在骨质硬化中心部分低灌注参数的背景下,肿瘤软组织成分的血容量、血流量和毛细血管通透性中度增加(图 11.29)。

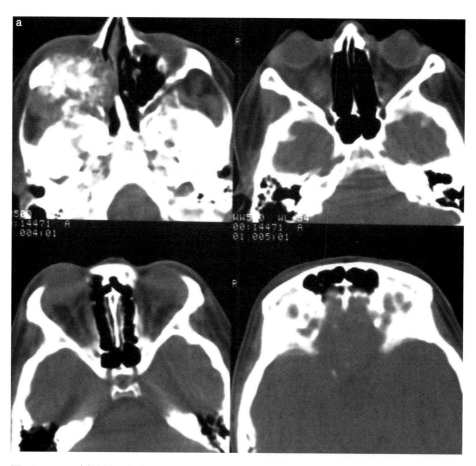

**图 11.27**    上颌骨的骨肉瘤。轴位(a)和冠状位(b)扫描显示右上颌骨一骨质破坏性肿块,呈典型的"日光放射状"的骨膜反应。在肿瘤内可看到不规则钙化或骨化区域

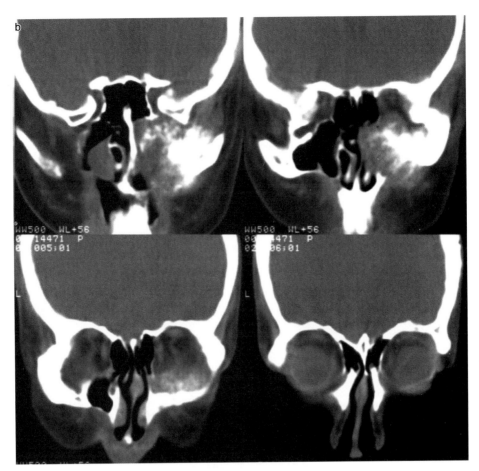

图 11.27(续)

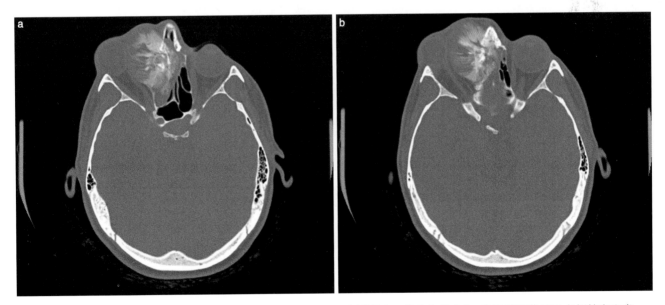

图 11.28　鼻窦复合体和鼻腔的骨肉瘤。CT 平扫轴位(a,b)、冠状位(c,d)和矢状位(e,f)重建图像显示右侧筛窦和鼻腔处高密度肿块,延伸至上颌窦,可见骨质增生和破坏。CT 成像清晰地显示了"日光放射状"的骨膜反应

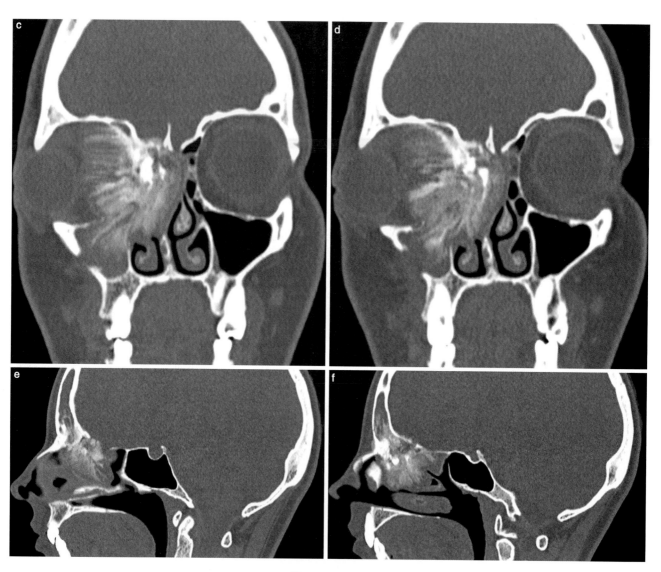

图 11.28(续)

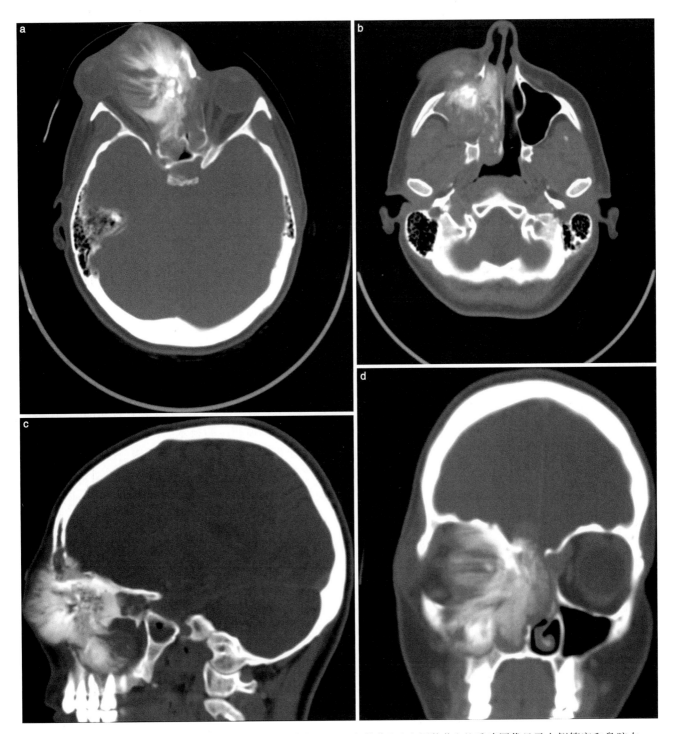

图 11.29 鼻窦复合体和鼻腔的骨肉瘤。CT 增强轴位(a,b)、矢状位(c)和冠状位(d)重建图像显示右侧筛窦和鼻腔右份的以高密度为主的混合密度肿块,延伸至上颌窦和额窦。可以清楚地看到"日光放射状"的骨膜反应。CT 灌注成像显示肿瘤软组织成分的血容量(e)和血流量(f)中度增加(箭头示)

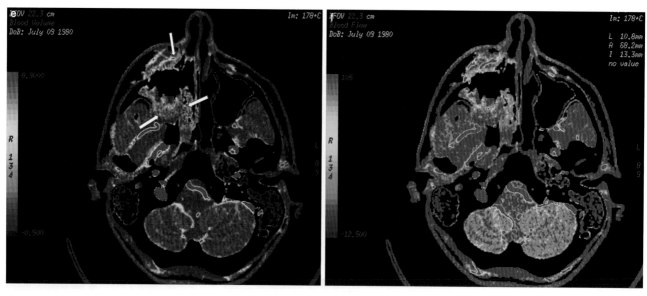

图 11.29(续)

**鉴别诊断**

1. 骨髓炎所致骨质破坏,不伴新生骨样组织。

2. 骨转移瘤——侵袭性骨质破坏,无骨膜反应和钙化。

## 11.12  淋巴瘤

一般来说,头颈部淋巴瘤是该区域最常见的恶性肿瘤,常颈部淋巴结受累,仅 10% 的病例是结外来源,包括扁桃体、鼻腔鼻窦和甲状腺(Fellbaum 等,1989)。大多数情况下,病变位于鼻前庭和上颌窦。偶见肿瘤位于筛窦区,罕见位于额窦和蝶窦(Vidal等,1999)。

据 Som 等人研究(2011 年),鼻淋巴瘤是继胃肠道淋巴瘤之后第二常见的结外淋巴瘤。鼻淋巴瘤根据组织学差异可分为 B 细胞或 T 细胞亚型。B 细胞淋巴瘤常发生于鼻窦,T 细胞淋巴瘤常发生于鼻腔且侵袭性更强,表现为肿块形成和骨质破坏。

**影像表现**  在 CT 和 MRI 上,颅面和鼻部淋巴瘤表现为均匀软组织肿块,增强扫描中度至明显强化。CT 是评估邻近骨质关系和破坏(罕见)更准确的方法。与 CT 相比,MRI 更好地显示病灶范围,特别是采用增强扫描和压脂技术。DWI 序列对于显示鼻腔内病灶非常有用,表现为弥散受限(图 11.30)。

**转移瘤**  中枢神经系统常见肺癌、乳腺癌、肾癌、黑色素瘤的转移,少见胃肠道癌、膀胱癌、前列腺癌、卵巢癌的转移。中枢神经系统转移瘤可发生于颅骨和硬脑膜,椎体和硬膜外间隙,软脑膜及其相连区域,以及脑组织(图 11.31 和 11.32)。鼻窦转移瘤很罕见,常继发于肾癌(Grossman and Yousem 1994)。CT灌注成像可用于鉴别血供丰富的转移瘤与血供较少的肿瘤(图 11.33)。

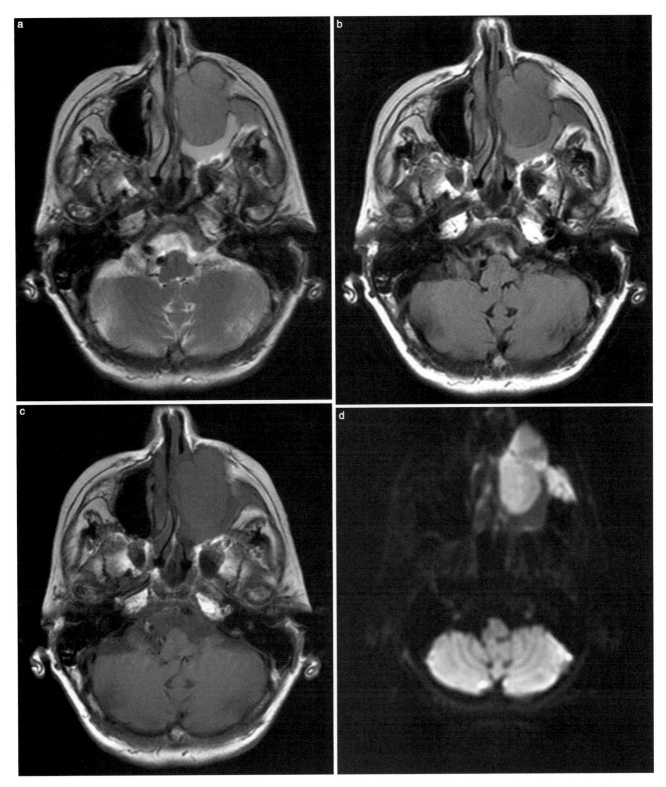

**图 11. 30**  颅面部淋巴瘤。MRI 轴位 $T_2$ 加权像(a)、$T_2$-FLAIR 成像(b)、$T_1$ 加权像(c)显示上颌窦—膨胀性均匀软组织信号肿块,突向鼻腔,残余上颌窦阻塞。DWI 序列(d)和 ADC 图(e)显示肿瘤弥散受限(DWI 序列呈高信号,ADC 图呈低信号)。3D TOF 磁共振血管成像未发现病灶内有畸形血管(f)。在 $T_1$ 压脂增强扫描图像上,肿瘤呈明显均匀强化(g~i)

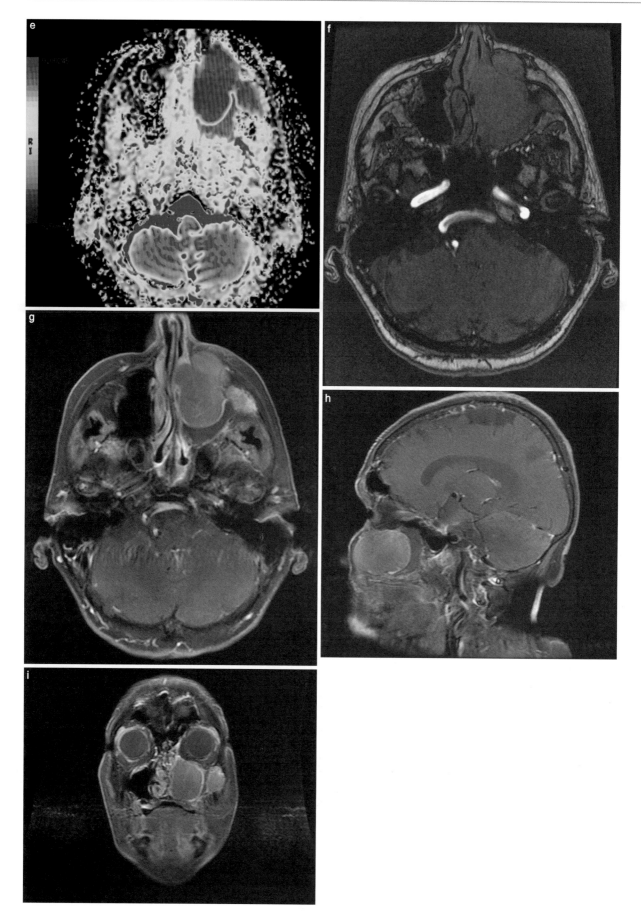

图 11.30(续)

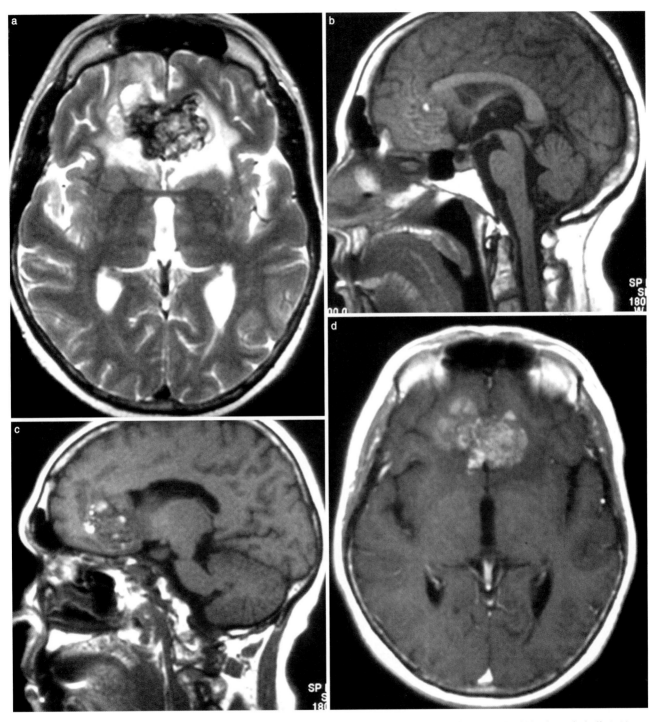

**图 11.31** 前颅窝转移瘤。MRI 轴位 T$_2$ 加权像（a）和矢状位 T$_1$ 加权像（b,c）显示一信号不均匀肿块，在 T$_2$ 加权像上呈低信号，在 T$_1$ 加权像上有点状高信号（出血），病灶周围有水肿带。增强扫描呈明显不均匀强化[T$_1$+Gd（d,e,f）]。数字血管造影显示肿瘤有异常血管网（g~i）

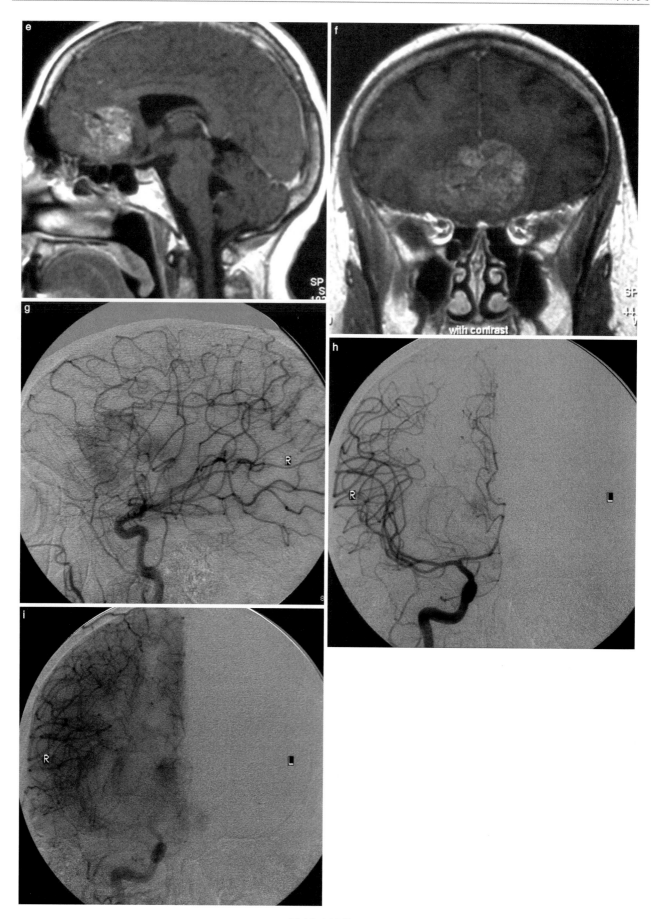

图 11.31(续)

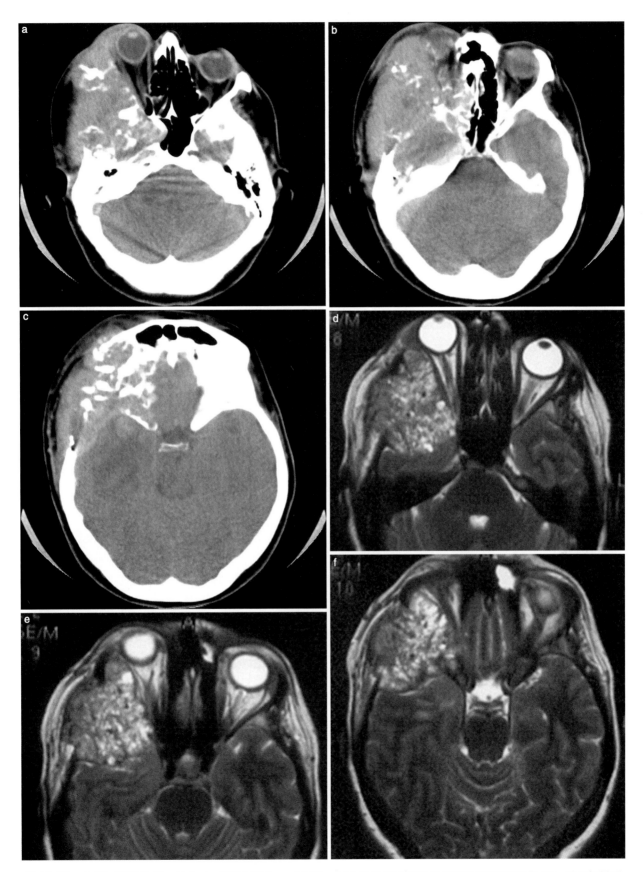

**图 11.32** 右颅面区转移瘤。轴位 CT 增强扫描(a~c)显示一巨大软组织密度肿块伴钙化和广泛骨质破坏,增强扫描明显强化,累及右额颞区。右眼眶外侧壁受侵致眼球移位。MRI 轴位 $T_2$ 加权像(d~f)显示肿瘤内多发小囊性灶形成,使病灶信号不均匀

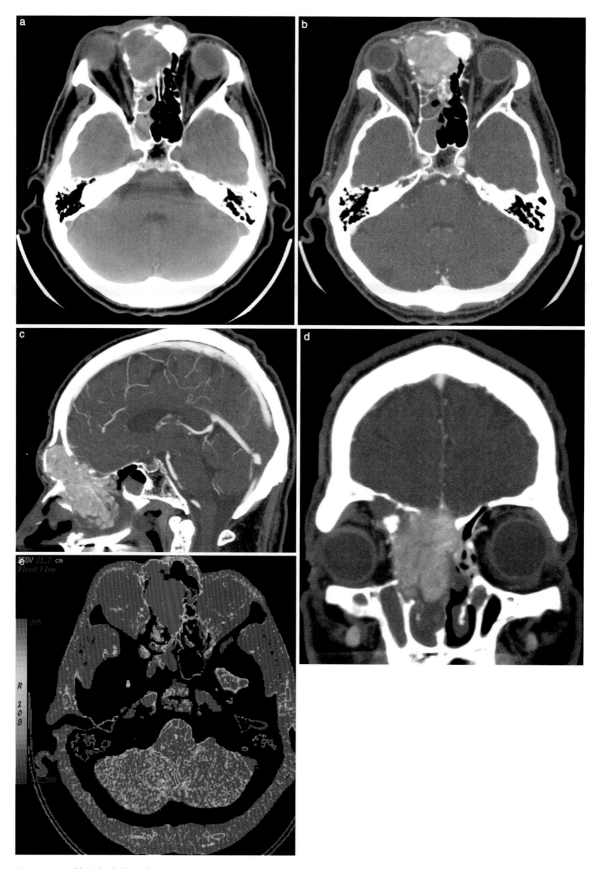

图 11.33  筛骨肾癌转移瘤。CT 平扫(a)和增强扫描(b~d)显示一巨大软组织密度肿块,增强扫描明显强化,累及筛窦、额窦和右侧鼻腔。邻近骨质包括鼻中隔和右侧筛板破坏。CT 灌注成像显示肿瘤血流量和血容量明显增加[(e)TBF 图,(f)TBV 图],与 DSA 显示肿瘤有异常血管网有关(g~i)

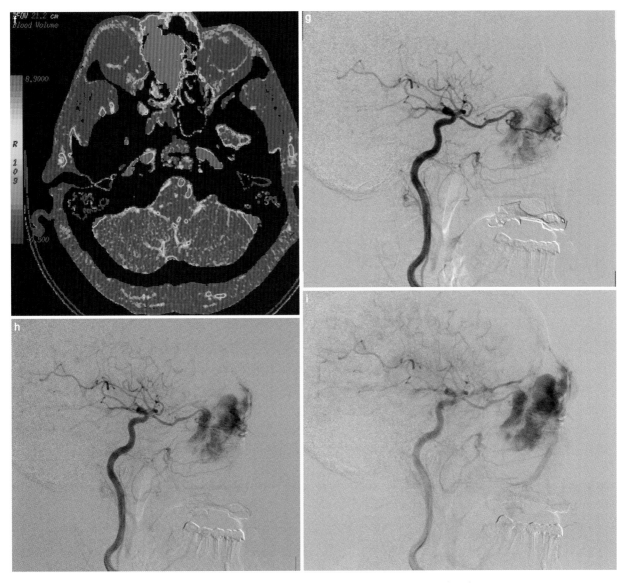

图 11.33(续)

# 12 炎 性 病 变

急性鼻窦炎（*acute rhinosinusitis*, *AR*） 急性鼻窦炎是鼻窦黏膜的急性炎症，多与鼻炎同时存在，故又称为鼻-鼻窦炎。通常由上呼吸道病毒和细菌感染引起，高达90%的普通感冒患者伴有病毒性或细菌性鼻-鼻窦炎。除此之外，血管舒缩功能障碍、创伤以及气压创伤也可以并发鼻窦炎。以上颌窦及筛窦最为常见。通常情况下，鼻窦炎不会改变副鼻窦骨壁的结构。

影像表现 X线表现为窦腔透亮度减低，黏膜增厚，且仅可在上颌窦腔中观测到"气液平"。

CT表现为在轴位和冠状重建图上鼻窦黏膜增厚。软组织炎症导致鼻窦引流通路阻塞，产生"气液平"。增强可见黏膜增厚、强化，蓄积分泌物的窦腔中央不强化。

MR $T_1WI$ 上增厚的黏膜呈等信号，对于窦腔内的"气液平"显示更佳，随蛋白质含量的增加，分泌物信号将会更高。窦腔内气体以及窦壁密质骨均表现为低信号，清晰勾勒出炎性病变的边缘。$T_2$加权像窦腔内液体和增厚的黏膜表现为高信号，增强后黏膜可见强化，特别是在Fat-Sat序列上强化更为明显，有渗出性炎症的窦腔中央则无强化（图12.1、图12.2和图12.3）。若鼻窦无分泌物，MR上环壁分布的正常黏膜与急性鼻窦炎所致的黏膜增厚难以区分。

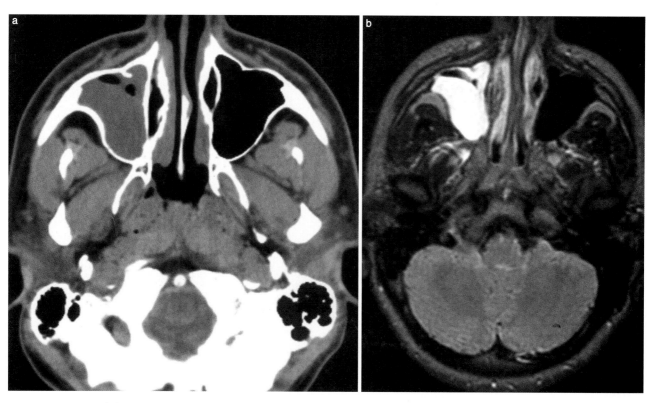

图12.1 急性鼻窦炎。CT轴位（a）显示右侧上颌窦内充满液体，并可见气液平；$T_2WI$（b）、$T_2$-FLAIR（c）清晰显示窦腔内高信号；$T_1WI$（d）上分泌物呈低信号；冠状位 $T_2WI$ 显示增厚的黏膜增延伸至筛窦（e）

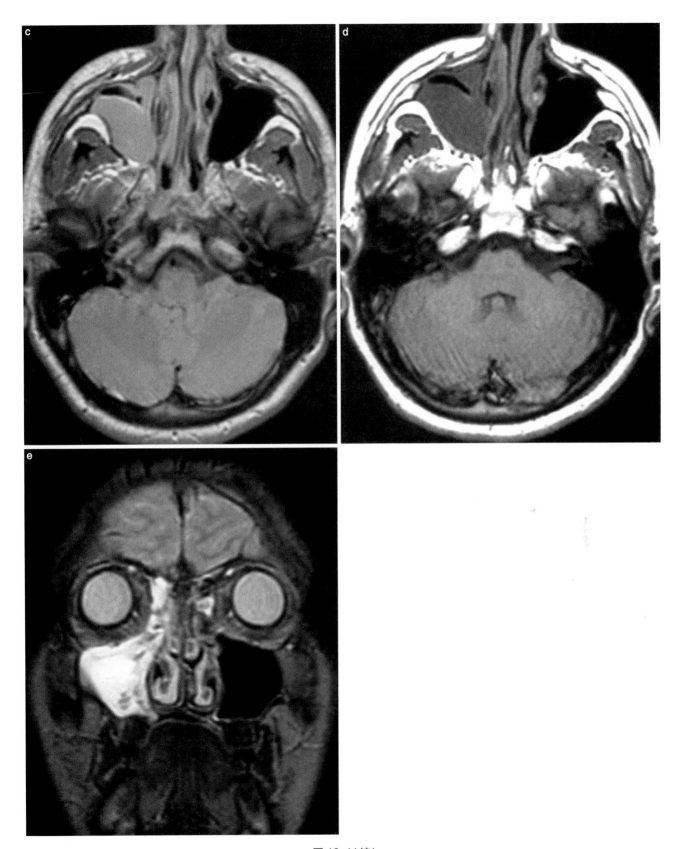

图 12.1(续)

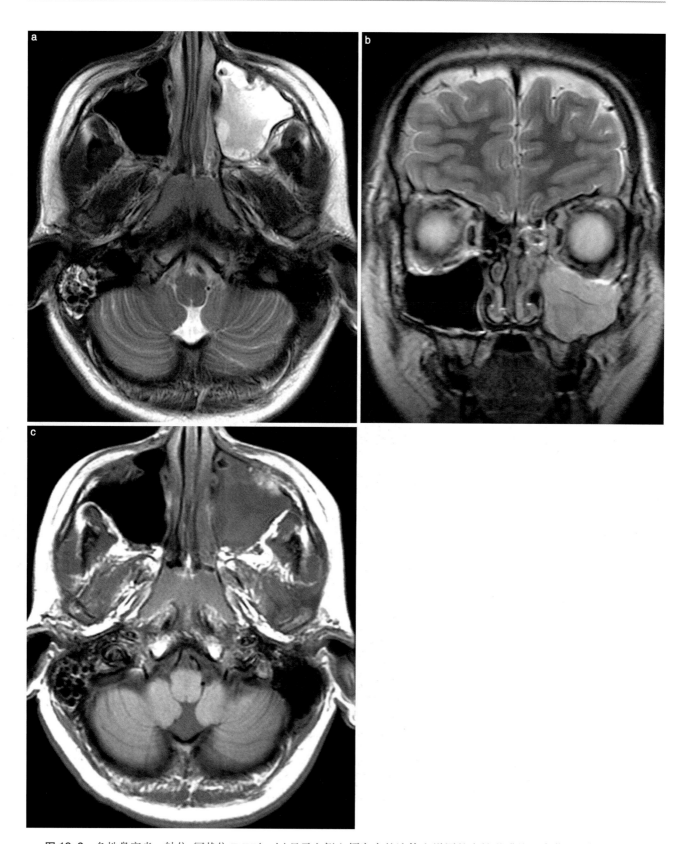

**图 12.2** 急性鼻窦炎。轴位、冠状位 $T_2WI(a,b)$ 显示左侧上颌窦内的液体和增厚的炎性黏膜均呈高信号，其内上方的左侧筛窦黏膜增厚；右侧颞骨的乳突小房内可见类似的高信号表现，为增厚的炎性黏膜；在 $T_1WI(c)$ 上，左侧上颌窦内的炎性分泌物较增厚的黏膜呈稍低信号

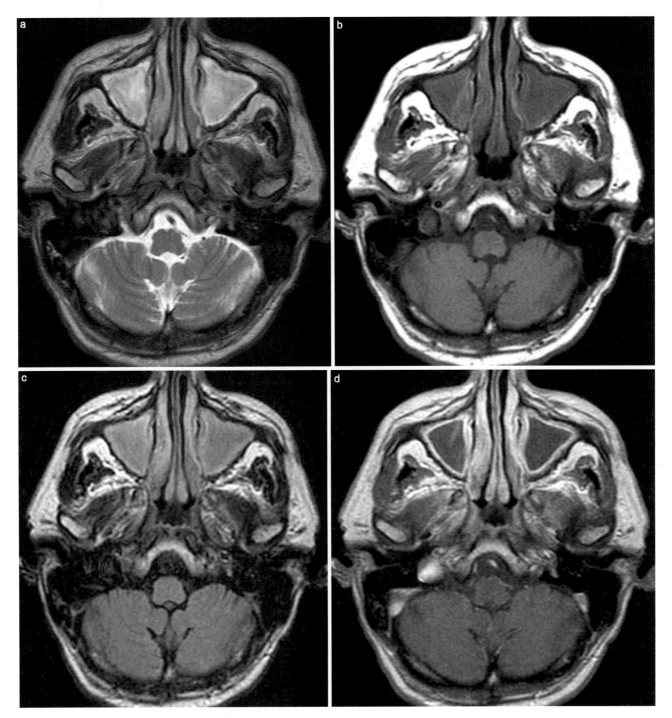

**图 12.3** 急性鼻窦炎。在 $T_2WI(a)$、$T_1WI(b)$ 及 $T_2$-FLAIR(c)上,双侧上颌窦液体填充;轴位(d)和冠状位(e)$T_1WI$ 增强显示增厚的炎性黏膜明显强化;DWI(f)显示上颌窦内的脓性分泌物呈高信号

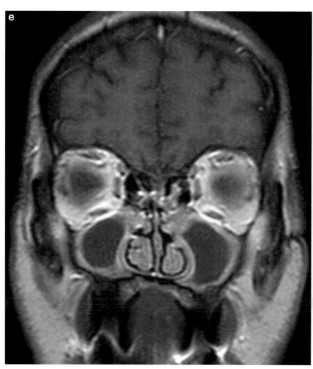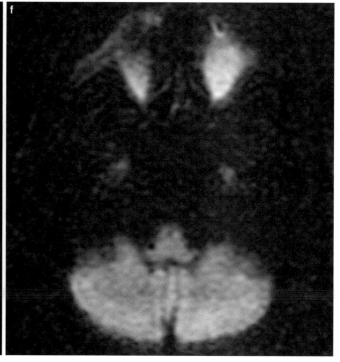

图 12.3（续）

慢性鼻窦炎（*chronic rhinosinusitis*，ChR）　是一组以同时累及鼻腔和鼻窦，病程超过 12 周为特征的慢性炎性疾病，无分泌物时则仅表现为黏膜增厚，有时慢性分泌物可充满窦腔。与 AR 不同，ChR 好发于筛窦，其次为上颌窦，窦腔形态可正常或缩小。病因常见于细菌、真菌、血管舒缩或过敏（Benninger 等，2003）。

影像表现　CT 表现为不同程度的黏膜增厚和窦腔填塞，黏膜内偶可见钙化，可伴息肉形成（图12.4）；窦壁骨质增生硬化，但不伴窦腔扩张。分泌物密度取决于蛋白质和水分的含量，以及伴随的并发症（如真菌感染等）。增强检查，炎性增厚的黏膜呈显著强化。

MR T$_1$ 加权像上增厚的黏膜呈等信号，炎性增厚的黏膜和窦腔中的分泌物由于炎症的不同阶段具有不同的 MR 信号（Som 等，1989）。窦壁骨质的增生硬化在 CT 上更易观察。在 T$_2$ 加权像上，黏膜通常为高信号（图 12.5 和图 12.6），随窦腔内的水含量降低和蛋白含量增加，MR 信号可从高到低。随病程进展，黏液黏稠度增高可使 T$_2$ 信号增高。随分泌物中蛋白含量的增加，T$_1$ 信号强度也同时增高，此时窦腔内 MR 信号在 T$_1$ 和 T$_2$ 上均呈高信号。若蛋白质浓度进一步增加，在 T$_1$ 和 T$_2$ 图像上信号强度均将逐渐减低。当蛋白质浓度达到 35% 时，窦腔完全阻塞，MR 信号缺失呈现与空气一致的低信号。在此时期，分泌物中可含类脂甚至可能出现实性成分（Zinreich 2004）。

MR 增强检查可显示相邻硬脑膜增厚强化，此为炎症累及颅内的特征性表现。炎症累及颅内硬脑膜还可形成硬膜外脓肿，表现为 T$_1$ 低信号，增强边缘强化，进一步发展可形成脑脓肿。

慢性感染还可引起窦腔阻塞，若在此基础上继发曲霉菌感染，此时 MR 呈低信号，是由于真菌所富集的金属物质可以产生顺磁效应，从而进一步降低 MR 信号。如在 T$_1$ 加权像上呈高信号，需除外黑色素瘤或肿瘤出血；若高信号仅在窦腔内，则应考虑为炎症性梗阻（Hamilos 等，2004）。此时增强有助于鉴别：炎性病变时，鼻窦黏膜强化，而其充满分泌物的中心部分则无强化；累及鼻窦的肿瘤通常呈弥漫性强化（Som 等，1988）。

黏液囊肿　是慢性鼻窦炎常见的并发症。在炎症、创伤、内镜手术或存在各种占位性病变时，慢性的窦口阻塞可以导致窦腔内黏液潴留，此时黏液持续分泌将导致黏液囊肿形成，窦壁骨质可有轻微破坏，鼻窦容积增加且向阻力小的区域膨大。其症状取决于病变发生部位，约 90% 位于额窦和筛窦，其次是上颌窦和蝶窦。黏液囊肿可以通过窦腔内的分隔及解剖变异蔓延。额窦及前组筛窦的黏液囊肿可向前蔓延至前额部皮下，向后达前颅窝底。若位于筛窦，可引

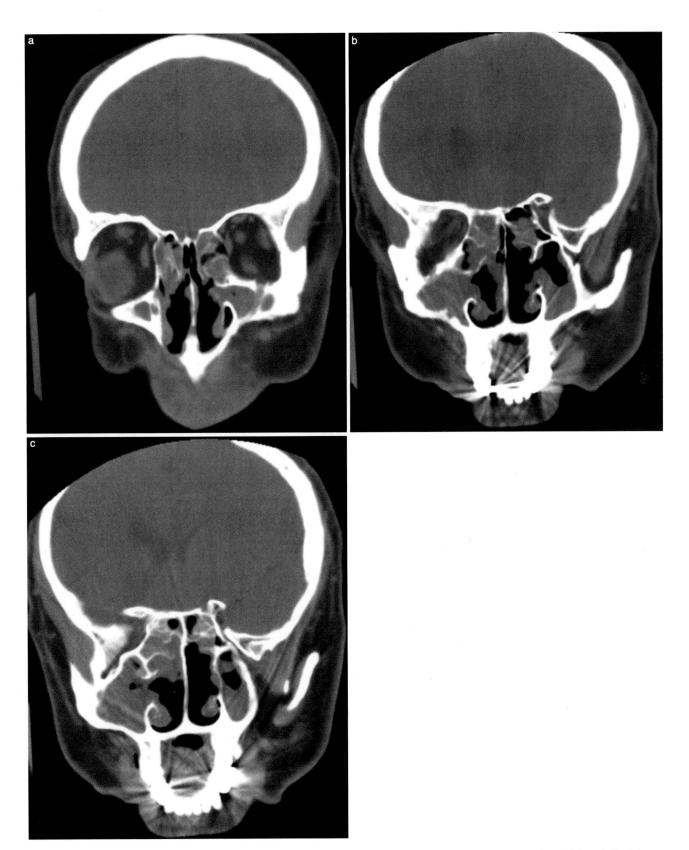

**图 12.4** 慢性鼻窦炎。冠状位 CT( a～c) 显示慢性鼻-鼻窦炎伴鼻息肉患者的上颌窦骨壁增厚。左侧上颌窦经内镜手术治疗后,黏膜较对侧变薄

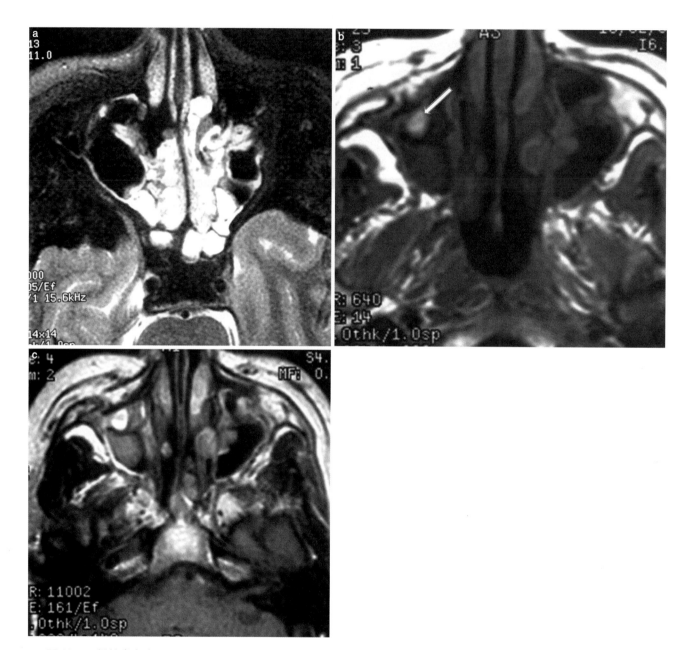

**图 12.5** 慢性鼻窦炎。T$_2$WI(a)、T$_1$WI(b)及T$_2$-FLAIR(c)显示双侧上颌窦黏膜增厚,右侧上颌窦内鼻息肉和小黏液囊肿(箭头)形成

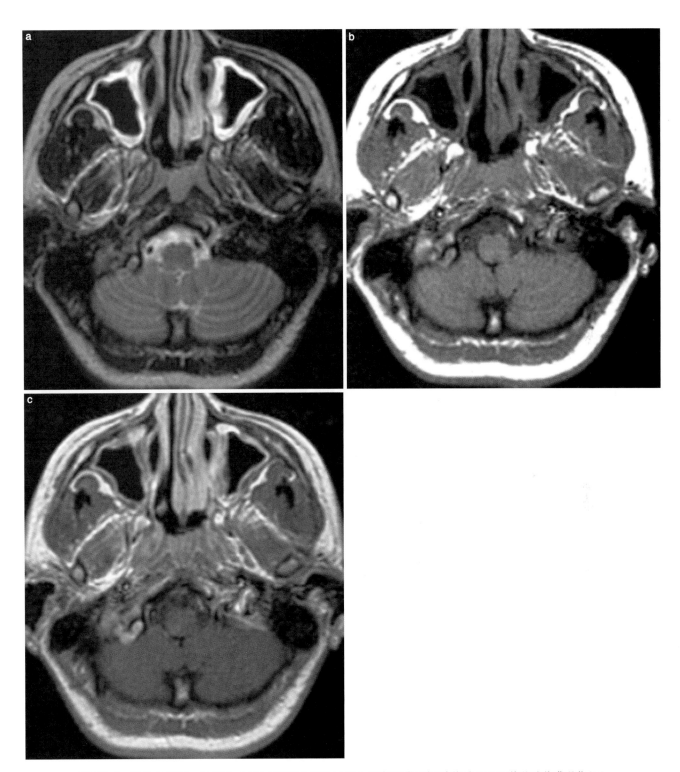

**图 12.6** 慢性鼻窦炎。$T_2WI(a)$ 及 $T_1WI(b)$ 显示双侧上颌窦黏膜不规则增厚，$T_1WI$ 增强后黏膜强化（c）

起筛窦纸板变薄或消失并向眼眶内突出。若位于上颌窦,则可延伸至鼻腔、后组筛窦、眼眶下部及蝶窦(Iannetti 等,1997;Har-El 2001)。

　　影像表现　CT 图像上表现为低密度或软组织密度,增强无强化;伴真菌感染时,病变内会出现高密度区域,窦壁骨质可变薄或缺如。若合并感染时(黏脓液囊肿),囊肿可见边缘环状强化。

　　MR 图像上,根据病变内蛋白含量及病程长短不同,$T_1$ 加权像上信号可从低到高,而 $T_2$ 加权像上则表现为高信号,但少数也可见低信号区域(Lloyd 等,2000a,b)。病变本身增强无强化,若周围黏膜增厚强化则表明合并感染,若出现局灶性强化,则可能是肿瘤或继发性黏液囊肿(Lanzieri 等,1991)。额窦的黏液囊肿由于其内蛋白含量高,$T_1$ 和 $T_2$ 加权像均呈高信号(图 12.7 和图 12.8)。黏液囊肿伴曲霉菌感染时,病变信号将会降低。

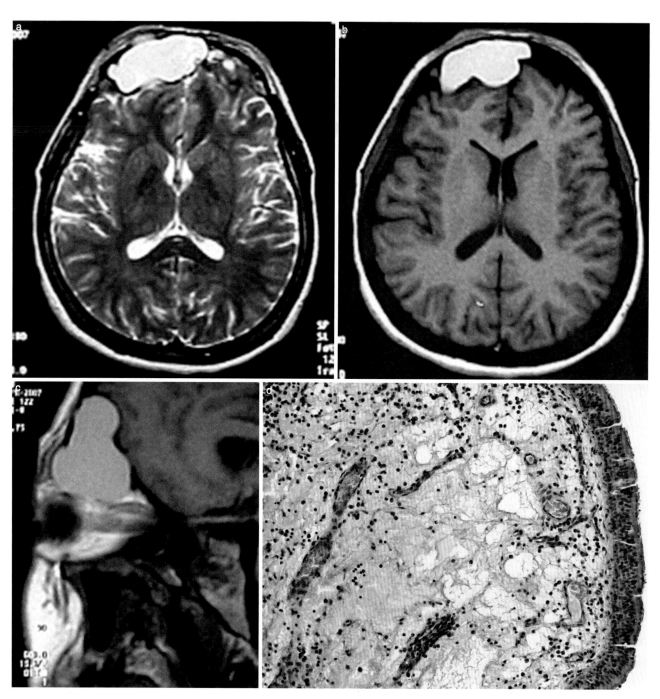

**图 12.7**　额窦黏液囊肿。$T_2$ WI(a)及 $T_1$ WI(b,c)右额部巨大的黏液囊肿致额窦扩张。由于蛋白含量高,各序列中囊肿均呈高信号;(d)组织学标本

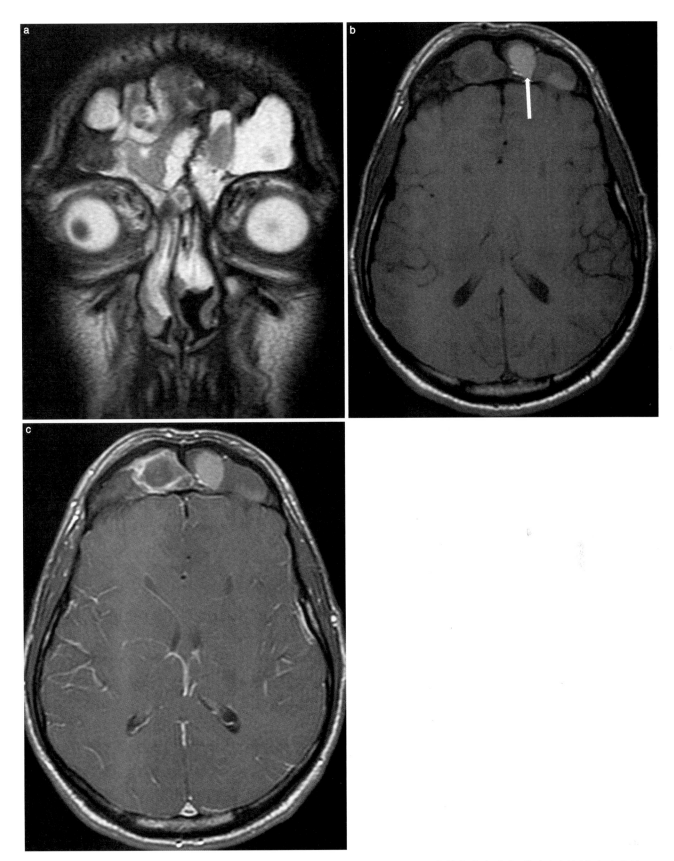

**图 12.8** 额窦黏液囊肿伴慢性炎症。T$_2$WI(a)及 T$_1$WI(b):双侧额窦慢性炎症伴鼻息肉形成,其中左侧额窦息肉内见局灶性黏液囊肿(箭头),表现为 T$_1$WI 结节状高信号;T$_1$WI 增强(c)示右侧额窦的炎性黏膜强化,囊肿则无强化

**鉴别诊断：**

1. 累及多个鼻窦的真菌性鼻窦炎，CT 上呈典型高密度。

2. 累计全组鼻旁窦的鼻息肉。

3. 上颌窦-后鼻孔息肉形似哑铃，填充上颌窦，通过其窦口脱垂进入鼻腔。

4. 任何生长缓慢的良性或恶性肿瘤在 CT 平扫上都可以与黏液囊肿具有类似的形态和密度，可以通过增强检查鉴别，前者强化，后者则无强化。

**鼻息肉**(*sinonasal polyps*，SP) 是鼻窦慢性炎症的反映，同时也是过敏性鼻窦炎的表现之一（Som 等，2011），以起源于上颌窦腔，通过窦口进入鼻腔更为常见，也可由于非过敏性炎性黏膜增生引起。大的鼻息肉由位于漏斗部或鼻旁窦口的窄柄连接鼻腔和上颌窦内的球形结构，呈窄蒂的哑铃状，并可以延伸至鼻咽部。SP 好发于上颌窦后鼻孔区，鼻腔、蝶窦和筛骨迷路（ethmoidochoanal）区域则较少见（Ozdek 等，2002）。

**影像表现** 在 CT 图像上，鼻息肉表现为境界清晰、边缘光滑的哑铃状软组织，从上颌窦内通过扩大的窦口进入鼻腔，继而向后进入鼻咽。密度近似黏膜，病变中心可因炎症、蛋白含量增高而密度增高，如病程中合并局部真菌感染（通常为曲霉菌），密度亦可升高。增强后，周围的黏膜呈明显边缘强化，病变中心则无强化。前颅窝底部扩大的鼻窦腔及鼻腔骨壁可受压变薄（Chung 等，2002）。

在 MR 图像上，鼻息肉在 $T_1$ 加权像上可因病程长短而呈低至高信号；$T_2$ 加权像上则呈高信号，这反映了 SP 内囊性成分特点（图 12.9）。由于息肉也可能出现强化，因此采用常规 MR 或 CT 难将其与癌鉴别，而 CT 灌注成像有一定的优势，可鉴别大部分病例。

**潴留囊肿** 是由于黏膜下小黏液腺的阻塞引起的，好发于上颌窦。多数情况下，息肉和潴留性囊肿难以区分（图 12.10）。

**鉴别诊断：**

1. 鼻腔内胶质瘤是自鼻腔至颅底的软组织病变，较少局限于鼻咽部，上颌窦常无受累。

2. 鼻-筛窦脑膨出 为颅内起源的病变；筛板局部缺如。

3. 鼻咽纤维血管瘤 仅见于青年男性，病变位于鼻腔后部，可脱垂至翼腭窝，并阻塞上颌窦，增强后强化，高灌注是其典型特征。

4. 嗅神经母细胞瘤 上鼻道中的恶性侵袭性病变，增强后弥漫强化，可通过筛板延伸至前颅窝。

**前颅窝脓肿**(*abscess of CFR*) 是局限性的化脓性感染，常为鼻旁窦炎、乳突炎、牙源性感染、骨髓炎、化脓性脑膜炎的并发症。也可由颅脑损伤或手术后，致病因子的直接侵入导致脓肿形成。创伤后脓肿可能在头部开放性损伤后的早期或数年甚至数十年内发生。70% 的病例为孤立性病变，剩余 30% 为多发（Berlit 等，1996）。脓肿的形成是一个连续的过程，可以分为四个阶段：早期脑炎（1~3 天），晚期脑炎（4~9 天），早期包膜形成（10~13 天）和晚期包膜形成（第 14 天以后）（Britt 等，1984），坏死物质形成包膜后，影像才能观察到。

**影像表现** CT 及 MR 可见类圆形薄壁占位，CT 上脓肿壁较中央坏死区密度稍高；$T_1$ 加权像上脓肿壁相对中央坏死区及周围水肿的脑实质呈稍高信号，$T_2$ 加权像上，脓肿壁相对中央坏死及周围水肿的高信号，呈典型的低信号（Spreer 2009）。增强检查脓肿壁呈明显环形强化。典型的影像征象为脓肿壁内缘光滑，中央坏死区在扩散加权像（DWI）上呈高信号。在极少数情况下（图 12.11~图 12.15），邻近前颅窝的鼻窦及鼻窦腔内也能观察到黏膜增厚、渗出、积脓等炎性表现，且与颅内脓肿沟通。

所有伴有中央坏死和边缘强化的颅内占位性病变均需与脓肿鉴别。若为孤立性病变，应与恶性胶质瘤和转移瘤鉴别。与脓肿比较，多数实性肿瘤表现为不均匀强化，内壁不规则，伴广泛的脑实质浸润。DWI 上信号增高，伴 ADC 值减低，是诊断脓肿的可靠依据，但并非特异性征象。CT 或 MR 灌注成像是鉴别诊断的补充方法：肿瘤组织为快速高灌注，而脓肿壁为低灌注。

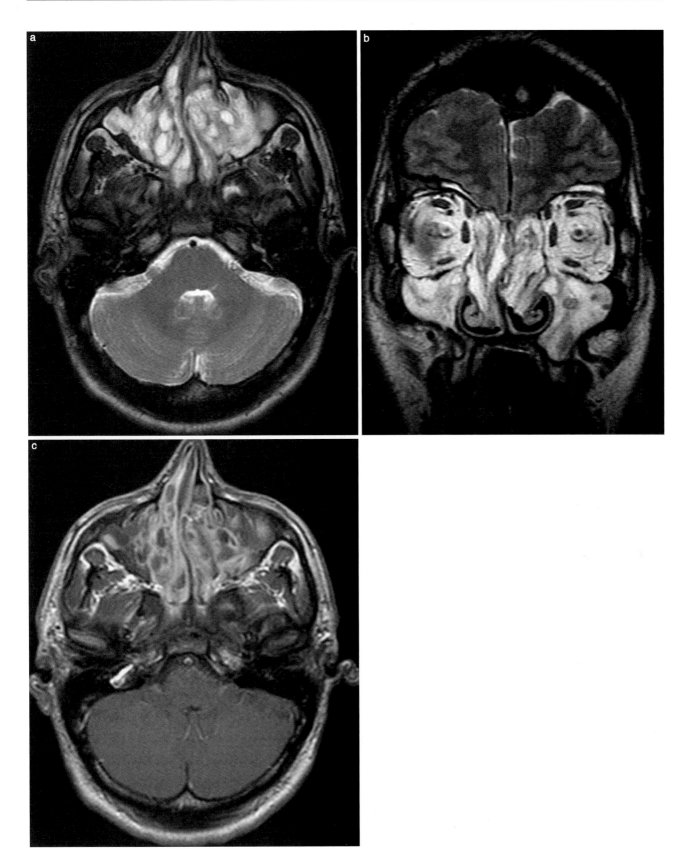

**图 12.9** 鼻腔上颌窦后鼻孔息肉。轴位(a)、冠状位(b)T₂WI 显示息肉呈高信号占位,从双侧上颌窦延伸进入鼻腔和鼻咽腔;增强后沿双侧上颌窦及鼻腔分布的息肉以及炎性黏膜明显强化(c)

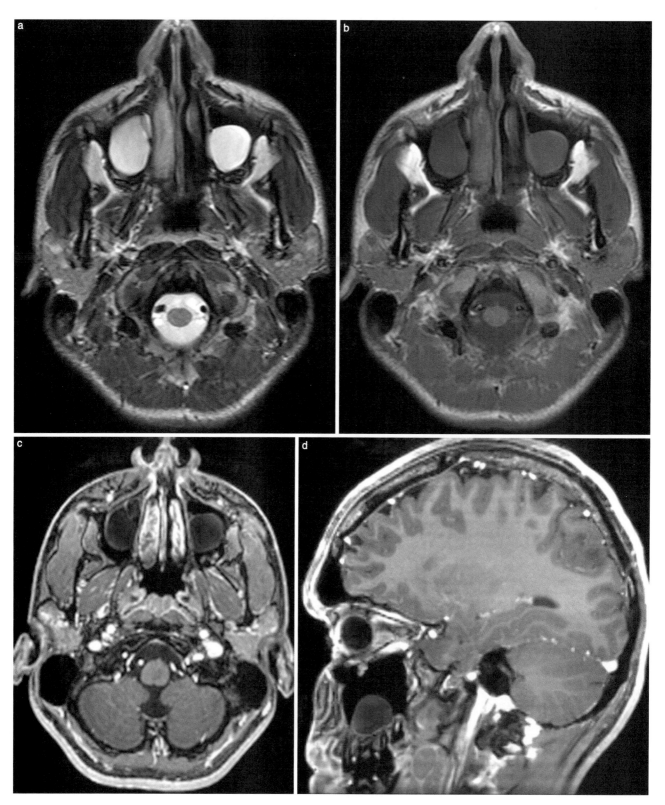

**图 12. 10** 上颌窦潴留囊肿。$T_2WI(a)$ 及 $T_1WI(b)$ 显示双侧上颌窦内见信号均匀的卵圆形囊性病变,具有均匀的 MR 信号,与鼻息肉难以鉴别;增强后仅增厚的上颌窦黏膜强化(c,d),从而证实此为潴留囊肿

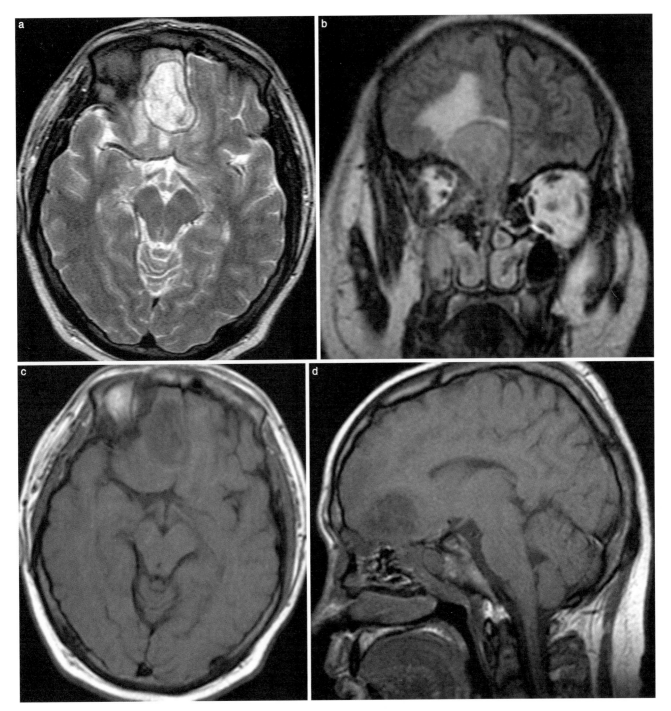

图 12.11　右额叶创伤后脓肿。$T_2WI(a)$、$T_2$-FLAIR-(b)显示右额叶从筛骨向颅内延伸的卵圆形不均匀高信号肿块；病变在 $T_1WI(c,d)$ 呈低信号；DWI(e,f)肿块内见高信号，表明脓液扩散受限

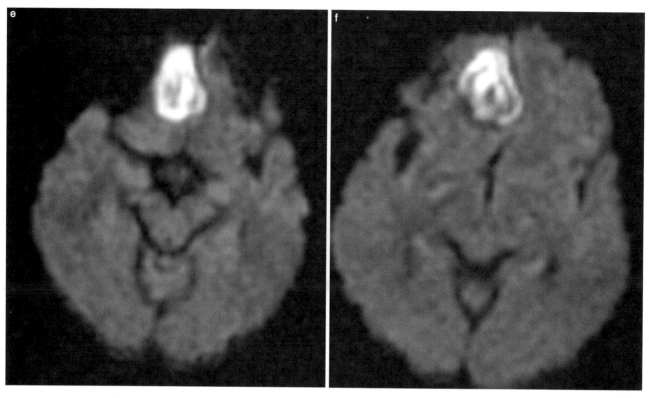

图 12.11(续)

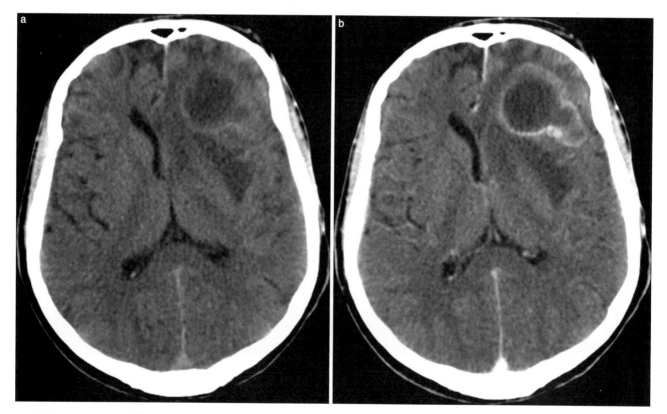

图 12.12　左额叶创伤后脓肿。轴位 CT 平扫(a)显示左额叶病变呈低密度,伴周围环状水肿;增强 CT(b)病变呈环状强化;CT 灌注(CBF)(c)显示脓腔内及脓肿壁的血流均无升高;$T_1WI$(d)及 $T_2WI$(e)上病变轮廓显示清晰,脓肿壁在 $T_1WI$ 上呈高信号;DWI(f)病变典型高信号表明扩散受限

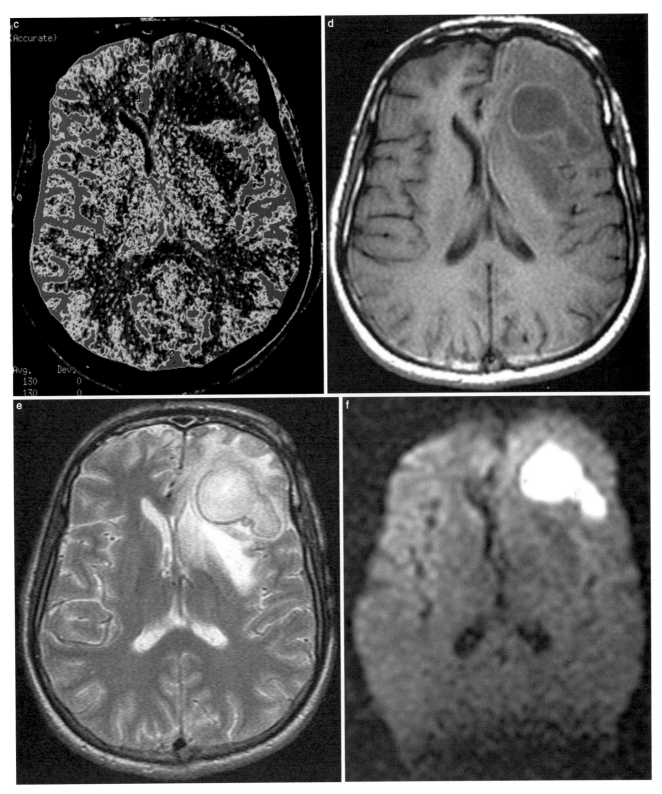

图 12.12(续)

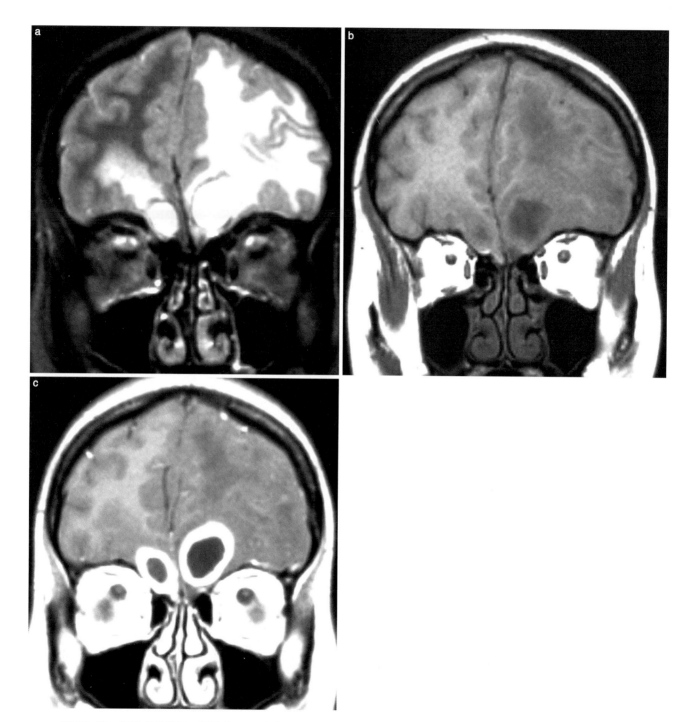

图 12.13   额叶多发脓肿。冠状位 $T_2WI(a)$、$T_1WI(b)$ 及增强后 $T_1WI(c)$ 显示双侧额叶底面脓肿呈明显环状强化

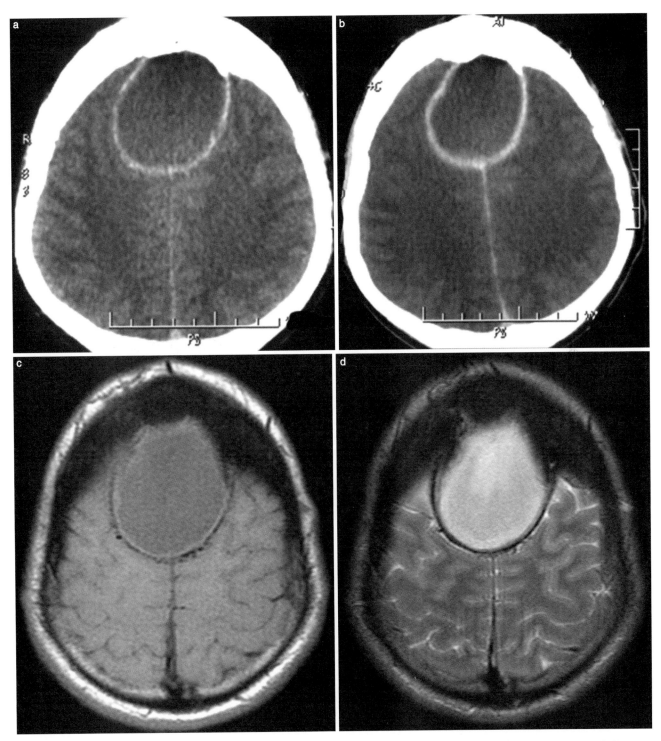

**图12.14** 纵裂池外伤后硬膜外脓肿。45岁男性住院患者,头痛伴发热达38℃,4年前头部眶上区域外伤后眼眶蜂窝组织炎,并行窦腔息肉切除术治疗。入院行轴位CT平扫(a)及增强检查(b)显示纵裂池巨大卵圆形肿块,伴囊壁钙化,囊壁呈明显强化;$T_1WI$(c)、$T_2WI$(d)、$T_2$-FLAIR(e)及增强$T_1WI$显示病变囊壁呈双层结构,并明显强化(f,g);病变$T_1WI$上呈低信号,$T_2$和$T_2$-FLAIR呈高信号;DWI(h)显示肿块中心部分可见高信号,提示扩散受限,连接脓腔和额窦的通道明显强化(箭头);$T_2WI$(i)冠状位显示上颌窦及筛窦内慢性炎症和息肉形成

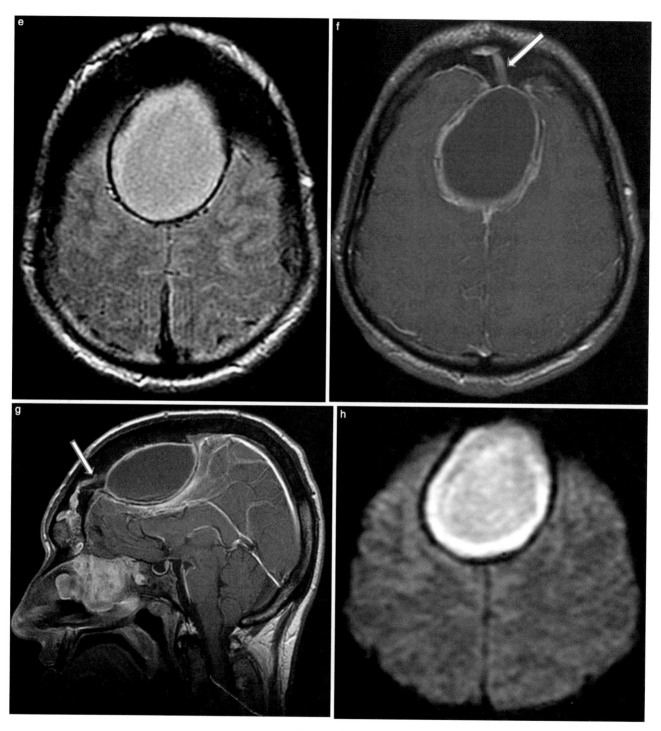

图 12.14(续)

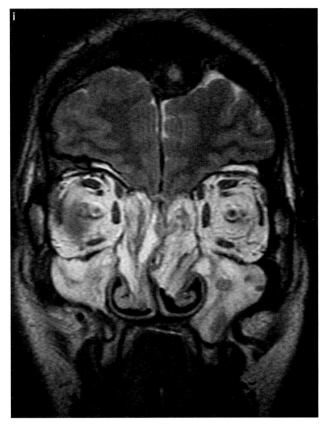

图 12.14(续)

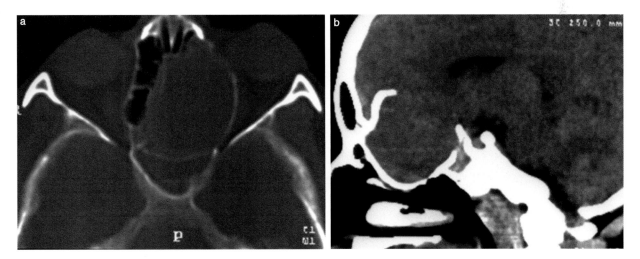

**图 12.15**  化脓性肉芽肿。CT 轴位(a)、矢状位(b)及冠状位(c)重建显示左侧筛窦巨大膨胀性肿块,突入左侧眼眶,伴周围骨壁重塑和变形,增厚的骨壁为肉芽肿形成

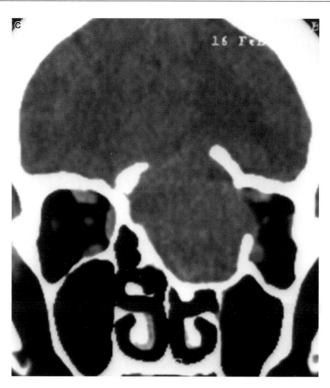

图 12.15(续)

# 先天性疾病

先天性脑膜脑膨出（*meningoencephalocele*，*MEC*）是脑组织连同脑脊液以及背覆的硬脑膜，经前颅窝的颅骨及颅底骨缺损向外膨出达鼻腔内外的先天性病变。可根据颅骨缺损位置的不同分为以下几型：额筛型、鼻额型、鼻筛型、鼻眶型。EMC 发病率甚高，占新生儿发病的 1/4 000。与枕部脑膨出不同，MEC 与神经管发育缺陷无关，但可伴发其他发育异常，如颅内发育不全，颅内中线区脂肪瘤，神经元迁移异常，胶样囊肿，中线颅面闭合不全等。可以将 MEC 看作一种与脑实质"紧密"相邻的，从前颅窝通过颅底骨质缺损向颅外面中线区、邻近鼻背部的额筛区、鼻筛区向颅外延伸的软组织病变。约 90% 的病变发生于颌面部中线缺损区，约 10% 发生在筛板中线区由骨桥分开的双裂隙区（Mahapatra 等，2002）。

**影像表现** CT 表现为膨出的脑实质使额骨上移，鼻骨、上颌骨额突、鼻软骨受压下移，同时可伴有鼻骨畸形。鼻筛型 MEC 可见鼻骨畸形伴筛骨前部通道。筛板和额骨前部可部分或完全缺失。CT 脑池造影的典型表现为经骨质缺损区脱出的软组织病变周围的蛛网膜下腔内充满造影剂（Boonvisut 等，1998）。CT 可清楚显示脑组织经缺损区域向颅外脱出（图 13.1）。

在 MR 的 $T_1$ 加权像上表现为与骨质缺损相沟通的不均质软组织信号，其内可见与颅内脑组织相延续的灰质信号，$T_2$ 加权像上脱垂软组织病变周围的脑脊液呈高信号，脑实质可由于水肿和神经胶质增生而信号增高，增强膨出物无强化（图 13.2）。如伴有脑膜炎，可以在周围观察到脑膜的增厚强化。

**鉴别诊断：**

1. 鼻神经胶质瘤 是一种先天性非肿瘤性神经组织异位，沿鼻背生长，或位于鼻骨下方，与脑实质无关。

2. 皮样囊肿、表皮样囊肿 孤立性肿块位于鼻背或眼眶内，皮样囊肿为脂肪密度；表皮样囊肿为液体密度且 DWI 为高信号。

3. 鼻真皮窦。

4. 泪囊黏液囊肿 是一种边缘锐利呈蓝色至蓝灰色的病变，位于内眦下方，伴鼻泪管扩大，与颅底无沟通。

骨纤维结构不良（*fibrous dysplasia*，*FD*） 又称为骨纤维异常增殖症，是一种以成骨细胞成熟与分化缺陷为特点的先天性疾病，其特征表现为病变组织中出现异常增殖的纤维组织（Osborn 等，2016）。

FD 好发于上颌骨，较少见于下颌骨、额骨、筛骨和蝶骨，呈慢性膨胀性骨质破坏，如 FD 生长加快，可恶变为骨肉瘤、软骨肉瘤或纤维肉瘤等。FD 实际是发育不成熟的骨，伴有多种临床表现，如内分泌紊乱、肿胀疼痛，鼻腔和鼻窦阻塞以及头痛等。发病年龄常 <30 岁，其中 3~15 岁约占 75%。FD 根据累及骨质的多少可区分为单骨型和多骨型，可无症状，因其他原因接受治疗时偶然发现。

**影像表现** CT 表现多样，这与异常结构中的纤维组织含量有关，但主要特点是反复的不成熟骨质产生，让诊断变得更容易。典型的 CT 表现为"磨玻璃样改变"和骨质增厚，即一种膨胀性骨质改变伴板障增厚扩大。FD 根据纤维组织的含量差异可表现为不均匀强化。病变也可位于颅底神经孔道周边，CT 能清楚显示孔道的变窄、移位情况（图 13.3~图 13.7）。

FD 呈膨胀性生长，在 $T_1$ 加权像上，呈均匀中等信号，在 $T_2$ 加权像，致密的骨结构呈低信号，纤维组织或囊变为高信号和混杂信号，同时可伴有小的软骨碎片。增强后纤维成分明显强化或不均匀强化（Jee 等，1996；Alawi 2002）（图 13.8），但 CT 灌注显示 FD 内的骨和纤维组织均呈低灌注（图 13.9）。

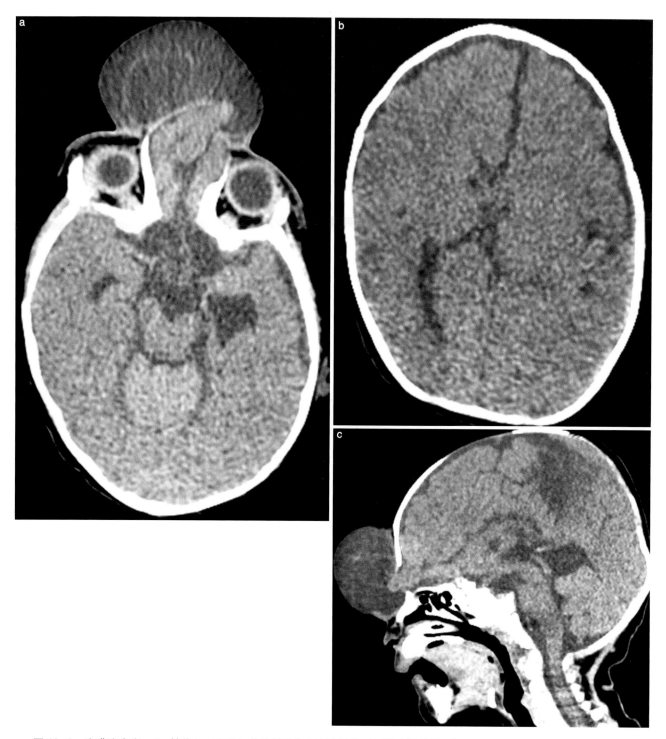

**图 13.1** 脑膜脑膨出。CT 轴位（a,b）及矢状位重建（c）显示额鼻区颅外囊性肿块，前额叶经骨质缺损区外突至额鼻区；CT 矢状位侧脑室层面（c）显示伴发畸形为胼胝体发育不全

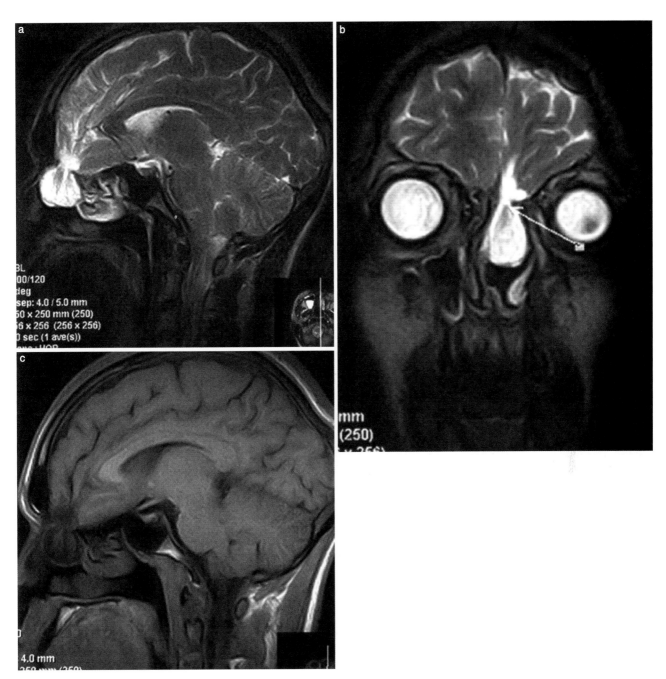

**图13.2** 脑膜脑膨出（鼻筛型）。矢状位（a,c）及冠状位（b）磁共振上 $T_2WI$（a,b）及 $T_1WI$（c）显示由部分脑组织及脑膜组成的囊实性肿块，经前颅窝左侧缺损区向鼻腔突出。由于疝囊中主要为脑脊液，肿块在 $T_2WI$ 上呈高信号

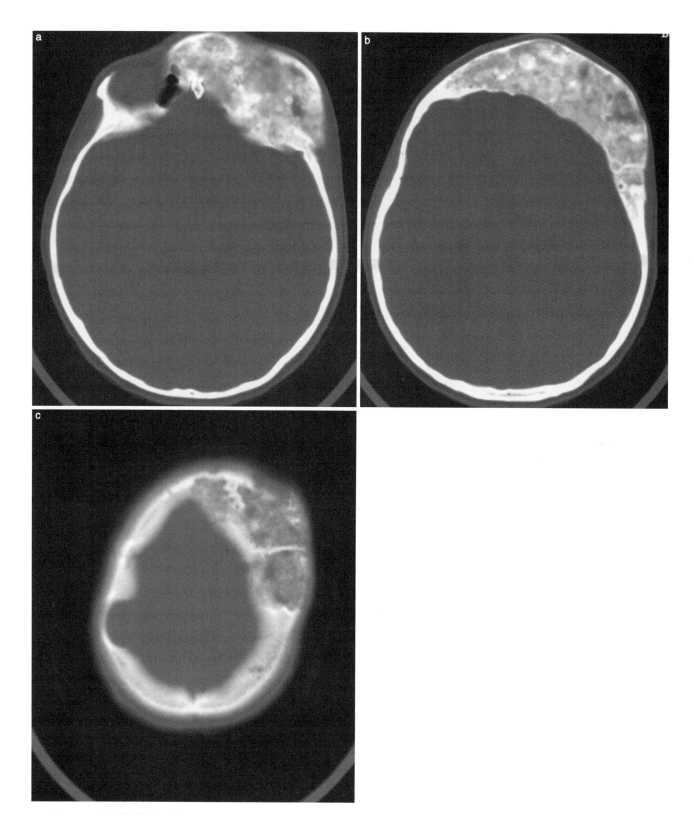

**图 13.3**　骨纤维结构不良。CT 轴位（a~c）显示累及额骨、鼻骨和筛骨的典型纤维骨性病变，表现为髓腔扩大，骨皮质与髓质区分良好

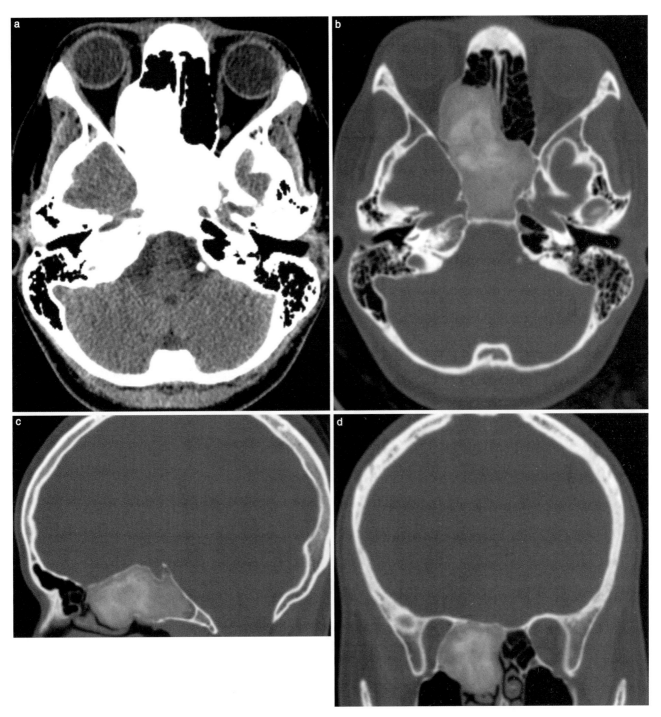

图13.4 骨纤维结构不良。CT轴位(a,b)、矢状位(c)及冠状位(d)重建显示筛骨和蝶骨局灶性膨胀性生长的病变，"磨玻璃样"密度；骨髓腔扩大，骨皮髓质分界清楚；(e)组织学标本

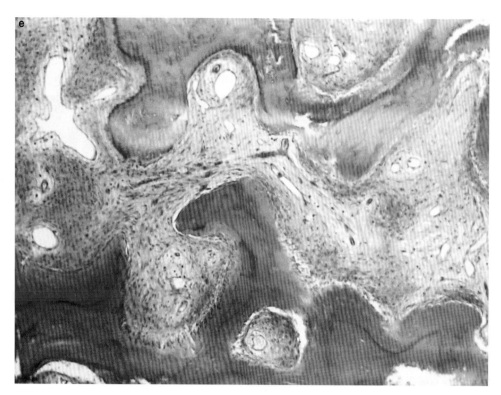

图 13.4(续)

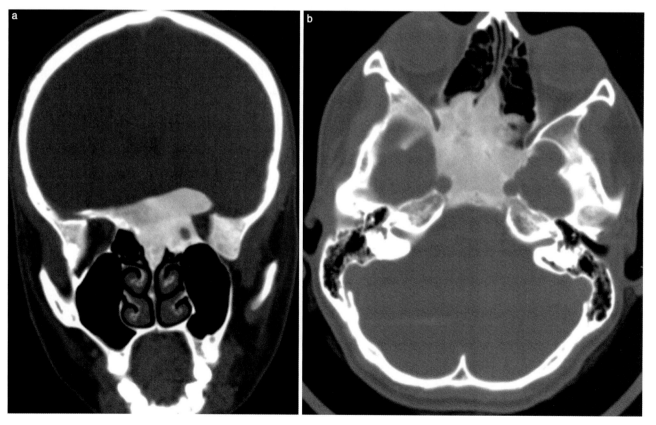

**图 13.5** 蝶骨骨纤维结构不良。CT 冠状位( a )及轴位( b,c )显示局灶性扩张的蝶骨肿块,具有典型"磨玻璃样"密度,病变累及双侧视神经管

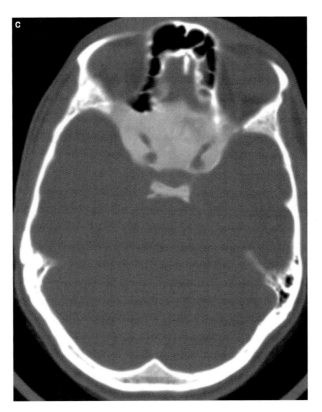

图 13.5(续)

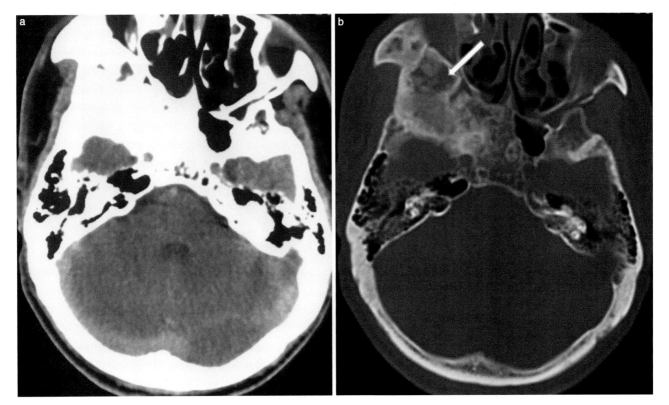

图 13.6　颅面区骨纤维结构不良。CT 轴位(a,b)和冠状位(c)显示纤维骨性病变累及右侧颅底内侧面和蝶筛复合体，发育不良的中央纤维部呈软组织密度(箭头)

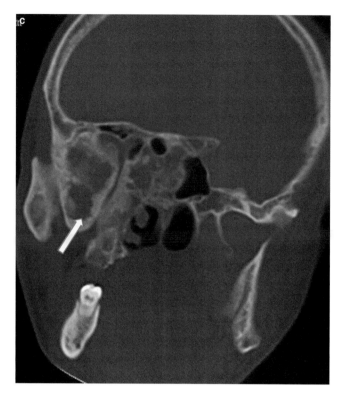

图 13.6(续)

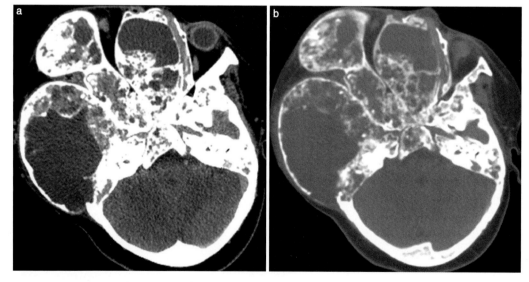

**图 13.7** 骨纤维结构不良。CT 轴位(a,b)、矢状位(c)、冠状位(d)重建及三维重建(e)显示右侧颌面及颅底骨质呈明显膨胀性改变,骨皮质完整;病变骨髓内由骨化和非骨化成分填充,部分病变骨组织内可见囊变

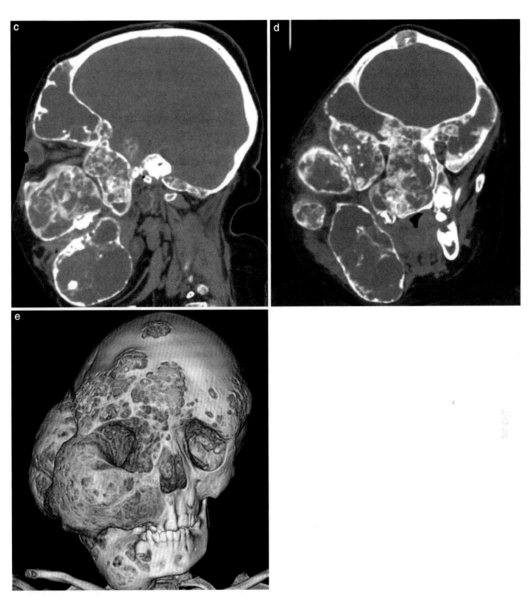

图 13.7(续)

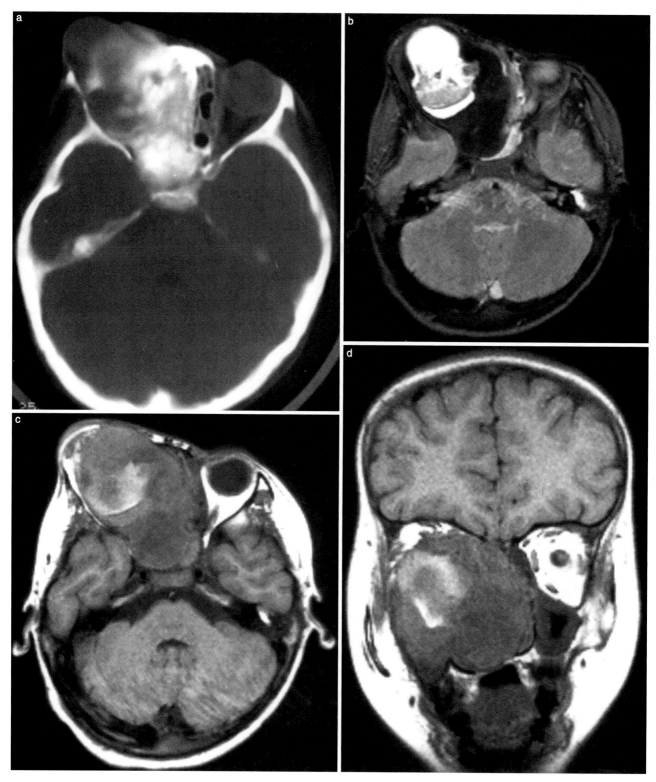

**图 13.8** 右颅面部骨纤维结构不良。CT 轴位（a）显示累及蝶筛复合体、右眼眶及上颌骨的纤维骨性病变。轴位 $T_2WI$（b）、轴位 $T_1WI$（c）及冠状位 $T_1WI$（d）显示低信号的骨质与高信号的纤维成分使病变信号不均；增强后异常发育的纤维成分呈明显不均匀强化（e,f）

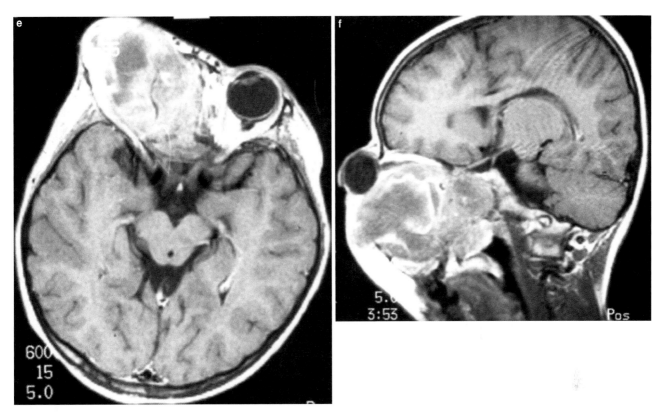

图 13.8(续)

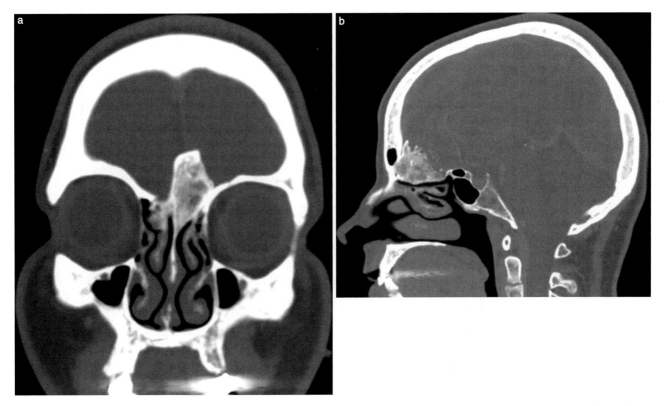

**图 13.9** 骨纤维结构不良。CT 冠状位(a)及矢状位(b)重建显示累及筛窦上份、前颅窝底部和鸡冠的局灶性纤维骨性病变,骨皮髓质分界清晰;CT 灌注显示病变内骨质及纤维成分呈低灌注[CBF 图(c),PS 图(d)];T$_2$WI(e~g)病变呈不均匀中等信号,骨皮质呈边缘环状低信号;T$_1$WI(h)及压脂 T$_1$WI(i)显示病变内含有脂肪组织,且含脂肿块无明显强化(j~l)

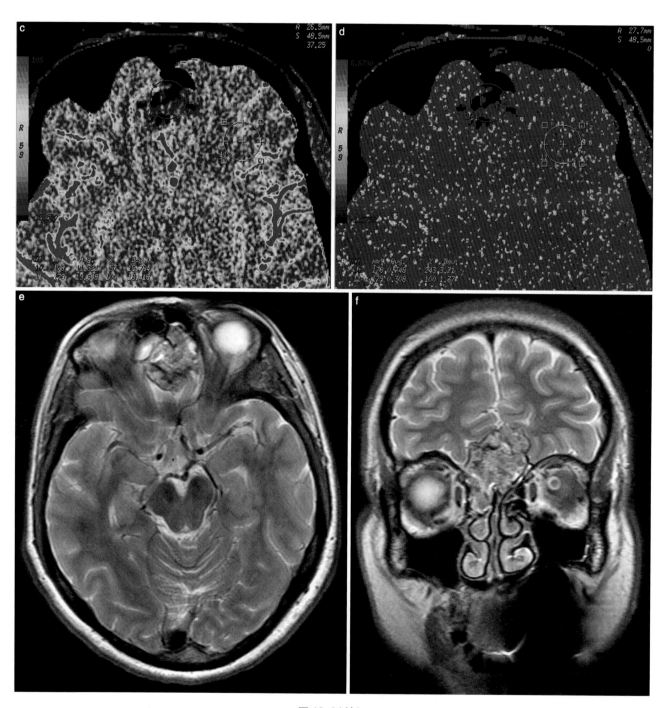

图 13.9(续)

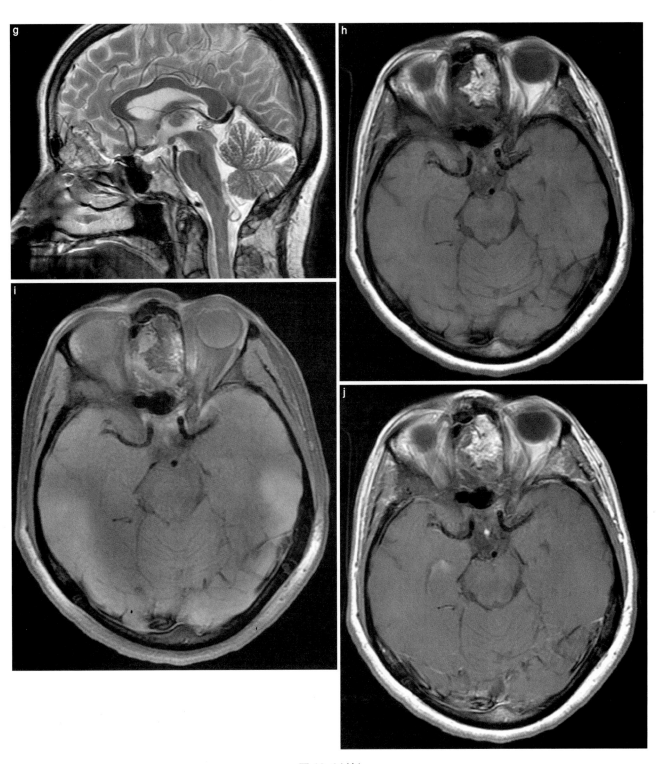

图 13.9(续)

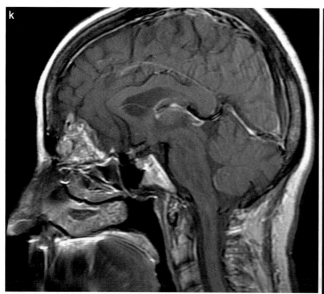

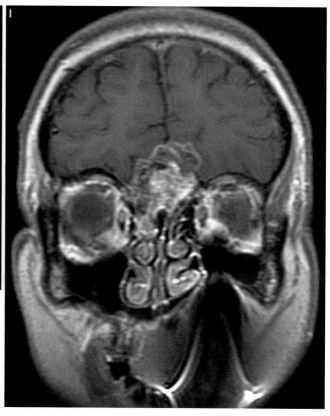

图 13.9(续)

**鉴别诊断：**

1. 新生骨　见于邻近手术部位或慢性炎症的区域。

2. 骨化纤维瘤　具有清晰轮廓的孤立性病变，周边呈骨质密度，中心呈软组织密度。

3. 骨瘤　边界清晰的孤立性病变，呈骨质密度。

皮样囊肿（*dermoid cyst, DS*）　在神经管闭合期间或在胚胎凹陷过程中，融入了皮肤外胚层组织。皮样囊肿内含有鳞状上皮、角化物和皮肤附属物（汗腺，毛囊，皮脂腺）。DS 非常罕见，发病率占所有颅内肿瘤的 0.5% 以下。好发于 20~30 岁，最常见于腰椎、鞍旁、前颅窝和后颅窝底（Barsi 等，1992；Gupta 等，1993；Roeder 等，1995）。几乎所有的 DS 都位于中线区。由于胆固醇含量高（表皮内含有固态胆固醇，因此在 $T_1WI$ 上呈低信号），CT 和 MR 上与脂肪特征相同。若 DS 破裂，渗出的内容物进入蛛网膜下腔，可引起"化学"性脑膜炎，此时 CT 密度及 MR 信号将变得更为复杂。中线脂肪瘤与 DS 较难区分（图 13.10）；另外 DS 合并感染时可出现病变边缘强化，与恶性肿瘤难以区分（图 13.11）。

表皮样囊肿（*epidermoid cyst, EC*）　又称为胆脂瘤，为胚胎发育时神经管闭合期间混入了外胚层成分，逐渐生长所形成的肿瘤。发病率是皮样囊肿的 10 倍。EC 可能含有上皮残余物，但不同于皮样囊肿，其并不含有真皮附属物（汗腺、毛囊、皮脂腺等）。ES 多数于青壮年发病。由于生长非常缓慢，多无症状，但病变较大时可因占位效应而压迫脑神经，但很少出现继发性癫痫。EC 多位于中线以外区域（Tampieri 等，1989；Castillo 2002），最常见于桥小脑角池（50%）、鞍区和鞍旁（10%~15%）、第四脑室（17%）和桥前池，约 10% EC 位于颅骨板障内，边缘清楚沿颅骨延伸。

影像表现　CT 及 MR 表现为类似于蛛网膜囊肿的囊性病变，常规 MRI 序列通常无法区分。表皮样囊肿在 $T_1$ 或 $T_2$-FLAIR 加权像上信号通常较蛛网膜囊肿稍高。EC 可见信号不均匀区域（蛛网膜囊肿内的脑脊液流动也可以产生不均匀信号），当囊性病变中蛋白质、甘油三酯和脂肪酸含量较高时，可以使 EC 信号增高更为明显。DS 的诊断主要以 DWI 序列为主，与脑脊液相比，大多数 DS 在 DWI 上呈高信号（Tsuruda 等，1990；Kallmes 等，1997）（图 13.12 和图 13.13）。增强后 DS 可表现无强化或包膜轻微强化，此时需与其他颅内囊性病变，如蛛网膜囊肿、寄生虫囊肿、囊性肿瘤、皮样囊肿相鉴别。

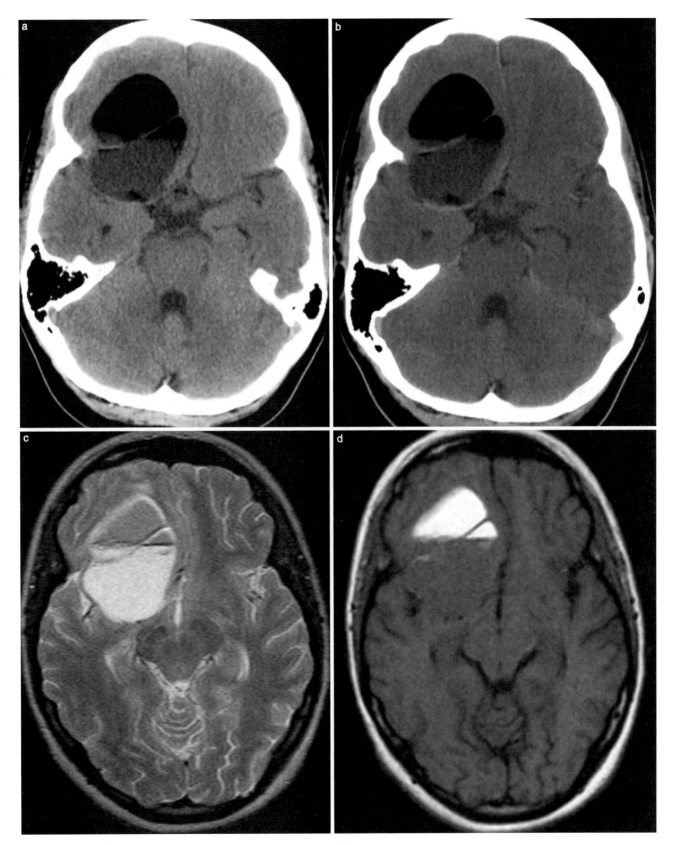

图 13.10 右额叶皮样囊肿。轴位 CT 平扫（a）、增强（b）显示累及右侧前颅窝底及右额叶的巨大不均匀低密度（-60HU）肿块，增强后无明显强化；病变内见脂-液平面。$T_2WI$（c）及 $T_1WI$（d,e）：脂肪在 $T_1WI$ 呈明显高信号；当患者体位改变为俯卧位[$T_1$-WI（f）]，脂肪移动到囊肿上部

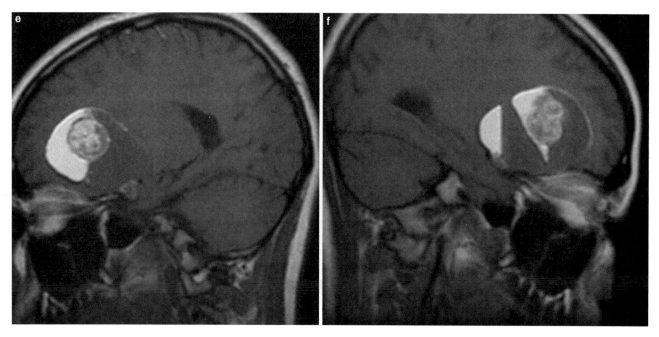

图 13.10(续)

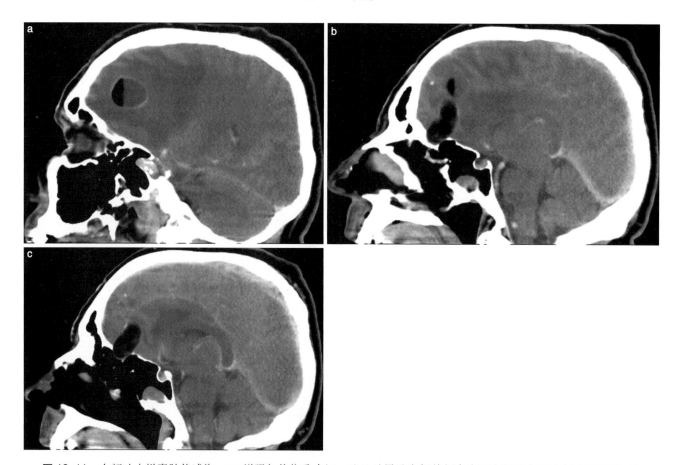

**图 13.11** 右额叶皮样囊肿伴感染。CT 增强矢状位重建(a~c)显示累及右侧前颅窝底及右额叶的巨大低密度病变,病变上部可见液-液平;病变上部边缘呈薄壁环状强化,同时 CT 灌注(d)显示囊壁血容量增高,其强化方式及灌注类型均与恶性肿瘤类似;$T_2WI(e)$、$T_1WI(f)$ 显示右额叶肿块内含有脂肪;病变周围脑实质广泛水肿,DWI(g)上无扩散受限;增强 $T_1WI$ 轴位(h,i)、矢状位(j,k)及冠状位(l)可见边缘强化的不规则高信号肿块,囊性病变上部可清晰观察到沉降现象(脂-液平)

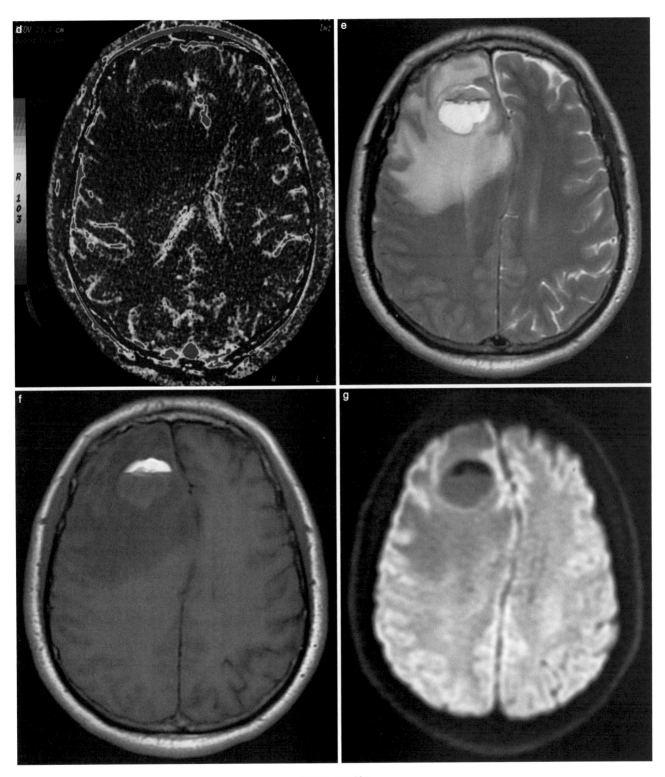

图 13.11(续)

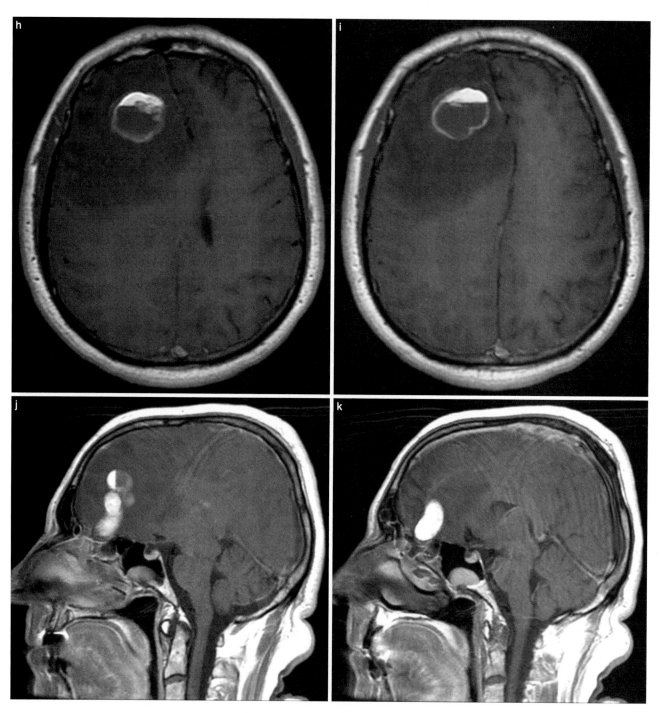

图 13.11(续)

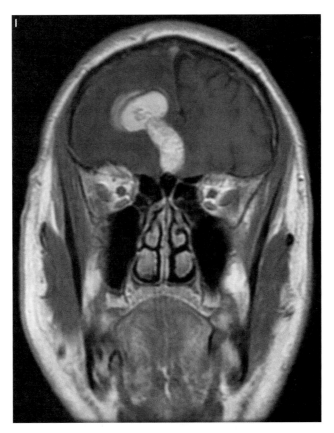

图 13.11(续)

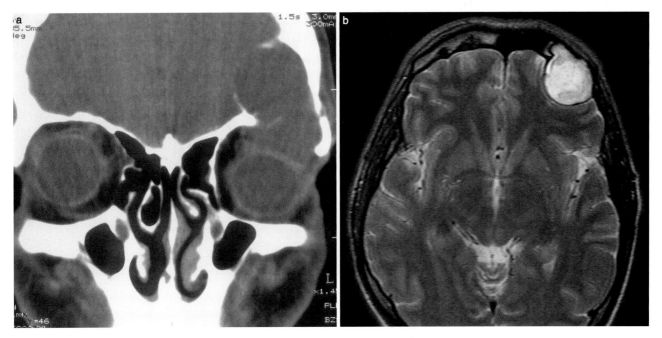

**图 13.12** 左侧眶额部表皮样囊肿。CT 冠状位(a)显示左侧眶顶部低密度占位向颅内蔓延;$T_2WI(b)$ 及 $T_1WI(c\sim e)$ 均呈高信号,伴邻近骨质压迫吸收;DWI 呈高信号(f)

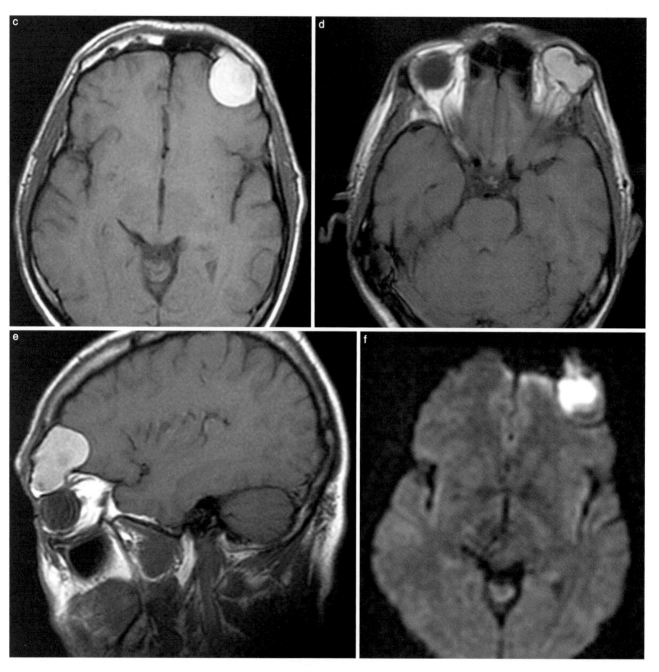

图 13.12( 续 )

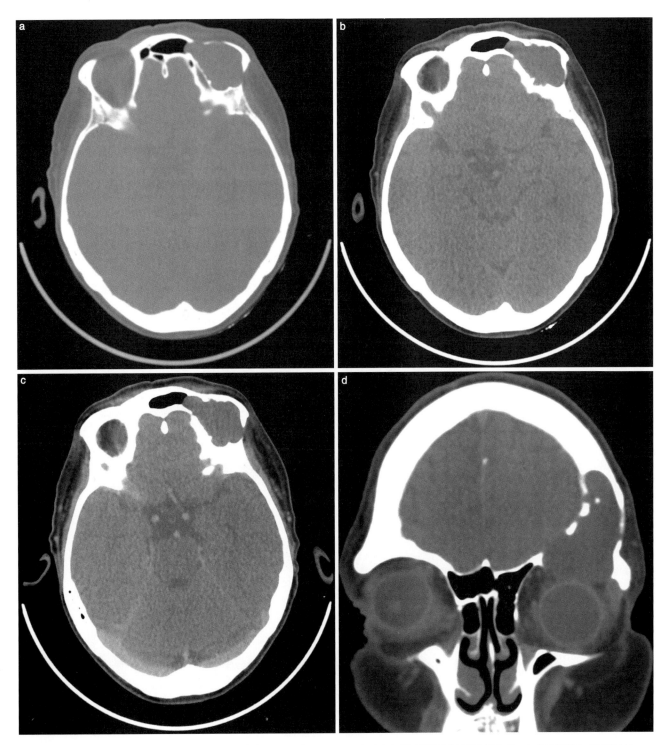

**图 13.13** 左侧眶额部表皮样囊肿。CT 轴位(a)及增强(b~e)显示左侧眶顶部及额低密度占位,向额窦蔓延,伴邻近骨质压迫吸收;病变无强化。$T_2WI(f)$、$T_2$-FLAIR(g)及 $T_1WI(h)$病变呈不均匀高信号,伴骨质压迫吸收;DWI(i)典型高信号表现

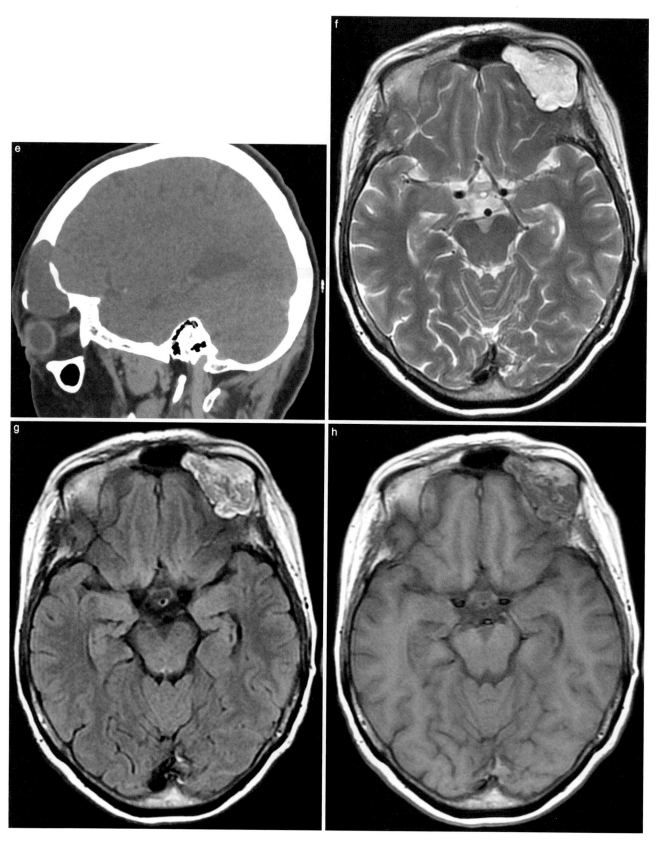

图 13.13(续)

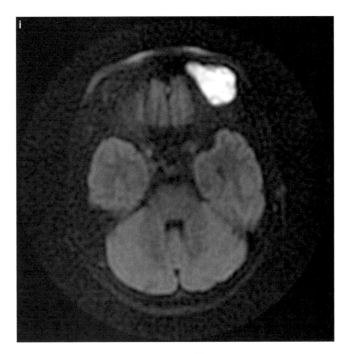

图 13.13(续)

# 14 前颅窝和颅面部罕见病例

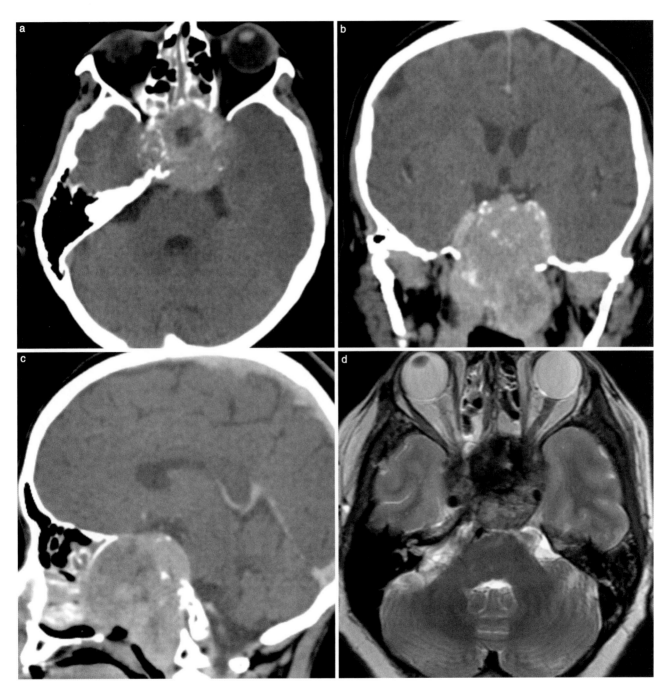

**图 14.1** 曲霉菌肉芽肿。CT 增强轴位(a)、冠状位(b)及矢状位(c)显示不均匀强化的巨大肿块主体位于蝶骨、蝶窦,并向筛骨、鼻腔和鼻咽蔓延,周边骨质广泛破坏和重塑,病变内可见钙化;在 $T_2WI(d,e)$ 上,病变呈低信号,肿块前部可见低信号区;$T_1WI(f)$、增强 $T_1WI(g,h)$ 显示肿块不均匀强化,$T_2WI$ 上的低信号区则无强化;组织学标本(i)

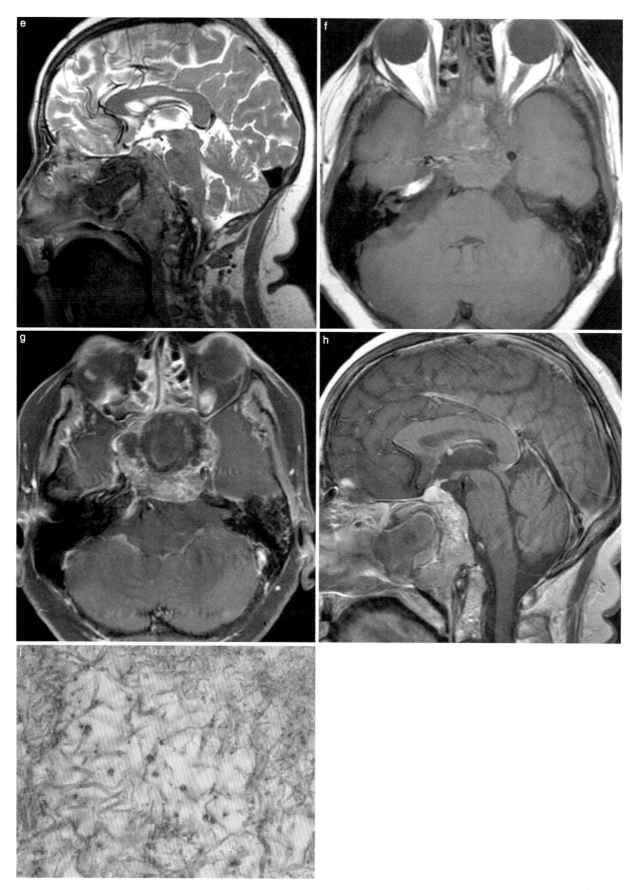

图 14.1（续）

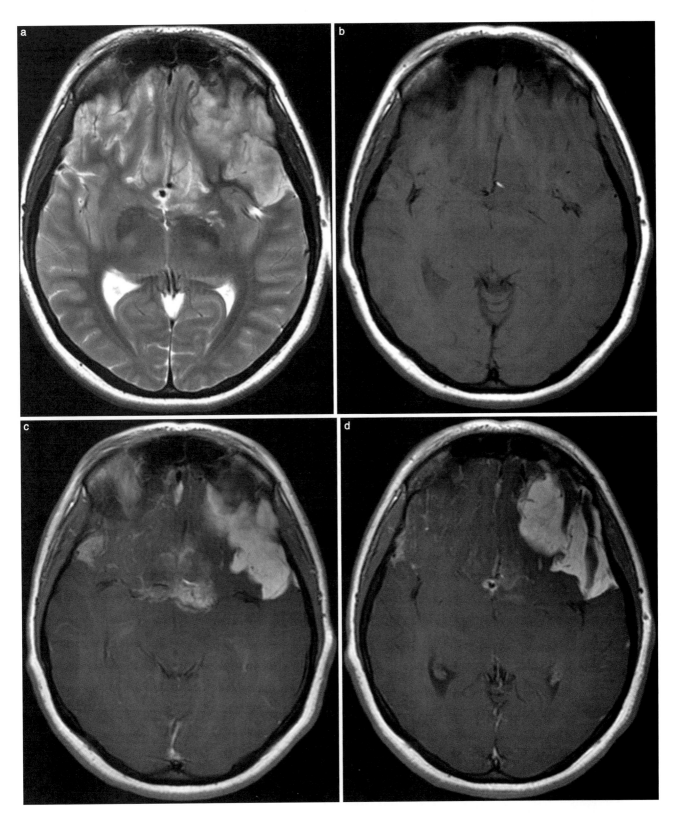

**图 14.2** 孤立性纤维瘤(血管外皮细胞瘤)。$T_2WI(a)$、$T_1WI(b)$及增强 $T_1WI(c\sim f)$：明显强化的肿块沿左侧前颅窝底广泛蔓延,邻近双侧额叶软脑膜强化,脑实质内无水肿;MRS 显示病变存在脂质乳酸峰(短箭头)和丙氨酸峰(长箭头)(g);轴位 CT(h)显示病变明显强化;CT 灌注 CBV 图(i)示肿瘤灌注增加

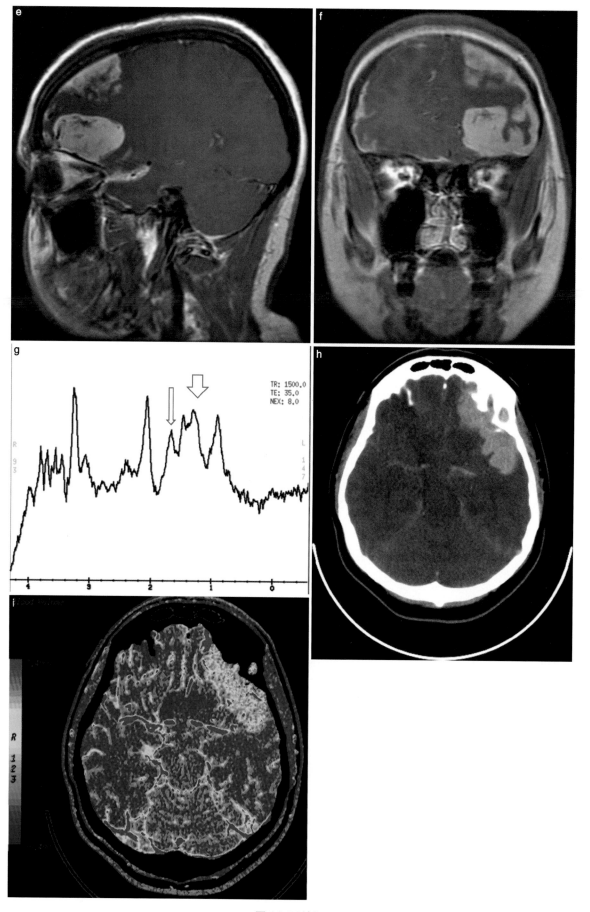

图 14.2( 续)

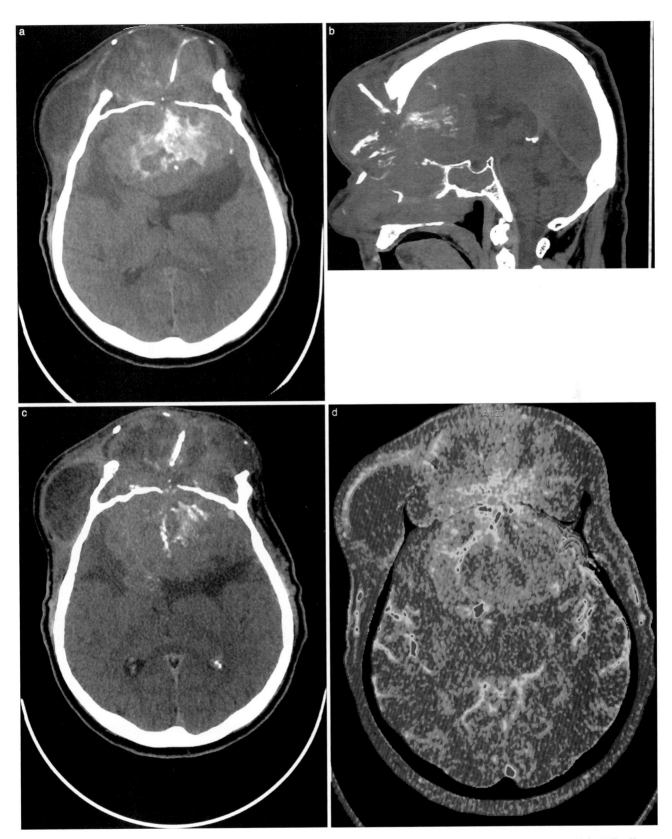

**图 14.3** 颅面部间变性脑膜瘤。CT 轴位（a）、矢状位（b）、轴位增强（c）显示额面部巨大囊实性肿块，呈不均匀强化，伴大量钙化，病变导致广泛的颅面骨质破坏和重塑；CT 灌注显示病变灌注增加，肿瘤中央部位增加明显（d,e）；$T_2WI$（f）及增强 $T_1WI$（g）上，肿瘤呈不均匀强化，并可见境界清晰的基质血管强化；MR 血管造影[3D-TOF（h）]及 DSA（i）显示肿瘤血供丰富，由眼动脉和额极动脉供血

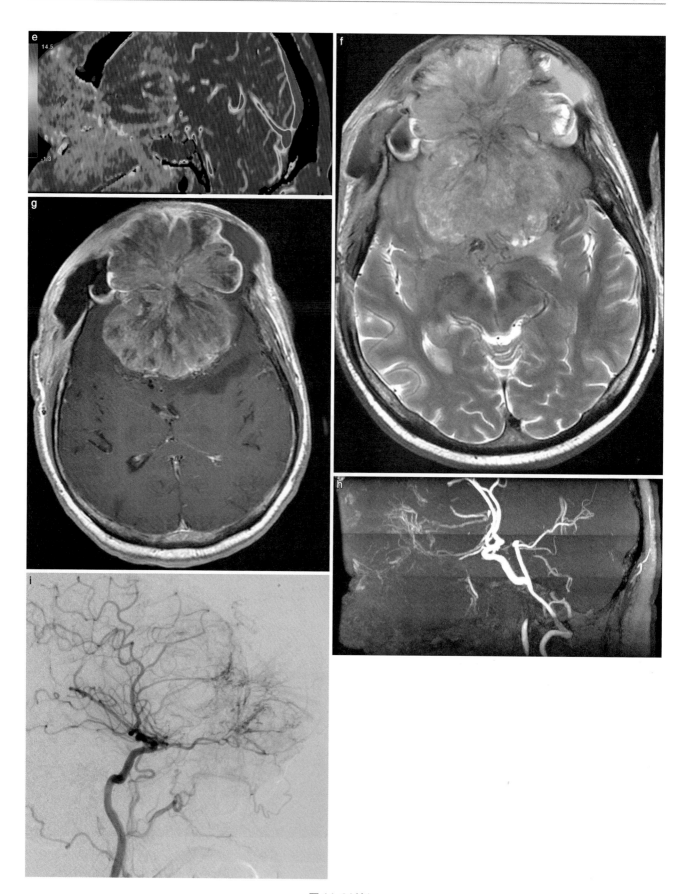

图 14.3(续)

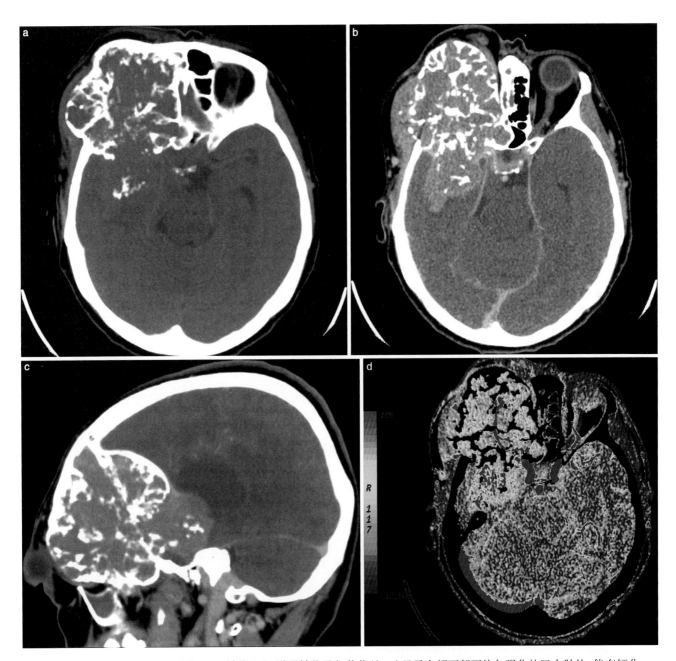

图 14.4 颅面部侵袭性脑膜瘤。CT 轴位(a)、增强轴位及矢状位(b,c)显示右颅面部不均匀强化的巨大肿块,伴有钙化和骨质破坏,增强后软组织成分明显强化;CT 灌注[CBF(d)]显示肿瘤灌注增加,位于颅内的瘤体部分尤为明显;T₂WI(e)、T₁WI(f)显示肿瘤与脑组织呈等信号,增强 T₁WI(g)显示肿瘤明显强化,且较 CT 强化更为均匀。CT 较 MR 能更好地评估钙化和骨重塑。高分辨率 MR 血管造影(h,i)3D-TOF-MRA 显示肿瘤血供主要来自脑膜中动脉、上颌动脉及颈内动脉的短支

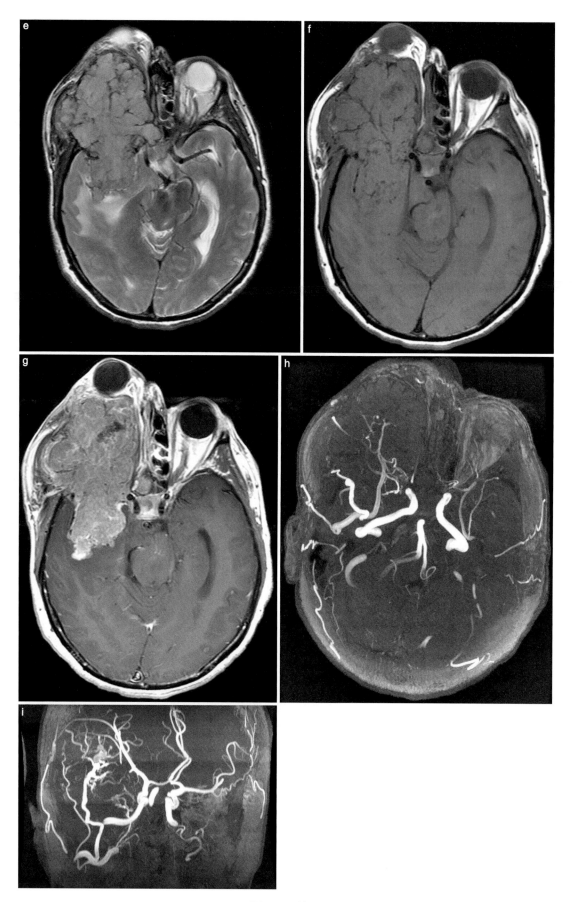

图 14.4(续)

**图 14.5** 上皮样血管瘤。CT 轴位（a）和增强轴位（b）显示左侧颅面部巨大软组织肿块，灌注早期呈不均匀强化（b）。病变导致颅面骨重塑[3D（c）]。CT 灌注显示肿瘤血供丰富：血流量（d）和血容量（e）均显著升高。$T_2WI$（f）和增强 $T_1WI$（g,h）显示巨大的不均匀明显强化软组织肿块，与 CT 增强比较，强化更加均匀。MR 动态时间分辨血管造影[TRICKS（i）]病变内可见大血管的流空效应

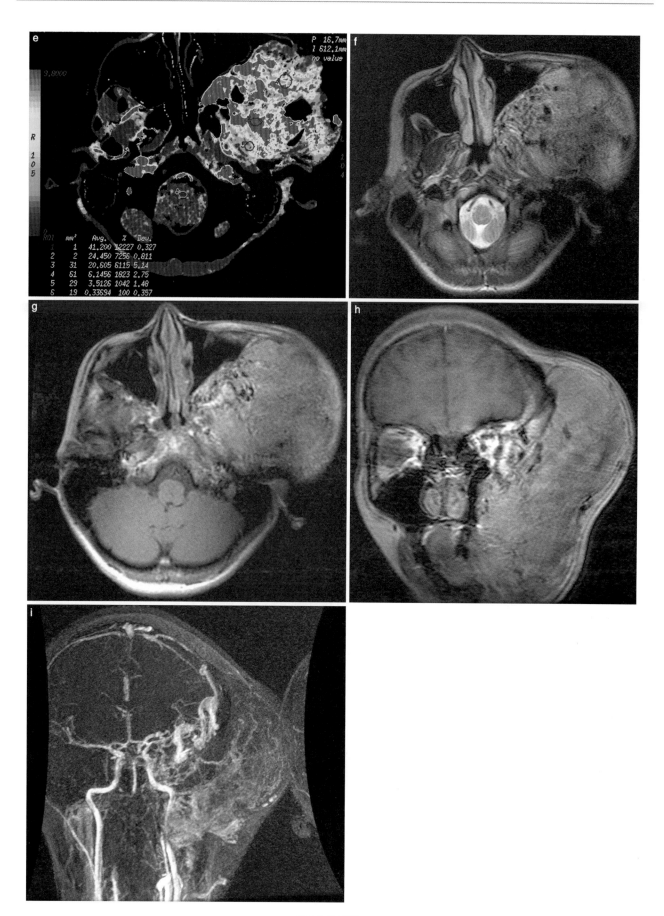

图 14.5(续)

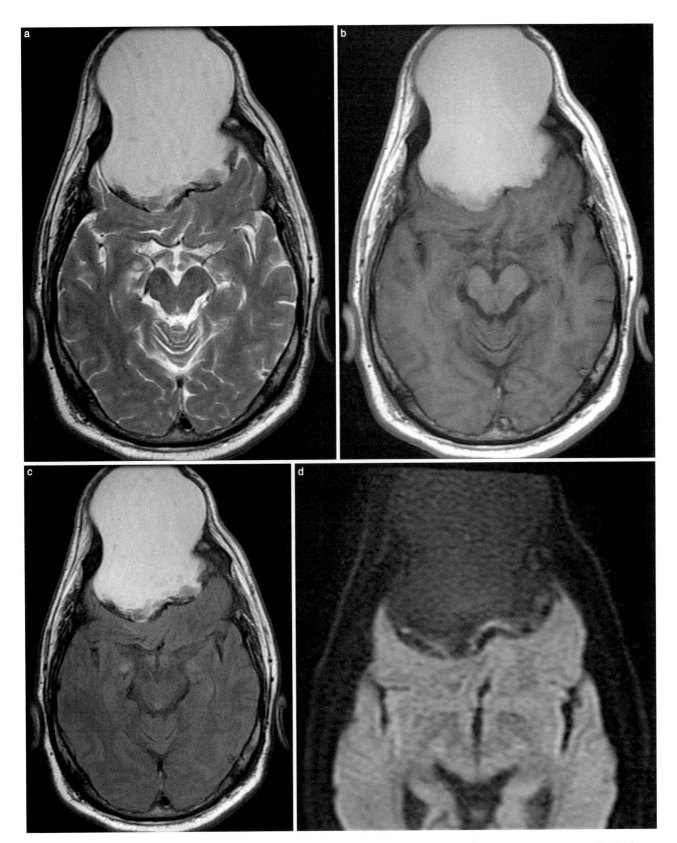

图 14.6 额骨及额窦黏液囊肿。$T_2WI(a)$、$T_1WI(b)$ 和 $T_2$-FLAIR$(c)$ 显示额骨巨大囊性肿块呈膨胀性生长,累及颅内外,$T_2WI$ 及 $T_2$-FLAIR 呈均匀高信号。DWI$(d)$ 呈低信号,可排除病变内部为脓液。轴位和矢状位增强 $T_1WI(e\sim h)$ 显示,位于病变和脑组织之间的区域可见线样边缘强化,病变内无强化。ASL 成像囊性病变内无血流$(i)$

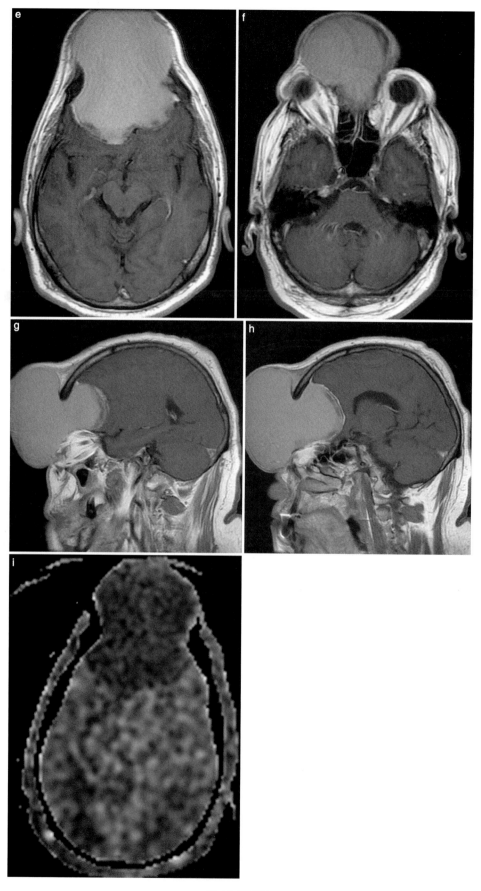

图 14.6(续)

# 第三部分　中颅窝和鞍区病变

# 15 鞍区和鞍旁肿瘤

## 15.1 垂体腺瘤

垂体腺瘤是发生于腺垂体的良性上皮源性肿瘤,生长缓慢。据多数文献报道,其发生率约占颅内肿瘤的 10%~15%。该病成人多见,占青少年颅内肿瘤比例不足 6%,儿童较之更为少见(Osborn 等,2016)。发病年龄高峰为 20~40 岁。在极少数病例中腺垂体还可发生垂体癌,但目前还没有一个明确的组织学定性标准。在良性腺瘤中出现细胞异型性、不典型增生、出血和坏死可能是其侵袭性生长的征象。远处转移是垂体癌的征象,根据 Kadashev 统计(Kadashev 等,2007),在 2000~2005 年 Burdenko(布尔登科)神经外科研究所的 1 600 名手术患者中仅有 2 名患者诊断为垂体癌并转移。

通常垂体腺瘤根据其大小进行分类:直径<10mm 为微腺瘤,直径>10mm 为大腺瘤。

目前认为最合适的分类方式是采用 Burdenko(布尔登科)神经外科中心按其发病率来进行分类(Kadashev 等,2007)。

鞍内垂体腺瘤

1. 垂体微腺瘤(不引起蝶鞍扩大)。

2. 垂体大腺瘤。

鞍内外垂体腺瘤

1. 鞍内鞍上垂体腺瘤(包括偏离蝶鞍纵轴的鞍上部分)。

2. 肿瘤累及鞍底结构

(1)向鞍底生长(累及蝶窦或鼻咽部)。

(2)向鞍旁生长(累及海绵窦或经中颅窝硬脑膜下累及颞下窝)。

(3)向鞍前生长(累及筛窦迷路、眼眶)。

(4)向鞍后生长(越过鞍背累及斜坡,在后颅窝形成硬膜内或硬膜外结节)。

根据大小可将垂体腺瘤分为小、中、大和巨大腺瘤，<25mm 为小腺瘤，26~35mm 为中等腺瘤，36~59mm 为大腺瘤，巨大腺腺瘤>60mm。由于巨大腺瘤常会累及下丘脑，通常被单独分组，其可进一步引起梗阻性脑积水，使外科治疗更加复杂，且术后严重的并发症发生率及死亡率均升高。

侵犯邻近的脑膜和骨质是垂体腺瘤的一个重要的生长方式，因此在 Chena 的文章中提出了侵袭性垂体瘤的概念(Chena 等，2011)，但侵袭性生长和膨胀性生长在影像学上并没明显区别。另外还有异位垂体腺瘤的概念，病变与蝶鞍结构没有明确关系，完全位于蝶鞍以外。

临床医师根据患者是否出现内分泌异常及何种内分泌异常将垂体腺瘤进行进一步分类。

垂体腺瘤的临床表现取决于肿瘤的大小、分泌激素的类型以及肿瘤鞍外生长的程度。约有 75%(Osborn 等，2016)的功能性垂体腺瘤分泌不同种类的激素，因而引起相应的临床症状，另约 25% 为无功能腺瘤。功能性垂体腺瘤最常见的是催乳素瘤——可分泌催乳素，约占功能性腺瘤的 30% ~ 40% ，占全部垂体腺瘤的 30%(Osborn 等，2016)，高催乳素通常会引起闭经、溢乳、不孕、性欲减退或阳痿等。在所有的垂体腺瘤中儿童及青少年约占 2% ~6% ，儿童中最常见的是催乳素瘤，其次为促肾上腺皮质素瘤、生长激素瘤、促甲状腺素瘤和垂体癌。促肾上腺皮质素瘤(2∶1)和催乳素瘤(3∶1)好发于女童，生长激素瘤好发于男童(5∶1)。

其他常见的功能性腺瘤是生长激素瘤(20%)和促肾上腺皮质素瘤(10%)，后者能分泌促肾上腺皮质激素(ACTH)。生长激素瘤分泌生长激素在成人会引起肢端肥大症，在儿童会引起巨人症。促肾上腺皮质素瘤分泌促肾上腺皮质激素，引起严重的内分泌紊乱——库欣病，好发于女性(75%)，是一种起源于下丘脑-垂体(ACTH 依赖的库欣综合征)的严重的多系统疾病，其临床症状主要是由于肾上腺皮质激素分泌过多引起的。纳尔逊综合征(Nelson syndrome)也是由 ACTH 分泌过多所致，如肾上腺切除术后患者的促肾上腺皮质素瘤分泌过多的 ACTH，持续的 ACTH 分泌会刺激皮肤黑色素细胞分泌黑色素进而引起色素过度沉着。引起纳尔逊综合征的腺瘤通常体积较大，且膨胀性生长，常超出蝶鞍。10% ~80% 纳尔逊综合

征发生于行双侧肾上腺切除术后的患者(Marova 1996；Rozhinskaya 2011)。促甲状腺素瘤非常罕见(大约 1%)。另有内分泌型垂体瘤，可分泌多种激素，亦可分为有功能和无功能的，可分泌 7 种激素[生长激素(STH)、催乳素(PRL)、促肾上腺皮质激素(ACTH)、黄体生成素(LH)、卵泡刺激素(FSH)、促甲状腺素(TSH)和 α-亚基糖蛋白激素(α-subunit of glycoprotein hormones)]的混合物，不同分泌类型腺瘤免疫组织化学染色阳性，但不一定伴有血清相关激素含量升高及相应临床症状。多分泌型腺瘤中最常见的是同时分泌催乳素和生长激素的腺瘤。

腺垂体不同部位的细胞分泌不同类型的激素，分泌 PRL 及 STH 的细胞位于腺垂体的两侧，分泌 ACTH、TSH、FSH 及 LH 的细胞位于腺垂体的中央，因此不同类型垂体腺瘤起源部位不同。相对于功能性腺瘤的高分泌表现，无功能性腺瘤的临床表现主要是肿瘤对邻近组织的压迫或侵犯所引起的。非功能性腺瘤出现临床症状时往往肿瘤体积已经很大了，其向上生长累及鞍上池，向两侧生长累及海绵窦，向下生长累及蝶窦。肿瘤向上生长可压迫视神经、视交叉及视束进而引起视力障碍，进一步向上生长压迫第三脑室及室间孔形成梗阻性脑积水；向两侧生长累及海绵窦会压迫其内穿行的脑神经导致复视及面部感觉障碍；鞍内生长压迫残余的腺垂体引起垂体前叶的功能异常；累及神经垂体和垂体柄时可能会引起尿崩症，此为少见的发生于垂体后份的肿瘤晚期出现的临床症状。瘤内出血而出现的垂体卒中更为少见。

影像表现    磁共振成像是诊断垂体微腺瘤的主要方法(Seidenwurm 2008)，$T_1WI$ 能够更清楚显示鞍区—鞍旁的解剖结构，尤其是采用冠状薄层扫描。

X 线诊断垂体腺瘤有限，只能显示肿瘤生长晚期，随肿瘤的增大超出蝶鞍范围而导致的蝶鞍扩大(图 15.1)。

CT 可显示使蝶鞍扩大并向鞍上生长的垂体大腺瘤，表现为蝶鞍内等或稍高于脑组织密度病变，可引起蝶鞍部分骨质的破坏。由于垂体腺瘤与脑组织在 CT 上的密度差异较小，因此增强时显示肿瘤的最佳方法。而绝大多数的垂体微腺瘤 CT 较难显示，即使增强也无法提供更多的信息。垂体腺瘤的生长有以下几种方式：向蝶鞍两侧生长进入海绵窦和中颅窝，向前生长进入前颅窝，向下生长进入蝶窦及筛窦，向后生长可压迫脑干。大多数的肿瘤成中等强化，与邻

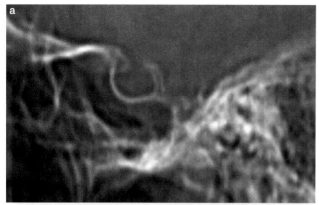

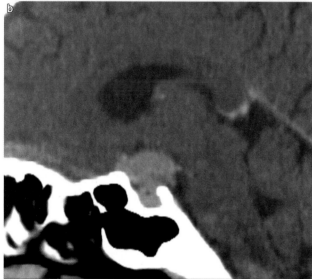

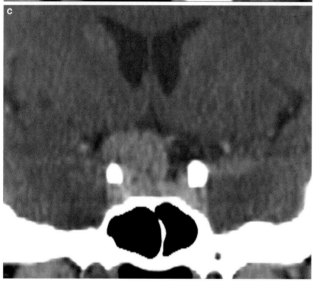

图 15.1　垂体腺瘤,X 线检查显示中度扩大的蝶鞍
(a),基于 CT 横轴位增强扫描行矢状位(b)和冠状位
(c)重建图像显示鞍内及鞍上高密度肿瘤向右侧鞍旁
生长

近骨髓对比成高密度(图 15.2 和图 15.3)。CT 检查
中催乳素瘤可在瘤体内或边缘发现囊性灶和钙化灶。
当在冠状面或通过重建冠状面和矢状面可以更好地

观察鞍内肿瘤的不同成分。

诊断垂体微腺瘤(<10mm)主要基于临床症状及
内分泌检查,神经影像学检查主要为确定或排除性诊
断。由于功能性垂体微腺瘤有时仅有几毫米大小,因
此在 MRI 检查时需行高分辨率扫描。若怀疑垂体微
腺瘤,在自旋回波脉冲序列其层厚应设为 2~3mm,在
扰相梯度回波序列(SPGR)层厚应设为 1~1.5mm。
$T_1WI$ 和 $T_2WI$ 是最有意义的序列。由于颅底骨质和
鞍上池脑脊液搏动所致的伪影使 $T_2$-FLAIR 观察受
限。除肿瘤内存在囊性成分外 FIESTA(快速稳态进
动采集序列)对催乳素瘤显示有限。

重视垂体腺瘤的直接及间接征象。垂体微腺瘤
MRI 的主要直接和间接征象有:垂体持续增大,腺
垂体上缘变得不对称,漏斗部移位(并非总是与肿
瘤位置相反),不对称的鞍底下陷,压迫海绵窦邻近
结构。

在 MRI 上正常腺垂体相对于脑组织呈均匀等信
号,垂体微腺瘤的通常表现为弛豫时间延长,在 $T_1WI$
上相对于周围正常腺垂体呈低信号(图 15.4),在
$T_2WI$ 上呈高信号,但有时此种信号改变并不明显。
研究显示,$T_1WI$ 发现肿瘤的敏感性要高于 $T_2WI$,
$T_2WI$ 对肿瘤内微小囊变显示得更好。当肿瘤内发生
出血时,$T_1WI$ 呈显著高信号,但是信号变化的程度和
特点取决于出血时间:超急性期,在 $T_1WI$ 上呈低信
号,在 $T_2WI$ 上呈等信号(去氧血红蛋白),与鞍旁较
大的囊性动脉瘤表现相似。在亚急性期,其主要成分
是高铁血红蛋白导致 $T_1WI$ 上信号升高,随后红细胞
溶解在 $T_2WI$ 上信号逐渐升高(图 15.5)。

对比增强之后大多数垂体微腺瘤会出现对比剂
浓聚并扩散至正常腺垂体中,此为增强后肿瘤与腺垂
体之间的分界不清的原因。在这些病例中动态增强
扫描(bolus dynamic scanning)能准确显示垂体微腺瘤
与正常垂体组织之间的区别——前者表现为缓慢强
化(图 15.6 和图 15.7)。动态增强扫描对等信号肿
瘤尤为有效(Huk 等,1990;Sakamoto 等,1991;Rang
等,2002;Kornienko and Pronin 2009)。

值得注意的是,若在 MRI 上有垂体微腺瘤,还需
要结合患者临床病史、症状及内分泌检查。在鉴别库
欣病和纳尔逊综合征等疾病时,只有综合考虑才能作
出正确诊断,最终采取合适的治疗方法。有文献报道
将腺垂体中无症状、无进展的局限性占位灶称为偶发
瘤(incidentalomas)。其有可能是蝶鞍下方蝶窦中隔
处磁场不均匀所造成的局部伪影,这种伪影不能解释
为微腺瘤,尤其是没有临床症状者。

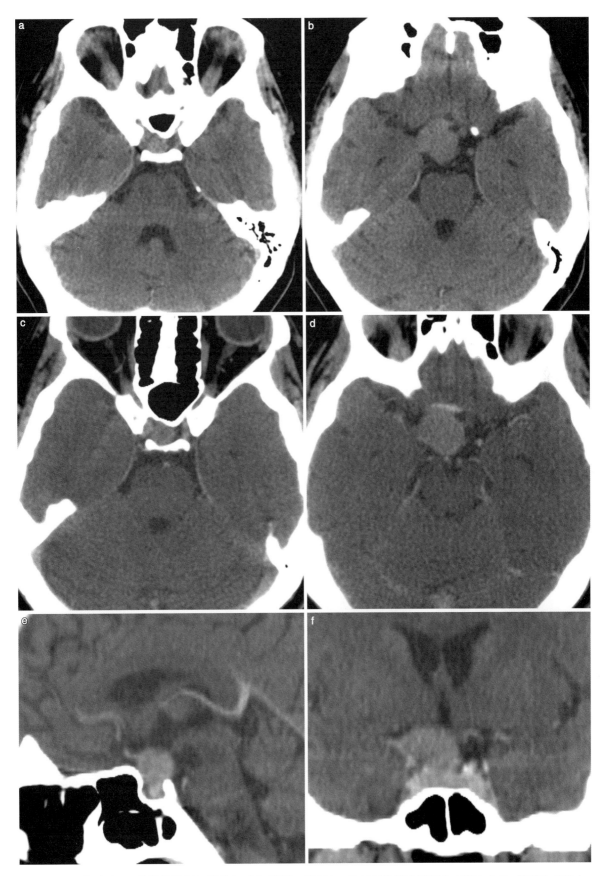

**图 15.2** 垂体腺瘤 CT 横轴位增强扫描前（a,b）、增强扫描后（c,d）显示肿瘤中度强化向鞍上生长,蝶鞍并无扩大; 重建矢状位（e）和冠状位（f）更清楚显示肿瘤生长方向

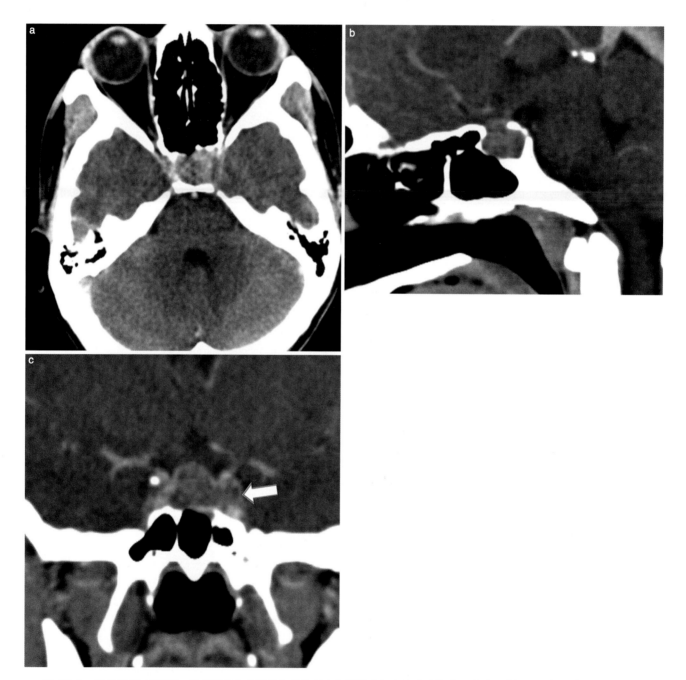

**图 15.3** 垂体腺瘤,增强后 CT 横断位(a)重建矢状位(b)和冠状位(c)显示垂体瘤呈中度强化,冠状位重建图清晰显示肿瘤向鞍旁生长(箭头所示)

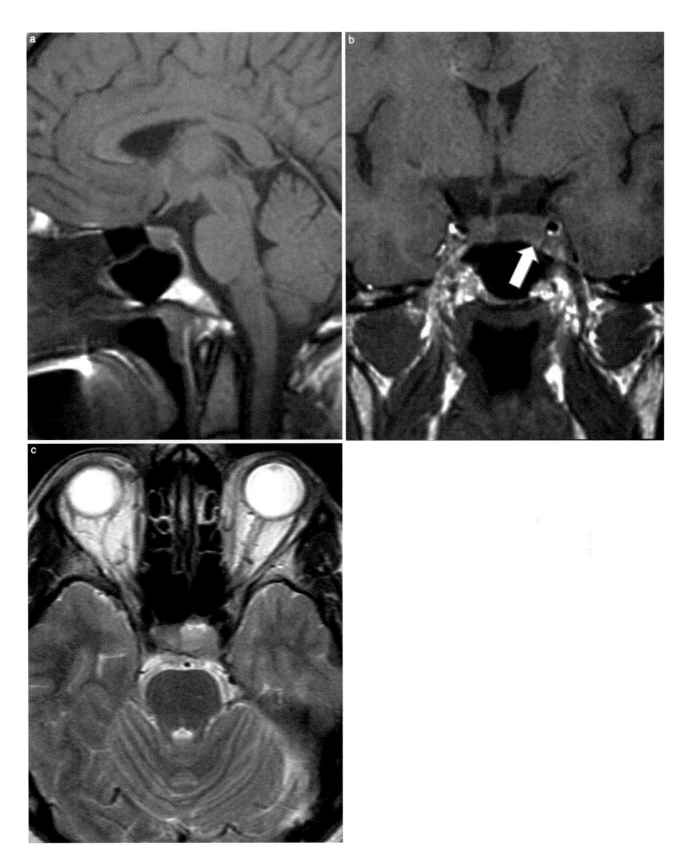

图 15.4 垂体微腺瘤，T₁WI 矢状位（a）和冠状位（b）显示一低信号肿瘤位于腺垂体左份，在 T₂WI 上呈不均匀中等高信号（c），肿瘤累及左侧海绵窦并部分包绕左侧颈内动脉（箭头所示）

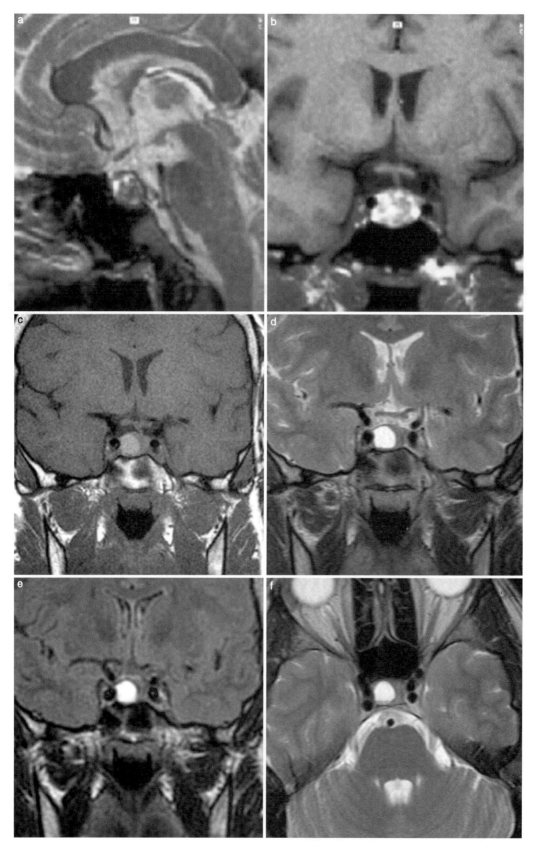

**图 15.5**　垂体卒中,病例 1:$T_2WI$( a )和 $T_1WI$( b )显示鞍内肿瘤伴随有多发微出血灶;病例 2:鞍内腺垂体右份腺瘤伴出血性囊性灶,在 $T_1WI$( c )、$T_2WI$( d )和 $T_2$-FLAIR( e )上出血区域呈高信号,轴位 $T_2WI$( f )显示出血性囊性灶后份见液-液平

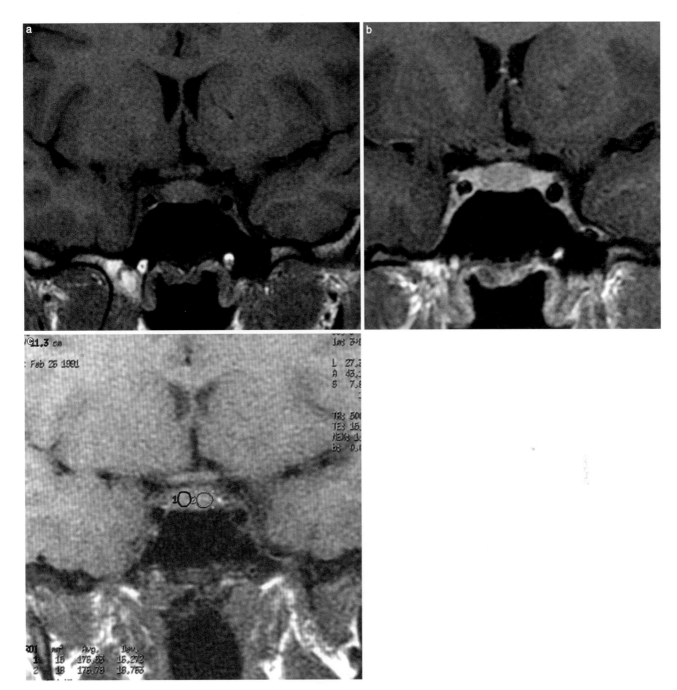

**图 15.6** 健康志愿者腺垂体 MRI 成像,冠状位 $T_1$WI 增强扫描前(a)和后(b)腺垂体信号均匀。冠状位薄层 $T_1$WI(c)团注对比剂动态增强扫描显示腺垂体未见确切异常强化灶;用圆圈画出感兴趣区(ROIs),动态增强扫描曲线图对应相应 ROIs(d),曲线图显示腺垂体左份及右份的对比增强模式是一致的(e)

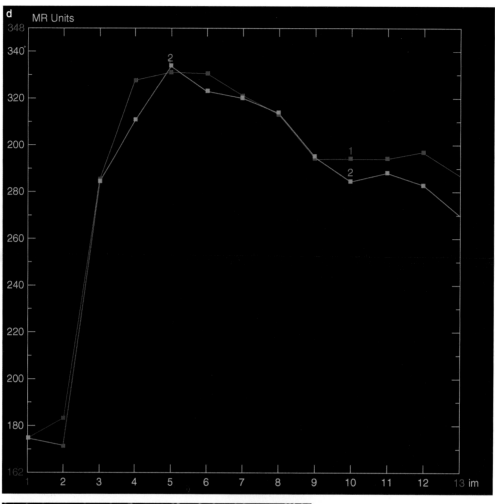

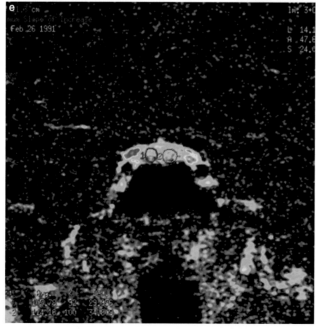

图 15.6(续)

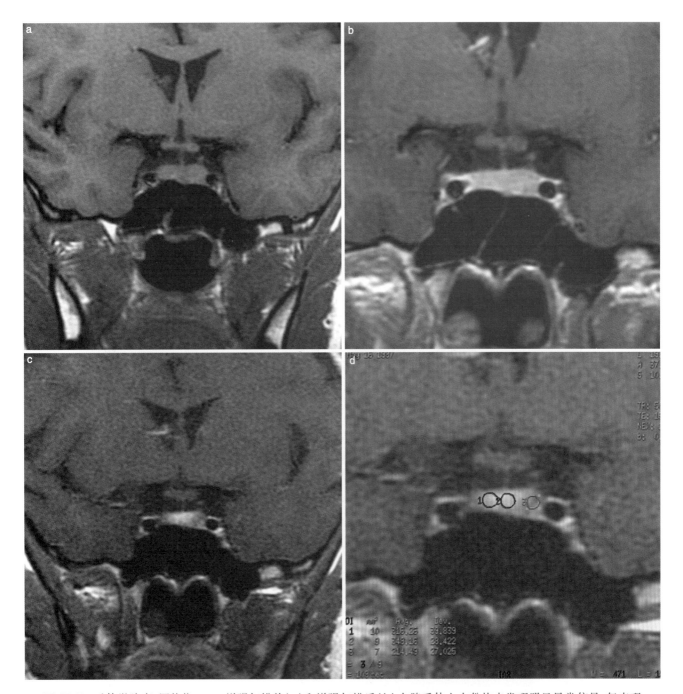

图 15.7 垂体微腺瘤，冠状位 $T_1$WI 增强扫描前（a）和增强扫描后（b）在腺垂体左右份均未发现明显异常信号，仅表现为腺垂体左份形态稍增大，垂体柄稍向左偏移；$T_1$WI 动态增强扫描图显示垂体微腺瘤位于腺垂体左份的小片低信号区（c）。$T_1$WI 动态增强扫描图像中所示感兴趣区（d）及相应的动态增强曲线（e）；对比增强扫描后的第一分钟内微腺瘤呈延迟强化表现（圆圈 3），随后病变与正常腺垂体之间的分界就开始变得模糊。（f）MR 灌注伪彩图

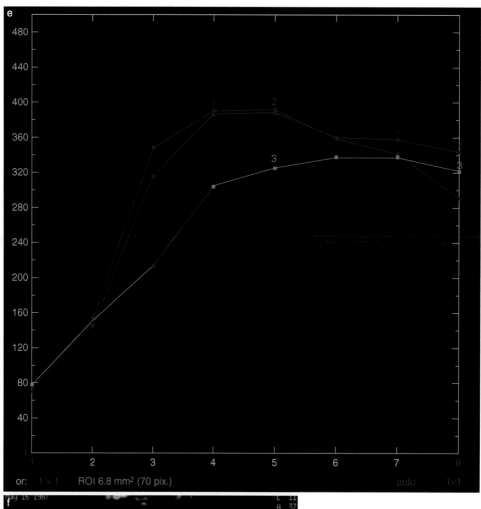

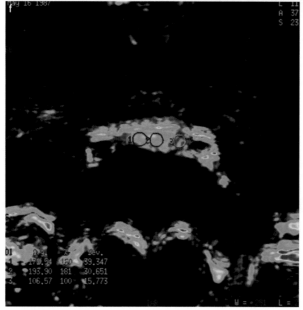

图 15. 7( 续 )

直径>10mm 者称为大腺瘤。这在 CT 和 MR 上易显示(Kornienko and Ozerova 1993;Konovalov 等,1997;Dedov 1997;Kornienko and Pronin 2009),而与视交叉-鞍区其他占位性病变鉴别较难(Asa 2008)。若肿瘤较小则局限于蝶鞍内,但肿瘤往往向鞍外生长。此时需评估病变鞍外生长的情况,以及与鞍旁结构(如视交叉、视神经、颅内动脉、海绵窦等)的空间关系。手术入路有:经颅、经鼻及两者联合手术(Wolfsberger 等,2004;Kadashev 2007)。

大部分垂体大腺瘤都没有激素分泌功能,主要的临床症状是由于压迫视觉通路、下丘脑、海绵窦及脑干等所引起,这主要取决于肿瘤的大小及生长方向。

MRI 上典型的垂体大腺瘤表现为来源于蝶鞍的肿块,在 $T_1WI$ 上呈等信号或低信号,沿肿瘤的边缘可见残余的呈高信号的正常垂体组织。在 $T_2WI$ 及 $T_2$-FLAIR 上垂体大腺瘤通常较微腺瘤的信号更高(图15.8 和图 15.9)。在 DWI 上肿瘤的信号与脑组织相近,ADC 值降低(图 15.10)。多数病例 MRI 增强扫描呈迅速显著强化,相对于脑组织呈明显高信号(图15.11)。少数病例,由于残余的正常腺垂体明显强化,因此可见到其与肿瘤间有明显的边界(图 15.12 和图15.13)。肿瘤内微小囊性结构有时表现为肿瘤内斑点状影像。在 20%~30%的病例中垂体大腺瘤存在囊变及出血区,患者通常没有临床症状(图 15.14)。垂体大腺瘤出血也可能是卡角麦林(一类多巴胺拮抗剂)药物治疗的并发症。对于服用该类药物的患者可用 MRI 检查来进行动态观察,监测药物疗效(Astafyeva 等,2009,2011)。巨大型功能性腺瘤(催乳素瘤)患者在经过 3~24个月治疗后有 93%的患者肿瘤体积减小,45%的病例中肿瘤可完全消失而产生继发性"空泡蝶鞍"(图 15.15)。

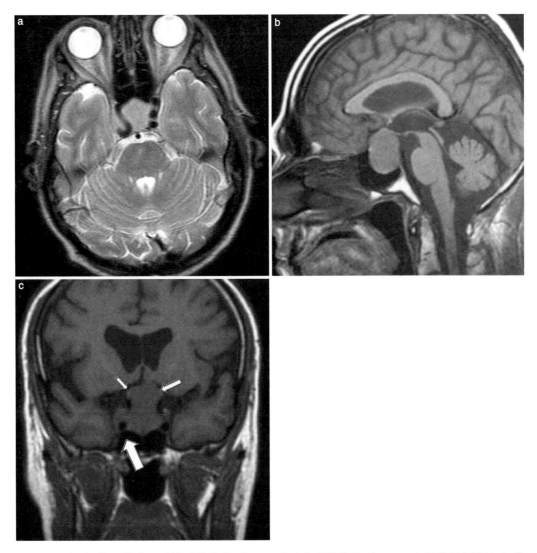

**图 15.8**　鞍内-鞍上-鞍旁无功能垂体腺瘤,在 $T_2WI$(a)上呈等信号,在 $T_1WI$ 上呈稍低信号(b-矢状位;c-冠状位);肿瘤向鞍旁生长累及右侧海绵窦并包绕颅内动脉(箭头所示),视交叉受压向上移位(小箭头所示)

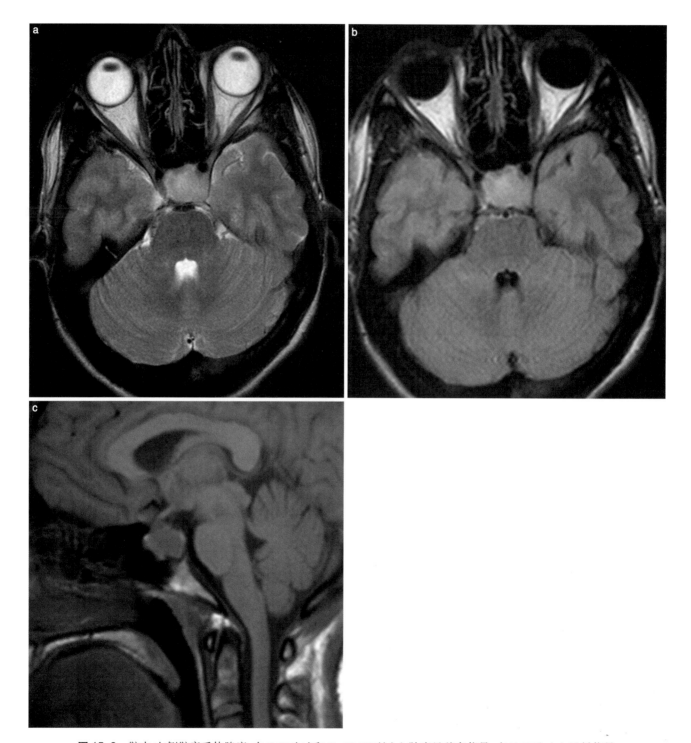

**图 15.9**　鞍内-左侧鞍旁垂体腺瘤,在 $T_2WI(a)$ 和 $T_2$-FLAIR(b)上肿瘤呈稍高信号,在 $T_1WI(c)$ 上呈低信号

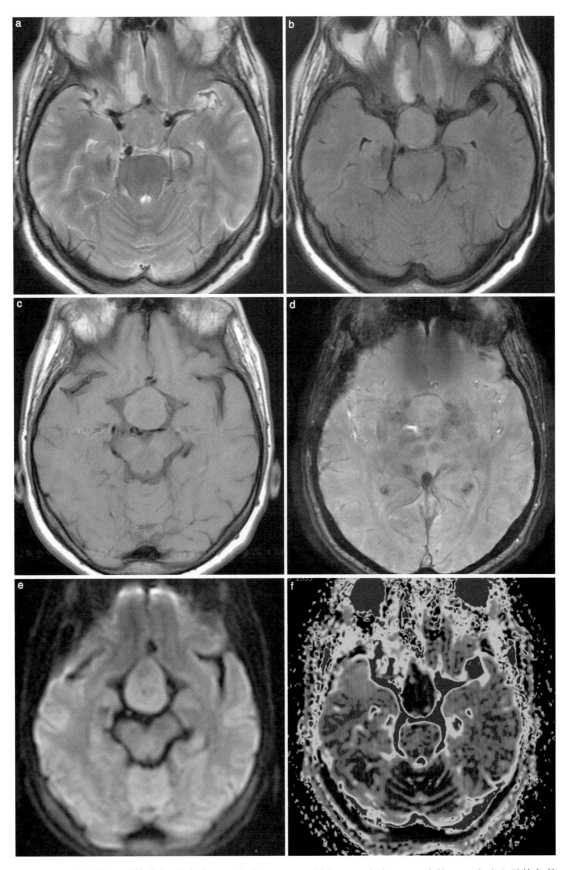

图 15.10 鞍内-鞍上垂体腺瘤,肿瘤在 $T_2WI(a)$、$T_2$-FLAIR(b)、$T_1WI(c)$、SWAN(d)、DWI(e)上呈均匀等信号,伪彩图(f)显示肿瘤 ADC 值降低

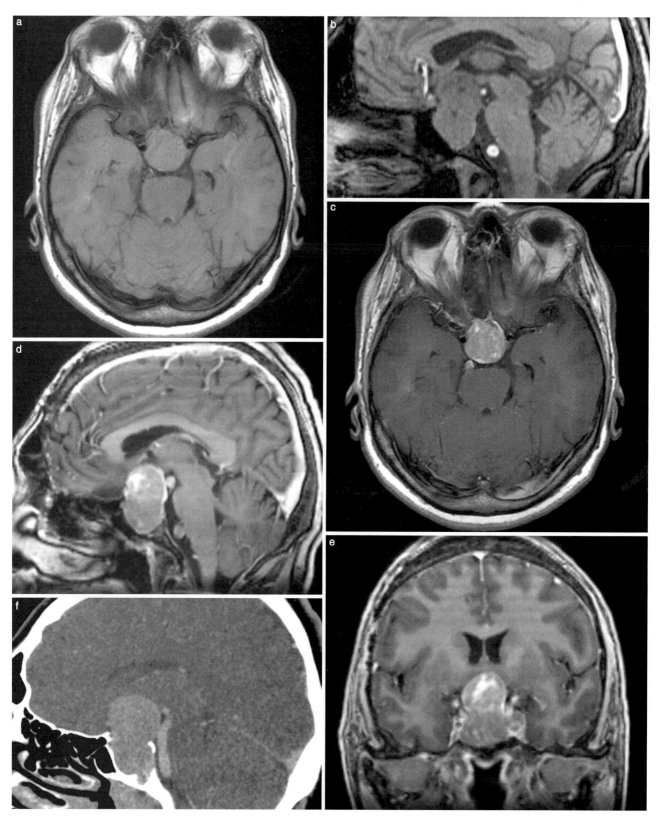

**图 15.11**　鞍内-鞍上-鞍旁垂体腺瘤,在平扫 $T_1WI(a,b)$ 和增强后 T1WI(c~e)上肿瘤呈明显强化,左侧海绵窦受累;增强后 CT 矢状位重建(f)显示高密度肿瘤位于扩大的蝶鞍内并累及鞍底及鞍背

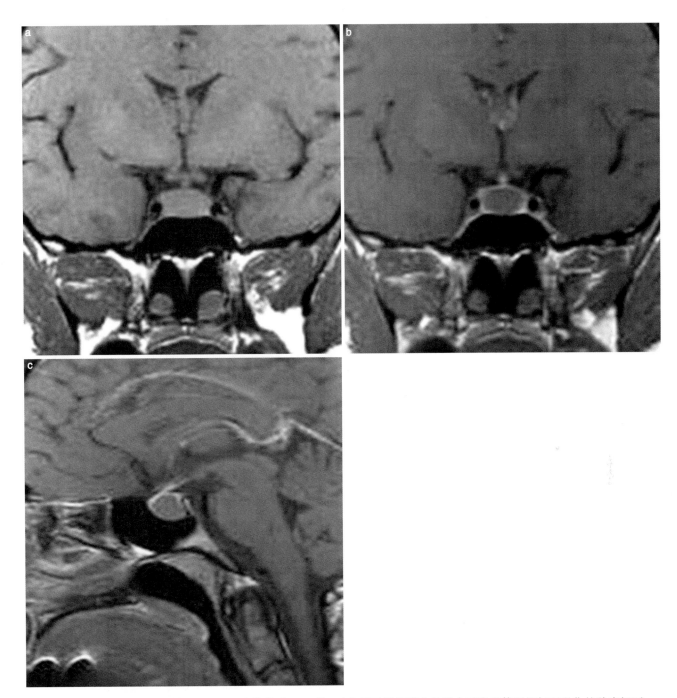

图 15.12　垂体腺瘤，在平扫 $T_1WI(a)$ 及增强后 $T_1WI(b,c)$ 上显示明显强化的残余正常垂体组织与不强化的肿瘤间可见清晰的边界

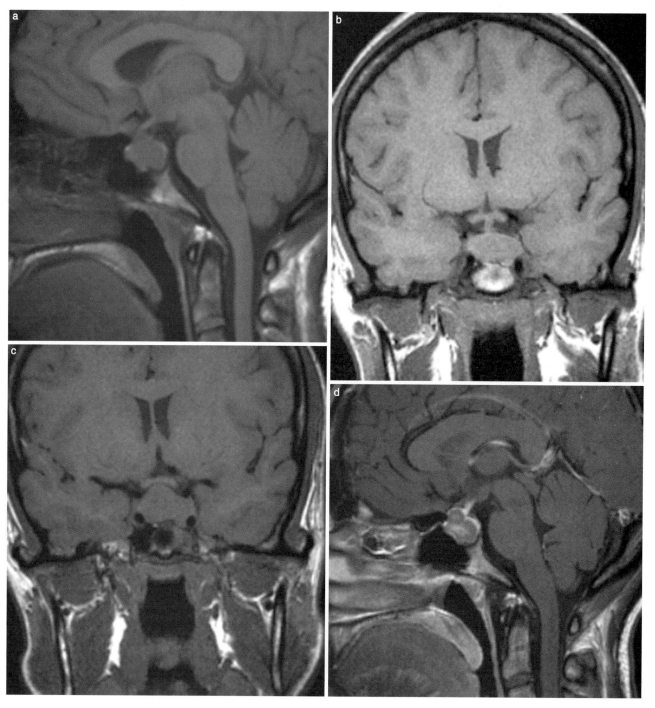

**图 15.13** 鞍内-鞍上垂体腺瘤,在平扫 $T_1WI(a\sim c)$ 及增强后 $T_1WI$ 上(d~f)肿瘤呈不均匀强化,而垂体柄及肿瘤右上缘的正常垂体组织呈显著强化

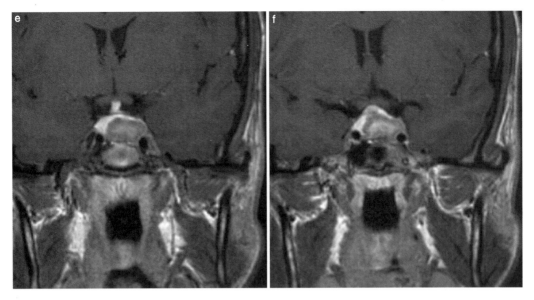

图 15.13( 续)

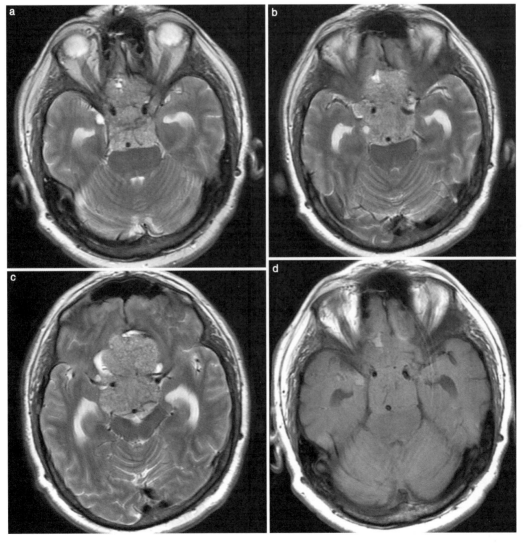

图 15.14 垂体巨大腺瘤,在 T$_2$WI(a~c) 及 T$_1$WI(d~f) 上显示一巨大的鞍内-鞍上-鞍旁-鞍下肿瘤,瘤内可见多发出血区;横轴位 3D T$_2$* (SWAN)(g)显示含铁血黄素沉积所致的点状低信号灶;肿瘤呈明显不均匀强化(h,i);呈现典型"流空"低信号的 Willis 动脉环被肿瘤包绕

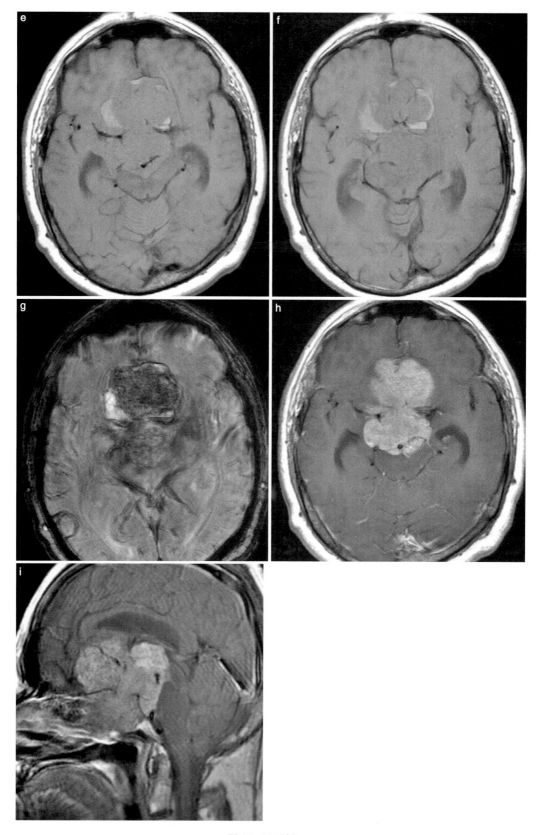

图 15.14（续）

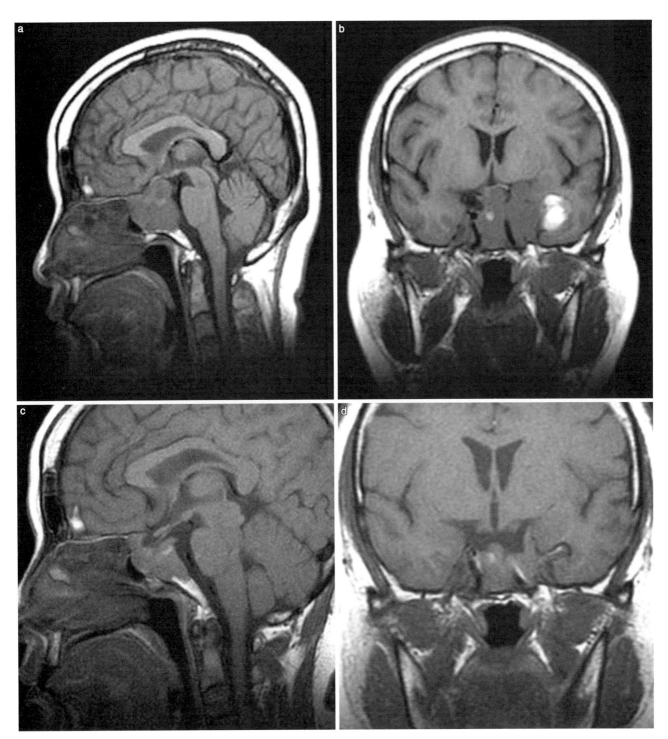

**图 15.15** 垂体腺瘤伴出血,麦角卡林治疗前 $T_1WI(a,b)$ 显示鞍下-鞍上-鞍旁-鞍内肿瘤伴肿瘤左外份及中份出血灶;麦角卡林治疗后 6 个月 MRI( c~f) 显示肿瘤体积明显缩小

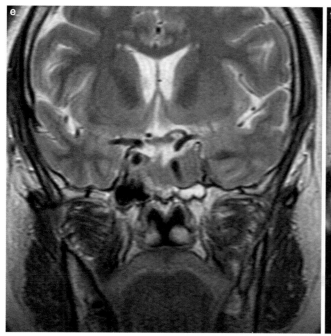
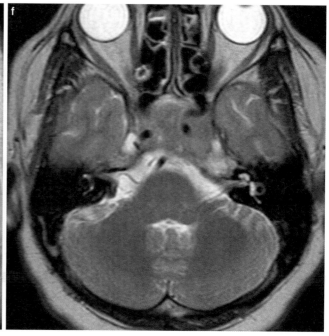

图 15.15（续）

有 5% ~ 7% 的垂体腺瘤可完全囊变,在 $T_1WI$ 上囊变的信号可能从显著低信号至显著高信号不等,这取决于囊性灶内的蛋白含量,它可以缩短 $T_1$ 弛豫时间。有时候可以观察到囊腔里的沉积现象,这是肿瘤囊变的特征性表现(图 15.16)。

MR 能准确显示肿瘤与血管之间的关系,这对于手术方式的选择极为重要:由于流空效应,肿瘤是压迫还是跨血管生长在 MR 平扫中即能很好地显示。在 3D-TOF 及 3D-PC 血管成像序列动脉血管显示更为清楚。大脑前动脉呈拱形移位及颈内动脉虹吸部变形外移是该类肿瘤的特征性表现(图 15.17)。通常观察不到肿瘤血管,根据经验垂体腺瘤是低灌注病变,若巨大腺瘤伴瘤内出血想要观察肿瘤血管,可采用传统的脑血管造影技术观察血管。垂体腺瘤合并出血(瘤旁出血,腺瘤包膜破裂合并脑内出血或蛛网膜下腔出血)时可采用梯度回波脉冲序列进行观察,如 SWI、SWAN 序列等(图 15.18 和图 15.19)。

在 CT 上没有瘤内出血的腺瘤与脑实质相比呈等密度或稍高密度,急性期出血呈高密度,囊性变呈低密度灶。对比增强扫描能够更好地观察垂体大腺瘤的结构和边界(Abe 等,2002)。采用 CTA 可以较更好地观察到颈动脉的移位及包绕情况(图 15.20 和图 15.21)。

垂体大腺瘤向鞍上延伸时在 MRI 和 CT 上都很容易观察到(图 15.22 和图 15.23),但却很难明确肿瘤对包膜的侵犯。继发性结节灶的形成以及肿瘤延伸至脑室内可作为腺瘤侵犯包膜的征象。有时腺瘤的生长方式(浸润与非浸润性生长)只能通过手术或尸检来确认。

MRI 确定腺瘤向鞍旁生长侵入海绵窦较向鞍上生长难(Ahmadi 等,1985),主要由于海绵窦内侧壁非常薄而无法观察。在很多病例中,MRI 冠状位扫描能显示肿瘤向颈内动脉海绵窦段上方和下方的生长,但是却很难确定是否为侵犯了海绵窦还是仅对其推压。海绵窦的外侧壁是一个可靠的解剖标志——它相对比较厚,在 MRI 上可清楚显示。海绵窦受累最可靠征象是肿瘤延伸至海绵窦外侧壁与颈内动脉之间,单侧海绵窦不对称性扩大时,需怀疑有海绵窦受累的可能,肿瘤往往超出颈内动脉床突下段(图 15.24)。值得注意的是,尽管海绵窦受累很常见,但是颈内动脉受压和闭塞却极为少见,这对于腺瘤与脑膜瘤的鉴别有一定的诊断价值。侵犯海绵窦后腺瘤可继续延伸形成继发性硬膜内结节灶,结节灶可能会发生于动眼神经进入海绵窦壁处。由于海绵窦外侧壁与硬脑膜存在分层,肿瘤可沿硬膜外延伸至中颅窝。来自海绵窦的肿瘤可破坏中颅窝骨质,向颅外生长进入颞下窝。

腺瘤长入含气的蝶窦腔内时,$T_1WI$ 矢状位及冠状位均较易观察到向鞍下生长的肿瘤,肿瘤常破坏鞍底骨质,但鞍底骨质也可能是完整的(图 15.25)。骨质破坏情况常用 CT 评估。

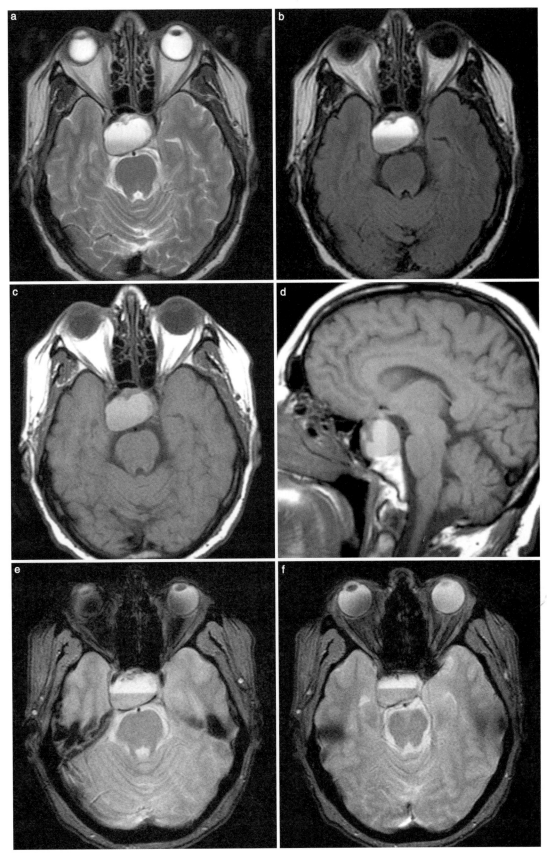

**图 15.16** 垂体大腺瘤合并瘤内出血,$T_2WI(a)$、$T_2$-FLAIR(b)、$T_1WI(c,d)$ 及 $T_2^*$ GRE(e,f)显示肿瘤囊性变伴有血液-液平

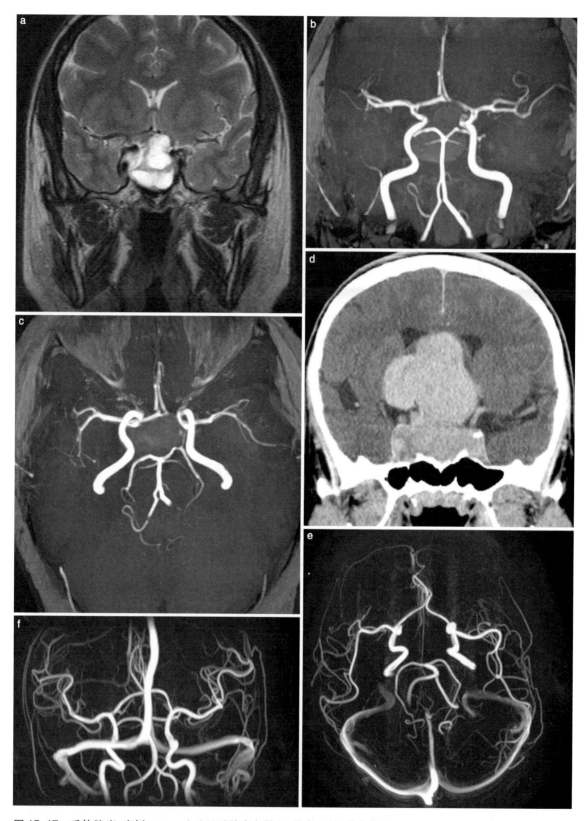

**图 15.17**　垂体腺瘤,病例 1:T₂WI(a)显示肿瘤向鞍上、鞍旁生长,其内信号不均匀,海绵窦受压向外侧移位,以右侧为著并包绕右侧颈内动脉;3D-TOF 血管成像(b、c)显示右侧颈内动脉向外侧移位,大脑后动脉 P1 段向后方移位,大脑前动脉 A1 段向上方移位;未见肿瘤的供血血管。病例 2:垂体巨大腺瘤,CT 增强扫描冠状位(d)显示垂体巨大腺瘤呈高密度;3D-PC MR 血管成像显示大脑前动脉拱形向上移位,同时颈内动脉受压移位,肿瘤血管未见显示(e~f)

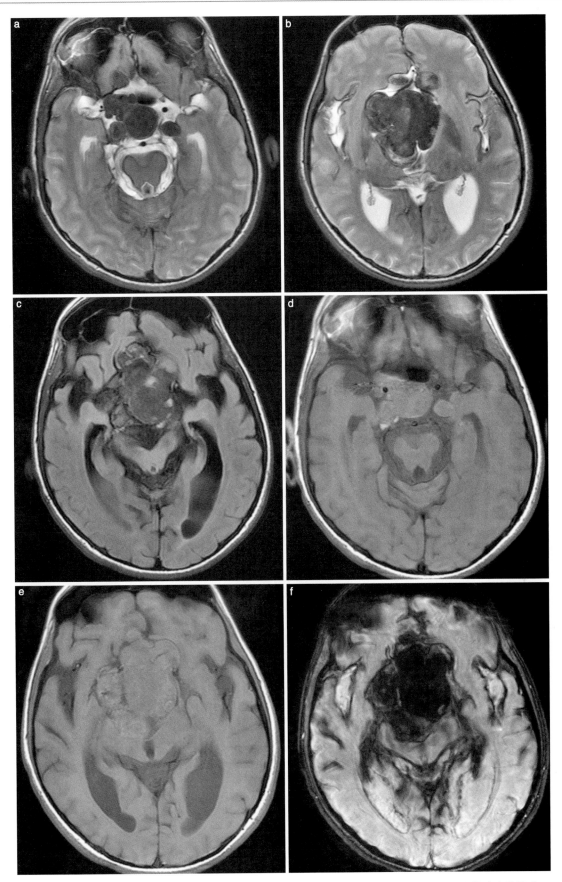

**图 15.18** 垂体巨大腺瘤合并瘤内出血,$T_2$WI(a,b)、$T_2$-FLAIR(c)、$T_1$WI(d,e)显示垂体腺瘤肿块内弥漫性出血;3D $T_2^*$(SWAN)(f)显示腺瘤内及周围柔脑膜呈低信号,提示不仅有瘤内出血,同时伴随蛛网膜下腔出血(可能是因为腺瘤包膜破裂)

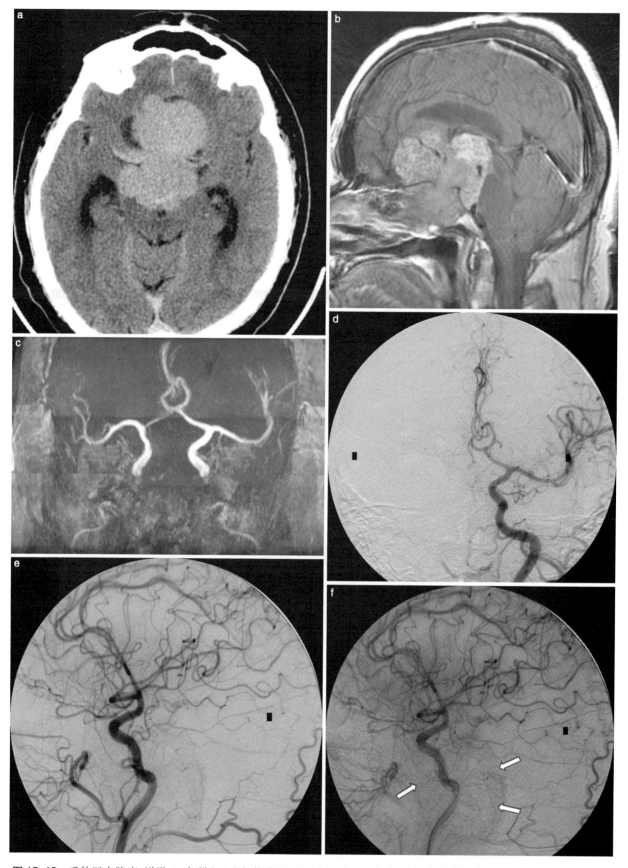

图 15.19　垂体巨大腺瘤,增强 CT 扫描(a)和矢状位 T₁WI(b)显示一鞍上-鞍下-鞍旁巨大腺瘤,3D-TOF 血管成像(c)示大脑前动脉 A1 段拱形向上移位,肿瘤血管未见显示;DSA 冠状位(d)及矢状位成像(e,f)显示浅淡的肿瘤血管网(箭头所示)

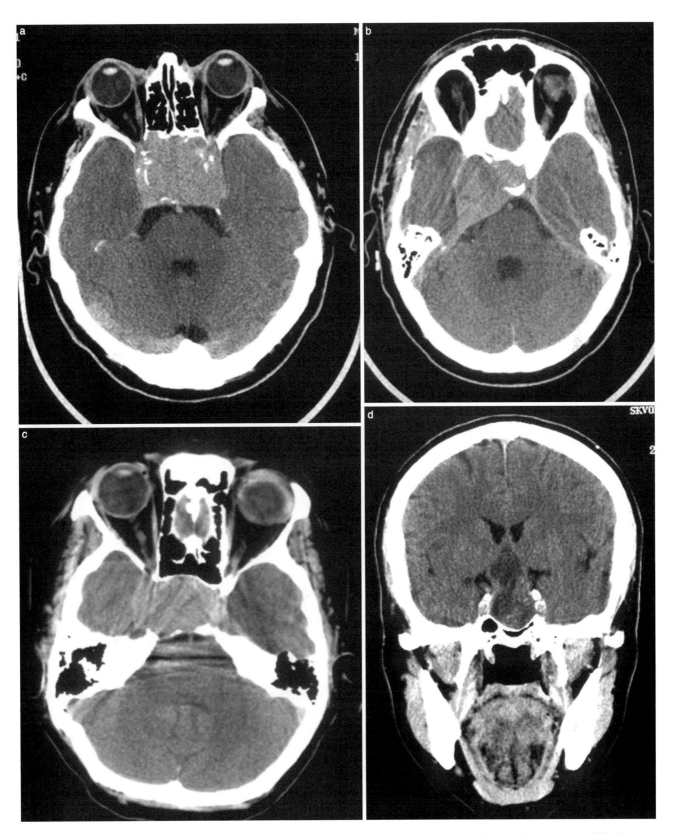

**图 15.20**　CT 增强图像上不同患者垂体腺瘤生长方式的多样性,静脉注射造影剂可看到肿瘤结构并勾画出肿瘤与脑组织之间的界线,可提供更多的肿瘤相关信息(a~f)

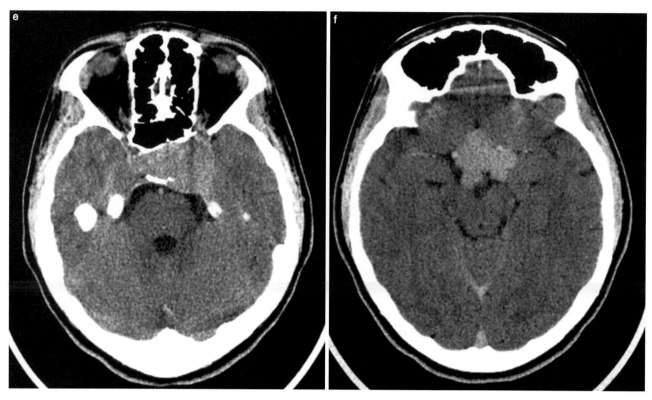

图 15.20(续)

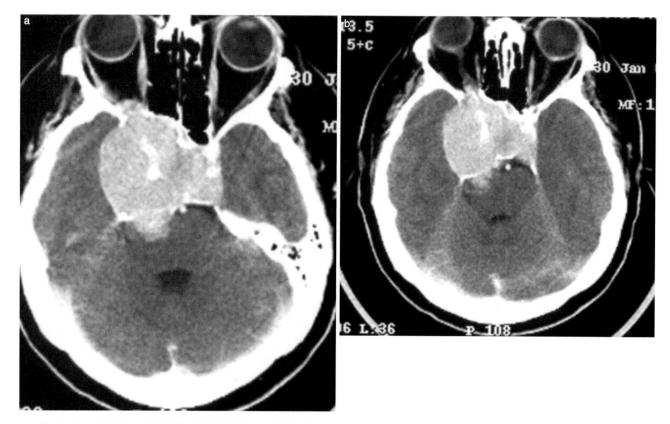

**图 15.21**  垂体巨大腺瘤合并海绵窦受累,CT 增强扫描(a,b)显示一巨大广泛生长的肿瘤呈明显强化,双侧海绵窦均受累;CTA(c~f)重建显示 Willi 动脉环被肿瘤包绕,但血管未见闭塞

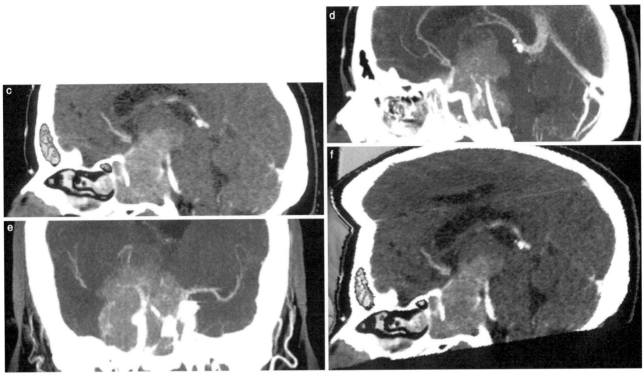

图 15. 21(续)

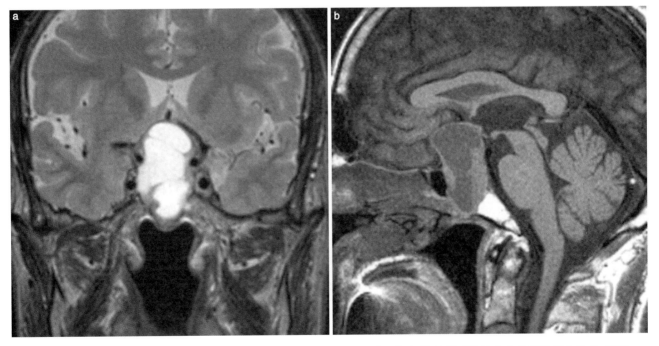

图 15.22 鞍内-鞍上巨大囊性垂体腺瘤,T₂WI(a)和 T₁WI(b,c)显示一鞍内-鞍上以高信号为主的不均匀占位灶,双侧海绵窦未受累;T₁WI 增强后(d~f)显示肿瘤包膜呈中度强化,其内多囊灶显示更为清楚

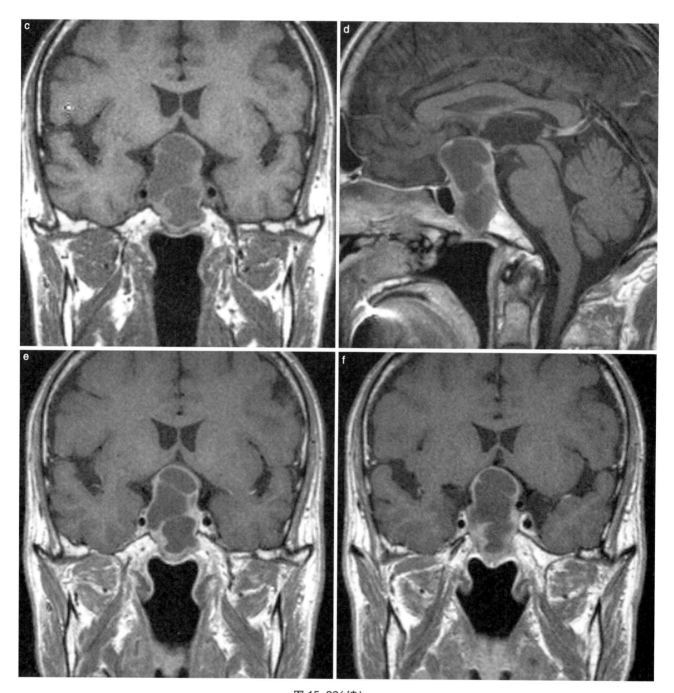

图 15.22(续)

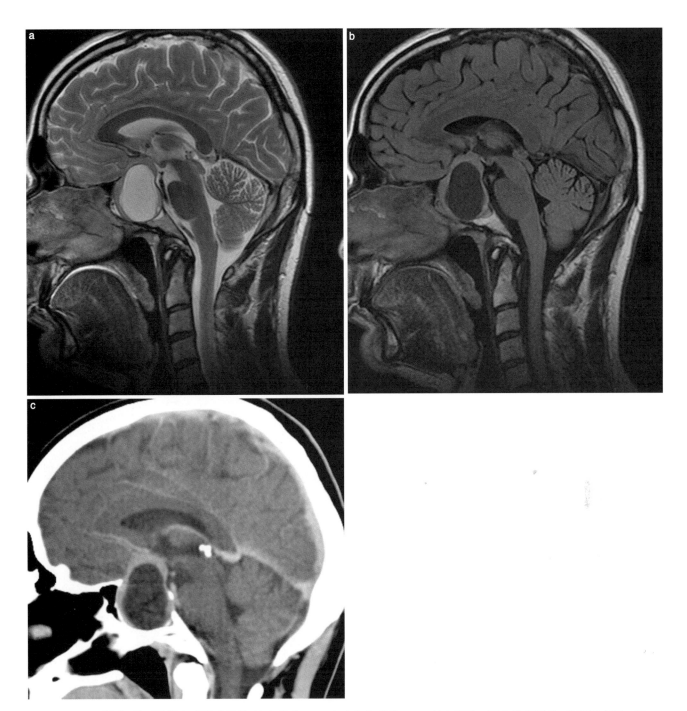

**图 15.23** 鞍内、鞍下及鞍上囊性垂体腺瘤，矢状位 $T_2WI$（a）和矢状位 $T_1WI$（b）显示一巨大肿瘤压迫、推移视交叉；CT 增强扫描（c）显示肿瘤实性成分明显强化，中心囊性成分未见强化

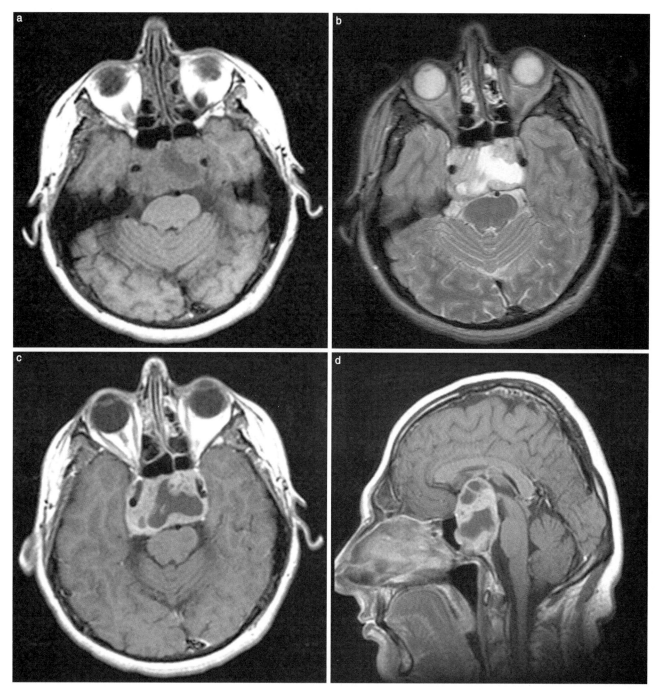

**图 15.24**    垂体腺瘤向鞍上及鞍旁生长,横轴位 $T_1WI(a)$ 和 $T_2WI(b)$ 显示肿瘤内信号不均匀,病灶侵犯双侧海绵窦,包绕颈内动脉但未见动脉闭塞;$T_1WI$ 增强(c~f)示肿瘤呈明显不均匀强化,且清晰地显示了肿瘤结构及累及范围;冠状位 $T_1WI(e)$ 显示继发结节(箭头所示)

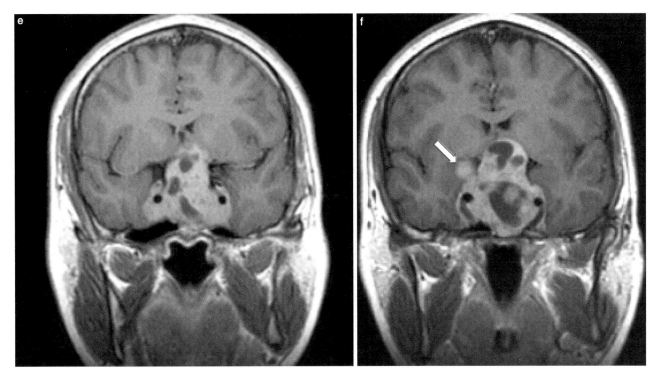

图 15.24(续)

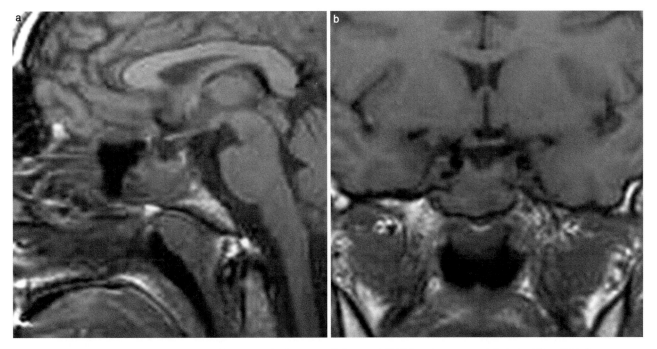

图 15.25　垂体腺瘤向鞍下、鞍旁生长,矢状位(a)、冠状位(b)及横轴位(c)$T_1WI$ 显示肿瘤主要位于蝶窦内

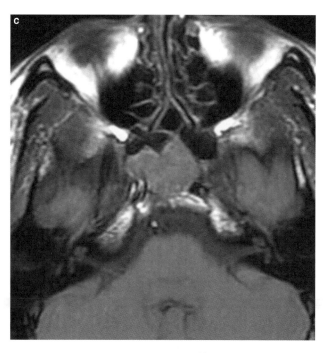

图 15.25(续)

肿瘤向鞍前生长,经过蝶鞍前下壁侵犯筛骨骨质,常合并蝶窦受累。延伸至眼眶的鞍前腺瘤通常来源于筛窦和海绵窦,可导致眼眶内侧壁或外侧壁的骨质破坏,病灶可沿视神经管或眼上静脉进入眶上裂。

从蝶鞍或海绵窦区向鞍后生长的腺瘤,往往由于鞍背和斜坡上部骨质破坏所致。在这些病例中,肿瘤可沿斜坡呈"舌"状生长延伸至硬膜外,肿瘤沿脑神经生长蔓延浸润硬膜下,少见直接侵犯进入硬脑膜。在经海绵窦向后侵犯的病例中,可在后颅窝形成硬膜外和硬膜内结节(图 15.26)。

在文献中普遍接受侵袭性或浸润性垂体腺瘤这一定义,尽管组织学无明显的侵袭征象,但肿瘤累及了颅底骨质(蝶骨、斜坡、筛骨等),诊断时病灶较为巨大且不能被完全切除,称之为侵袭性垂体瘤(图 15.27 和图 15.28)。

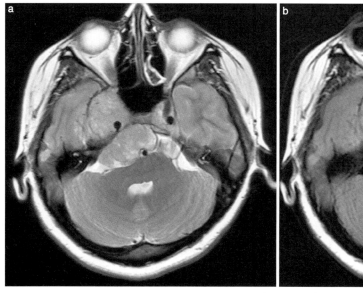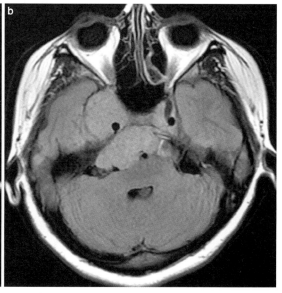

图 15.26　向蝶鞍后上及两侧生长的巨大垂体腺瘤,横轴位 $T_2WI(a)$、$T_2$-FLAIR(b)和增强后 $T_1WI(c)$ 显示在 $T_2WI$ 和 $T_2$-FLAIR 上肿瘤呈稍高信号。肿瘤向两侧生长能清晰地看到双侧海绵窦受累,双侧颈内动脉未见闭塞;肿瘤向后生长压迫基底动脉致其向后移位;肿瘤累及斜坡并压迫脑干。增强后 $T_1WI$ 显示肿瘤呈明显不均匀强化,于肿瘤上缘可见一小结节(d~f)

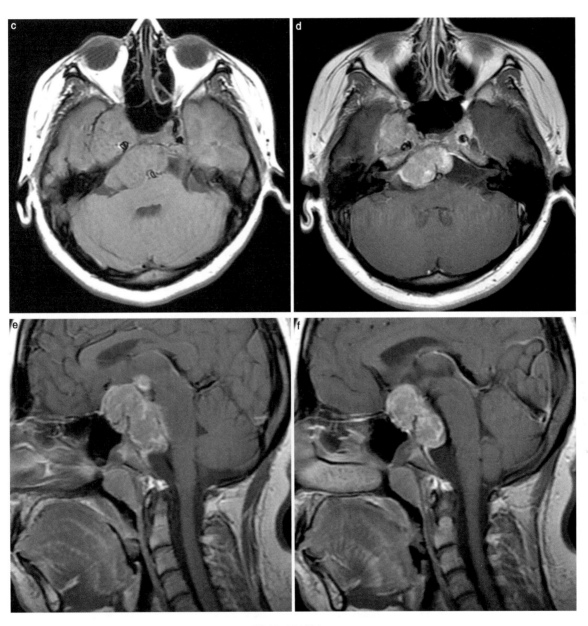

图 15.26(续)

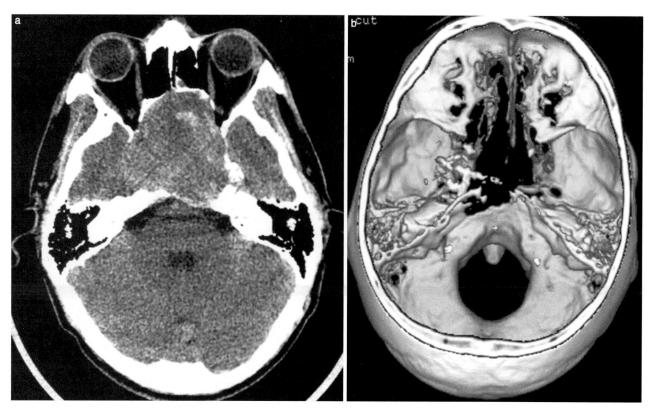

图15.27　向鞍下及两侧生长的巨大侵袭性垂体腺瘤,肿瘤破坏斜坡,向下填充蝶窦,累及双侧海绵窦及筛骨。横轴位CT增强扫描(a)和3D重建(b)显示颅底骨质的广泛破坏

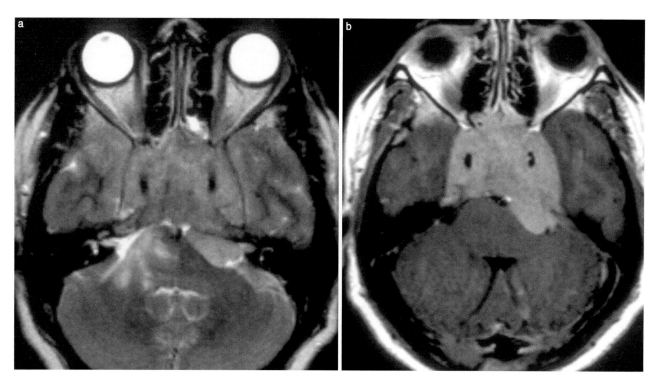

图15.28　巨大垂体腺瘤,$T_2WI$(a)和增强后$T_1WI$[横轴位(b)和矢状位(c)]显示一巨大的侵袭性肿瘤累及蝶窦、基底池、筛骨、鼻咽及双侧海绵窦;$T_2WI$显示脑桥右份由于缺血引起的局部水肿表现

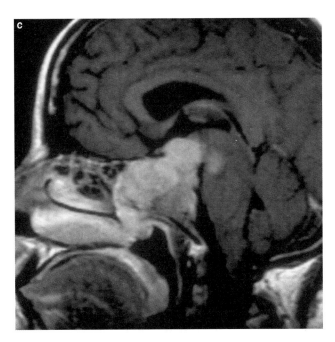

图 15.28（续）

目前显示垂体腺瘤较好的成像技术包括：磁共振波谱成像（MRS）、三维梯度回波序列（SWI、SWAN）和 CT 灌注成像来进行区分（Pinker 等，2005；Kornienko and Pronin 2009）。尽管 MRS 已广泛应用于评估各种脑肿瘤的代谢产物，尤其对幕上肿瘤，但由于颅底骨质所造成的复杂的匀场和抑制作用明显地影响了磁共振的信号质量，使其在颅底肿瘤的应用受到限制。MRS 技术可用于对大的鞍旁肿瘤进行评估，但不适合评估对于鞍内 < 2 ~ 3cm 肿瘤。垂体腺瘤胆碱峰显著升高，乳酸-脂质峰升高、N-乙酰天冬氨酸峰降低（图 15.29）。

还可以用三维梯度回波序列（SWI、SWAN 等）显示垂体腺瘤。绝大多数大腺瘤和巨大腺瘤中存在小出血灶，这些小出血灶很可能来自肿瘤内和肿瘤旁的意外出血，在 $T_1WI$ 上呈高信号（高铁血红蛋白），在三维梯度回波序列（SWI、SWAN）上呈低信号（含铁血黄素）或高信号（高铁血红蛋白）（图 15.30）。

肿瘤血流动力学研究已经成为综合评估垂体腺瘤的重要组成部分，尤其是腺瘤伴出血时。与 MR 灌注成像比较，CT 灌注成像质量并不受颅底骨质影响，成像时较易去骨，且无几何失真。现在 CT 灌注成像广泛用于诊断颅底肿瘤，其对判断肿瘤组织的

起源具有较高的敏感性和特异性，尤其是对垂体腺瘤的诊断及鉴别诊断。无论大小及侵犯部位，垂体腺瘤的典型表现为：血流量低（一般与脑组织相当），血容量中度升高，平均通过时间明显延长。此特征有助于鉴别垂体腺瘤和鞍旁脑膜瘤（图 15.31 和图 15.32）。

临床上颅内多发肿瘤少见，如：多发转移瘤、多发脑膜瘤、多发神经鞘瘤等，若对它们评估不足可能会导致术中出现致命危险。垂体腺瘤合并鞍旁颈内动脉囊状动脉瘤实属罕见，但也时有发生（图 15.33）。临床上有垂体巨大腺瘤合并鞍旁脑膜瘤的病例，两个肿瘤在 MR 上不同的信号特点有助于区分它们的组织学类型（图 15.34）。

异位　垂体腺瘤非常罕见：在影像学检查和术中显示肿瘤完全位于鞍上区域且与蝶鞍内结构没有任何联系。在我们长期的临床实践中仅发现了 1 例经组织学证实的异位垂体腺瘤，其具有显著的异型性及较高的 Ki-67 标记指数（7% ~ 8%）。由于没有远处转移不能将这类肿瘤归类为垂体癌（图 15.35）。

更罕见的是在对鞍内垂体腺瘤行放射治疗时可能发生的放疗并发症，此时原发肿瘤所致的临床表现不明显，而出现由放射性颞叶损伤所引起的严重临床症状（图 15.36）。

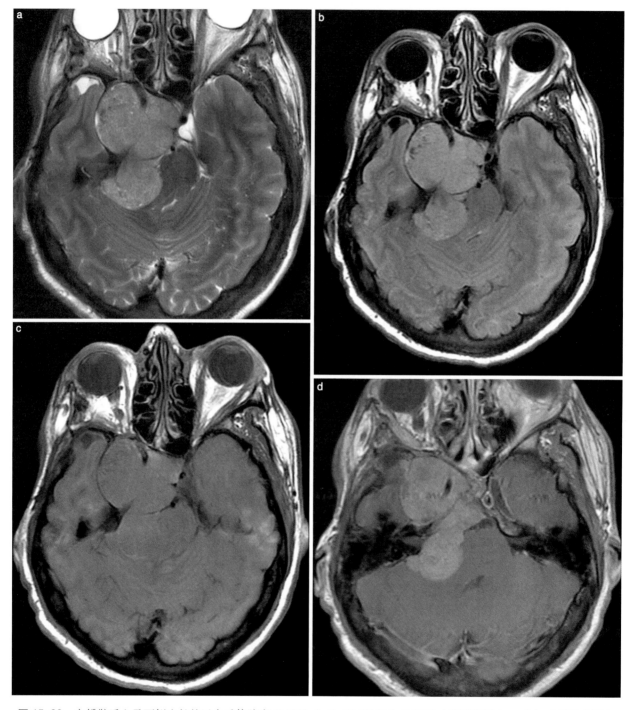

图 15.29 向蝶鞍后上及两侧生长的巨大垂体腺瘤,T₂WI(a)、T₂-FLAIR(b)、T₁WI(c)和增强后 T₁WI(d,e)显示主要向颅底右侧生长的侵袭性垂体瘤,单体素(f)和多体素(g,h)MRS 显示胆碱峰、乳酸-脂质峰升高,N-乙酰天冬氨酸峰降低。二维彩图显示肿瘤组织的幕下部分含有较高的胆碱成分(i)

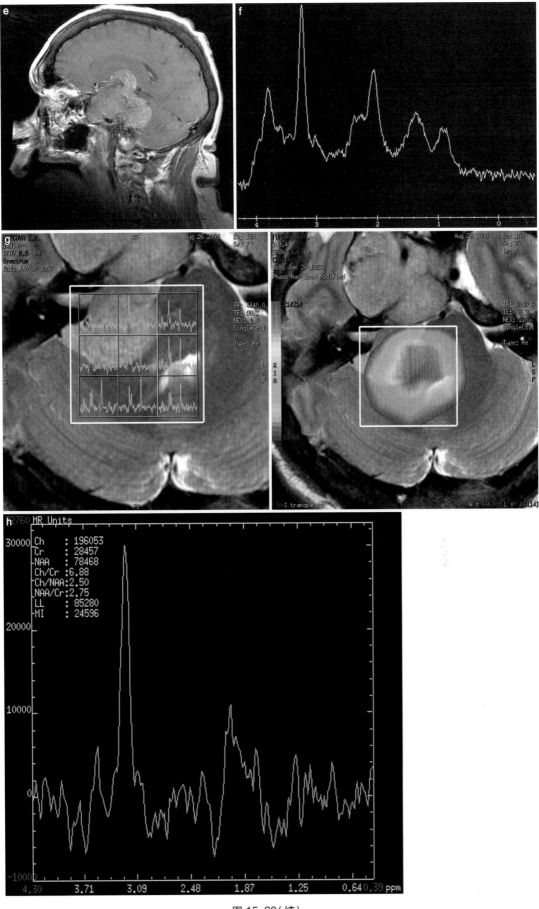

图 15.29(续)

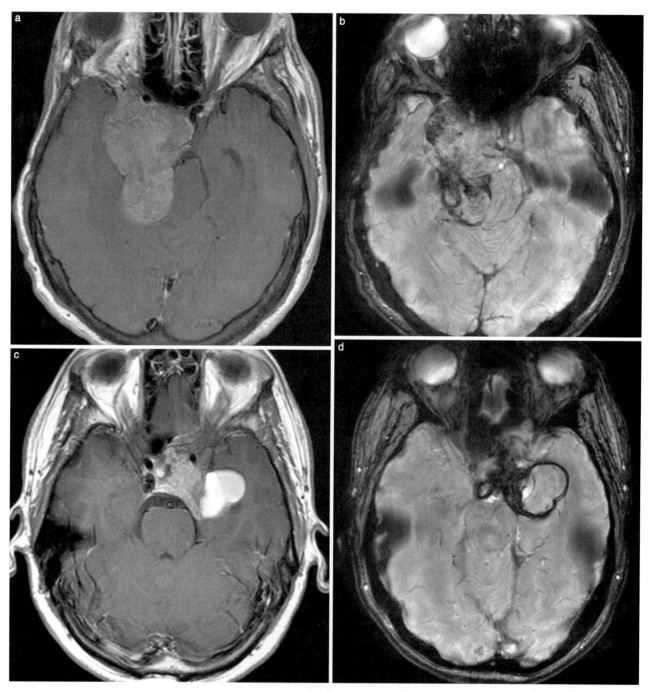

图 15.30　巨大垂体腺瘤伴出血,病例 1:增强 $T_1WI$(a)、3D $T_2^*$(SWAN)(b)出血性大腺瘤在 $T_2^*$ 呈典型低信号。病例 2:鞍内-鞍上-鞍旁垂体大腺瘤出血灶位于其外侧,增强 $T_1WI$(c)示肿瘤呈不均匀明显强化,SWAN(d)示出血致肿瘤总体呈不均匀低信号。病例 3:向鞍旁及鞍后生长的垂体腺瘤,增强 $T_1WI$ 呈不均匀强化(e),SWAN(f)肿瘤中央多发微出血灶

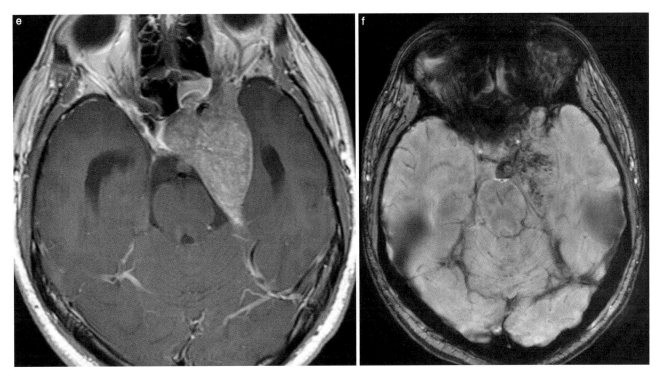

图 15.30(续)

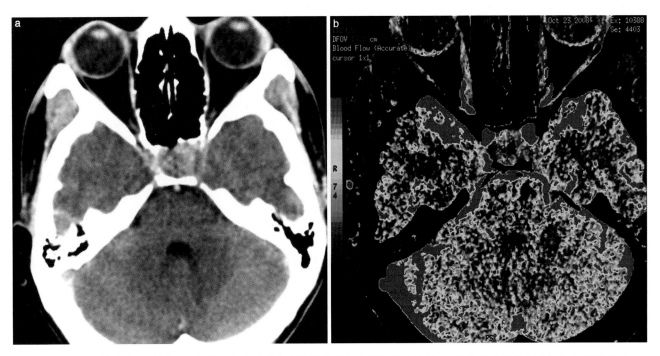

**图 15.31** 垂体腺瘤,横轴位 CT 扫描(a)显示肿瘤充满蝶鞍并向左侧海绵窦生长,垂体腺瘤的特点表现为低血流量[CBF 图(b)],血容量(c)中度增加,平均通过时间延长(d)

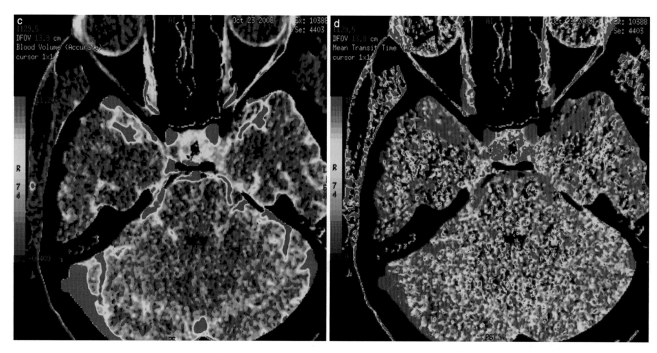

图 15.31(续)

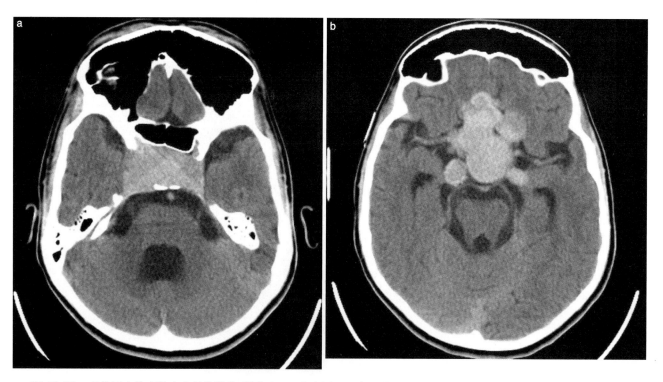

**图 15.32**　垂体巨大腺瘤伴多个继发结节,肿瘤在 CT 多个层面上表现为明显强化(a~c),灌注图像显示低血流量(d)、低血容量(e)及平均通过时间(f)延长

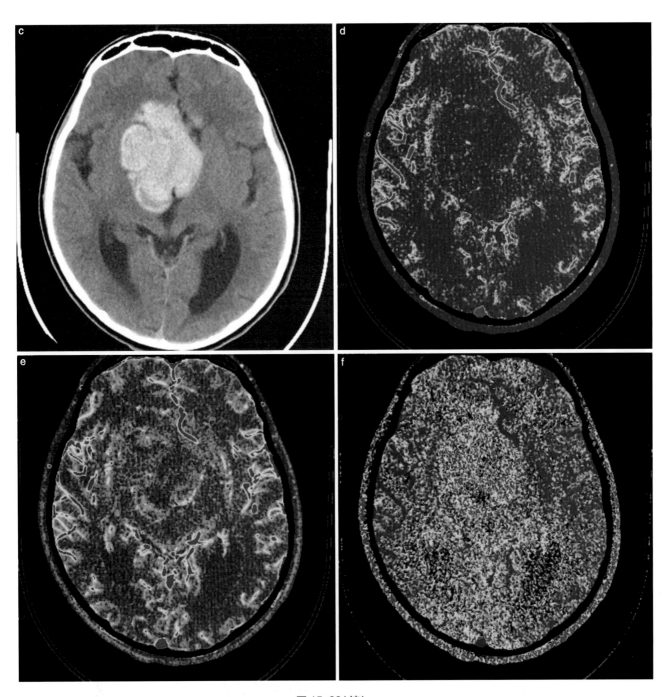

图 15.32（续）

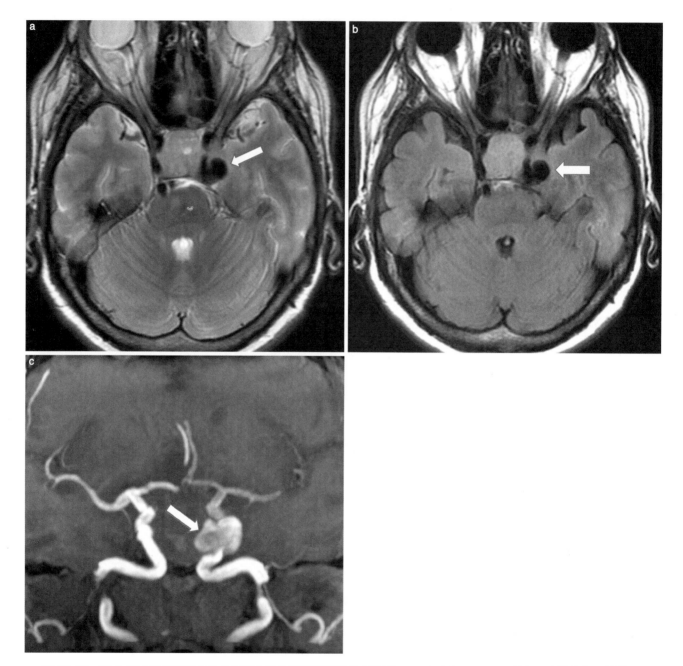

**图 15.33** 鞍内-鞍上垂体腺瘤合并左侧颈内动脉床突下段囊状动脉瘤，$T_2WI$（a）和 $T_2$-FLAIR（b）显示肿瘤位于蝶鞍且在鞍旁见一圆形低信号"流空"病灶：囊状动脉瘤（箭头示），3D-TOF-MRA（c）能明确显示动脉瘤的位置（箭头所示）

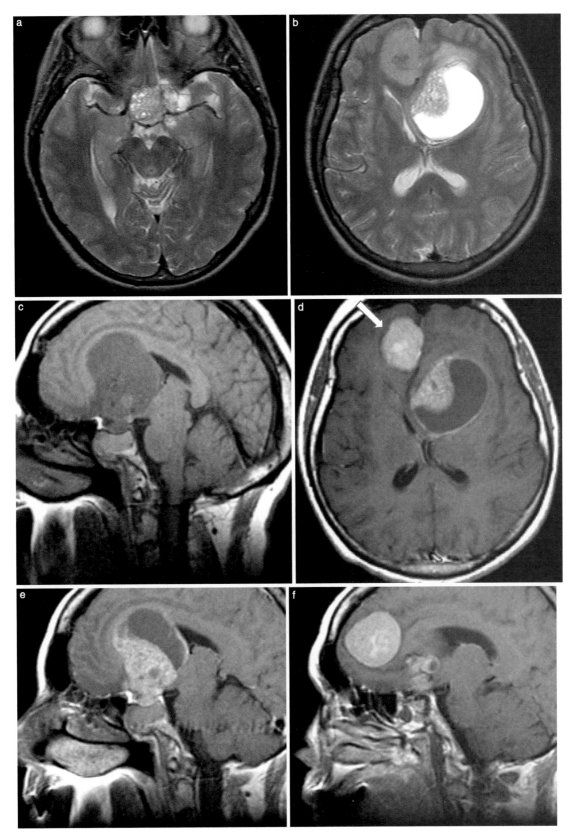

**图15.34** 鞍内-鞍上巨大垂体腺瘤向上延伸至第三脑室和左侧侧脑室前脚合并有大脑镰旁脑膜瘤(箭头所示),两肿瘤间的信号差异在 $T_2WI(a,b)$ 上比 $T_1WI(c)$ 更明显,增强扫描均呈明显强化(d~f),相对于脑膜瘤垂体腺瘤强化更加不均匀

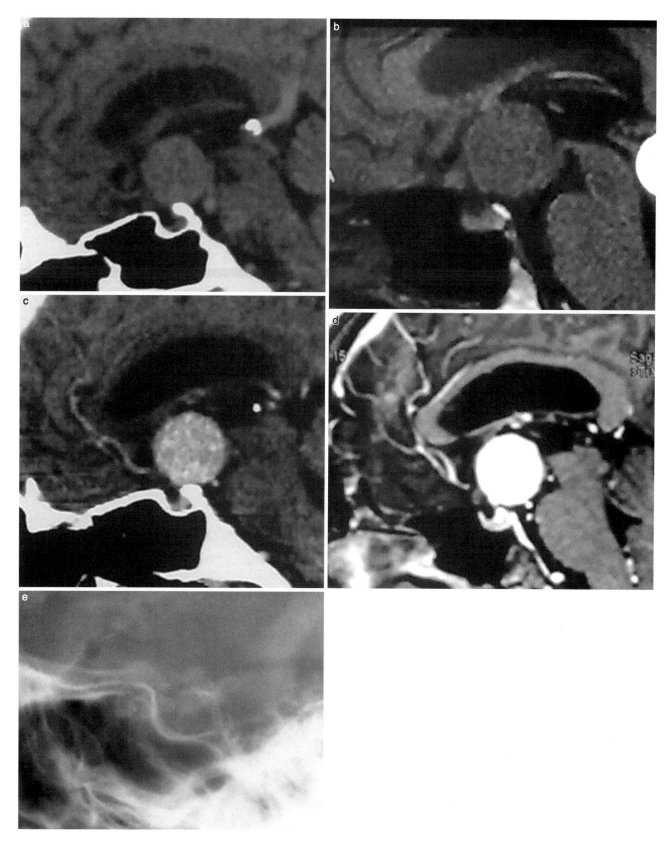

**图 15.35**　异位垂体腺瘤,矢状位 CT(a)及 T$_1$WI 平扫(b)和增强 CT(c)及 T$_1$WI(d)显示一类圆形肿瘤位于鞍背上方,
肿瘤呈明显均匀强化,肿瘤与无扩张蝶鞍内的垂体没有任何关联,蝶鞍 X 线侧位没有发现骨质异常改变(e)

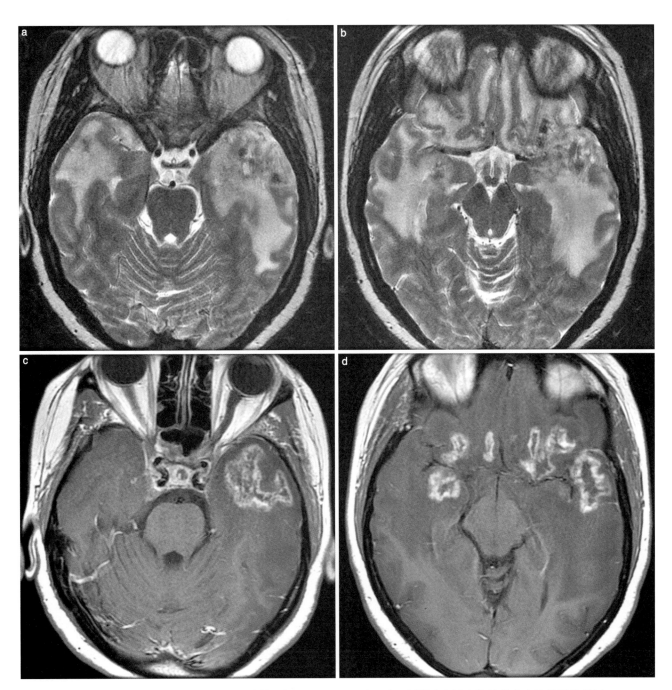

图 15.36　鞍内垂体腺瘤放疗后双侧颞叶放射性坏死,$T_2WI$( a,b) 显示双侧颞叶广泛水肿并其内小片状低信号区;$T_1WI$( c~e) 显示在额颞叶脑区"瑞士奶酪征( Swiss cheese)"或不均匀明显强化;CT 灌注脑血流量图( CBF-map)( f) 显示低血流量,这是典型的放射性坏死

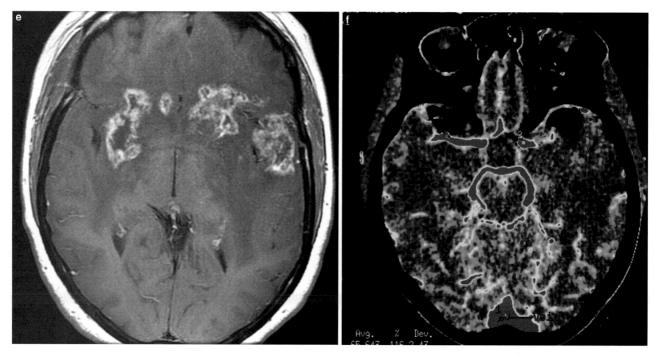

图 15.36（续）

## 15.2　垂体腺瘤出血（垂体卒中）

垂体腺瘤的急性出血或缺血性梗死,是引起包括严重头痛、恶心、呕吐、意识障碍及全垂体功能减退症等临床症状迅速发展的主要原因,同时还可出现眼肌麻痹、视觉障碍和脑膜刺激征。大多数上述症状的出现是由于肿瘤内直接出血所致,脑膜刺激征则是由蛛网膜下腔出血所致。这些症状发展迅速,极少数可致猝死。

正常垂体极少出血,垂体卒中最常发生在有垂体瘤的患者,可能是垂体瘤患者最先出现的临床症状(图15.37、图15.38和图15.39)。抗凝治疗、放疗、溴隐亭和卡麦角林治疗垂体大腺瘤易引起瘤内出血或梗死。

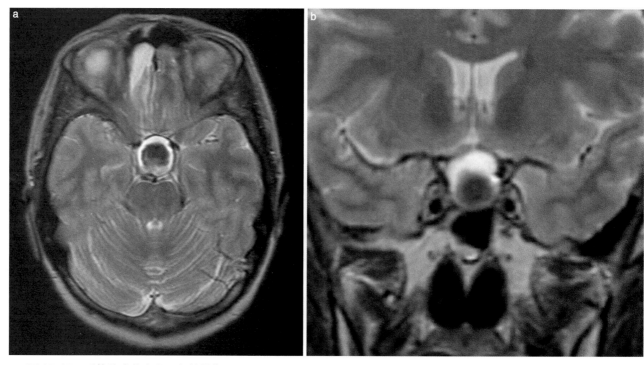

图 15.37　垂体腺瘤伴出血亚急性早期,$T_2WI$( a~c) 和 $T_1WI$( d~f) 显示肿瘤下份 $T_2WI$ 上呈低信号,$T_1WI$ 上呈高信号;这些信号特点与细胞内的高铁血红蛋白有关,表明出血处于亚急性期

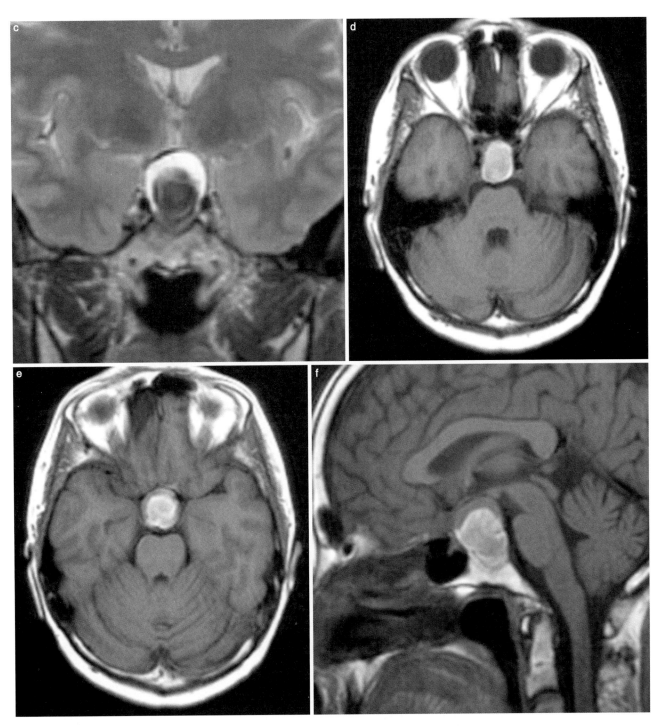

图 15.37（续）

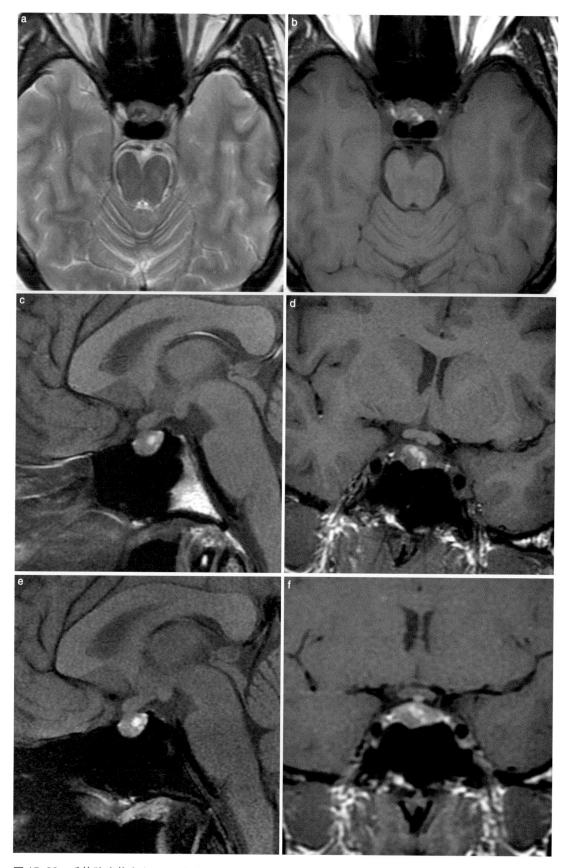

图 15.38　垂体腺瘤伴出血,$T_2WI(a)$ 和 $T_1WI(b\sim e)$ 显示鞍内肿瘤出血区在 $T_2WI$ 上呈低信号,在 $T_1WI$ 上呈高信号;在 $T_1$ 压脂序列(e)和增强后(f)出血灶信号强度无变化

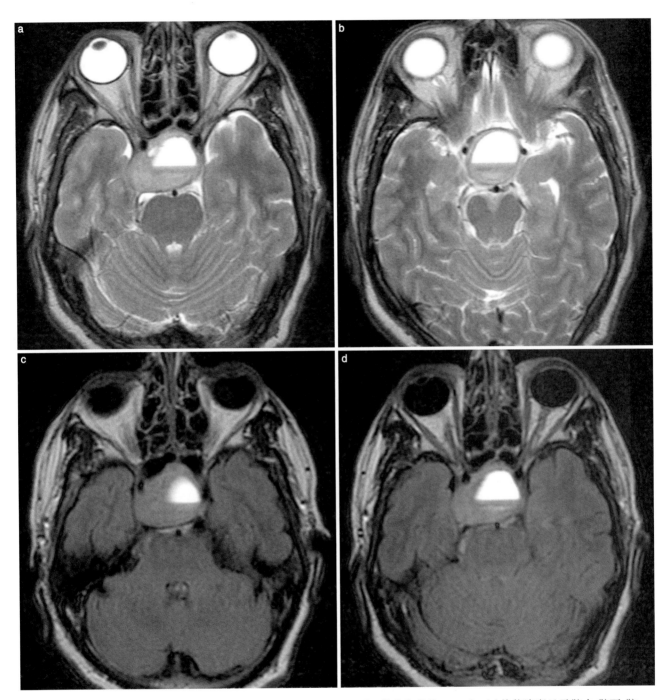

图 15.39 垂体卒中，横轴位 $T_2WI(a,b)$、$T_2$-FLAIR$(c,d)$、$T_1WI(e,f)$ 和矢状位 $T_1WI(g,h)$ 均能清晰显示鞍内-鞍下-鞍上垂体大腺瘤，瘤内可见含有血液成分的囊性灶，病变上份可见液-液平，当头颅位置变化时液-液平位置亦发生改变 $(i)$；增强扫描后残余腺瘤组织呈边缘强化 $(h,i)$

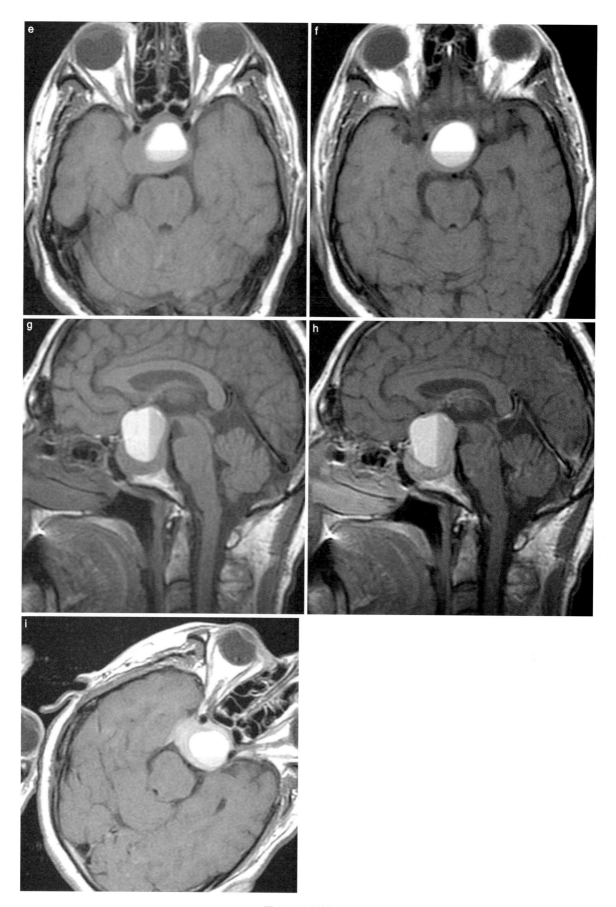

图 15.39(续)

极少数的垂体卒中会引起"垂体自截"（autohypophysectomy），肢端肥大症、库欣病或高催乳素血症等临床症状消失（"自愈"）。垂体瘤出血最常见的结果是垂体功能减退，少数病例会发展为尿崩症。垂体卒中需要和动脉瘤破裂鉴别，此时常需血管造影确诊（Sergides 等，2007）。急性垂体卒中的患者需神经外科医师监控，有时需行经鼻蝶入路外科手术减压。

根据出血时间不同，影像学检查方法有所不同。急性期 CT 平扫图像可见垂体腺瘤内密度增高区且无强化，有时可见蛛网膜下腔出血。随出血时间延长，出血区高密度会逐渐降低。出血时期也可以通过 MRI 来监测，急性期早期垂体内出血在 $T_1WI$ 上呈低信号或等信号，在 $T_2WI$ 上呈明显低信号（Boellis 等，2014）。当视交叉和下丘脑受压时，急性期可见视束弥漫的信号改变，该部位弥散系数减低。急性晚期和亚急性早期，$T_1WI$ 出现高信号，$T_2WI$ 随着红细胞的溶解程度发生相应的变化。慢性期呈"空"蝶鞍表现，$T_2^*$ GRE 序列呈低信号。静脉注射对比剂后，MRI 显示病变区域呈不均匀强化，有

50%的病例邻近硬脑膜强化，有 80%的病例蝶窦黏膜增厚（Osborn 等，2016）。

## 15.3 垂体细胞瘤

垂体细胞瘤也称之为漏斗瘤，较罕见，起源于垂体细胞（神经垂体和垂体柄的神经胶质细胞）（Osborn 等，2016）。该肿瘤好发于 50 岁左右成人，男性患病率是女性的 2 倍（Osborn 等，2016），其可无或有多种临床症状，主要临床症状表现为视觉和内分泌障碍，其中腺垂体受压所致症状较常见（继发性肾上腺皮质功能减退、甲状腺功能减退和性腺功能低下）。

垂体细胞瘤通常位于蝶鞍后份和（或）垂体柄，边界清楚，结构均匀，富含血供。在 MRI 上，垂体细胞瘤常位于垂体柄区和蝶鞍后份，单纯性鞍内占位较少见。形态呈圆形或椭圆形，大小在几毫米到 4cm 之间。$T_1WI$ 肿瘤呈低或等信号，呈均匀强化，垂体后叶高信号消失。在 $T_2WI$ 上呈不均匀低信号或等信号（图 15.40）。较少累及视交叉和海绵窦（Osborn 等，2016；Zygourakis 等，2015）。

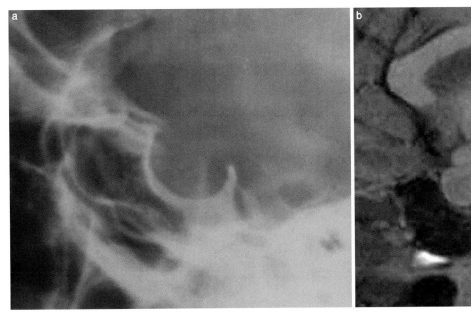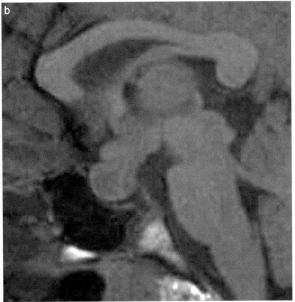

图 15.40 鞍内-鞍上垂体细胞瘤，X 线头颅摄片显示蝶鞍扩大，前床突和鞍背（a）骨质破坏；矢状位（b）和冠状位（c）$T_1WI$ 示鞍内-鞍上等信号占位，鞍内病灶见小片状低信号区，等信号病灶上缘边界不清；病理标本（d）

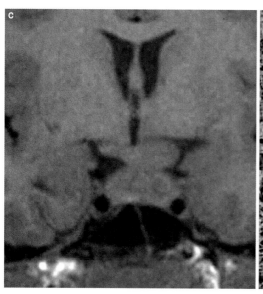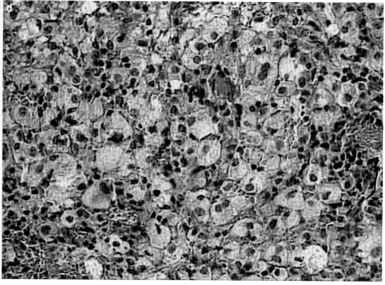

图 15.40（续）

## 15.4　颅咽管瘤

颅咽管瘤（Craniopharyngiomas,CPH）是一种起源于神经上皮的胚胎残余组织的良性肿瘤。关于颅咽管瘤起源主要有两种理论:起源于残留的颅咽管胚胎上皮细胞(Rathke 囊上皮细胞)和腺垂体柄结节部鳞状上皮细胞巢（Osborn 等,2016）。颅咽管瘤（CPH）占所有脑肿瘤的 2.1%～4.6%,多见于儿童,占所有儿童脑肿瘤的 5%～10%,占幕上肿瘤的 17%～21.4%,占儿童视交叉—鞍区肿瘤的 56% 以上（Miller 1994;Muller 2013）。颅咽管瘤（CPH）有两个发病年龄高峰:第一个高峰在 5～10 岁之间,第二个高峰在 50～60 岁之间（Carmel 等,1982;Hoffman 等,1992;Van Effenterre 等,2002）。

颅咽管瘤有两种主要的组织学类型,即成釉质型和乳头型,它们不仅在病理上不同,在临床上也不同。

颅咽管瘤最常见的类型是成釉质型（占 CPH 的 90% 以上）。典型特征包括病理成分多样性、侵袭性生长、神经胶质包膜和明显退行性变。超过 90% 的釉质型颅咽管瘤实性成分可见钙化（从点状到栏栅状）。大体病理可从完全性钙化到完全囊变不等。肿瘤囊性成分不同:在薄壁囊性灶中囊液呈乳白色或黄色,在厚壁伴囊壁内钙化的囊性灶中囊液呈褐-绿色（囊液颜色取决于是否存在蛋白质、胆固醇、上皮细胞、角蛋白和脂质等）。

乳头型颅咽管瘤（约占 10%）常见于成人,主要呈实性,极少数可见厚壁单室性囊肿,囊液较黏稠,主要包括大量的胆固醇、碎屑和脂质。乳头型颅咽管瘤通常位于脑室内-外,呈边界清楚、膨胀性生长与相邻脑组织分界清楚。完全性切除后很少复发。较成釉质型少发生钙化。

据肿瘤位置可将颅咽管瘤进行相应分类:鞍内鞍上型、漏斗（鞍上）型、脑室内型和巨大型（图 15.41）。

由于鞍内鞍上型颅咽管瘤来源于腺垂体内的上皮细胞,因此此类肿瘤最初会压迫垂体组织和蝶鞍,随着肿瘤的生长会进一步导致视神经、颈内动脉及其分支受压向上、向外移位,第三脑室受压上移呈裂隙样改变。肿瘤生长导致垂体与垂体柄分离,从第三脑室下缘漏斗部分离出来的垂体柄与肿瘤包膜上缘分界不清。

漏斗型颅咽管瘤来源于鞍膈至第三脑室下缘之间沿垂体柄分布的上皮细胞。该肿瘤通常位于大脑底面——鞍前、鞍旁及鞍后区,与鞍内鞍上型颅咽管瘤一样,肿瘤会向上推压第三脑室底部,垂体组织一般保持正常。漏斗型颅咽管瘤会引起大脑底部动脉位置发生明显移位,但却很少有视神经的侵犯。

脑室内型颅咽管瘤起源于第三脑室底部腹侧及背侧的上皮细胞。肿瘤大部分位于第三脑室内,因此垂体柄和垂体不受累。脑室内型颅咽管瘤会向上蔓延至侧脑室或者沿大脑底面—沿脑室内和脑室外生长。鞍内鞍下型颅咽管瘤非常罕见。

巨大型颅咽管瘤是一个特殊类型,上述所有类型的颅咽管瘤都可能成为巨大型颅咽管瘤。典型特征是广泛生长,累及脑室系统,继而引起梗阻性脑积水。

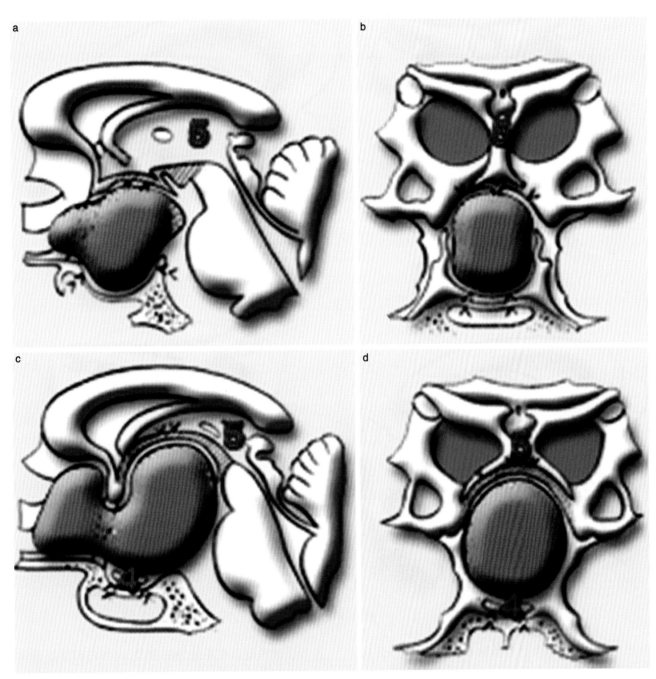

**图 15.41** 颅咽管瘤发生部位示意图（冠状位和矢状位）：(a,b)-鞍内鞍上型；(c,d)-漏斗型；(e,f)-脑室内型；(g,h)-脑室内外型

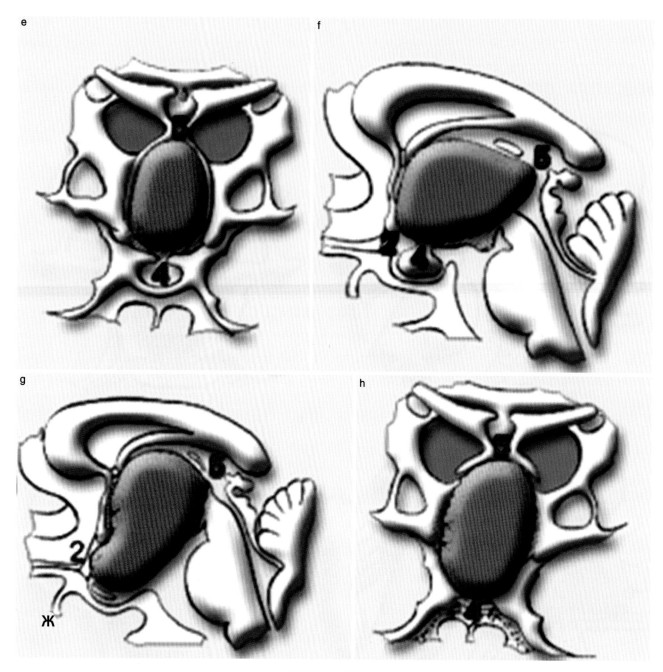

图 15.41（续）

肿瘤供血动脉来自大脑后动脉和颈内动脉,部分病例见供血动脉沿肿瘤包膜走行为其供血,部分病例供血动脉位于肿瘤间质内参与肿瘤和附近的结构的供血,还有一些病例见动脉沿肿瘤包膜走行但不参与肿瘤供血。

颅咽管瘤的临床表现主要取决于肿瘤生长部位,其症状包括有:眼部症状、脑积水引起的颅内压升高、下丘脑-垂体-肾上腺轴功能障碍、脑神经损伤以及肿瘤累及至后颅窝压迫脑干所引起的一系列症状,这些临床症状的严重程度及其发展都取决于肿瘤的解剖

位置。该肿瘤虽然不能分泌激素,但当它们压迫垂体或下丘脑时也会引起相应的症状,如:生长发育迟缓、甲状腺功能减退症及尿崩症等。

**影像表现**　其影像表现取决于肿瘤的类型和位置。X 线检查可以显示颅咽管瘤的一些典型征象,如:蝶鞍形状及大小的改变,视交叉-鞍区的钙化（Kopylov,1968）。钙化的形态及大小多变,从小的、碎屑状到不规则大的、块状的和栏栅样的均可出现。层状钙化通常多位于肿瘤囊壁。

鞍内鞍上型颅咽管瘤会导致蝶鞍形态改变:蝶鞍

扩张、鞍底下陷、蝶鞍入口扩大及前床突变形(变薄、上移、缩短)。钙化通常位于鞍内及鞍上囊壁。

　　脑室内型颅咽管瘤一般不会引起蝶鞍的严重变形,其形态通常保持不变。但是在大多数情况下会伴随有鞍背缩短。当颅咽管瘤位于脑脊液循环通路附近时,可引起脑室系统改变和颅内压增高,在 X 线上见颅骨凸面"指纹征"、颅缝增宽及蝶鞍结构的改变。颅咽管瘤的钙化可发生在第三脑室和侧脑室。

　　漏斗型颅咽管瘤的典型表现是舟状蝶鞍,有时可伴有鞍背缩短,钙化通常位于视交叉及邻近区域,肿瘤推压第三脑室底部上移及引起的脑积水和颅内压升高,均能在 X 线上显示。目前,由于 CT 和 MRI 的应用 X 线检查对颅咽管瘤初步诊断被替代,CT、MR 已经成为颅咽管瘤的主要诊断依据。

　　脑血管造影中,常观察不到肿瘤的血管网,可能会观察到 Willis 动脉环、大脑前动脉和大脑中动脉位置的改变。目前颅咽管瘤定位肿瘤血管基本不用血管造影,CT 和 MR 血管造影提供的信息已经能够满足术前评估。

　　CT 和 MRI 可以准确评估肿瘤的大小、囊性和实体成分的比例、肿瘤位置、脑室系统的情况(脑积水的程度和脑脊液通路梗阻的情况)以及与第三脑室间的关系,另外还可以观察脑室系统以外的扩张范围。CT 无论有无冠状位重建,均能清楚地看到第三脑室向上移位。93% 以上的肿瘤能观察到钙化(Konovalov 等,1983)。在鞍内-鞍上型颅咽管瘤中常可见蝶鞍扩大(图 15.42),鞍内部分常可见结节样钙化,向上生长可填充视交叉池(部分或全部)并伴第三脑室底部上移。肿瘤的鞍上部分通常为囊性,但也可以为实性。囊性部分可位于前颅窝底部、脑室旁(巨大型颅咽管瘤),也可位于结节灶深部。

　　乳头型颅咽管瘤在 CT 上通常表现为边界清楚的鞍上区实性结节灶,几乎与脑组织密度相同,多数情况下,静脉注射对比剂肿瘤密度升高 20~25HU,使其能很好地与周围脑组织区分开。在乳头型颅咽管瘤中钙化较为罕见(图 15.43 和图 15.44)。

　　脑室内型颅咽管瘤多位于第三脑室腔内且以囊性为主,常累及侧脑室,体积常较大。颅咽管瘤囊性灶的密度常高于脑实质,但也可呈等或稍高密度。增强后囊壁呈中度强化,常引起脑积水。

　　漏斗型颅咽管瘤的典型表现为肿瘤不对称、体积较大、沿大脑基底面生长且常累及侧脑室。如果囊性灶位于第三脑室内,往往会填满三脑室前部。有时一些纯囊性肿瘤表现出囊肿特征,其表现与普通囊肿很难鉴别,有时只能在横轴位图像上分辨出来(图 15.45 和图 15.46)。

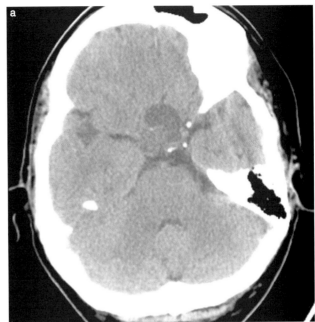

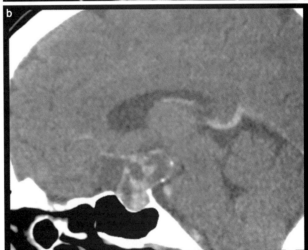

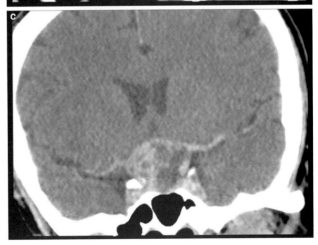

图 15.42　鞍内鞍上型颅咽管瘤,CT 平扫(a)和增强扫描后(b,c)显示伴随有鞍内成分的肿瘤其鞍上为多囊性病灶,肿瘤囊壁内见多发小点状钙化,实性成分呈不均匀强化

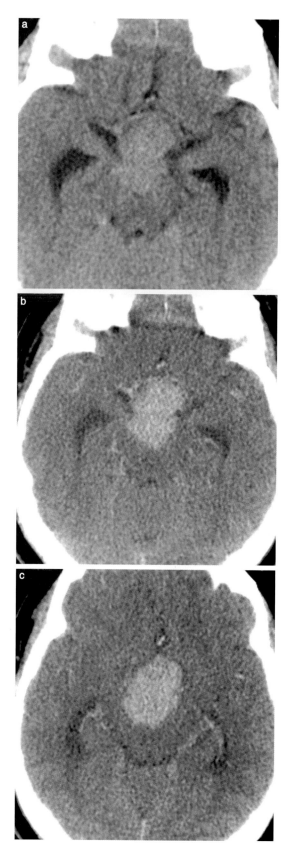

图 15.43 乳头型颅咽管瘤,横轴位 CT 扫描(a)显示一鞍上实性等密度肿瘤,增强后(b,c)肿瘤呈均匀强化

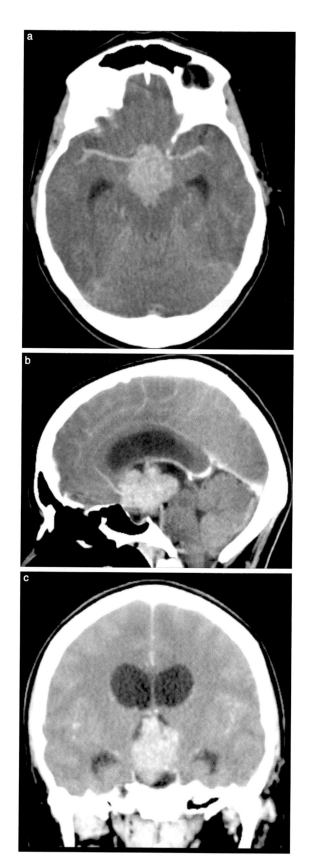

图 15.44 乳头型漏斗部颅咽管瘤,增强后 CT 扫描(a~c)显示鞍上一边缘不规则肿瘤呈明显不均匀强化

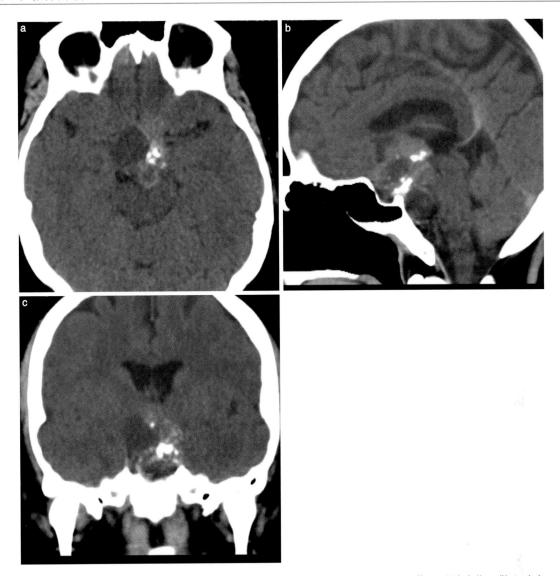

**图15.45** 漏斗型颅咽管瘤,增强后横轴位(a)、冠状位(c)和矢状位(b)CT图像显示肿瘤位于鞍上池和第三脑室前份;肿瘤含囊实性成分,伴实性成分内多发钙化灶

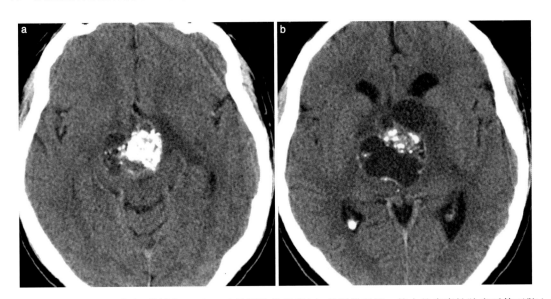

**图15.46** 釉质型颅咽管瘤,横轴位CT(a~c)及冠状位重建(d~f)图像显示一较大的多囊性肿瘤延伸至鞍上池及第三脑室,肿瘤存在典型的不均匀囊性结构,病灶边缘及中央见钙化灶,其囊性部分延伸至左侧脑室额角

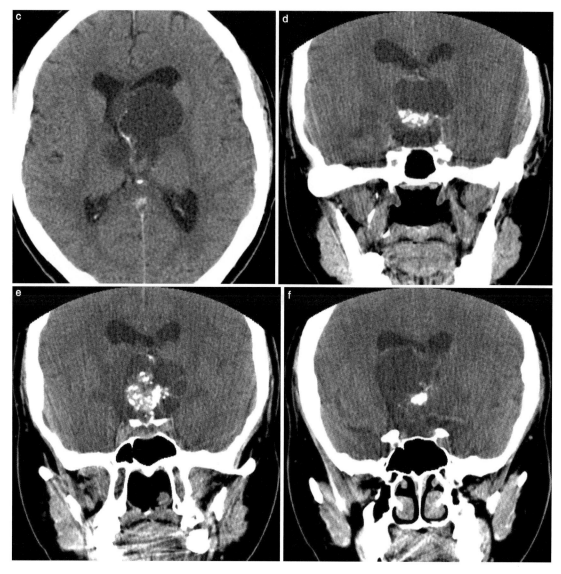

图 15.46(续)

位于蝶鞍及鞍上区实性结节内的多发钙化(主要为釉质型颅咽管瘤)通过三维 CT 成像,能清晰地显示肿瘤与邻近骨结构之间的空间关系。

CT 灌注研究显示不同组织学类型的颅咽管瘤血流动力学特征也存在差异。釉质型颅咽管瘤的 CBV 及 CBF 均降低,而乳头型颅咽管瘤的 CBF 中度升高,CBV 明显增高,这两种类型的颅咽管瘤的平均通过时间(MTT)均有延长且接近绝对值(图 15.47 和图 15.48)。

$T_1$WI 上肿瘤的实性部分呈等信号,囊性部分可呈低信号或高信号(这取决于囊内的蛋白质成分、胆固醇和出血)(Kornienko and Ozerova 1993)。$T_2$WI 上实性部分呈等信号,囊性部分可呈低信号或明显高信号(图 15.49 和图 15.50)。脑积水的程度取决于肿瘤的位置。静脉注射对比剂后肿瘤实性部分呈明显不均匀强化。因为大多数乳头型颅咽管瘤是由实性成分组成,故增强扫描肿瘤呈明显强化。而釉质型颅咽管瘤则表现为囊壁及实性结节强化(图 15.51 和图 15.52)。

若囊性颅咽管瘤仅局限于蝶鞍内($T_1$WI 呈低信号,$T_2$WI 呈高信号)需与蝶窦内黏液囊肿鉴别,因为两者间的信号很相似(图 15.53)。除了临床表现和病程不同外,位置也存在差异。黏液囊肿位于鞍底下方的蝶窦腔内,病变膨胀性生长使窦腔扩大,正常垂体位于囊肿上方。

少数不典型颅咽管瘤需与脊索瘤、软骨肉瘤、侵袭性垂体腺瘤、恶性间叶组织肿瘤、生殖细胞瘤等鉴别(Lee 等,2015)(图 15.54)。

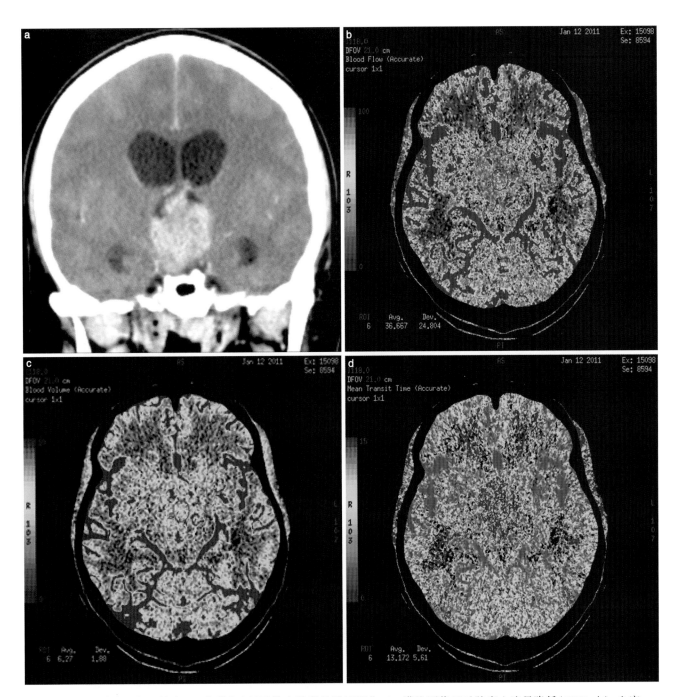

**图 15.47** 乳头型颅咽管瘤,CT 扫描(a)显示鞍上肿瘤呈明显强化,CT 灌注图像显示肿瘤血流量降低(CBF—b)、血容量中度升高(CBV—c)以及平均通过时间延长(MTT—d)

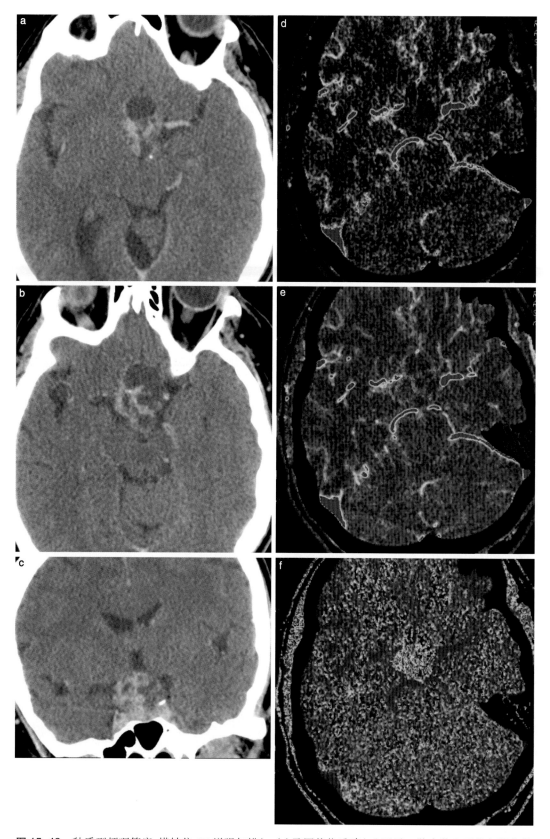

图 15.48　釉质型颅咽管瘤,横轴位 CT 增强扫描(a,b)及冠状位重建(c)显示一鞍内鞍上不均匀强化肿瘤,灌注图像显示肿瘤实性部分血流量(d)及血容量(e)均减低,而平均通过时间(MTT)延长(f)

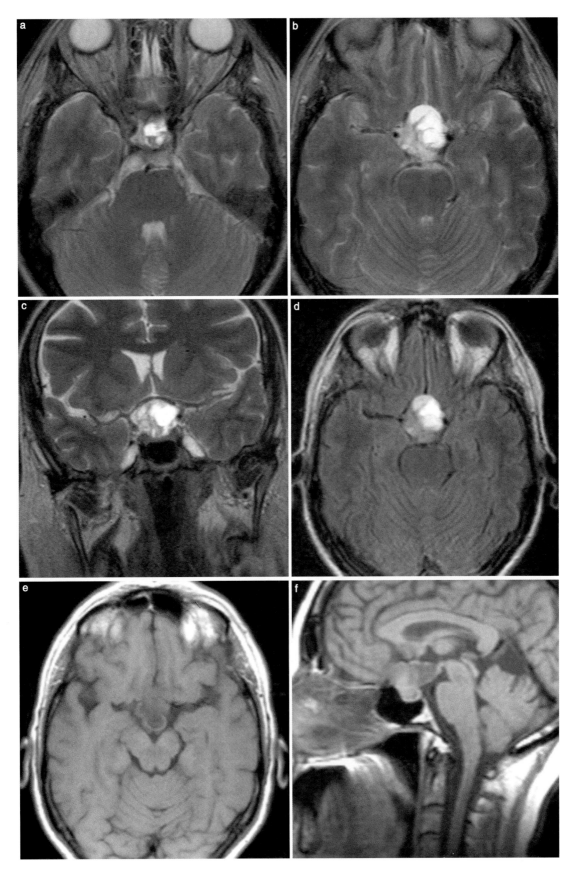

图 15.49 鞍内鞍上囊实性颅咽管瘤,囊性部分在 $T_2WI(a\sim c)$ 上呈高信号;在 $T_2$-FLAIR(d)上囊性灶内液体呈不同信号表现,在 $T_1WI$ 上囊性灶呈低信号(e,f)

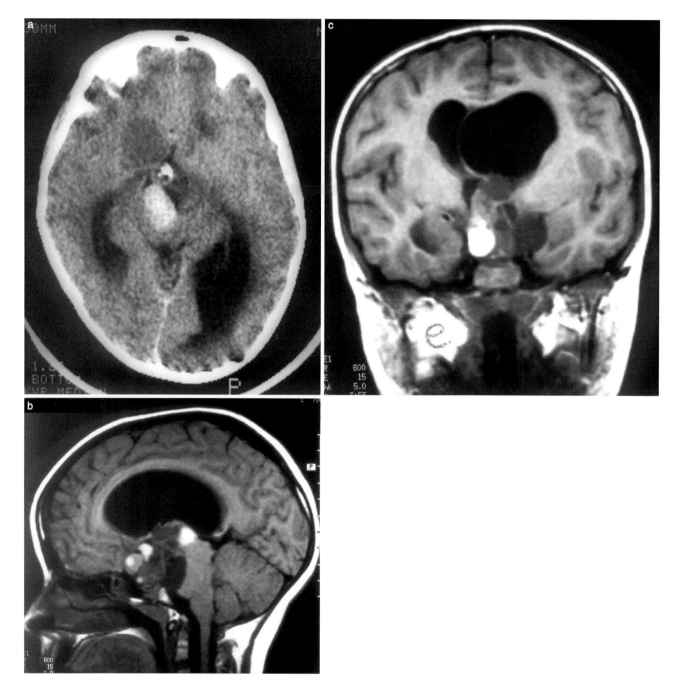

**图 15.50**  鞍内鞍上颅咽管瘤,CT(a)和 $T_1WI(b,c)$ 显示一较大的多囊性病灶,囊性灶内囊液呈不同的密度和信号,从低密度/低信号到高密度/高信号

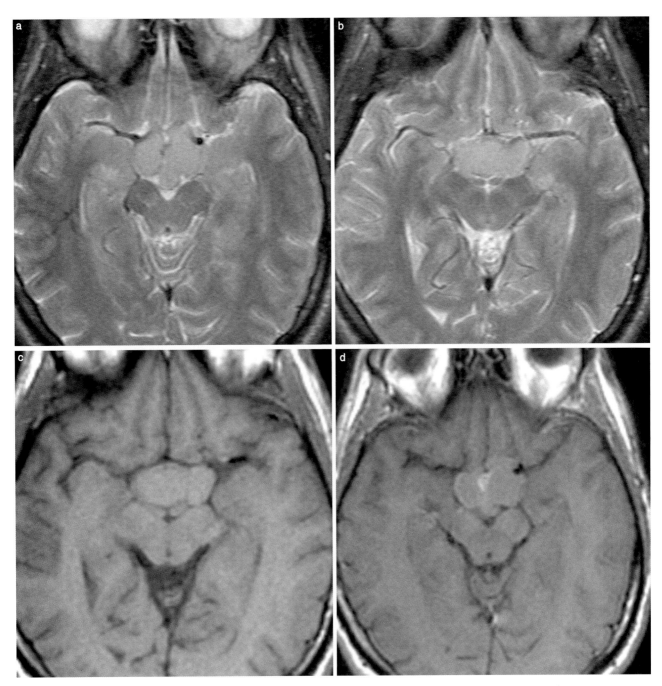

图 15.51　鞍上釉质型颅咽管瘤,T$_2$WI(a,b)、T$_1$WI 横轴位(c,d)、矢状位(e)和冠状位(f)显示一鞍上占位灶,信号尚均匀;横轴位、冠状位及矢状位(g~i)CT 增强扫描显示强化尚均匀,病灶边缘及中心可见钙化;CT 比 MRI 对钙化的显示更敏感

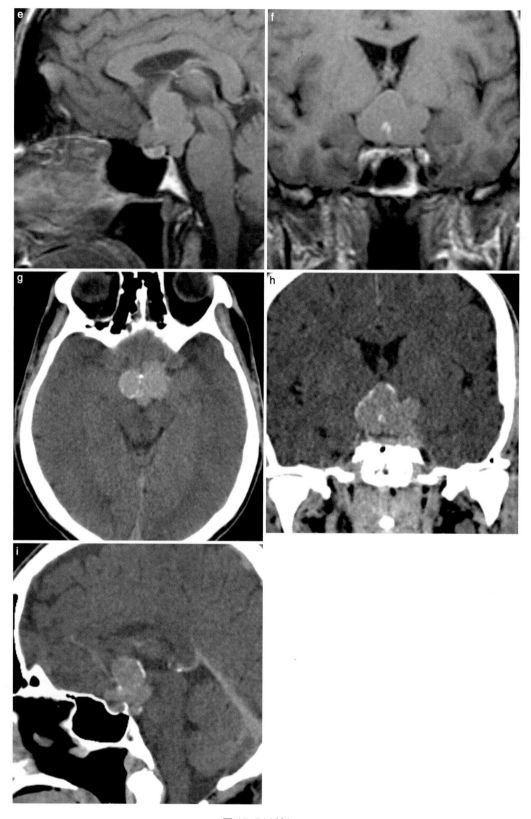

图 15.51（续）

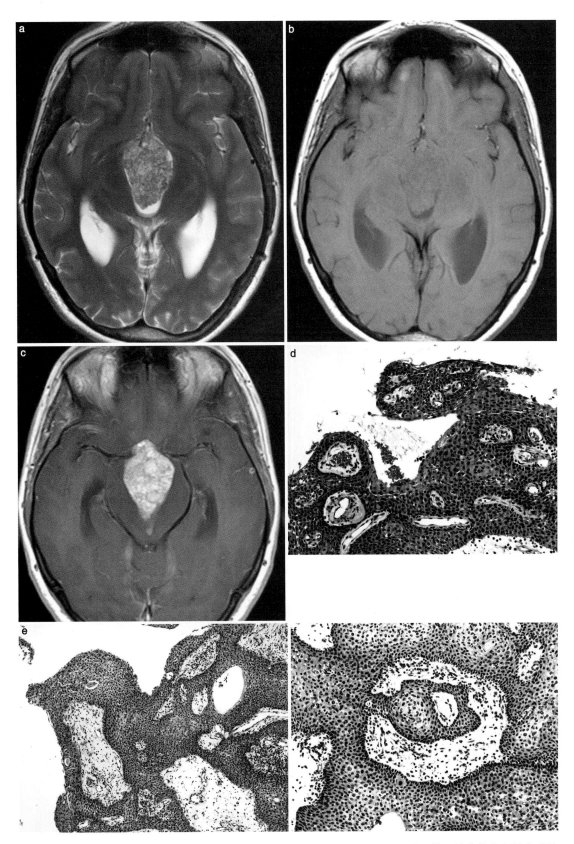

**图 15.52** 乳头型颅咽管瘤,横轴位 $T_2WI(a)$、$T_1WI(b)$ 及增强后 $T_1WI(c)$ 显示一鞍上肿瘤伴多发微小囊性灶及出血,病灶呈明显强化;($d\sim f$)示肿瘤组织病理学标本

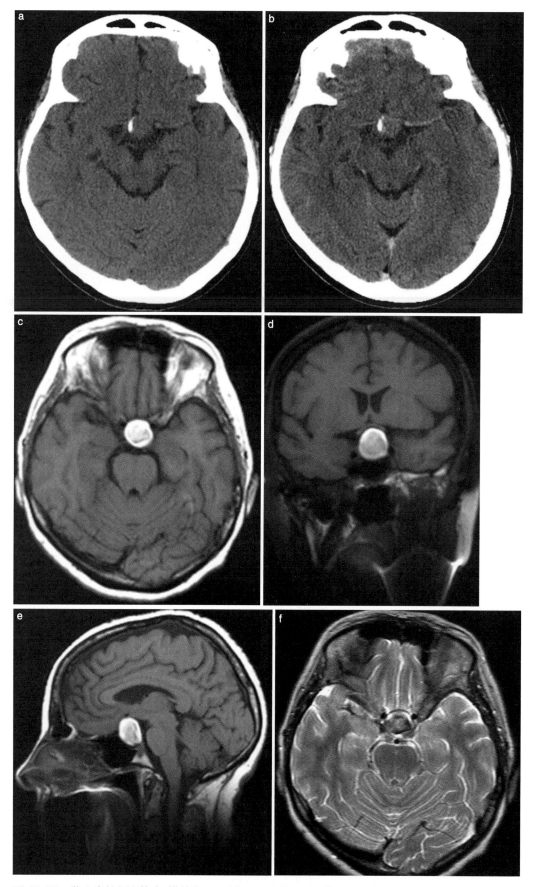

图 15.53 鞍上囊性颅咽管瘤,横轴位 CT 平扫(a)及增强(b)等密度肿瘤伴囊壁钙化,肿瘤中心未见强化;在 $T_1WI(c,e)$ 及压脂 $T_1WI(d)$ 上均显示肿瘤内的囊性灶呈高信号,在 $T_2WI(f)$ 上囊性灶呈不均匀高/低混杂信号

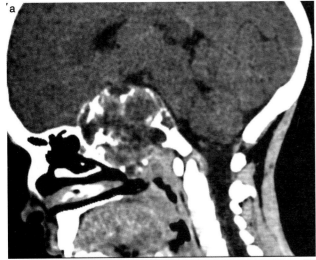

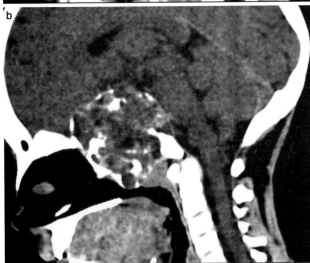

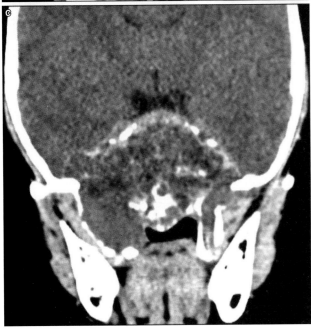

**图 15.54** 不典型颅咽管瘤,矢状位(a,b)和冠状位(c)CT图像显示蝶骨区一巨大占位延伸至鼻咽部,该颅咽管瘤很像颅底部的恶性肿瘤

## 15.5　脑膜瘤

脑膜瘤(包括鞍旁脑膜瘤、蝶骨翼脑膜瘤、翼点脑膜瘤)。脑膜瘤是最常见的非胶质源性颅内肿瘤(Buetow 等,1991;Osborn 2004a,b)。根据相关文献报道脑膜瘤约占所有原发性脑肿瘤的 13% ~ 20%(Russell and Rubinstein 1989;Orrison and Hart 2000),是脑膜起源的最常见肿瘤。脑膜瘤好发于成人,其发病高峰在 40~60 岁之间,女性较多见,男女比例为1:2至 1:4(Buetow 等,1991;Kozlov 2001)。仅有1%~2%的脑膜瘤发生于 16 岁以下儿童,且多发生于不典型部位,如:后颅窝或侧脑室(Tufan 等,2005)。相对于成人,儿童脑膜瘤通常呈恶性且体积较大(Deen 等,1982)。儿童脑膜瘤常合并神经纤维瘤病。经 CT 和尸检证实在老年人群中约 1% ~ 9%的患者存在多发性脑膜瘤。

大多数位于中颅窝(MCF)外侧区域的脑膜瘤长期没有临床症状,可能在影像学检查中偶然发现,而位于 MCF 中部的肿瘤在早期即可出现神经症状。不同位置的肿瘤引起的临床症状不同,蝶骨翼脑膜瘤最常见的症状是视野缺损,而海绵窦脑膜瘤常引起Ⅲ~Ⅵ脑神经症状,位于眼眶或视神经管内的脑膜瘤会导致患侧视觉障碍甚至失明,位于蝶骨大翼的脑膜瘤可延伸至眼眶并挤压其内容物,导致视觉障碍和眼球突出。较大的肿瘤会对邻近的脑实质和脑室系统产生明显的占位效应。根据形态可将脑膜瘤分为两大类,第一类包括圆形、球形和边界清晰的宽基底附着硬脑膜的肿瘤(Osborn 等,2016),主要是海绵窦脑膜瘤。第二类脑膜瘤表现为典型的扁平状延伸(蝶骨翼脑膜瘤)并累及邻近的硬脑膜和骨质。MCF 脑膜瘤常与邻近的脑组织分界清楚,大多数肿瘤表面光滑或有小分叶。在脑与肿瘤之间有明显的含有受压的血管和蛛网膜的脑脊液裂隙。若肿瘤位于海绵窦区,往往边界不清。位于蝶骨翼的肿瘤,即使体积很小也可引起邻近颞叶广泛的瘤周水肿。

根据 Burdenko 神经外科研究所的研究显示鞍旁脑膜瘤约占所有颅内脑膜瘤的 12%。它们通常起源于鞍结节、前床突、蝶骨大翼内侧、海绵窦,较少起自鞍背及鞍膈。起源于视神经鞘的脑膜瘤也可能蔓延至海绵窦。嗅沟脑膜瘤往往会延伸至鞍结节区,直接进入蝶鞍。

　　鞍旁脑膜瘤的临床症状取决于肿瘤的位置,其可能会压迫视神经、视交叉、视束、海绵窦内的脑神经而引起相应症状或者导致眼眶内静脉淤血。

　　**影像学表现**　血管造影对确定鞍旁及 MCF 病变的供血血管具有重要作用(图 15.55、图 15.56 和图 15.57)。血管造影可以清晰地显示出肿瘤的供血血管,可很好地显示颈内外动脉的分支,但 DSA 却不能显示出脑膜瘤组织的间变程度。血管造影显示脑膜瘤有两类主要的供血血管,其中最常见的是硬脑膜血管,例如:脑膜中动脉和眼动脉。以下我们根据 MCF 脑膜瘤的位置,列出了最常见的供血动脉(表15.1)。

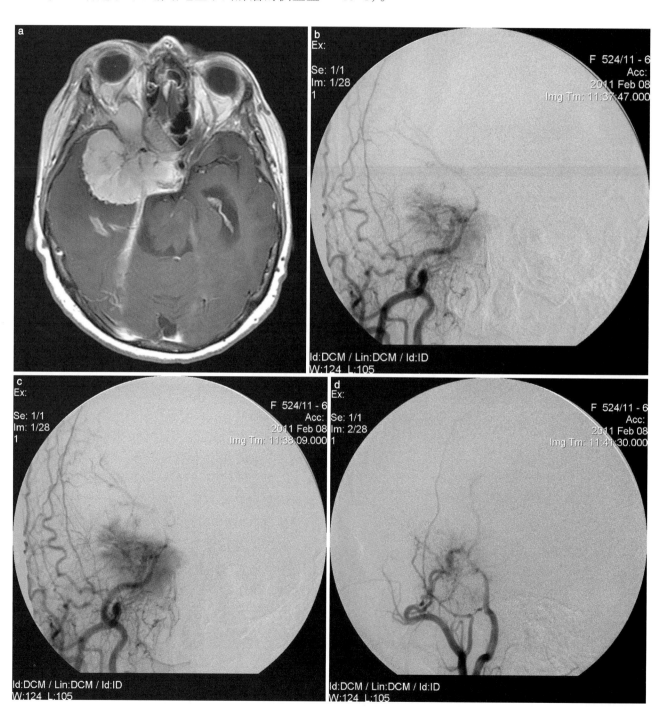

**图 15.55**　右侧蝶骨大翼脑膜瘤,增强 $T_1$WI(a)显示广泛浸润的肿瘤累及眼眶、海绵窦、中颅窝和鞍区;前后位(b,c)和侧位(d~f)DSA 显示丰富的肿瘤血管网由上颌动脉供血,颈内动脉受压变窄

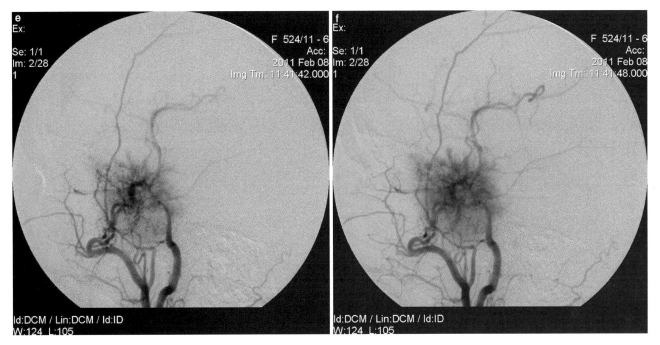

图 15.55(续)

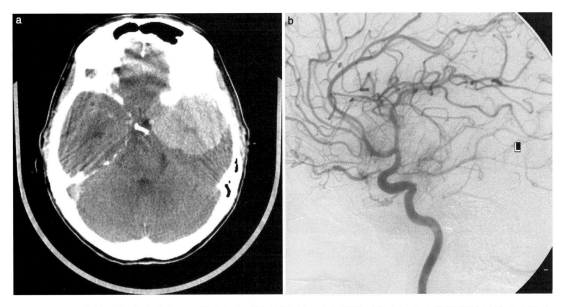

**图 15.56** 左侧蝶骨大翼脑膜瘤,CT 增强( a ) 、单侧颈内( b,c )和颈外动脉( d~f )血管造影显示肿瘤由发自颈内动脉的脑膜动脉分支以及上颌动脉供血

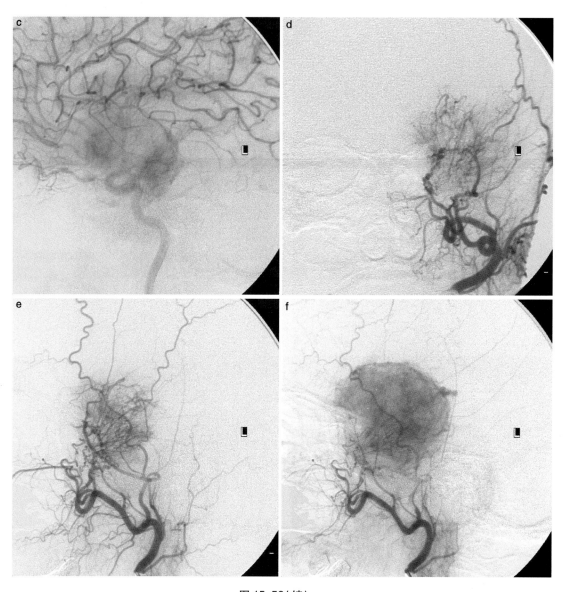

图 15.56(续)

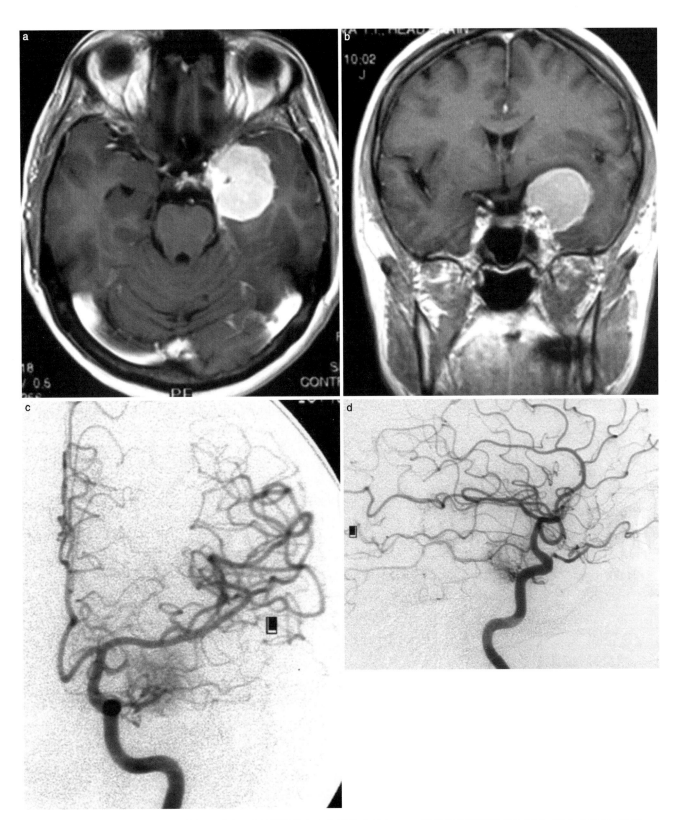

图 15.57　左侧前床突及海绵窦脑膜瘤,增强横轴位( a )和冠状位( b ) T₁ WI 显示肿瘤呈明显均匀强化;颈内动脉期、毛细血管期和静脉期前后位( c )和侧位( d ~ f ) DSA 显示肿瘤由发自颈内动脉的脑膜动脉分支供血

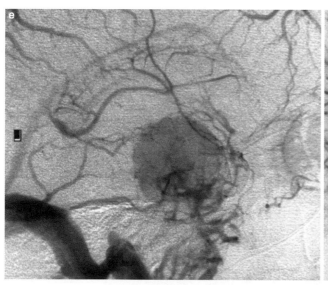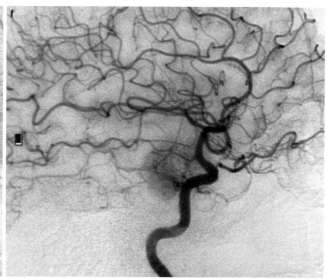

图 15.57(续)

表 15.1　颅中窝(MCF)脑膜瘤的常见供血动脉

| 位置 | 供血动脉 |
| --- | --- |
| 蝶骨翼 | 上颌动脉 |
|  | 脑膜中动脉 |
| 鞍结节和蝶轭 | 眼动脉 |
| 床突和海绵窦 | 颈内动脉虹吸段脑膜支 |

　　另外,体积巨大、病程长、具有侵袭性或间变性的脑膜瘤可能还存在柔脑膜血管供血,这是脑膜瘤的第二类供血血管。只要有柔脑膜血管参与供血,即使是很小的脑膜瘤,常伴有明显的瘤周水肿。

　　增强 CT 是脑膜瘤最主要的影像学检查方法之一,能诊断出至少 95% 的颅内脑膜瘤(Konovalov and Kornienko 1985)。增强后脑膜瘤常明显强化(CT 值升高 40~45HU)通常表现为边缘锐利(图 15.58 和图 15.59),因此增强 CT 在诊断脑膜瘤中很重要。约 10%~15% 的脑膜瘤增强呈轻度强化(Osborn 等,2016),约 75% 以上的脑膜瘤呈或多或少的高密度,约 25% 以上的脑膜瘤内存在单发或多发、点状或巨大的钙化灶。在少数病例中,肿瘤完全钙化,在 X 线片上即能显示,在 CT 上则更为明显(图 15.60 和图 15.61)。有 1/3 的蝶骨翼脑膜瘤由于其周围脑组织水肿而存在瘤周低密度。瘤周水肿并不一定与肿瘤的间变性有关,可能是有柔脑膜血管供血所致。CT 观察脑膜瘤所引起的骨质变化较敏感,特别是骨皮质不规则、骨质破坏和骨质增生。骨质增生常见于蝶骨翼和鞍结节脑膜瘤(图 15.62)。当全部肿瘤位

于硬膜外并浸润和破坏骨质时,认为肿瘤起源于颅顶和颅底骨质板障层内的蛛网膜脑膜上皮细胞。肥厚型脑膜瘤的特点是广泛的颅骨骨质浸润,增厚的颅骨骨质与软组织肿块的范围相同。脑膜瘤在骨质中浸润性生长通常伴有骨质破坏或针状改变,这些变化的严重程度与肿瘤的间变性无关。此类肿瘤 CT 为最佳的检查方法。

　　鞍结节和前床突脑膜瘤的一个典型征象是蝶窦过度气化,脑膜瘤导致的骨质增生与邻近高度气化的鼻窦同时存在(图 15.63)。

　　CTA 判断蝶骨翼脑膜瘤的供血动脉较为困难,由于大多数蝶骨翼脑膜瘤的供血动脉多位于颅底的骨质内或硬脑膜表面,而 CTA 时动脉和骨质均呈高密度,大大增加了图像后处理的难度(图 15.64)。

　　目前,大多数学者认为 MRI 是评估蝶骨翼脑膜瘤的“金标准”。多数研究表明 MRI 对确定肿瘤的血管化程度、邻近动脉情况、静脉窦的受累情况、肿瘤的边界和浸润情况,尤其是在评估颅内和颅外浸润程度等方面均具有较高的准确性。

　　不同组织类型的脑膜瘤其 MR 的信号也不同。通常脑膜瘤在 $T_2WI$ 上的信号变化与其组织学亚型有关。相对脑白质,90% 纤维型、过渡(混合)型及砂粒体型脑膜瘤在 $T_1WI$ 和 $T_2WI$ 上均呈低信号,而 2/3 的上皮型脑膜瘤在 $T_2WI$ 上呈高信号(Elster 等,1989;Daemerel 等,1991;Kaplan 等,1992;Konovalov 等,1997)。无论其组织学类型,相对脑皮质,多数脑膜瘤在 $T_1WI$ 上表现为等信号或低信号。即使肿瘤体积很大,MR 信号相对均匀是脑膜瘤特征。脑膜瘤信号不

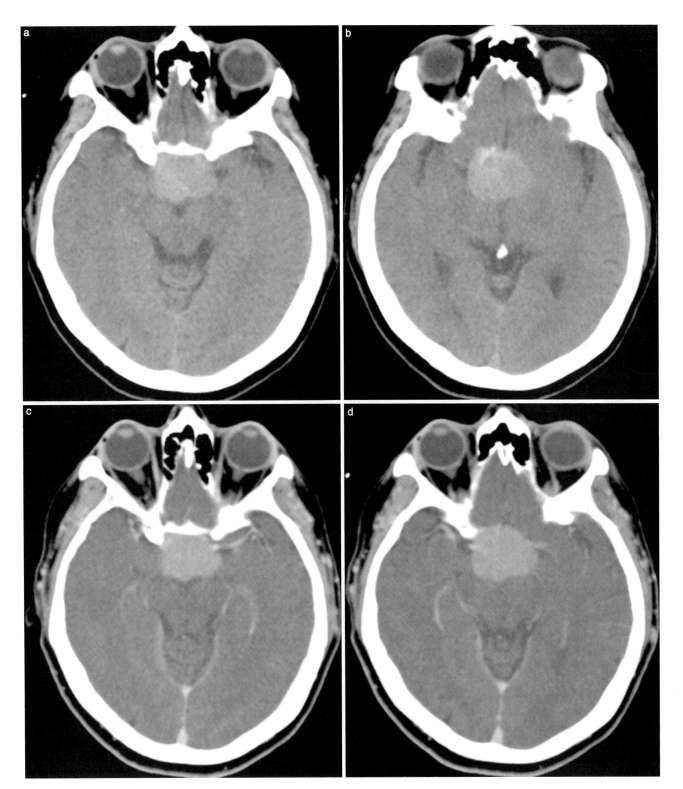

图 15.58 鞍膈及鞍结节脑膜瘤延伸至鞍内和鞍上,横轴位 CT 平扫(a,b)及增强(c,d)、矢状位(e)和冠状位(f)重建显示鞍上肿瘤呈明显均匀强化,矢状位重建可见鞍结节局限性骨质增生

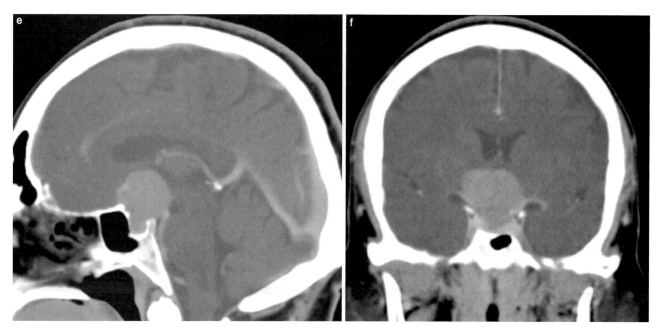

图 15.58(续)

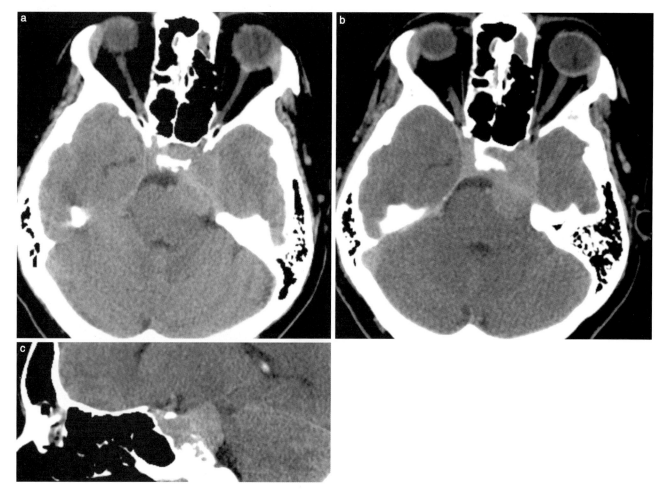

**图 15.59** 左侧海绵窦脑膜瘤延伸至斜坡和颞骨岩部,横轴位 CT 平扫(a)显示一高密度肿瘤位于中颅窝左内份和岩骨斜坡区域,增强后(b,c)呈更高密度

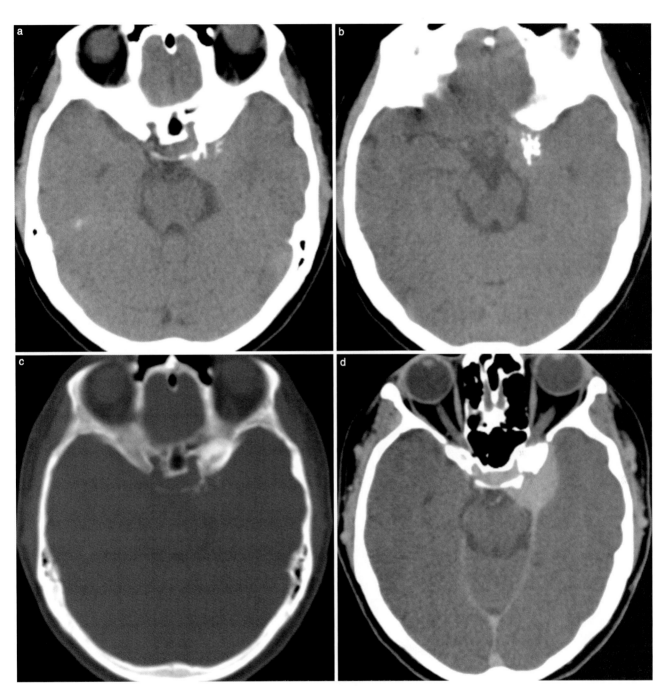

图15.60 左侧海绵窦及前床突脑膜瘤伴骨质增生和钙化,横轴位 CT 平扫(a~c)显示一稍高密度肿瘤位于左侧海绵窦区伴钙化和前床突骨质增生,增强后(d~f)显示肿瘤边界清晰,呈明显强化

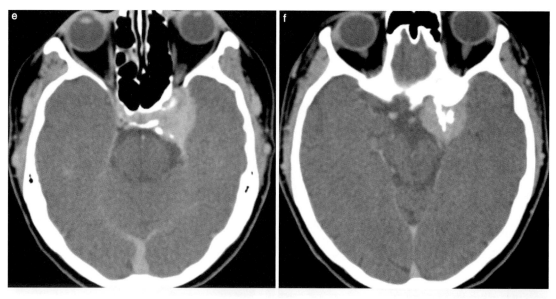

图 15.60(续)

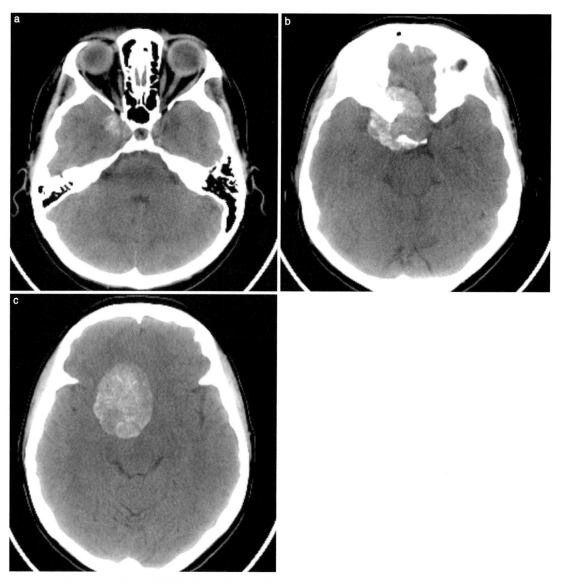

图 15.61 蝶骨大翼及前床突脑膜瘤,横轴位 CT 平扫(a~c)显示肿瘤呈高密度伴钙化

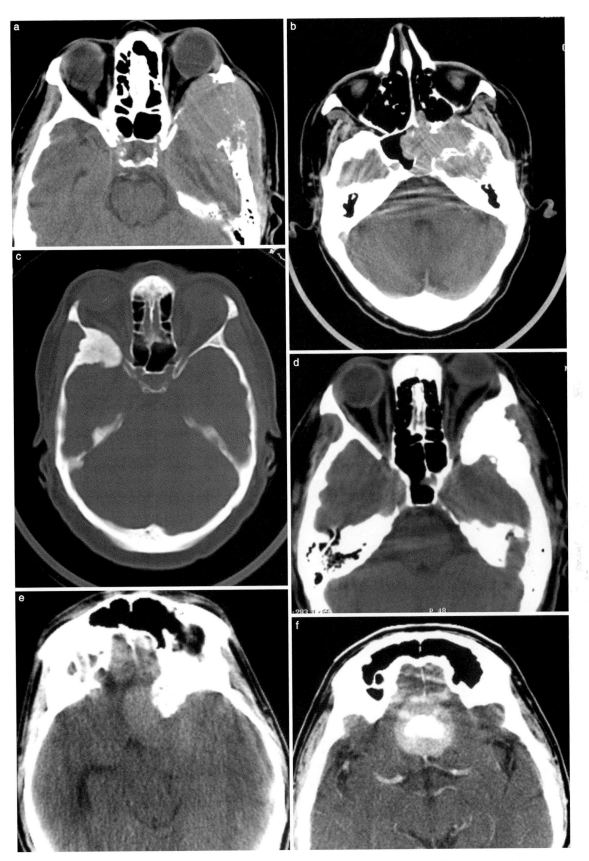

图 15.62　颅底脑膜瘤(不同患者),翼点脑膜瘤(a)和中颅窝底脑膜瘤(b)伴随邻近骨质破坏;右侧(c)和左侧(d)蝶骨大翼及颞骨脑膜瘤伴骨质增生;前床突及眶顶部脑膜瘤(e)和鞍结节脑膜瘤(f)伴骨质增生及软组织成分

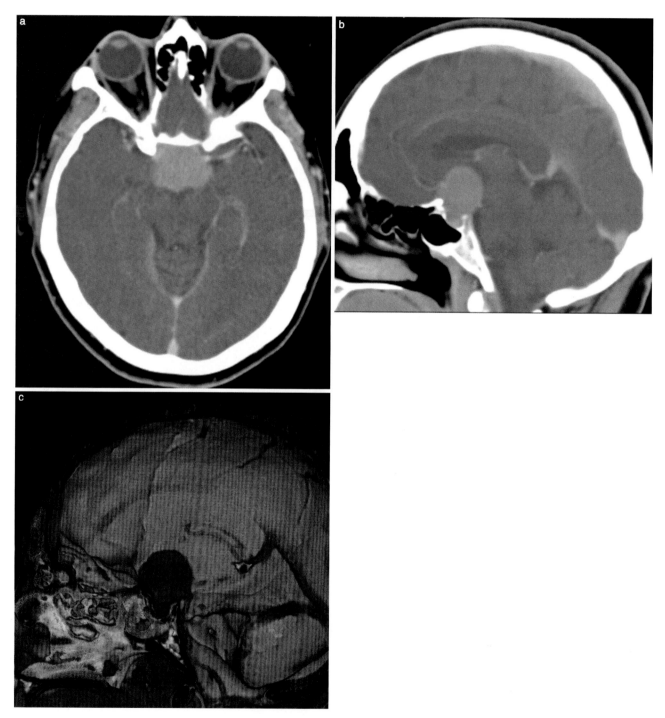

**图 15.63**　鞍结节脑膜瘤延伸至视交叉池和蝶鞍内,增强 CT( a,b) 及三维重建( c )示高度气化的蝶窦、筛窦及鞍结节局限性骨质增生

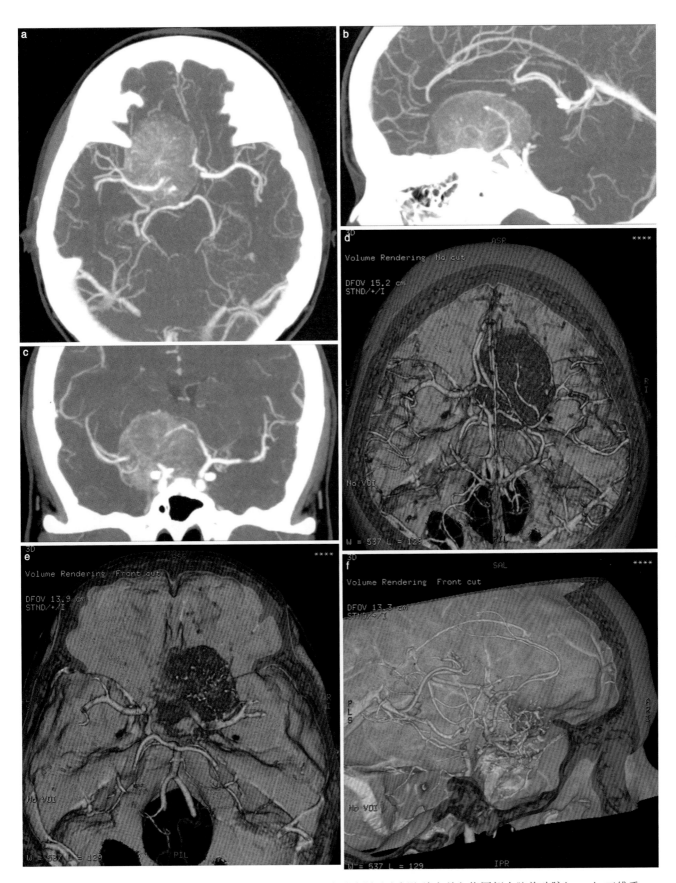

**图 15.64** 前床突及右侧蝶骨大翼脑膜瘤,CTA 显示一巨大肿瘤累及右侧海绵窦并包绕同侧大脑前动脉(a~c);三维重建显示肿瘤与血管之间的关系(d~f)

均有多种原因,例如:肿瘤的血供、病灶内钙化及囊变等。

多数脑膜瘤 MR 可见由硬脑膜血管发出的放射状排列的细小分支血管("放射"征),在 $T_1WI$ 和 $T_2WI$ 上表现为从肿瘤附着处到硬脑膜呈放射状排列的血管流空信号。肿瘤内钙化灶在 $T_1WI$ 和 $T_2WI$ 上呈低信号,约 5% 的脑膜瘤可出现完全性钙化,所有序列均呈低信号,尤其是在 $T_2WI$ 和 $T_2^*WI$ 上,这是砂粒体型脑膜瘤的典型表现。CT 显示高度气化的鼻窦和脑膜瘤周围的骨质增生较好(图 15.65),而 MR 能更好地评估肿瘤的其他特征,如:肿瘤边界,肿瘤与视交叉、Willis 动脉环的关系,蝶轭处硬脑膜的受累情况等。肿瘤位于海绵窦和中颅窝中部时,了解肿瘤的生长特点,海绵窦受累情况以及颅底骨质浸润的情况都

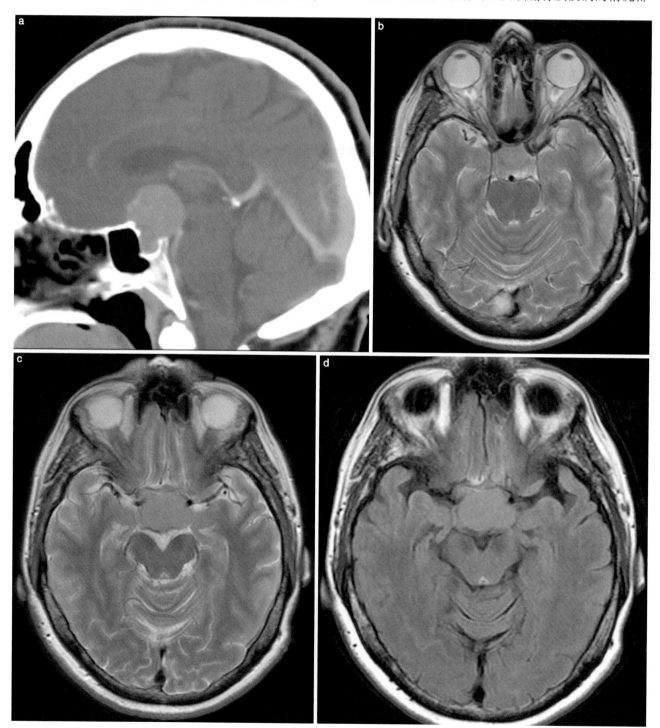

图 15.65　鞍结节脑膜瘤,矢状位 CT(a)显示较大的鞍上肿瘤均匀强化,鞍结节骨质增生(更多 CT 图像见图 15.58);$T_2WI$(b,c)、$T_2$-FLAIR(d)、$T_1WI$(e)及 DWI(f)肿瘤相对于灰质呈等信号,增强 $T_1WI$(g~i)呈明显强化

图 15.65(续)

非常重要。增强 MRI 是观察此类脑膜瘤最好的方法：可清晰显示海绵窦区脑膜瘤的典型特征，即被肿瘤包绕和压迫的颈内动脉。

MCF 和沿蝶骨斜坡走行的硬脑膜强化需 MRI 来观察（图 15.66、图 15.67 和图 15.68），肿瘤向外推压海绵窦时，其外侧缘常呈光滑的椭圆形（海绵窦内的脑膜瘤起源于硬脑膜内层），增强后有时可见海绵窦外侧壁。当肿瘤同时侵犯海绵窦及硬脑膜，典型表现为低信号的海绵窦壁被肿瘤包绕，同时外部轮廓信号不均匀（图 15.69）。

采用 SWAN 序列时（尽管受到颅底骨质伪影的影响），脑膜瘤(至少良性脑膜瘤)一般看不到微出血，此征象可与三叉神经鞘瘤进行鉴别，研究显示三叉神经鞘瘤内可见多发的微出血灶。与垂体腺瘤比较，脑膜瘤可包裹大动脉并导致其狭窄。少见病例中，前颅窝和鞍结节脑膜瘤可向蝶窦和筛骨生长。

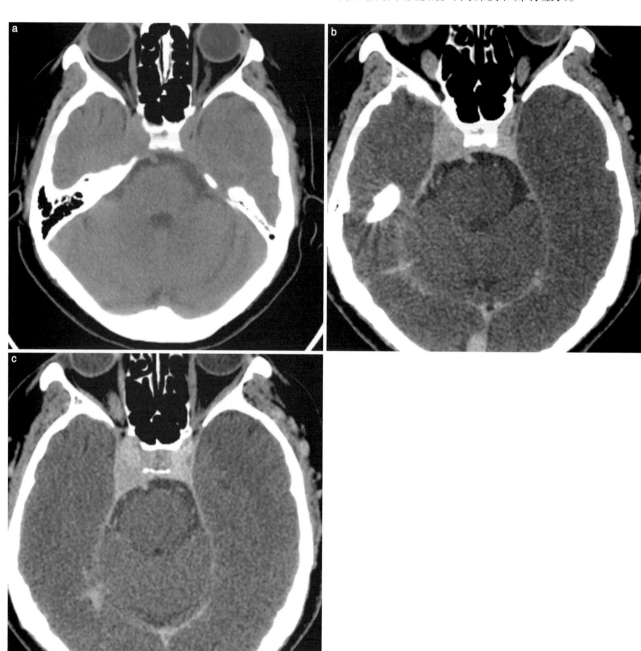

图 15.66　右侧海绵窦脑膜瘤，CT 平扫( a )和增强横轴位( b,c )、冠状位( d )及斜位( e )显示一小脑膜瘤呈明显均匀强化，三维 CT 重建( f,g )进一步显示了肿瘤与颅底骨质的关系；增强冠状位( h )和横轴位( i ) $T_1$WI 显示肿瘤呈明显均匀强化，MRI 能更好地观察到肿瘤沿小脑膜延伸

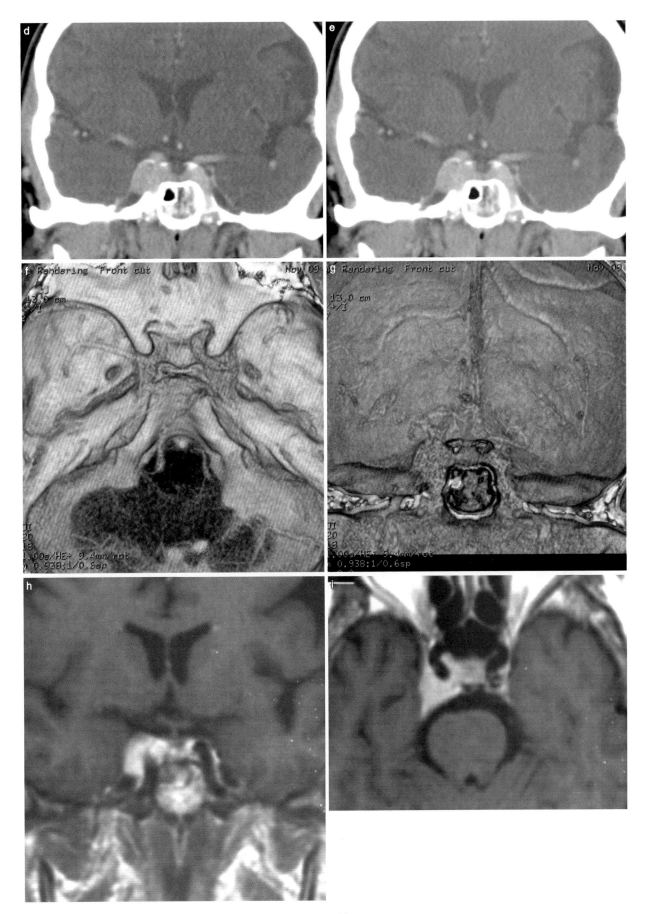

图 15.66(续)

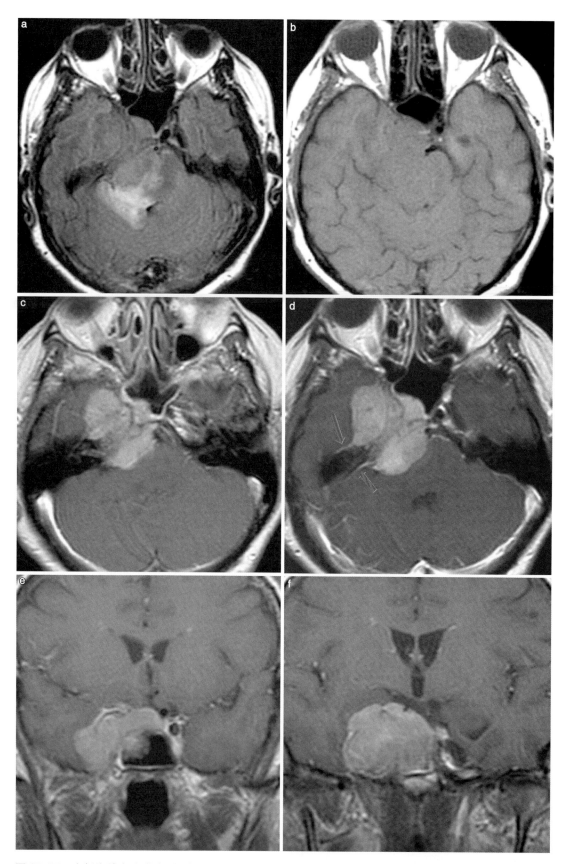

**图 15. 67**　右侧海绵窦脑膜瘤累及蝶鞍、蝶窦及岩骨斜坡区,$T_2$-FLAIR(a)和 $T_1$WI(b)显示肿瘤累及右侧颞骨岩尖部并向后压迫脑干,增强后横轴位(c,d)及冠状位(e,f)$T_1$WI 显示肿瘤呈明显匀强化并可见硬膜尾征(箭头所示),肿瘤累及并压迫颈内动脉

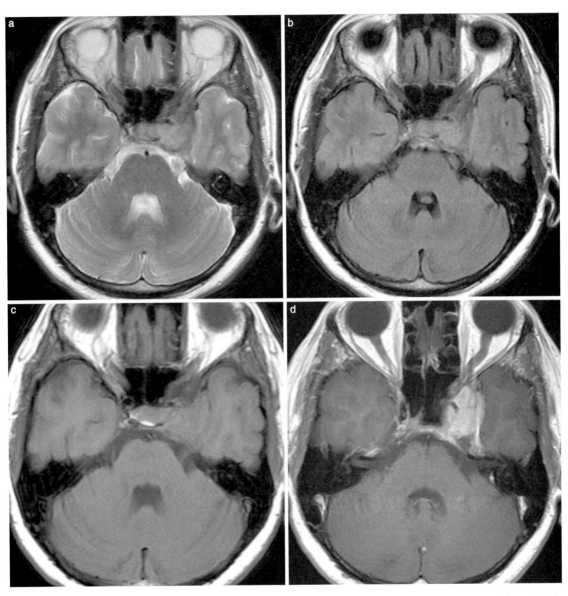

**图 15.68** 左侧海绵窦脑膜瘤累及蝶鞍,T₂WI(a)、T₂-FLAIR(b)、T₁WI(c)及 FIESTA(i)显示肿瘤位于中颅窝内份并延伸至蝶鞍内,增强 T₁WI(d~h)显示均匀强化的肿瘤局限性累及颞骨岩尖部硬膜脑并沿蝶骨大翼、小脑幕和前颅窝走行;增强 T₁WI(d)清晰显示肿瘤累及海绵窦外侧壁呈低信号带

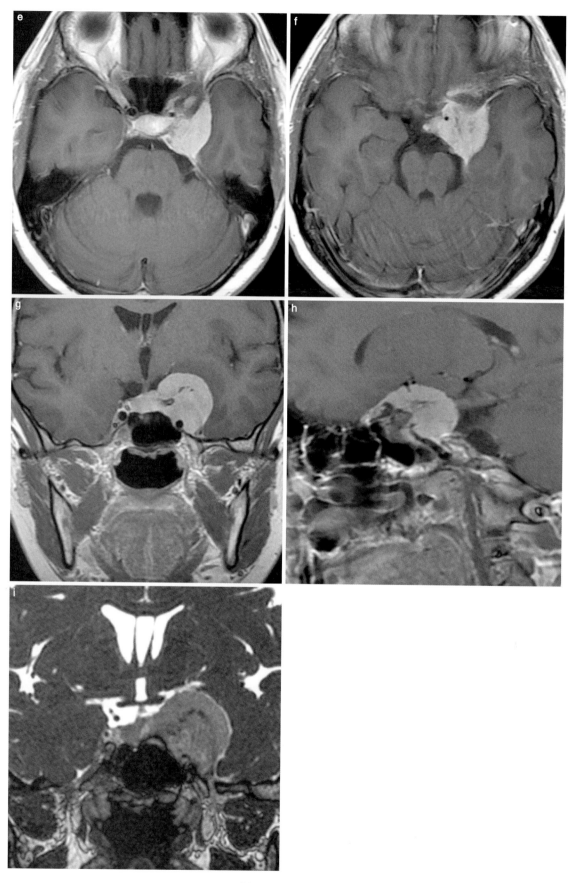

图 15.68(续)

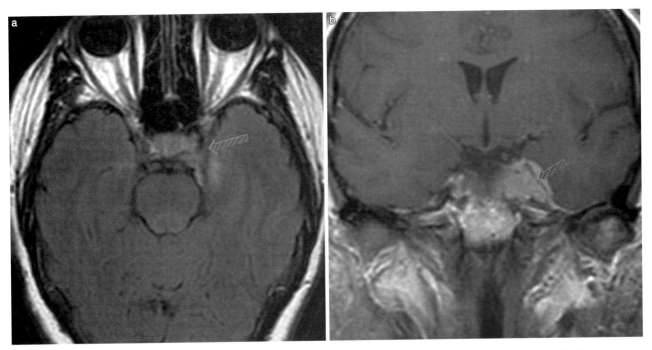

**图 15.69** 左侧海绵窦脑膜瘤,横轴位 $T_2$-FLAIR(a)和增强冠状位 $T_1$WI(b)显示左侧海绵窦外侧壁受累(箭头所示)

CT 灌注成像有助于鉴别鞍旁垂体腺瘤和海绵窦脑膜瘤,脑膜瘤的 CBF 和 CBV 值均明显升高,而垂体腺瘤的主要特征是 MTT 值增高(图 15.70 和图 15.71)。

3.0T MRI 的出现给肿瘤血供的评估带来了新的方法。高空间分辨率和一种新的血管成像序列(0.2mm×0.2mm×1.0mm 3D-TOF)为诊断蝶骨翼脑膜瘤提供了高质量的肿瘤血供图像。在我们一组病例中研究显示与 DSA 比较在检测肿瘤血管结构和供血动脉方面无差异(图 15.72)。

中颅窝底巨大脑膜瘤通常呈良性非浸润性生长,这类肿瘤通过数年随访可长期无临床症状,患者通常拒绝外科治疗(图 15.73 和图 15.74)。在少数病例中,一名患者可能存在两种不同组织类型的肿瘤(非神经纤维瘤病)或合并血管疾病(图 15.75)。

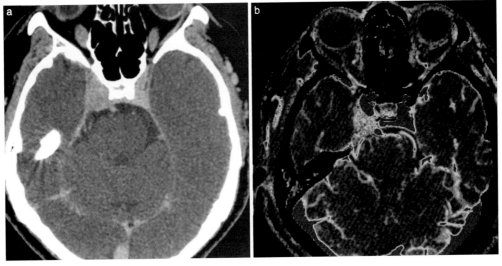

**图 15.70** 鞍内-鞍上区脑膜瘤的 CT 灌注成像,病例 1:左侧海绵窦脑膜瘤,增强 CT(a)和 CBV(b)图显示一较小肿瘤伴较高的血容量值;病例 2:鞍结节脑膜瘤,横轴位 $T_1$WI(c)和 CBV(d)图显示呈显著强化的鞍上区肿瘤其 CBV 升高;病例 3:左侧海绵窦脑膜瘤延伸至后颅窝,增强 CT(e)和 CBV(f)图显示肿瘤 CBV 值升高

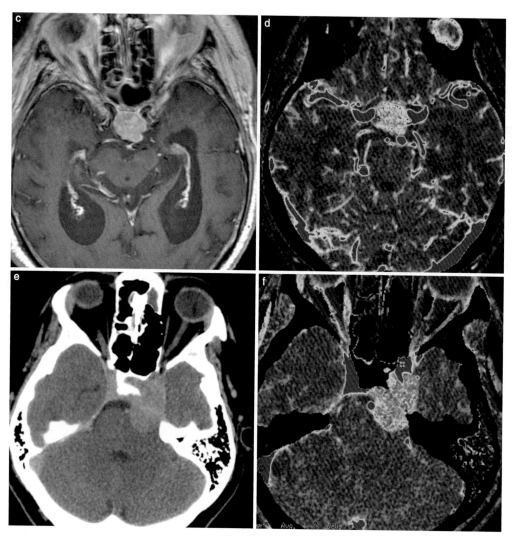

图 15.70(续)

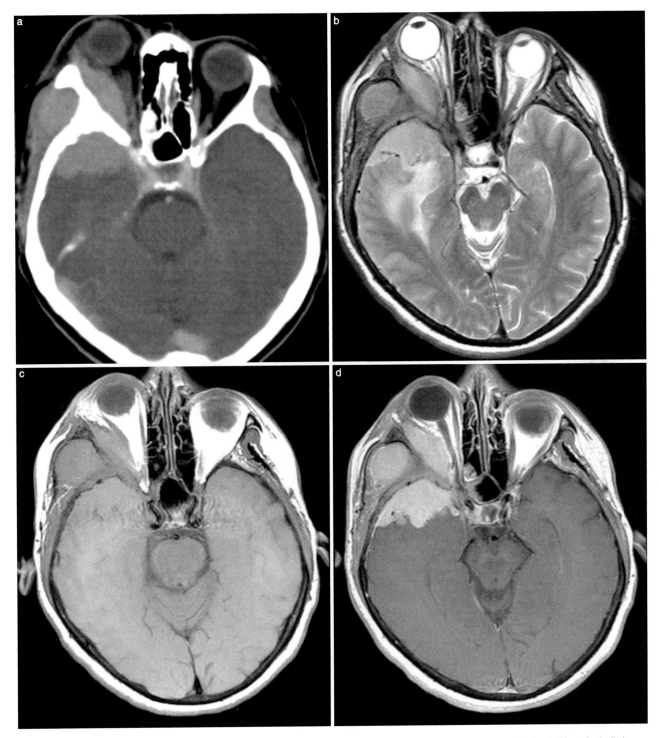

图 15.71　右侧翼点区脑膜瘤,横轴位增强 CT(a)、T₂WI(b)、T₁WI(c)和增强 T₁WI(d)显示累及颅内、颅外巨大脑膜瘤延伸至颞下窝及眼眶;CT 灌注图(e-CBF,f-CBV,g-MTT)、ASL 灌注图(h)及 DSA 图(i)显示肿瘤的 CBF 及 CBV 均升高,而 MTT 降低(典型脑膜瘤的血流动力学特征)

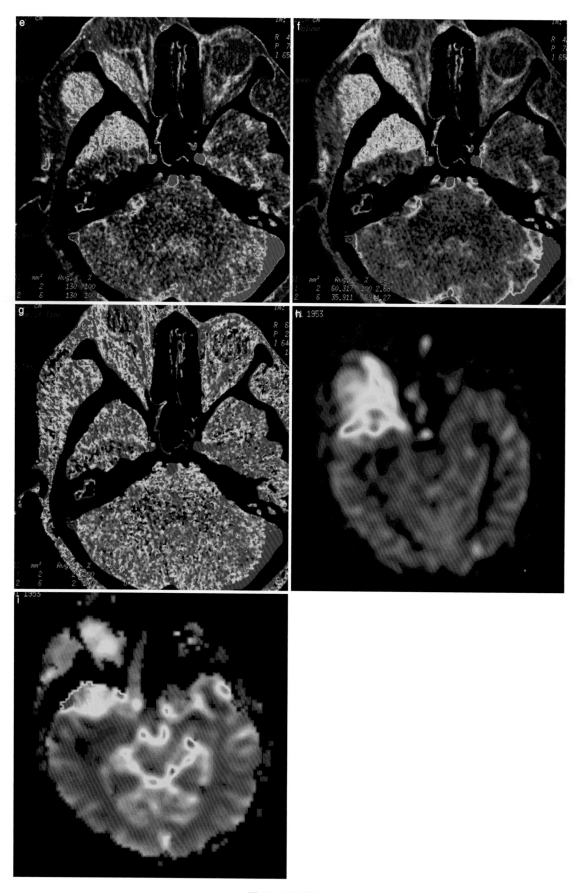

图 15.71 ( 续 )

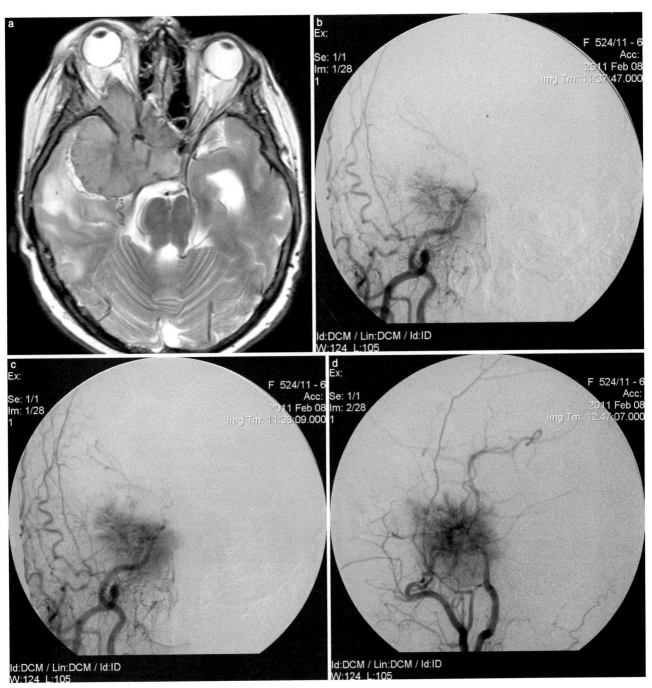

**图 15.72** 中颅窝巨大脑膜瘤累及右侧眼眶和蝶窦右份,横轴位 $T_2WI$(a)显示中颅窝区一巨大脑膜瘤;DSA(b~d)显示肿瘤血供丰富,其供血血管包括上颌动脉和脑膜中动脉的分支以及颈内动脉的短小分支;3D-TOF-MRA(e~i)也同样显示出了相应的肿瘤供血血管

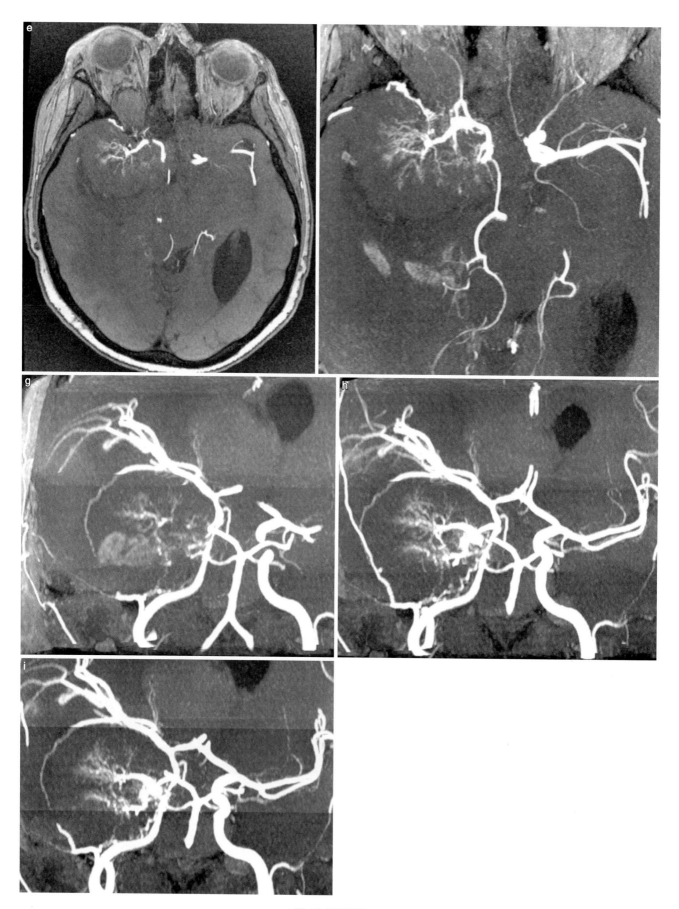

图 15.72(续)

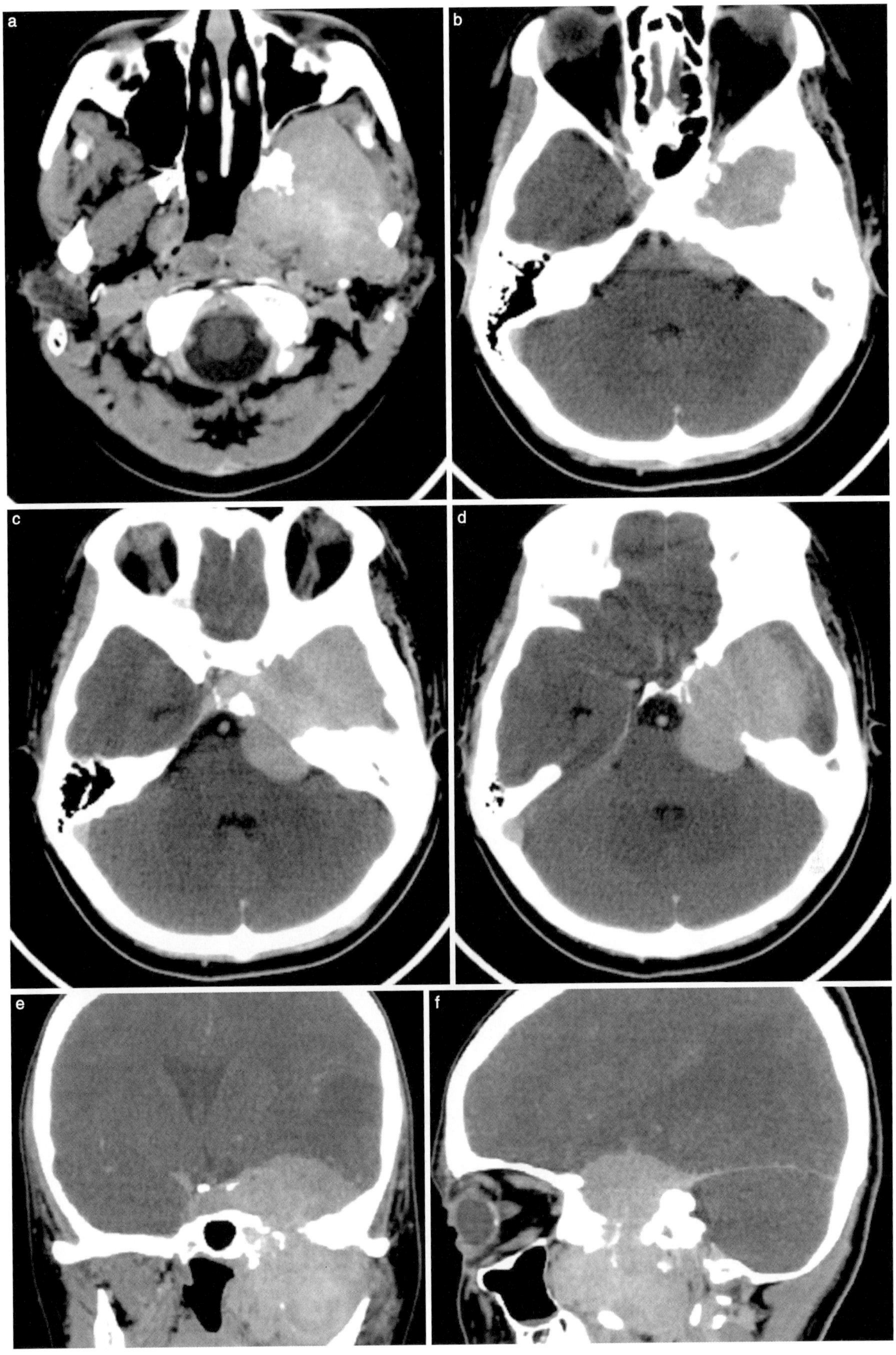

图 15.73　中颅窝巨大脑膜瘤伴左侧邻近骨质破坏并延伸至翼腭窝、颞下窝、岩骨斜坡区及蝶鞍,横轴位增强 CT 扫描(a~d)、冠状位(e)及矢状位(f)重建可清晰显示肿瘤的累及范围

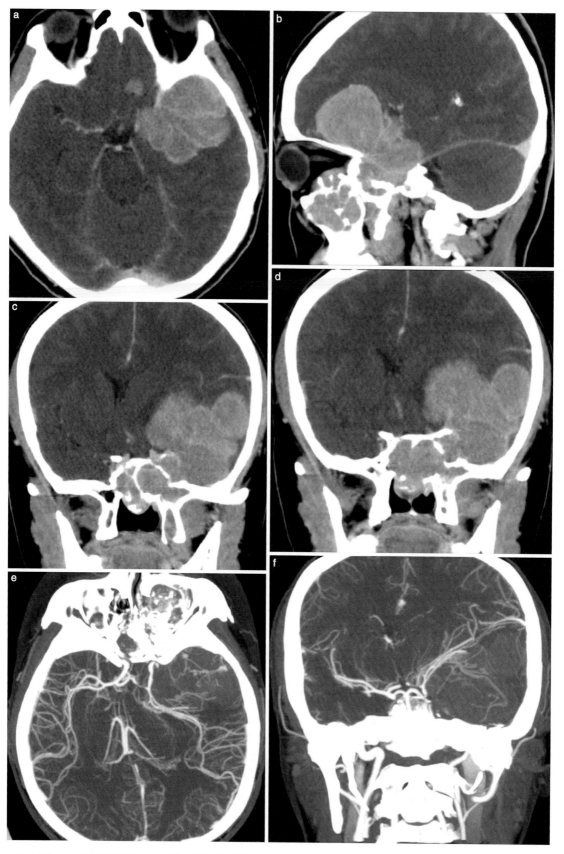

**图 15.74** 中颅窝巨大脑膜瘤延伸至前颅窝、蝶窦及上颌窦,肿瘤呈显著强化,CT 可以观察到肿瘤的各个生长方向(a~d);CTA(e~g)可见肿瘤致左侧大脑中动脉和大脑前动脉受压移位;CT 三维重建(h)显示了颅内肿瘤的生长范围;CT 灌注(i)显示肿瘤血流量中度升高

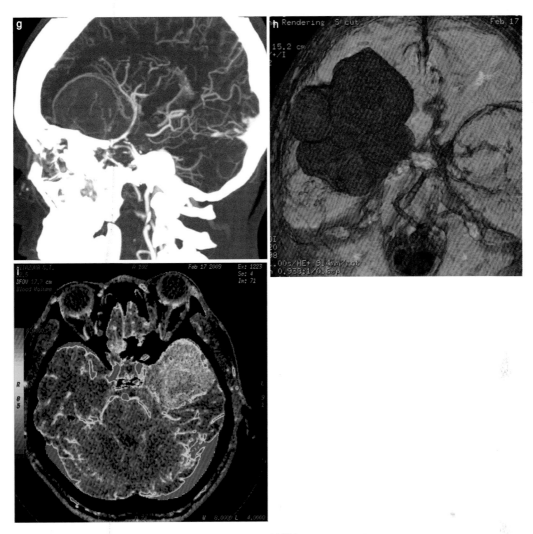

图 15.74( 续 )

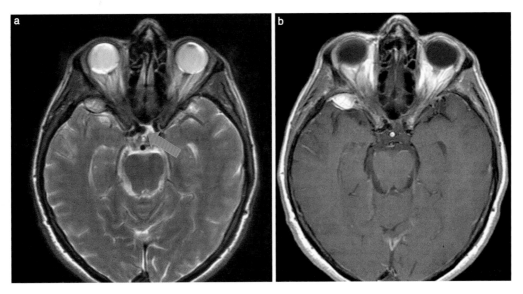

图 15.75　右侧蝶骨翼小脑膜瘤伴右侧听神经鞘瘤及同侧颈内动脉囊状动脉瘤,$T_2$WI( a ) 、$T_1$WI( b )及增强 CT 扫描( c,d ) 显示不同的肿瘤具有不同的灌注形式,相对于听神经鞘瘤,脑膜瘤具有较高的灌注参数( e ) ;常规 MRI 及 3D-TOF-MRA 均能显示囊状动脉瘤( f )

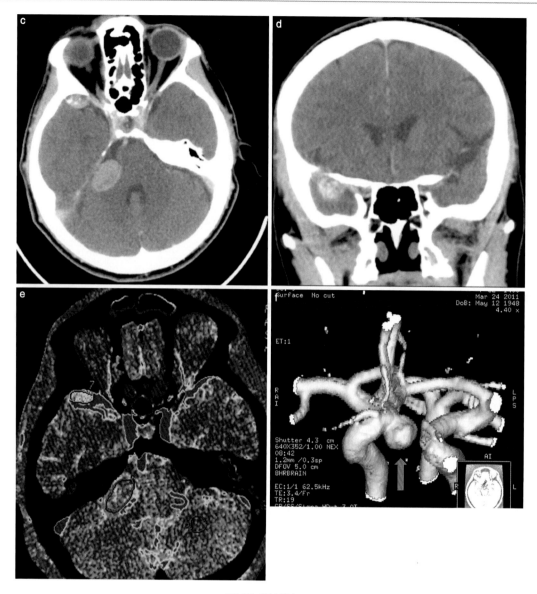

图 15.75(续)

## 15.6　视交叉和下丘脑胶质瘤

视交叉和下丘脑胶质瘤约占儿童颅内肿瘤的
3%～5%,占视交叉-鞍区肿瘤的 25%～30%。其中有
20%～50% 的病例是神经纤维瘤病 Ⅰ 型(Menor 等,
1991)。视交叉的肿瘤常累及下丘脑和第三脑室。
75%的肿瘤属于毛细胞星形细胞瘤,尽管是良性肿
瘤,但由于其位置和所累及的结构常不易治疗
(Collins 等,2015)。起自下丘脑的肿瘤会向视交叉
方向生长并累及视交叉,同时延伸至第三脑室。起自
视交叉的肿瘤不仅累及到视束,还可能延伸至第三脑
室。由于神经系统和影像学检查都很难对这两个肿
瘤的起源做出鉴别,因此我们将它们放在一起讨论。

临床表现包括有:进行性视力丧失、下丘脑-垂体
轴功能障碍以及颅内压升高。

根据临床、影像和手术将该肿瘤分为 5 类:①起
自视交叉前角和一侧视神经向前生长;②起自视交叉
底部向上进入三脑室;肿瘤的起始部位于视交叉的外
侧;③起自视交叉后份,主要向第三脑室生长;④起自
视束;⑤肿瘤起自第三脑室,腔内生长致脑脊液流出
道梗阻(图 15.76)。

**影像表现**　一侧的视神经肿瘤会导致同侧的视
神经管扩张,如果两侧均受累则表现为双侧视神经管
扩张(对称或不对称)。若视交叉受累典型表现是鞍
区巨大占位伴随颅内压升高。

血管造影有助于了解体积较大且生长迅速有恶
变征象的肿瘤,其能显示受压移位的颅内血管和肿瘤
内异常强化的血管网。

眼眶部受累会引起视神经不同形态和程度增粗,增
粗的视神经常呈梭形、圆柱形或椭圆形。在 CT 上能清

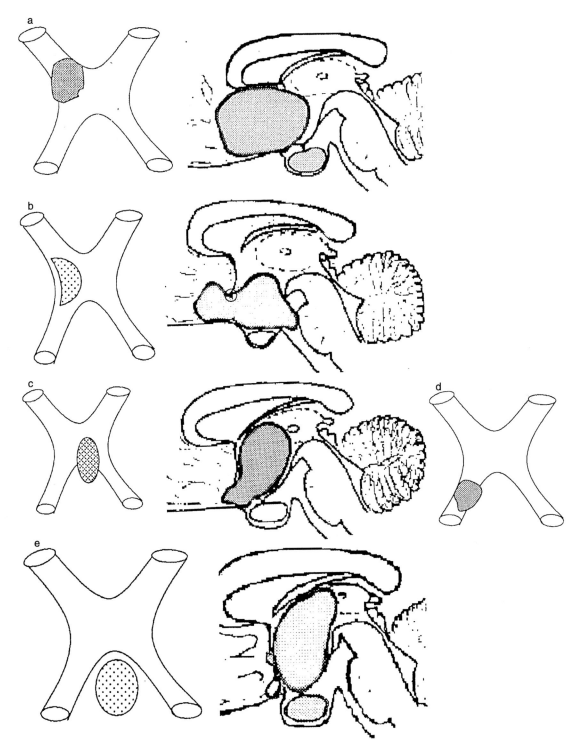

**图 15.76** 不同类型视交叉和下丘脑肿瘤关系的横轴位及矢状位示意图,肿瘤的起始部位和位置:类型 1 (a),类型 2(b),类型 3(c),类型 4(d),类型 5(e)

楚看到视神经肿瘤向视神经管延伸导致视神经管扩大,视神经胶质瘤 CT 值范围是 25~60HU,增强扫描除了弥漫性星形细胞瘤不强化外,其他类型胶质瘤 CT 值均有不同程度增加(10~15HU)。怀疑肿瘤延伸至视神经颅内段时需行增强扫描,可见视交叉池内肿瘤的实性成分。

若肿瘤累及视交叉、视神经和下丘脑,增强后可

见渐进性强化的等密度或低密度的肿块。这种广泛累及的肿瘤,增强后可见肿瘤自视束向上累及到外侧膝状体且常延伸至三脑室内(图 15.77 和图 15.78),甚至可延伸至视觉皮层。肿瘤所致的脑脊液流出道梗阻,会引起不同程度的脑积水。另外,发生在下丘脑的胶质瘤可发生钙化,需与颅咽管瘤鉴别。

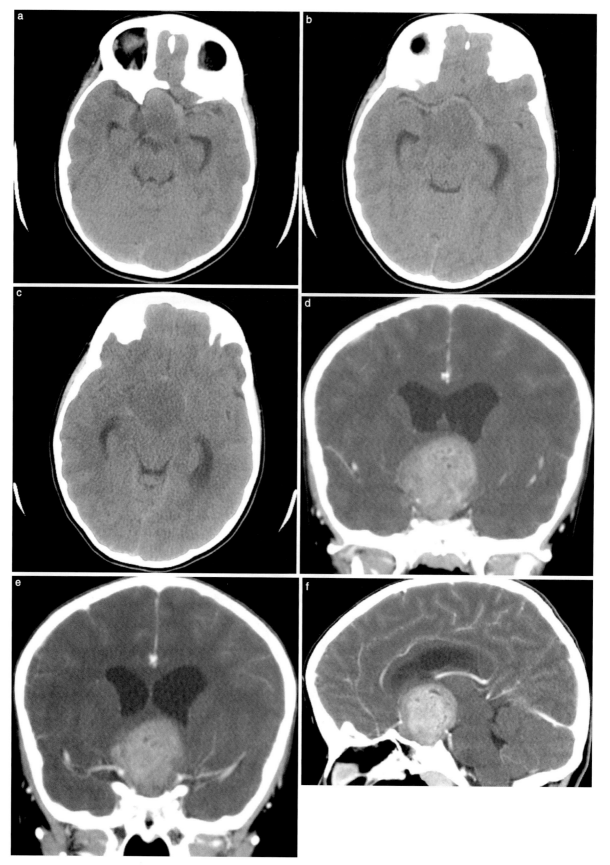

**图 15.77**　视交叉胶质瘤延伸至第三脑室底部,横轴位 CT 平扫(a~c)显示一鞍上区低密度肿瘤;增强后冠状位(d,e)和矢状位(f)重建显示肿瘤呈明显强化

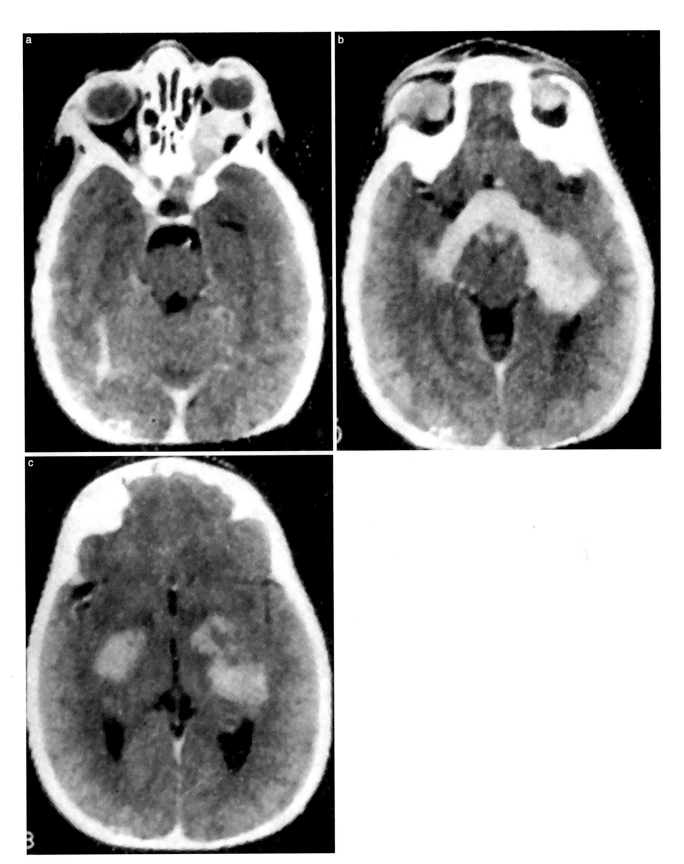

图 15.78  左侧视神经胶质瘤累及视交叉和两侧视束,在 CT 上呈明显强化(a~c)

相对于脑组织肿瘤在 $T_1WI$ 上呈等或低信号,在 $T_2WI$ 上呈中等高信号。典型的及较大的胶质瘤,其内或邻近结构中可见囊变,在 CT 上的密度和 MRI 上的信号与脑脊液相似。沿视束浸润的肿瘤在 $T_2WI$ 上显示比较清楚,而在 CT 上有时不能显示。即使肿瘤

较大,明确胶质瘤是否累及到视神经或者是沿视束走行对于肿瘤的定位十分重要。增强肿瘤呈轻度均匀强化(图 15.79、图 15.80 和图 15.81)。在该部位的毛细胞星形细胞瘤通常呈明显强化,这需与呈显著强化的间变性胶质瘤鉴别,后者常表现为瘤内坏死及

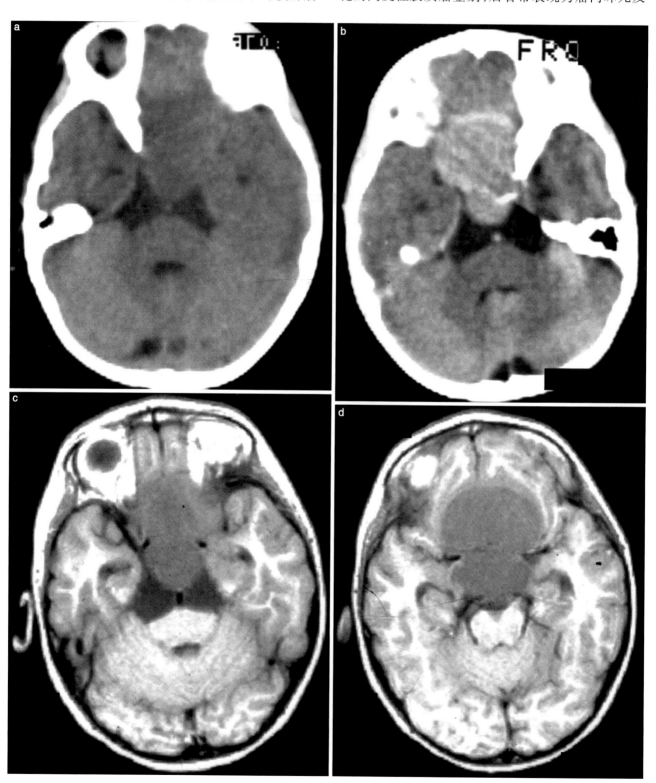

图 15.79　视交叉和第三脑室区巨大胶质瘤,CT 平扫( a )显示肿瘤呈低密度;增强后 CT( b )显示肿瘤呈均匀强化;横轴位和矢状位 $T_1WI$( c~e) 和 $T_2WI$( f )显示肿瘤边界清楚,较大的实性成分内见一小囊( 桥前方)

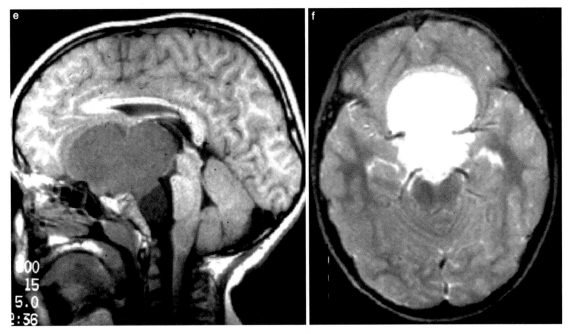

图 15.79(续)

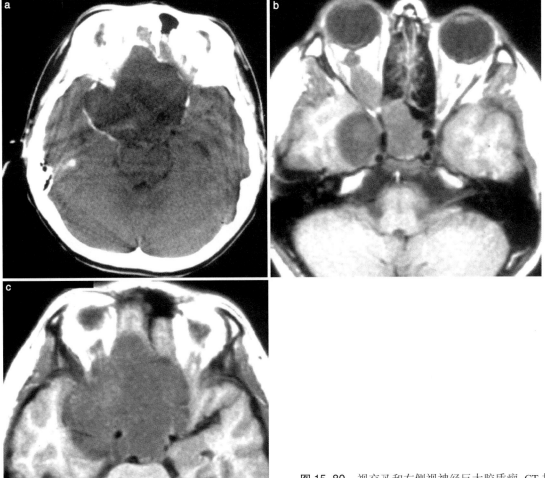

图 15.80　视交叉和右侧视神经巨大胶质瘤,CT 扫描
显示均匀低密度肿瘤囊壁边缘有钙化(a);在 $T_1WI$ 上
(b,c)肿瘤呈低信号

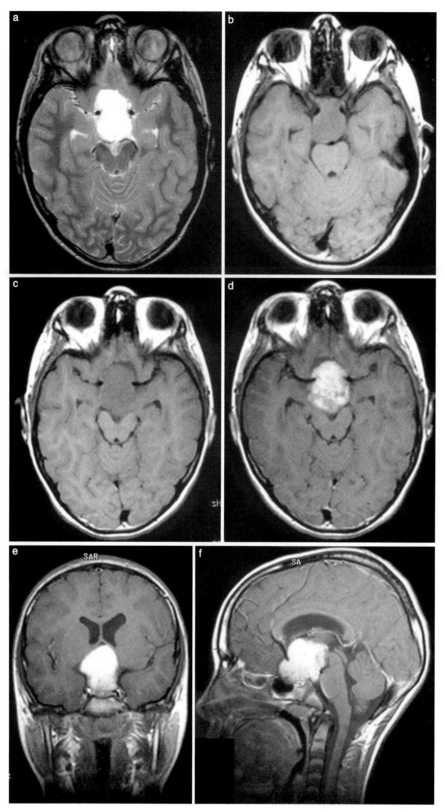

图 15. 81  视交叉和第三脑室区胶质瘤(毛细胞型星形细胞瘤),MRI 显示肿瘤在
$T_2WI$ 上呈高信号(a),在 $T_1WI$ 上呈稍低信号(b,c);增强扫描后横轴位(d)、冠状位
(e)和矢状位(f)肿瘤呈不均匀明显强化

广泛的瘤周水肿。恶性肿瘤特点主要有：快速、浸润性生长，瘤内出血，早期即可转移至脑室室管膜、蛛网膜下腔和脊髓（图15.82~15.85）。

有时起始于大脑半球邻近脑区的较大肿瘤会累及视交叉和鞍区，这些肿瘤多来自海马旁回钩和颞叶内侧面的星形细胞瘤，少数来自额叶底面的星形细胞瘤。若肿瘤出现强化、坏死囊变，瘤周水肿及肿瘤累及间脑引起的临床症状进展，应怀疑间变性胶质瘤的

可能，治疗方法要基于诊断结果进行调整（图15.86）。

儿童视交叉巨大肿瘤（图15.87）需与颅咽管瘤、蛛网膜囊肿、表皮样囊肿、皮样囊肿、畸胎瘤、脊索瘤、巨大动脉瘤、血管畸形、炎性病变（脓肿、肉芽肿）及垂体肿瘤等进行鉴别。CT和MRI增强扫描能够为该区域肿瘤的鉴别诊断提供非常有用的信息（(Alkonyi等,2015)，若怀疑血管病变时，需采用血管造影技术。

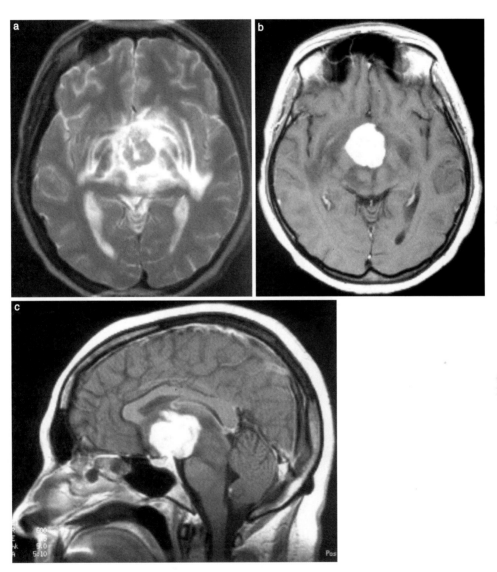

**图15.82**  第三脑室区间变性星形细胞瘤，$T_2WI$（a）显示第三脑室区低信号占位伴周围脑实质血管源性水肿；增强后$T_1WI$（b,c）显示边界清楚的肿瘤呈明显强化

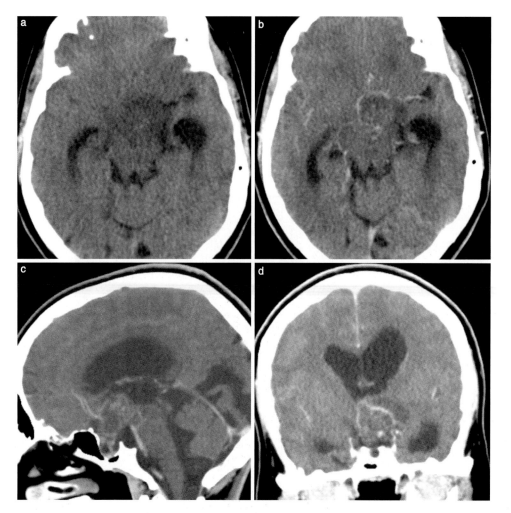

图 15.83　视交叉、第三脑室区及脚间池内间变性星形细胞瘤，CT 平扫（a）和增强后（b~d）显示位于鞍上区的低密度肿瘤呈不均匀强化，并伴有交通性脑积水

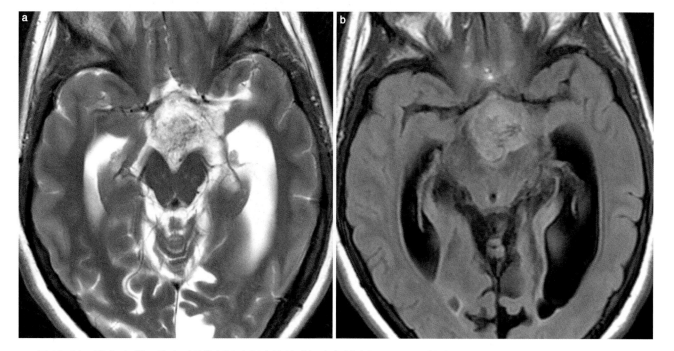

图 15.84　视交叉、第三脑室区及脚间池内间变性星形细胞瘤（如图 15.83 CT 所示），T₂WI（a）、T₂-FLAIR（b）、T₁WI（c）和 SWAN（d）显示肿瘤信号相对均匀，其内可见出血灶（箭头所示）；T₁WI 增强扫描（e,f）显示肿瘤坏死区域不均匀强化，病灶累及脚间池和左侧颞叶海马旁回沟

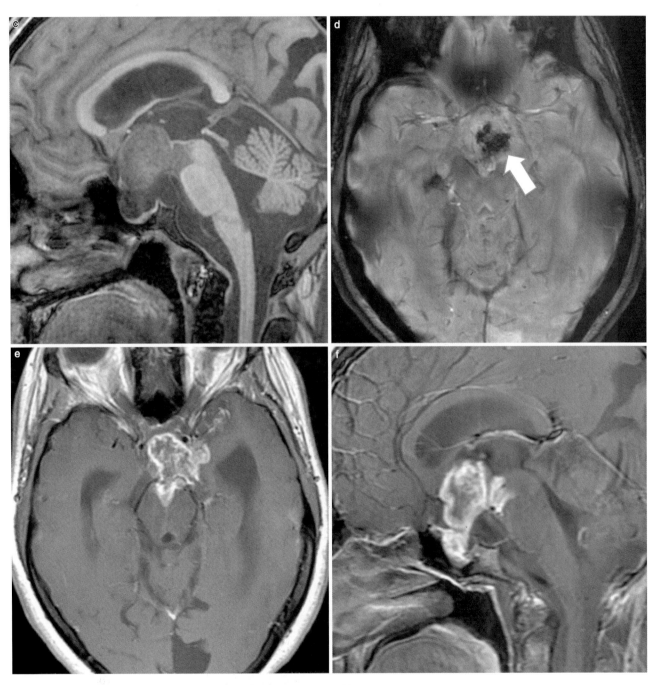

图 15.84(续)

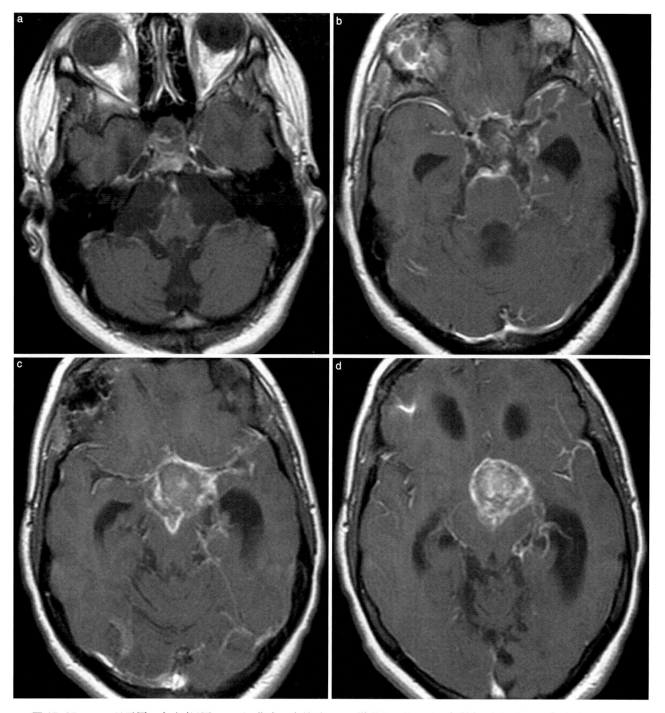

图 15.85　MRI 显示同一名患者(图 15.84)，化疗 6 个月后 $T_1WI$ 增强(a~f)显示双侧外侧裂池、脑干及脊髓周围柔脑膜强化

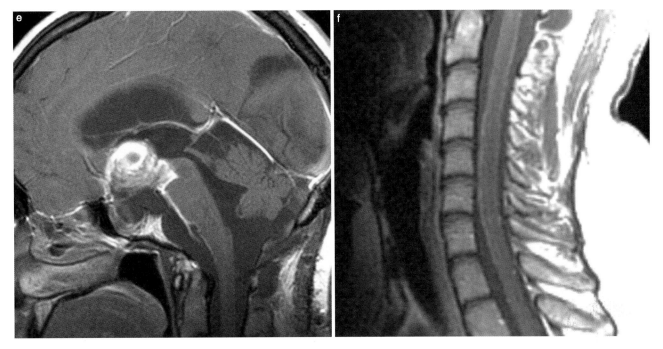

图 15.85(续)

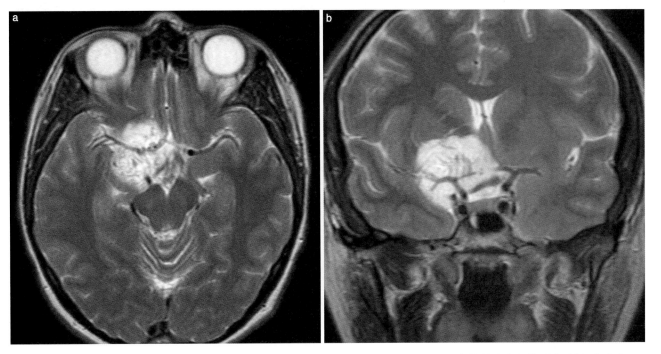

**图 15.86**　右侧颞叶内侧面间变性星形细胞瘤累及视交叉和鞍上池,$T_2$WI(a~c)显示高信号肿瘤包绕颈内动脉、大脑前动脉(A1 段)和大脑中动脉(M1 段);增强后 $T_1$WI 横轴位(d)和冠状位(e,f)显示肿瘤呈明显强化,肿瘤外份见片状坏死区,内份呈中度强化

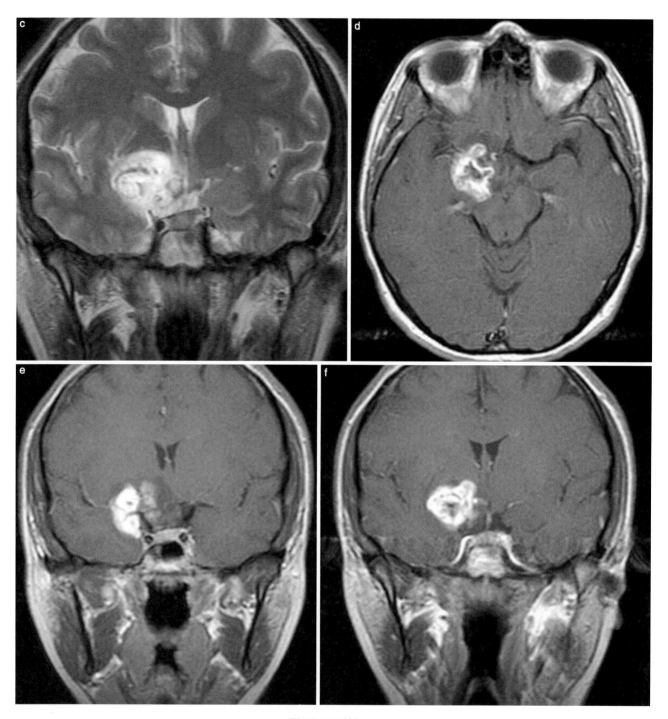

图 15.86(续)

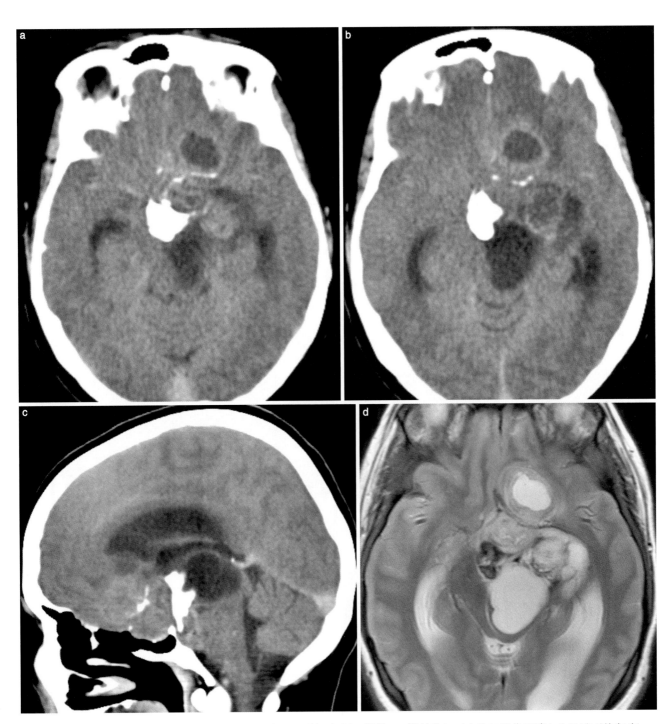

图 15.87　视交叉和第三脑室区胶质瘤(毛细胞型星形细胞瘤),增强 CT 横轴位(a,b)及矢状位重建(c)显示不均匀密度肿瘤内见多发囊性灶和较大钙化灶,对比增强呈轻度强化;T₂WI(d)、T₂-FLAIR(e)和 T₁WI(f)显示一巨大不均匀囊实性占位,增强扫描呈明显不均匀强化(g~i)

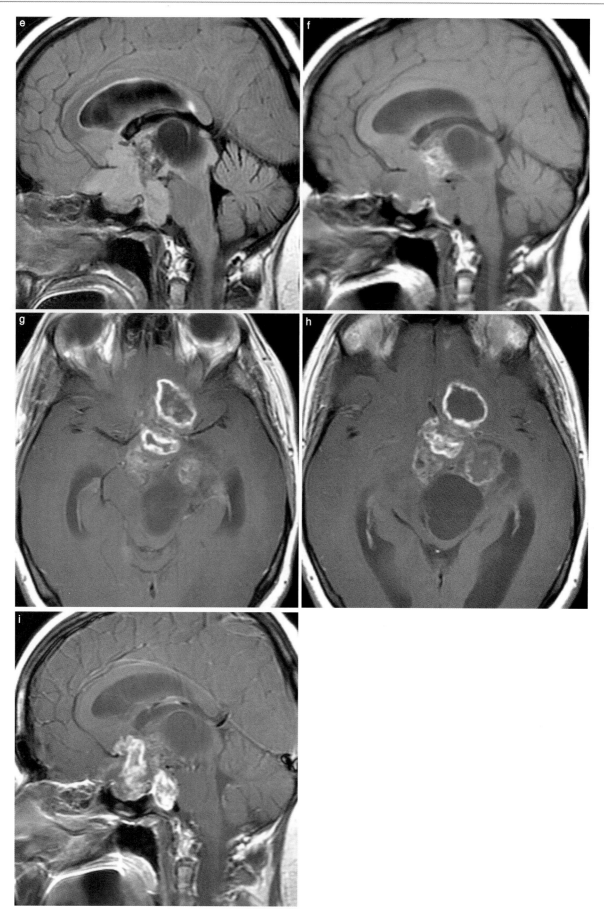

图 15. 87(续)

## 15.7 生殖细胞瘤

生殖细胞瘤是松果体区最常见肿瘤之一,20%位于鞍上池,罕见于垂体窝。鞍上生殖细胞瘤可原发于鞍上池,亦可以由松果体区生殖细胞瘤转移而来。由体积较大的多边形胚胎细胞,成簇的淋巴细胞及致密结缔组织基质组成。鞍上生殖细胞瘤无包膜,呈浸润生长,可种植转移到侧脑室壁及脑底池。

生殖细胞瘤好发于儿童及青壮年(5~30岁)。累及三脑室壁,可表现为诸如尿崩症或垂体功能减退的内分泌功能紊乱。视野缺失和视神经萎缩常见。脑脊液通路阻塞可出现脑积水。向鞍旁生长,会出现动眼神经症状。Kato(Kato et al. 1998)提出了一种隐匿性神经垂体生殖细胞瘤的概念,视交叉及鞍区的病变表现为垂体柄的增粗及神经垂体正常MR信号的消失,不伴尿崩症、血液生长激素下降或人绒毛膜促性腺激素的上升。

生殖细胞瘤CT平扫呈高密度,增强呈均匀强化(图15.88),钙化不常见,常原发于松果体区。与淋巴瘤相似,两者区别在于患者年龄、临床病史及肿瘤是否位于松果体区。

大部分鞍上生殖细胞瘤在MRI上较容易发现,或当肿瘤较大出现临床症状而被发现。典型的生殖细胞瘤位于三脑室底部的中线区。与颅咽管瘤不同,生殖细胞瘤结构均匀,仅有极少的病例肿瘤基质内发生细小囊变,且常位于肿瘤边缘。MR信号与脑组织略有不同,在$T_1WI$呈等-稍低信号,在$T_2WI$呈等-高信号(图15.89及图15.90),增强明显强化(图15.91),种植转移灶可沿侧脑室室管膜及蛛网膜下腔生长,若肿瘤出血,3D梯度回波序列(SWAN,SWI)更有价值,肿瘤呈明显低信号(图15.92)。

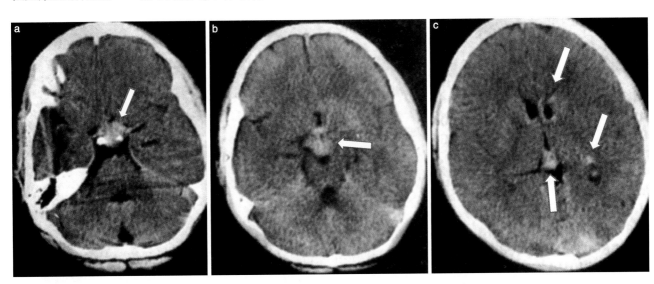

**图15.88** 松果体区生殖细胞瘤并鞍上池及侧脑室播散。增强CT(a~c)示:松果体区肿瘤及种植灶呈多发结节样强化(箭头所示)

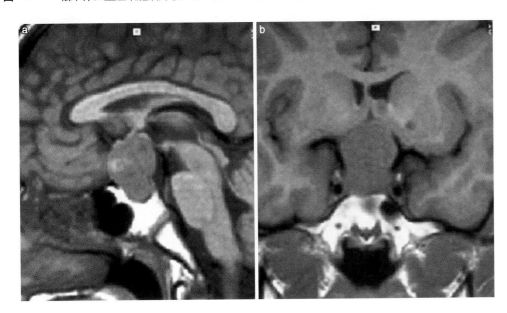

**图15.89** 鞍上池生殖细胞瘤。$T_1WI$矢状位(a)及冠状位(b)示鞍内及鞍上肿瘤,与垂体腺瘤相似

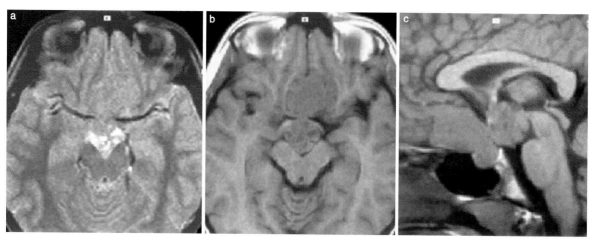

**图 15.90**　鞍区生殖细胞瘤，累及鞍上、鞍前及鞍后区域。$T_2WI(a)$ 示肿瘤呈等信号，很难被发现。$T_1WI(b,c)$ 示与脑白质比较，肿瘤呈低信号

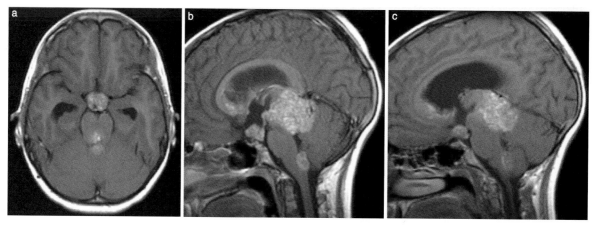

**图 15.91**　松果体区及鞍上池巨大生殖细胞瘤，并侧脑室、三脑室、四脑室播散。$T_1WI$ 增强轴位(a) 及矢状(b,c) 显示多发的肿块强化一致

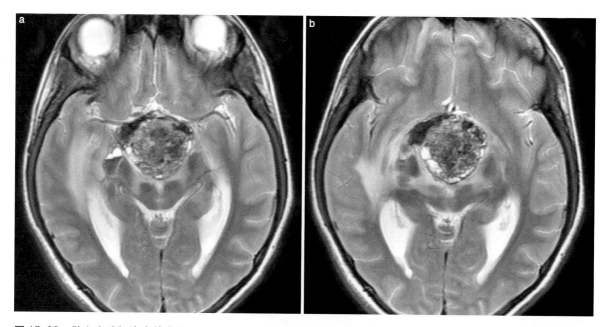

**图 15.92**　鞍上生殖细胞瘤并出血。$T_2WI(a,b)$，$T_1WI(c)$，$T_2$-FLAIR(d) 示肿瘤信号混杂，其内见亚急性出血在 $T_1WI$ 呈高信号，瘤周水肿在 $T_2WI$ 及 $T_2$-FLAIR 呈高信号。$T_2^*$（SWAN）(e) 示由于慢性出血，肿瘤呈明显低信号。增强中度不均匀强化(f)

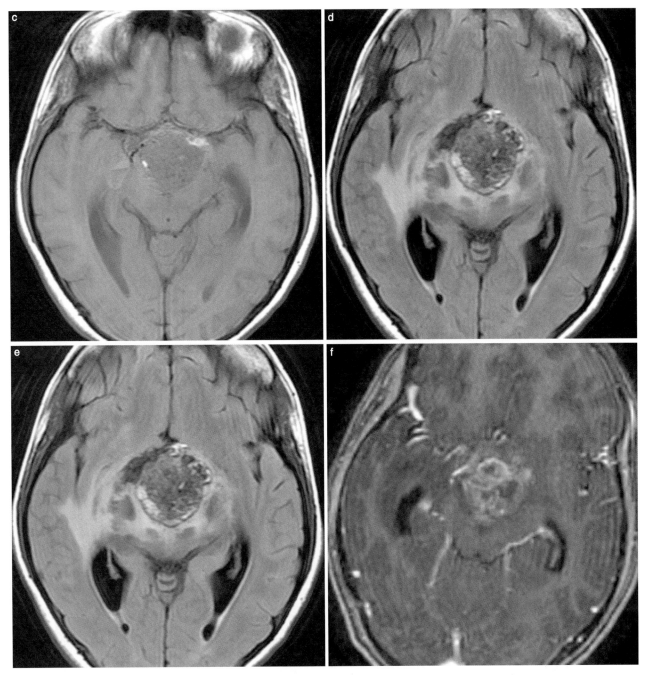

图 15.92(续)

## 15.8　施万细胞瘤（神经鞘瘤）

施万细胞瘤约占三叉神经及梅克尔腔原发肿瘤的 1/3（Yuh 等，1988），占颅内原发肿瘤的 0.4%。第Ⅲ、Ⅳ和Ⅵ对脑神经的神经鞘瘤较少见。三叉神经鞘瘤常累及中颅窝底及海绵窦。肿瘤可以发生于脑神经起始处至末梢的任何部位，临床及影像学表现取决于肿瘤的生长方式。

最常见的临床表现为受累脑神经所支配区域感觉缺失，较少出现咀嚼无力及面部疼痛。由于邻近脑神经的压迫，患者可继发复视。其典型的生长方式是沿受累脑神经生长。

**影像表现**　三叉神经鞘瘤 CT 平扫呈等密度，增强后呈高密度，特征性改变为骨窗上可显示其对颞骨岩尖的吸收破坏，此征象反映了良性肿瘤长期生长的过程。增强有助于明确肿瘤的形态及沿神经生长的特点，表现为实性部分明显不均匀强化，囊性部分常位于肿瘤的周边，病变侧梅克尔腔消失。该部位神经鞘瘤 CT 灌注特点为 CBV、CBF 减低，MTT 增高，是典型的神经根性肿瘤的特点，也是与海绵窦区脑膜瘤鉴别的重要方法（图 15.93，图 15.94 和图 15.95）。

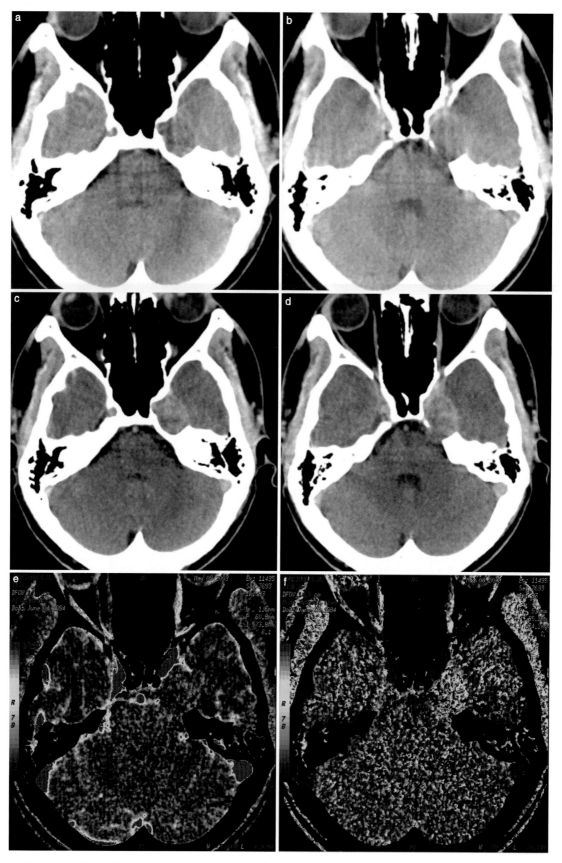

**图 15. 93**　左侧三叉神经鞘瘤。CT 平扫(a,b)和增强(c,d)示肿瘤起源于三叉神经,呈中度不均匀强化表现。肿瘤破坏颞骨岩尖及蝶骨中份。CT 灌注示肿瘤 CBV(e)与邻近脑实质相近,MTT(f)延长

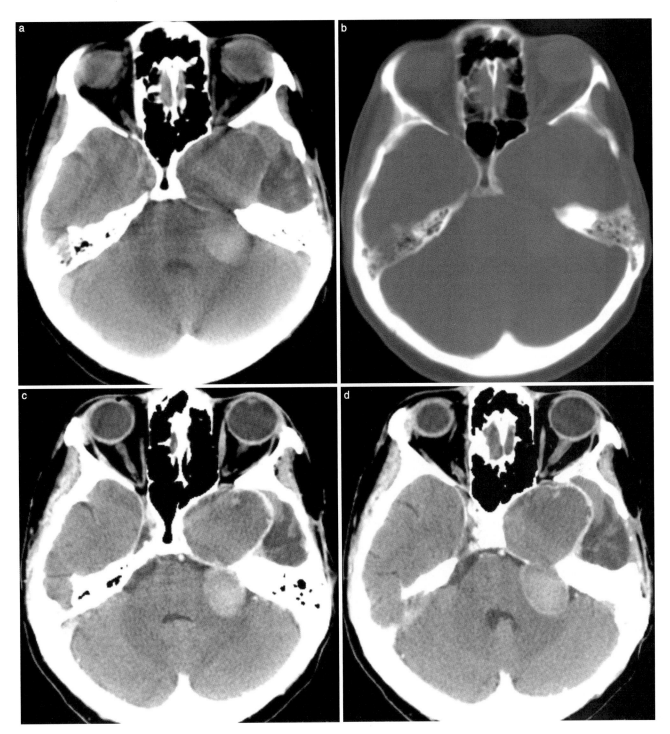

**图 15.94**　左侧巨大三叉神经鞘瘤，累及颅中窝及颅后窝。CT 轴位（a）及骨窗（b）示肿瘤较大，呈高、低混杂密度，蝶骨及左侧岩尖骨质吸收。肿瘤幕下部分由于出血呈高密度。CT 增强（c~d）示肿瘤明显强化，中央的囊变区不强化

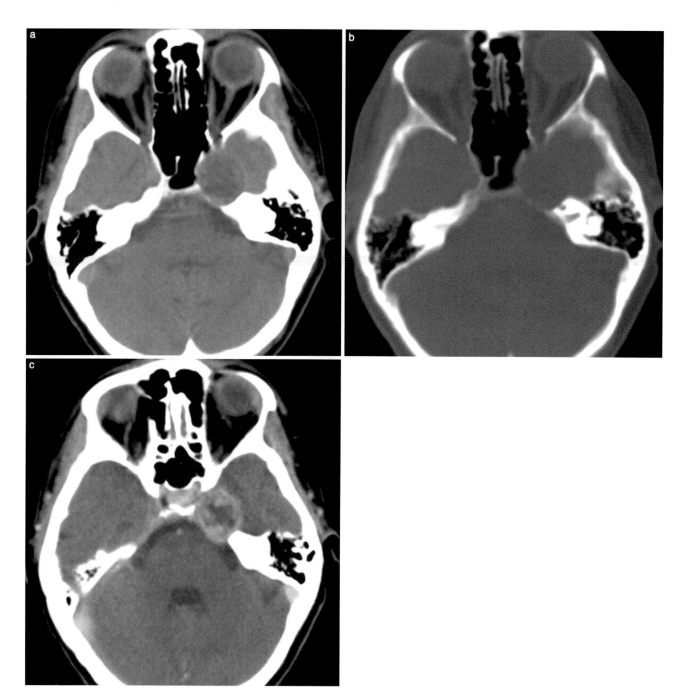

**图15.95**　左侧三叉神经鞘瘤。CT平扫(a)示肿瘤位于梅克尔腔内,呈低密度。CT骨窗(b)示颞骨岩尖呈膨胀性骨质改变,CT增强(c)示肿瘤边缘呈不均匀强化表现

　　MRI上与脑组织相比,施万细胞瘤 $T_1WI$ 呈等-低信号, $T_2WI$ 呈高信号。神经纤维瘤在 $T_2WI$ 上呈低信号,而施万细胞瘤为高信号。肿瘤较小时信号均匀,肿瘤较大则由于其内大小不等的囊变而呈混杂信号。多

平面重建MRI有助于确定肿瘤的范围。与脑膜瘤一样增强明显强化。施万细胞瘤的临床表现、结构特点及CT灌注参数有助于同脑膜瘤进行鉴别。MR灌注由于颅底骨质的影响而受限(图15.96~图15.101)。

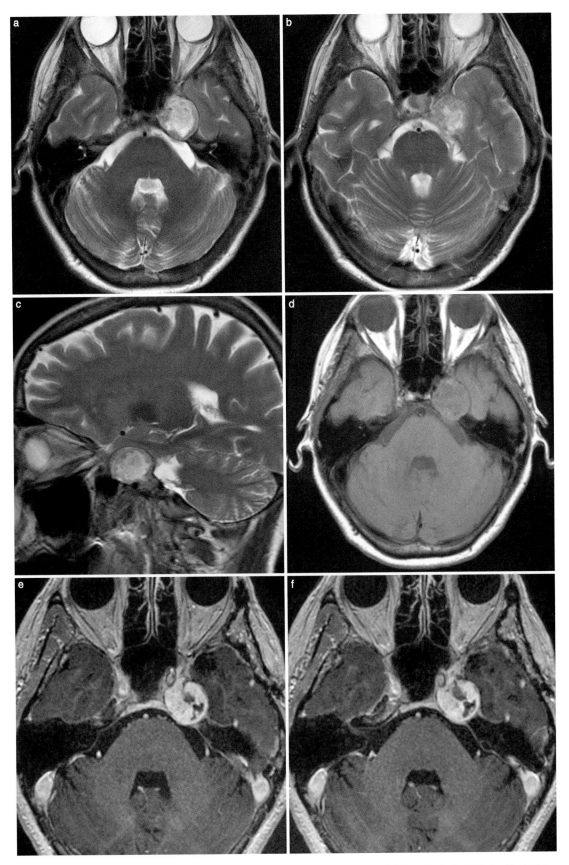

**图 15.96**  左侧梅克尔腔内施万细胞瘤。$T_2WI(a\sim c)$，$T_1WI$ 平扫( d )及增强( e,f )示，肿瘤较小，信号不均，位于左侧梅克尔腔内，呈明显不均匀强化

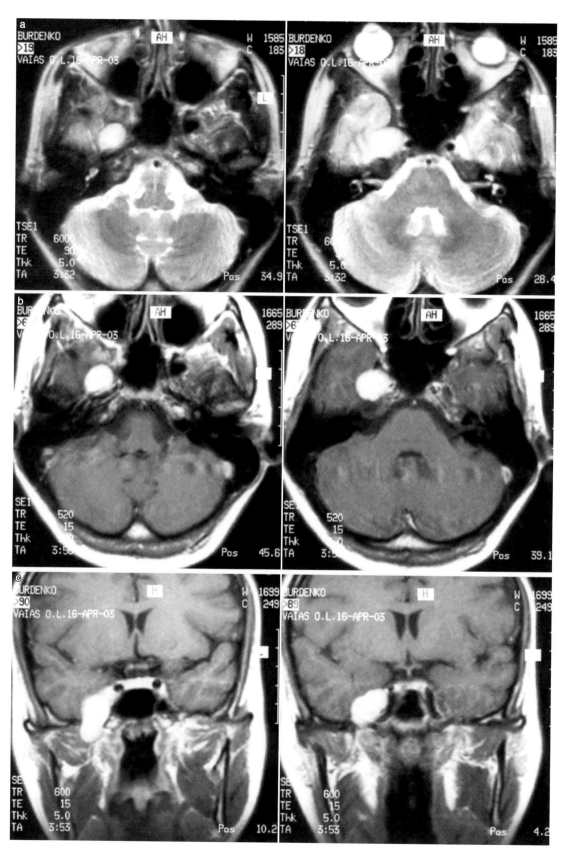

**图 15.97** 右侧三叉神经鞘瘤向卵圆孔内生长。$T_2WI$(a)呈高信号,增强(b,c)后明显均匀强化。$T_1WI$ 冠状位(c)示肿瘤向颅外生长

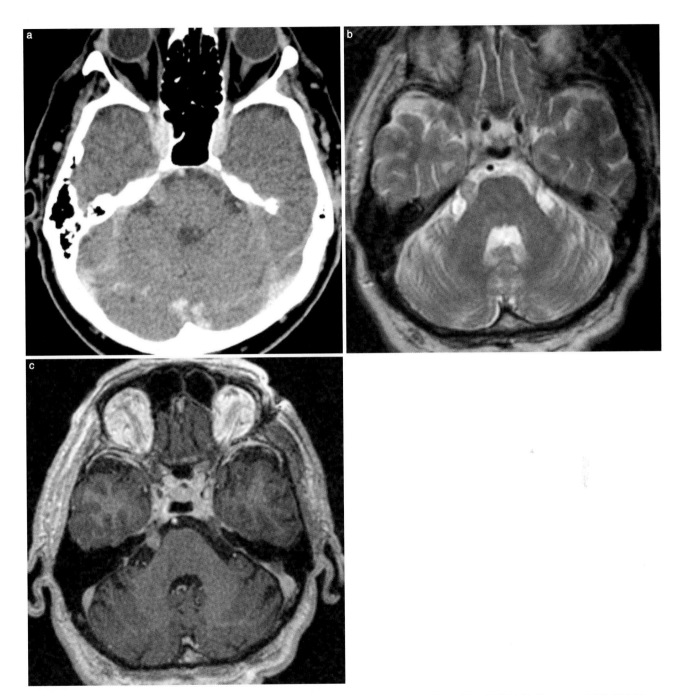

**图 15.98** 右侧三叉神经鞘瘤。CT 增强(a)示肿瘤较小,起源于第 V 对脑神经,位于桥前池外侧。$T_2WI$ 轴位(b)及 $T_1WI$ 增强(c)提供了肿瘤位置的更多信息

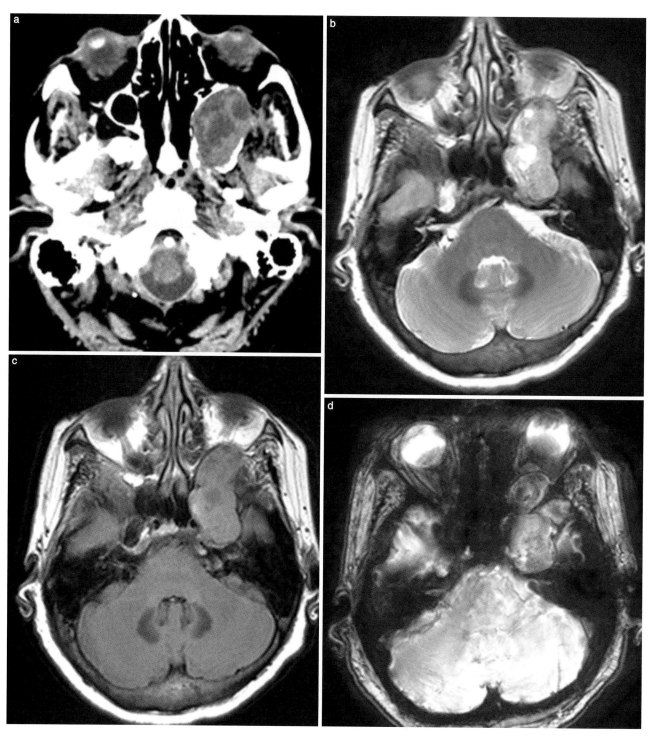

图 15.99    左侧巨大三叉神经鞘瘤,累及颅中窝、颞下窝、翼颚窝及眼眶。轴位 CT（a）、$T_2WI$（b）、$T_2$-FLAIR（c）、$T_2$*（SWAN）（d）示肿瘤较大,呈等密度/信号,其内多发低信号点状出血灶（d）。肿瘤明显不均匀强化,从而能清楚地显示病变的组成结构及范围（e,f）

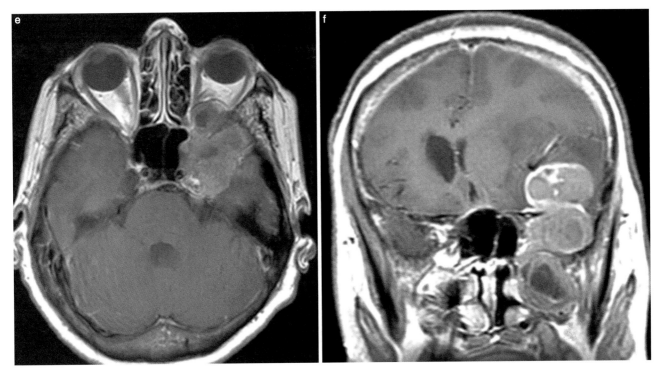

图 15.99(续)

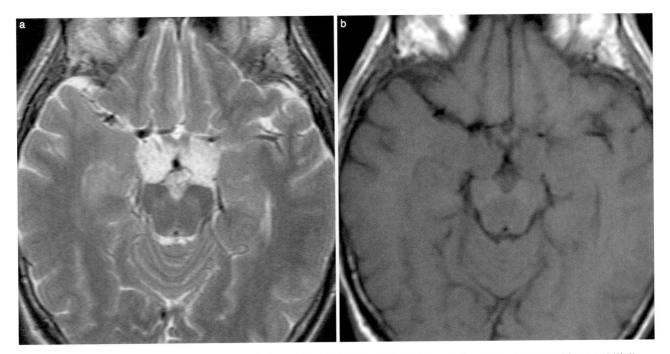

图 15.100 双侧动眼神经施万细胞瘤。临床表现为儿童期缓慢加重的外斜视。轴位 $T_2WI(a)$、$T_1WI$ 平扫(b)及增强(c)示肿瘤位于双侧鞍上,形态不规则,沿动眼神经分布,呈明显均匀强化

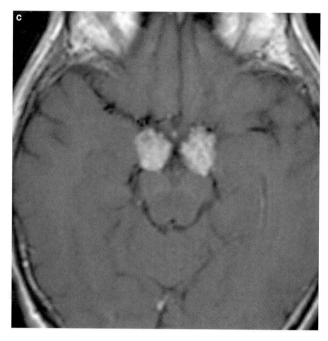

图 15.100(续)

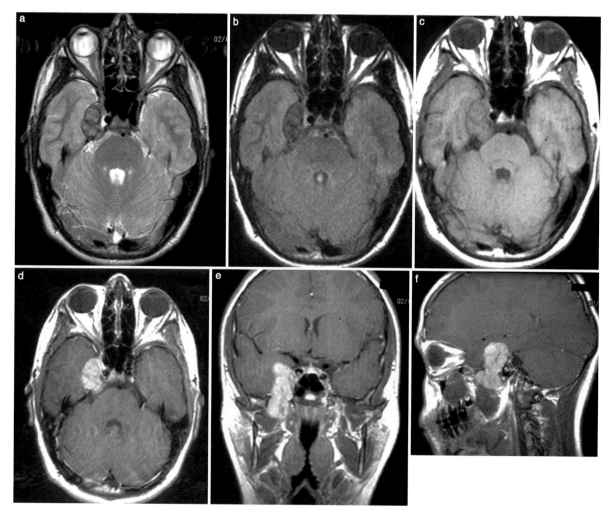

**图 15.101**　右侧梅克尔腔三叉神经纤维瘤累及颅中窝。肿瘤在 $T_2WI(a)$ 及 $T_2$-FLAIR(b) 上呈低信号，$T_1WI(c)$ 呈等信号。明显均匀强化(d~f)是神经纤维瘤的特点。MRI 冠状位示肿瘤沿三叉神经的第三分支向颅外生长

## 15.9 转移瘤

约有 1%~5% 的垂体转移的患者,是由于后期出现转移症状而被发现(Kucharczyk and Montanera 1991)。前列腺癌、肺癌及乳腺癌常发生颅底转移。前列腺癌为成骨性骨转移,与脑膜瘤相似;肺癌及乳腺癌是溶骨性骨转移。可能神经垂体直接接受颈内动脉供血的原因,转移瘤常位于神经垂体及漏斗部,而垂体前叶少见。病理学研究发现在所有的脑转移瘤患者中,垂体转移高达 28.1%,但通常这些肿瘤较小且没有症状。

影像表现　在评估蝶鞍及视交叉区域继发病变的影像表现时,要结合患者的临床表现及疾病诊断标准,如患者的年龄及颅内外恶性肿瘤病史,特别是已经有原发肿瘤时。血液中肿瘤标志物(如甲胎蛋白等)有助于排外胚胎源性肿瘤。尽管蝶鞍及视交叉区的转移瘤 CT 及 MRI 表现为实性肿瘤,CT 平扫呈等密度或高密度,$T_1WI$ 呈等信号,$T_2WI$ 呈等信号或低信号,但大部分病例在影像学上没有特异性。当肿瘤位于三脑室底部及下丘脑时,由于肿瘤对周围脑组织的浸润,在 $T_2WI$ 及 $T_2$-FLAIR(图 15.102)上能显示瘤周水肿。一旦侵犯蝶鞍,肿瘤向鞍上生长,呈典型

的哑铃形,即同时显示鞍内及鞍上的病变。蝶鞍可局部扩大,但是没有垂体腺瘤明显。如果位于鞍上,肿瘤会压迫蝶鞍内容物,在 MRI 冠状位上显示最佳。

转移瘤内无钙化,可与颅咽管瘤鉴别。近 1/3 的病例在 $T_2WI$ 及 $T_1WI$ 上可见肿瘤内微出血(图 15.103)。转移瘤几乎 100% 呈明显强化。CT 增强后密度增加约 30%~40%。MRI 增强能清楚观察肿瘤位置相关信息及肿瘤与周围结构的关系,从而更好地显示脑内多发转移瘤。第Ⅲ及第Ⅴ对脑神经根的单发转移瘤只能在 MRI 薄层增强上显示(图 15.104 和图 15.105)。

若转移瘤累及颅中窝的骨质结构,CT 上表现为特征性的骨质破坏及明显强化的软组织肿块。此时 MRI 平扫及增强需采用脂肪抑制序列。通常增强 CT 和 MRI 均可见到脑膜受累,但病灶周边局部的脑膜侵犯仅 MR 能够看到"脑膜尾"征(图 15.106 和图 15.107)。CT 灌注可为蝶鞍-视交叉区域转移瘤的鉴别诊断提供更多帮助。大部分转移瘤 CBV、CBF 及 MTT 增加,而脑膜瘤 CBV 及 CBF 增加,MTT 减低;垂体瘤 CBF 减低,MTT 增加(图 15.108)。除间变性星形细胞瘤及室管膜瘤,其他胶质细胞源性肿瘤很少转移到第三脑室交叉池区域(图 15.109)。

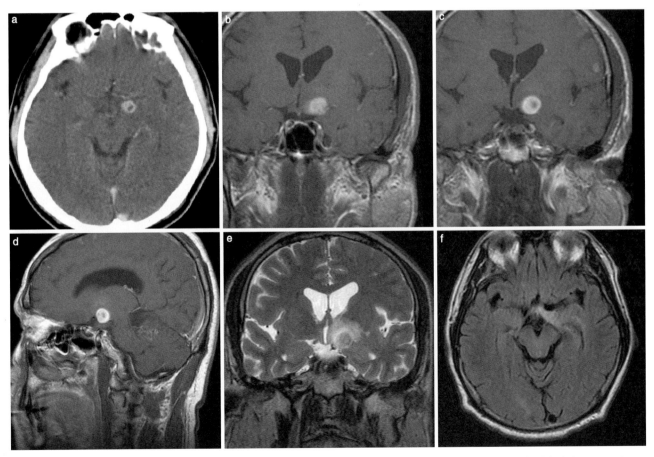

**图 15.102**　左侧下丘脑区肺癌单发脑转移。病变在 CT 增强(a)及 $T_1WI$ 增强(b~d)呈明显强化,瘤周水肿在 $T_2WI$(e)及 $T_2$-FLAIR(f)上显示清楚

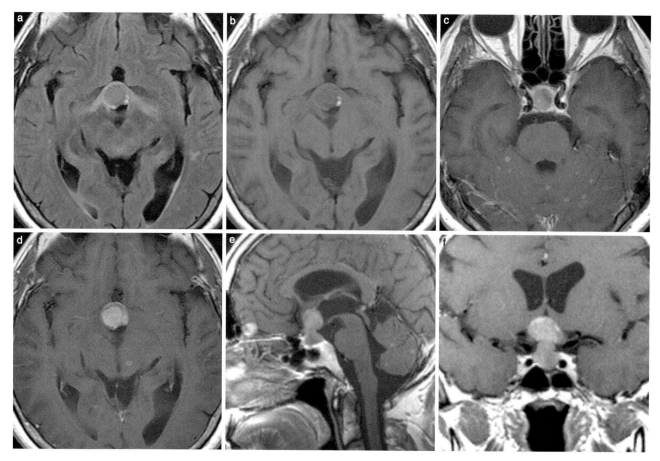

图 15.103 乳腺癌多发脑转移。$T_2$-FLAIR(a)及 $T_1$WI(b)轴位示肿瘤信号不均匀,位于漏斗部,其内见细小出血(高信号),视交叉受压,视神经周围见水肿,增强后呈明显均匀强化(c~f)。肿瘤累及鞍内。增强后小脑半球及中脑见多发小转移灶(c~f)

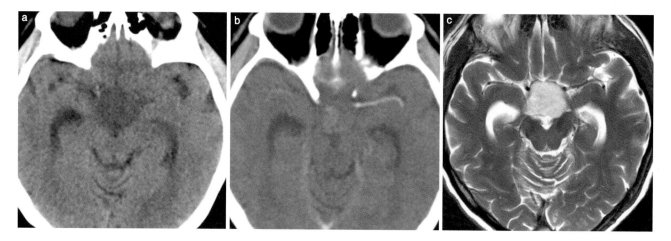

图 15.104 乳腺癌鞍上区脑转移。轴位 CT 平扫(a)及增强(b)示肿瘤位于鞍上,呈低密度,中度强化,显示不佳。$T_2$WI(c)、$T_2$-FLAIR(d)、$T_1$WI 平扫(e,f)及 $T_1$WI 增强(g,h)示肿瘤在 $T_2$WI 上呈高信号,呈明显不均匀强化。单体素 MR 波谱(i)脂肪峰及乳酸峰增加,NAA 峰下降

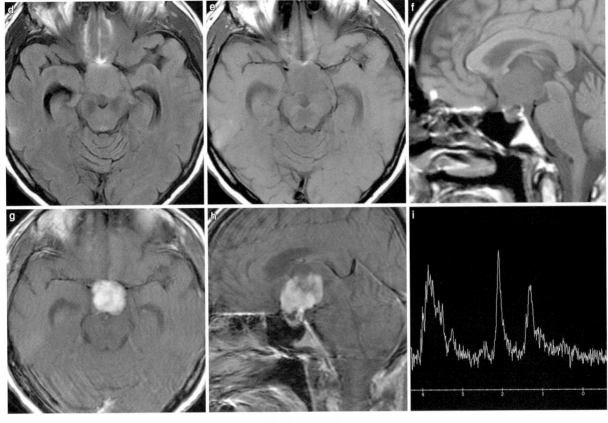

图 15.104(续)

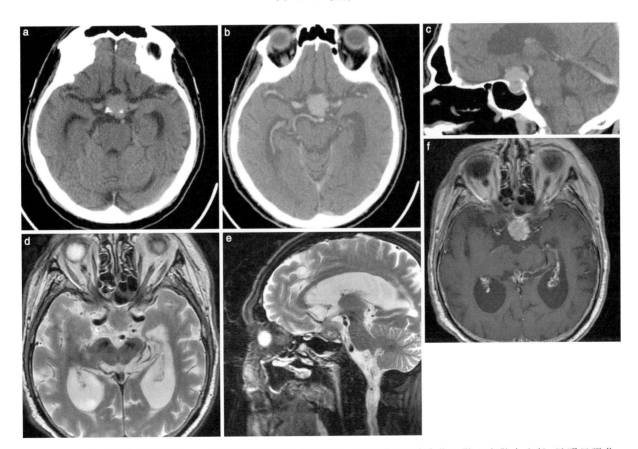

图 15.105　鞍内及鞍上转移瘤。CT 平扫(a)及增强(b-轴位,c-矢状位)示肿瘤位于鞍上向鞍内生长,呈明显强化。$T_2WI(d,e)$示转移瘤与脑实质信号一致。$T_1$增强(f)示肿瘤边缘呈分叶状,这与该区域典型脑膜瘤不同

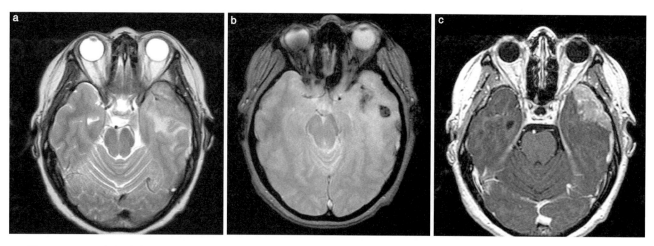

图 15.106　左侧颅中窝转移瘤。$T_2WI$(a)及 $T_2^*$ (b)示肿瘤呈等信号,边缘见细小出血,周围见水肿。$T_1WI$ 增强(c)显示肿瘤的位置及其下方受累的硬脑膜

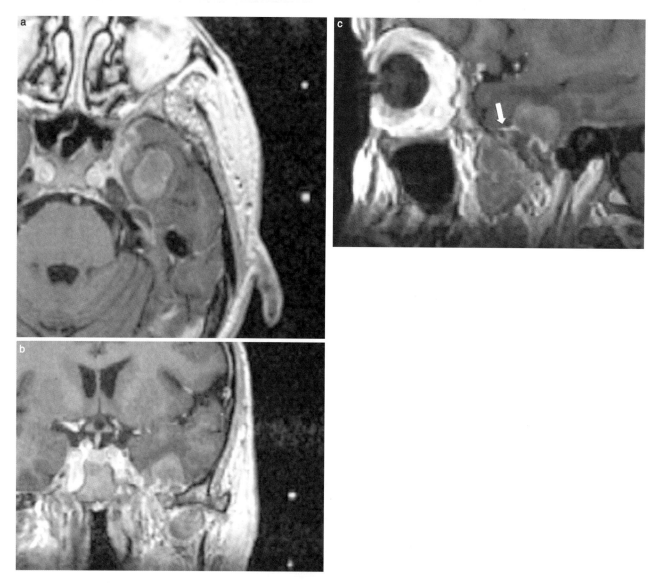

图 15.107　左侧颅中窝睾丸癌脑转移。$T_1WI$ 增强示肿瘤广泛浸润颅中窝硬脑膜(a~c),邻近脑膜明显强化,呈"脑膜尾征"(箭头所示)

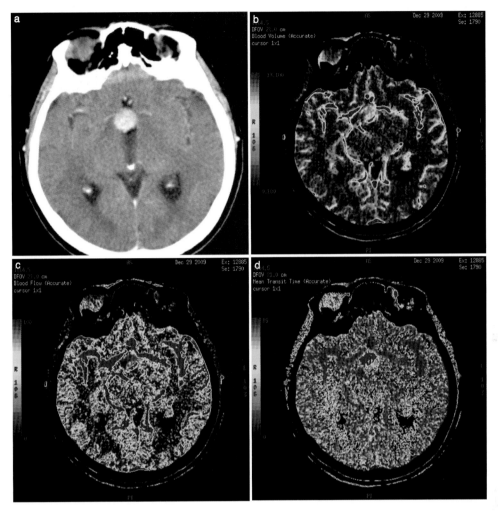

图 15.108　第三脑室底转移瘤。CT 增强（a），CT 灌注示肿瘤 CBV 增加（b），CBF 减低（c），MTT 增加（d）

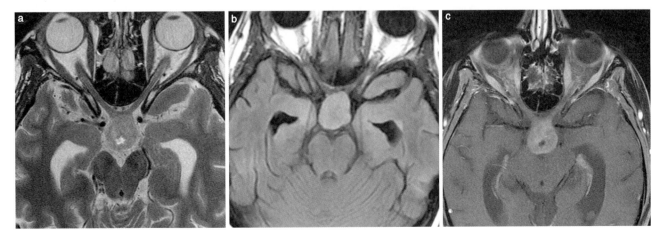

图 15.109　第三脑室底间变性星形细胞瘤脑转移。T₂WI（a）、T₂-FLAIR（b）、T₁WI 增强（c,d）、CT 增强（e,f）示鞍上中度强化实性肿瘤。MR 示肿瘤沿侧脑室壁及双侧视神经的室管膜强化

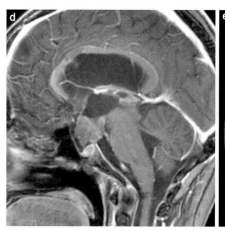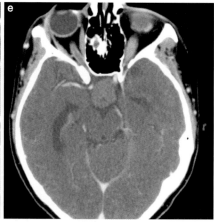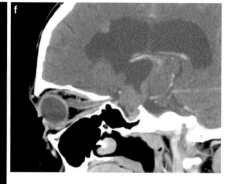

图 15.109(续)

## 15.10　副神经节瘤

　　副神经节瘤可沿蝶鞍及鞍旁生长,但很少发生在视交叉及蝶鞍区域。CT 及 MRI 与其他肿瘤鉴别困难。在 MRI 上肿瘤与邻近组织分界清楚,$T_1WI$ 呈均匀中等低信号,$T_2WI$ 呈高信号。如肿瘤向鞍内生长,MRI 在 $T_1WI$ 上能区分低信号的副神经节瘤

与蝶鞍内被挤压的垂体前叶组织(图 15.110)。明显均匀强化及血管造影见丰富的血管网是该肿瘤的主要特征。CT 灌注有助于诊断该区域的副神经节瘤。肿瘤内可见大动脉呈流空征象。同侵袭性垂体瘤一样,副神经节瘤可侵犯颈内动脉虹吸部而非受压,可见肿瘤广泛生长并破坏颅底骨质(图 15.111和图 15.112)。

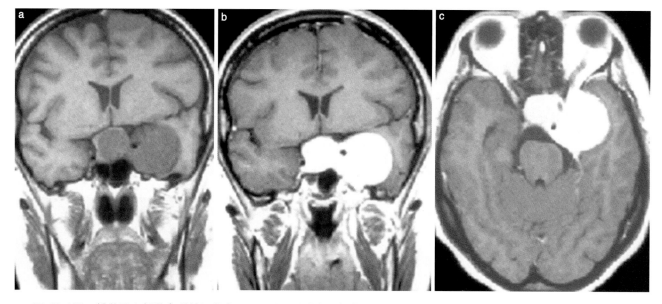

图 15.110　蝶鞍及左侧鞍旁副神经节瘤。$T_1WI(a)$ 示肿瘤呈低信号,位于蝶鞍及左侧海绵窦,受压的垂体组织呈相对高信号,$T_1WI$ 增强(b,c)示副神经节瘤与垂体组织强化程度相同

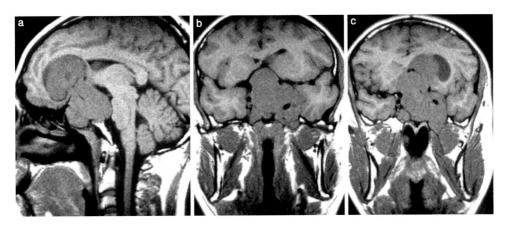

图 15.111　蝶鞍-视交叉区巨大副神经节瘤。肿瘤包绕左侧颈内动脉,破坏蝶鞍及斜坡上份骨质。$T_1WI$ 矢状位(a)示肿瘤向上推压额叶中份及胼胝体膝部,向后推压脑桥。$T_1WI$ 冠状位(b,c)上清楚地显示肿瘤鞍旁部分

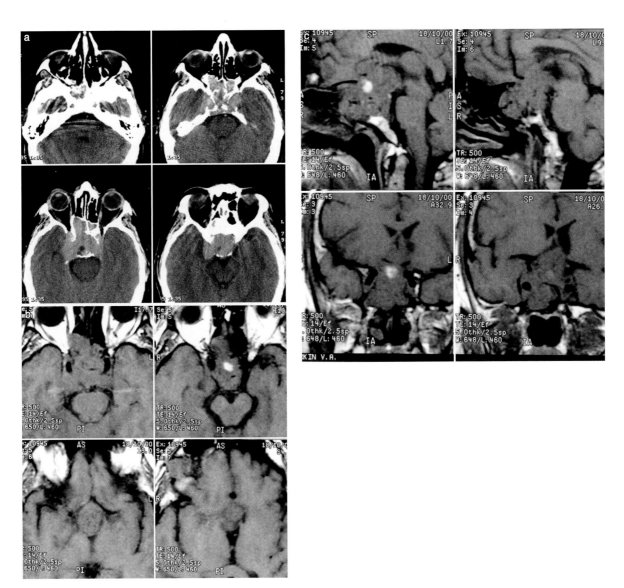

图 15.112　视交叉-蝶鞍区域副神经节瘤,向蝶窦、筛窦及鞍旁生长。CT 增强(a),$T_1WI$ 轴位、矢状位及冠状位(b,c)示肿瘤位于颅底,广泛生长,CT 上呈明显强化。瘤内出血在 $T_1WI$ 上呈高信号,颈内动脉被肿瘤包绕,但未见受压变扁

## 15.11　脊索瘤

　　鞍区脊索瘤是颅内罕见肿瘤,起源于原始脊索的残留组织,占所有颅内肿瘤的 1%,儿童少见。约 35%~40% 发生在斜坡(好发于 20~40 岁),50% 发生在骶骨(好发于 40~60 岁男性),15% 发生在脊柱。颅内脊索瘤好发于斜坡(靠近与蝶枕软骨结合处),其次为鞍区或单侧颞骨岩尖部。发生在蝶鞍及鞍旁的脊索瘤占颅内脊索瘤的不到 30%。由于肿瘤有反复复发的倾向,因此被视为恶性。

　　肿瘤质软,有分隔,色灰白并局部浸润性生长,肉眼可见坏死,纤维结缔组织的致密条索形成肿瘤的分隔。镜下肿瘤呈多形性,细胞大小及形态各异,其内充满细小的深染的细胞核,胞质内富含空泡。

　　视交叉-鞍区的脊索瘤常在患者出现视力症状及垂体功能低下时被发现。当肿瘤侵犯海绵窦时,患者会出现动眼神经及三叉神经的症状。

　　脊索瘤极少能被完整切除,因此常需切除并辅助放疗。由于脊索瘤对常规放疗不敏感,因此采用质子束或直线加速器放射疗法。近十年,射波刀成功应用于颅底小脊索瘤的放射疗法。

　　**影像表现**　对于这类肿瘤的神经影像学方法,CT 及 MRI 可相互补充。CT 显示软组织肿块、骨质破坏及钙化(约 50%)(图 15.113 和图 15.114)。MRI 上,脊索瘤向斜坡髓腔内生长替代正常髓腔内脂肪信号,$T_1WI$ 上呈混杂低信号(图 15.115、图 15.116 和图 15.117)是其特点(Sze 等,1988;Sidorkin 2009)。在 $T_2WI$ 上,肿瘤呈中等或明显高信号,纤维结缔组织间隔在 $T_2WI$ 上呈条形低信号影,分隔肿瘤内高信号区域(图 15.118 和图 15.119),而钙化及骨岛呈低信号。脊索瘤 MR 低信号区,扩散加权图像 ADC 值高。在判断肿瘤的范围及肿瘤与周围脑实质、脑神经及血管的关系时,MRI 要优于 CT。而 CT 的优势在于显示颅底骨质的破坏及肿瘤深部的钙化。MRI 增强能够更好地显示出肿瘤的生长范围,尽管有时肿瘤强化不明显(图 15.120 和图 15.121)。颅底脊索瘤重要的鉴别点在于血流动力学参数的下降,脊索瘤的 CBV 及 CBF 值下降,而 MTT 可减低或增加(图 15.122),是其与其他肿瘤的主要鉴别点。伴广泛骨质破坏及巨大软组织肿块的巨形颅底脊索瘤在临床很少见。肿瘤位置、$T_2WI$ 高信号及 ADC 值的增加将有助于作出正确诊断(图 15.123)。

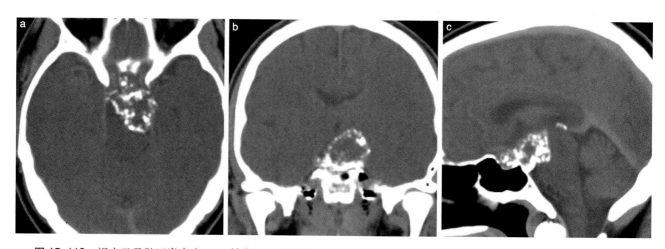

**图 15.113**　视交叉及鞍区脊索瘤。CT 轴位(a)、冠状位(b)及矢状位(c)示肿瘤密度不均,其内多发细小钙化,累及鞍背骨质

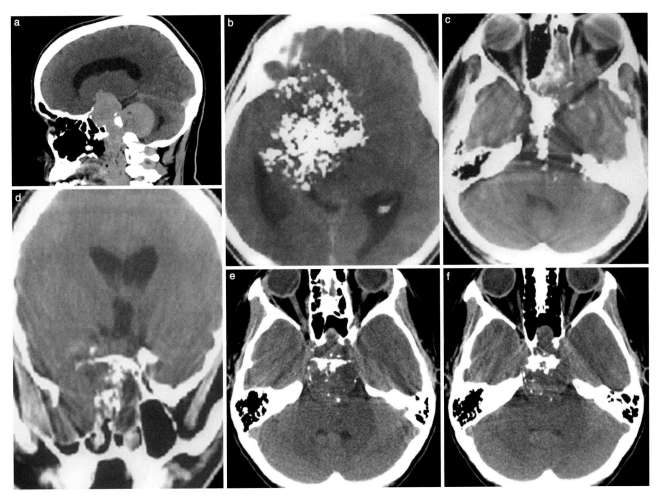

**图15.114** 视交叉及鞍区脊索瘤。不同患者的 CT 示肿瘤结构及范围各不相同。病例 1(a),病例 2(b),病例 3(c,d),病例 4(e,f)

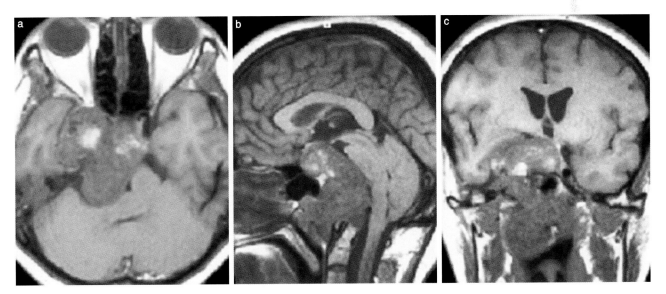

**图15.115** 颅底、视交叉及鞍区脊索瘤。$T_1WI(a\sim c)$ 示肿瘤信号不均,呈广泛生长,累及斜坡并向鼻咽生长,瘤内出血呈高信号

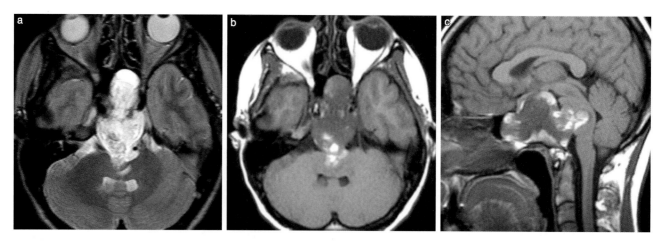

**图 15.116**　颅底脊索瘤。T$_2$WI(a)、T$_1$WI 轴位(b)及矢状位(c)示巨大的肿瘤内见高信号(出血)及低信号(细小钙化)成分。肿瘤破坏斜坡、鞍背及蝶骨骨质,向后推压脑桥

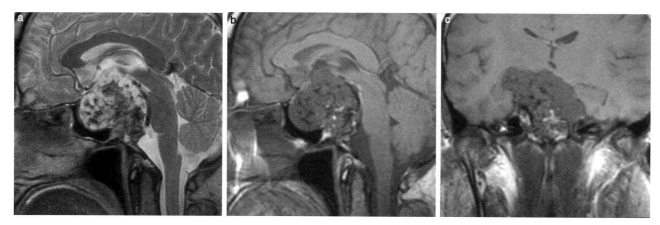

**图 15.117**　斜坡脊索瘤累及蝶窦和右侧颞叶中份。T$_2$WI 矢状位(a)、T$_1$WI 矢状位(b)及冠状位(c)示肿瘤信号不均,其内软组织成分在 T$_1$ 呈低信号,T$_2$ 呈高信号,瘤内钙化在所有序列上均呈低信号

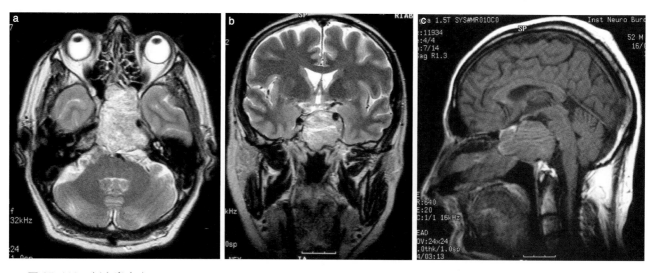

**图 15.118**　颅底脊索瘤。T$_2$WI(a,b)及 T$_1$WI(c)示肿瘤较大,破坏蝶骨,填充蝶窦及后组筛窦,其颅内部分向后推压脑干,T$_2$WI 示瘤内多发分隔

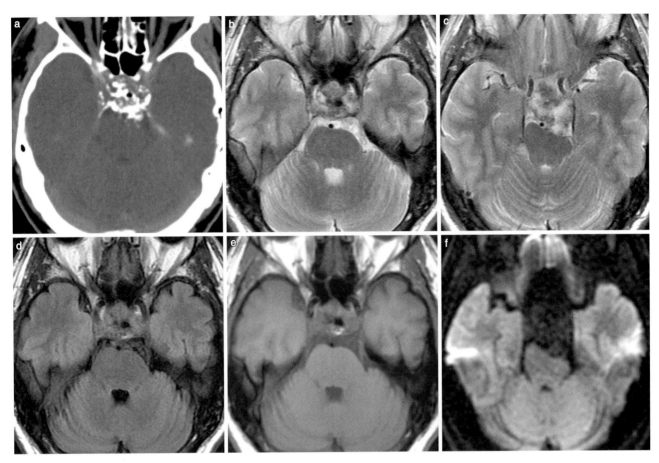

**图 15.119** 视交叉及鞍区脊索瘤。CT 平扫(a)示肿瘤内见钙化,蝶鞍及斜坡骨质破坏。$T_2WI(b,c)$、$T_2$-FLAIR(d)及 $T_1WI(e)$示肿瘤信号不均,由于其内多发钙化而表现为低信号。扩散加权成像(f)示脊索瘤呈低信号

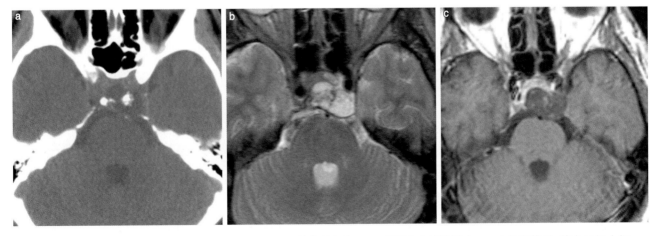

**图 15.120** 斜坡及蝶骨脊索瘤。CT 平扫(a)、$T_2WI$ 轴位(b)及 $T_1WI$ 增强(c)示肿瘤在 $T_2WI$ 呈高信号,其内见细小钙化,增强后仅肿瘤深部见强化

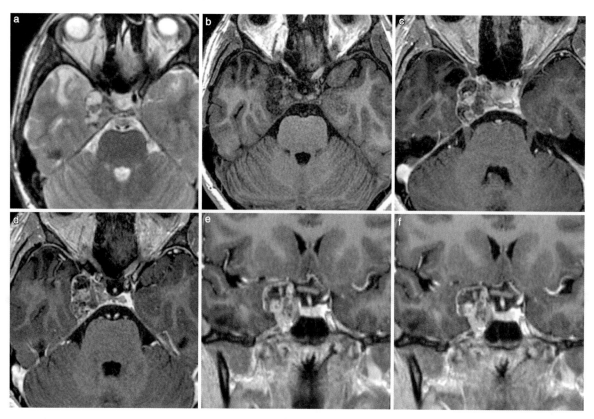

图 15. 121　右侧鞍旁脊索瘤,呈明显不均匀强化,其内钙化区域呈低信号,T$_2$WI( a ) ,T$_1$WI 平扫( b ) 及增强( c~f )

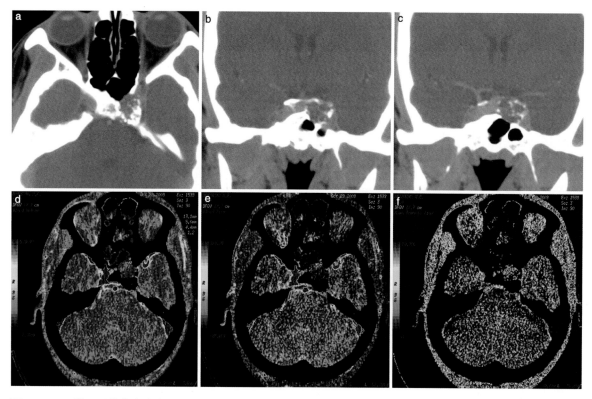

图 15. 122　鞍区及鞍旁脊索瘤。CT( a~c )示肿瘤破坏鞍背及左侧鞍底,其内见钙化。肿瘤的灌注参数较正常脑实质减低( CBV-d,CBF-e ) ,平均通过时间增加( MTT-f )

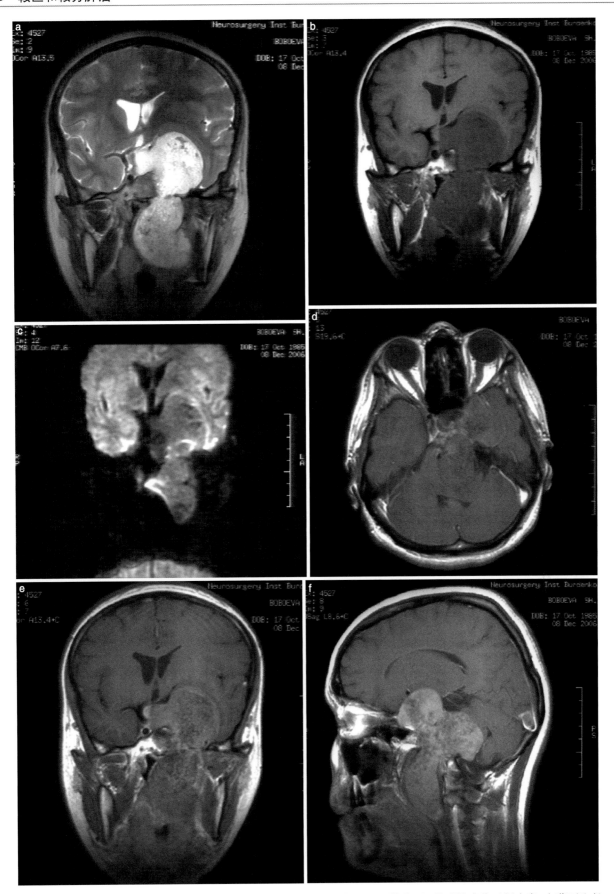

**图 15.123** 颅底巨大侵袭性脊索瘤。$T_2WI$ 冠状位（a）及 $T_1WI$ 平扫（b）及增强（d~f）示肿瘤位于颅中窝，向幕下生长推压脑干，并向蝶鞍及口咽生长。肿瘤在 $T_2WI$ 呈高信号，中度不均匀强化，DWI（c）呈低信号，ADC 值增高

# 16 胚胎发育不良性肿瘤和囊肿

畸胎瘤 是非生殖性的肿瘤,起源于多潜能的胚胎细胞,好发于儿童及青少年,男性居多,占儿童颅内肿瘤的 2% ~ 4%(Osborn 等,2016)。

畸胎瘤含有三胚层成分,即外胚层、中胚层及内胚层(剥脱的上皮组织、皮脂腺及汗腺、毛发、胆固醇结晶、游离脂肪),及神经、肌肉及骨组织。畸胎瘤分为三型:成熟型(分化良好)、未成熟型(含有未完全分化组织)、畸胎瘤恶变(Osborn 等,2016)。畸胎瘤常位于鞍区及鞍上区等中线部位。在 CT 上畸胎瘤含有多种成分,如脂肪、钙化(有时含齿形结构)及强化的软组织(图 16.1 及图 16.2)。

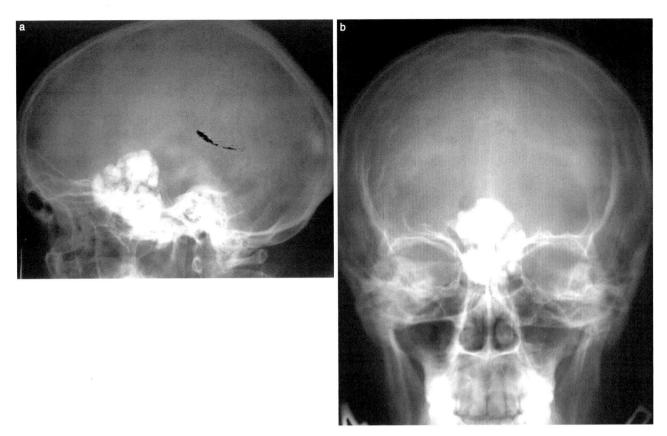

**图 16.1** 5 岁小孩的鞍区畸胎瘤。侧位(a)及前后位(b)平片示蝶鞍扩大,鞍内及鞍上见多发齿状钙化

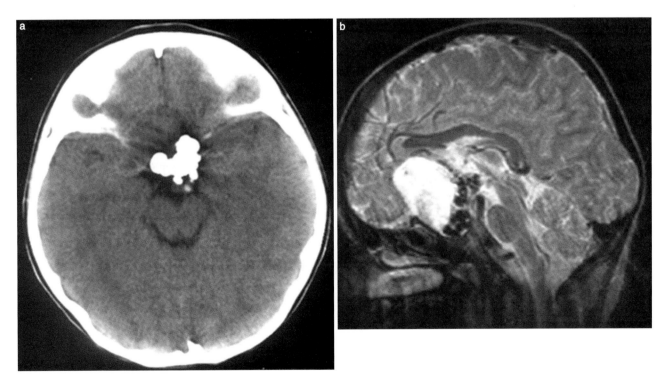

**图 16.2** 5 岁儿童畸胎瘤(图 16.1 为其 X 线片)。轴位 CT(a)示肿瘤位于蝶鞍及鞍上区域,其内多发钙化。$T_2WI$(b)呈高信号,$T_1WI$(c)呈低信号,其内见低信号钙化区域

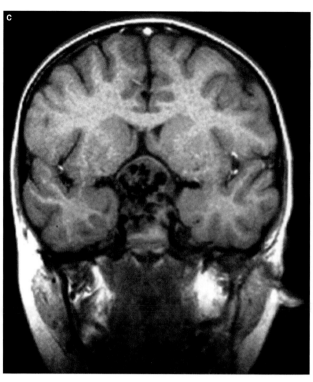

图16.2(续)

# 16.1　畸胎瘤

在MRI上,畸胎瘤由于含有钙化、脂肪及可强化的软组织成分而表现为混杂信号(Liu等,2015)。

**皮样囊肿**　好发于30~50岁患者,占颅内原发肿瘤不到0.5%(Osborn等,2016),肿瘤常位于中线,好发于鞍区,后颅窝少见(Wilms等,1991)。皮样囊肿含有皮肤的各种成分,如毛囊、汗腺及皮脂腺。肿瘤生长缓慢,除了视力的症状,患者会出现鞍上肿瘤的典型症状,如头疼(少见)、垂体功能减退、脑神经症状及尿崩症。

**影像表现**　CT上肿瘤密度不均,其内见钙化、骨性结构及低密度脂肪成分。肿瘤多呈圆形,与脑实质分界清,呈不均匀低密度表现(-20~-60HU),囊壁常见钙化。大部分皮样囊肿内见脂肪(图16.3及图16.4),肿瘤破裂成细小低密度脂滴,进入蛛网膜下腔及脑室系统,则表现为脂-液平,患者改变头部体位时,脑室内游离脂肪可发生移位(图16.5)。高密度皮样囊肿很少见。皮样囊肿内含脂肪,在$T_1WI$上以高信号为特点,在$T_2WI$上信号可变,呈低信号或者不均匀高信号(Wilms等,1991;Smith等,1991)。若肿瘤内含毛发,在MRI上呈线样低信号(Markus and Kendall 1993)。肿瘤破裂高信号的脂滴会进入蛛网膜下腔及侧脑室(图16.6、图16.7及图16.8)。其内的脂肪成分在$T_2WI$及$T_1WI$压脂上均呈低信号。与表皮样囊肿不同,皮样囊肿在弥散加权成像上呈等信号或低信号,增强后轻度强化,尤其是囊壁。

**表皮样囊肿**　是先天性的良性肿瘤,起源于神经管闭合期间的外胚层结构(Osborn等,2016)。肿瘤为良性,生长缓慢,可分为颅内型和椎管内型,约占所有颅内原发肿瘤的0.2%~1.5%。表皮样囊肿好发于20~60岁成年人,主要位于基底池及其周围,肿瘤囊壁由表面背覆纤维组织的单层立方鳞状上皮构成,囊内含有蜡样的囊壁剥脱角蛋白的衍生物及固态胆固醇结晶。与皮样囊肿不同,表皮样囊肿不含毛囊及皮脂腺。

CT上表皮样囊肿在CT值可从-30HU到接近脑脊液密度,约10%~25%其内可见钙化(Tatler and Kendall 1991)。由于瘤内出血、高蛋白成分或含铁血黄素沉积,有时亦可表现为高密度(Gualdi等,1991),通常无强化,但也有少见强化。MRI上由于$T_1$及$T_2$弛豫时间的延长,肿瘤接近蛛网膜下腔的脑脊液信号,较易被发现。$T_2$-FLAIR上通常呈低信号,其内见高信号成分(图16.9、图16.10及图16.11)。典型的表皮样囊肿边缘呈扇贝形,瘤内的脑神经及血管被包绕而非受压(图16.12及图16.13)。由于瘤内脂肪含量高,肿瘤在$T_1WI$呈高信号(相比于脑脊液)(Horowitz等,1990;Ren等,2012)。约25%的病例出现囊壁强化,MRI显示优于CT。DWI呈高信号是表皮样囊肿的特点(图16.14)。CT灌注示为乏血供肿瘤。

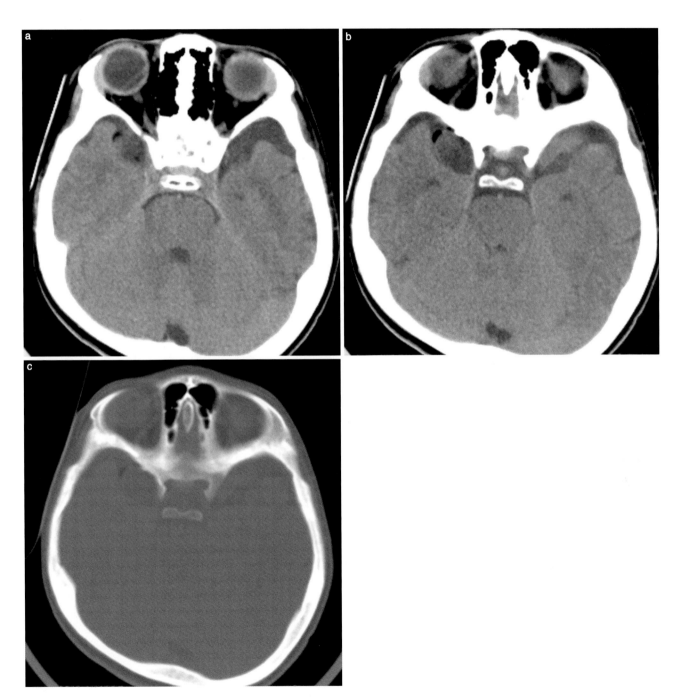

**图 16.3** 右侧鞍旁皮样囊肿。轴位 CT(a,b)示肿瘤呈低密度,位于前床突旁,边缘见细小脂肪密度(−60HU)区域。骨窗(c)示床突局部受压

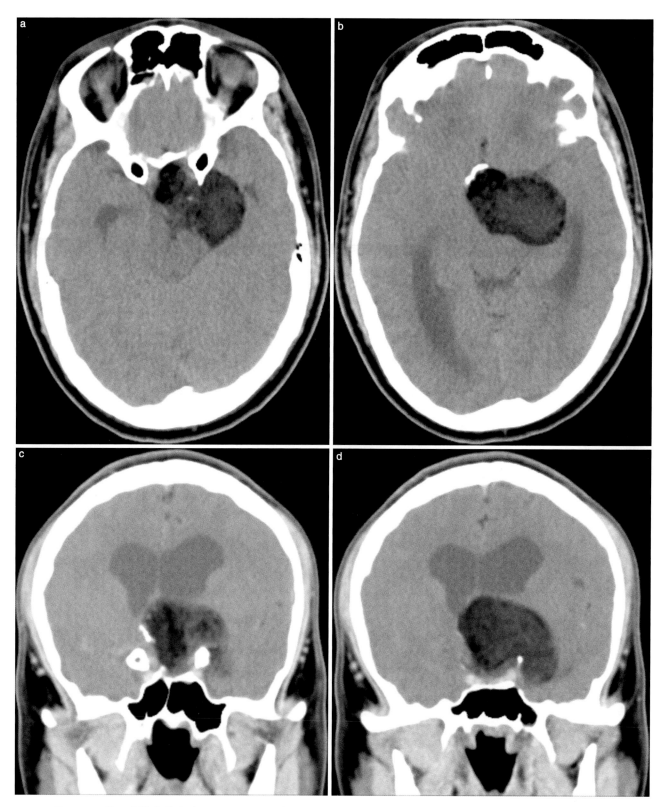

图 16.4　鞍上皮样囊肿破裂。CT( a~f) 示肿瘤呈不均低密度,瘤内见脂肪及钙化,蛛网膜下腔见多发脂滴( e,f)

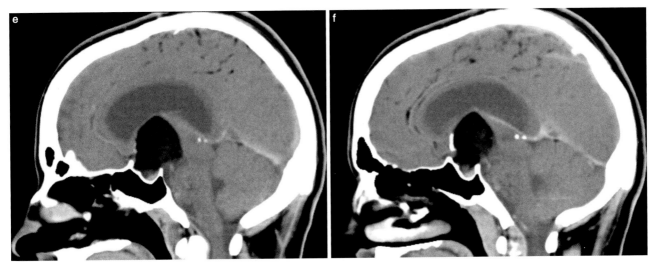

图 16.4(续)

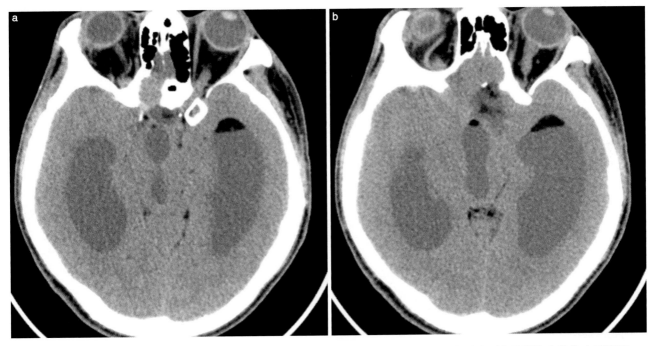

图 16.5 皮样囊肿破裂。CT 示低密度肿瘤位于鞍上,其内见脂肪,第三脑室前份、左侧脑室下角及侧脑室前角内见脂滴播散(黑色区域,a~c),当转变患者体位时,脑室内脂滴也相应移动:向右(d)及向左(e)。肿瘤内及脑室内脂肪成分在 $T_2WI(f)$ 及 $T_1WI(g~i)$ 上均呈高信号

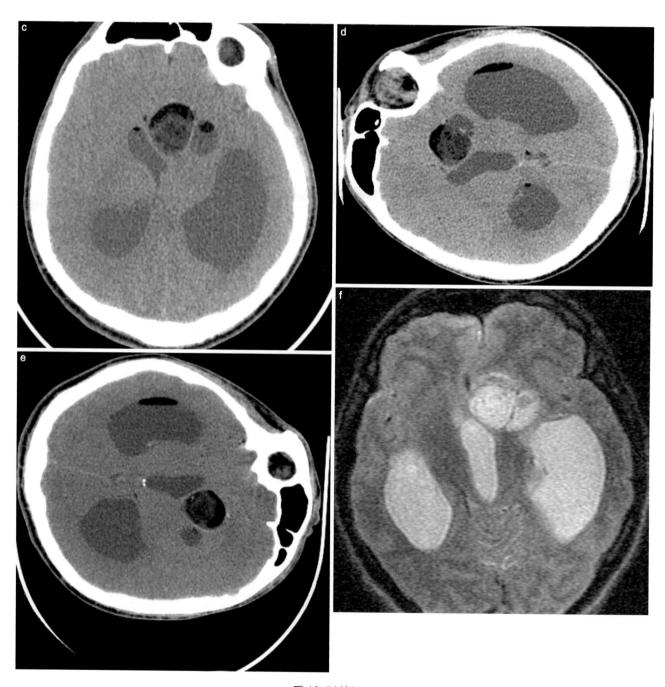

图 16.5(续)

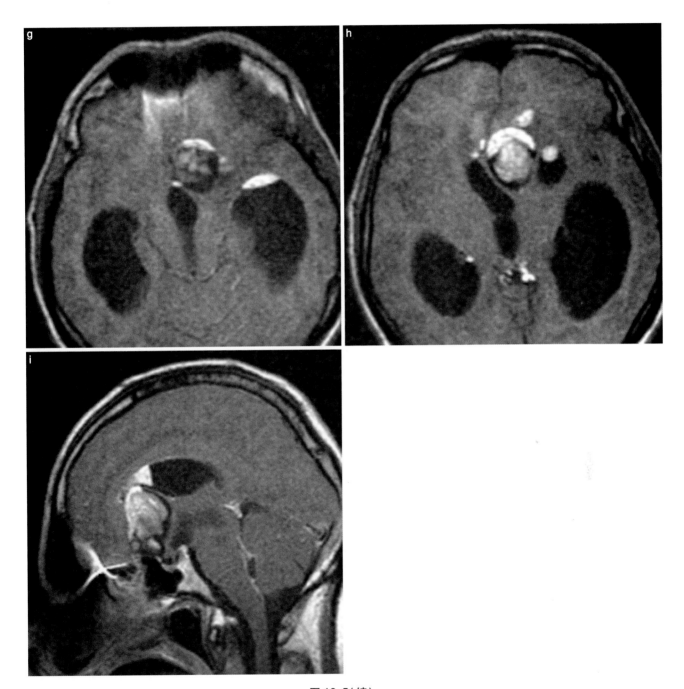

图 16.5(续)

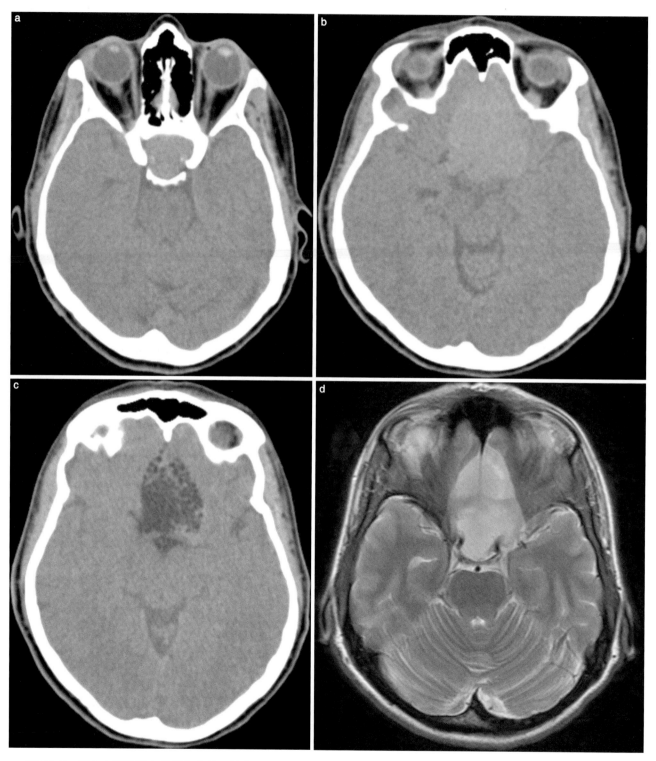

图 16.6　鞍上皮样囊肿向前颅窝生长。轴位 CT ( a ~ c ) 示肿瘤位于中线区, 呈高、低 ( 脂肪 ) 混杂密度。T₂WI ( d ~ f )、T₁WI ( g ) 及 T₁ 压脂 ( h, i ) 示肿瘤信号不均。MRI 压脂技术能确明瘤内的脂肪成分, 在 SPGR 压脂序列上脂肪呈低信号 ( j ~ l )

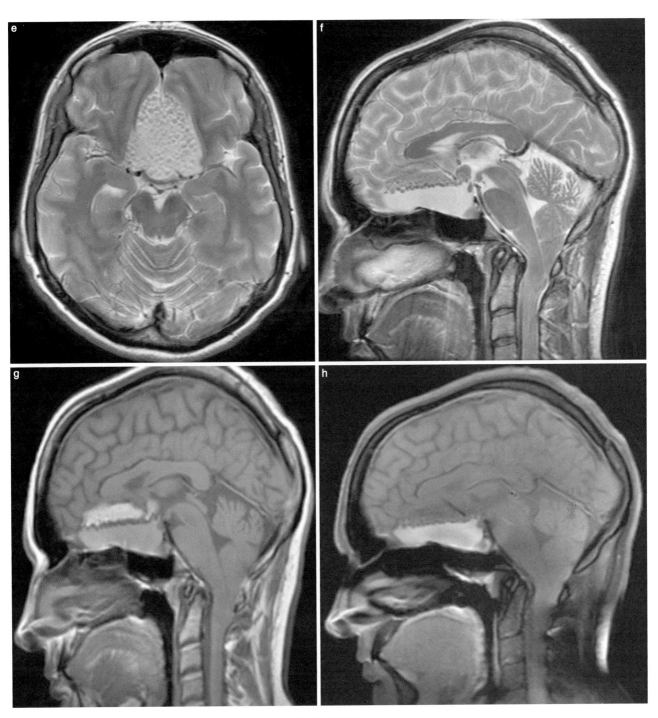

图 16.6(续)

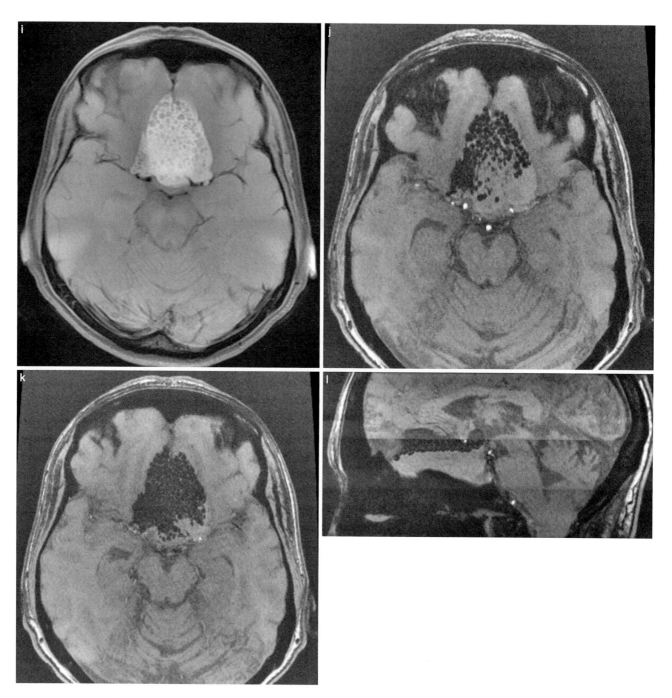

图 16.6(续)

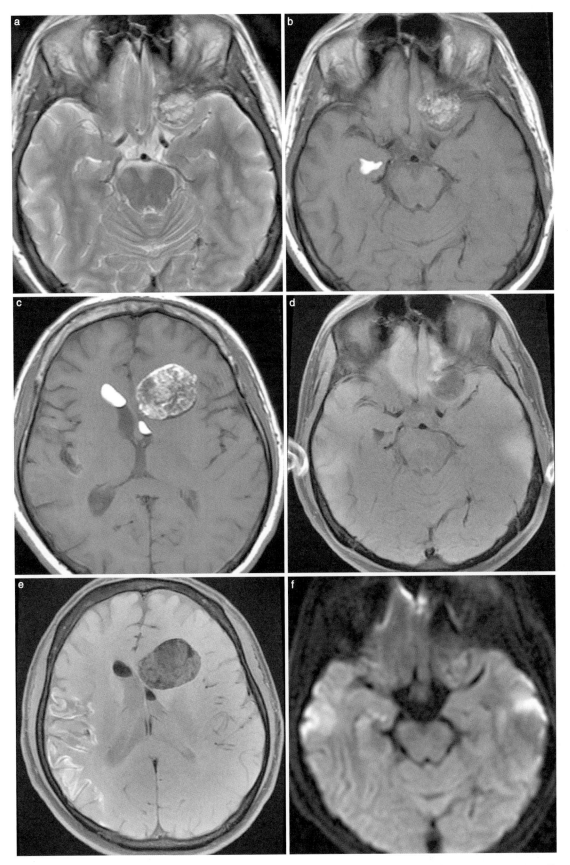

**图 16.7** 左侧前床突上方皮样囊肿。T₂WI 轴位(a)、T₁WI(b,c)及 T₁ 压脂(d,e)示皮样囊肿信号不均,其内见脂肪成分;在 T₁ 压脂上,脂肪的 MR 信号减低,T₁WI 侧脑室内的脂滴是其破裂的典型表现。DWI 呈等信号(f)。右侧颞叶皮层坏死,表现为脑回样高信号的缺血区

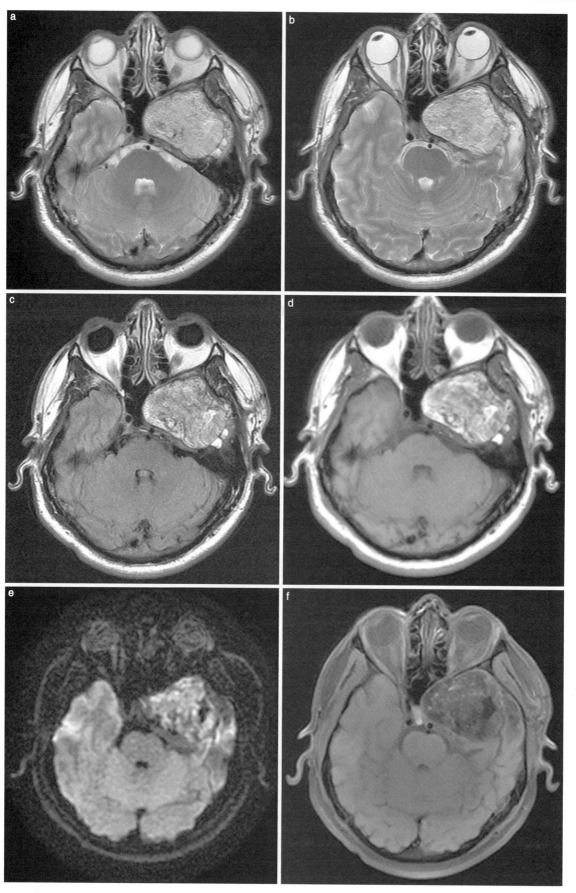

图 16.8　左侧鞍旁皮样囊肿。$T_2WI(a,b)$、$T_2$-FLAIR(c)，$T_1WI(d)$ 及 DWI(e)示肿瘤较大,呈不均匀高信号。$T_1$ 压脂(f)示肿瘤内脂肪被完全抑制

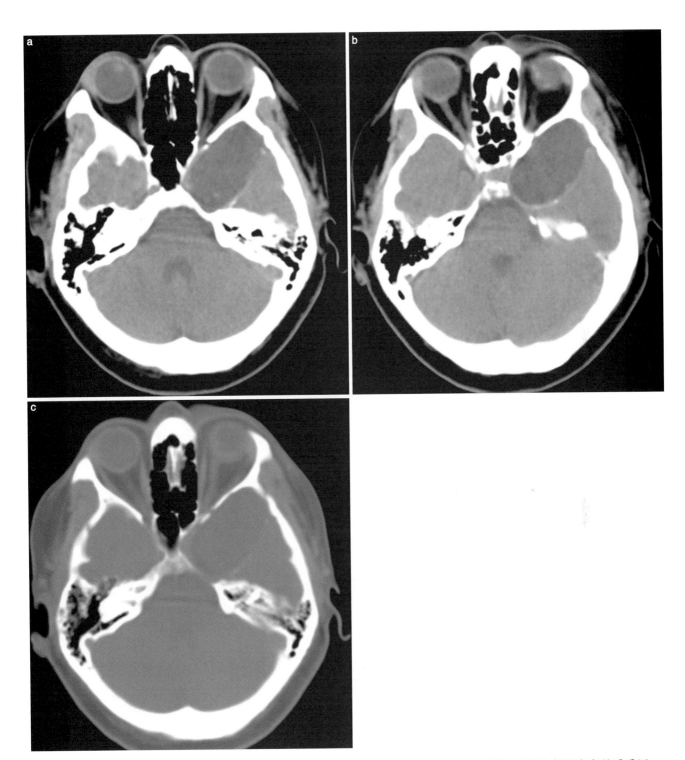

**图 16.9** 左侧颅中窝表皮样囊肿。CT（a~c）示病灶呈均匀低密度（0~10HU）。CT 骨窗（c）示左侧颅中窝骨质受压变形

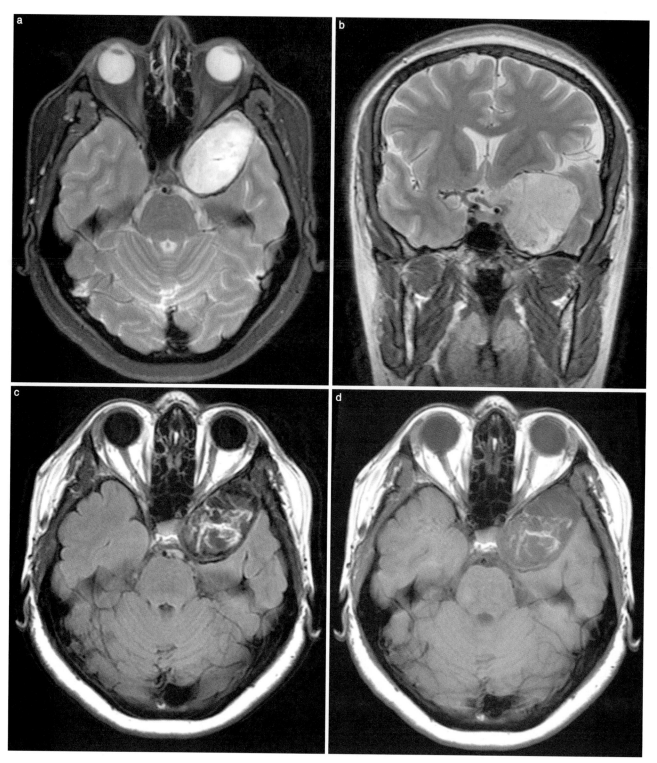

**图 16.10**　左侧颅中窝表皮样囊肿（CT 见图 16.9）。$T_2WI$（a,b）、$T_2$-FLAIR（c）、$T_1WI$（d）及 $T_1$ 压脂（e）示肿瘤信号不均,其内不含脂肪成分（$T_1$ 压脂肿瘤信号未被抑制）。DWI 呈典型高信号表现（f）。瘤内的低信号成分（非出血）在 SWAN 上信号增高（g）。肿瘤边缘明显强化（h,i）

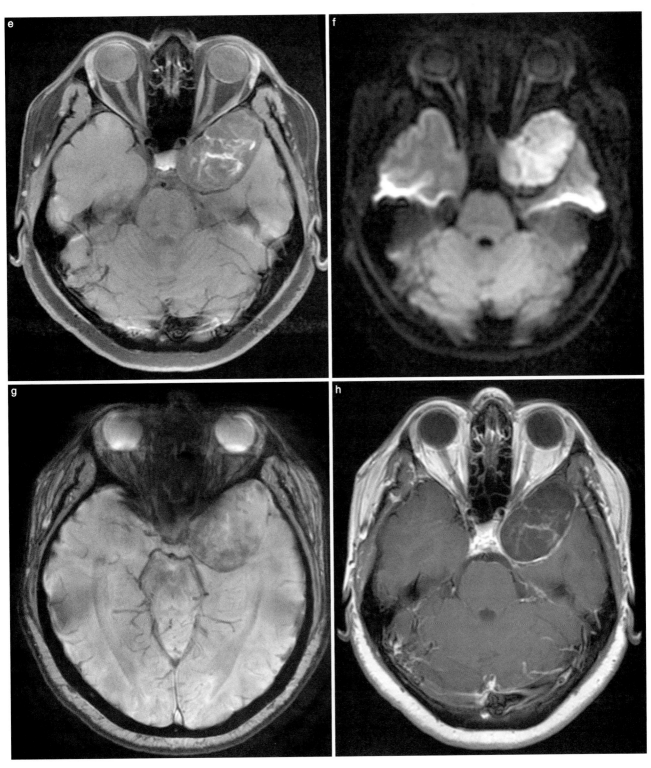

图 16.10（续）

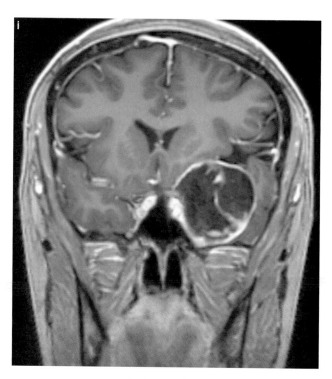

图 16.10(续)

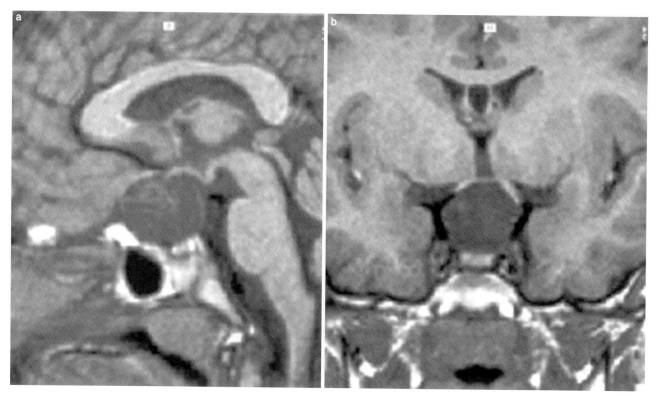

图 16.11 鞍上表皮样囊肿。T₁WI 矢状位、冠状位(a,b)及 T₂WI 矢状位(c)示鞍上巨大不均匀肿块,T₁ 呈低信号,T₂ 呈高信号

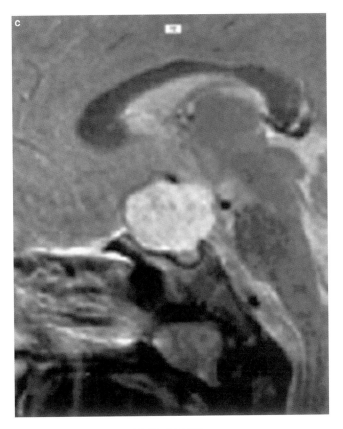

图 16.11(续)

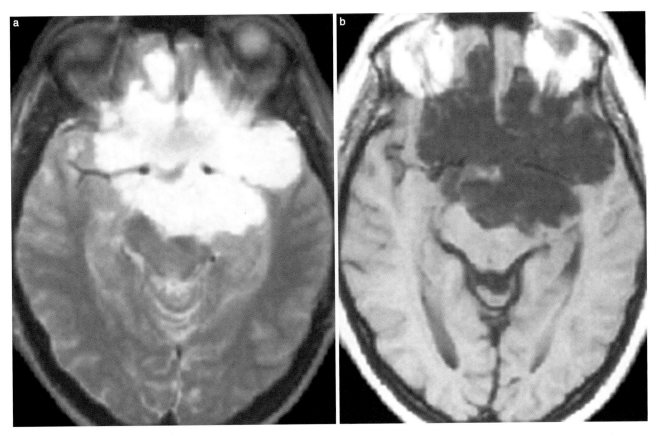

图 16.12　鞍区及鞍旁巨大表皮样囊肿。T₂WI(a)、T₁WI 轴位(b)及冠状位(c)示肿瘤呈扇贝形膨胀性生长,较脑脊液呈稍高信号,包绕大动脉、视交叉、垂体柄及垂体

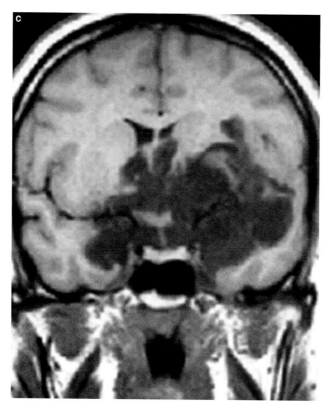

图 16.12(续)

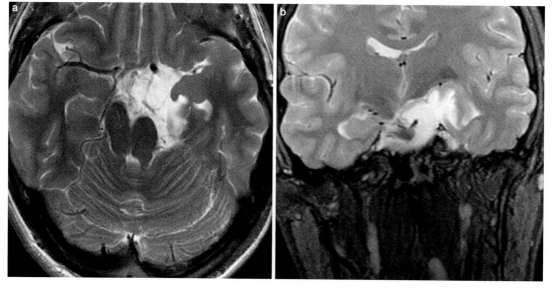

图 16.13　鞍上池、脚间池及环池表皮样囊肿。T$_2$WI(a,b)、T$_2$-FLAIR(c)、FIESTA(d)及 T$_1$WI(e)示肿瘤呈扇贝形,并向鞍上池及脑干周围池生长,DWI(f)呈典型高信号

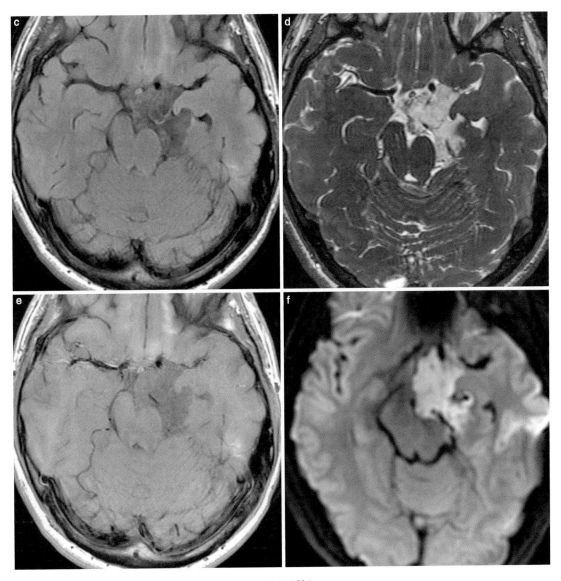

图 16.13 ( 续 )

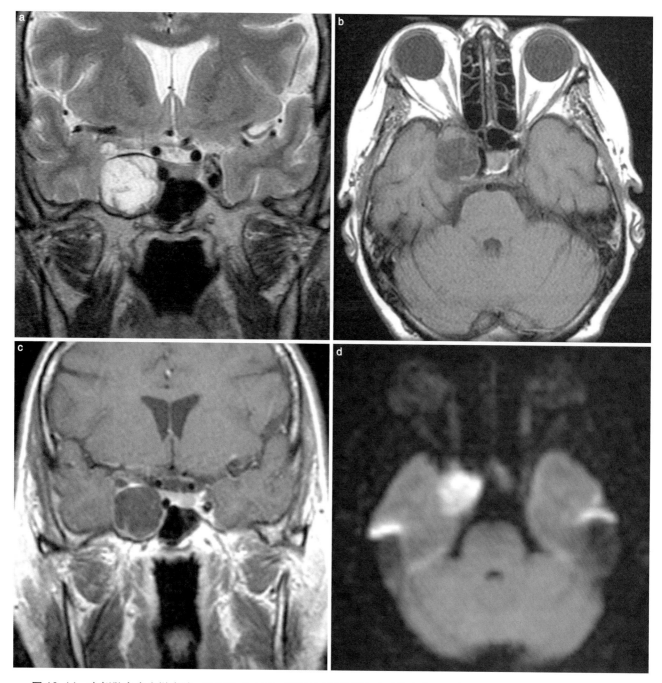

图 16.14 右侧鞍旁表皮样囊肿。T₂WI(a)、T₁WI平扫(b)及增强(c)示肿瘤位于右侧海绵窦旁,T₂呈高信号,T₁呈低信号,增强后边缘线样强化,DWI(d)呈高信号

## 16.2 垂体异常

垂体及下丘脑结构异常通常合并视神经、透明隔、颅底及上颚骨质等中线结构的异常(Naidich 等,1983)。垂体及下丘脑功能异常在临床上常表现为生长迟缓(Hoyt 等,1970)。

垂体发育不良 大多数病例在 X 线及 CT 表现为蝶鞍扁平,形态小。在 CT 上发育不良的垂体较正常垂体小,但位置未见异常。MRI 能清楚地显示垂体及垂体柄。

其他类型的垂体先天畸形只能通过 MRI 显示。因此,在先天发育迟缓的患者中,其腺垂体分泌的生长激素或其他激素缺乏(Fujisawa 等,1987;Kelly 等,1988),表现为:蝶鞍形态小,垂体前叶小,后叶正常高信号消失,垂体柄远端缺如或下丘脑灰结节出现异常高信号。在图示病例中提示神经垂体异位(图 16.15)。几乎所有此类患者均有过难产史或剖宫产史。有学者认为,围生期损伤致垂体漏斗及其血管内皮损伤,

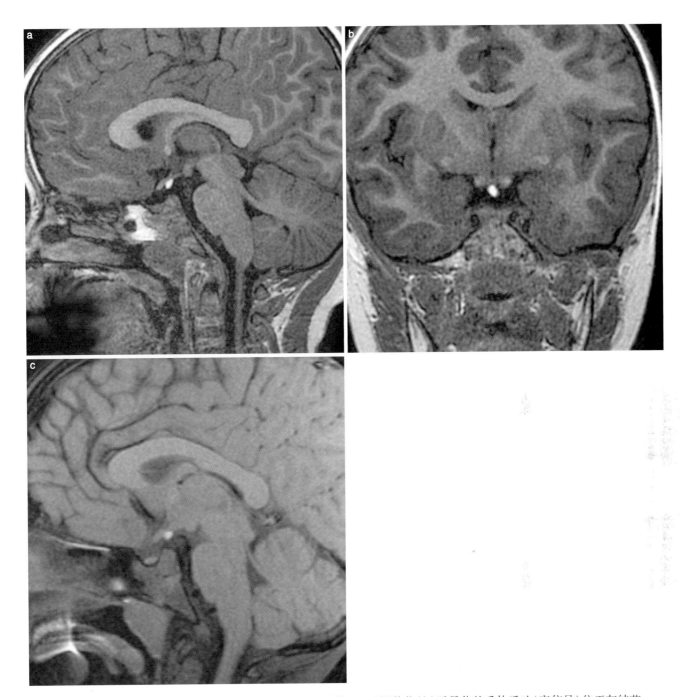

图 16.15　神经垂体异位（侏儒症儿童患者）。$T_1$WI 矢状位（a）及冠状位（b）示异位的垂体后叶（高信号）位于灰结节。垂体前叶形态小，漏斗部缺如，在压脂 $T_1$（c）上异位的垂体信号无减低。该病例诊断为神经垂体异位，而不是脂肪瘤

垂体缺乏下丘脑的刺激作用，其血供及腺垂体分泌激素减少，此时垂体后叶功能完整，将有助于鉴别三脑室底面脂肪瘤。压脂序列能鉴别神经垂体异位与脂肪瘤，压脂后异位的神经垂体信号无减低，而脂肪瘤信号会减低。脂肪瘤可见位于鞍内的神经垂体高信号（图 16.16）。

垂体柄重复畸形　可并发或不并发垂体重复畸形。它常与灰结节及乳头体畸形、基底动脉重复、颈内动脉床突上段广泛分离、先天性胼胝体发育不良及

Dandy-Walker 畸形有关。严重时会出现重复蝶鞍（两个独立的垂体窝）（图 16.17）。

垂体增生　垂体增生或肥大表现为垂体非肿瘤样增大，可达 10～15mm（图 16.18）。可分为生理性（处于青春期、孕期及哺乳期）及非生理性（与原发性甲状腺功能减退、库欣病、艾迪生病、特纳综合征、克林费尔特综合征有关）。此外，垂体非生理性增生可见于一些神经内分泌肿瘤（Osborn 等，2016），也可见于颅内血压过低及硬脑膜瘘。

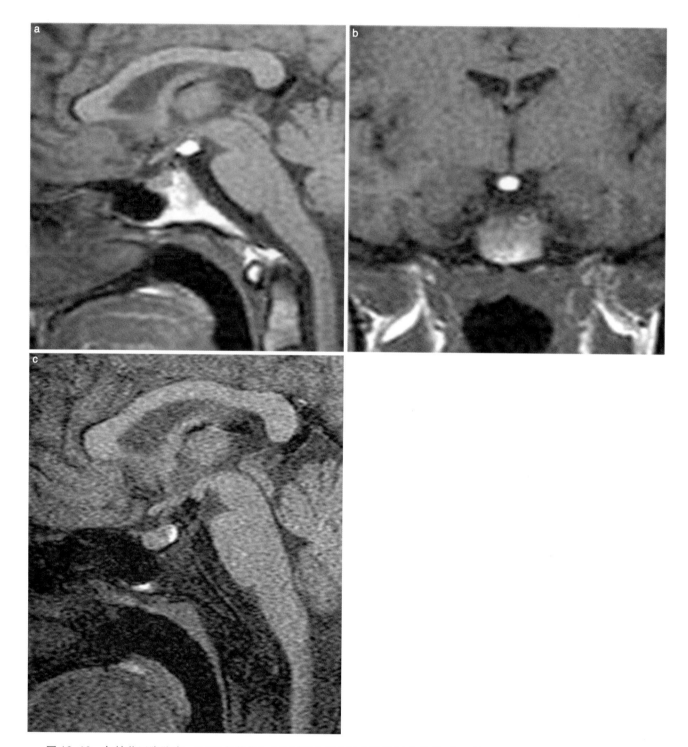

图 16.16　灰结节区脂肪瘤。$T_1$WI 矢状位（a）及冠状位（b）示小肿块呈高信号，位于第三脑室底面，压脂（c）后信号减低，但鞍内神经垂体信号未见减低，仍呈高信号

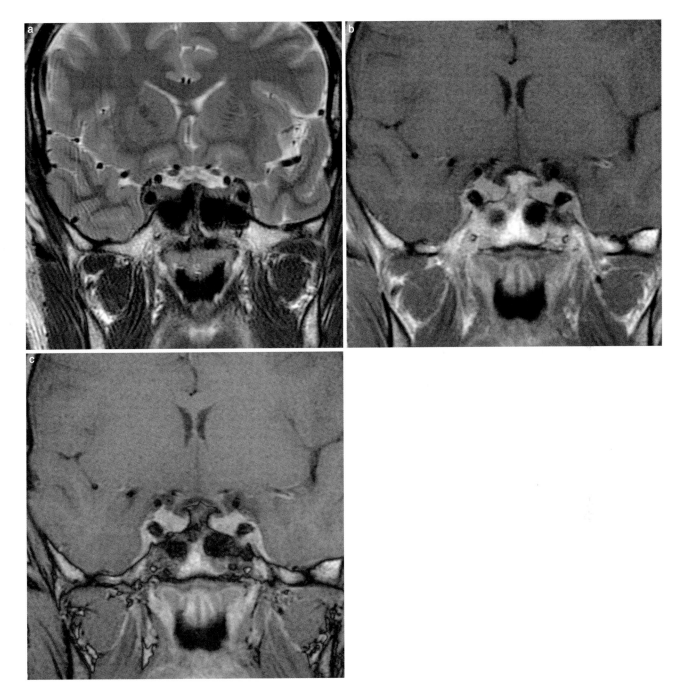

**图 16.17** 蝶骨异常并垂体及垂体柄重复畸形。$T_2WI$ 冠状位(a)及增强 $T_1$(b)示两个独立的垂体窝,两个垂体及两个垂体柄。$T_1WI$ 压脂(c)示蝶骨上缘凸起,将蝶鞍一分为二

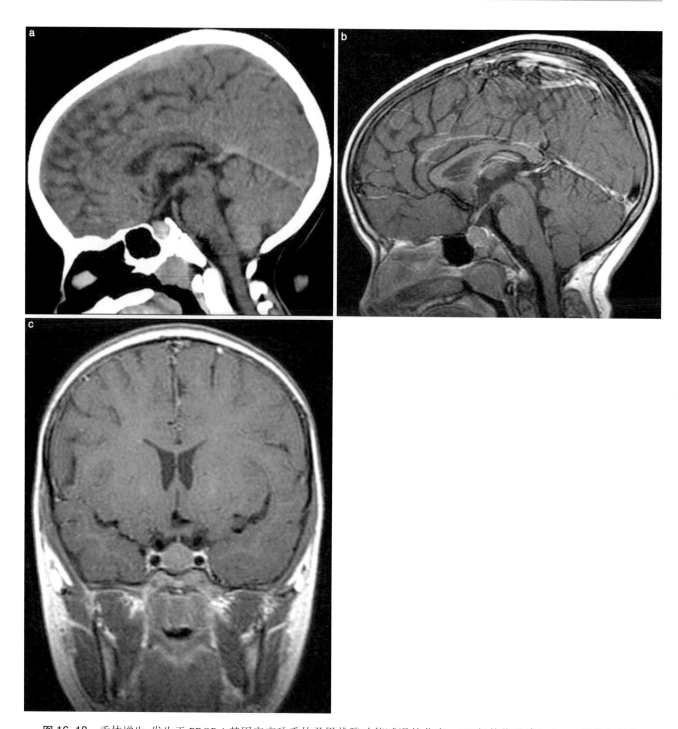

**图 16.18**　垂体增生,发生于 PROP-1 基因突变致垂体及甲状腺功能减退的儿童。CT 矢状位重建(a),T₁ 增强矢状位(b)及冠状位(c)示垂体均匀增大,增强后呈均匀强化表现

CT 及 MRI 示垂体增大,(MRI)信号均匀,MRI 冠状位其上缘轻度膨出,团注对比剂后,增大的腺垂体均匀强化。这些有助于鉴别垂体腺瘤、垂体炎及垂体转移瘤。

# 感染和炎性病变

17

垂体感染性疾病非常罕见。有一种观点认为获得性尿崩症可由下丘脑视上核和室旁核的病毒感染所致(Daughaday 1985)。过去,由于结核和梅毒在一般人群中发病率高,导致这两种感染在视交叉-鞍区很常见,而如今已比较少见(图 17.1)。如今即使细菌感染也比较少见,一般仅在脓肿形成后才会出现症状。然而,我们遇到过两例鞍旁霉菌性脓肿,目前仍在随访中。

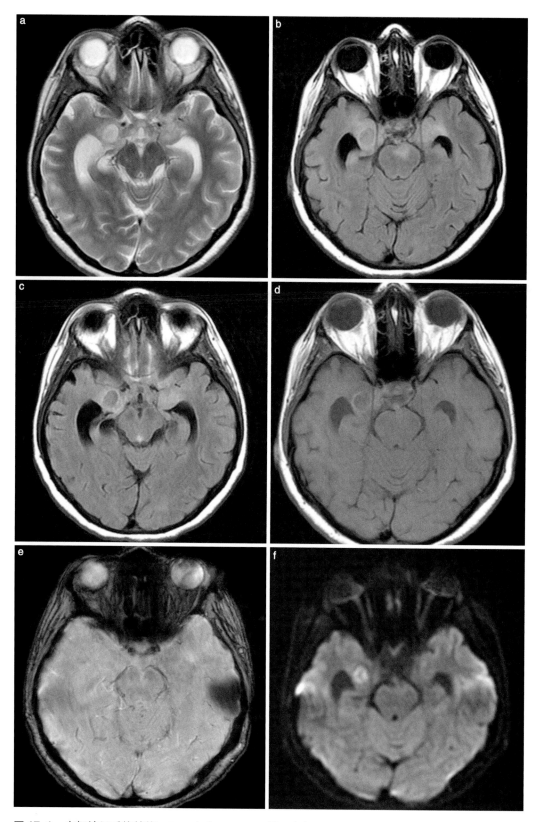

**图 17.1** 中枢神经系统结核。$T_2WI(a)$、$T_2$-FLAIR$(b,c)$和$T_1WI(d)$显示蝶鞍及双侧鞍旁区不均匀高信号,在右侧颞部可见一囊性区,其在DWI上呈圆形的结节状高信号$(f)$。SWAN上病变区域没有明显出血$(e)$。$T_1WI$增强扫描$(g、h)$和$T_1$压脂增强序列$(i)$显示在鞍旁区域可见多个边缘环形强化结节,中心坏死区域不强化呈低信号

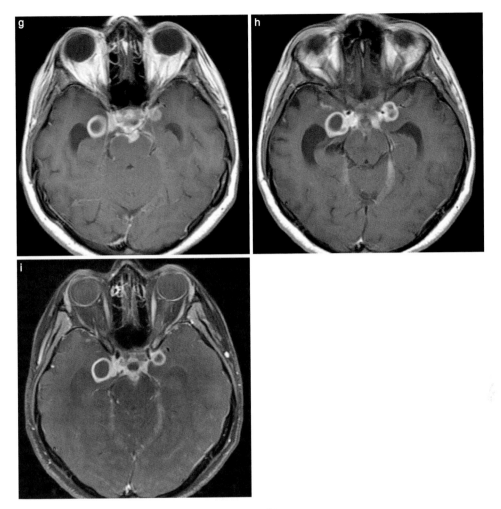

图 17.1(续)

## 17.1  垂体脓肿

垂体脓肿很罕见。其感染可通过血行播散至蝶鞍或由于蝶窦或海绵窦直接扩散至垂体(Walia 等,2010)。其他原因的蝶鞍感染包括:垂体腺瘤、Rathke 裂囊肿、颅咽管瘤等(Daningue 和 Wilson 1977;Selosse 等,1980;Gupta 1989)。最常见的临床症状包括头痛和视力丧失,这些症状通常与无功能垂体腺瘤症状相似。在极少数情况下可对蝶鞍脓肿作出诊断。

平扫 MRI 显示鞍区肿块,无法与垂体腺瘤相区别。增强后病灶呈边缘环形强化,中心无强化呈低信号(图 17.2)。DWI 序列的使用可使蝶鞍脓肿的诊断更具特异性(图 17.3)。

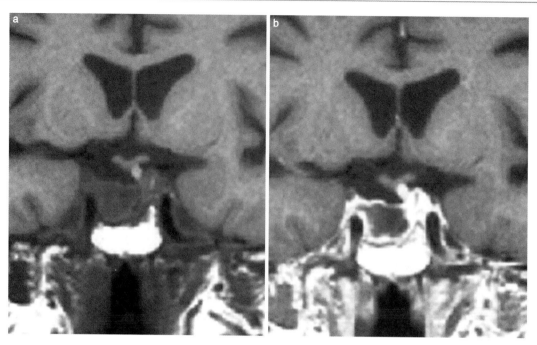

图 17.2 垂体脓肿。冠状 $T_1WI(a)$ 和增强后 $T_1WI$ 图像(b)显示脓肿边缘明显环形强化,中心坏死区域无强化

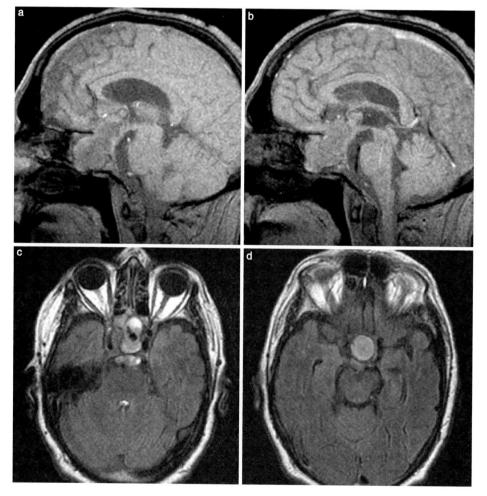

图 17.3 垂体瘤切除术后鞍内及鞍上脓肿。矢状面 $T_1WI(a,b)$ 和轴位 $T_2$-FLAIR(c、d)显示在扩大的鞍内及鞍上区可见一相对信号均匀的病灶,致第三脑室底变形。DWI(e、f)显示垂体瘤切除残腔内呈中心弥散受限表现(脓性物质)

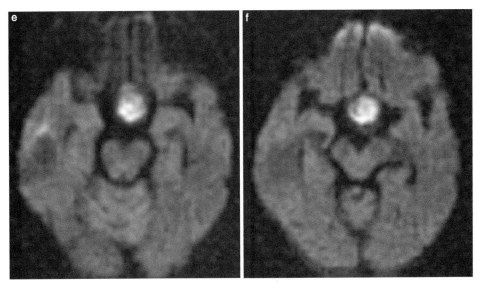

图 17.3(续)

## 17.2 鞍旁感染

鞍上池和海绵窦感染通常是感染播散的一部分，可出现在颅外感染向颅内侵犯的病例中。结核分枝杆菌和其他类型的肉芽肿性脑膜炎较易发生于颅底和鞍上池区域的脑膜。寄生虫囊肿也可位于脑池内，特别是猪囊虫病。海绵窦感染继发的血栓是眶周或其他部位感染性疾病（疖、脓肿等）的一种危险并发症。在临床上我们还遇到这样的患者，颈内动脉虹吸段动脉瘤血管内球囊栓塞术后感染导致邻近颞部脓肿形成（图 17.4）。

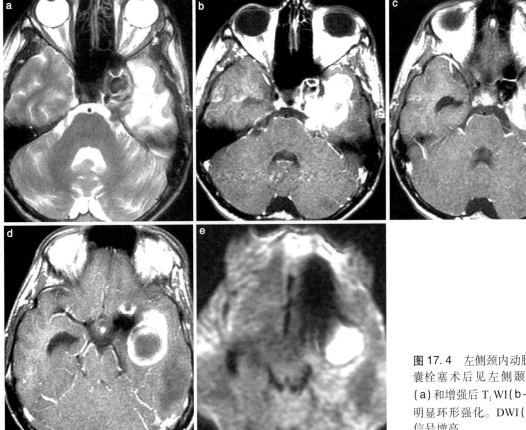

图 17.4　左侧颈内动脉囊状动脉瘤球囊栓塞术后见左侧颞叶脓肿。$T_2WI$（a）和增强后 $T_1WI$（b~d）显示脓肿呈明显环形强化。DWI（e）显示脓肿内信号增高

## 17.3　黏液囊肿

黏液囊肿　是位于副鼻窦内的占位性病变(Delfini 等,1993)。如果位于蝶窦,则需要与视交叉-鞍区肿瘤相鉴别。黏液囊肿常见于 10 岁以下小孩,但成人也可发生。通常由于鼻窦炎症,致使鼻窦引流不畅导致黏液积聚。创伤或者肿瘤可能伴有继发的黏液囊肿。

如果黏液囊肿感染,则称为黏液脓肿(Stankewich 1989)。

黏液囊肿通常表现为填充于鼻窦腔内边界清楚的病变。蝶窦常见,可致蝶窦腔明显扩大。在 CT 上,黏液囊肿表现为低密度。在 MRI 上,黏液囊肿的信号多变。据我们观察,黏液囊肿通常在 $T_1WI$ 及 $T_2WI$ 上呈高信号,这可能与内容物中蛋白含量较高或有血液成分有关(图 17.5~图 17.8)。

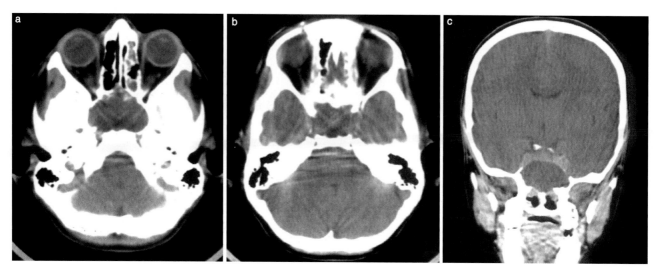

图 17.5　蝶窦黏液囊肿。CT 轴位扫描(a、b)和冠状增强扫描(c)显示扩大的蝶窦内一低密度病变,伴蝶鞍上抬

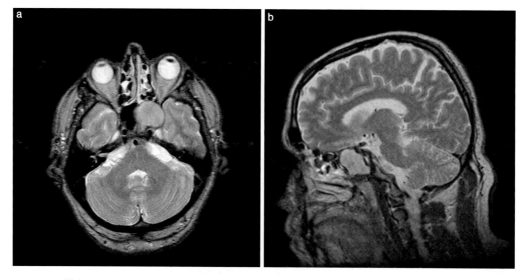

图 17.6　蝶窦左份黏液囊肿。$T_2WI(a、b)$、轴位(c、d)和冠状位(e、f)$T_1WI$ 显示蝶窦扩大,左侧海绵窦受挤压。黏液囊肿在 $T_2WI$ 呈中等高信号,在 $T_1WI$ 呈高信号,这是由于其内含大分子蛋白成分。蝶窦内增厚的黏膜信号较黏液囊肿内容物稍低(箭头)

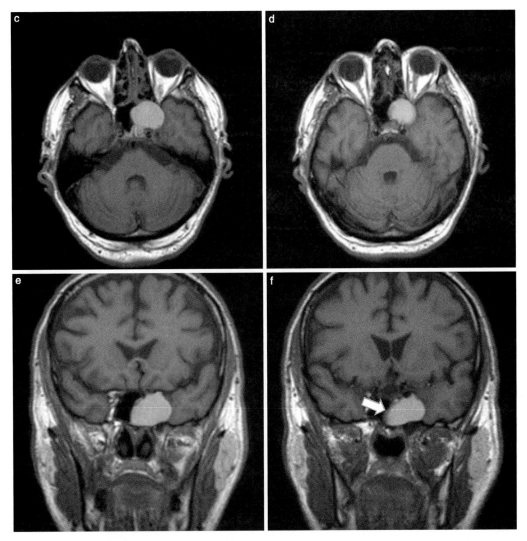

图 17.6(续)

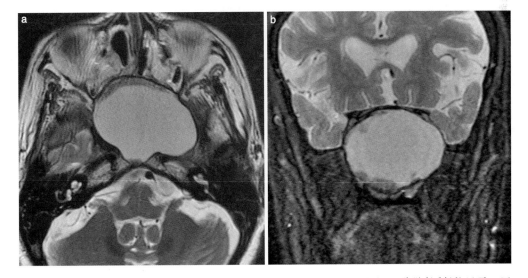

**图 17.7** 蝶窦巨大黏液囊肿。$T_2WI(a、b)$、$T_2$-FLAIR(c)、$T_1WI(d、e)$ 和 $T_1$ 脂肪抑制(f)显示一巨大高信号囊性病灶位于扩大的窦腔内。蝶窦内过度增生的黏膜与黏液囊肿内容物相比,信号稍低,特别是在 $T_2WI$ 序列。病灶在脂肪抑制后仍然呈高信号。DWI(g)病灶为低信号,因此排除了脓肿或表皮样囊肿的诊断。增强 $T_1WI(h、i)$ 示蝶窦增厚黏膜强化

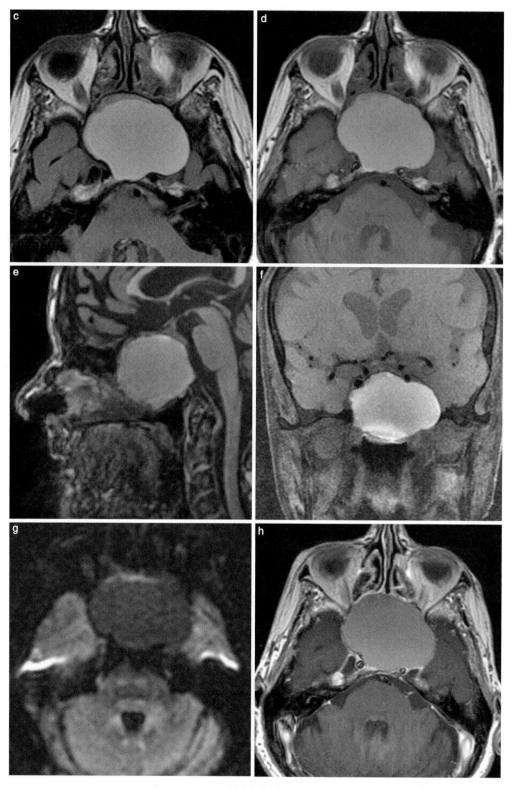

图 17.7(续)

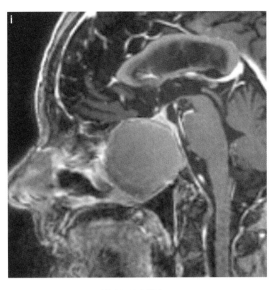

图 17.7（续）

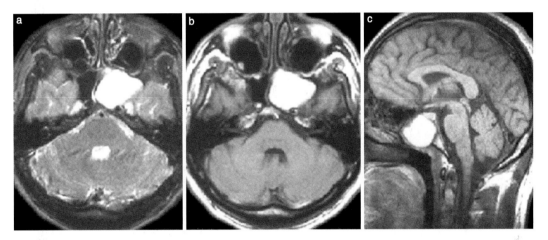

图 17.8　蝶窦左份黏液囊肿。轴位 $T_2WI$（a）和 $T_1WI$（b），矢状 $T_1WI$（c）显示蝶窦扩大。黏液囊肿由于蛋白含量高，在 $T_1WI$ 和 $T_2WI$ 均呈高信号

## 17.4　淋巴细胞性垂体炎

　　淋巴细胞性垂体炎是垂体一种罕见的炎性病变。通常见于孕晚期或产后。其可能是一种自身免疫性疾病，同时可伴有其他自身免疫性内分泌疾病，如桥本甲状腺炎。在某些病例中，外周血可以检测到催乳素的自身抗体。常累及垂体前叶和垂体柄。其主要病理特点是腺垂体内 T 淋巴细胞、B 淋巴细胞、浆细胞和嗜酸性粒细胞的弥漫性浸润；可能还会出现淋巴滤泡。炎症慢性期，可观察到广泛的纤维化。其发生于女性患者，常表现为头痛、记忆力减退、产后闭经、泌乳障碍，或以上多种症状同时出现。垂体激素减少。可表现为尿崩症。其发生率不超过蝶鞍区域所有病变的 1%～2%（Osborn 等，2016）。

　　影像表现　CT 及 MRI 图像显示垂体前叶弥漫增大，但没有局灶性异常改变，腺垂体直径可达到 2cm。垂体柄增粗通常多发生于下部。受累部分在 CT 和 MRI 增强扫描后均呈明显均匀强化（Quencer 1980；Levine 等，1988）。垂体炎需要与垂体腺瘤及垂体脓肿相鉴别。

## 17.5　神经系统结节病

　　结节病　是一种病因不明的慢性多系统炎性病变。肺的淋巴结最常受累，其次是皮肤和眼睛。中枢神经系统受累大约占结节病患者的 5%。中枢神经系统结节病在男性和女性均可发病，女性发病率较男性发病率略高。中枢神经系统任何位置都可累及。当累及下丘脑-垂体系统时常常表现为尿崩症，或一种或多种垂体前叶激素缺乏。临床表现完全取决于受累部位。发病通常无痛，但逐渐进展。该病常常对类

固醇治疗敏感。

　　MRI 显示垂体漏斗部及第三脑室底增厚,脑神经、软脑膜增厚变形(Scott 1993)。在 MRI 上病变部位没有特异性,这也使准确诊断该病很困难,除非能证实患者患有系统性结节病。颅内和脑膜散在多发结节能提示该诊断,增强扫描可见软脑膜明显强化。

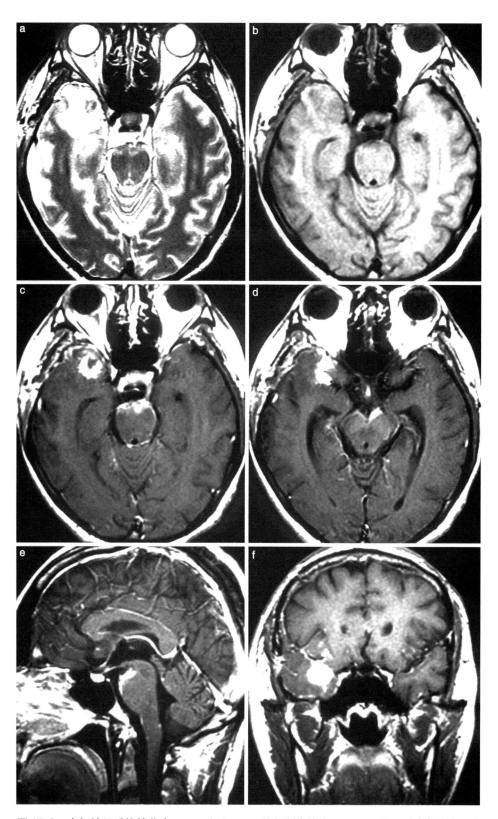

**图 17.9**　中枢神经系统结节病。$T_2WI(a)$、$T_1WI(b)$ 及增强后 $T_1WI(c~f)$ 显示右侧颞部、脑干、脚间池内广泛强化病灶

## 17.6 Tolosa-Hunt 综合征

Tolosa-Hunt 综合征 是海绵窦的先天性炎性疾病。临床表现为明显的眶后疼痛,常累及第三、四及第六对脑神经和第五对脑神经第一支,但很少累及视神经和颈内动脉海绵窦段的交感神经节。症状可持续几天或几周,可自发性缓解并复发。这一疾病发展过程类似于眼眶的炎性假瘤(Kline 和 Hoyt 2001)。

影像表现 CT 通常没有任何改变(Aron-Rosa 等,1978)或表现为一些非特异性改变,如海绵窦不对称扩大,桥前池内强化,或是眶尖异常的软组织密度(Kwan 1987)。MR 可显示受累一侧海绵窦扩大,同时病变在 $T_1WI$ 与眶内肌信号相仿,在 $T_2WI$ 与脂肪信号相当。眶尖的扩大也可以观察到,这提示 Tolosa-Hunt 综合征与眼眶炎性假瘤有相似的病理基础(Yousem 等,1989)。该病类固醇治疗有效。鉴别诊断包括结节病、脑膜瘤、淋巴瘤、海绵窦转移瘤和放线菌病(Battineni 等,2007)。

## 17.7 Sheehan 综合征

怀孕后腺垂体结构发生显著的变化。这一变化导致垂体对不同的致病因素(如分娩时大出血所致的缺血)的敏感阈值明显下降。结果,一些产妇在产后较早时期发展为垂体前叶缺血性坏死,同时可能伴有坏死区域的出血和"休克样"反应(Sheehan 和 Stanford 1961)。在 MRI 上显示垂体前叶的增大,如伴有出血,则影像上类似于垂体梗死的表现。

## 17.8 朗格汉斯组织细胞增多症

朗格汉斯组织细胞增多症是一组以组织细胞(巨噬细胞)增殖为特征的疾病。也称为:组织细胞增多症 X、Hand-Schüller-Christian 病、嗜酸性肉芽肿、Taratynov 病、Letterer-Siwe 病。其是一种罕见病,在儿童的发病率为每年每一百万儿童中 3~4 例发病,在成人更为少见。该病可单系统(累及一个器官或系统)或多系统(累及两个或两个以上器官或系统)发病(D'Ambrosio 等,2008)。单系统疾病可表现为单一的病灶或两个及两个以上的病灶(多发),可伴或不伴重要器官功能的损害。

在单个肿块病变的病例中,常典型地累及颅顶骨,而下丘脑-垂体系统通常不被累及。多中心性的朗格汉斯组织细胞增多症是一种更具侵袭性的疾病,通常发生在儿童,25%的病例可以表现为典型的临床三联症:尿崩症、突眼、局灶性颅骨溶骨性骨质破坏(Hand-Schüller-Christian 病)。这些病例中,肉芽肿性炎可发生于下丘脑或垂体柄。首发于其他器官或系统的组织细胞增多症常常可累及中枢神经系统。常累及颅底和颅顶骨、后颅窝结构如脑干、小脑半球;视交叉-鞍区则很少受累。中枢神经系统的组织细胞增多症常首先累及软脑膜和蛛网膜下腔,继而侵犯下丘脑和垂体。

影像表现 CT 图像显示垂体柄增粗,第三脑室底增厚,增强扫描后垂体柄和三脑室底强化明显(图 17.10)。MRI 常可观察到下丘脑在 $T_2WI$ 上呈高信号,垂体柄增粗(Tien 等,1990;Maghnie 等,1992)。这些变化在 MRI 的矢状面和冠状面较 CT 显示更佳(图 17.11 和图 17.12);然而,增强 CT 的冠状面也很有用。在骨质病变区域行活检可确诊。在我们收集的确诊组织细胞增多症 X 的病例中,其中有一个病例值得一提,该病例表现为脑实质内多发病变并累及脑干,与弥漫性胶质瘤表现很相似(图 17.13)。

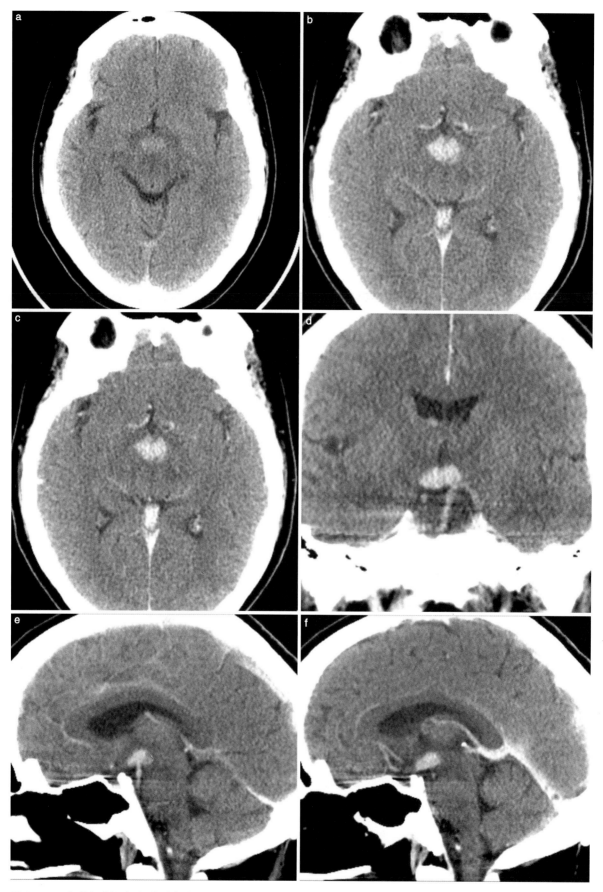

**图 17.10** 朗格汉斯组织细胞增多症。平扫 CT( a) 和轴位及重建增强 CT( b~f) 示第三脑室底一小圆形高密度强化结节,伴周围脑组织水肿

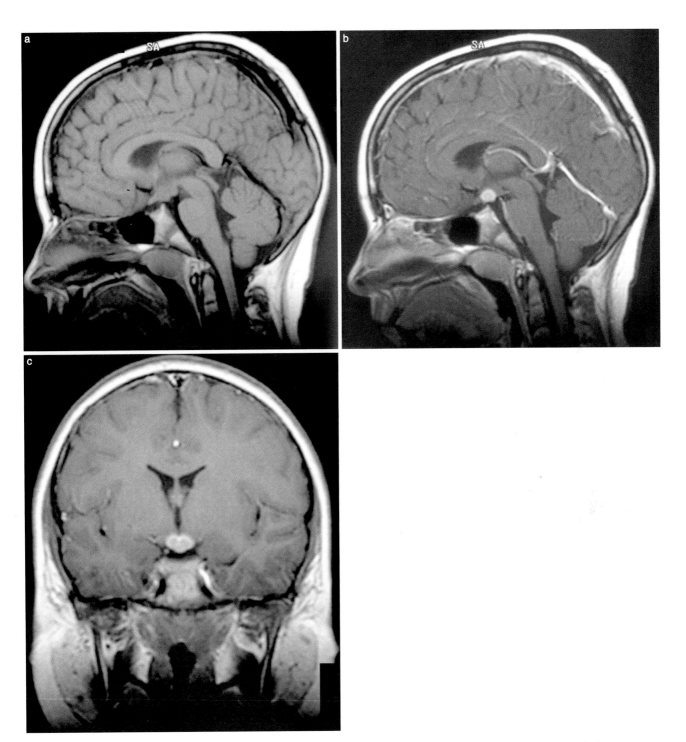

**图 17. 11**　朗格汉斯组织细胞增多症。矢状面 $T_1$WI（a）示垂体柄及第三脑室底区域一等信号结节。增强扫描 $T_1$WI（b、c）显示病变明显强化

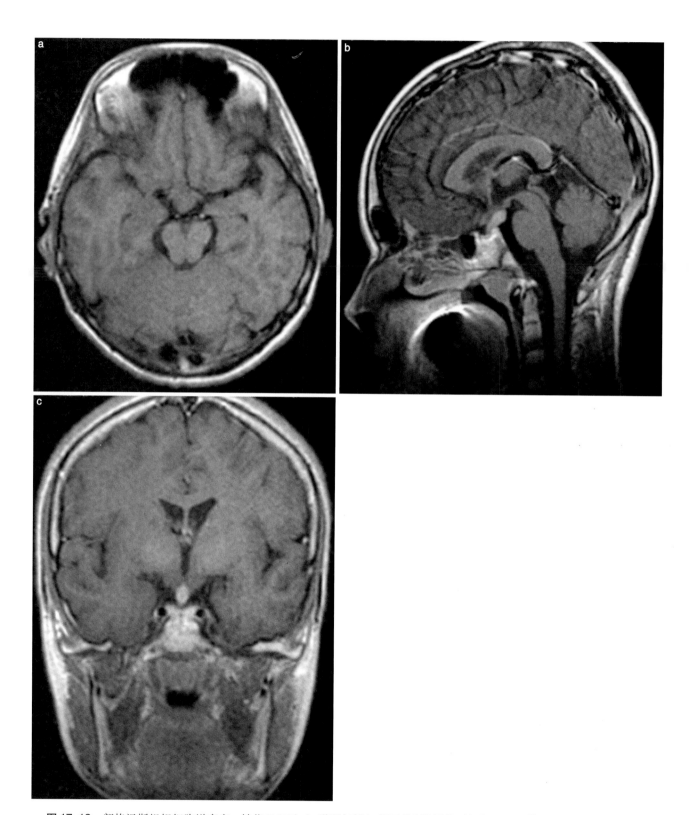

图17.12　朗格汉斯组织细胞增多症。轴位 $T_1WI$（a）、增强扫描矢状面（b）及冠状面（c）$T_1WI$ 图像显示垂体柄区域一强化结节

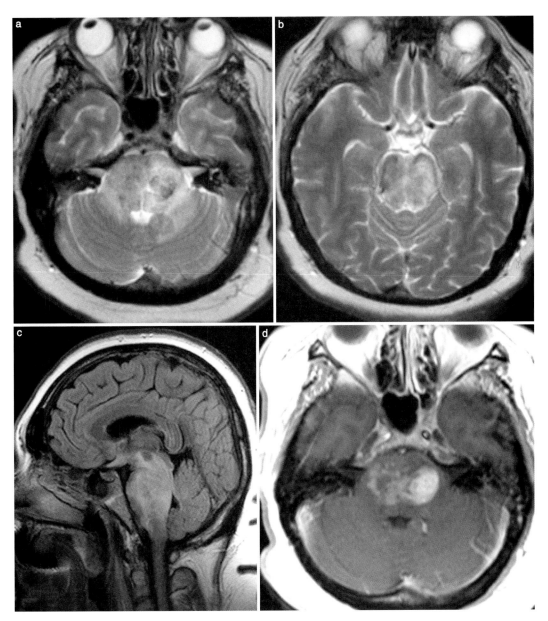

**图 17.13** 朗格汉斯组织细胞增多症。在此病例中，$T_2WI(a、b)$、$T_2$-FLAIR(c)、增强后 $T_1WI(d~f)$ 显示脑干上弥漫浸润性生长病变并强化。这一浸润性生长病变与弥漫性胶质瘤影像表现相似

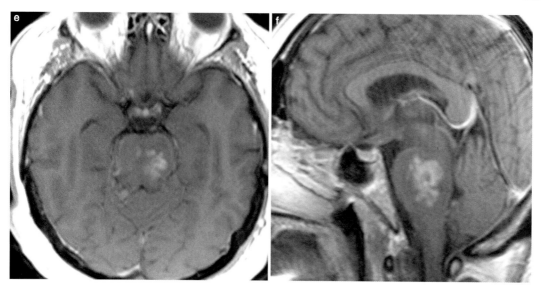

图 17.13(续)

# 先天性和非肿瘤性病变

**18**

## 18.1　灰结节错构瘤

　　**灰结节错构瘤**　是一种罕见的先天性肿块性病变,多见于男孩。病变位于乳头体及垂体柄之间。错构瘤不是真性肿瘤,而是一种先天性非肿瘤性的组织异位。组织学上,错构瘤由小神经元和大神经元,星形胶质细胞和少突星形胶质细胞聚集而成,并与灰结节组织成一定比例混合(Matsko 和 Korshunov 1998)。灰结节错构瘤不侵犯周围结构,但是能缓慢进展,有时能达到很大的体积。最常见及最早的临床症状为性早熟,大约在 2 岁出现。其他临床症状包括癫痫和行为异常,这些症状在错构瘤直径达 10mm 以上可有发生(Mittal 等,2013)。

　　**影像表现**　错构瘤的中枢影像有可能仅在 CT 和 MRI 显示。CT 上,错构瘤表现为与脑组织相当的等密度肿块,位于视交叉区域或脚间池,被脑脊液勾勒出清楚的边界。增强扫描不强化。因此,CT 上 1cm 以下的病变可能会被漏诊(图 18.1)。在 $T_1$WI 上病变位于灰结节或乳头体区域,呈等信号肿块,在三平面成像上均能清楚显示(图 18.2)。在 $T_2$WI 及 $T_2$-FLAIR 上,病变信号多变,可表现为等信号或稍高信号。增强扫描信号未见改变,这是灰结节错构瘤的一个特征,可与其他病变,如毛细胞星形细胞瘤相鉴别(图 18.3 和 18.4)。灰结节错构瘤的特点还表现为在长时间随访一般不会增大,也不会出现侵袭性(放疗情况除外)。在临床工作中,我们发现灰结节错构瘤在放疗一年后出现异常强化,这可能是由于射线直接破坏了错构瘤组织(图 18.5)。下丘脑错构瘤的患者,可能伴发中枢神经系统其他发育异常,如胼胝体发育不全或皮层发育不全,这些病变可引起癫痫(Freeman 等,2004)。有时错构瘤病灶体积较大可引起邻近结构受压变形(图 18.6)。该病需与第三脑室底胶质瘤进行鉴别。

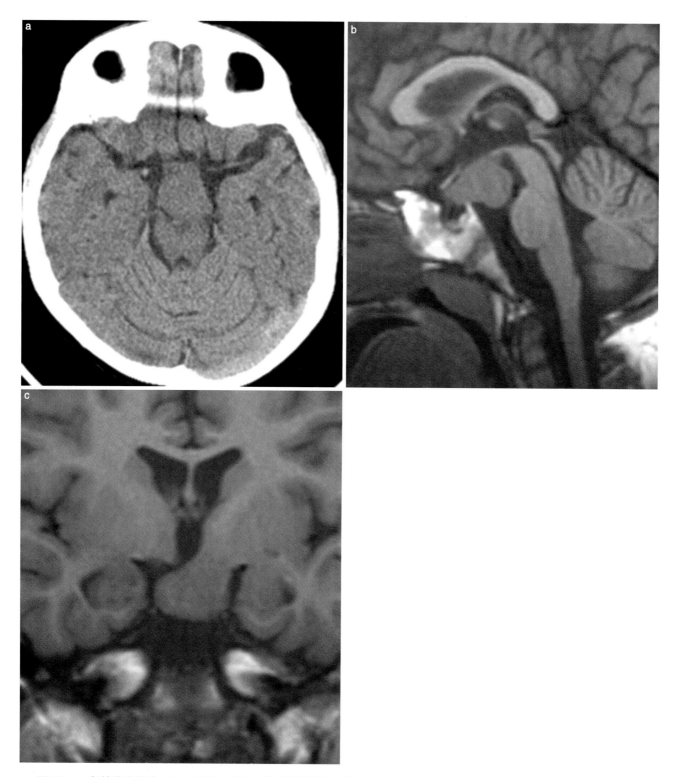

**图 18.1**　灰结节错构瘤。CT 扫描(a)显示一等密度肿块位于视交叉和脚间池区域。矢状(b)及冠状(c)$T_1WI$上,错构瘤与脑组织相比呈等信号

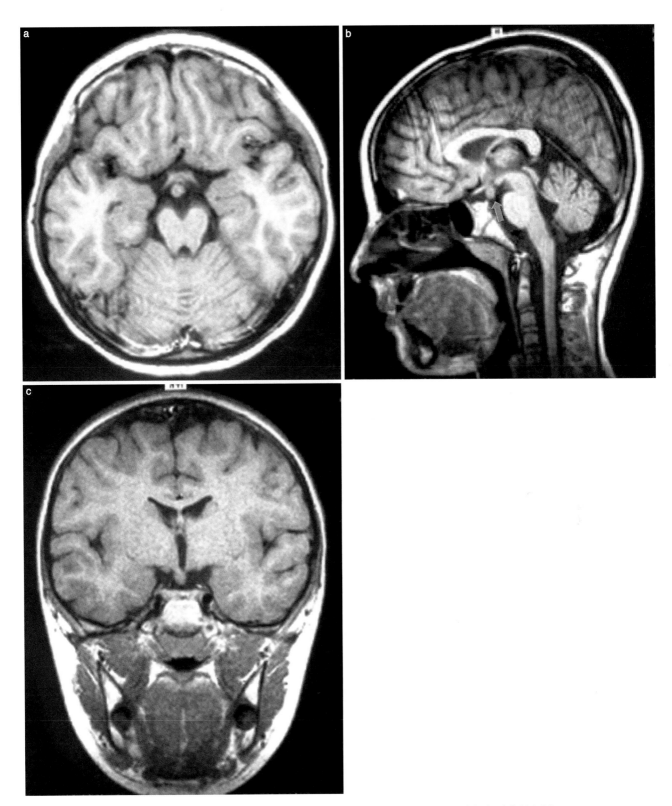

图 18.2 微小灰结节错构瘤(箭头所示)。在 $T_1WI$ 上(a~c)错构瘤与灰质信号相同

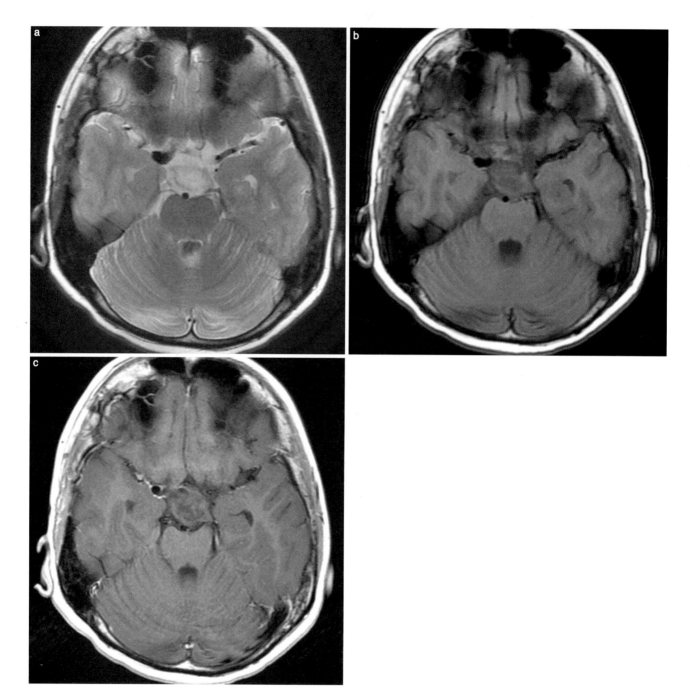

图18.3　灰结节错构瘤。$T_2WI$(a)、$T_1WI$(b)、增强$T_1WI$(c)显示鞍区与灰质相比混杂信号肿块($T_2$呈高信号)。病变增强扫描不强化

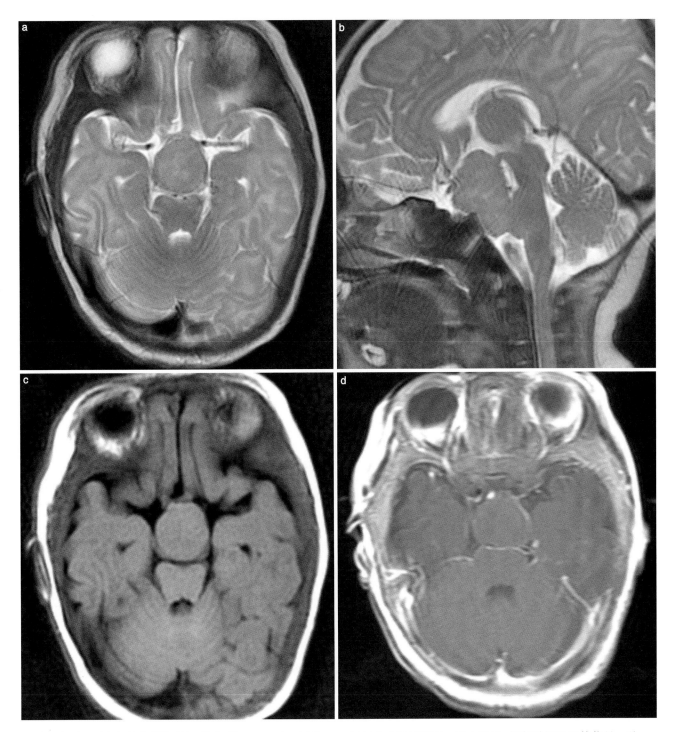

图 18.4 巨大灰结节错构瘤(3 岁儿童)。$T_2WI$( a、b) 和 $T_2$-FLAIR( c) 显示鞍区一巨大肿块,与灰质相比呈等信号。肿块压迫脑干。增强 $T_1WI$( d~f) 示错构瘤无强化

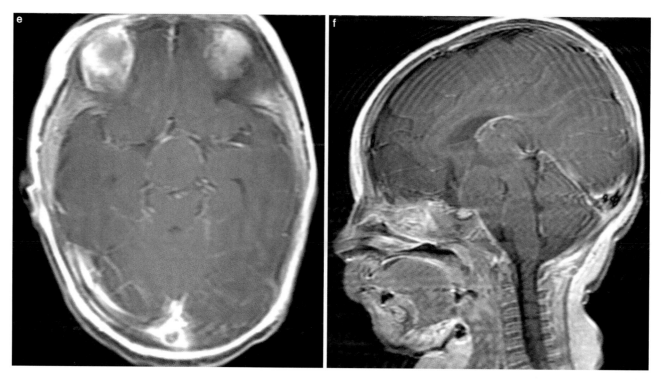

图 18.4(续)

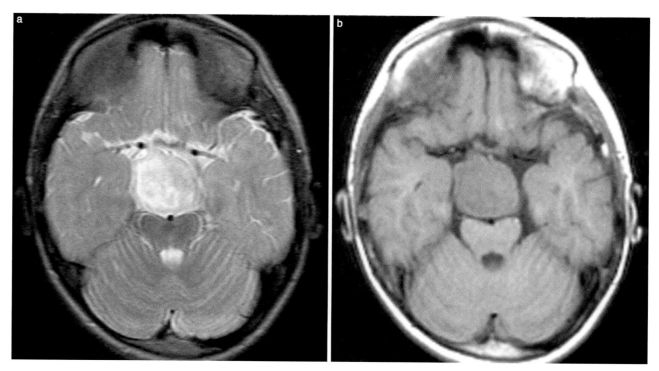

**图 18.5**　儿童患者灰结节错构瘤放疗一年后。轴位 $T_2WI(a)$、$T_1WI(b)$、增强轴位(c、d)、矢状位(e)和冠状 $T_1WI(f)$ 发现错构瘤内出现强化区域(箭头所示)

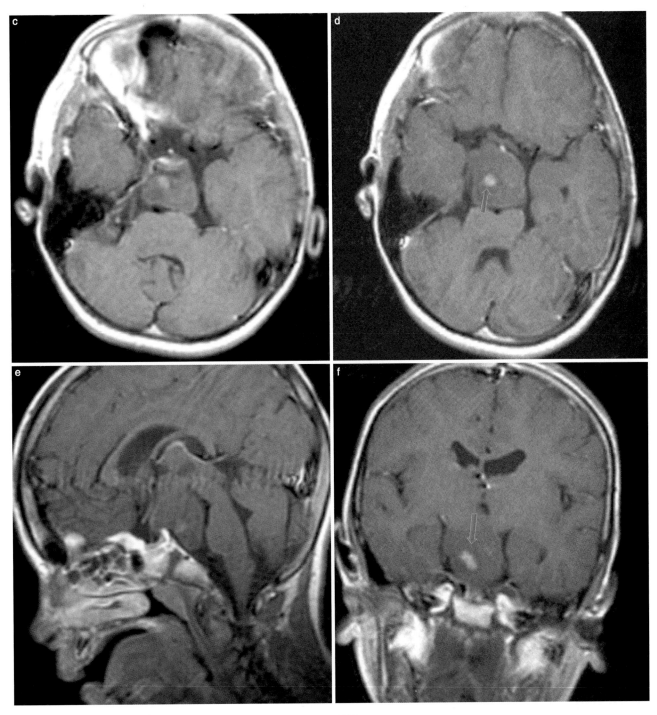

图 18.5(续)

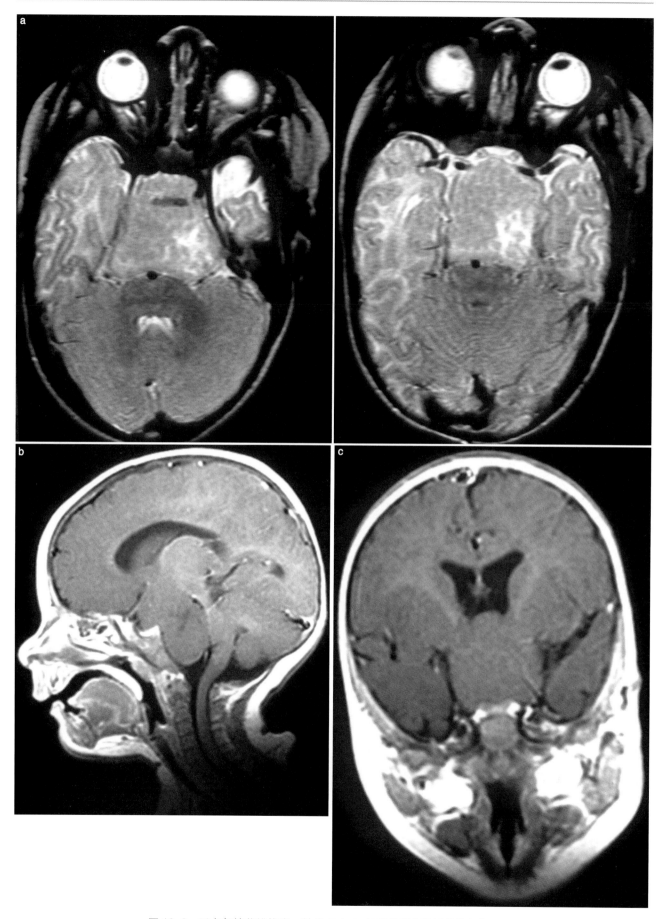

图 18.6　巨大灰结节错构瘤。轴位 $T_2$(a)、矢状位(b)及冠状位(c)$T_1$WI

## 18.2 Rathke 裂囊肿

*Rathke* 裂囊肿(*rathke cleft cysts,RCC*) 是一种非肿瘤性囊肿,可位于鞍内,也可位于鞍内及鞍上区域(Voelker 等,1991;Esteves 等,2015)。它占颅内原发性肿瘤的比例不足 1%,根据 Teramoto 等(1994)对 1 000 例尸检结果表明,无症状的 Rathke 裂囊肿约占 1.3%。大部分 Rahtke 裂囊肿(87%)位于中线区,其余的则可偏中线分布。Rahtke 裂囊肿起源于胚胎时期颅咽管鳞状上皮的残余腔隙(Rathke 囊),囊肿壁被覆单层立方纤毛柱状上皮或柱状上皮和杯状细胞。囊腔内富含黏液或清亮液体。囊肿壁钙化很罕见。Rahtke 囊肿常位于蝶鞍中心区域,大小可为几毫米到 1~2cm 不等。RCC 任何年龄均可发生,然而成人更常见。

临床上 Rahtke 囊肿多无症状;一些患者因囊肿较大压迫垂体或视交叉而产生相应症状(Kim 等,2004)。临床症状包括头痛,视力丧失,各种内分泌功能失调:包括垂体功能减退和尿崩症。

**影像表现** CT 上,Rathke 囊肿表现为圆形或分叶状的鞍内或鞍上低密度肿块,增强扫描后不强化。MRI 上,Rathke 囊肿多为圆形或卵圆形,位于垂体前叶与后叶之间(图 18.7 和图 18.8)。病灶内信号均匀,与脑脊液相比,在 $T_1WI$ 呈等或高信号,$T_2WI$ 呈等或低信号,这可与颅咽管瘤相鉴别(Woo 等,2000)。当囊内有出血或感染时,信号可变得不均匀。当 Rathke 囊肿内黏液成分较多时,在 MRI 上则很难与表皮样囊肿相鉴别——因为两种病变在 $T_1WI$ 及 $T_2WI$ 上均呈高信号(Ross 等,1992)。

当 Rathke 囊肿内为浆液性成分时,MR 信号与脑脊液相似。当 Rathke 囊肿内含有表层脱落细胞成分,则很难与实性肿瘤相鉴别,这时增强扫描有助于诊断:实性肿瘤增强后强化,而囊肿无强化(图 18.9)。

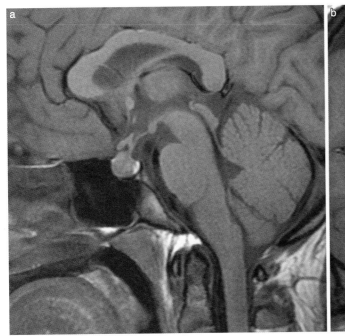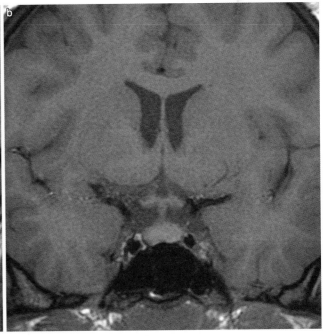

**图 18.7** Rathke 裂囊肿。矢状(a)、冠状(b)$T_1WI$ 和冠状 $T_2WI$(c)显示垂体前叶稍增大,并可见垂体内一圆形 $T_2$ 低信号病变。神经垂体在 $T_1WI$ 呈特征性高信号。增强扫描 $T_1WI$(d-轴位;e,f-矢状位)示囊肿位于腺垂体和神经垂体之间(箭头),增强后无强化

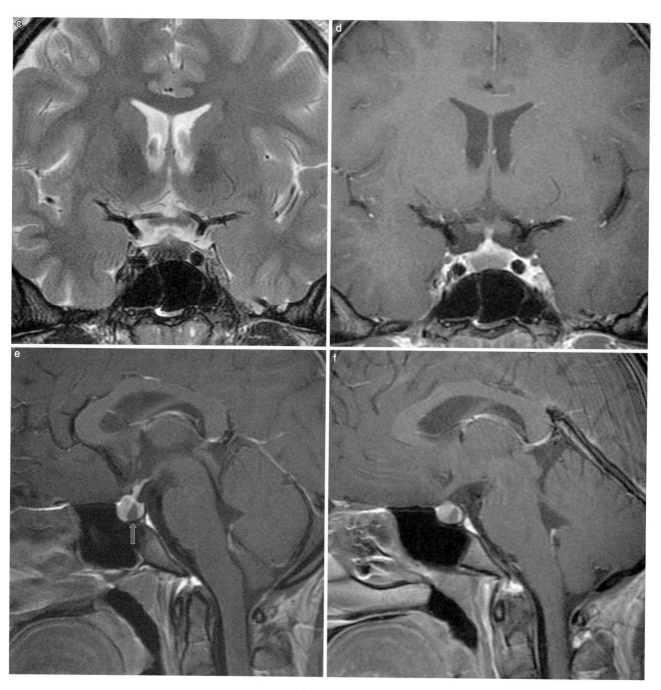

图 18.7(续)

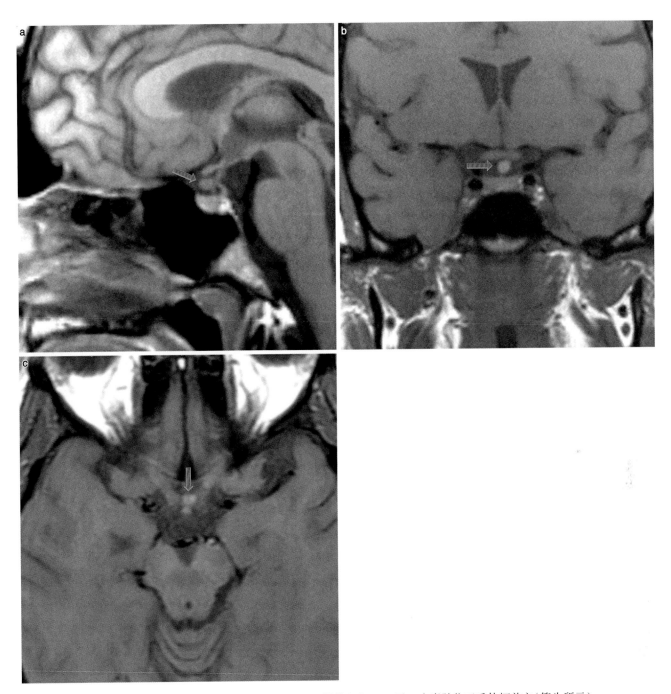

图 18.8 Rathke 裂囊肿。矢状(a)、冠状(b)和轴位(c)T₁WI 示一小囊肿位于垂体柄前方(箭头所示)

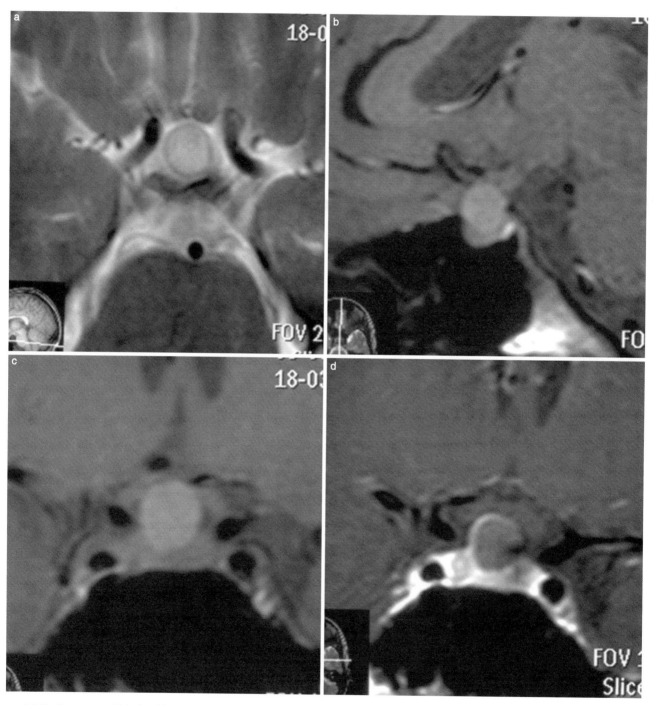

**图 18.9**　Rathke 裂囊肿。轴位 $T_2WI(a)$、矢状位 $(b)$、冠状位 $(c)T_1WI$ 和增强后 $T_1WI(d\sim f)$ 显示鞍上一圆形高信号无强化病灶

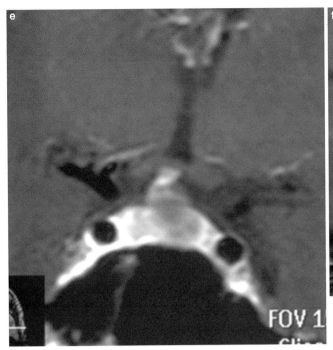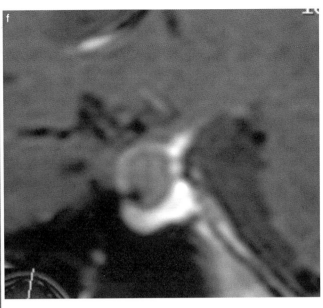

图 18.9（续）

## 18.3　蛛网膜囊肿

蛛网膜囊肿　是先天性脑外蛛网膜起源的囊肿，内填充脑脊液。通常在 CT 和 MRI 上偶然发现，但最常见的发生区域为颞窝的前 1/3，蛛网膜囊肿占颅内所有非创伤性肿瘤约 1%（Ciricillo 等，1991），10% ~ 15% 的蛛网膜囊肿位于视交叉-鞍区（Wiener 等，1987），且这些患者多为（约 75%）儿童（Wester 1992）。目前推测蛛网膜囊肿是由软脑膜的异常所致，然而，它的确切病理机制仍不清楚。蛛网膜囊肿可能很小且没有临床症状，但当它达到一定体积就可以产生相应的临床症状（图 18.10 和图 18.11）。原发性蛛网膜囊肿为先天性病变，继发性蛛网膜囊肿则发生于脑膜炎、手术、创伤等之后，各种原因所致的蛛网膜瘢痕可构成继发性蛛网膜囊肿的壁。蛛网膜囊肿在男性的发病率是女性的 4 倍；它常位于脑池内并致脑池扩大。视交叉-鞍区的蛛网膜囊肿占该区域所有占位性病变的比例少于 1% ~ 2%。

影像表现　CT 图像上蛛网膜囊肿表现为一边界清楚、无强化的低密度病变。邻近骨质常可呈膨胀性改变，提示该病是一个长期慢性生长的过程（图 18.12）。在 MRI 上，蛛网膜囊肿呈一边界清楚、信号均匀的病变，在所有序列上均与脑脊液信号相同（Garcia Santos 等，1993）。邻近结构信号无改变。鞍上区蛛网膜囊肿如长期存在则可能导致颅骨的变形。在中颅窝区域的蛛网膜囊肿可致蝶骨大翼变形并可累及前颅窝和斜坡区域。蛛网膜囊肿壁增强扫描不强化。蛛网膜囊肿与脑脊液相比呈等信号，这可以与其他囊性病变相鉴别（表皮样囊肿，CPH）。MR 脊髓造影能帮助区别蛛网膜囊肿的范围和脑脊液腔隙，因为脑脊液腔可产生搏动伪影。然而，如果蛛网膜囊肿壁与邻近脑池粘连，则需要 CT 脑池造影才能显示其边界。通常 MRI 诊断蛛网膜囊肿非常容易。蛛网膜囊肿首先需要与胆脂瘤相鉴别，胆脂瘤在 DWI 上呈高信号，而蛛网膜囊肿则相反（图 18.13 和图 18.14）。

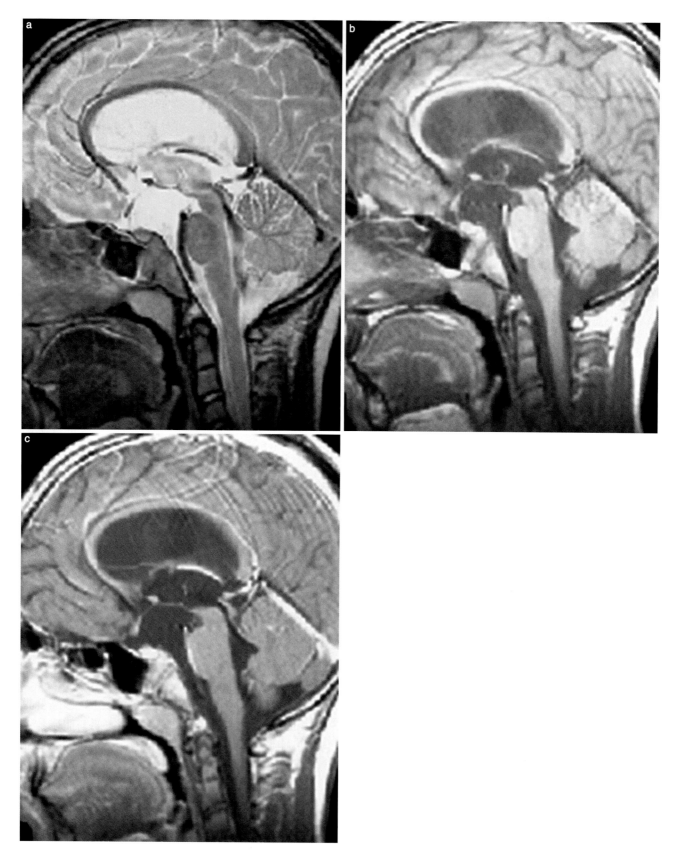

**图 18.10**　鞍上区蛛网膜囊肿。矢状 $T_2WI$（a）、$T_1WI$（b）和增强后 $T_1WI$（c）示鞍上区一囊性病变，与脑脊液信号相同，增强扫描未见强化。第三脑室底受压变形

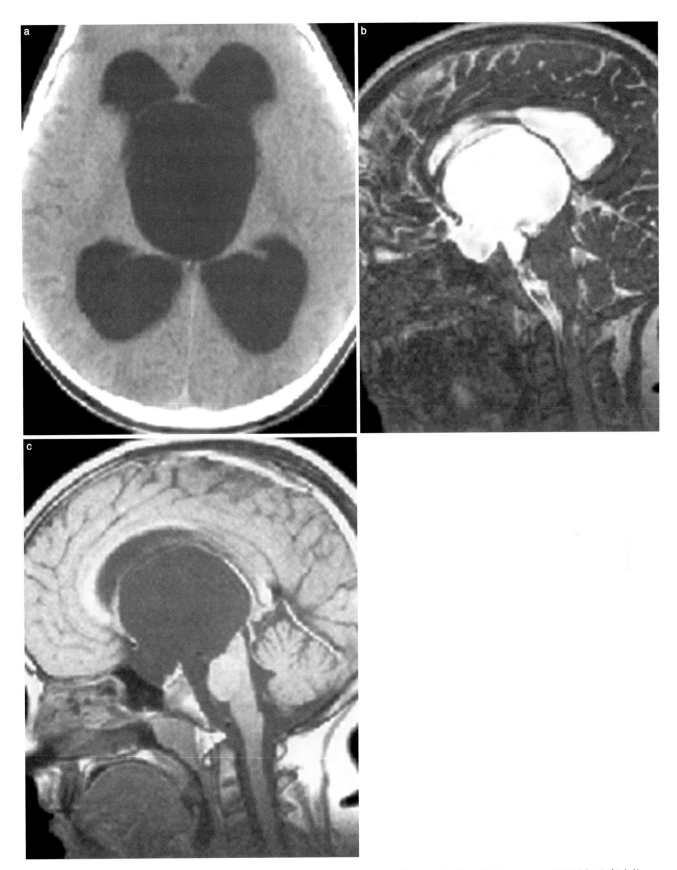

图 18.11　颅底脑池巨大蛛网膜囊肿,第三脑室非交通性脑积水。CT 平扫(a)、矢状 T$_2$(b) 和 T$_1$WI(c) 显示与脑脊液信号相同囊肿

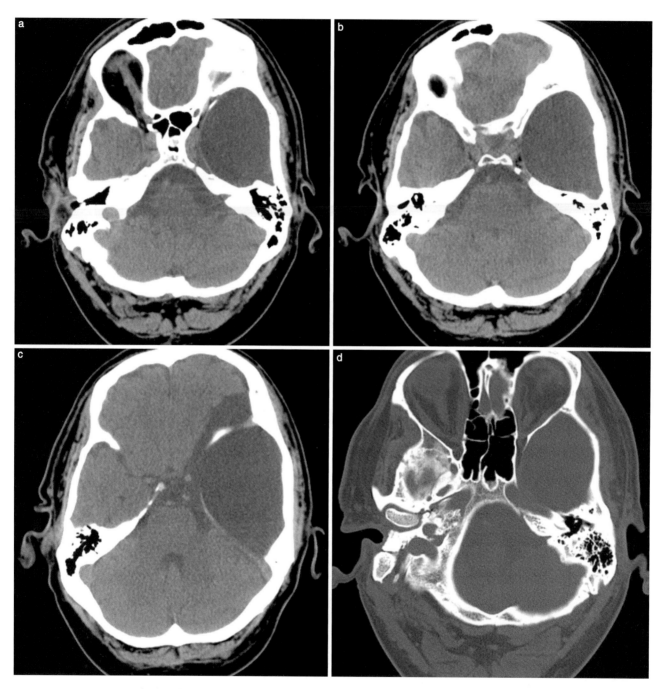

图 18.12   左侧中颅窝蛛网膜囊肿。CT 平扫( a~f) 示中颅窝底一低密度囊肿,致邻近骨质结构增厚变形

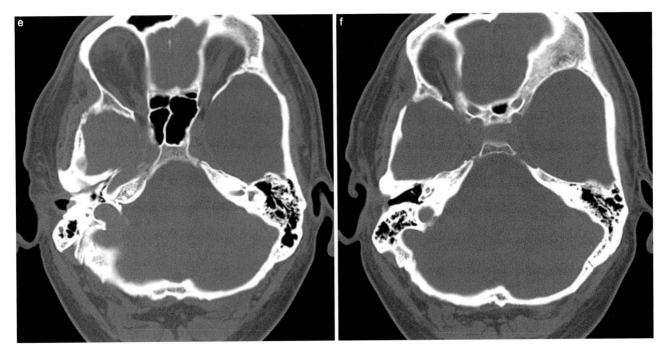

图 18.12(续)

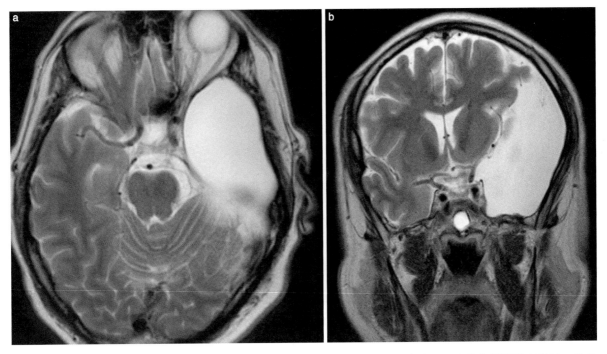

**图 18.13** 左侧中颅窝蛛网膜囊肿(CT 图见图 18.12)。T$_2$WI(a、b)、T$_2$-FLAIR(c)、DWI(d) 和增强后 T$_1$WI(e、f) 显示一大囊肿,左侧颞叶受压移位。囊肿在所有序列上均与脑脊液信号相同,包括 DWI

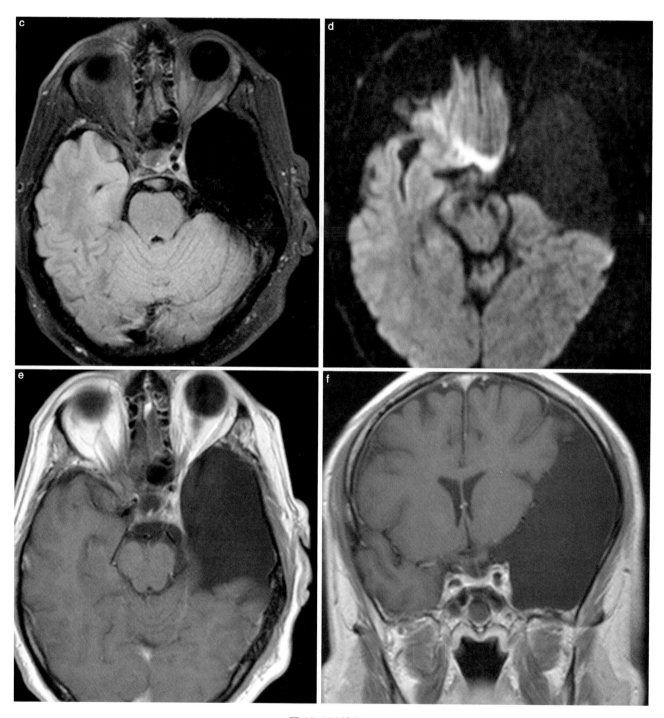

图 18.13(续)

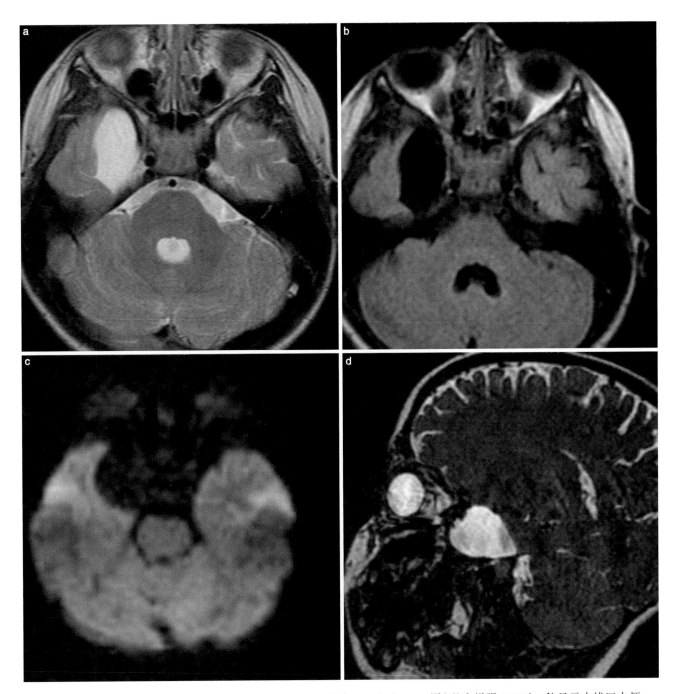

图 18.14 左侧中颅窝蛛网膜囊肿。$T_2WI(a)$、$T_2$-FLAIR$(b)$、DWI$(c)$、PSIF 图$(d)$和增强 $T_1WI(e,f)$显示中线区中颅窝一无强化囊肿,在所有序列均与脑脊液信号相同,包括 DWI

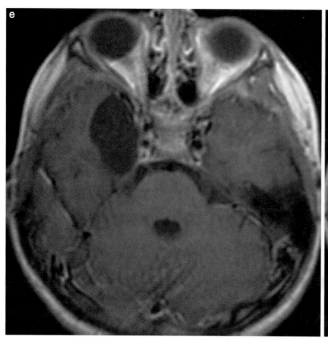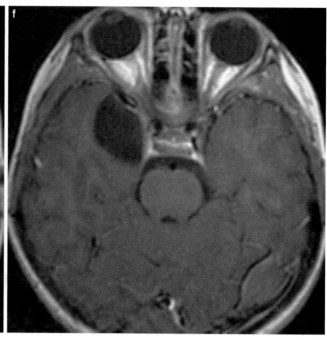

图 18.14(续)

## 18.4　空蝶鞍

空蝶鞍这一术语在某种意义上说是一个放射学定义,影像上表现为:蝶鞍内充满脑脊液,有时还包含残余垂体、视交叉和视神经。扩大的蛛网膜下腔和先天性或继发性鞍膈发育不良是空蝶鞍的特征(Carmel 1985)。空蝶鞍综合征是指鞍上池下移至蝶鞍内,垂体变薄位于鞍底,同时伴有内分泌、神经及视觉的异常。

空蝶鞍可分为两种类型:"完全性空蝶鞍"和"部分空蝶鞍"。后者临床上多无症状,通常是在神经影像检查时偶然发现。完全性空蝶鞍通常有一定的临床症状。

原发性和继发性空蝶鞍不同。原发性空蝶鞍是由于一些生理或病理原因导致垂体体积减小:女性绝经后、垂体梗死或坏死,垂体腺瘤的梗死或自溶,以及非肿瘤性鞍区囊肿破裂。原发性空蝶鞍主要见于反复生育的妇女或长时间使用激素的患者。

原发性空蝶鞍最典型的临床表现为间断性视觉障碍(视野的改变、弱视、视盘异常),同时伴有难治性高血压及肥胖,垂体相关性性功能、垂体-肾上腺和垂体-甲状腺功能的减退等。

继发性空蝶鞍则发生于手术、放射治疗后,或由于不同条件下蝶鞍-鞍旁区域的综合治疗致使鞍膈破坏,鞍上池下移所致。临床上继发性空蝶鞍临床表现多种多样,通常表现为垂体瘤治疗前的症状。

随着空蝶鞍病情的进展,可压迫中脑导水管导致梗阻性脑积水。第三脑室扩大向下疝入骨性蝶鞍内,致其轻度扩大。垂体通常变薄紧贴于鞍底,垂体柄通常向背部倾斜。视交叉亦向鞍内移位。幕上肿瘤的生长也可产生继发性空蝶鞍(图 18.15)。

影像表现 CT 上显示蝶鞍扩大、加深。在极少数时候,矢状面和冠状面重组后可显示垂体窝内的垂体柄。蝶鞍内的密度与脑脊液相同。增强扫描后,海绵窦可见密度增加。

MRI 上,垂体的改变更容易看到,表现为垂体变薄,或表现为与鞍底轮廓相同的紧贴鞍底的细薄结构。鉴别诊断包括鞍区囊肿,垂体柄的位置对于鉴别诊断起着关键作用。空蝶鞍垂体柄位置正常,而鞍区囊肿垂体柄则受压或移位。矢状面及冠状面脊髓造影序列能确定鞍上脑脊液空间和蝶鞍腔的关系,因此可选用于空蝶鞍的诊断(图 18.16)。

在复杂病例中,水溶性造影剂 CT 脑池造影对空蝶鞍的诊断可能会有帮助。

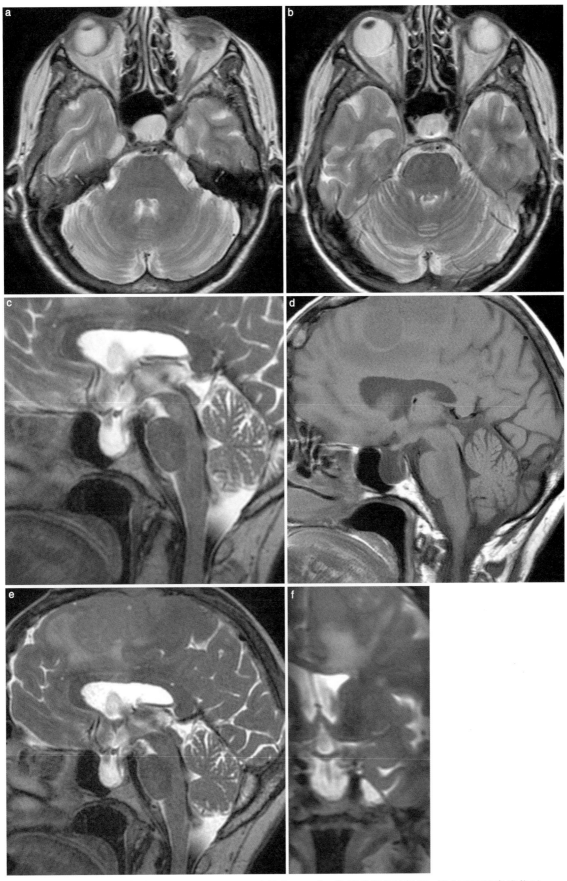

图 18.15　继发性空蝶鞍。$T_2WI(a\sim c)$、$T_1WI(d)$ 和 PSIF(e、f)示蝶鞍轻度扩张,其内可见脑脊液信号。垂体柄居中,但是向后倾斜。可见残余垂体组织变薄位于鞍底。视交叉受牵拉向鞍内移位。额前叶巨大肿瘤导致颅内压力增高,进而导致继发性蝶鞍改变

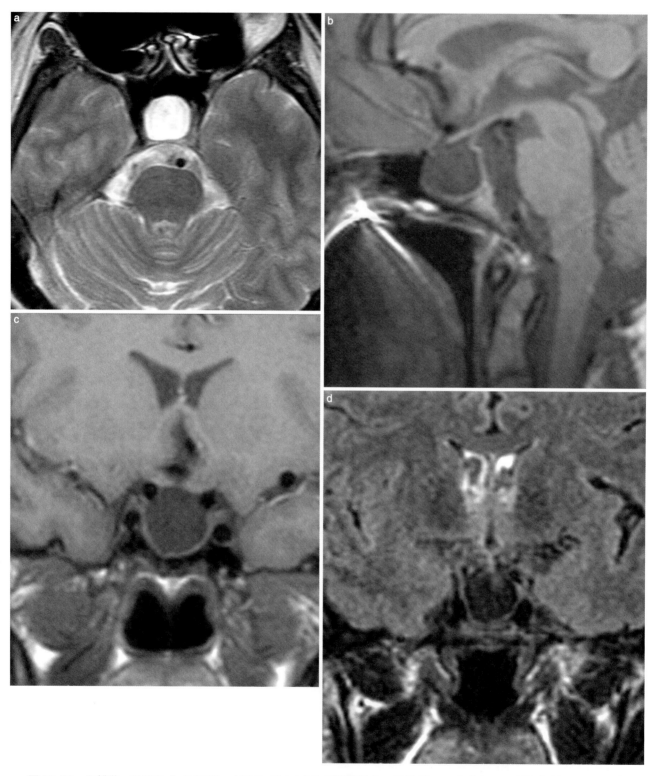

图 18.16　空蝶鞍。T₂WI(a)、T₁WI(b、c)和 T₂-FLAIR(d)示蝶鞍扩大。冠状面 T₂WI(e)和 PSIF(f)则更好地显示脑脊液通过扩大的鞍膈进入蝶鞍内。脑脊液搏动伪影(低信号区域,箭头)证实脑池和蝶鞍区域脑脊液相通

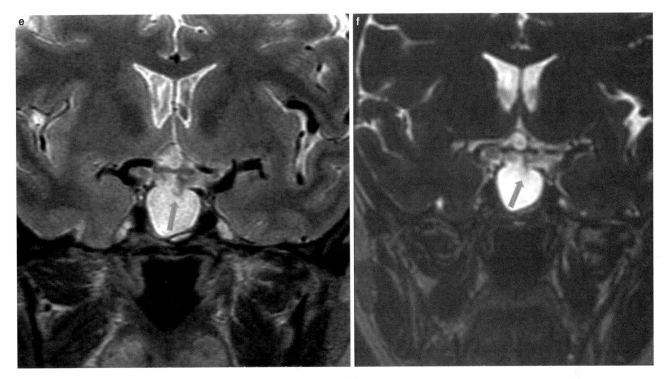

图 18.16(续)

# 19

# 囊状动脉瘤

囊状动脉瘤可发生于鞍上和鞍旁区域,表现为占位性病变。位于此区域的巨大动脉瘤的临床表现与肿瘤相同。因此,视交叉-鞍区的动脉瘤需与肿瘤相鉴别。视交叉-鞍区的囊状动脉瘤可能起源于颈内动脉海绵窦段和床突上段。有时前后交通动脉和基底动脉的动脉瘤亦可突入鞍上池。如果术前将动脉瘤误诊为肿瘤则可能导致手术事故。

影像表现 诊断血管病变最主要的方法是传统的脑血管造影术。CT 和 MRI 可作为入院前的检查手段。动脉瘤边界清楚,由于血流速度快,在 $T_1WI$ 及 $T_2WI$ 上可表现出"流空效应"。除此之外,快速的血流还能产生明显的伪影,表现为在相位编码方向与病变同一水平的多个条带状影,这是诊断颅内动脉瘤的重要征象(图 19.1)。在 $T_1$ 加权图像上,由于湍流、饱和效应、相位丢失等因素(Osborn 等,2016),动脉瘤的 MR 信号非常多变,可表现为低信号(流空效应)或等信号,甚至表现为局部稍高信号(一种信号的异常放大效应)。而当动脉瘤表现为局部稍高信号时不应与血栓形成相混淆,血栓中是由于高铁血红蛋白形成导致 $T_1WI$ 图像上信号增高(图 19.2)。CT 或 MRI 血管造影能为动脉瘤的诊断信息提供更多信息。

值得一提的是,动脉瘤腔内的血栓能显著改变其信号特点。动脉瘤内的血栓通常表现为一薄层结构。血栓在 $T_1WI$ 上呈高信号。动脉瘤内的血栓可为完全性或部分性。部分动脉瘤可能曾经发生过出血,因此周围的邻近结构内能看到含铁血黄素的沉积。这些含铁血黄素沉积在 $T_2WI$ 上,或梯度回波序列(SWAN,SWI)上表现为环状低信号,或可看到颅内动脉瘤旁血肿(图 19.3 和图 19.4)。

CT 平扫及增强较 MRI 更不具有特异性,这就是为什么在 CT 检查时常常需增加 CT 血管造影。CT上,囊状动脉瘤表现为稍高密度的占位性病变。巨大

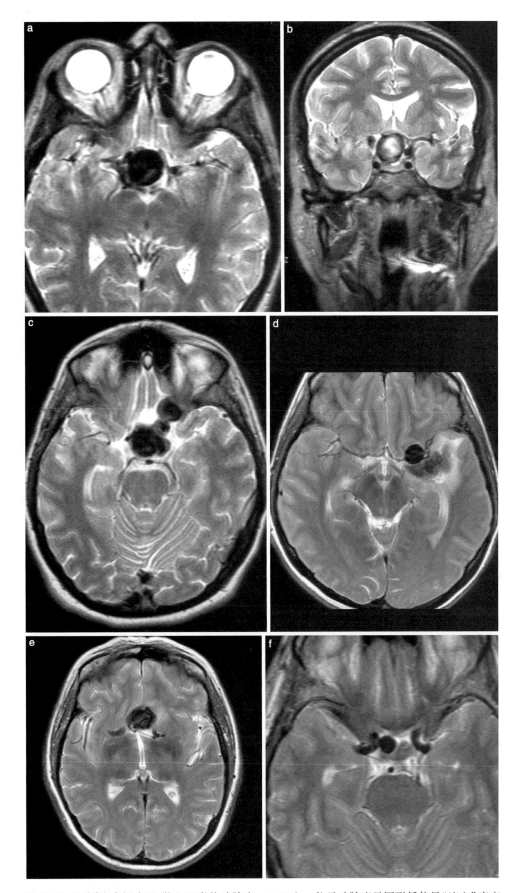

图 19.1 不同患者视交叉-鞍上区囊状动脉瘤。$T_2$WI（a~f）示动脉瘤呈圆形低信号"流空"病变

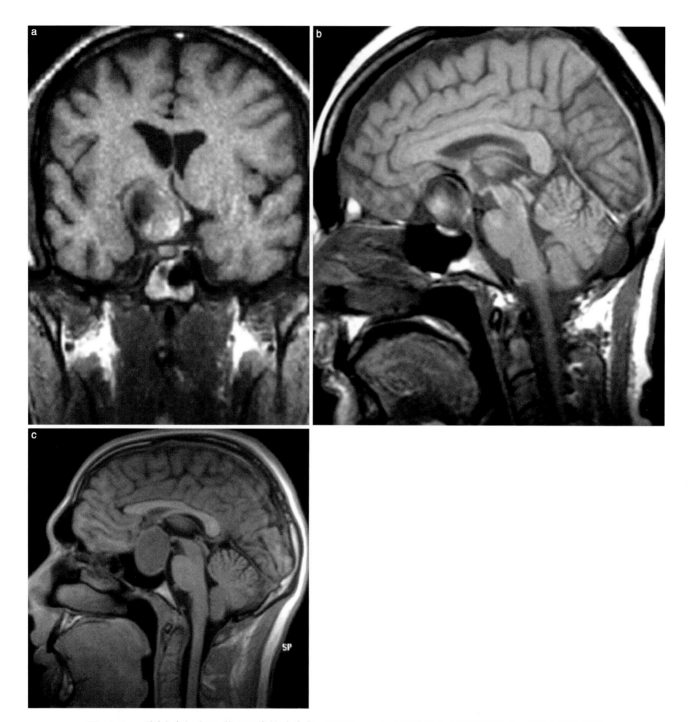

**图 19.2**　不同患者视交叉-鞍上区囊性动脉瘤。$T_1$WI( a~c) 示动脉瘤内由于湍流效应,表现为混杂信号

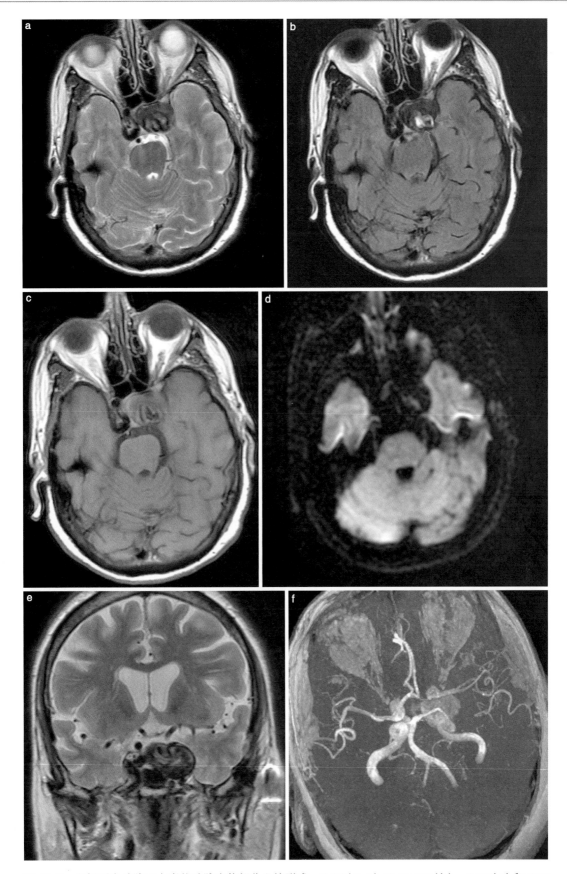

**图 19.3** 左侧颈内动脉巨大囊状动脉瘤伴部分血栓形成。$T_2$WI（a,e）、$T_2$-FLAIR（b）。$T_1$WI（c）和 DWI（d）显示一混杂信号巨大动脉瘤。在 $T_2$-FLAIR 上信号增高并可见搏动伪影（湍流效应），提示囊腔位于动脉瘤的后份（箭头）。动脉瘤的前份为血栓。3D-TOF-MRA（f）显示动脉瘤的完整形态（囊腔和血栓部分均显示）

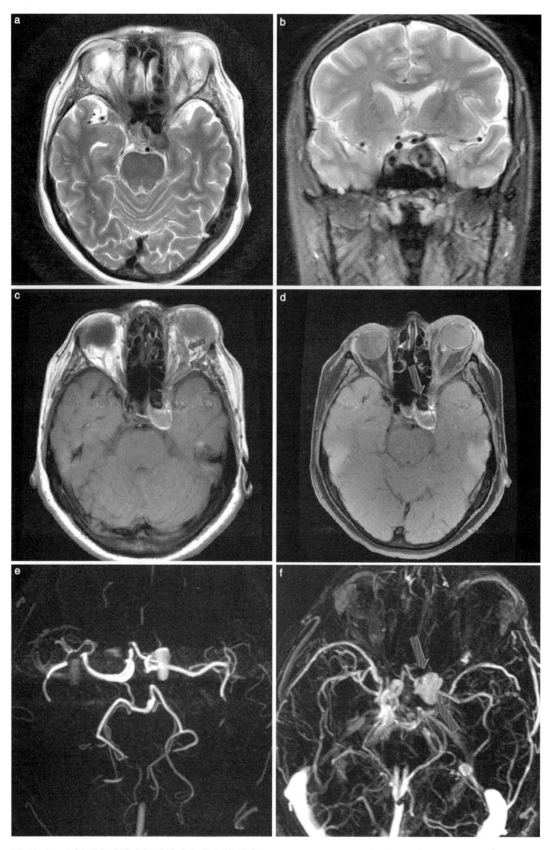

**图 19.4**　左侧颈内动脉囊性动脉瘤部分血栓形成。$T_2$(a、b)、$T_1$(c)、$T_1$ 抑脂(d)序列显示，$T_1$ 加权图像上动脉瘤的血栓部分呈高信号，在所有序列上囊腔部分呈低信号(箭头)。同时可观察到眼上静脉血栓形成（小箭头，c）。3D-PC-MRA(e)和动态团注增强 MRA(f)清楚显示动脉瘤的囊腔部分(箭头)

囊状动脉瘤可能伴随邻近骨质的改变。增强 CT 显示,动脉瘤内明显均匀强化(图 19.5),呈圆形,且边缘光滑。大多数病例通过 CT 血管造影可作出正确的诊断。此外,2D 和 3D 重建能帮助鉴别囊状动脉瘤的瘤腔和血栓(图 19.6 和 19.7)。目前一些新的诊断技术应用于血管性病变的诊断,如团注 MR 血管造影(TRICKS)和 CT 灌注(图 19.8 和图 19.9)。这些技术的主要优势是可动态评价囊状动脉瘤腔内的血流情况。与 4D 技术相结合定量评估囊状动脉瘤的血流速度,在未来将作为一个综合评价颅内血管病变的方法。

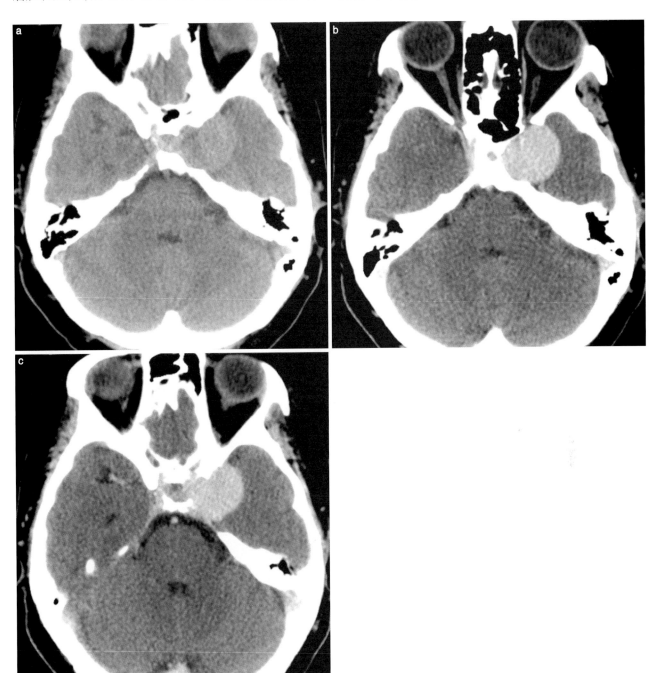

图 19.5　左侧颈内动脉局大囊性动脉瘤。轴位 CT 平扫(a)和增强(b、c)示动脉瘤囊腔内明显均匀强化

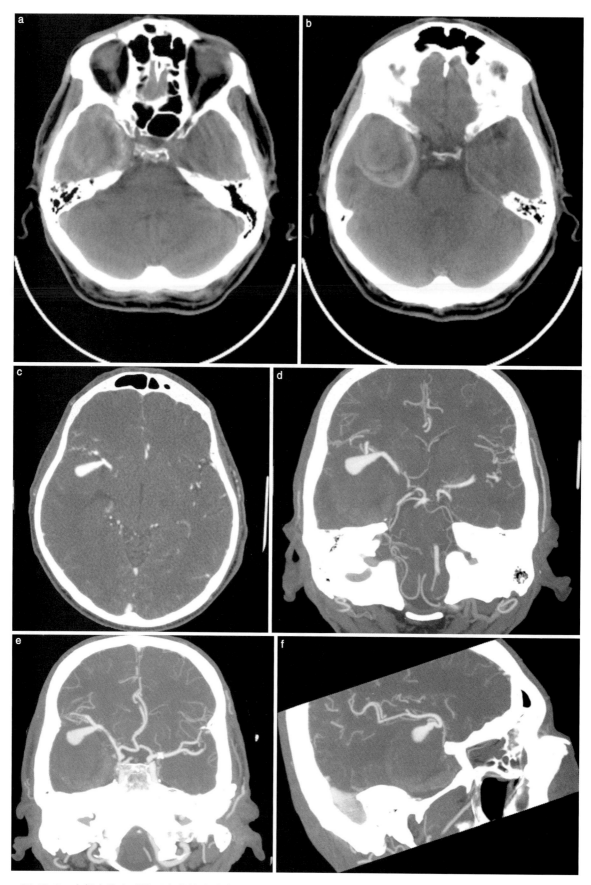

图 19.6　右侧大脑中动脉巨大囊性动脉瘤并部分血栓形成。增强 CT（a、b）示右侧中颅窝一混杂密度肿块。CTA 重建（c~f）显示大脑中动脉动脉瘤囊腔部分位于血栓部分的上方。右侧大脑中动脉受推压向上移位

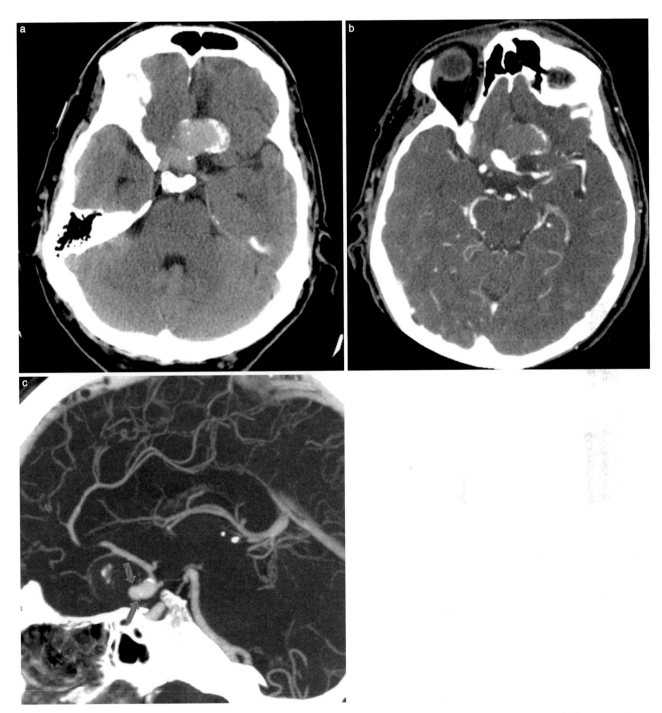

图 19.7　前交通动脉巨大囊状动脉瘤并部分血栓形成。CT 平扫(a、b)示鞍前区一高密度病变,边缘可见钙化。CTA 重建(c)示左侧颈内动脉床突上段动脉瘤小囊腔(箭头)

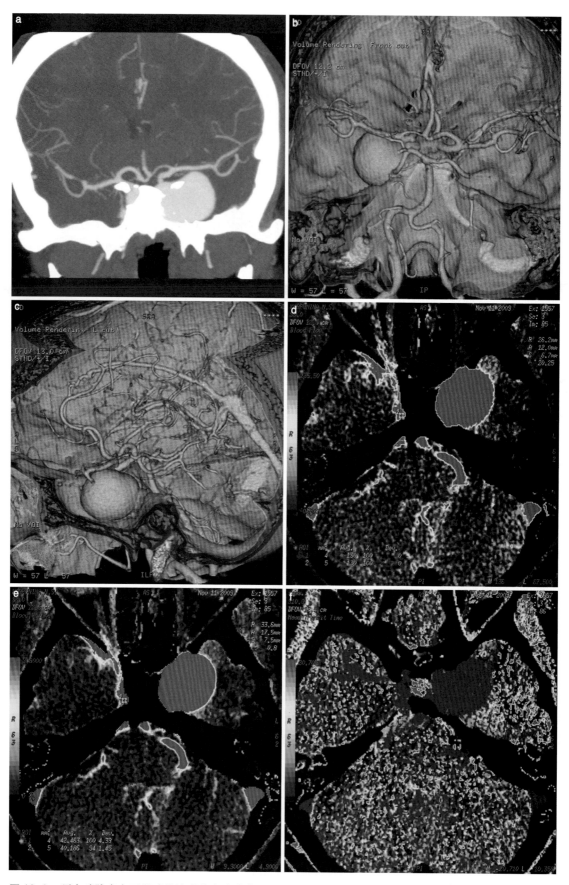

**图 19.8**　颈内动脉床突下段功能性囊状大动脉瘤。CTA,冠状重建( a )和 3D( b、c) 显示左侧海绵窦区域动脉瘤。CT 灌注,与颈内动脉血流相比,显示 CBF( d) 和 CBV( e) 增高,而 MTT( f) 缩短

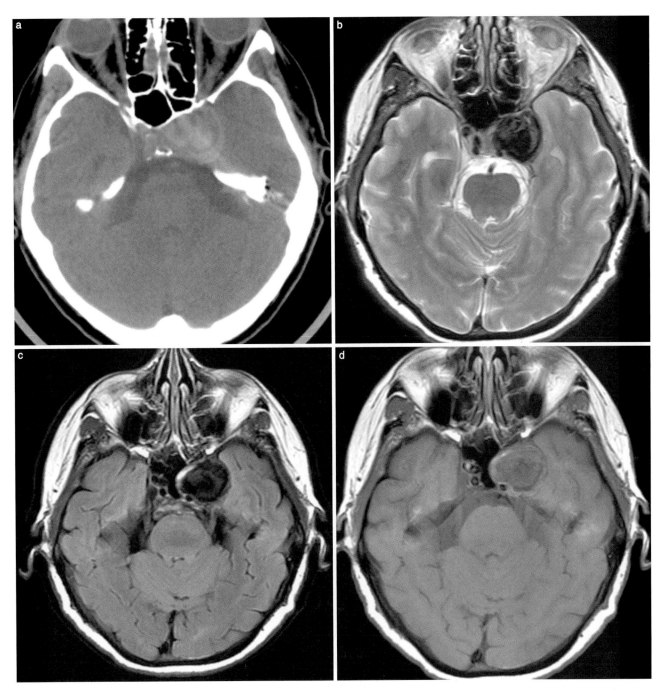

图 19.9 颈内动脉床突上段巨大囊状动脉瘤伴部分血栓形成。轴位 CT 平扫(a)、轴位 $T_2$WI(b)、$T_2$-FLAIR(c)、$T_1$WI(d)和 DWI(e)示左侧海绵窦区一圆形稍高密度(CT)和低信号(MRI)病变。增强 $T_1$WI(f)左侧海绵窦内侧壁可见强化。动脉瘤的囊腔部分呈低信号并伴伪影(箭头)。3D-PC-MRA(g、h)和动脉增强 MRA(TRICKS,i)清晰显示不规则的动脉瘤囊腔(箭头)

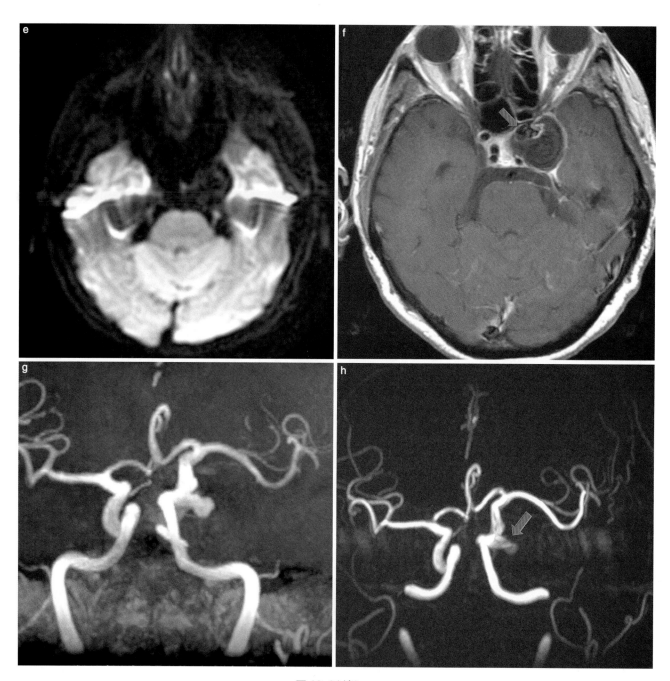

图 19.9(续)

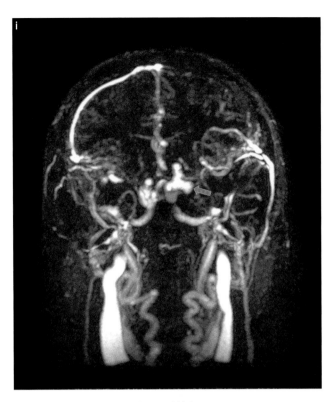

图 19.9(续)

## 19.1 颈动脉虹吸部对吻

颈动脉虹吸部对吻（或虹吸部靠近） 是鞍旁区非常少见的异常改变，其特征性表现是颈内动脉虹吸部在海绵窦区域向内侧移位，可导致蝶鞍内的腺垂体受压。通常，这一改变多为双侧对称的，无临床症状。如双侧虹吸部非常接近，则可对垂体产生侧向的压力，导致垂体垂直尺寸较横向尺寸大（图19.10）。在矢状位 MRI 上，它的表现可能与垂体腺瘤相似。同时这一颈内动脉位置的解剖变异在经鼻入路的蝶鞍手术时也需考虑到，以防手术时损伤血管壁。

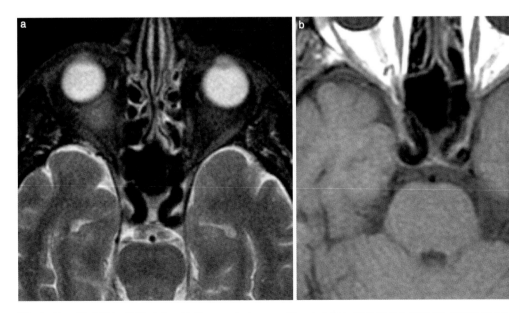

图 19.10　颈动脉虹吸部对吻。轴位 T₂WI(a)、T₁WI(b、c)、MRA 原始图像(d)和 3D-TOF-MRA(e)示双侧虹吸部非常靠近，压迫垂体。矢状 T₁WI(f)显示腺垂体垂直高度增加，表现类似于鞍内肿瘤

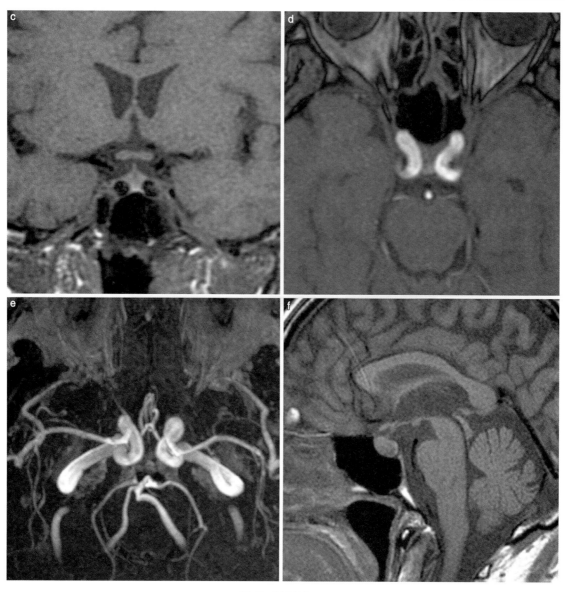

图 19. 10( 续 )

# 中颅窝和鞍区罕见病例

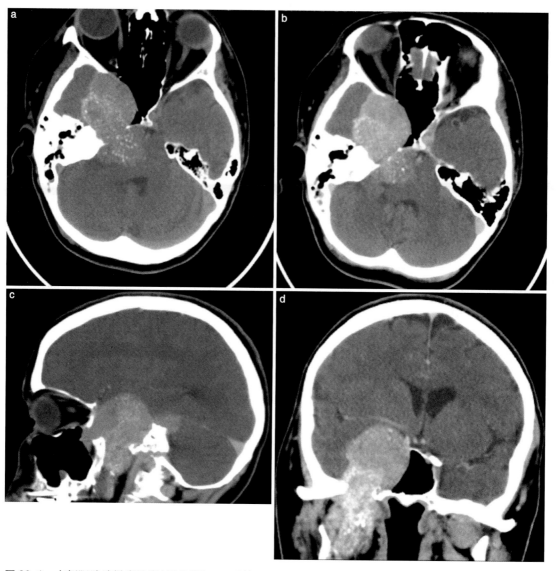

**图 20. 1** 右侧腮腺腺样囊性癌（圆柱瘤）。CT 平扫（a）和增强（b~d）扫描显示中颅窝肿瘤，伴有多发钙化并不均匀强化。肿瘤侵入幕下和颅外，致骨质破坏。肿瘤内 CBF（e）不均匀增加。$T_2WI$（f）、$T_1WI$（g）和对比增强 $T_1WI$（h,i）显示肿瘤在 $T_2WI$ 上为低信号，增强中度强化，并伴有多发微量出血（i）

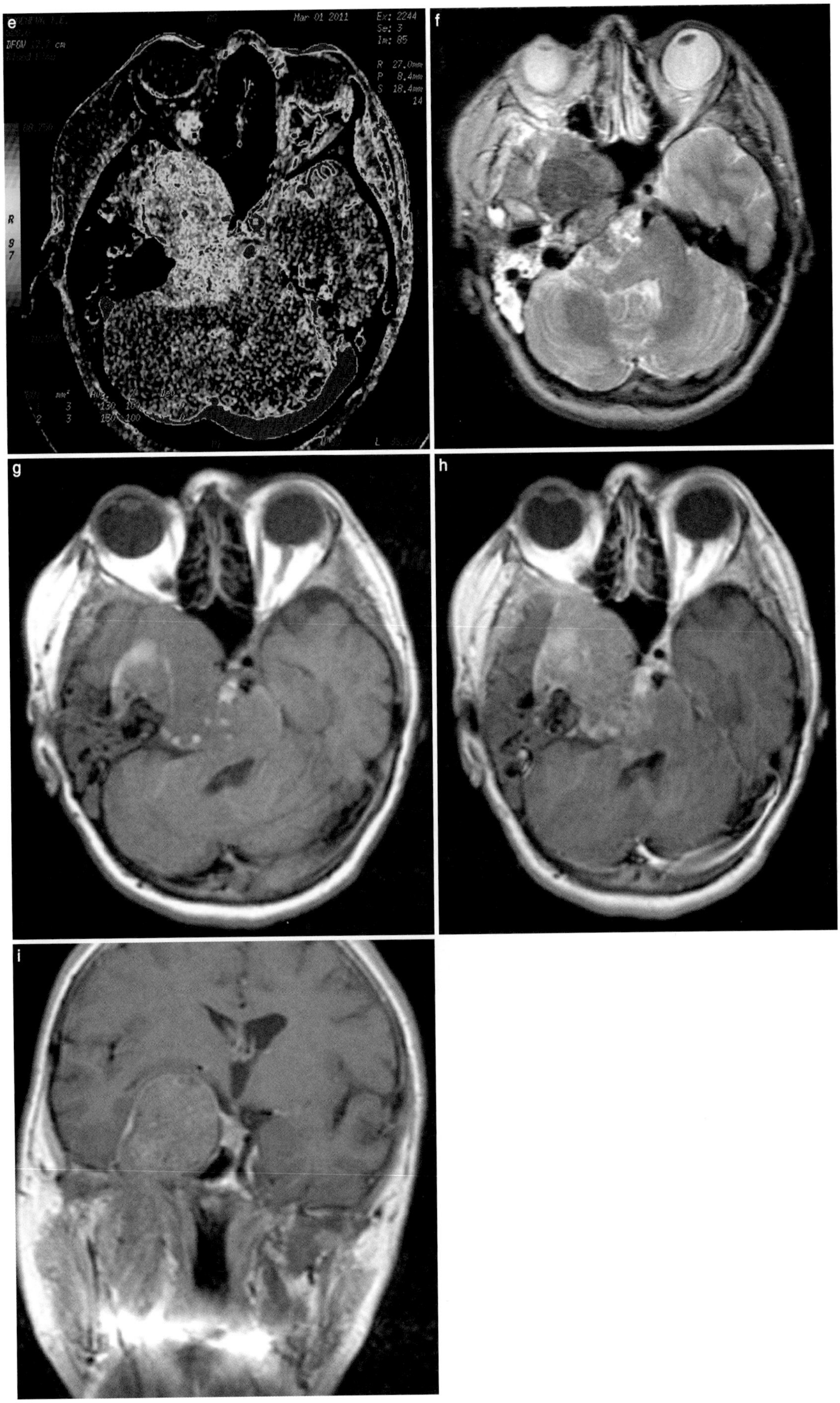

图 20.1（续）

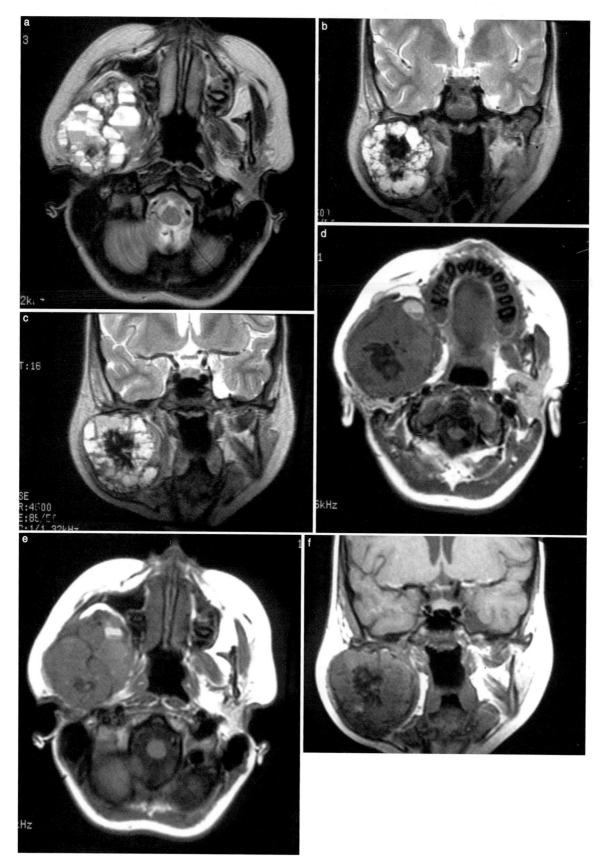

图20.2　骨肉瘤,患者11岁。$T_2WI(a\sim c)$ 和 $T_1WI(d\sim f)$ 显示右颞下窝区肿瘤,信号不均匀,由许多具有液—液平面的囊腔组成,肿瘤软组织成分在 $T_2WI$ 上为低信号,在 $T_1WI$ 上为等信号

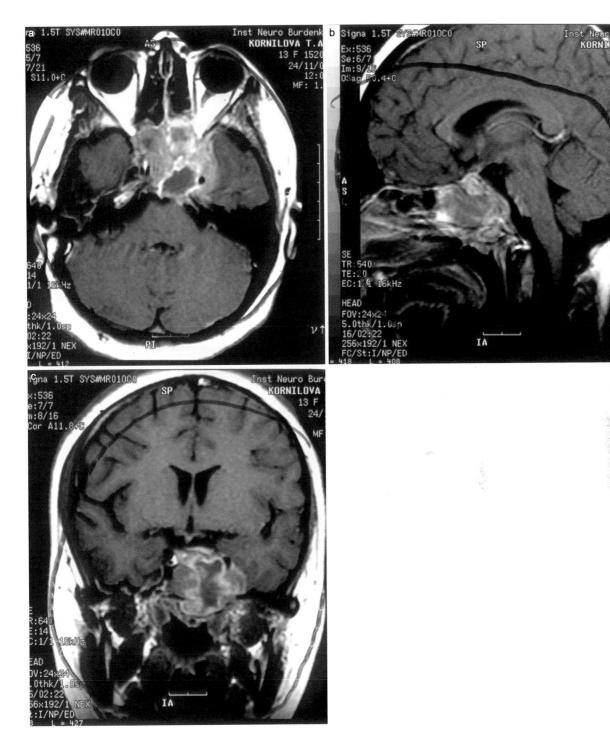

**图 20.3** 尤因肉瘤,患者 13 岁。$T_1$WI 增强图像(a~c)显示蝶骨内不均匀强化肿瘤。肿瘤延伸至左侧中颅窝内部和筛骨。垂体向上移位且变形。肿瘤侵入左侧海绵窦,但并不压迫颈动脉管腔

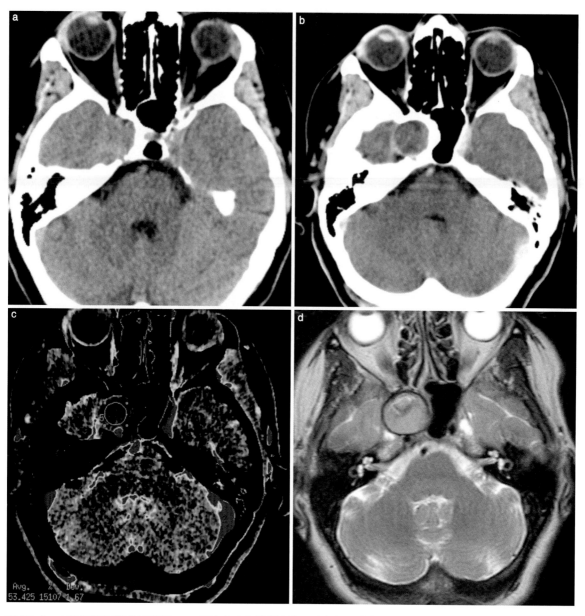

图 20.4    右侧海绵窦黄色肉芽肿。CT 平扫(a)和增强(b)显示右侧海绵窦圆形肿块。增强后在海绵窦的外侧部分可见强化,病变中没有血流量增加的区域(CBF-c)。$T_2WI(d)$、$T_2WI$-FLAIR(e)和 $T_1WI(f)$ 上表现为不均匀高信号病变。DWI(g)显示信号减低。增强 $T_1WI(h,i)$ 病变未见强化

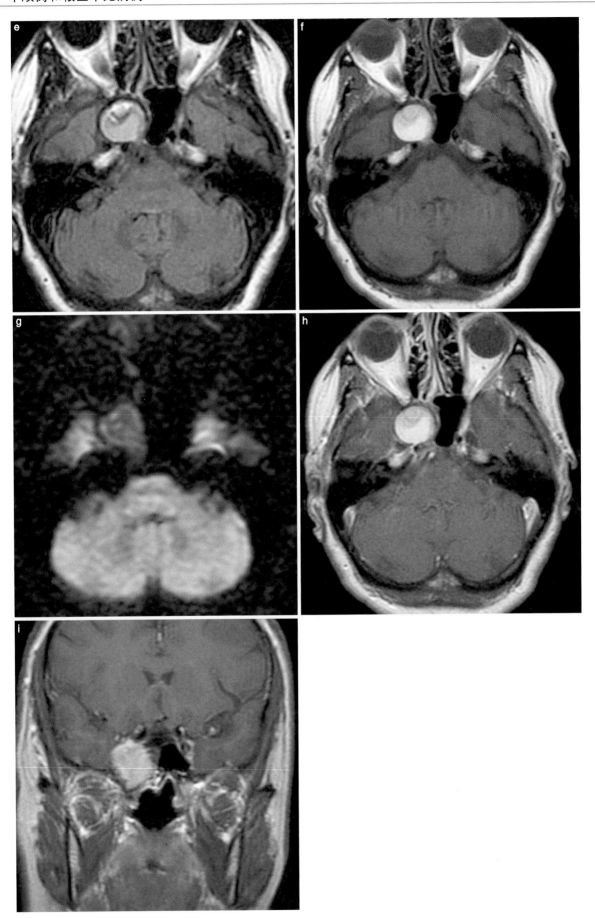

图 20.4(续)

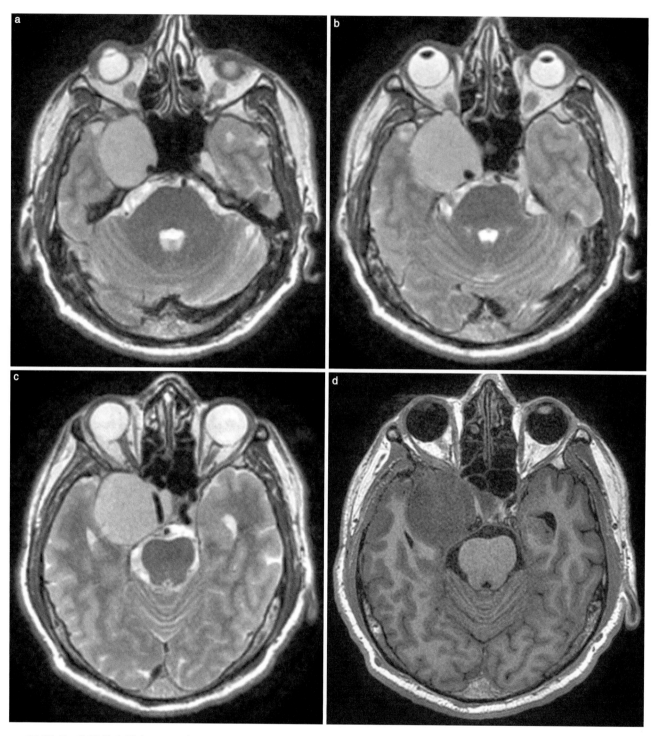

图 20.5　海绵状血管瘤。$T_2WI(a\sim c)$、$T_1WI(d)$ 和增强后 $T_1WI(e,f)$ 显示中颅窝内一信号均匀肿瘤,在 $T_2WI$ 上呈高信号,$T_1WI$ 低信号。肿瘤明显均匀强化。肿瘤延伸至蝶鞍并压迫腺垂体。右颈内动脉被包绕在肿瘤中,但其管腔未被压扁

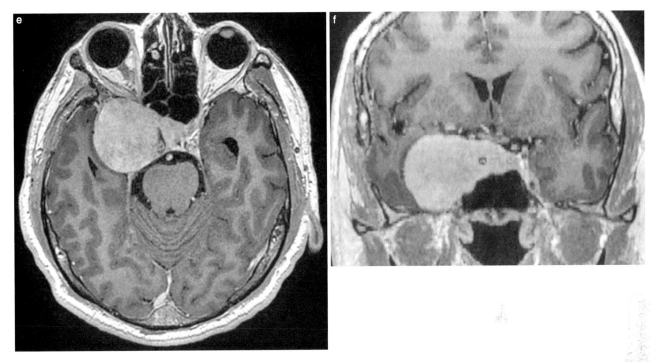

图 20.5(续)

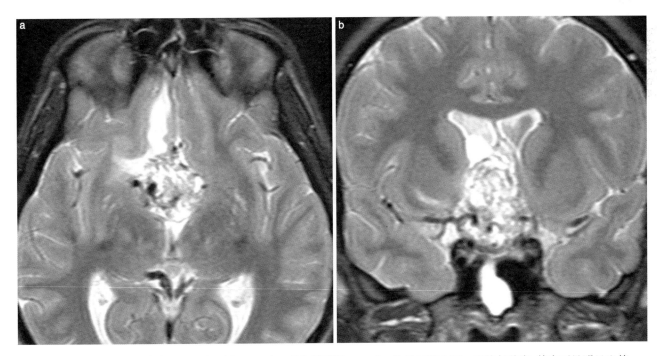

**图 20.6**  血管网状细胞瘤。$T_2WI(a,b)$、$T_1WI(c,d)$ 和增强后 $T_1WI(e,f)$ 显示鞍上区一不均匀肿瘤,其内可见明显血管流空效应。增强后肿瘤明显强化

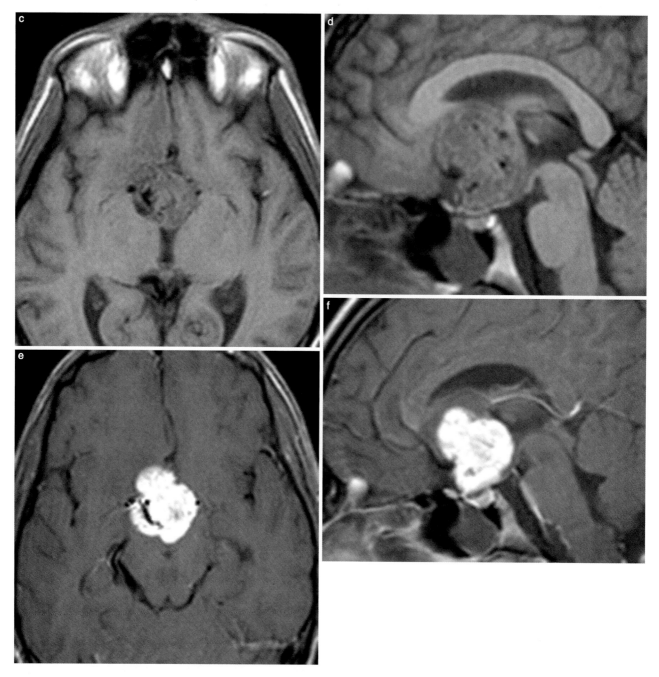

图 20.6(续)

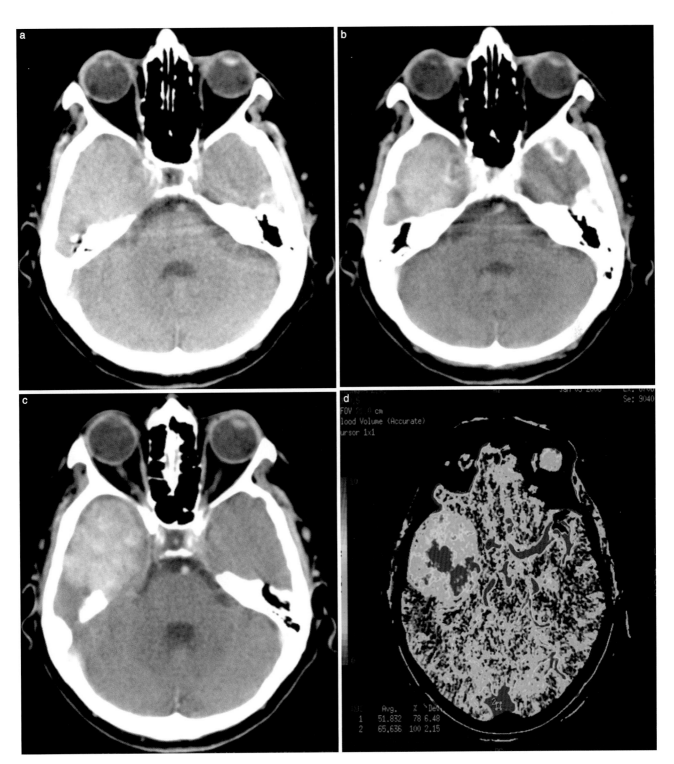

**图 20.7** 孤立性纤维瘤（血管外皮细胞瘤）。CT 平扫（a）和增强后（b,c）显示中颅窝一个较大的强化肿瘤。CT 灌注成像显示肿瘤中的血容量（d）和血流量增高。肿瘤由脑膜中动脉和大脑中动脉分支供血（DSA,e,f）

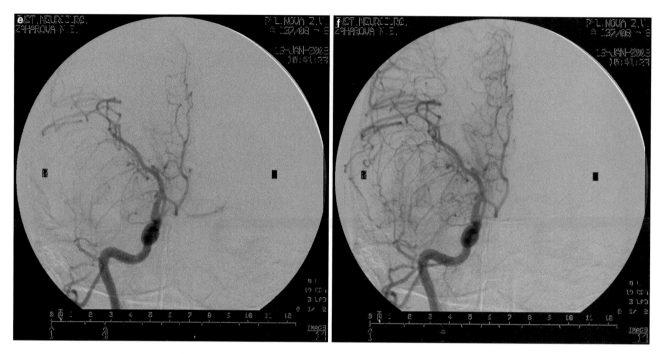

图 20.7(续)

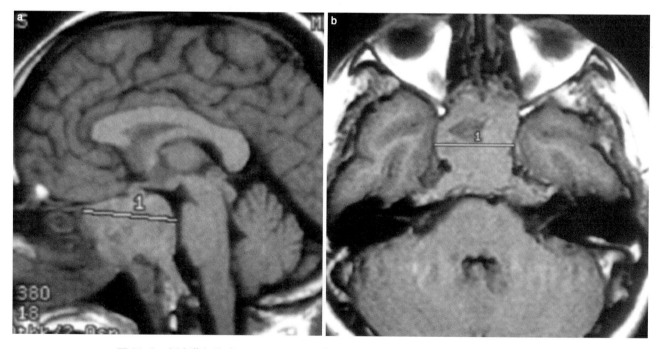

图 20.8　颅底浆细胞瘤。$T_1WI(a,b)$ 和增强后 $T_1WI(c,d)$ 显示蝶骨均匀强化的肿瘤

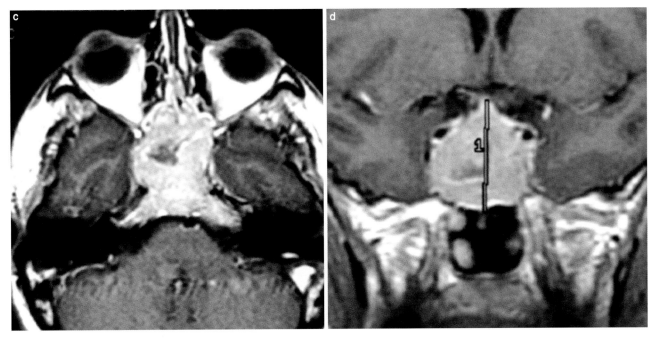

图 20.8(续)

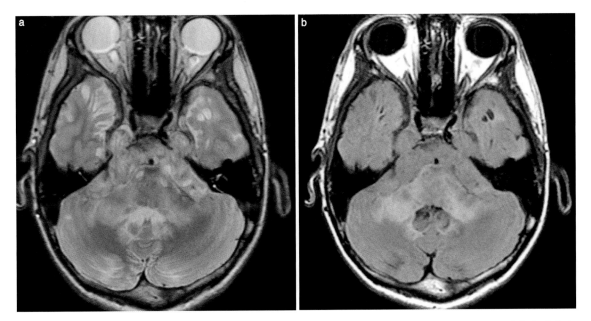

图 20.9 颅内蛛网膜下腔纤维肉瘤。$T_2WI(a)$、$T_2$-FLAIR(b)、$T_1WI(c)$和增强后$T_1WI(d\sim f)$显示基底池内广泛弥漫性强化的肿块,蔓延至脑干和右侧大脑半球。CT增强(g)也可清晰显示该病变。灌注成像显示肿瘤血流量(CBF-i)中度增加,血容量(CBV)较低(h)

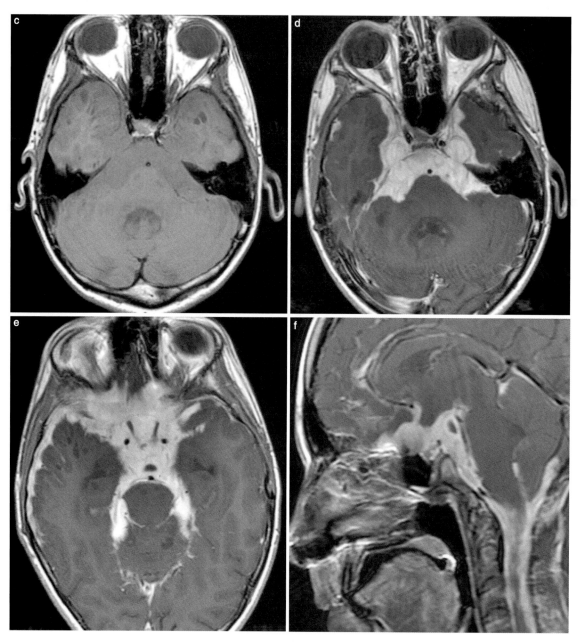

图 20. 9(续)

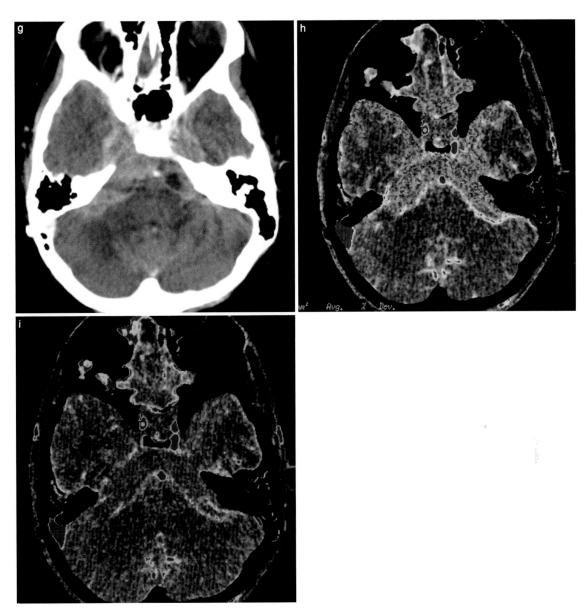

图 20.9(续)

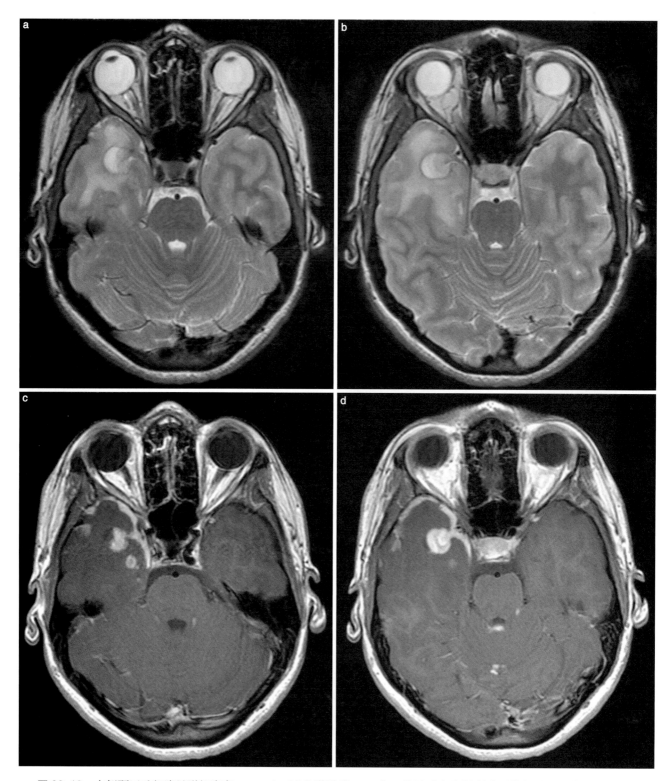

图 20.10 右侧颞区毛细胞星形细胞瘤。T₂WI(a,b)和增强后 T₁WI(c~f)显示向右侧颞叶延伸的明显强化肿块,累及蛛网膜下腔和交叉池。T₁WI 脂肪抑制成像(e,f)对病变的浸润蔓延显示更好

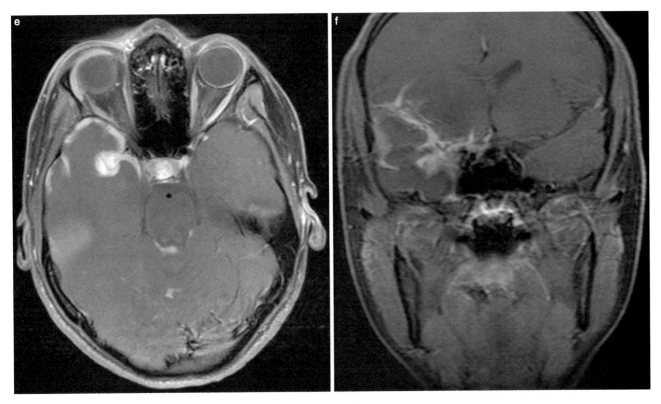

图 20.10(续)

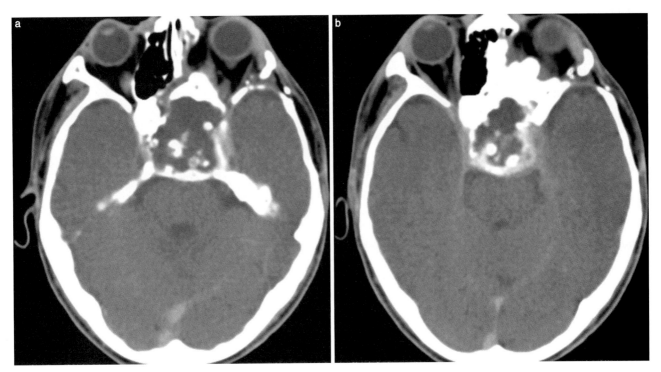

图 20.11　颅底骨化性纤维瘤。轴位(a,b)和冠状(c~f)CT 扫描显示蝶骨内一较大肿瘤,密度不均,中心呈溶骨性改变,边缘密度较高。肿瘤中央可见钙化。"骨窗"可更清晰直观地显示颅底骨质改变的范围

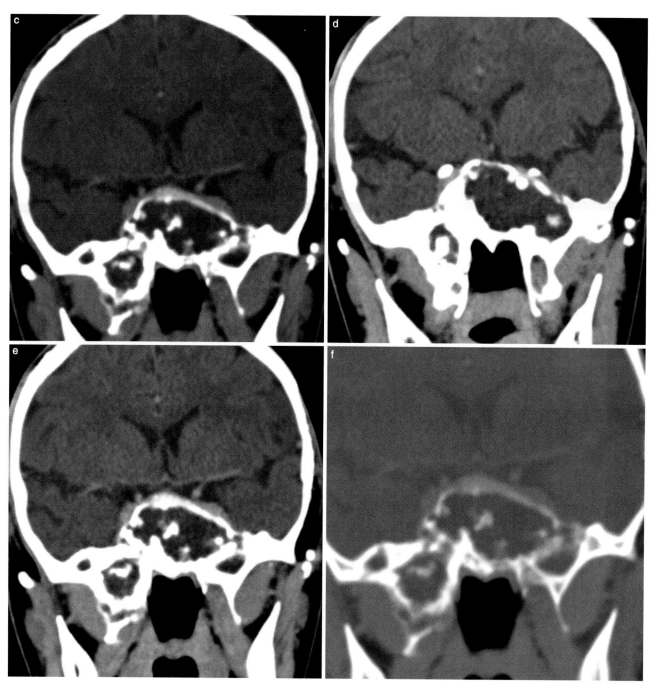

图 20.11(续)

图 20.12 海绵窦脑膜膨出。$T_2WI$(FIESTA)(a~c)、$T_1WI$(d)和增强后 $T_1WI$(e~h)显示右侧海绵窦一脑脊液样囊性病变,内有结缔组织分隔,相应海绵窦扩大。三叉神经管入口处可见硬脑膜缺损。$T_1WI$可见右侧海绵窦受压并强化,提示为脑膜膨出的边缘。$T_1WI$(h)和 FIESTA(i)可为硬脑膜缺损和病变大小的显示提供更多补充信息

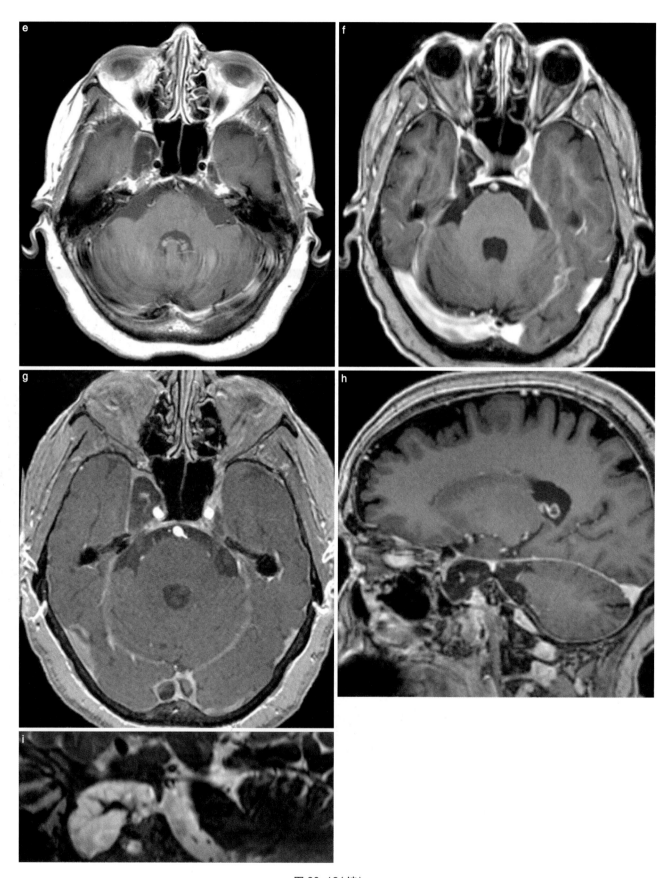

图 20.12(续)

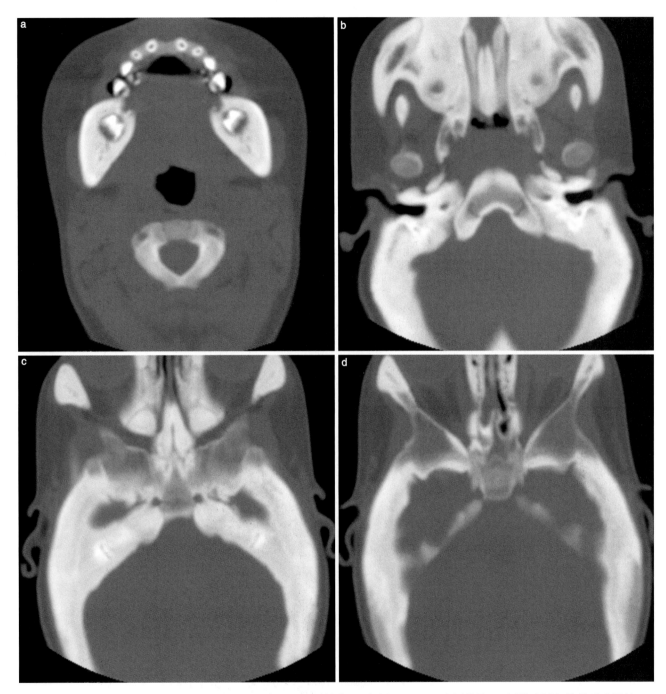

图 20.13　颅骨干骺端发育不良（Pyle 病），患者 2.5 岁。轴位 CT 扫描（a～d）显示颅盖骨、面颅骨及颅底骨骨质弥漫性增厚，颅盖呈长头畸形，颅腔底部光滑，颅内管道及孔裂变窄。板障和骨皮质分界不清。$T_2WI$（e,f）和 $T_1WI$（g～i）显示颅骨和脑形态失常。颅盖骨和颅底骨在 MRI 上呈低信号。该诊断结果可通过检测长管状骨干骺端的改变及基因分析得到确诊

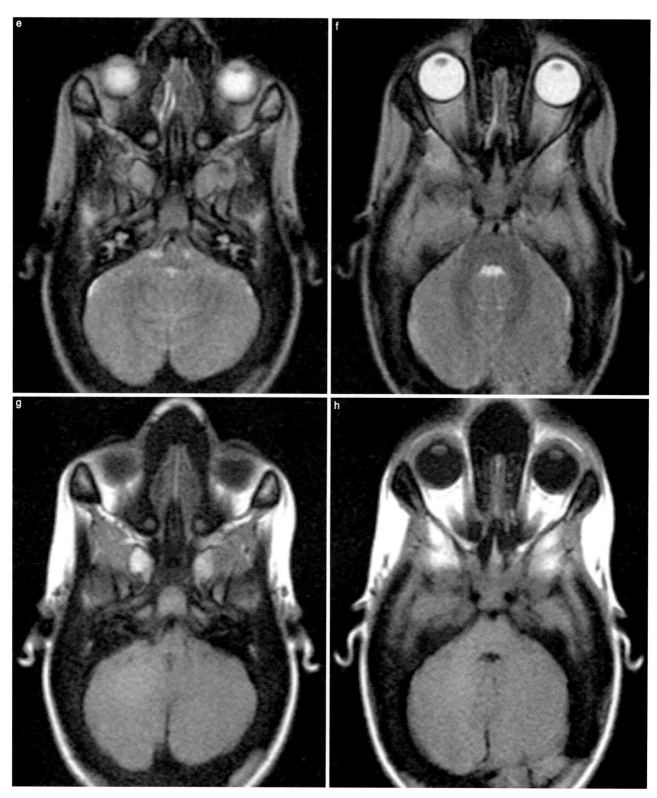

图 20. 13(续)

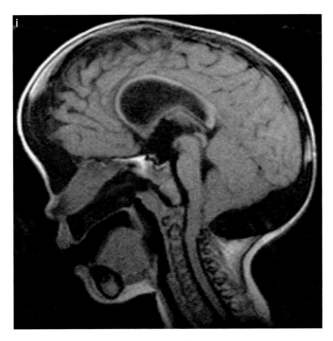

图 20.13(续)

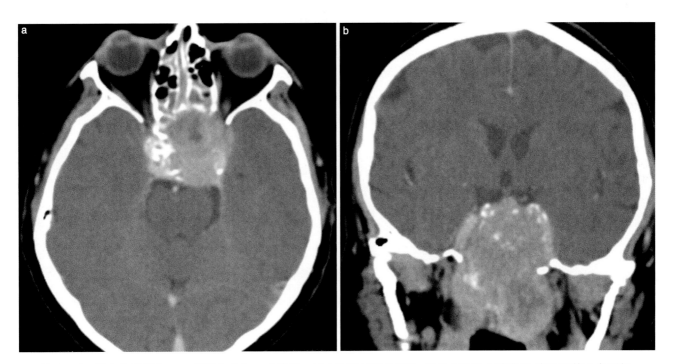

图 20.14 蝶窦曲霉菌病。CT 增强扫描(a~c)发现一较大的明显强化病灶,蝶骨几乎完全被破坏,病灶延伸入鼻咽部。$T_1WI(d)$ 和 $T_2WI(e,f)$ 显示 $T_1WI$ 上为中等高信号,$T_2WI$ 上为低信号。病变前部可见一小的术后腔隙。增强 $T_1WI$ (g,h),同 CT 增强,可见病变呈明显弥漫性强化。组织病理学标本(i)

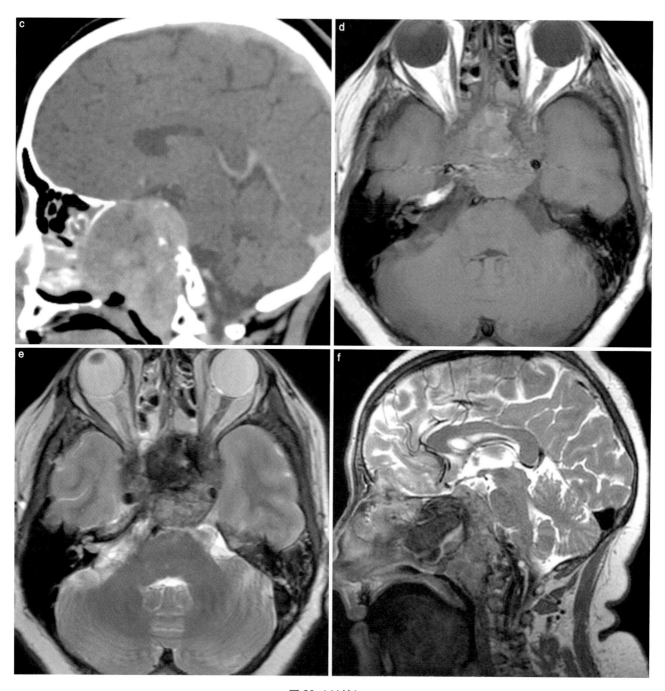

图 20.14(续)

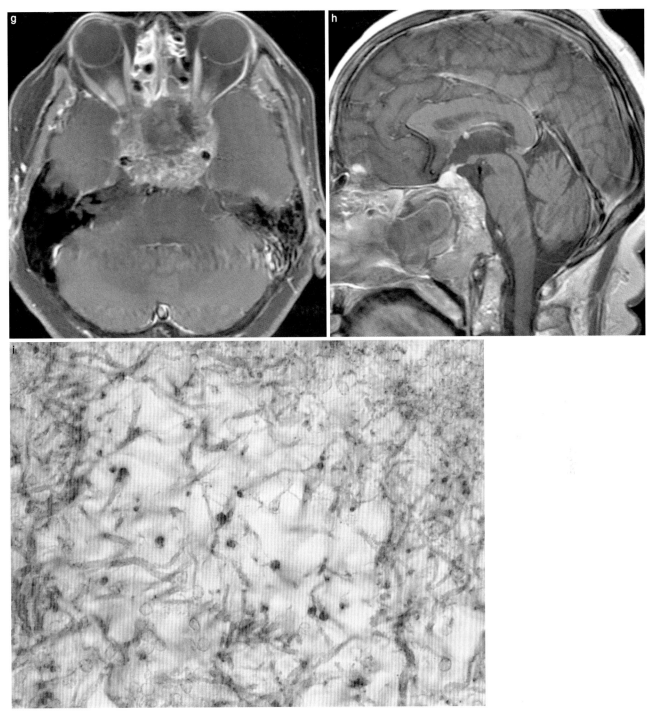

图 20.14（续）

# 第四部分　后颅窝和颅底病变

# 21 后颅窝和颅底病变简介

后颅窝（*posterior cranial fossa，PCF*）的上界为小脑幕（又名幕下区），下界为枕骨大孔，侧壁为颞骨岩部，前方为蝶骨，后方及下方为枕骨；位于这些解剖学界限内的脑部结构包括脑干（中脑、脑桥和延髓）和小脑，以及位于两者之间的第四脑室。后颅窝内的脑脊液间隙常称为基底池。最重要的是位于前外侧的桥池、小脑延髓池、小脑脑桥池和环池等。小脑后下动脉由椎动脉远端发出，几乎整个基底动脉及其主要分支（小脑前下动脉和小脑上动脉等）都位于幕下。而基底动脉的顶端及其分支，即大脑后动脉，位于小脑幕的上方，即幕上。后颅窝底部最重要的静脉结构包括横窦、乙状窦、枕窦、岩下窦和颈静脉球。应注意脑神经进入颅腔内的解剖学骨管和孔道：内耳孔内可见迷路动脉、面神经（Ⅶ）、前庭窝神经（Ⅷ）和中间神经（Ⅷ）通过；颈静脉孔内有舌咽神经（Ⅸ）、迷走神经（Ⅹ）、副神经（Ⅺ）和颈静脉通过，颈静脉孔区有时也被称为血管旁区。延髓及脑膜、椎动脉、椎内静脉丛、副神经从枕骨大孔通过，舌下神经管有舌下神经（Ⅻ）穿过。

在本部分中，我们主要关注累及后颅窝骨质结构和脑膜的疾病，而较少关注神经上皮和其他来源的肿瘤和病变，如胶质瘤、室管膜瘤、髓母细胞瘤等。关于脑内占位性病变的详细描述可参考我们早期的出版物（Kornienko 和 Pronin 2009）。

本部分重点介绍的是颅底部的占位性病变，这些病变通常位于硬膜外，有时位于颅外。

后颅窝底部及其骨结构可发生肿瘤性病变（最常见的是发生于此区域的髓外或颅外病变，较少见的是转移和起源于邻近脑结构的脑内肿瘤）以及一些非肿瘤性病变，主要包括先天性骨骼疾病、血管疾病（动脉瘤、动静脉畸形和其他血管畸形）、炎症和其他病变。

根据年龄的不同，在这个解剖区域发生的肿瘤的组织学类型分布也有所不同。例如，在成人中，后颅窝好发的脑外肿瘤：神经鞘瘤（7.2%）、脑膜瘤（5%）、表皮样囊肿（0.2%~1.8%）和转移（Kornienko 和 Pronin 2009）。在儿童中，最常见的是脑内肿瘤，其中幕下肿瘤占所有儿童脑肿瘤的 50%~55%（Russell 和 Rubinstein 1989；Osborn 2004a,b）。年龄<1 岁的患者例外，其幕上肿瘤发病率最高。还应注意，儿童后颅窝肿瘤的发病高峰年龄在 2~5 岁之间（>60%）。在 11~20 岁的患者中，幕下肿瘤的数量呈减少的趋势，而幕上肿瘤有增加的趋势。

根据发病率高低，成人占位性病变的分布如下：神经鞘瘤、脑膜瘤、转移瘤、表皮样囊肿、蛛网膜囊肿、脂肪瘤、囊状动脉瘤和动静脉畸形。

在临床上，后颅窝底病变的症状以受累脑神经表现为特点；除了 Ⅰ、Ⅱ 和 Ⅲ 对脑神经外，其余所有脑神经都位于幕下，并且从第 Ⅶ 对脑神经开始穿过颅底孔。颅内生长较大的病例可表现出颅内高压的症状。

为了提高对颅窝底部病变的描述的可读性，而非罗列大量资料，我们将结合肿瘤的组织学和病变解剖部位一起对病变进行分章节讲述。我们将其分为以下解剖区域：颞骨岩尖和桥小脑角区，斜坡和颅颈交界区。我们认为，这个版本的病理学描述（连同主题索引）能使读者快速有效地找到所需信息并在临床实践中得以使用。

在后颅窝的解剖结构中，岩尖是一个需要特别注意的地方。因为尽管岩尖的解剖学尺寸很小，但是在这个区域可以发生很多异常，包括需要外科治疗的肿瘤性病变（例如肿瘤或炎性化脓性并发症），或者不需要外科手术但类似肿瘤生长过程的病变，导致许多病例误诊和随后不全面的护理甚至手术。影像诊断方法如 CT 和 MRI 等，包括先进的神经成像技术，在解释肿瘤和非肿瘤病变之间的变化时起着重要作用。

# 先天异常与疾病

22

## 22.1　颞骨岩部气化不良

鼻窦和乳突气房的气化是通过鼻黏膜和中耳黏膜的囊状突起突入致密骨中形成的。颞骨气化开始于 4~5 个月，在 5~6 岁时（第一期）气化完全。最明显的是乳突气房，后者是由颞骨乳突和颞骨鳞部汇合形成；因此，上述任一部分都有可能气化不良。气化过程的发生同时伴随着致密骨替代板障，主要完成于 8~12 岁（第二期）。儿童发育过程中伴随的中耳炎可导致不同类型的乳突气化，继而出现外围气房的发育障碍和窦腔缩小。气化在乳突的垂直方向和深部是非常显著的，在第二期结束时，气房的发育基本完成，结构的划分由此开始。第三个时期（13~16 岁）并不伴有气化面积的扩大，仅由于骨壁增厚而发生气房结构重组；板障的乳突气房逐渐被更致密的骨质所取代。由于如此复杂的发育过程，乳突类型的变异性非常高，并且至少在 25% 的儿童中是不对称的。Haynes 等人（1988）和 Hasso 等人（1988）进行的研究表明，气化分为两种基本类型（狭义和广义）和四种亚型（气化-板障型、气化致密型、大泡-板障型和大泡-致密型）。

尽管岩尖主要为致密骨，但约 30% 的成年人观察到岩尖的部分气化，根据上述气化的程度，其影像学表现多种多样。在约 5% 的病例中，岩尖处气化的形成是不对称的，从而在一定程度上造成诊断困难。

**影像表现**　CT 是首选的检查方法，通过明显的低密度（空气）能清楚地显示岩尖和乳突气房的气化程度（Schuknecht 等，1986）。同时，由于紧邻气腔，可以很容易地估计出颞骨皮质表面的结构和完整性。然而，为了获得这些信息，需要应用薄层螺旋扫描，随后在骨窗上显示 CT 表现。最常见的是对称性颞骨过度气化，而不对称性表现则较少见（图 22.1）。

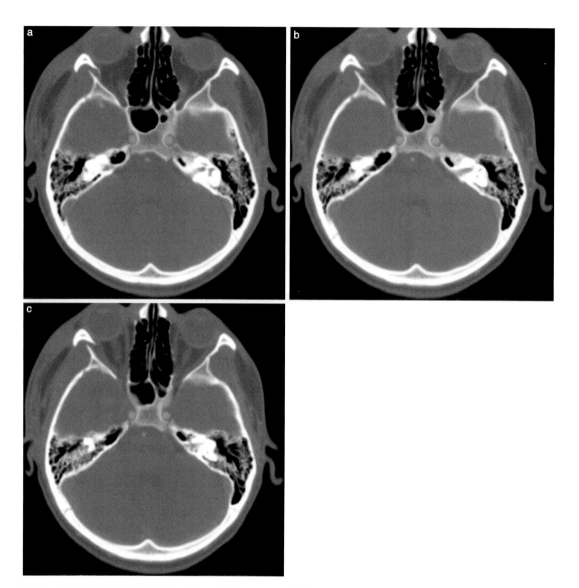

**图 22.1** 颞骨岩尖部过度气化。在 CT 骨窗上（a~c）明确了颞骨岩尖（D>S）的非对称气化。还显示了两侧乳突气房气化良好

MRI 评估岩尖最大的困难是由于骨髓脂肪的不对称含量，在 $T_1$ 加权图像上表现为一个局限性的 MR 高信号，在 $T_2$ 加权图像上表现为中等高信号。有时对 MRI 表现的误解可能导致误诊，甚至错误的治疗（例如，被认为是"可疑"肿瘤的情况下进行放射治疗，等等）。在可疑残存骨髓的病例中，应使用 MR 压脂技术（留意高信号消失），或应当进行 CT 细察以排除该区域的骨质破坏改变（图 22.2）。此外，不要忘记肿瘤病变表现出的临床症状，在大多数情况下通常不存在异常的气化和骨髓脂肪化。在某些情况下，可以通过动态 MRI 或 CT 随访来避免过度治疗。MR 信号和 CT 密度无变化，没有骨质破坏，提示岩尖部的病变为良性。

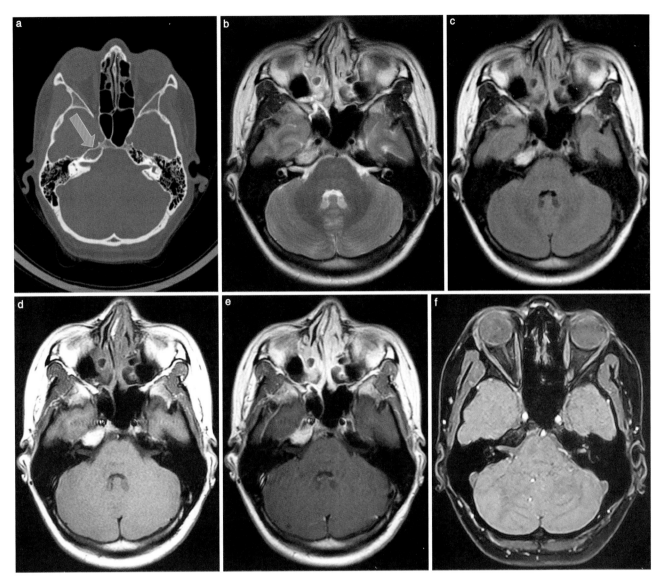

图 22.2　颞骨岩尖不对称气化。在 CT 扫描（a）骨窗上,颞骨岩尖的不对称气化为右侧岩尖不透明影（箭头）。MR 成像 T₂WI（b）、T₂-FLAIR（c）、T₁WI 增强前（d）和增强后图像（e）显示右颞骨岩尖高信号。MR T₁WI 脂肪抑制成像（f）显示岩尖高信号消失

## 22.2　胚胎发育障碍性肿瘤和囊肿

胆脂瘤（表皮样囊肿,*epidermoid cyst,EC*）（来自希腊语:chole+stear, steatos-脂;oma-肿瘤）是一种典型发生于中耳周围有包膜的占位性病变,常伴有慢性鼓室炎或上鼓室炎症,表现为角蛋白、胆固醇结晶和脱落角化上皮的积累。"胆脂瘤"一词是由德国病理学家 J. Muller 在 1838 年提出的,他指出其内的胆固醇成分。

胆脂瘤或表皮样囊肿约占颞骨岩部全部病变的 4% ~ 9%,病因和发病机制尚不完全清楚。胆脂瘤被认为是外耳道表皮通过鼓膜边缘穿孔进入鼓室生长

的结果。角化鳞状细胞脱落并在中耳腔内积聚导致了致密肿块的形成。该病变压迫骨骼组织并生长入其中（胆脂瘤的化学成分及其腐烂产物促进此过程）,进而导致骨质破坏。据文献报道,表皮样囊肿的发病率为每 10 万儿童中 3 例,每 10 万成人中约 9 例。内耳腔胆脂瘤常见于 50 岁以下的患者,而发生在其他部位的患者通常在 40 ~ 70 岁之间。

以下是胆脂瘤的分型:

－ 获得性胆脂瘤　通常是由于中耳炎症和咽鼓管功能障碍引起。中耳内角蛋白残基的积累可导致传导性听力损失或耳部慢性化脓性炎症（慢性耳漏）。

1. 原发性获得性胆脂瘤是由于鼓膜内形成囊腔（袋）和中耳内负压所致。一旦囊腔变得太深,折叠处

的角蛋白无法排除,残留物就开始积累。它约占内耳胆脂瘤的80%,通常位于鼓膜松弛部的凸出处。

2. 继发性获得性胆脂瘤(占内耳胆脂瘤的18%)是由于鼓膜破裂边缘的鳞状细胞向内生长而形成,这种破裂通常是由感染所导致。

－先天性胆脂瘤　常见于儿童,一般由胚胎上皮残基发育而来。它可以位于颞骨的任何部位:内耳、乳突、岩尖、颞骨鳞部甚至外耳道。位于其他颅骨或颅内和颅外的此类病变也称为表皮样囊肿,先天性胆脂瘤仅占内耳胆脂瘤的2%。

也有文献描述了鼓室腔内的胆脂瘤,根据其与鼓膜的位置关系分为:松弛部和紧张部胆脂瘤。罕见部位病变形成独立的分组:硬膜胆脂瘤和外耳道胆脂瘤(Barath 2011)。

胆脂瘤可无任何症状长期存在,然而,大多数患者可出现钝性、间断、突发、压迫或射击样的耳痛;迷路炎也可能导致头痛、头晕(Darrouzet等,2002)。耳部分泌物通常稀少,有恶臭味。脓性分泌物中可见到白色的凝块。在化脓性中耳炎加重的病例中,胆脂瘤发生化脓性腐烂,常导致半规管糜烂或瘘管形成,以及眩晕、面神经麻痹、迷路炎、骨膜下脓肿(常伴有周期性闭合瘘)、脑膜炎、乙状窦血栓性静脉炎、小脑脓肿或脑脓肿甚至耳源性脓毒症(MeLeo等,2000)。

先天性和后天性胆脂瘤均具有侵袭性,破坏邻近骨质,并位于致命的区域(脑干、颈内动脉、颈静脉球、中颅窝和后颅窝)和重要的功能区(耳蜗、迷路、面神经)。

影像表现　高分辨率CT被认为是首选的方法,它能够高灵敏度显示岩尖的软组织成分和骨质破坏改变。然而,由于肉芽肿性肿块、胆固醇肉芽肿,甚至肿瘤可能具有与其相似的诊断征象,因此CT的特异性则相对较低。在大多数情况下,CT能清晰显示颞骨岩尖在颈静脉球前部和鼓膜内侧骨破坏区域的轮廓。80%~96%的胆脂瘤中可观察到骨侵蚀,这在儿童中概率更高。胆脂瘤本身具有低密度的特征。增强扫描不强化被认为是该病变固有的诊断标志之一;在囊内出现碎片样钙化时,其内可见高密度(图22.3和图22.4)。

胆脂瘤的典型MR特征是在DWI序列上肿块为显著高信号。ADC图显示表观扩散系数中度增加。在T$_2$加权图像上囊肿为高信号,与炎性改变难以区分。在T$_1$加权像上,胆脂瘤为低信号。在T$_2$-FLAIR扫描中,病变特点是中等信号内伴有高信号。在MRI对比增强研究中,大多数病例没有观察到强化。在极少数病例中,可以看到胆脂瘤囊壁的轻微强化。对胆

脂瘤的诊断方法应选择MRI的DWI序列,研究显示<1cm的病变也容易被发现(图22.5~图22.9)。

在颅内病灶中,需注意到多个肿瘤"袖样"侵犯蛛网膜下腔。扇形边界是典型的影像学特征。因为胆脂瘤肿块"柔软的"压迫邻近的大脑结构(脑干,小脑中脚),因此,尽管在初诊时大多数情况下囊肿相对较大,但临床症状却很轻。

使用扩散加权序列诊断胆脂瘤的另一个重要原因是术后随访,大多数胆脂瘤残留物MRI呈高信号区域,很容易被识别(图22.10)。

鉴别诊断　蛛网膜囊肿、囊性面神经鞘瘤、炎症性改变、鼓室副神经节瘤、胆固醇肉芽肿、面神经血管瘤、内耳鳞状细胞癌。

皮样囊肿(*Dermoid Cyst*)　是一种胚胎发育不良的肿块性病变,其特征是在其结构中存在上皮细胞,并有单独的真皮成分(毛发等)。通常表现为边界清楚的囊状结构。如果发生在中线位置时,可能合并其他的畸形,如真皮窦。其约占后颅窝肿瘤不到1%。

影像表现　由于囊性成分和囊内的脂肪含量高,皮样囊肿在CT上常呈低密度。在脂肪含量最多的区域,CT值可达-60~-80HU。囊性部分密度下降不明显,但囊性部分CT值仍高于脑室内的脑脊液。大约15%的病例中可观察到囊肿壁的钙化。

皮样囊肿在T$_1$WI上呈高信号,T$_2$WI呈等或高信号,有时可以在囊内观察到强化。然而,由于病变在T$_1$WI上原本表现为高信号,因此囊壁的强化并不明显。在这种情况下,建议使用脂肪抑制技术以抑制脂肪的MR高信号,并且可以更准确地评估造影剂在病灶内的聚集情况。在扩散加权序列上,不同于表皮样囊肿,皮样囊肿没有扩散受限的表现,在DWI上表现为等信号。皮样囊肿感染(例如,经相应的皮肤窦感染),在DWI序列上信号增高,使得表皮样囊肿和脓肿的鉴别诊断较为困难(图22.11)。如果皮样囊肿含有较多蛋白成分,CT平扫则呈高密度,在T$_2$加权成像上信号减低,T$_1$加权成像上信号增高(图22.12)。

后颅窝脂肪瘤约占所有颅内脂肪瘤的10%,主要位于桥小脑角区(Cohen and Powers 1992),为胚胎发育障碍性肿瘤(包括表皮样囊肿、皮样囊肿和畸胎瘤)。

影像表现　脂肪瘤有特征性的CT表现,密度比脑脊液密度低(通常脂肪瘤密度范围约-40~-80HU)。在脂肪瘤内或其周边可有或小或大的钙化灶。与皮样囊肿不同,脂肪瘤主要由脂肪组织(可与纤维成分结合)组成,而没有囊性成分。

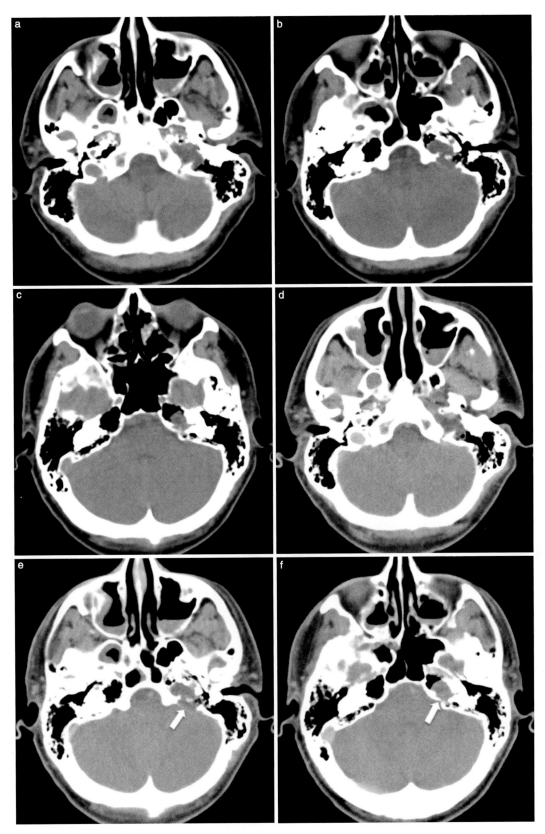

**图 22.3** 左侧颞骨岩尖胆脂瘤。CT 扫描增强前(a~c)和增强后(d~f),在双侧岩尖过度气化的背景下,可见一导致骨质破坏的稍低密度病变(箭头)。在岩尖气化背景下,可清晰地显示囊肿的前极,强化的硬脑膜清晰地勾勒出病变内侧轮廓(g,h)。CT 冠状重建(i)清楚显示了囊肿在骨结构中的位置

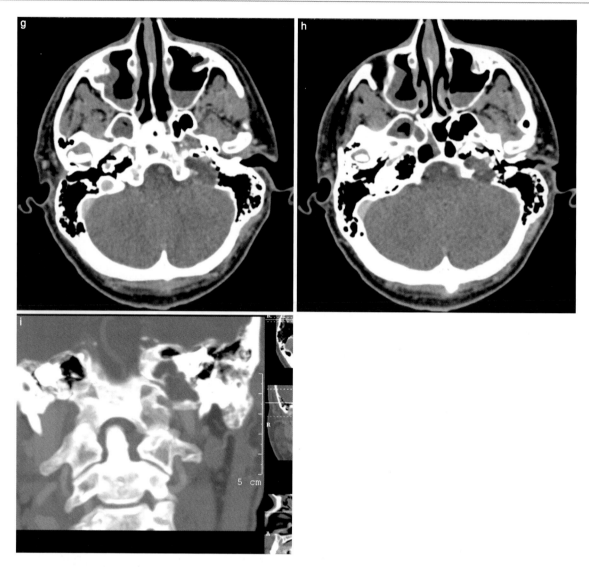

图 22.3（续）

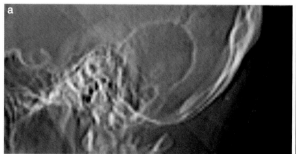

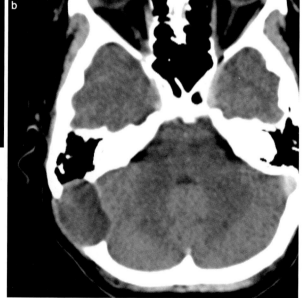

图 22.4　胆脂瘤。CT 侧位定位像（a）显示枕骨内的环状区域。轴位（b）、冠状位（c,d）和矢状位（e）增强 CT 扫描显示：在枕骨和颞骨岩尖基底的移行区域内见椭圆形膨胀性生长的低密度病变,清楚地显示了囊肿与右侧横窦的关系。CT 扫描"骨窗"（f）和三维重建（g,h）清楚地勾画出骨质破坏区。在 MR $T_2WI$（i）、$T_2$-FLAIR（j）和 $T_1WI$（k）图像上囊肿具有均匀信号的特征。胆脂瘤在 DWI（l）上表现为典型的 MR 高信号

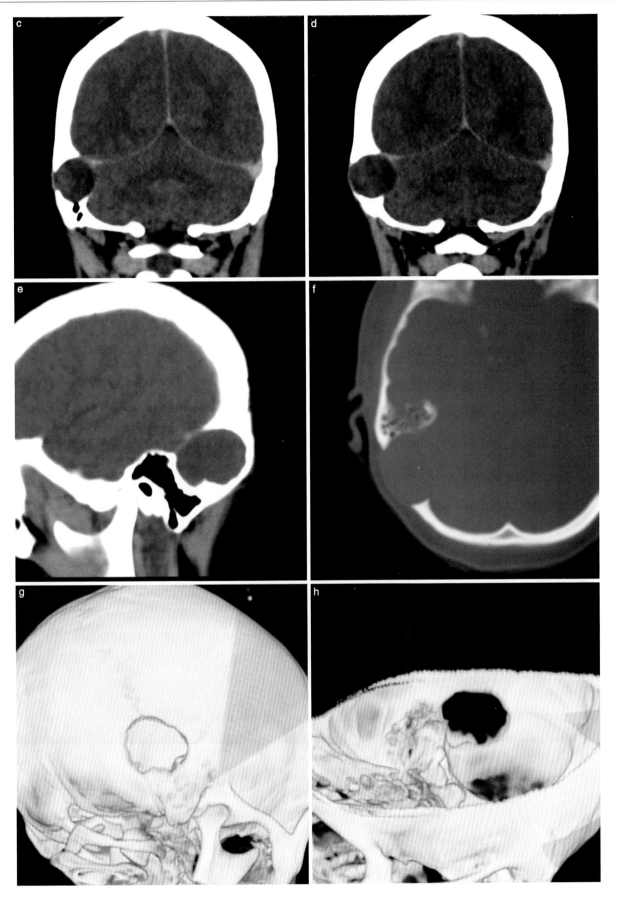

图 22.4(续)

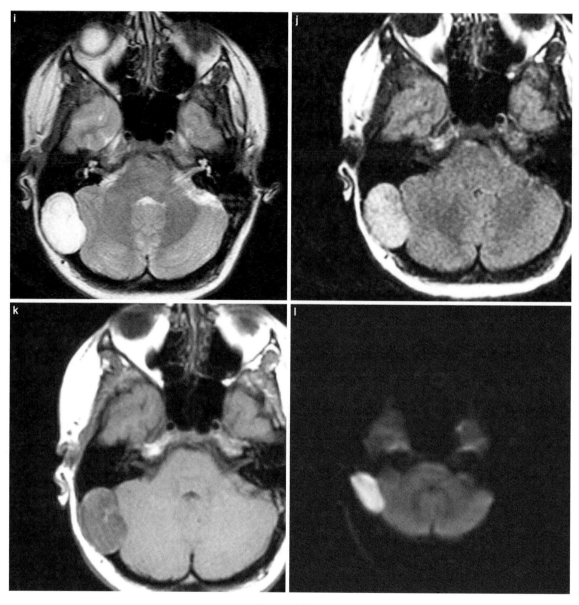

图 22. 4(续)

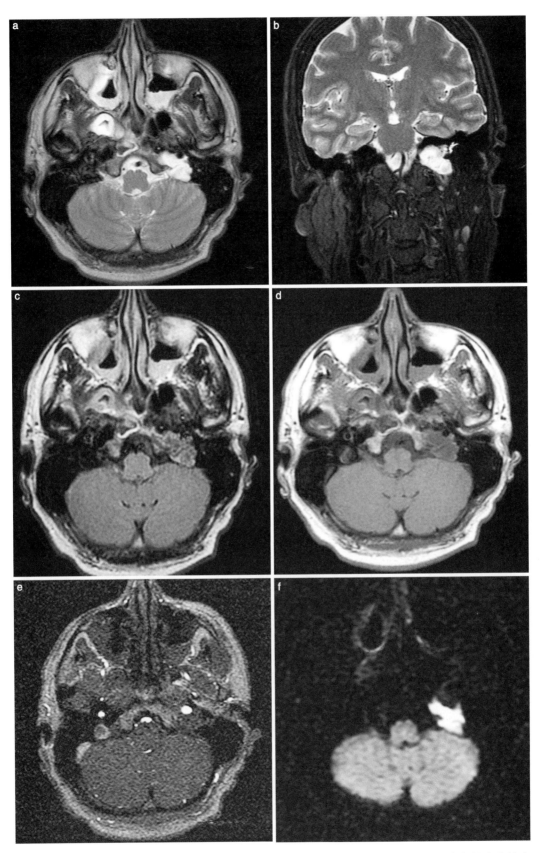

**图 22.5** 左侧岩尖胆脂瘤。在 MR $T_2WI$（a,b）和 $T_2$-FLAIR（c）图像上可见位于左侧岩尖的膨胀性病变，呈分叶状，边界清晰。MR $T_1WI$ 上表现为略低信号（d）。在 MRA（e）上显示病灶紧邻颈内动脉。胆脂瘤的主要特征是 DWI（f）上呈明显的高信号

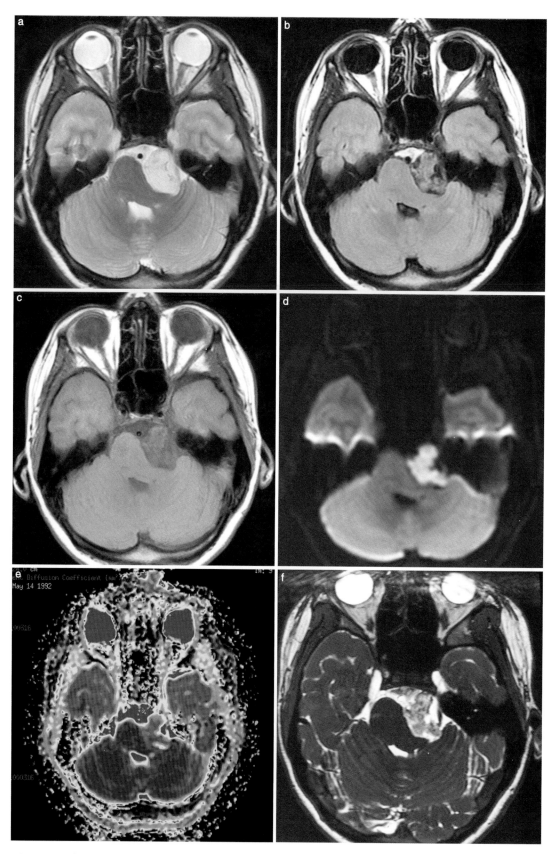

**图 22.6** 左侧岩尖部胆脂瘤。病变在轴位 $T_2WI(a)$、$T_2$-FLAIR(b) 和 $T_1WI(c)$ 上表现为 $T_2WI$ 高信号，$T_2$-FLAIR 不均匀等信号和 $T_1WI$ 不均匀低信号，在 DWI 上表现为高信号(d)，ADC 值略有增高(e)；使用 FIESTA 序列可在脑基底池脑脊液的对比下更好地显示囊肿的轮廓(f)

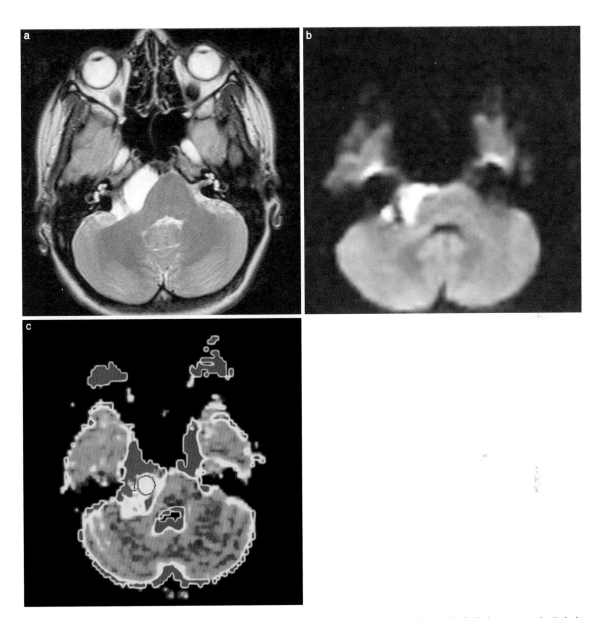

**图 22.7** 右桥小脑角区胆脂瘤。MR $T_2$WI( a ) 和 DWI( b ) 显示一高信号肿块病变。该囊肿在 DWI 上表现为高信号,ADC 图( c )上 ADC 值升高

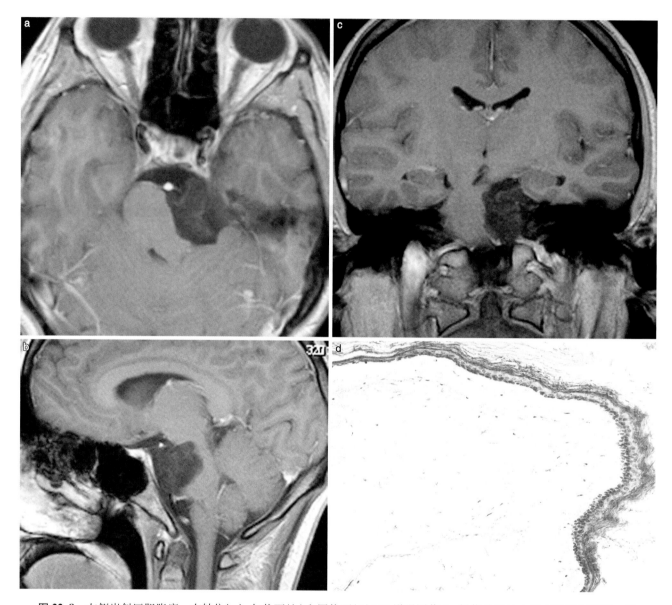

图 22.8　左侧岩斜区胆脂瘤。在轴位(a)、矢状面(b)和冠状面(c)MR 增强图像上,低信号肿块内没有造影剂积聚。胆脂瘤壁的组织学标本(d)

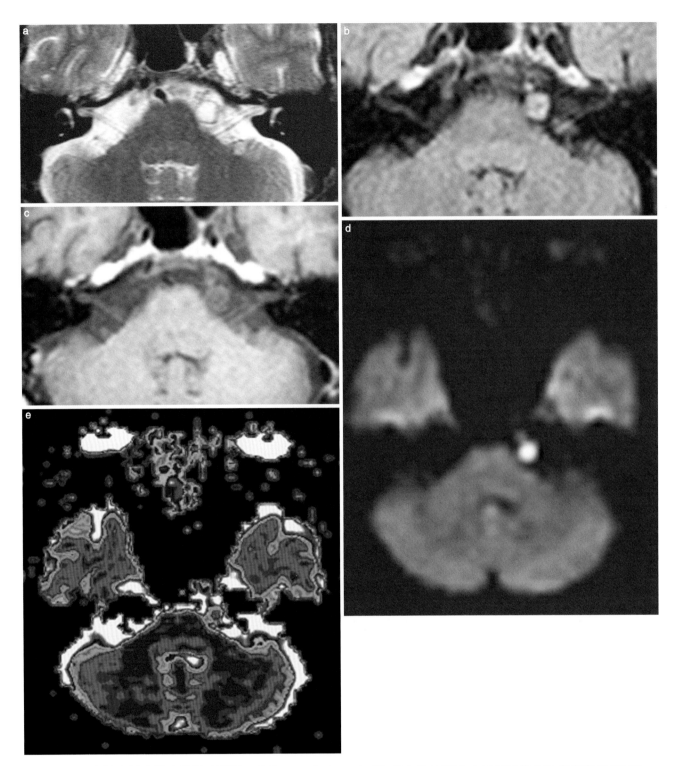

**图 22.9**  左侧脑桥池微小胆脂瘤囊肿。轴位 $T_2WI$（a）、$T_2$-FLAIR（b）和 $T_1WI$（c）加权图像显示病变在 $T_2WI$ 和 $T_2$-FLAIR 上呈高信号，$T_1WI$ 呈低信号。DWI（d）高信号以及 ADC（e）值中度增加是胆脂瘤的典型特征

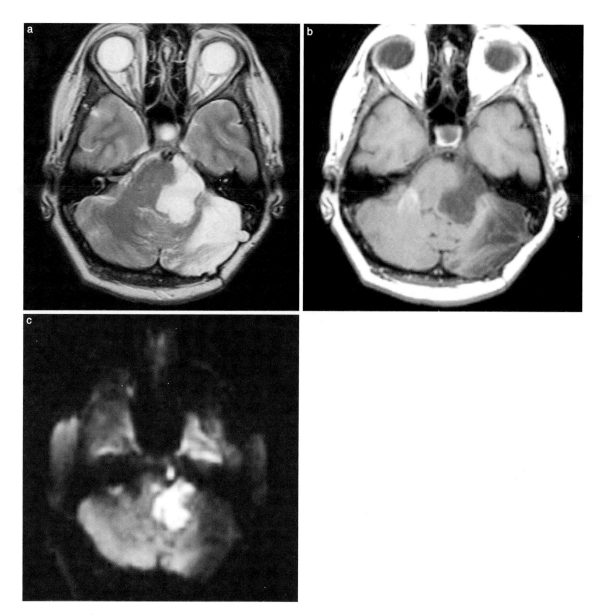

**图 22.10**  局部手术切除后左侧桥小脑角区胆脂瘤。在 $T_2WI(a)$ 和 $T_1WI(b)$ 图像上,由于术后空腔和残余病变表现为相同的 MR 信号,因而不能确定手术是否切除干净。在 DWI(c) 上能显示出胆脂瘤残余病变的高信号

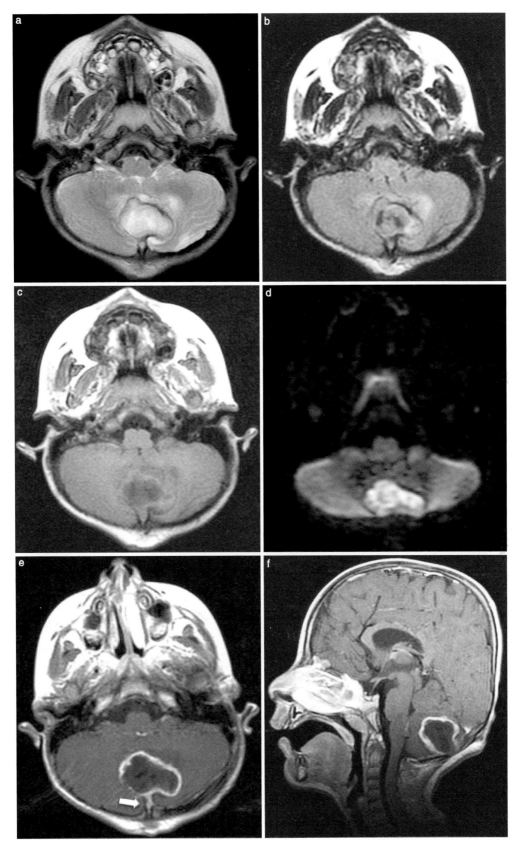

**图 22.11** 3 岁患儿,后颅窝皮样囊肿(严重感染)。MR $T_2$(a)、$T_2$-FLAIR(b)和 $T_1$(c)加权图像显示位于中线区一不均匀肿块,中心为高信号,边缘为低信号,病变周围有灶周水肿,在 DWI 图像上(d)显示一高信号。静脉注射对比剂后,厚壁包膜轮廓显现清晰(e,f)。枕部有一皮下窦道(箭头)

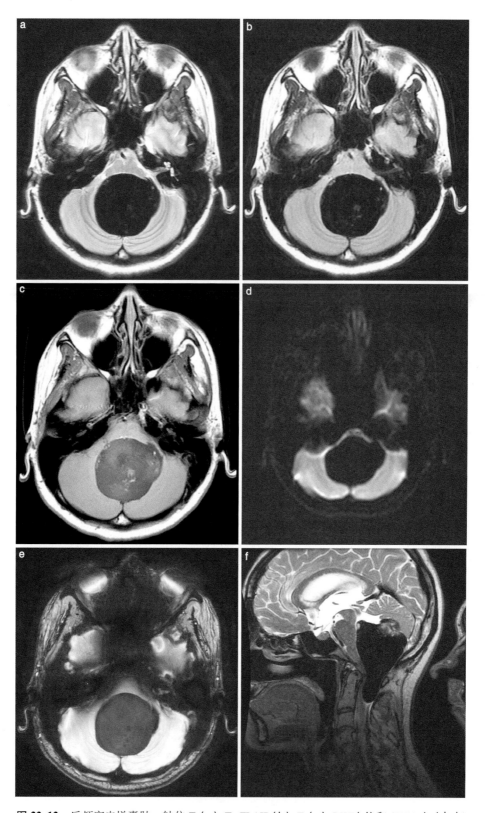

**图 22.12**  后颅窝皮样囊肿。轴位 $T_2$(a)、$T_2$-FLAIR(b)、$T_1$(c)、DWI(d)和 SWAN(e)加权 MR 图像显示第四脑室下部有一巨大的完全低信号病灶。在 $T_1$ 加权像上病灶内有少许高信号的内容物。矢状位 $T_2$WI(f)、$T_1$WI(g)、$T_1$ 脂肪抑制(h)序列显示,病变在 $T_2$ 加权像上呈明显低信号,而在 $T_1$ 图像上为不均匀等-高信号并延伸到椎管内。在 MRI $T_1$WI 上为明显高信号的脂肪组织可以运用脂肪抑制技术来明确。ASL MRI 灌注(i)显示病变无血流("负"灌注)。CT 扫描(j,l)病灶具有高密度特征,并见小钙化灶和脂肪内容物。(k)术中病灶图

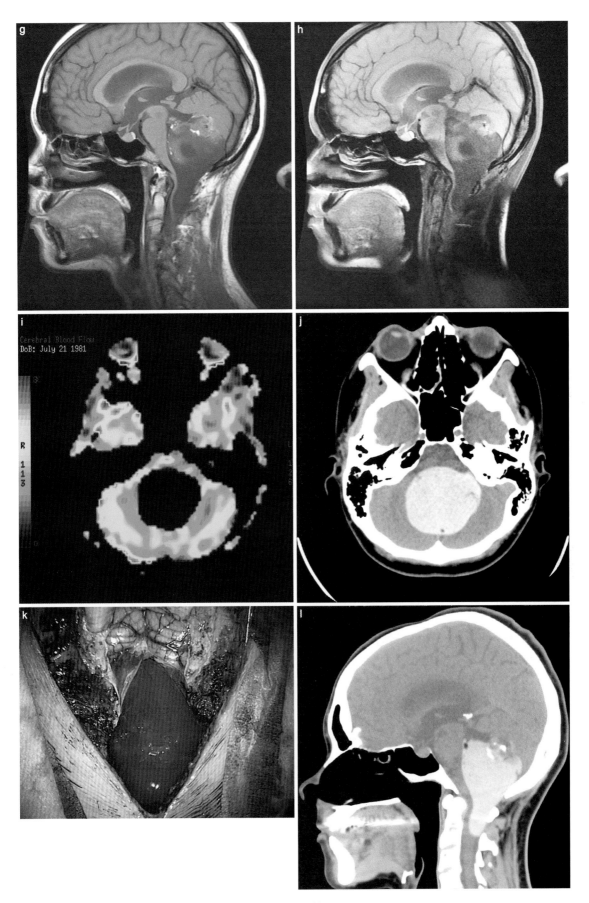

图 22.12(续)

在 $T_1$ 加权图像上,脂肪瘤以高信号为特征,而在 $T_2$ 加权序列上,MR 信号可多样化,但通常为中度高信号。应用脂肪抑制技术可以明确诊断(图 22.13~图 22.15)。

鉴别诊断 亚急性期小脑血肿($T_1$ 加权脂肪抑制序列呈高信号)、畸胎瘤、神经鞘瘤、脑膜瘤。

畸胎瘤 是一种罕见的胚胎发育不良肿瘤,主要发生于第三脑室后部和松果体区,占所有年龄段儿童肿瘤的 15%。畸胎瘤很少发生在后颅窝(<1%)。

畸胎瘤包括成熟型及恶性型。成熟畸胎瘤的特征是存在以器官结构形式排列的分化组织(上皮、软骨、肌肉等),例如由鳞状上皮(或其他)排列而成的囊。恶性畸胎瘤由来自所有胚层的组织构成。

影像表现 畸胎瘤的影像诊断是基于 CT 和 MR 成像的综合应用,其特征是变化的,反映了肿瘤成分的多样性。软骨和钙化碎片在 CT 上为高密度,MR 图像上信号减低(尤其是 $T_2$ 加权序列)。相反,脂肪内容物表现为低密度和 $T_1$ 加权 MR 图像上的高信号区域(图 22.16)。囊肿的形成是畸胎瘤的典型表现。随着肿瘤变大,脑室系统积水可能进展。恶性肿瘤,例如畸胎母细胞瘤,特征在于快速和侵袭性生长,明显强化,同时保留肿瘤结构的多样性(图 22.17)。

积液 在一些罕见病例中,由于中耳炎症阻塞连接中耳和乳突蜂房之间的管道,致使岩尖部含气蜂房被炎性渗出液充填。在所有脑部研究中该病的诊断率不到 1%(Crabtree 1983)。

影像表现 在 CT 图像上,岩尖部可见局部低密度影,不伴随骨质破坏改变,在骨窗上可见分隔乳突气房的骨小梁,这是怀疑炎症(岩尖炎症)时的主要鉴别诊断标准。

MRI 示在 $T_2$WI 上局部区域信号增高,$T_1$WI 上呈中等信号,这取决于积液不同的黏度及蛋白质成分(图 22.18)。此外,可见鼓室腔局部炎症改变。对于这种病理变化对比增强影像表现不典型。

黏液囊肿 黏液囊肿是一扩张的囊性病变,鼻旁窦较常见。黏液囊肿包膜是鼻旁窦发炎的黏膜,其形成一封闭的囊袋。囊肿内含有明亮、灰黄色或琥珀色、黏稠、无味的黏液,有时为稠密的蛋白块,呈软果冻状。黏液由黏蛋白、胆固醇和脂肪组成,显微镜检查显示含有鳞状上皮和纤毛上皮、白细胞(中性粒细胞)。在细菌学试验中黏液几乎总是无菌的。并发化脓的情况下可视为囊肿积脓。

黏液囊肿的形成机制:进入鼻旁窦腔的排泄管阻塞,致使非炎性黏液产生并过度积聚。当气房不能容纳过多的液体,就会开始压迫黏膜和骨壁。由于长期的压力,鼻窦壁开始萎缩、变薄,部分吸收,最终窦腔扩大。

位于岩尖内的黏液囊肿极为罕见。与胆固醇肉芽肿不同,它不含有血液溶解产物。与岩尖部的其他病变类似,黏液囊肿在临床上表现为听力丧失、位置性眩晕、头痛和面肌痉挛。

影像表现 在 CT 上,岩尖体积随着囊腔的存在(密度降低的区域)而增大,并受囊腔周围菲薄骨壁的限制。黏液腔中没有骨性分隔,且没有骨质破坏。增强扫描囊腔无对比剂充填。在囊腔内无强化。

在 MRI 上,黏液在 $T_2$WI 上呈高信号,在 $T_1$WI 上,随着其内蛋白含量的增加信号随之增高。在 DWI 上,扩散不受限制(MR 信号不增高,与囊肿积脓和脓肿形成对比)。黏液囊肿对比增强强化不明显(图 22.19)。

鉴别诊断 胆脂瘤(DWI 上呈高信号),三叉神经囊性神经鞘瘤(肿瘤包膜强化,沿三叉神经根生长呈哑铃状),软骨肉瘤(骨破坏明显,增强不均匀强化)。

岩尖部脑膨出 是脑实质(和脑脊液)从 Meckel 腔的侧方进入岩尖形成脱垂(Gray 等,1995)。病因包括获得性和先天性两种(Moore 2001)。该病最首要的临床症状是由于三叉神经移位和变形引起的三叉神经痛。

影像表现 MRI 和 CT 均可显示单侧和双侧囊性病变,囊壁光滑,无骨侵犯的迹象,与 Meckel 腔的外侧部有关,并于此延伸到岩尖(Klein 等,1989)。多平面 MRI 与脊髓造影能更好地显示脑脊液间隙(例如,Meckel 腔)与病变之间的关系(如 Meckel's cavity)(图 22.20 和图 22.21)。

CT 脑室造影对于鉴别这个部位的脑脊液间隙和脑膨出是一种有效的方法。

区分岩尖部脑膨出和炎症改变的主要一点是,前者病变中心的位置是偏心的,更靠近 Meckel 腔,而岩骨炎症则相反。少数情况下,MRI 还可鉴别邻近颞叶部分脱垂。

岩尖蛛网膜囊肿 是一种岩尖部非常罕见的疾病,其病因尚不清楚。有作者将其发生在此不寻常的位置归因于出生缺陷,另一些作者认为是多因素病因学综合所致,与炎症、创伤和蛛网膜形成的局部缺陷等相关(Rock 1986)。其诊断的建立在于发现一具有影像征象的囊肿,与脑脊液难以区分,但其壁由蛛网膜和胶原所勾勒。

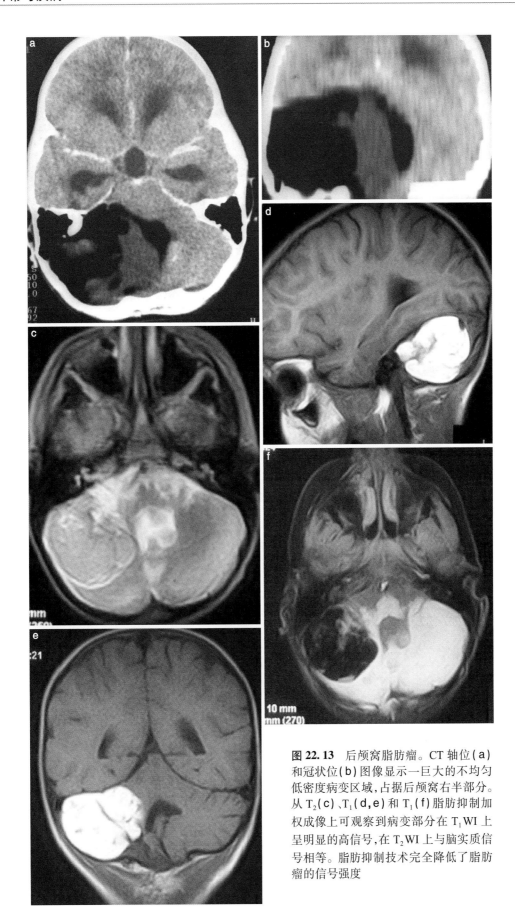

**图 22.13** 后颅窝脂肪瘤。CT 轴位(a)和冠状位(b)图像显示一巨大的不均匀低密度病变区域,占据后颅窝右半部分。从 $T_2$(c)、$T_1$(d,e) 和 $T_1$(f) 脂肪抑制加权成像上可观察到病变部分在 $T_1$WI 上呈明显的高信号,在 $T_2$WI 上与脑实质信号相等。脂肪抑制技术完全降低了脂肪瘤的信号强度

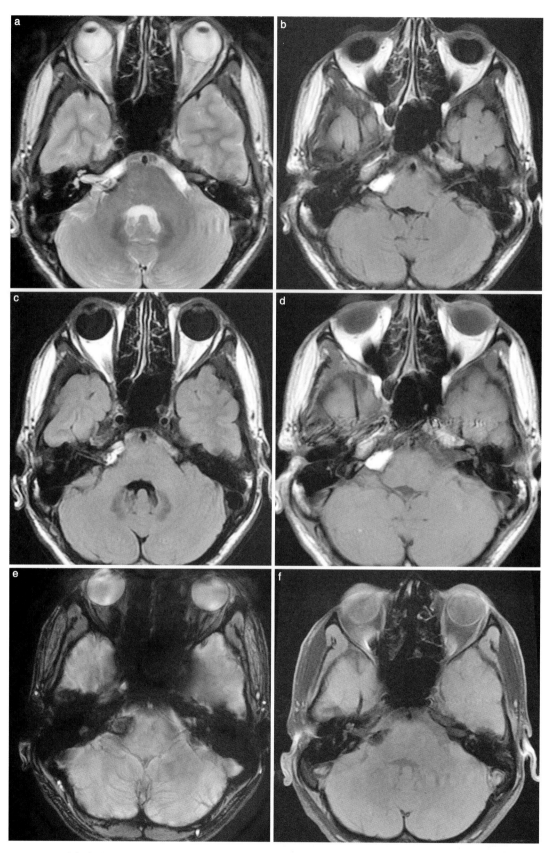

**图 22.14**　右侧桥小脑角区脂肪瘤。轴位 $T_2(a)$、$T_2$-FLAIR(b,c)和 $T_1(d)$ 加权成像显示桥小脑角区一较小的高信号病变。$T_2(a)$ 加权成像可观察到化学位移伪影所造成的脑干边缘低信号带。在 SWAN 序列(e)上脂肪瘤呈低信号。脂肪抑制技术完全降低了脂肪瘤的信号强度(f)

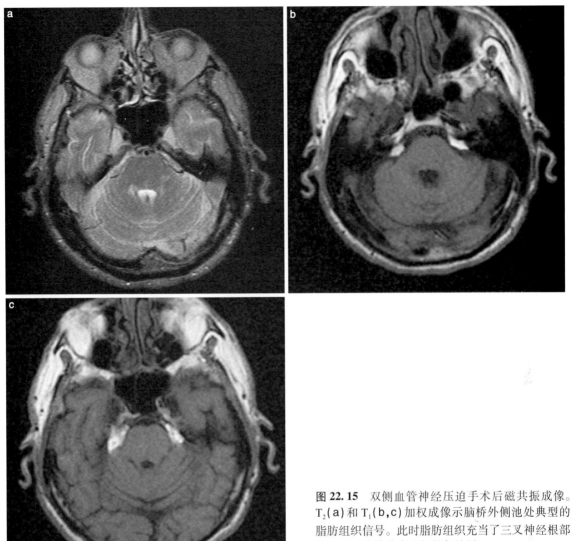

**图 22.15**　双侧血管神经压迫手术后磁共振成像。$T_2$(a)和$T_1$(b,c)加权成像示脑桥外侧池处典型的脂肪组织信号。此时脂肪组织充当了三叉神经根部和小脑上动脉分支之间的保护层

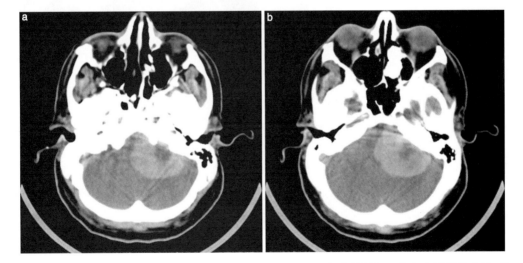

**图 22.16**　左侧桥小脑角区畸胎瘤。轴位 CT 平扫(a~c)示后颅窝外侧部一高密度椭圆形病灶,其中心见低密度影。磁共振 $T_2$ 加权成像(d~f)示病灶为不均匀低信号。冠状位扫描显示脑干移位。病灶周围无水肿。$T_1$ 加权成像(g~i)畸胎瘤的主要特征为显著的高信号

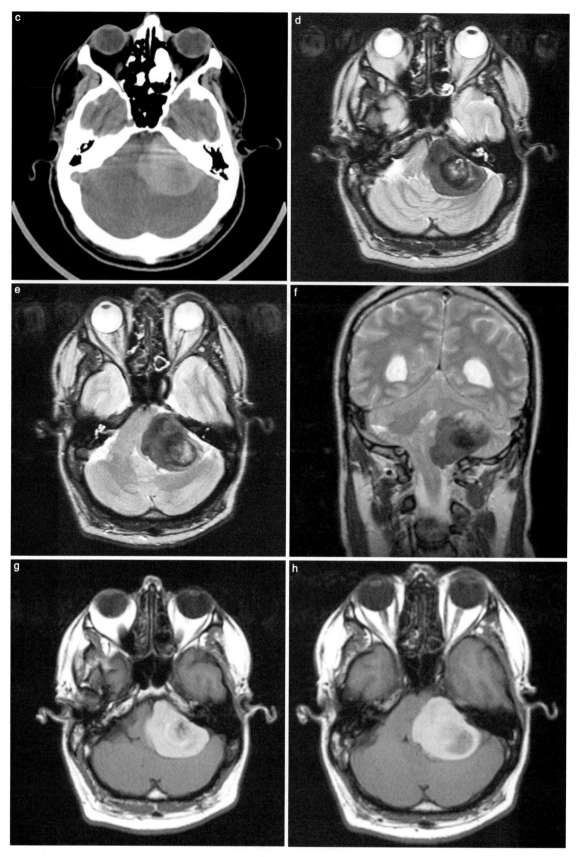

图 22.16(续)

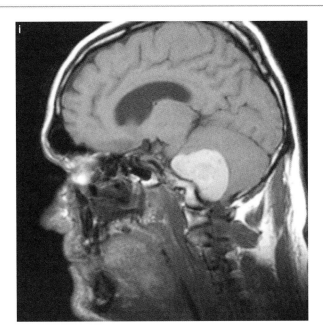

图 22. 16(续)

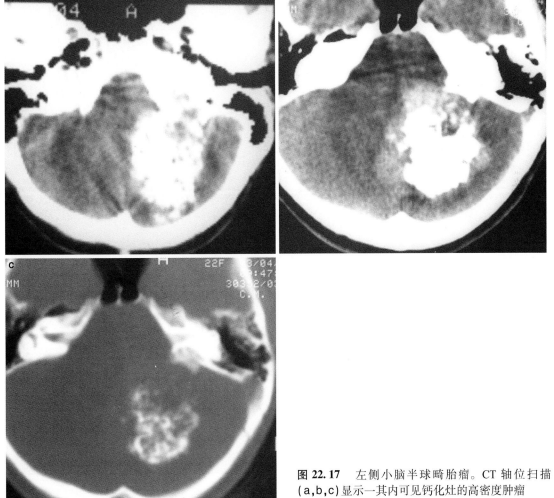

图 22. 17　左侧小脑半球畸胎瘤。CT 轴位扫描
(a,b,c)显示一其内可见钙化灶的高密度肿瘤

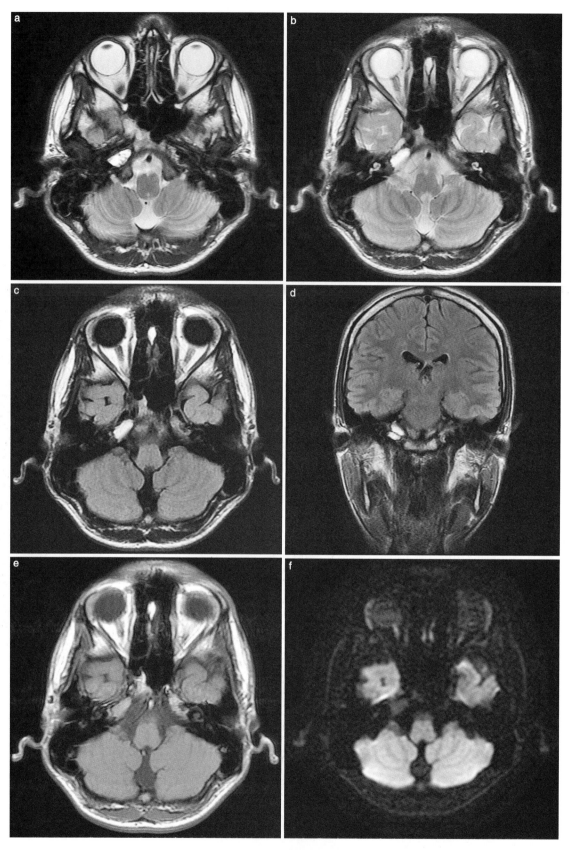

**图 22.18**　积液。磁共振 $T_2(a,b)$,$T_2$-FLAIR($c,d$)加权成像显示右侧颞骨岩尖高信号区域。相对于大脑,病灶在 $T_1$ 加权图像上呈轻度高信号($e$)。DWI 示渗液区未见弥散受限($f$)

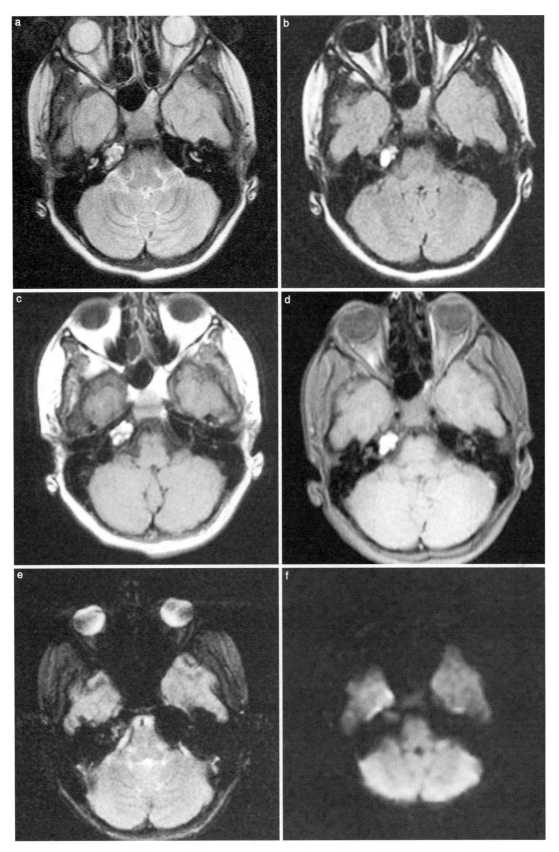

**图 22.19** 右侧岩尖黏液囊肿。磁共振 $T_2$(a)、T2-FLAIR(b)、T1(c)、$T_1$ 脂肪抑制(d)加权成像显示右侧颞骨岩尖一高信号区域。脂肪抑制 $T_1$ 加权成像排除了该区域存在脂肪成分。在 GRE 图像上信号稍有增高(e)。弥散加权成像在黏液囊肿区域未显示弥散受限(f)

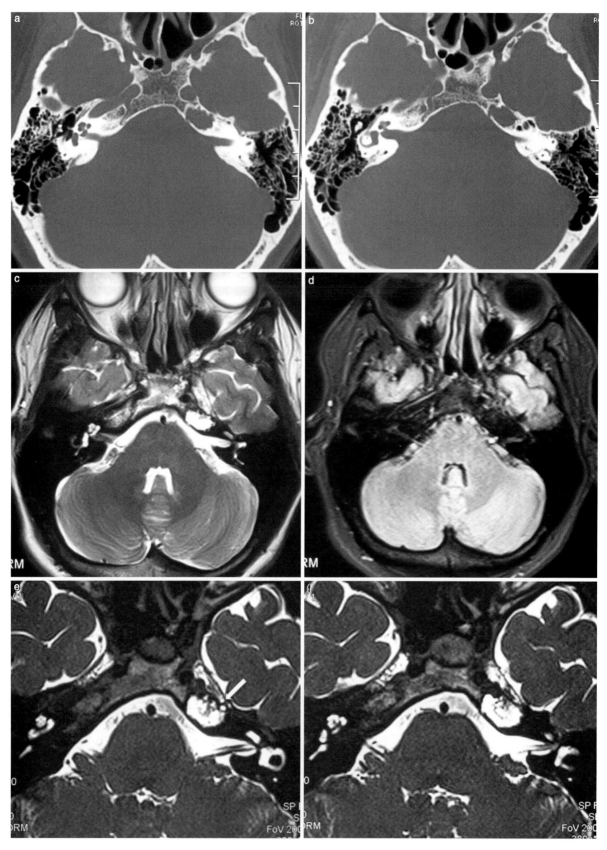

**图 22.20**　左侧颞骨岩尖脑膜膨出。轴位 CT 扫描（a,b）示左侧颞骨岩尖一不规则形膨胀性生长的病灶。T₂ 加权成像（c）呈高信号，T₂-FLAIR 成像（d）呈低信号，与基底池脑脊液的信号特征一致。FIESTA 序列显示在 Meckel 腔后壁处存在一个小缺损（箭头处），脑膜脱垂且脑脊液进入岩尖腔内（e~i）

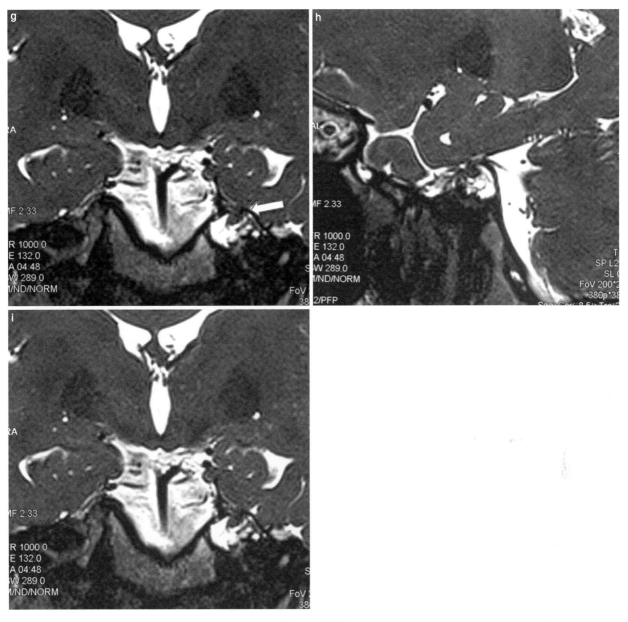

图 22.20(续)

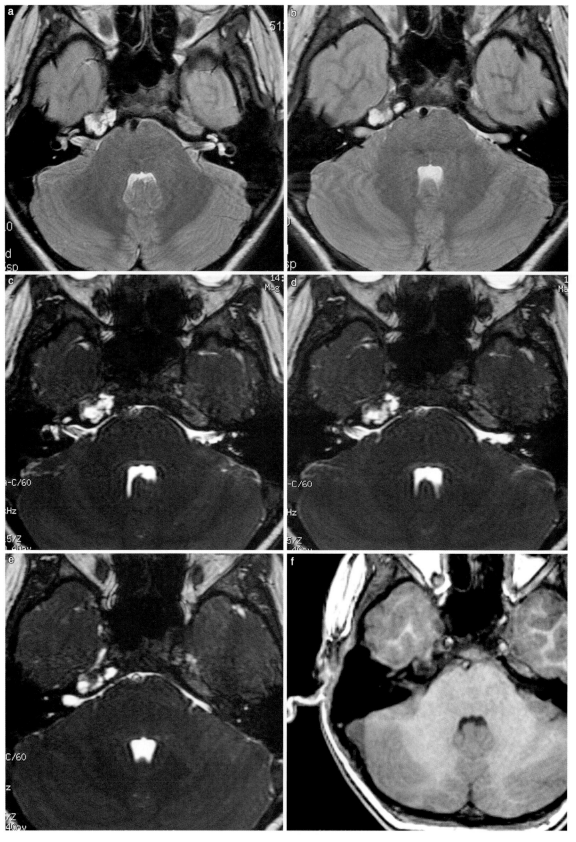

**图 22.21**　右侧颞骨岩尖脑膜膨出。磁共振 $T_2WI(a,b)$ 和 FIESTA 序列（c~e）显示右侧岩尖与脑脊液一致的高信号病变。Meckel 腔后部的脑膜缺损，可见脑组织向脑膜下腔脱垂（f）。$T_1$ 加权图像（g~i）更清楚地显示脑组织的局部突出（箭头）

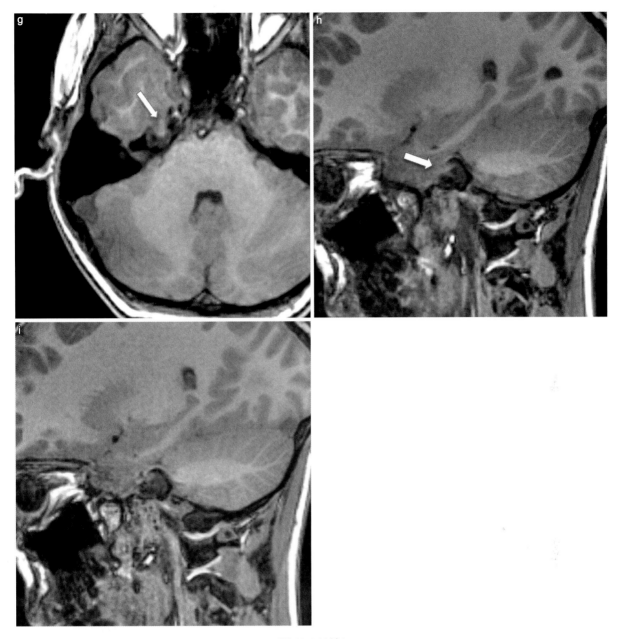

图 22. 21(续)

影像表现 在 CT 和 MRI 上,囊肿轮廓清晰光滑,周围组织无水肿。CT 密度和 MR 弛豫特性与所有模式和序列上的脑脊液表现相似。与肿瘤不同,注入对比剂后,囊壁及内容物 CT 密度或 MR 信号无改变(图 22. 22~图 22. 25)。

颈静脉球不对称和裂开 颈静脉球可完全不显示,亦或非常明显,体积较大时甚至可向前达颈内动脉,向外达面神经,导致迷路下间隙狭窄,并可达迷路下壶腹部的后半规管。颈静脉球可位于前庭和后颅窝之间,或包绕前庭导水管并达岩骨嵴,位于横窦外部和内耳道之间。这组解剖学变异还可包括颈静脉球高位和颈静脉单侧发育不全,发育不全的一侧伴有

颈静脉孔变窄。在对颞骨的解剖学研究中,3. 5%~7% 的样本中发现了不典型颈静脉球高位(Katsuta 和 Rhoton 1997)。同时,这是岩尖血管变异最常见的类型之一,表现为颈静脉球延伸至中耳,并伴有乙状窦(颈静脉)板脱垂。通过耳镜检查可确定此类病变。右侧更为常见。

影像表现 CT 和 MRI 显示囊性病变,无任何骨质破坏表现。在 CT 图像上,出现骨质改变的征象表明囊肿长期存在(Lee 等,1979)。MR 所有脉冲序列上其与颅底脑池的脑脊液信号相同。静脉注射对比剂后,蛛网膜囊肿内无异常强化。鉴别诊断包括所有岩尖囊性病变,尤其是积液、黏液囊肿、脑膨出和胆脂瘤。

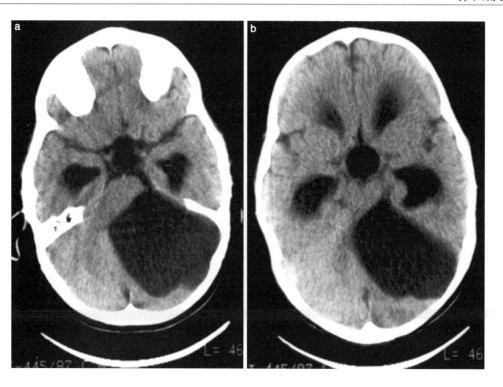

**图 22. 22** 左侧后颅窝蛛网膜囊肿。轴位平扫CT(a,b) 显示后颅窝外侧部与脑脊液同等密度的一病变。脑干和小脑蚓部受压变形。由于中脑导水管受压,侧脑室和第三脑室扩张

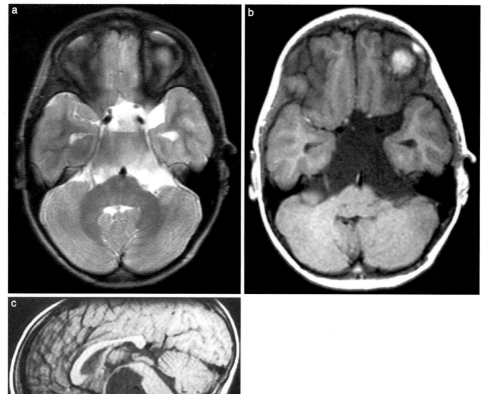

**图 22. 23** 基底池蛛网膜囊肿。轴位 $T_2$ (a) 和 $T_1$ (b,c)加权图像显示一较大病变,与脑脊液信号相等,脑桥受压向后移位亦导致第三脑室底部拱形移位

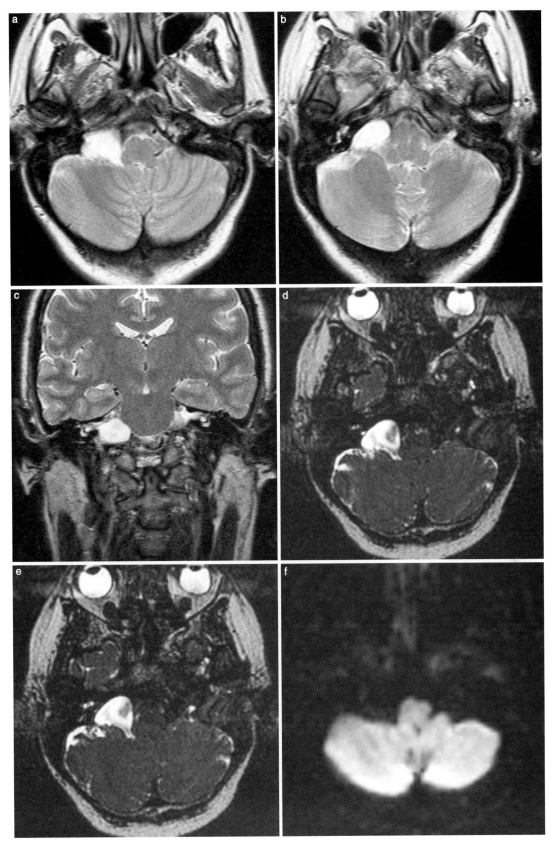

**图 22.24** 右侧桥小脑角区蛛网膜囊肿。轴位和冠状 $T_2$(a,b,c)和 PSIF(d,e)加权图像显示一高信号病变。扩散加权图像上扩散不受限,囊肿呈低信号(f)

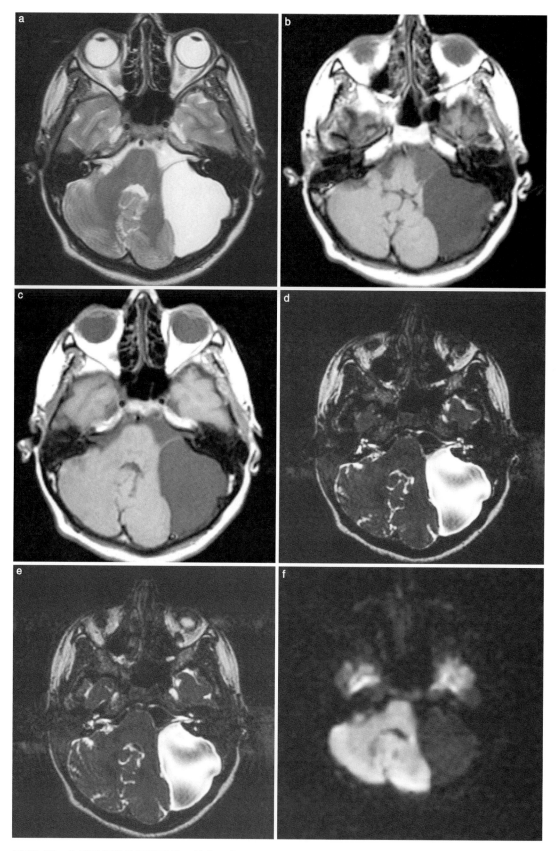

**图 22.25** 左侧后颅窝蛛网膜囊肿。轴位 $T_2$(a)、$T_1$(b,c) 和 PSIF(d,e) 加权图像显示一巨大囊性病变,与脑脊液有相同的信号特征。由于可见到脑脊液的搏动,PSIF 序列可将囊肿与低信号的基底池区分开来。在扩散加权图像(f)上没有扩散受限,囊肿呈低信号

桥小脑角的蛛网膜囊肿 较为罕见,有时与其他(小脑幕下和幕上)区域的囊肿一起出现。这些囊肿的临床表现取决于病变大小。该囊肿生长缓慢(像所有蛛网膜囊肿一样),因此症状比肿瘤轻。蛛网膜囊肿有时会延伸至中颅窝,引起中脑导水管变形,导致阻塞性脑积水。

应该注意的是直接静脉造影、常规 CT 检查或 MRV 经常诊断的颈静脉球不对称是一种正常变异(通常右侧较大),而不是异常改变,这与该侧的静脉窦和颈静脉本身较宽有关。支持正常变异的一个重要的额外诊断标准是周围骨性结构没有破坏。通常情况下,颈静脉球区变异无临床症状,但有时可伴有搏动性耳鸣、头痛、单侧听力丧失。这种病理改变通常是患者因其他原因进行检查时而获得的诊断"发现"。

影像表现 在单纯解剖不对称的情况下,CT 显示单侧颈静脉孔增大,周围无骨侵蚀。颈静脉球顶部向上扩张,有时达到内听道,这是颈静脉球高位的特征。也是这类"异常"的主要诊断标准。增强扫描可见乙状窦、颈静脉球及颈内静脉同时强化,且管腔内没有充盈缺损(Caldemeyer 等,1997)(图 22.26)。

有时,在 CT 上可见颈静脉球膨大("球形膨胀"),并伴有颈静脉孔扩大,局限性骨壁溶解致颈静脉球部分脱垂突入鼓室后下方,其余孔壁骨质完整,增强均匀强化,据此可与其他骨源性病变鉴别。

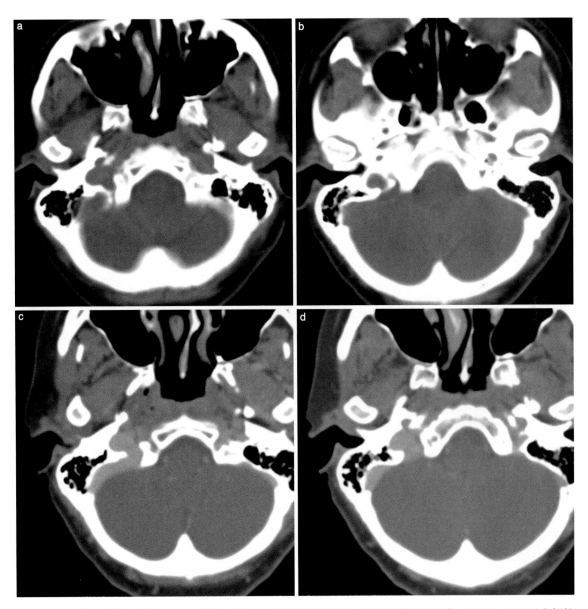

**图 22.26** 右侧颈静脉孔扩张。CT 平扫(a,b)示右侧颈静脉孔扩大,左侧颈静脉孔变窄,CTA(c~f)显示右侧扩张的颈静脉球均匀强化。CT 灌注成像[CBF(g)、CBV(h)、MTT(i)]证实了右侧颈静脉球静脉血流动力学的特征

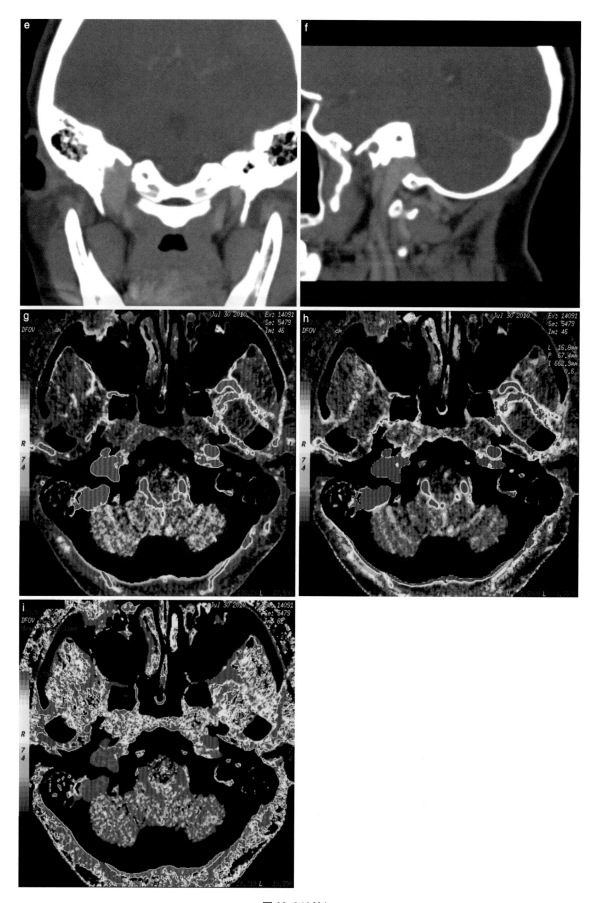

图 22. 26(续)

MRI 常规 $T_1$ 和 $T_2$ 加权像上通常显示为不均匀信号,这是颈静脉孔处静脉血液涡流的表现(图 22.27)。

识别"异常"(正常变异)的有效方法是使用 2D TOF 或 3D PC 序列进行 MR 静脉造影,这种方法不能从颈静脉中区分 MR 信号的差异。静脉系均匀强化支持血管源性和非肿瘤源性病变的诊断。

鉴别诊断 颈静脉球憩室,副神经节瘤(伴有骨质破坏,强化明显),颈静脉孔神经鞘瘤(CT 血管造影显示充盈缺损,$T_1$ 压脂序列增强可见强化),脑膜瘤(颈静脉孔区域骨质增生硬化,增强扫描可见硬膜尾征)。

颈静脉球憩室 是颈静脉球的一种单独的变异类型,通常为创伤后并发症。形态学上为颈静脉球颅内部分呈囊状突起,Sigmoid 板仍保持完整。左侧发生率更高。通常无症状,但可引起眩晕,单侧搏动性耳鸣(Presutti 等,1991;Bilgen 等,2003)。

影像表现 CT 扫描显示颈静脉球倒置,呈指状向上突入骨质,可有一狭颈,相邻骨皮质结构完整,增强扫描与其他静脉同时强化。

在 $T_2$ 加权像上,由于其体积小,血液流动产生的磁共振信号较低,这种变异通常不易发现;有时由于湍流,$T_1$ 加权像上的 MRI 信号会增强。对比剂可填充憩室腔、颈静脉球和静脉(Schmerber 等,2002)。在疑似憩室的情况下,对比增强 3D TOF 磁共振血管成像可帮助诊断。

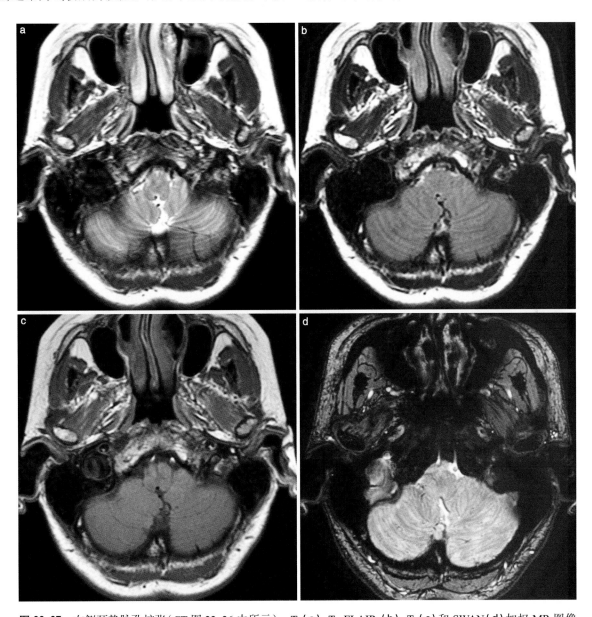

**图 22.27** 右侧颈静脉孔扩张(CT 图 22.26 中所示)。$T_2$(a)、$T_2$-FLAIR-(b)、$T_1$(c)和 SWAN(d)加权 MR 图像示右侧颈静脉孔不对称扩大。扩张的颈静脉球内可见由超脉冲和湍流所产生的伪影。MR 血管造影(e)显示颈内动脉,等同于颈内静脉的典型位置。增强扫描图像(f~h)显示扩张的颈静脉球呈不均匀高信号。冠状 $T_2$ 加权图像(i)显示右侧颈内静脉扩张

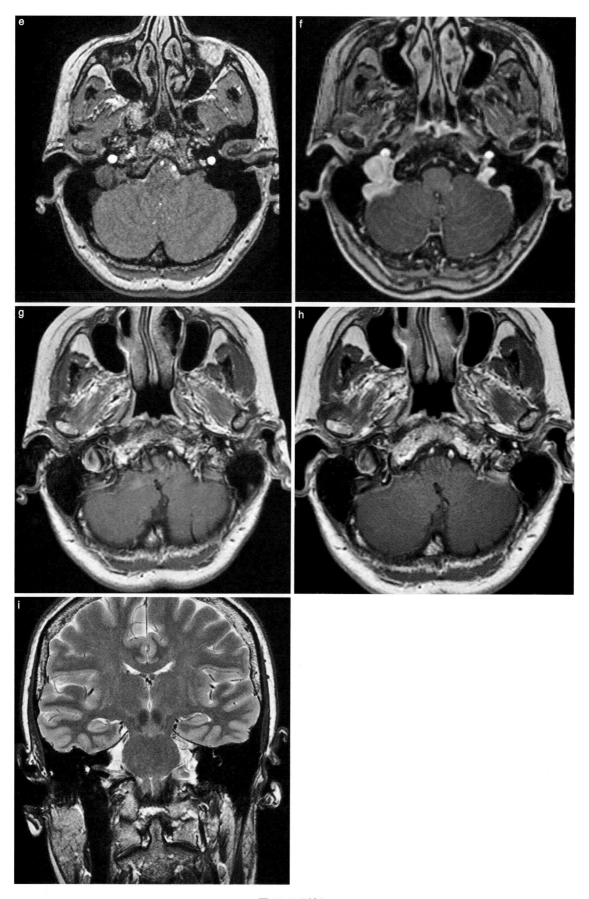

图 22.27（续）

鉴别诊断　硬脑膜瘘（动脉血流源于硬脑膜血管），胆脂瘤（DWI 上呈高信号），副神经节瘤（骨质破坏等）。

## 22.3　后天性病变

### 22.3.1　肿瘤样病变

胆固醇肉芽肿　（黄色肉芽肿）是岩尖最常见的病理学改变之一（约占 60% 的病例），主要发生在岩骨气房，其形成的原因是气房气化不足或骨髓增生（Jackler 等，2003）。反复的气房阻塞伴出血及胆固醇晶体的形成导致肉芽肿形成。该病初诊时病灶就比较大。组织病理学上，肉芽肿有一薄壁，但并不具备慢性硬膜下血肿的典型特征。其典型特征是囊性成分中存在不同比例的胆固醇结晶。术中所见为含有棕色液体成分的囊性病变（Griffin 1987）。

影像表现　CT 示岩尖部可见一囊性肿块，呈膨胀性生长，内壁光整，如果体积足够大，会引起周围骨质吸收破坏，增强扫描囊壁轻度强化（图 22.28）。

在 MRI 上，胆固醇肉芽肿 $T_1$ 和 $T_2$ 加权像呈高信号，其表现类似于亚急性和慢性期血肿，却不同于颞骨其他常见的囊性病变（Martin 等，1989），DWI 上肉芽肿呈低信号，可与胆脂瘤进行区分。

氢质子磁共振波谱可在肉芽肿囊性成分中检测出高脂质乳酸盐复合物，增强扫描囊性成分不强化（图 22.29），在手术切除不完全的情况下，肉芽肿（由于生长缓慢）会在数年内复发（图 22.30），根据 Greenberg（1988）的研究，MRI 是一种评估所有术前和术后胆固醇肉芽肿病变灵敏度和特异性更高的检查方法。

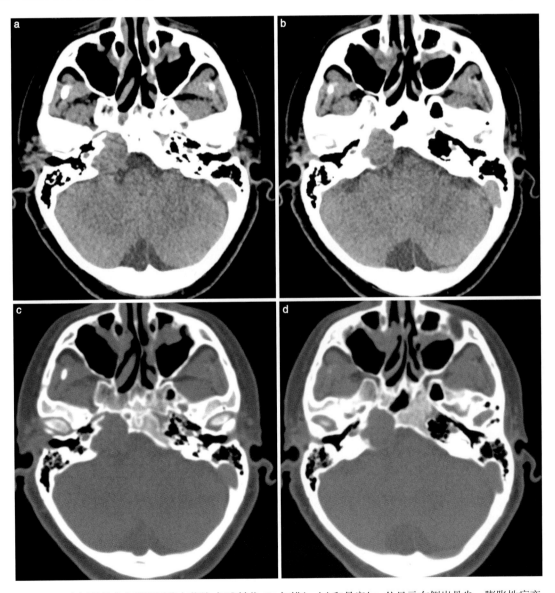

图 22.28　右侧颞骨岩尖部胆固醇肉芽肿，标准轴位 CT 扫描（a,b）和骨窗（c,d）显示右侧岩骨尖一膨胀性病变，轮廓清晰，$T_2$ 加权像（e）上呈不均匀低信号，$T_1$ 加权像（f,g）上呈高信号，$T_1$ 脂肪抑制像上信号没有改变（h,i）

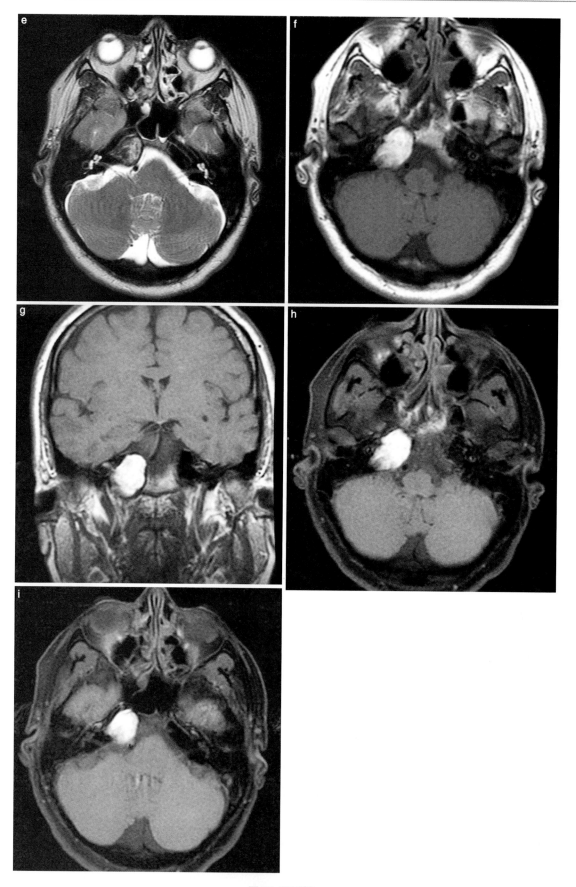

图 22.28(续)

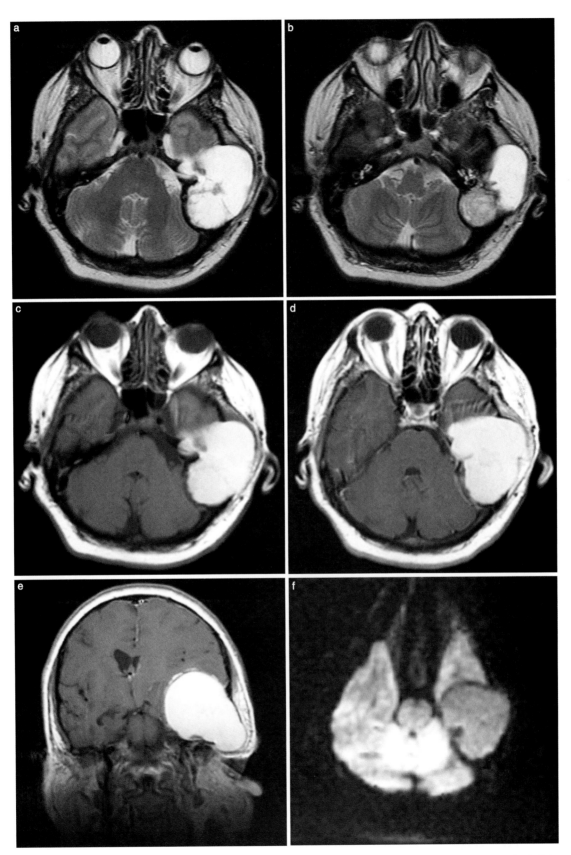

**图 22.29** 左颞骨岩部巨大胆固醇肉芽肿。MRI 轴位、冠状位 $T_2$(a,b) 和 $T_1$(c~e) 加权图像显示左侧岩尖部一膨胀性病灶，$T_2$WI 呈不均匀高信号，$T_1$WI 为均匀高信号，轮廓清晰，在 DWI(f) 上与正常脑实质信号相比呈稍低信号，组织学标本(g)显示胆固醇肉芽肿内存在胆固醇结晶

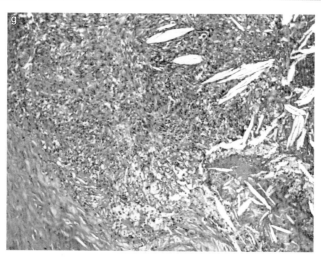

图 22.29(续)

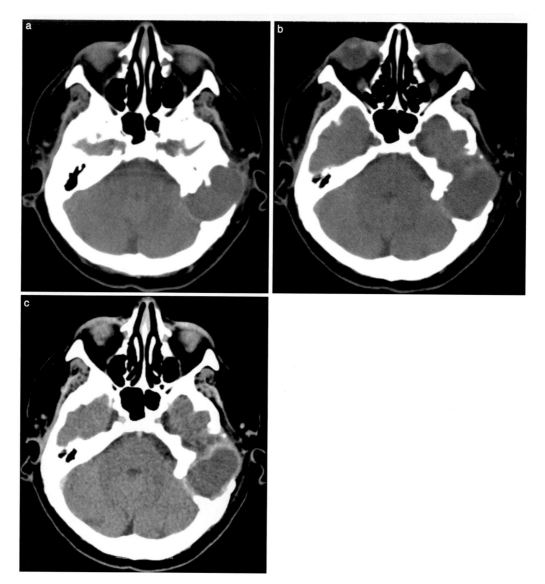

**图 22.30**　左颞骨岩部黄色肉芽肿。平扫(a,b)和增强扫描(c)轴位 CT 图像显示左侧岩部一膨胀性病变,囊壁有强化(与图 22.29 为同一患者,病变次全切除术后 6 年)

# 良性肿瘤

后颅窝脑膜瘤发病率约占所有颅内脑膜瘤的9%～10%。脑膜瘤是一种缓慢生长的良性肿瘤,瘤体通常可以很大,严重时会推压周围脑组织结构(包括脑干)发生偏移,并使颅底主要动脉及脑神经受压移位,和(或)建立异常血液通路,上述表现可进一步导致机体神经功能障碍。后颅窝脑膜瘤主要好发于31～60岁(>70%),女性比男性多见(约3～4.5倍)。大多数后颅窝脑膜瘤起源于斜坡、颞骨岩尖后缘表面覆盖的硬脑膜,包括颈静脉孔区,较少见于枕骨内表面和窦汇区。根据Burdenko国家神经外科中心数据,202例经证实的后颅窝脑膜瘤中,最多见于岩斜区(64%),其次是颞骨岩尖后缘(31%),枕骨大孔和颈静脉孔区脑膜瘤分别占3%和1.5%。

根据WHO 2016标准,大多数后颅窝脑膜瘤被归类为良性肿瘤(90%～93%)。少数WHOⅡ级和Ⅲ级脑膜瘤被归为恶性肿瘤(<10%)。

**影像表现**　CT平扫示肿瘤相对于脑实质呈等密度或略高密度,瘤体通常与脑实质分界不清而显示不佳。但CT对于钙化型脑膜瘤则显示良好,其病理类型通常为砂粒型脑膜瘤(图23.1与图23.2)。CT增强扫描示,绝大多数脑膜瘤明显强化,而且,即使瘤体体积大,病灶内部强化也较均匀一致。该肿瘤的特征是呈宽基底附着于岩尖、斜坡及枕骨的内表面。某些病例的CT图像可清晰显示出瘤体宽基底附着处局部骨质增生(图23.3与图23.4)。骨质破坏在后颅窝脑膜瘤少见。CTA(图23.5)及DSA(图23.6)可用于评价脑膜瘤的血供程度,以及肿瘤对周围大动脉(基底动脉、颈内动脉虹吸段)的影响,如血管受压移位或异常血液循环建立等。

CT灌注的相关研究中,根据血流动力学将脑膜瘤分为三种类型,可与直接脑血管造影术相对应。血流动力学肿瘤类型分型:Ⅰ型:CBV值(2.5～5ml/ 100g)及CBF值[25～30ml/(100g·min)]较低,相应血管造影显示肿瘤无血供或乏血供;Ⅱ型:CBV值及CBF值轻度升高[分别达10～11ml/100g、70～80ml/(100g·min)],相应血管造影的毛细血管期显示肿瘤呈中等血供。Ⅲ型:脑膜瘤灌注明显升高[CBV值高达21～24ml/100g,CBF值高达110～125ml/(100g/min)](图23.7),相应血管造影显示肿瘤血供丰富(图23.7)。了解脑膜瘤的灌注特征有助于手术方式的选择及评估术中出血风险。另外一个重要的发现是,CT灌注图像对显示脑膜瘤的典型特征,即肿瘤的宽基底具有优势,并且可以清晰显示肿瘤的整体形态。基于脑膜瘤的基底特征选择手术入路对于完全切除病灶、预防术中及术后并发症是十分有必要的。

$T_1WI$示大多数脑膜瘤(60%)表现为位于后颅窝外侧,与脑实质信号类似的等信号占位性病变。一些脑膜瘤可见低信号的磁化传递特性。脑膜瘤的$T_2WI$信号多变,可为低信号,见于典型的砂粒型和成纤维细胞型脑膜瘤;也可为中等或高信号,为脑膜上皮细胞肿瘤的特征(图23.8)。MRI显示肿瘤的钙化不如CT。肿瘤较大会使脑干明显受压,与CT相比,MRI更能清晰地显示脑干受压伴随的变化(水肿、缺血)(图23.9)。

注射对比剂后,大部分脑膜瘤(几乎100%)呈明显均匀强化(图23.10与图23.11)。一系列研究发现,只有少数完全钙化的脑膜瘤无强化。MRI增强成像时,脑膜肿瘤具有"硬脑膜尾征",表示对比剂沿着肿瘤边缘积聚延伸并向硬脑膜渗透(或反应性变化)(图23.12)。

$T_2WI$上可见"脑脊液裂隙征",表现为沿肿瘤外缘的环形$T_2WI$高信号影,这是脑膜瘤的第二个特征,也是颅内脑外肿瘤的定位征象。如果标准$T_2WI$显示效果不佳,可以行脊髓造影序列薄层扫描。

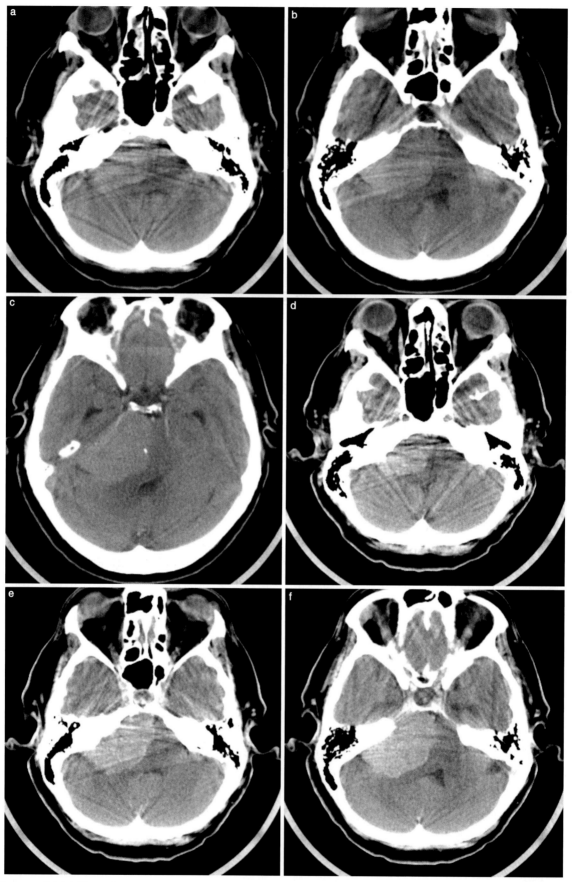

**图 23.1**　右侧岩斜区和桥小脑角区脑膜瘤。轴位 CT 平扫(a~c)和增强(d~f)可见一明显均匀强化肿瘤,瘤体较大导致脑干受压移位

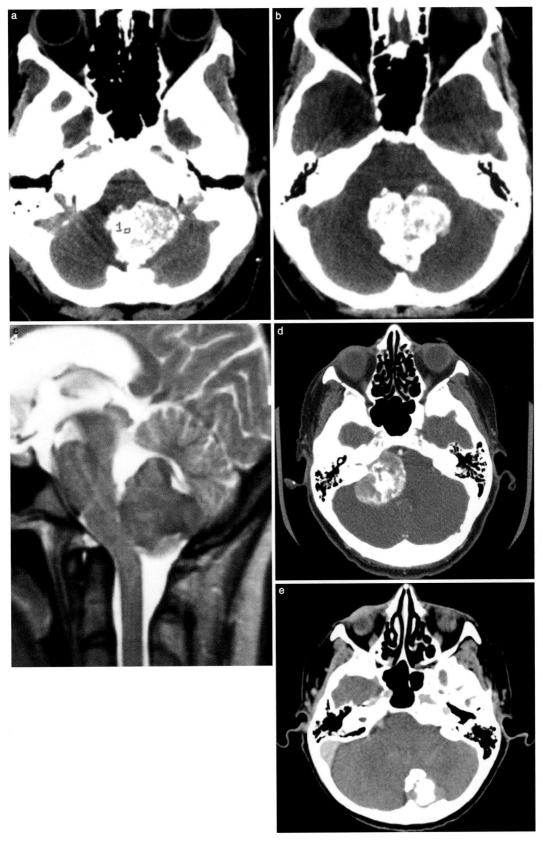

**图 23.2** 后颅窝脑膜瘤伴大量钙化(不同患者)。病例 1：轴位 CT 平扫(a,b)显示一附着于窦汇隆突部的钙化性肿瘤,病灶体积较大。MRI 矢状 $T_2WI$(c)示该瘤体以低信号为特征。病例 2：右侧桥小脑角区砂粒型脑膜瘤(d)。病例 3：窦汇钙化型脑膜瘤。轴位 CT 扫描(e)显示高密度致密病灶伴病灶周围软组织成分强化

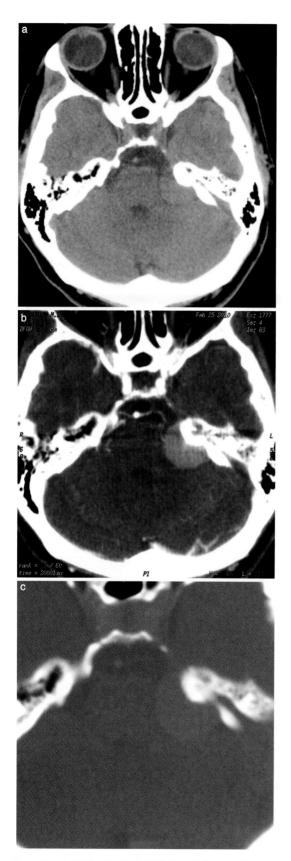

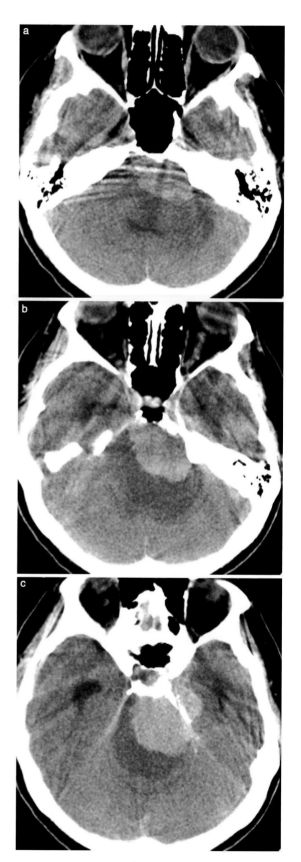

**图 23.3**　左侧桥小脑角区脑膜瘤。轴位 CT 平扫( a )和增强( b,c )显示软组织病变伴瘤体宽基底附着处局部骨质增生。肿瘤强化特征为明显均匀强化

**图 23.4**　左侧岩斜区脑膜瘤。轴位 CT 平扫( a )及增强( b,c )可见一明显均匀强化的肿瘤,病灶体积较大,致脑干受压水肿和移位。肿瘤向上延伸至幕上,瘤体宽基底附着于天幕处可见天幕钙化影

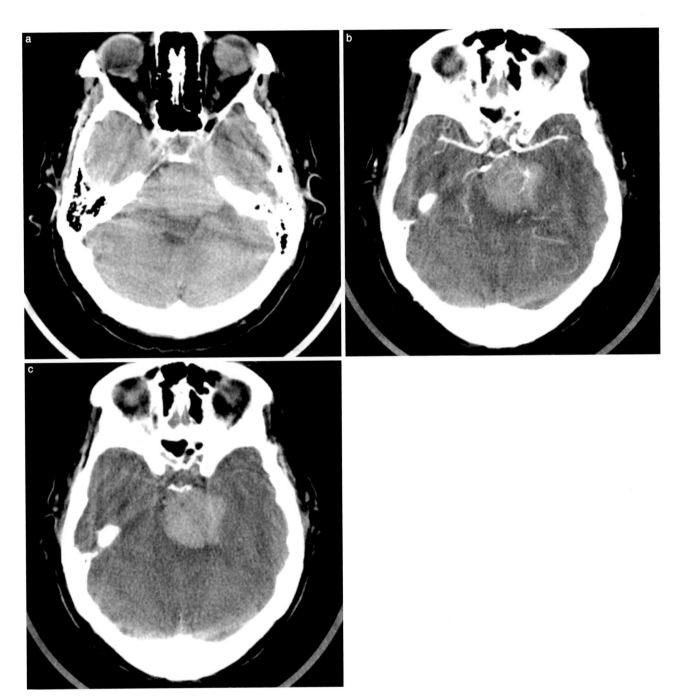

**图 23.5** 左侧岩斜区脑膜瘤。轴位 CT 扫描(a)可见一略高密度肿瘤,病灶体积较大,导致脑干水肿和移位。CTA(b)和增强 CT 扫描(c)显示病灶明显强化并可见肿瘤供血血管

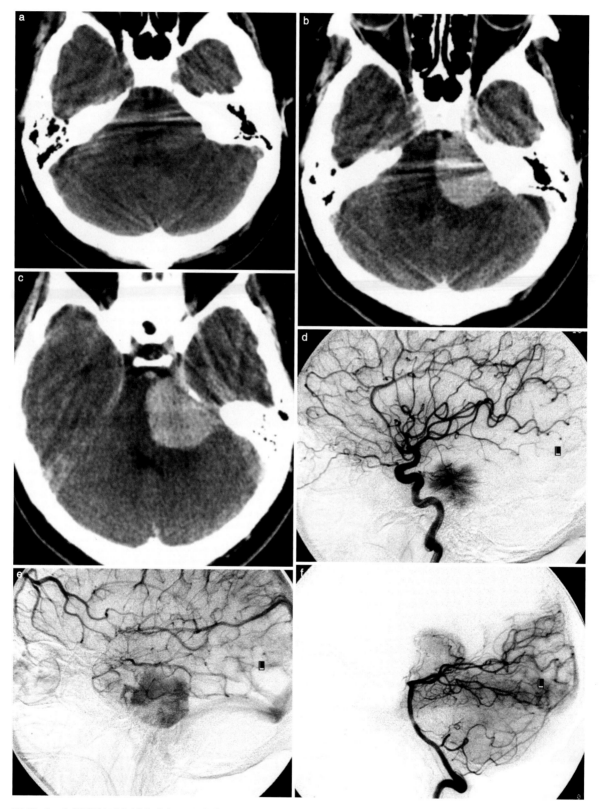

**图 23.6** 左侧岩斜区和桥小脑角区脑膜瘤。CT 平扫(a)及增强(b,c)可见一明显强化肿瘤,病灶体积较大致脑干受压移位。DSA(d~f)显示脑膜瘤血供丰富,由颈内动脉的短脑膜支供血。在椎动脉的侧位 DSA 片上可见肿瘤位置内的无血管区(f)

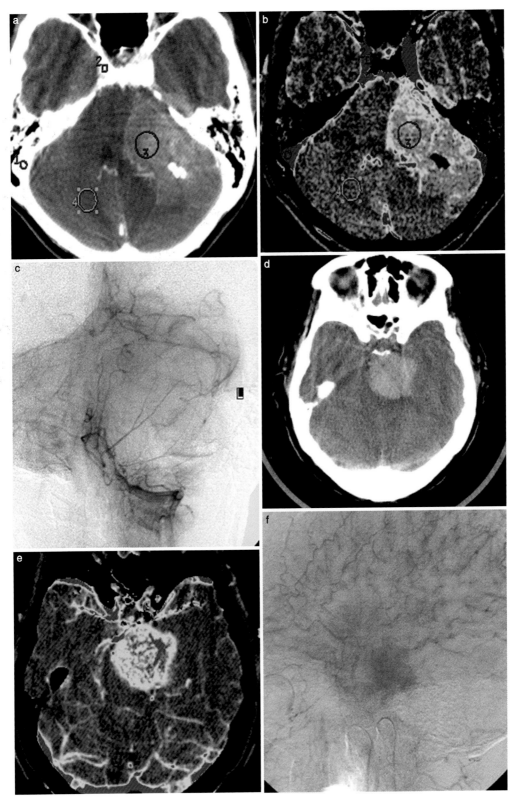

**图 23.7** 不同类型脑膜瘤血流动力学和血供。Ⅰ型:低灌注乏血供型脑膜瘤[CT 平扫(a)、CT 灌注 CBF 图(b)、DSA 毛细血管期(c)]。Ⅱ型:稍高灌注中等血供型脑膜瘤[CT 平扫(d)、CT 灌注 CBF 图(e)、DSA 毛细血管期(f)]。Ⅲ型:高灌注富血供型脑膜瘤[CT 扫描(g)、CT 灌注 CBF 图(h)、DSA 毛细血管期(i)]

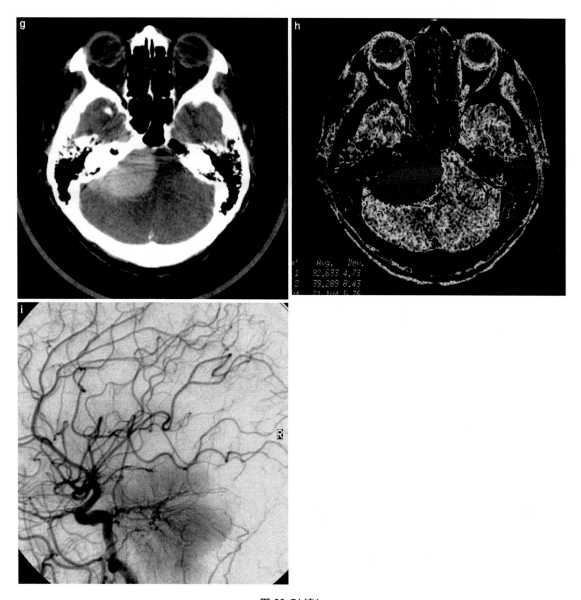

图 23.7(续)

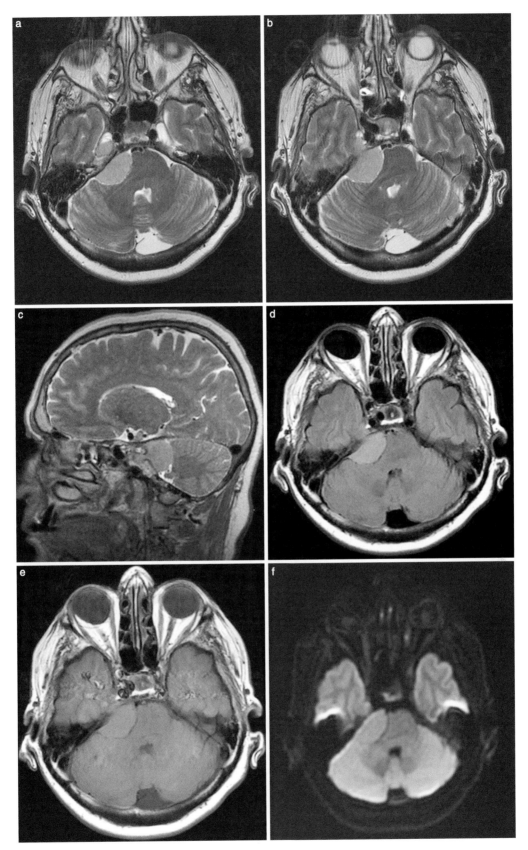

**图 23.8** 右侧岩斜和桥小脑角区脑膜瘤。轴位和矢状位 $T_2WI(a,b,c)$，$T_2$-FLAIR($d$) 和 $T_1WI(e)$ 图像显示右侧斜坡和桥小脑角区实性病变，并向前延伸至 Meckel 腔。$T_2WI$ 和 $T_2$-FLAIR 示肿瘤呈均匀高信号 $T_1WI$ 和 DWI($f$) 呈等信号

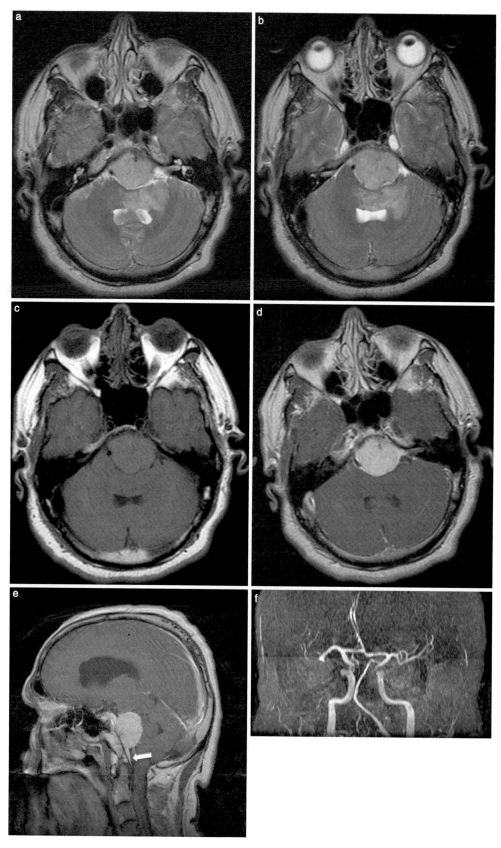

**图 23.9**  斜坡脑膜瘤。轴位 $T_2WI(a,b)$、$T_1WI$ 平扫（c）和增强（d,e）示宽基底附着于斜坡的实性肿瘤,病灶信号均匀并明显强化。肿瘤导致脑桥受压移位伴水肿,可见"硬脑膜尾征"（箭头所示）。3D-TOF-MRA 示右侧椎动脉受压移位(f)

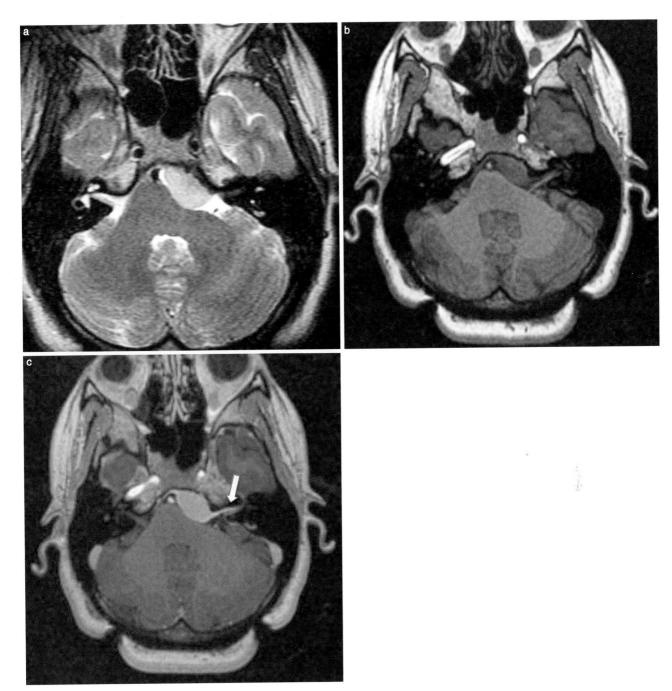

**图 23. 10** 左侧岩斜区小脑膜瘤。轴位 $T_2WI$（a）和 $T_1WI$（b）示左岩斜区一实性病变，病灶呈宽基底附着于斜坡及颞骨岩尖。肿瘤的特征是明显均匀强化（c），可见"硬脑膜尾部"征（箭头所示），并向同侧内听道延伸

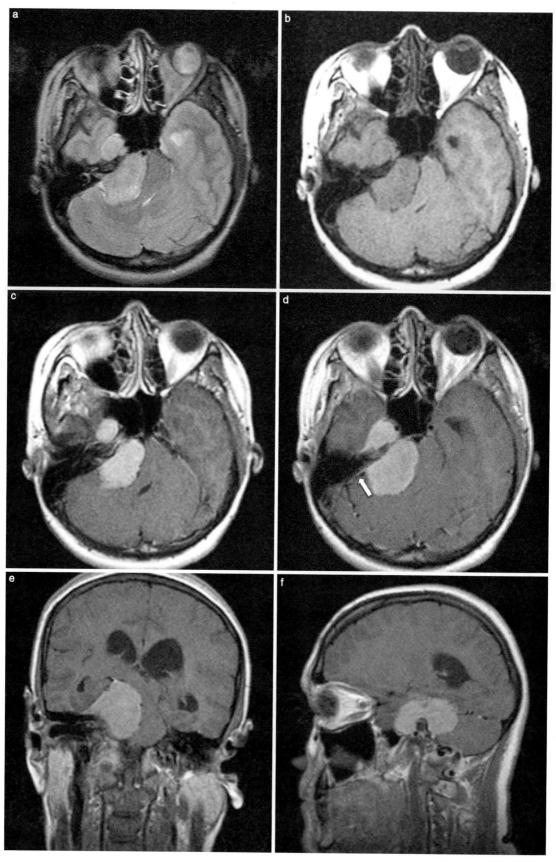

**图 23.11**　右侧岩斜和桥小脑角区脑膜瘤。轴位 $T_2WI(a)$ 和 $T_1WI(b)$ 显示右岩斜区和桥小脑角区一实性病变,病灶延伸到 Meckel 腔和海绵窦。肿瘤的特征是明显均匀强化(c~f),颞骨岩尖可见"硬脑膜膜尾"征(箭头所示),并延伸至内耳道内(d)

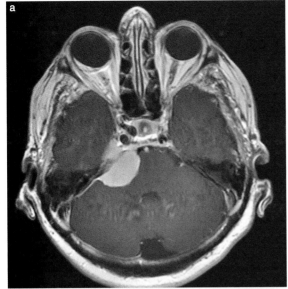

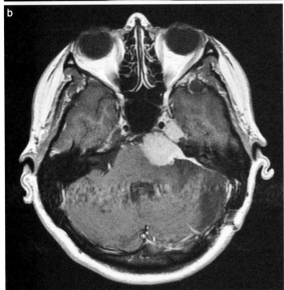

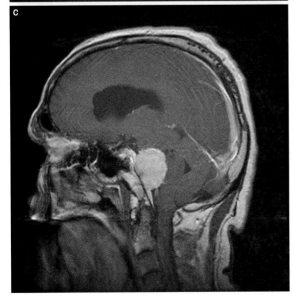

**图 23.12**　磁共振增强图像（a-c）示不同脑膜瘤的"脑膜尾征"

岩斜区脑膜瘤　通常自颞骨岩尖沿斜坡区生长（反之亦然），病灶易导致脑干明显偏移。增强扫描可见肿瘤沿海绵窦和中颅窝内侧生长（图 23.13 与图 23.14）。

桥小脑角区脑膜瘤　发生率占该部位所有病变的 10% ~ 15%，仅次于听神经鞘瘤。桥小脑角区脑膜瘤与听神经鞘瘤的鉴别诊断在于脑膜瘤通常不会侵入内听道导致其扩大，但这并不是脑膜瘤的特征表现，若脑膜瘤体积较大时，病灶可能会侵入内听道（图 23.15 与图 23.16）。

DWI 上，脑膜瘤的信号多变，ADC 值一定程度上可以区分良性、不典型和间变性脑膜瘤（ADC 值分别为 0.83±0.11、0.91±0.16 和 0.97±0.19）。一般而言，脑膜瘤与听神经鞘瘤相比，前者 DWI 信号稍高，ADC 信号稍低（图 23.17）。

颈静脉孔脑膜瘤　起源于颈静脉孔边缘的硬脑膜或沿颈静脉孔内脑神经起始段生长的蛛网膜细胞。这种脑膜瘤可阻塞颈静脉和硬脑膜窦，导致静脉窦血栓形成（Korshunov 2019）。据统计资料显示，如果后颅窝脑膜瘤（5%）向上和向两侧生长，可侵入中耳乳突，如向两侧生长会累及第Ⅷ对脑神经乳突段所在的颞骨岩部基底部，如向前内侧生长，会蔓延到颞骨岩尖和颈内动脉管。首发临床表现为患者出现搏动性刺痛，这主要与第Ⅸ ~ Ⅺ脑神经有关；随后，可能与第Ⅶ ~ Ⅷ对脑神经受累有关（MacDonald 等,2004）。

CT 扫描常可发现颈静脉孔周围骨质硬化改变。CT 平扫肿瘤呈稍高密度，有时在肿瘤基底隆起处可见钙化。增强扫描后脑膜瘤明显强化呈高密度。$T_1WI$ 和 $T_2WI$ 示肿瘤呈等低信号，病变倾向于沿硬脑膜和硬脑膜间隙蔓延，扩散到基底池区较为罕见。颈静脉孔脑膜瘤可蔓延至颅外。采用静脉对比增强扫描能清晰显示"硬脑膜尾征"。评估颈静脉孔脑膜瘤的病灶范围最好采用增强并脂肪抑制技术（图 23.18）。

枕骨大孔脑膜瘤　在后颅窝脑膜瘤中相对少见（不超过 10%）。后颅窝邻近枕骨大孔处且位置较低的脑膜瘤相比其他部位的脑膜瘤而言，较早发生与延髓受压、脑脊髓间脑脊液循环障碍相关的临床症状（Roberti 2001）。

肿瘤通常位于枕骨大孔前侧和前外侧面，由颅内和椎管内部分组成（图 23.19 与图 23.20）。枕骨大孔脑膜瘤典型的形态呈向后凸的肾形，CT 和 MRI 表现与其他脑膜瘤相同。术前诊断及术后随访必须进行对比增强扫描（图 23.21）。使用 3.0T 磁共振，特别是使用高分辨率磁共振血管造影新技术，为显示枕骨大孔脑膜瘤的血供来源提供了新的可能性（图 23.22）。

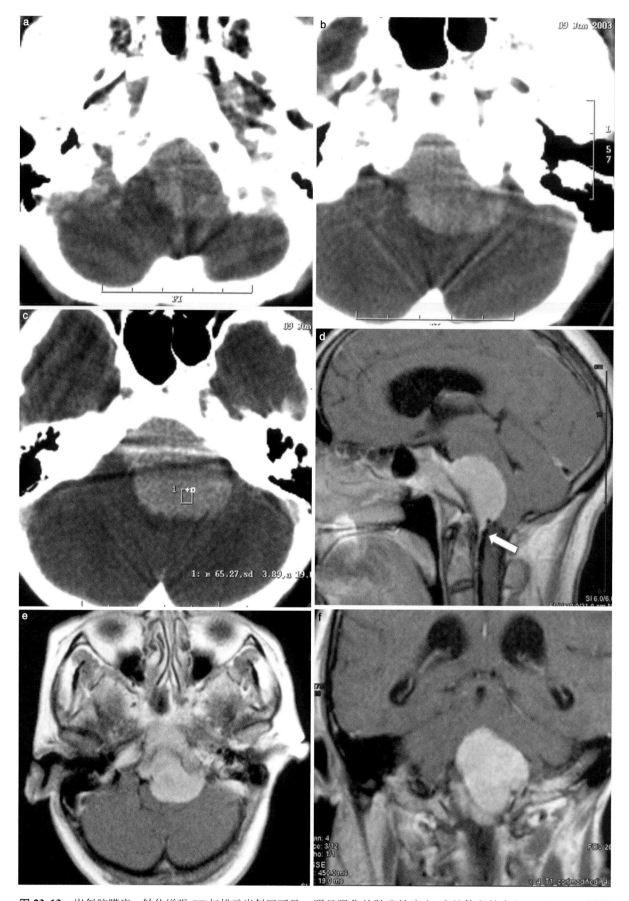

**图 23.13** 岩斜脑膜瘤。轴位增强 CT 扫描示岩斜区可见一明显强化的肿瘤性病变,病灶体积较大( a~c)。MRI 增强 ( d~f)图像可见肿瘤明显强化并呈宽基底附着于斜坡区硬脑膜这一特征性表现,沿斜坡可见"硬脑膜尾"征( 箭头所示)

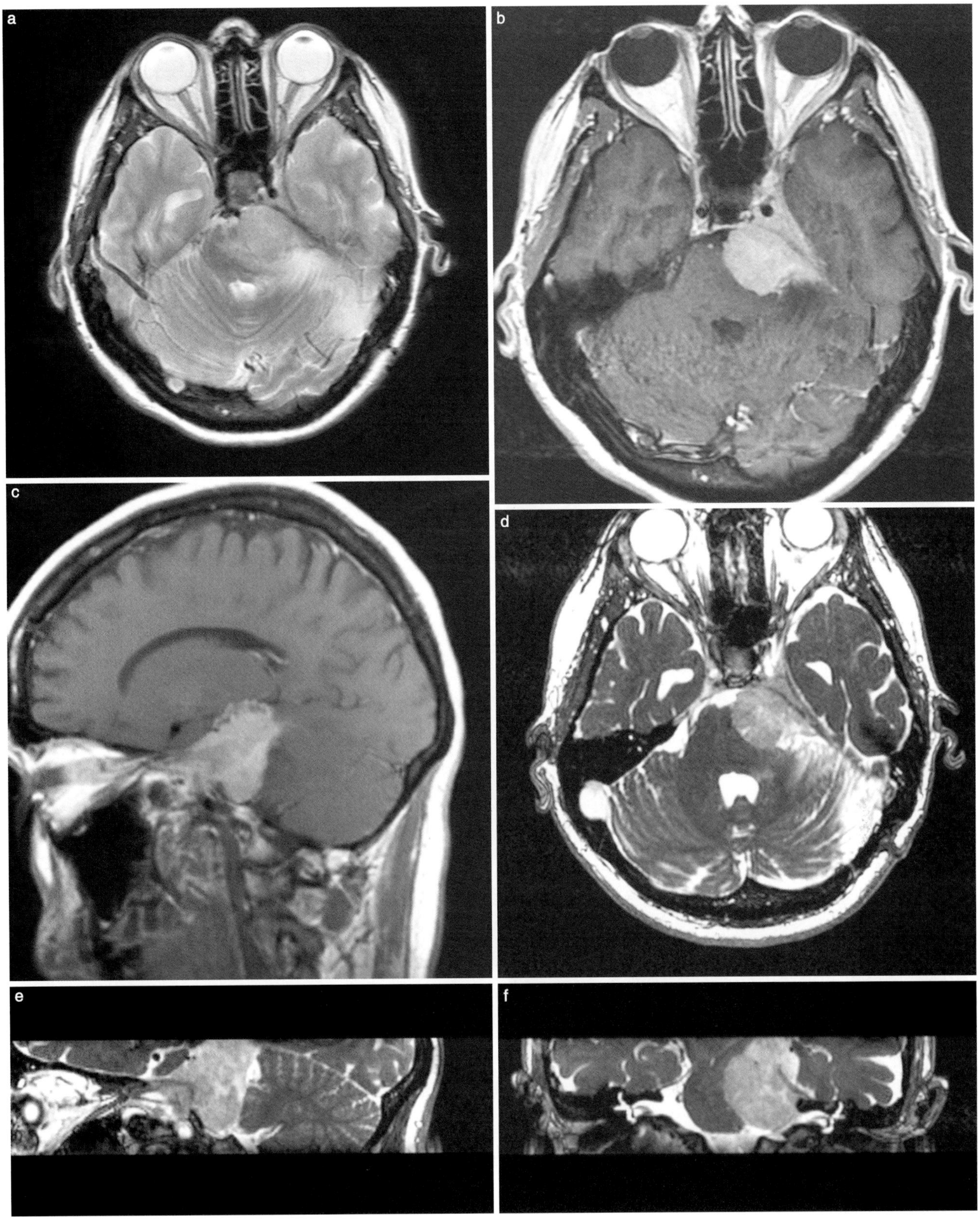

**图 23.14** 岩斜区脑膜瘤(部分肿瘤切除术后)。$T_2WI(a)$ 示脑桥内可见稍高信号，$T_1WI$ 增强图像($b,c$)示岩斜区肿瘤呈明显均匀强化，并延伸至左侧 Meckel 腔和海绵窦。与 $T_2WI$ 相比，脑膜瘤在磁共振脊髓造影图像(FIESTA 序列：$d\sim f$)上呈稍高信号，与脑干有明显分界。脑干受压水肿

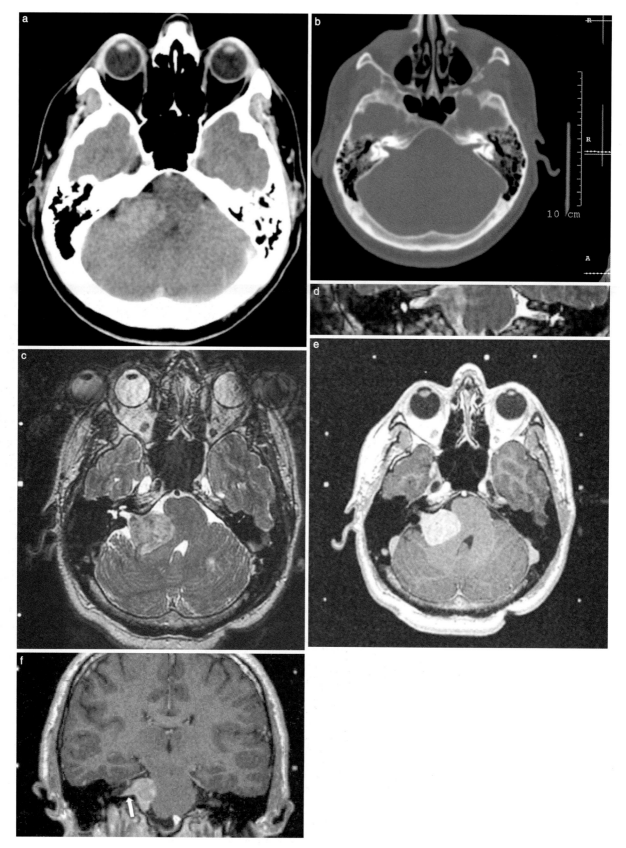

**图 23. 15**    右侧桥小脑角区脑膜瘤。轴位增强 CT 扫描(a,b)骨窗示右侧桥小脑角区实性肿瘤未导致同侧内听道扩大。但在 $T_2WI$[FIESTA 序列:(c,d)]和 $T_1$ 增强图像(e,f)上,可见脑膜瘤病灶向内耳道内延伸(箭头所示)

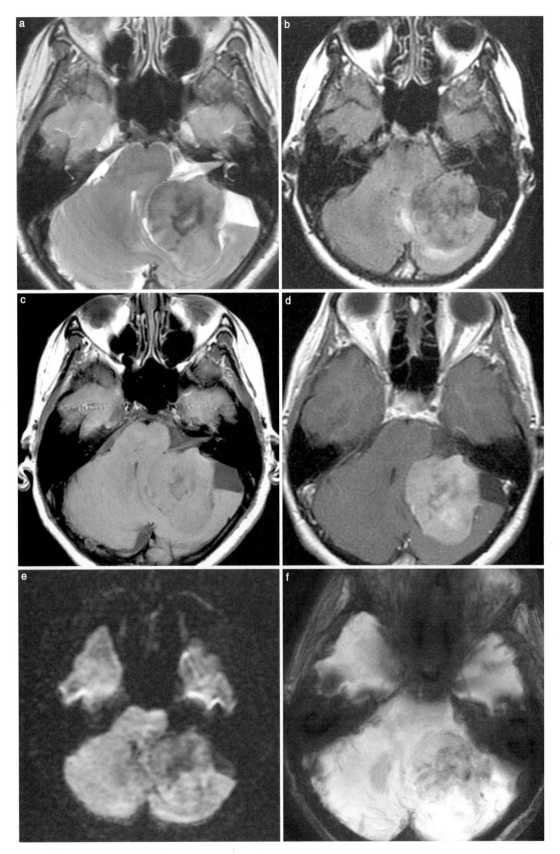

**图 23.16** 左侧桥小脑角区巨大脑膜瘤。$T_2WI(a)$ 和 $T_2$-FLAIR（b）示左侧桥小脑角区一巨大实性低信号肿瘤。病灶在 $T_1WI(c)$ 上呈等信号，并明显强化（d）。DWI（e）示脑膜瘤以等-低信号为主。由于肿瘤合并钙化，SWAN 序列（f）示肿瘤内可见多发低信号区

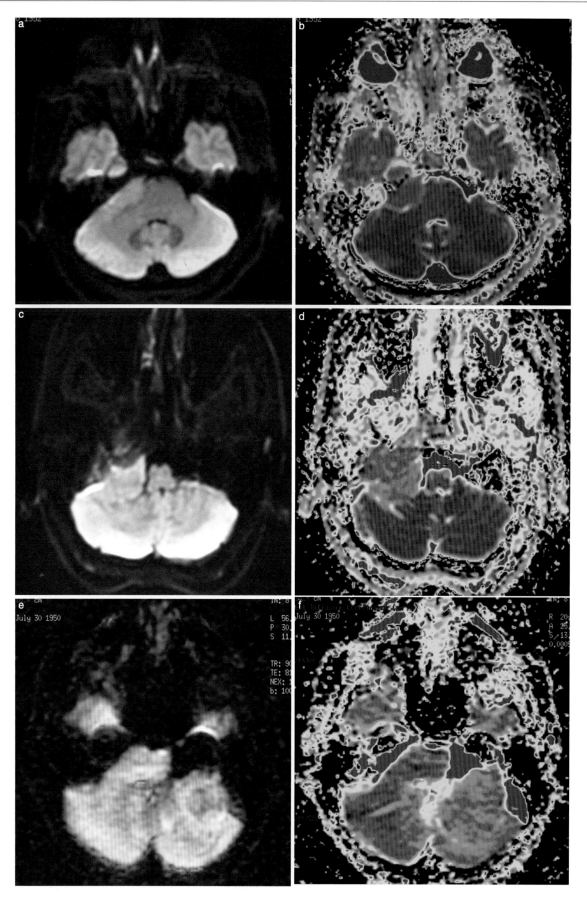

**图 23.17**    岩斜区脑膜瘤[不同病例,病例 1(a,b),病例 2(c,d),病例 3(e,f)]。DWI(a,c,e)上脑膜瘤呈等-高信号,ADC 值与脑实质非常相似[ADC 图(b,d,f)]

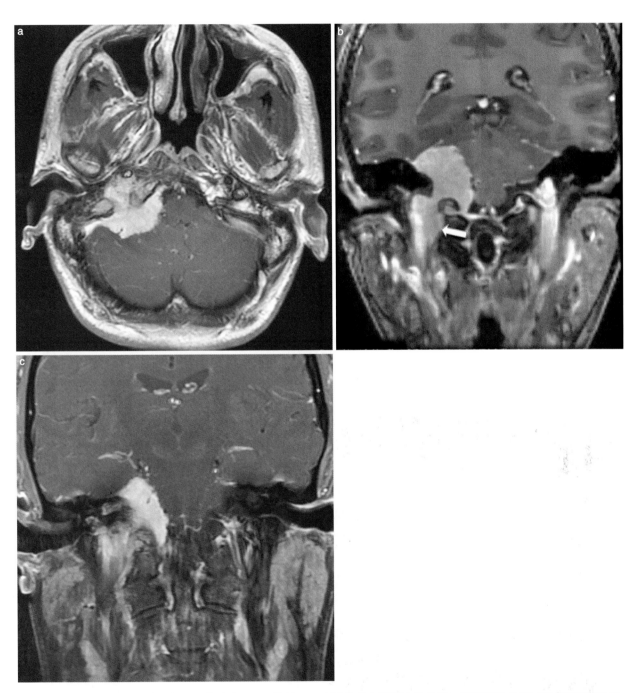

**图 23.18** 桥小脑角区脑膜瘤侵入颈静脉孔。MR 增强(a~c)图像示右侧桥小脑角区一明显强化肿瘤,病灶穿过颈静脉孔,沿颈静脉蔓延至颅外(箭头所示)

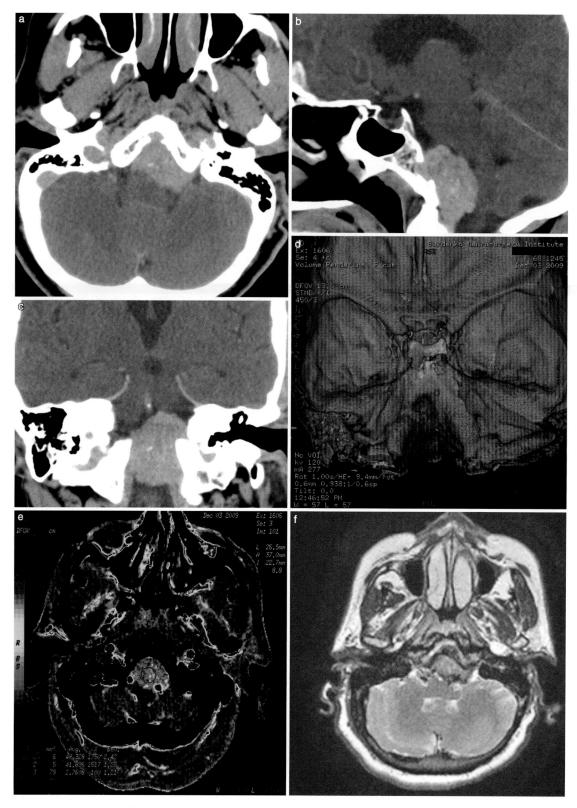

**图 23.19**　枕骨大孔脑膜瘤。CT 增强扫描(a~c)可见一实性均匀强化肿瘤,病灶邻近斜坡可见局灶性骨质破坏。CT 三维重组(d)能很好显示出邻近骨质破坏区。CT 灌注成像[(e)、CBV 图]显示脑膜瘤的特点是血容量参数升高。T₂WI(f,g)及 T₁ 增强图像(h,i)能清晰显示脑膜瘤的位置和整体形态结构,并见脑干受压及"硬脑膜尾征"

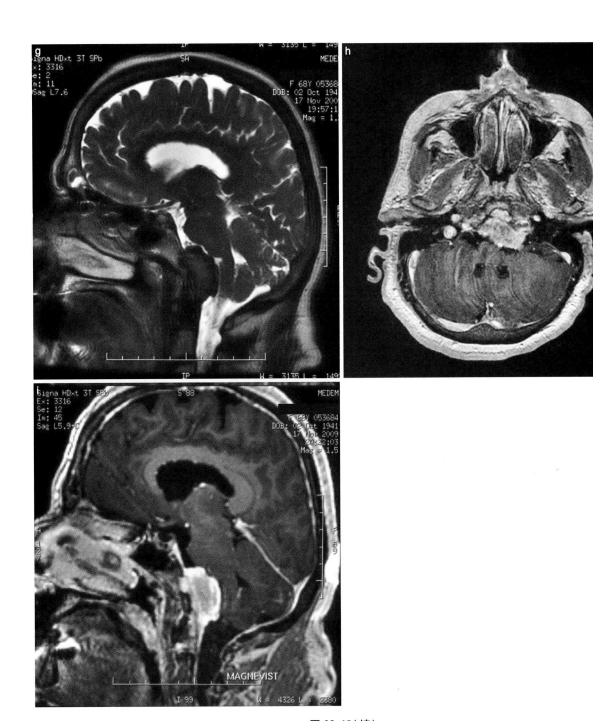

图 23. 19(续)

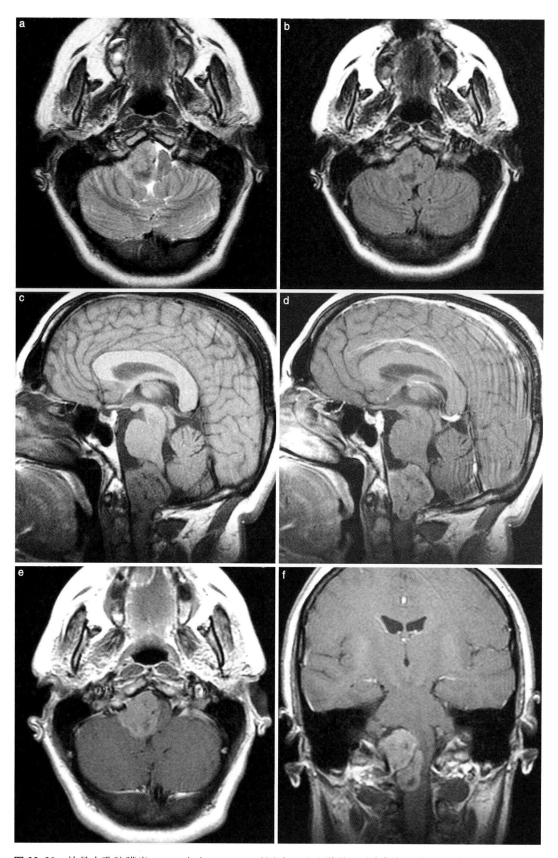

**图 23.20**  枕骨大孔脑膜瘤。$T_2WI(a)$、$T_2\text{-FLAIR}(b)$ 和 $T_1(c)$ 增强显示右侧颅颈交界区隆突处实性肿瘤，与脑实质相比呈等信号，肿瘤导致脑干明显移位。$T_1$ 增强序列示脑膜瘤基底明显强化(d~f)

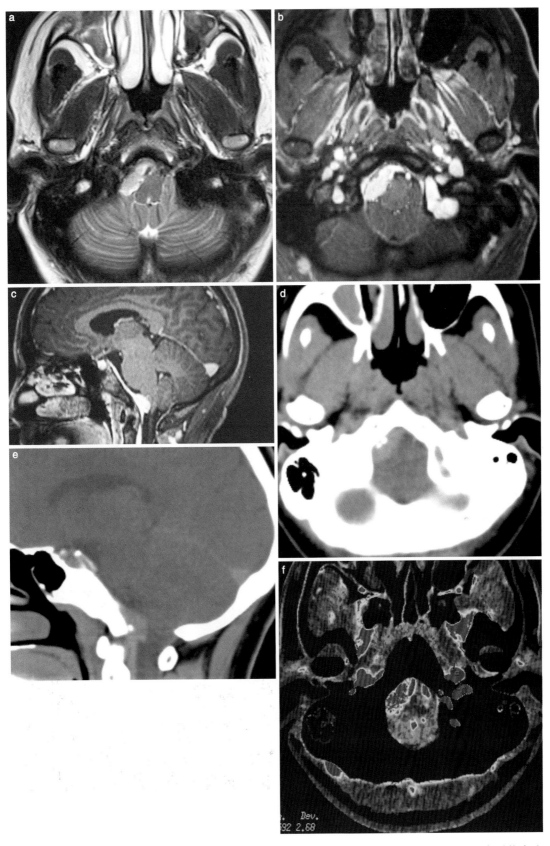

**图 23.21** 右侧枕骨大孔小脑膜瘤。T$_2$WI（a）和 T$_1$ 增强（b，c）序列可见位于右侧枕大孔的一扁平状小脑膜瘤。脑干部分受压。肿瘤明显强化（b，c）。CT 增强扫描（d，e）示脑膜瘤基底处可见微量钙化，在 MRI 图像上相应部位未见确切钙化显示。CBV 图显示脑膜瘤灌注参数升高（f）

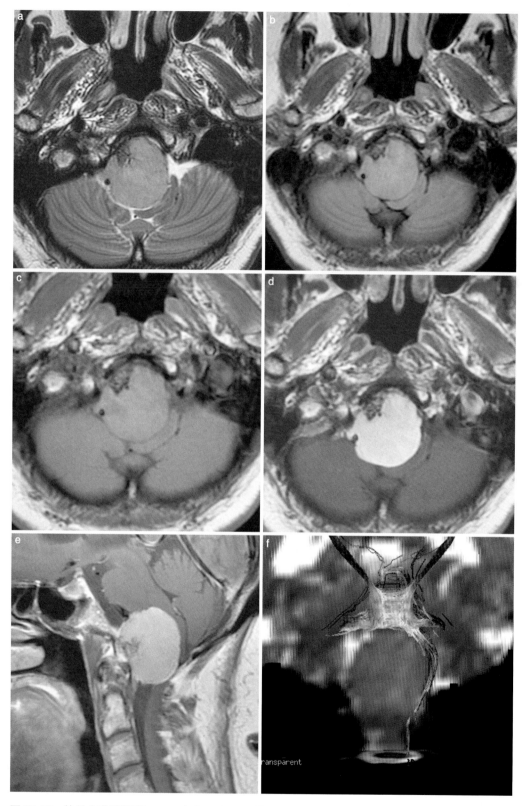

**图 23.22**　枕骨大孔脑膜瘤。$T_2$WI(a)、$T_2$-FLAIR(b)和 $T_1$WI(c)图像示右侧颅颈交界区隆突处实性肿瘤,与脑实质相比呈等信号,肿瘤致脑干明显移位。由于肿瘤基底部合并钙化,$T_1$ 增强示明显强化的脑膜瘤基底部中心可见低信号区(d,e)。MRI 纤维束成像(f)显示左侧皮质脊髓束受压移位。高分辨 3D-TOF-MRA 序列(g~i)显示脑膜瘤的血供来自右侧椎动脉两条血管分支。CT 增强扫描示脑膜瘤呈明显均匀强化(j~m)。CT 扫描较 MRI 可以更加直观清晰地显示脑膜瘤基底部钙化。采用 CT [CBV 图(n)]和磁共振 ASL 技术[CBF 图(o)]的灌注研究已证实脑膜瘤血流动力学水平较高

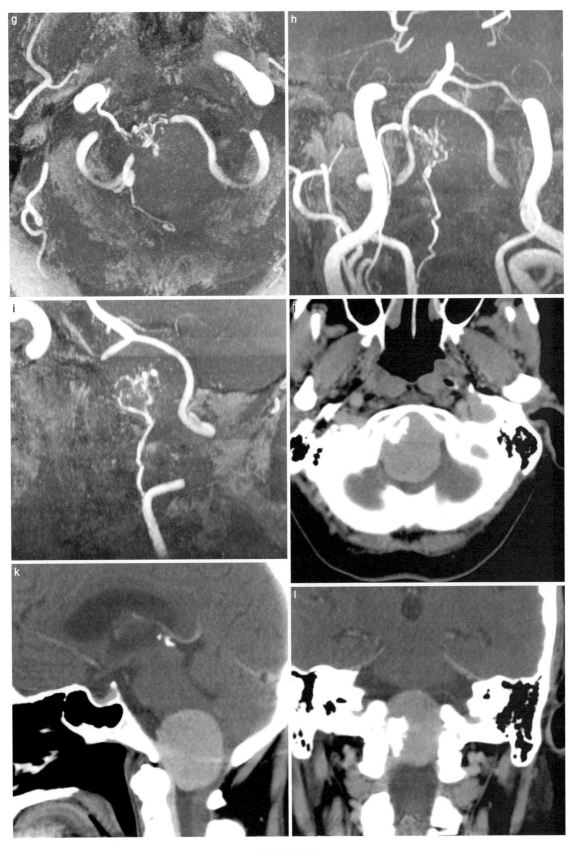

图 23.22(续)

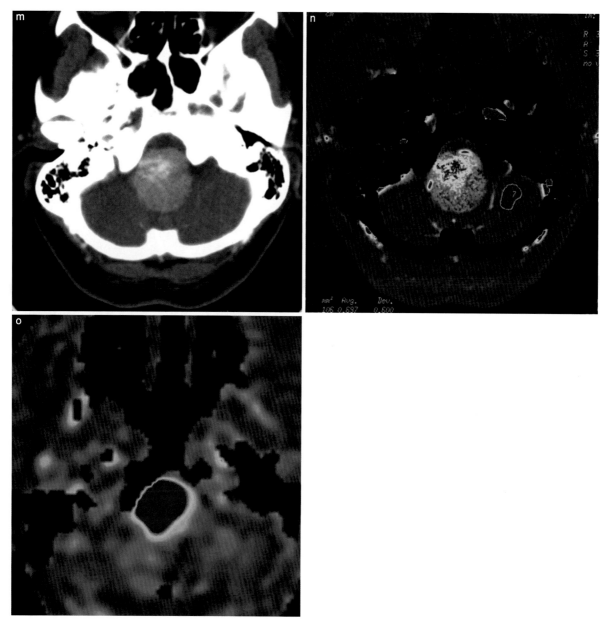

图 23. 22( 续)

后颅窝凸面脑膜瘤　与幕上脑膜瘤相比,其较罕见。小的肿瘤只有当病灶大小>2cm 或肿瘤基底部钙化时才能在 CT 扫描时显示。并且只有在对比增强图像上才能确定脑膜瘤的轮廓,以测量病灶的大小。MRI 可以更为精确地显示小肿瘤,而静脉增强造影在这种情况下能提供更可靠的诊断。一般来说,诊断的目的是确定轴外脑膜瘤的位置(与幕上病变无法区分)以及与主要静脉窦(横窦最常见,乙状窦较少见)的关系。为此目的,建议使用血管成像技术,如 2D TOF 对比增强序列。使用灌注技术有助于评估脑膜瘤的血液供应(灌注类型通常为Ⅰ型和Ⅱ型),并能更好地规划肿瘤的外科入路(图 23.23)。

鉴别诊断　包括听神经鞘瘤和三叉神经神经鞘瘤、神经肉瘤病、浆细胞瘤(导致骨结构破坏,$T_2WI$ 呈稍低信号)、脊索瘤(位于中线,导致斜坡破坏,有骨状包裹体,$T_2WI$ 呈高信号)、转移瘤(由于快速生长常破坏骨组织,不均匀强化,常伴有周围脑水肿)、淋巴瘤(一种生长迅速、临床症状严重的肿瘤,引起广泛的瘤周水肿,DWI 上呈高信号,非典型"硬脑膜尾征")和血管网状细胞瘤(明显强化,形态呈块状,病灶周围水肿,CT 灌注值高,病灶若广泛附着于颅底骨质则表现不典型)。

脑神经鞘瘤　神经鞘瘤(神经瘤、雪旺瘤和神经鞘膜瘤)是一种来源于脑神经和脊神经中施万细胞的

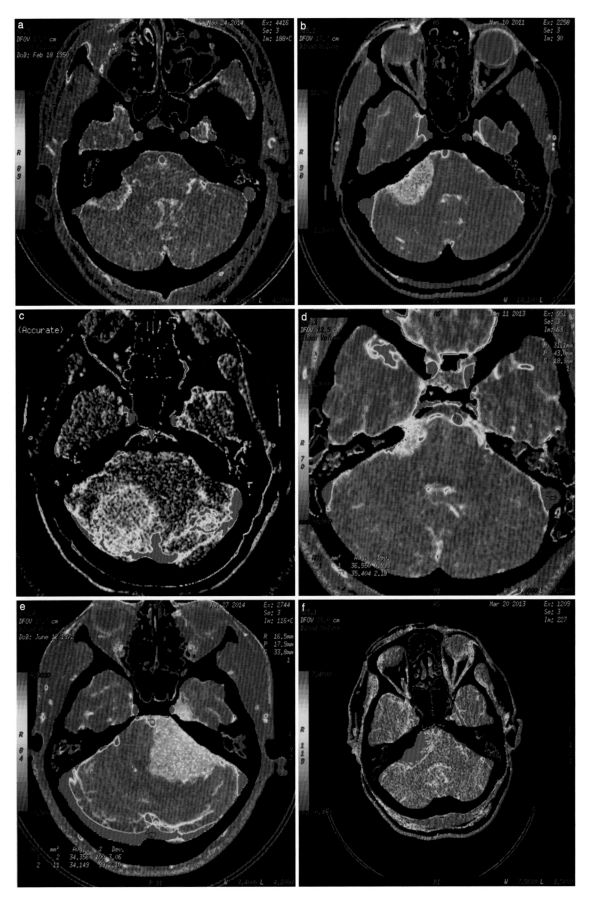

**图 23.23** 脑膜瘤灌注的不同方式(不同患者):从低灌注到高灌注。CBV 图(a~f)

良性肿瘤。神经鞘瘤有两种组织学类型：Antony A 型和 Antony B 型。Antony A 型特点为：梭形细胞，细长的细胞核同周围细胞质分界不清，它们平行排列与周围神经纤维相交替，形成"栅栏样结构"，通常，孤立的 Antony A 结构在脊神经施万细胞中较为常见。Antony B 型特点为：由淋巴细胞核样细胞核疏松排列而成的网状结构。因此颅内神经鞘瘤的特点与肿瘤组织的镜下特征息息相关。

神经纤维瘤含较多的神经胶质，因而在组织病理学上能与神经鞘瘤相鉴别，颅内较少发生，而神经鞘瘤是桥小脑角区和后颅窝最常见的肿瘤之一。大多数神经纤维瘤，特别是 Ⅱ 型神经纤维瘤病，常位于脊髓和周围神经。神经纤维瘤好发于眼眶及中颅窝，发生在后颅窝的神经纤维瘤被称为网状神经纤维瘤（NF Ⅰ 型），而桥小脑角区的神经纤维瘤则极为罕见。

神经鞘瘤一般呈圆形，有时呈结缔组织被膜包裹的小叶状。在一些神经鞘瘤中，可以见到大量被阻塞的血管伴局部血管壁增厚、玻璃样变。有时甚至可见截断的静脉血管伴周围腔隙形成。如果肿瘤发生于幕上，病灶往往起源于桥小脑角区的听神经（前庭部），少见于第 Ⅴ 对脑神经（三叉神经节区），并罕见于面神经根、舌咽神经和迷走神经（通常发生于 Ⅱ 型神经纤维瘤病）。在儿科病例中，神经鞘瘤约占幕下肿瘤的 2%，典型的神经鞘瘤起源于第 Ⅷ 对脑神经的前庭部，因而，感音性神经性耳聋是主要临床症状。而前庭部分受累的症状发生较晚。

听神经鞘瘤的发展可分为三个阶段：

第一阶段：肿瘤直径<2~2.5cm，表现为听力障碍和前庭系统损坏的症状：单侧耳聋、同侧前庭功能丧失、味觉丧失、轻度面神经麻痹。

第二阶段：肿瘤直径 3~4cm（胡桃大小），由于脑干受压使这一阶段的临床症状较为明显，表现为多发自发性眼震颤、平衡及协调能力受损。

第三阶段：肿瘤直径 5~6cm（鸡蛋大小），由于颅内占位效应明显，临床表现为重度眼震颤、因脑积水所导致的精神障碍以及视神经受压导致的视觉障碍。

临床表现　听神经鞘瘤的临床症状主要包括三大方面，即脑神经受累、脑干受累和小脑功能紊乱。95% 的患者表现为听神经损伤，但首发症状为耳鸣（约 60%）和听力损失。60% 的患者可见前庭神经损伤，表现为周期性的头部或身体突然转动的不稳定感，即"眩晕"，主要表现为动态平衡的损害，而真性前庭（全身）眩晕在神经鞘瘤中很少见。疾病早期阶段，约 30% 患者可检测到自发性水平眼球震颤。疾病继续发展最终将导致前庭神经功能完全丧失，表现为耳

聋和病灶侧前庭兴奋性丧失。听神经鞘瘤的发展对最接近于第 Ⅷ 对脑神经的面神经有着显著影响。据报道，15% 的患者由于肿瘤向颅内、内耳道外延伸，具有三叉神经受累的症状，这也提示神经鞘瘤>2cm。第 Ⅸ、Ⅹ、Ⅻ 对脑神经受累的临床症状出现较晚，并且仅在肿瘤较大（>4cm）时出现，患者常表现为脑干和脑细胞受累的症状：舌后 1/3 的感觉迟钝和味觉障碍、上咽部黏膜触觉减退、软腭不对称性以及肿瘤侧舌头 1/2 萎缩及构音困难等表现。

根据位置，听神经鞘瘤分为三大类：

1. 管内型　位于内听道内（图 23.24）。

2. 管内外型　同时生长于内听道和脑桥小脑角池内（图 23.25 与图 23.26）。

3. 管外型　起源于脑桥小脑角池中部分神经的内听道外神经鞘瘤。

听神经鞘瘤生长缓慢（每年 2~10mm），有包膜（图 23.27），约占桥小脑角区肿瘤近 80%，4%~5% 的病例可双侧同时发生（Charabi 等，1995）。神经鞘瘤约占所有颅内肿瘤的 8%~10%，30 岁以后好发。Ⅱ 型神经纤维瘤病包括多种病变。神经鞘瘤多见于女性，为良性肿瘤，恶变少见。

影像表现　CT 上难以显示<1cm 的神经鞘瘤，甚至体积较大的肿瘤，由于病变密度与脑实质类似，如果未行 CT 增强扫描，病灶也很难被检出（图 23.28 与图 23.29）。神经鞘瘤的囊性部分表现为低密度。CT 诊断神经鞘瘤的一个要点是在骨窗图像上观察：大多数情况下，肿瘤会导致内听道扩大（图 23.30）。增强扫描示肿瘤表现为轻度—明显强化，可更好确定肿瘤的结构和相邻脑组织的肿瘤效应（图 23.31）。大的听神经鞘瘤或双侧神经鞘瘤可导致第三脑室和侧脑室积水扩张。

MRI 上，$T_1WI$ 肿瘤呈低信号，$T_2WI$ 呈高信号（Curati 等，1986）。大多数听神经鞘瘤沿内听道方向生长，肿瘤小部分位于内听道，这种情况称为"悬滴"征，肿瘤轮廓通常是光滑的，在其周边可观察到"脑脊液裂隙"征。小脑和脑干的变形和受压程度取决于肿瘤的大小（图 23.32 与图 23.33）。小的听神经鞘瘤（组织学亚型通常是 Antony A 型）一般均匀强化。体积较大的神经鞘瘤（通常>3cm），包括 Antony B 型或 Antony A 和 B 混合型，典型的特征是肿瘤常合并囊变而内部结构不均匀（图 23.34）。约>70% 的听神经鞘瘤均呈明显不均匀强化。

与周围脑组织相比，由于肿瘤细胞间隙较宽和含水量高，DWI 示神经鞘瘤呈等信号或低信号，ADC 图呈较高信号（图 23.35）。大多数 CT 灌注研究显示与

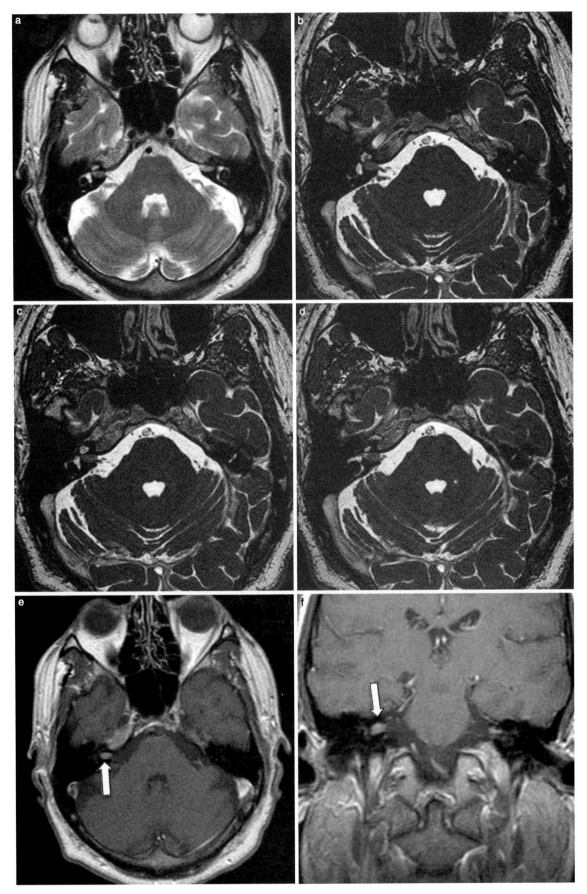

**图 23.24** 右侧微小听神经鞘瘤。$T_2WI$（a）、FIESTA（b~d）图像示右侧内听道内肿瘤，$T_1WI$增强（e,f）肿瘤中度强化（箭头所示）

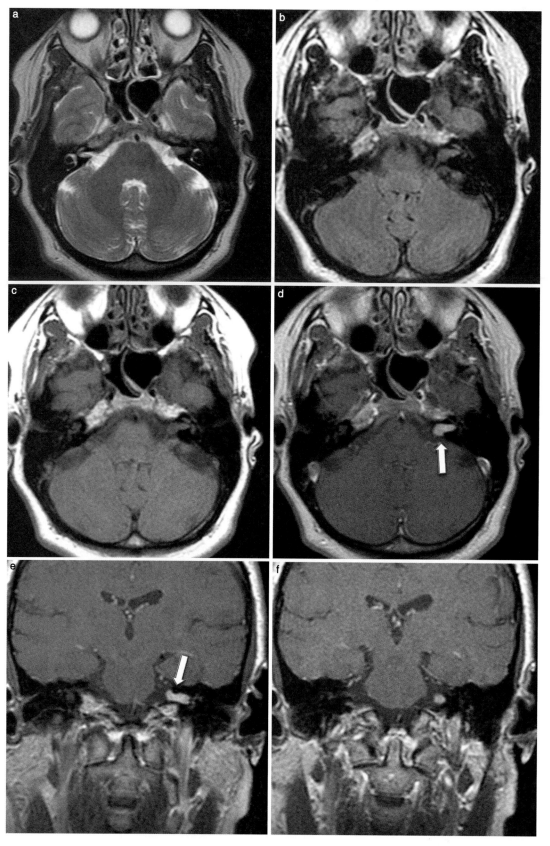

**图 23.25** 左侧微小听神经鞘瘤,T₂WI(a)、T₂ FLAIR(b)、T₁WI 平扫(c)及 T₁WI 增强(d~f)图像示左侧内听道内及桥小脑角区可见一较小肿瘤。增强扫描病灶呈中等程度强化(箭头所示),能更好地显示病灶形态及范围

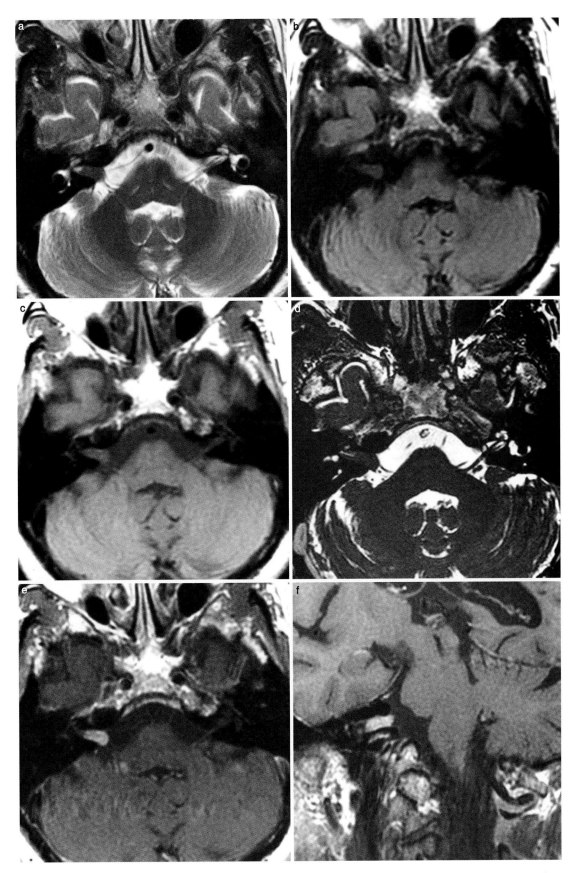

图 23.26 右侧微小听神经鞘瘤。所有 MR 序列[T₂WI(a)、T₂ FLAIR(b)、T₁WI(c)、FIESTA(d)、T₁WI 增强序列(e,f)]都可以清晰显示出这类微小肿瘤,特别是在增强序列上

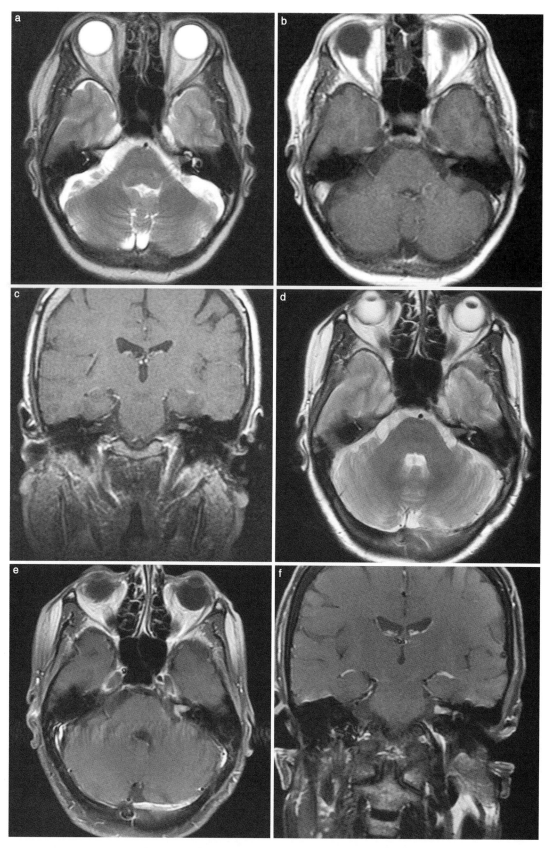

**图 23.27** 左侧微小听神经鞘瘤。MRI 动态观察(1.5 年)显示肿瘤呈缓慢生长。第一次 MRI 图像:$T_2WI$(a)、$T_1WI$ 增强(b,c)序列。随访 MRI 图像:$T_2WI$(d)、$T_1WI$ 增强(e,f)序列

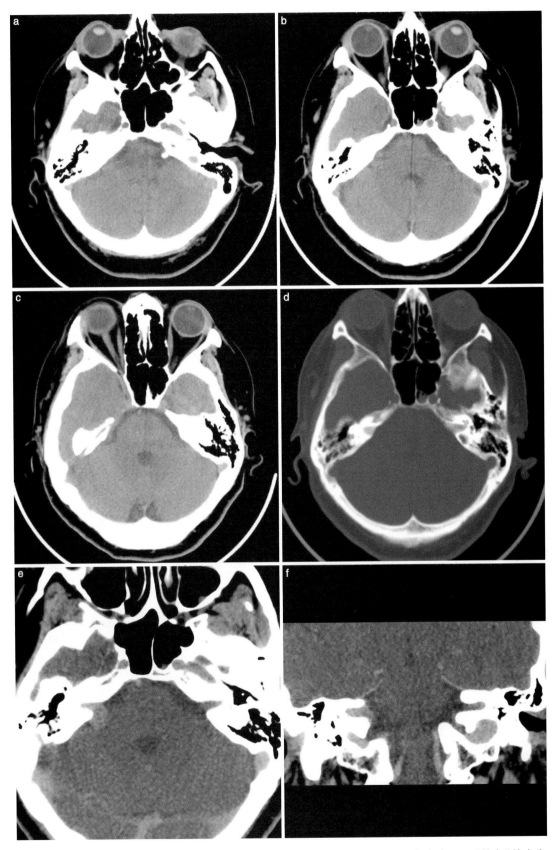

**图 23.28** 右侧听神经鞘瘤。轴位 CT 平扫(a~c)显示桥小脑角区未见确切异常密度。CT"骨窗"并未发现双侧内听道明显不对称(d)。仅在 CT 增强(e,f)后可见右侧内听道内及桥小脑角区的小肿瘤

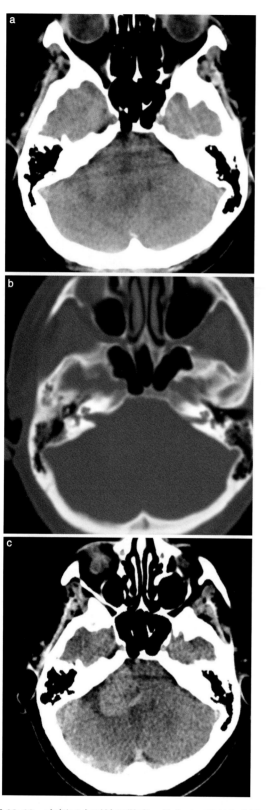

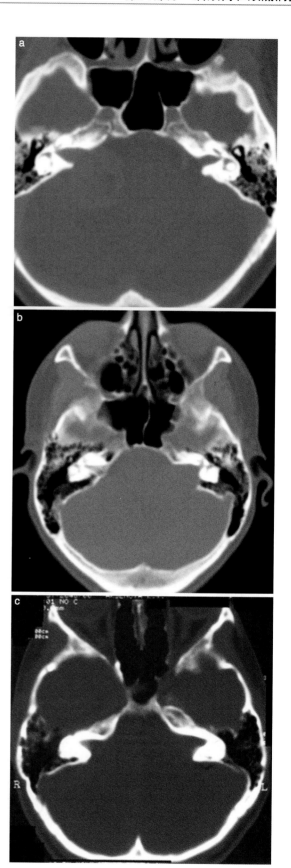

**图 23.29**   右侧巨大听神经鞘瘤。轴位 CT 平扫(a)显示右侧后颅窝外侧和桥小脑角区可疑异常密度影。第四脑室受压移位。CT"骨窗"图像(b)示右侧内听道扩大。CT 增强示肿瘤明显强化,形态及范围清晰可见(c)

**图 23.30**   听神经鞘瘤致同侧内听道扩大。右侧听神经鞘瘤(a)、左侧听神经鞘瘤(b)、双侧听神经鞘瘤(c)

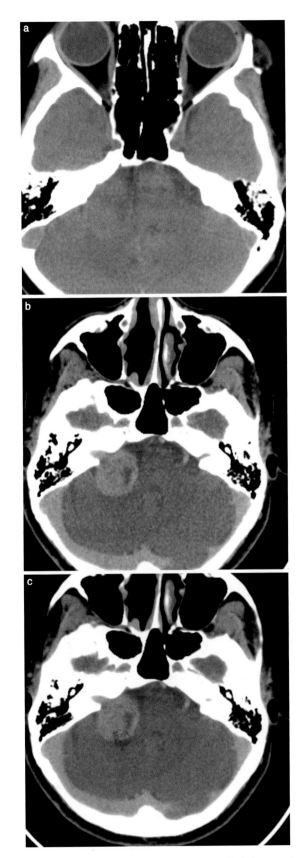

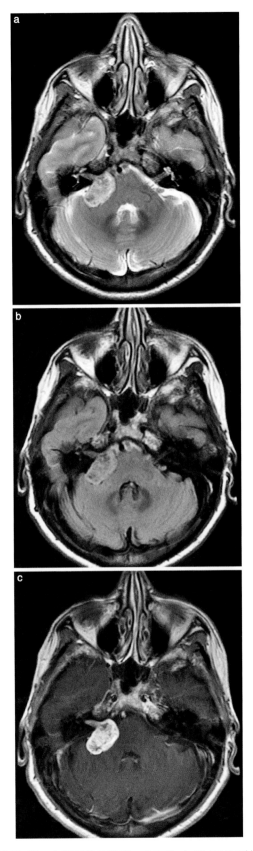

**图 23.31** 右侧听神经鞘瘤。由于肿瘤呈等密度,CT 平扫(a)未能清晰显示右侧桥小脑角区肿瘤(a)。CT 增强后肿瘤呈明显强化,可清晰显示病灶整体结构(b,c)

**图 23.32** 右侧听神经鞘瘤。$T_2WI$(a)、$T_2$ FLAIR(b)序列示肿瘤呈高信号。增强扫描能清晰显示肿瘤内部结构信号不均并同侧内听道明显扩大的特征表现(c)

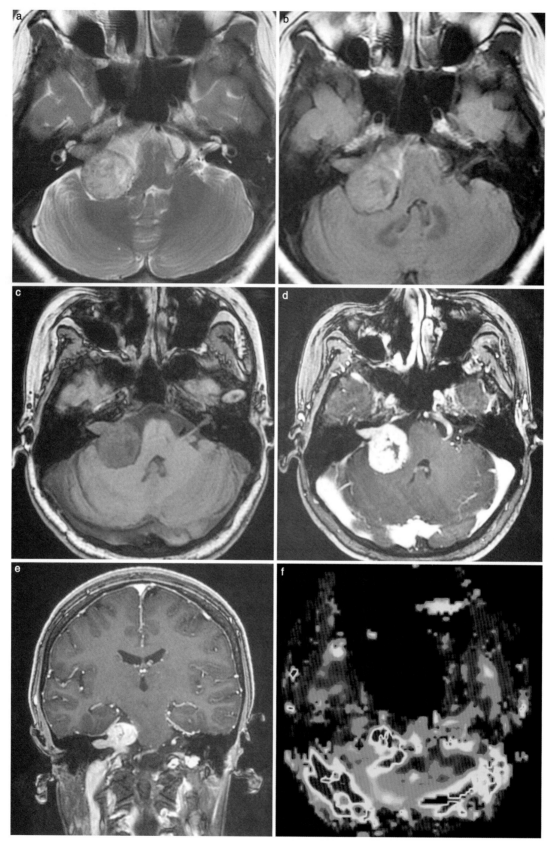

**图 23.33** 右侧巨大听神经鞘瘤。$T_2WI(a)$、$T_2 FLAIR(b)$ 序列示肿瘤呈稍高信号,$T_1WI(c)$ 序列示肿瘤呈低信号。MR 增强扫描示肿瘤明显强化($d,e$)。动态增强磁化率 MR 灌注成像研究显示病灶灌注升高 [rCBV 图($f$)]

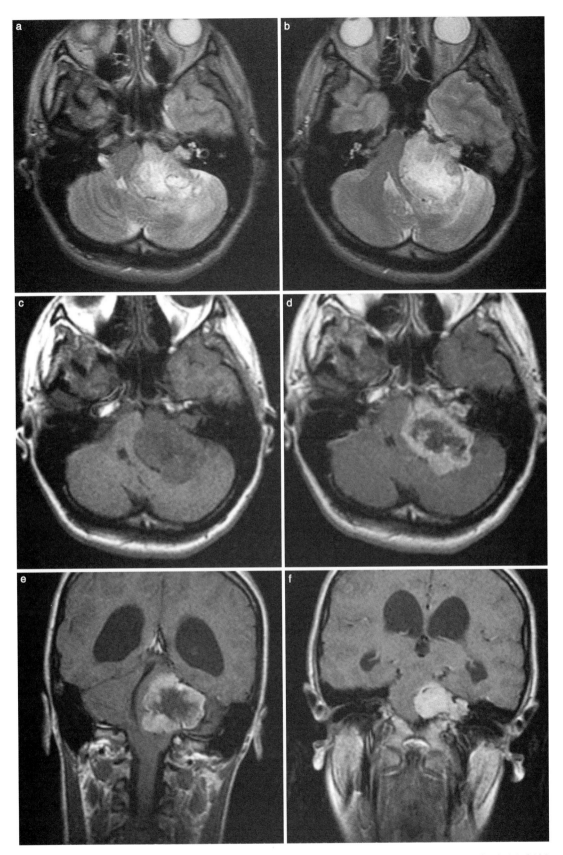

**图 23.34** 左侧巨大听神经鞘瘤。轴位 $T_2WI$ 平扫(a,b)、$T_1WI$ 平扫(c)、$T_1WI$ 增强(d~f)序列示左侧桥小脑角区可见一巨大混杂信号病变,并灶周水肿。MR 增强扫描肿瘤表现为明显不均匀强化,病灶中央可见无强化坏死区

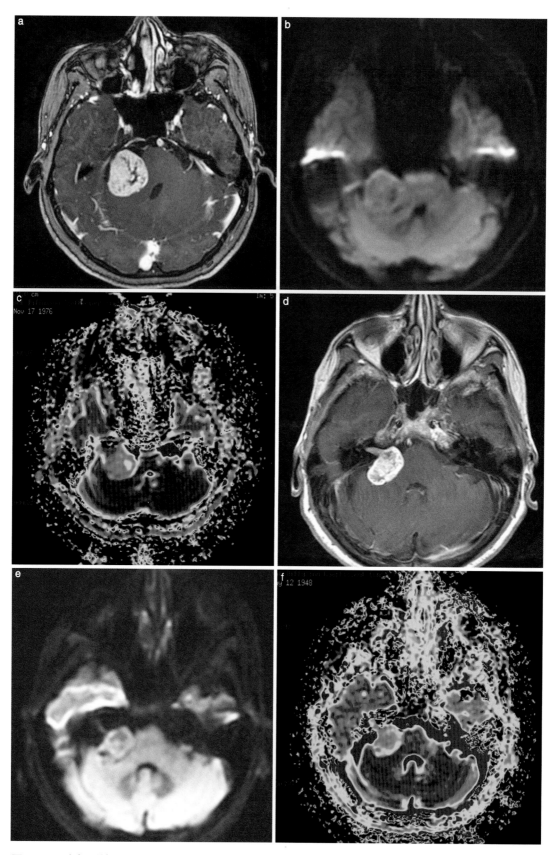

**图 23. 35**　右侧听神经鞘瘤（两个不同病例）。病例 1. 轴位 $T_1$WI 增强图像（a）示右侧桥小脑角区可见一明显强化的肿瘤性病变，DWI（b）上病灶呈等信号，ADC 图（c）示病灶 ADC 值增加。病例 2. 右侧桥小脑角区肿瘤可见强化（d），DWI（e）上病灶呈等、低混杂信号表现，ADC 图（f）示病灶 ADC 值较高

脑膜瘤相比,神经鞘瘤表现为 CBV 中度不均匀升高,CBF 轻度升高,MTT 值高于脑膜瘤(图 23.36)。神经鞘瘤的磁共振波谱表现为肌醇峰值(3.55ppm)增加,且不存在丙氨酸峰(典型脑膜瘤中存在)(图 23.37)。新型 MR 脉冲序列的发展,特别是 SWI、SWAN 等,可以观察过去不能显示出的肿瘤结构变化。几乎所有>2cm 的神经鞘瘤都可有肿瘤内微出血,在 SWI 序列上表现为低信号。也许,这种现象能解释神经鞘瘤常合并囊变(与脑膜瘤不同)的原因(图 23.38)。磁共振动态对比增强扫描(如 TRICKS 等)有助于评估以前只能通过直接脑血管造影来评估的肿瘤大体血供程度(图 23.39)。多种病变(如多发性神经鞘瘤,多发性神经纤维瘤等)主要见于 Ⅱ 型神经纤维瘤病(图 23.40)。

第 V 对脑神经鞘瘤 位于后颅窝,起源于三叉神经根的桥池部,占据了桥小脑角区和脑桥外侧池。巨大听神经鞘瘤可延伸至 Meckel 腔内,并沿三叉神经根走形区蔓延生长呈"哑铃状"。这类肿瘤的发病表现与第Ⅷ对脑神经鞘瘤不同。一般而言,大多数情况下,现代神经影像技术较易显示出肿瘤与三叉神经根的关系以及其蔓延至中颅窝的范围。听神经鞘瘤的 CT 和 MRI 特征与第Ⅷ对脑神经鞘瘤并无差异。对比增强扫描有助于从周围的脑组织中更精确地显示肿瘤形态及范围。多平面成像对于评估肿瘤完整形态尤为重要。采用高空间分辨率的 MR 序列及类脊髓造影技术可以更加清晰地显示周围脑组织、脑神经和大动脉的移位。当肿瘤变大(5~6cm)使岩尖甚至斜坡局部骨质形态发生改变时,通常对于肿瘤的评估较为困难。然而,相比 MRI,CT 能更好地显示出神经鞘瘤导致的骨质膨胀性改变,而不是破坏性改变(图 23.41 与图 23.42)。

面神经鞘瘤 起源于第Ⅶ对脑神经鞘,可发生于其颅内段和颅外段走行区。这种类型的神经鞘瘤非常罕见,占颞骨所有肿瘤的比例不足 1%,但约 50% 的患者可见面神经麻痹。这类肿瘤好发于 20~40 岁的女性,瘤体生长缓慢,体积可以很大,可导致颞骨明显破坏(Phillips 等,2002)。

根据面神经鞘瘤的位置分类,有迷路段、鼓室段和乳突段神经鞘瘤,后者更为常见。面神经鞘瘤最早且唯一的临床表现是持续数年的面神经麻痹,而听力通常是完整或略微下降。

面神经迷路段神经鞘瘤临床表现为面神经麻痹伴神经感音或混合性听力损失(Liu 等,2001)。

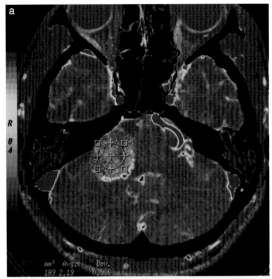
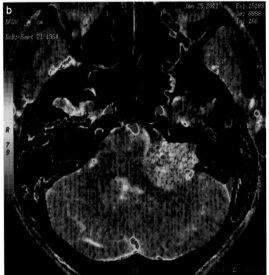
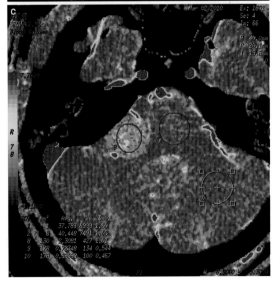

**图 23.36** 听神经鞘瘤 CBV 图的不同表现形式(不同病例)。CT 灌注研究(a~c)显示听神经鞘瘤的脑血容量(CBV)值中度增加

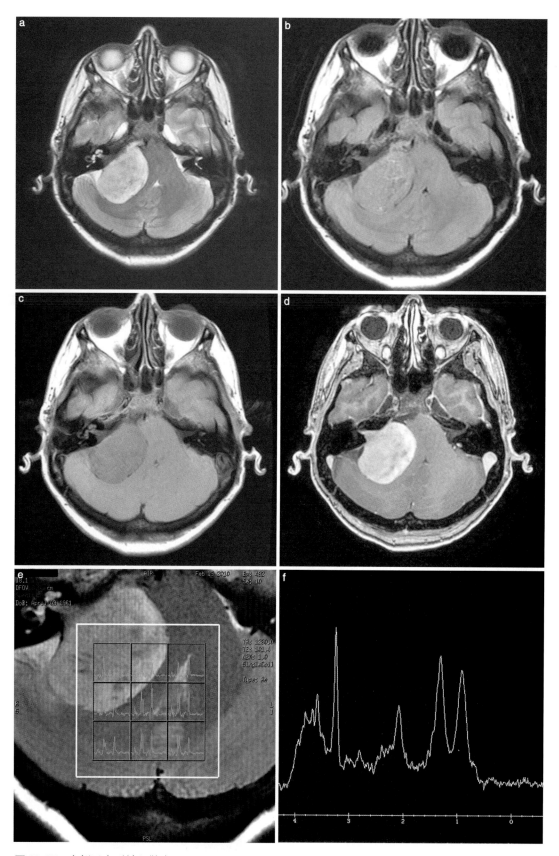

**图 23.37** 右侧巨大听神经鞘瘤。$T_2WI$(a)、$T_2$ FLAIR(b)及 $T_1WI$(c)示右侧桥小脑角区可见一巨大肿瘤，病灶呈均匀 $T_2$ 高信号，$T_1$ 低信号。肿瘤表现为非典型(对于体积较大的神经鞘瘤来说)明显均匀强化，并延伸至同侧内听道内(d)。氢质子磁共振波谱(e,f)显示肌醇峰值增加、NAA 峰降低及胆碱、脂质乳酸峰明显升高

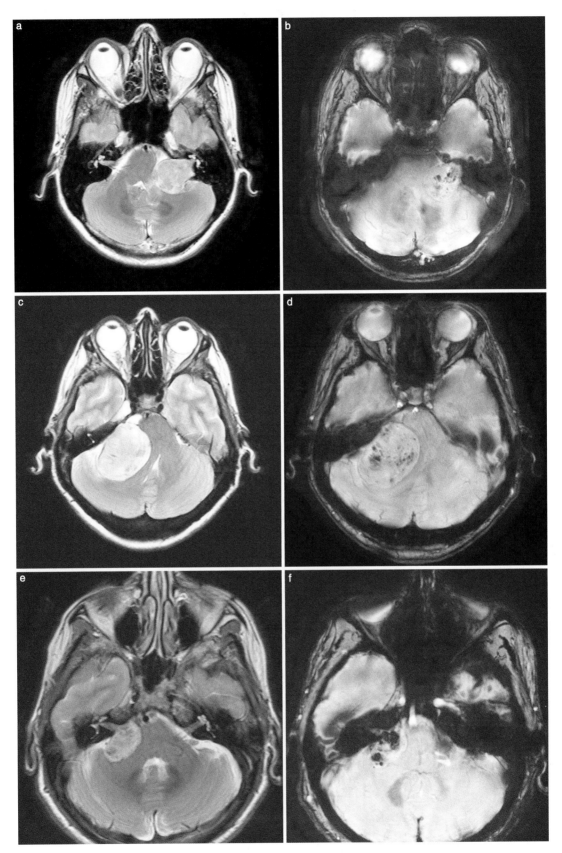

**图 23.38** 听神经鞘瘤(不同患者)。病例 1(a,b)、病例 2(c,d)及病例 3(e,f)。在 T₂WI 图像(a,c,e)上不同大小的肿瘤呈不均匀高信号表现。SWAN(b,d,f)序列示肿瘤内可见多发点状低信号(瘤内出血)

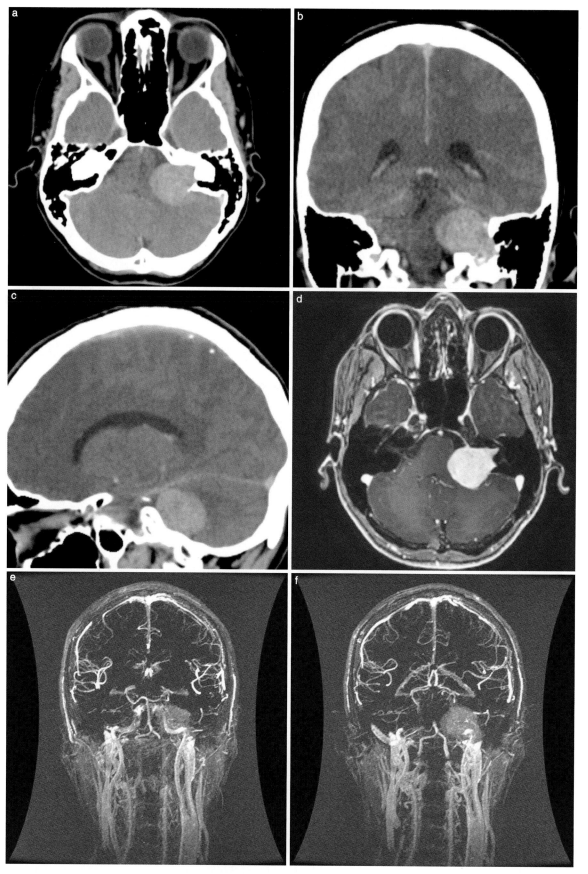

**图 23.39** 左侧听神经鞘瘤。CT 增强系列图像(a~c)示左侧桥小脑角区可见一均匀强化的肿瘤并延伸至内听道。MR 增强(d)扫描也可见肿瘤呈明显强化。TRICKS 序列的动态增强图像上可见(e~h)肿瘤呈早期明显强化,并能评估病变与后颅窝血管的关系。MR 灌注研究(i)显示肿瘤 rCBV 值稍增加

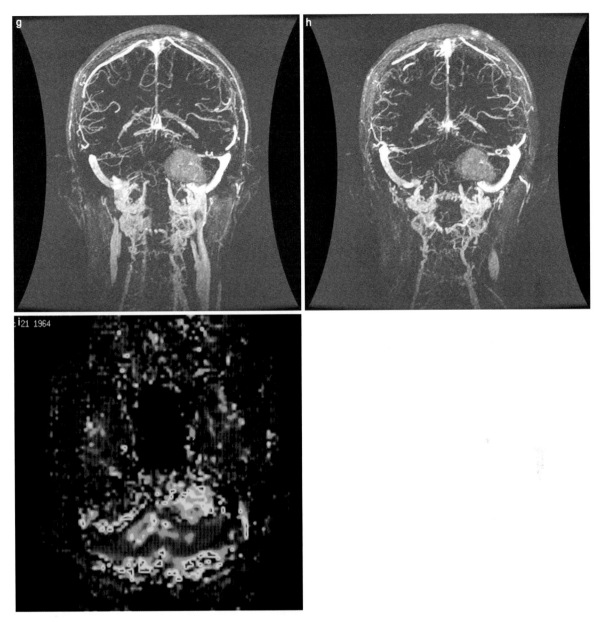

图 23. 39(续)

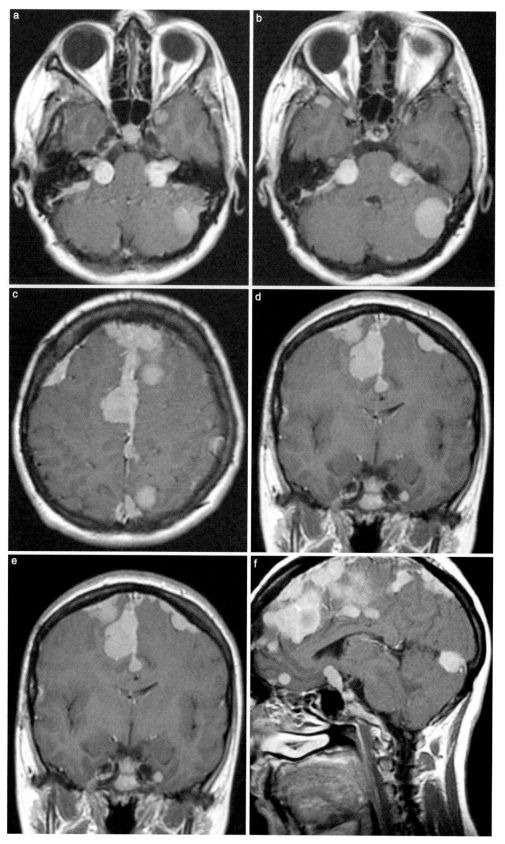

**图 23.40**  Ⅱ型神经纤维瘤病。双侧听神经鞘瘤与脑内多发脑膜瘤。轴位(a~c)、冠状位(d,e)及矢状位(f)MR 增强图像显示双侧听神经鞘瘤和多个幕上、幕下的脑外肿瘤,后者病变发生位置类似于脑膜瘤

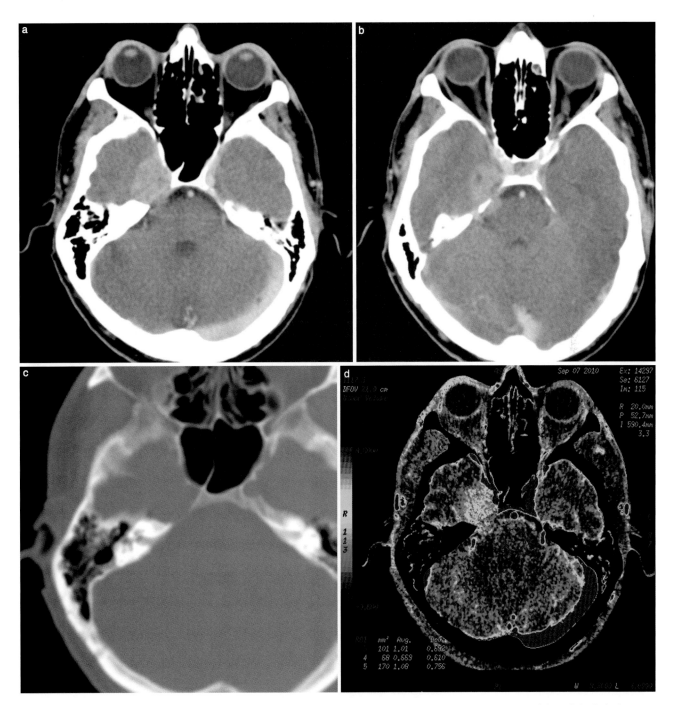

**图 23.41** 右侧三叉神经鞘瘤。轴位 CT 增强图像(a,b)和"骨窗"图像(c)显示右侧 Meckel 腔和海绵窦一实性高密度强化肿瘤。右侧岩尖部骨质局部变薄/缺损。CT 灌注成像示肿瘤 CBV 值中等升高(d)

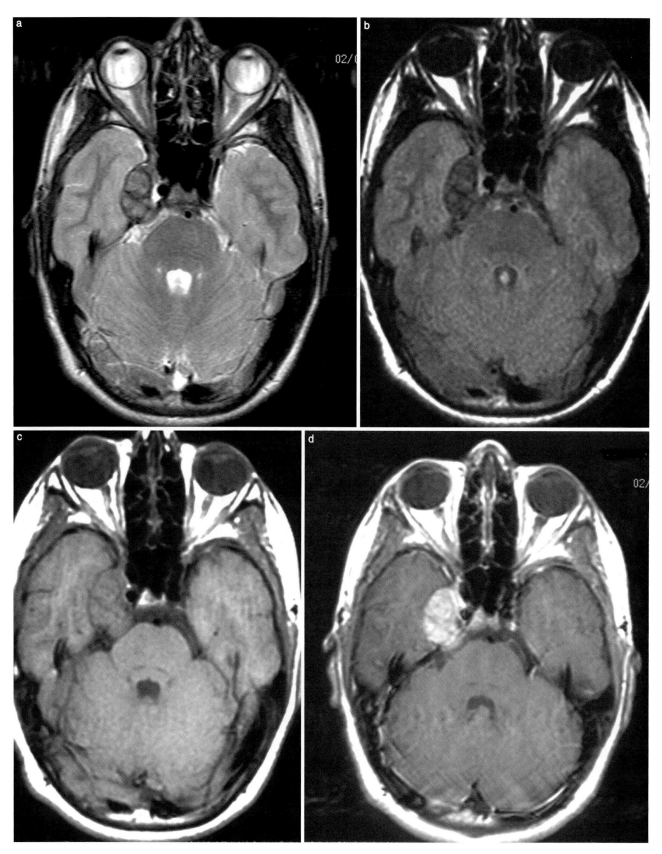

**图 23. 42**　右侧三叉神经神经纤维瘤(第Ⅲ支)。轴位 $T_2WI(a)$、$T_2$ FLAIR(b) 及 $T_1WI(c)$ 图像示右侧 Meckel 内实性不均匀信号肿瘤。神经纤维瘤在 $T_2WI$ 及 $T_2$ FLAIR 上呈低信号,$T_1WI$ 上呈等信号。MR 对比增强(d~f)扫描能更清晰显示病变经卵圆孔向颅外延伸的特点

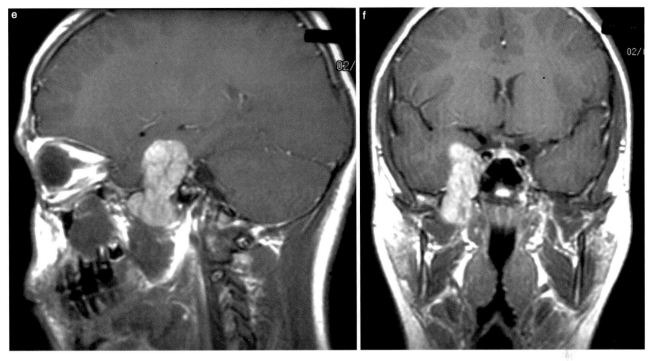

图 23.42(续)

面神经鼓室段神经鞘瘤的首发临床症状通常是听觉障碍：传导性或混合性听力损失、耳鸣、耳部充血，这些症状可能比第Ⅶ对脑神经麻痹出现的时间早数年。

**影像表现** CT 可观察到乳突型神经鞘瘤常位于面神经管延伸至乳突的部分。有时，可致乳突破坏，以及外耳道下后壁骨质破坏，肿瘤呈圆形结节状侵入其腔内，病灶边缘清楚且光滑。

CT 上，迷路段神经鞘瘤是一种占位性病变，导致面神经管迷路段明显扩大，并且致膝状神经节窝的岩尖部前上缘骨质破坏(Chung 等,1998)。面神经管壁的骨质破坏可伴有部分听小骨的侵蚀破坏及侧方移位。某些情况下，耳蜗和半规管水平可见迷路囊破坏，提示肿瘤位于鼓室内。较大的肿瘤导致岩尖上壁广泛性骨质破坏，并可形成体积较大的颅内软组织肿块(图 23.43 与图 23.44)。

MRI 扫描可以发现体积较小的肿瘤。$T_1WI$ 示肿瘤呈等信号，$T_2WI$ 呈稍高信号，增强扫描肿瘤明显强化，采用 $T_1WI$ 脂肪抑制序列能更好地观察肿瘤的形态及范围。颅内生长的肿瘤可侵入内听道，破坏其底壁和上壁。静脉对比剂增强扫描可清楚显示肿瘤的囊性成分。矢状位 MR 扫描能很好地显示

沿岩尖骨性管道蔓延的神经鞘瘤，而冠状位扫描有助于评估神经鞘瘤生长至中颅窝的情况(图 23.45 与图 23.46)。

与Ⅱ型神经纤维瘤病无关的第Ⅸ、Ⅹ和Ⅺ对脑神经的神经鞘瘤占 2.5%，研究表明应合理化地将这些神经鞘瘤组合称为"颈静脉孔神经鞘瘤"，因为在该解剖区域内识别肿瘤的生长来源相当困难，而且有时由于客观原因是不可能识别的。其临床症状可表现为感音性听力损失(90%)、面肌痉挛、声音嘶哑、误吸(喉返神经、第Ⅹ对脑神经分支受累时)、搏动性刺痛、第Ⅸ~Ⅺ对脑神经病变。

CT 扫描可显示颈静脉孔扩大，其边缘硬化变薄。颅外生长的神经鞘瘤可进入鼻咽颈动脉间隙，如果向上生长，肿瘤可沿着第Ⅸ~Ⅺ对脑神经向脑干蔓延。CT 冠状位重建可显示外侧颈静脉结节呈"鸟喙"样截断。肿瘤通常明显强化(图 23.47)。

$T_1WI$ 示肿瘤通常呈低信号，$T_2WI$ 呈高信号。大多数情况下，肿瘤内部结构均匀并表现为明显强化。体积较大的肿瘤中，可能合并囊性成分(25%)(图 23.48)。

**第Ⅻ对脑神经鞘瘤** 通常沿其根部延伸至枕骨大孔中。CT 和 MRI 特征与所有神经鞘瘤相同(图 23.49、

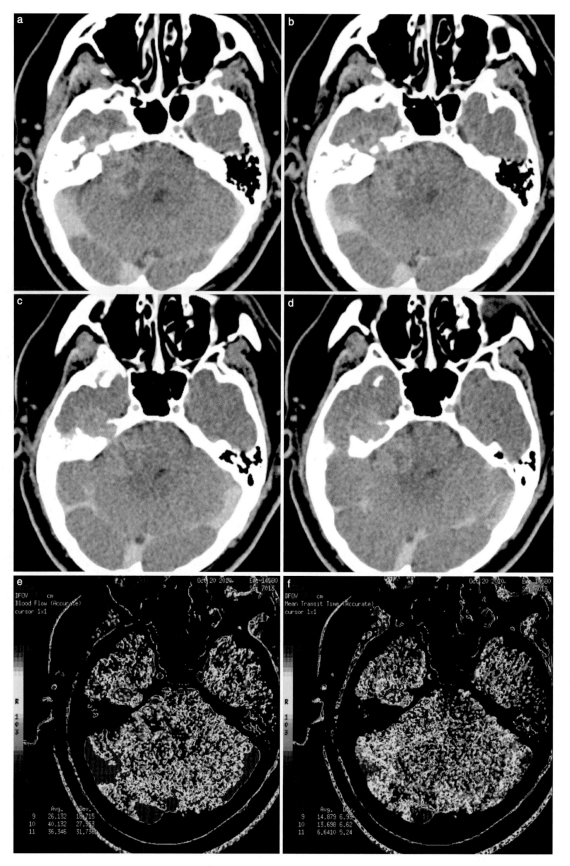

**图 23.43**　右侧面神经鞘瘤。轴位增强 CT 扫描(a~d)显示一不均匀强化肿瘤向幕上、幕下蔓延,并岩尖局灶性骨质破坏。CT 灌注成像示神经鞘瘤典型的血流动力学特征为:CBF 值(e)减低和 MTT 显著延长(f)

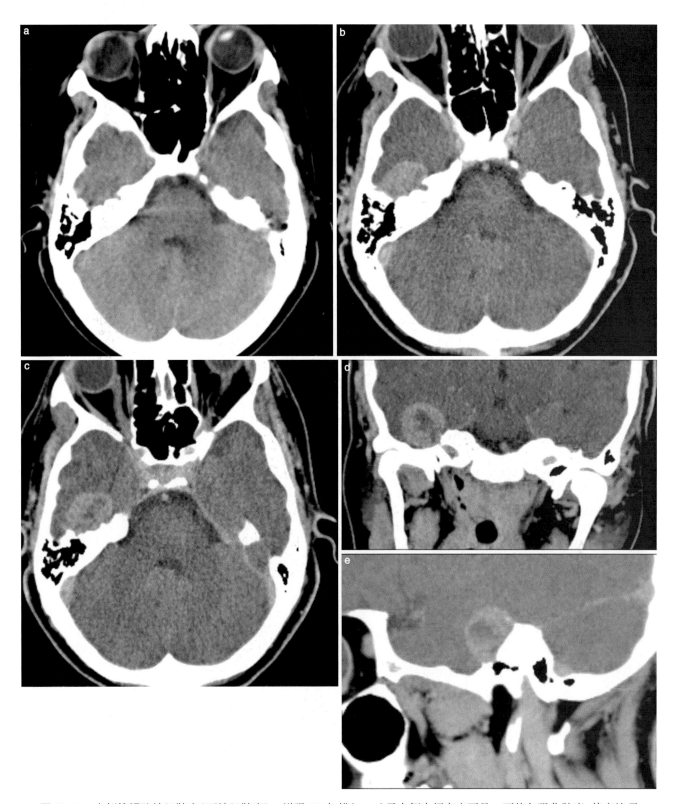

图 23.44 右侧第Ⅶ脑神经鞘瘤(面神经鞘瘤)。增强 CT 扫描(a~e)示右侧中颅窝底可见一不均匀强化肿瘤,其病灶顶部可见颞骨骨质破坏。CT 灌注成像显示神经鞘瘤典型的血流动力学特征:CBF 值(f)减低、CBV(g)值中等升高及 MTT(h)显著延长。渗透率参数也有所增加(i)

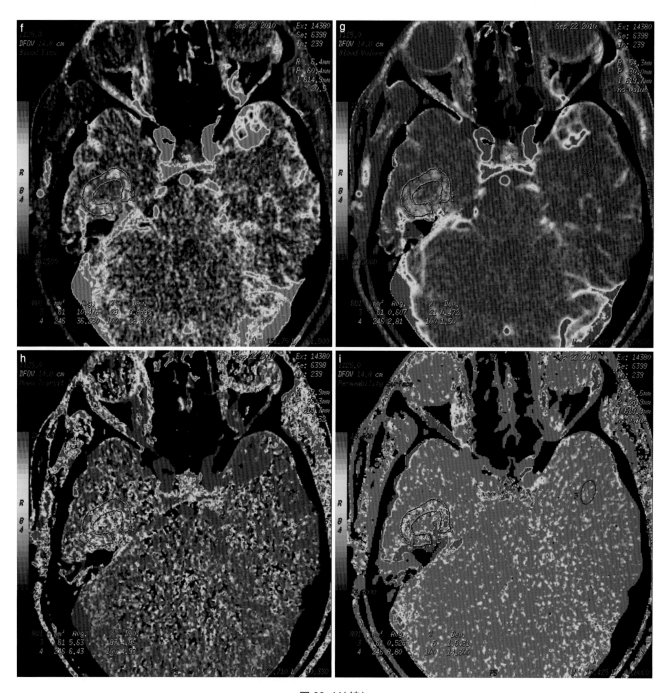

图 23.44(续)

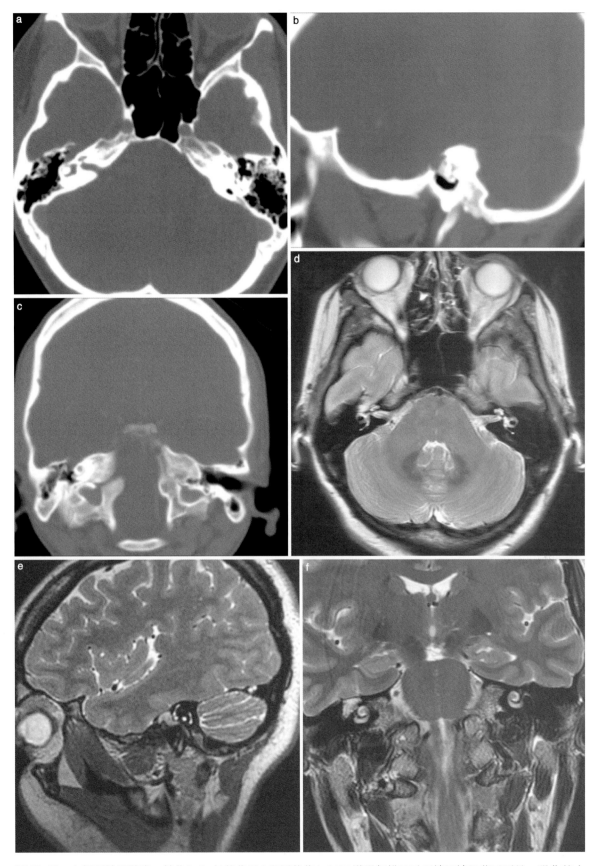

**图23.45** 右侧面神经鞘瘤。轴位(a)、矢状位(b)和冠状位(c)CT增强扫描显示面神经神经节区可见一强化的小结节病变,病灶致岩尖部局灶性骨质破坏。$T_2WI$图像上,病灶呈高信号(d~g)。增强扫描,特别是采用脂肪抑制技术,更能清晰显示出病变范围(h~l)

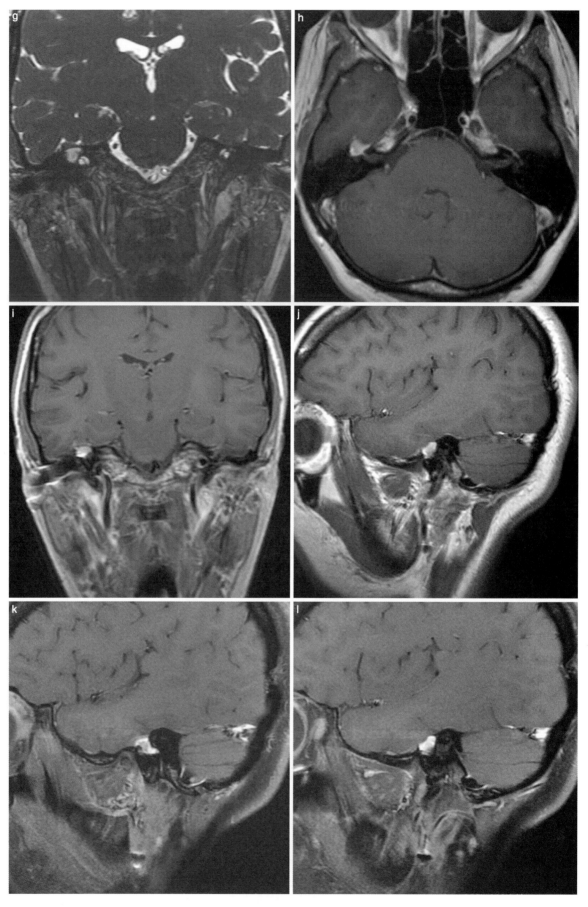

图 23.45(续)

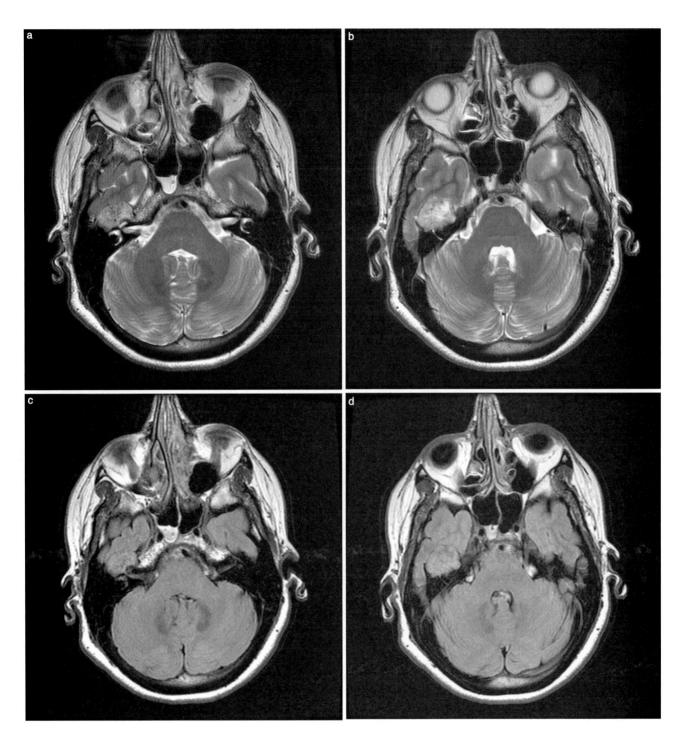

**图23.46** 右侧第Ⅶ脑神经鞘瘤(面神经鞘瘤)。轴位 $T_2WI(a,b)$、$T_2$ FLAIR($c,d$)以及冠状位 $T_2WI(e,f)$图像示右侧中颅窝底和颞骨岩尖顶部可见一不均匀 $T_2$ 高信号的实性病变。增强扫描肿瘤呈明显强化,并能更加清晰显示出病变蔓延的范围($g\sim i$)

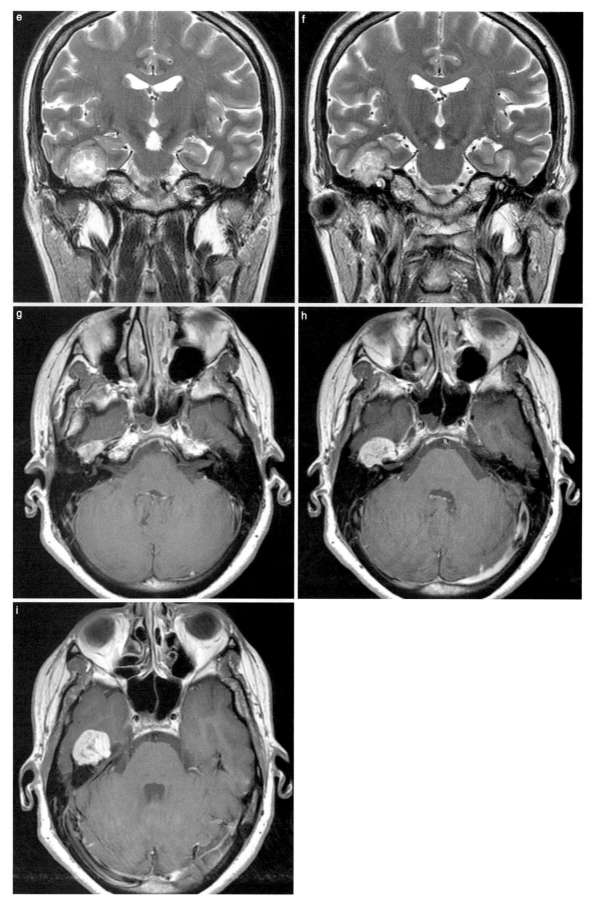

图 23.46(续)

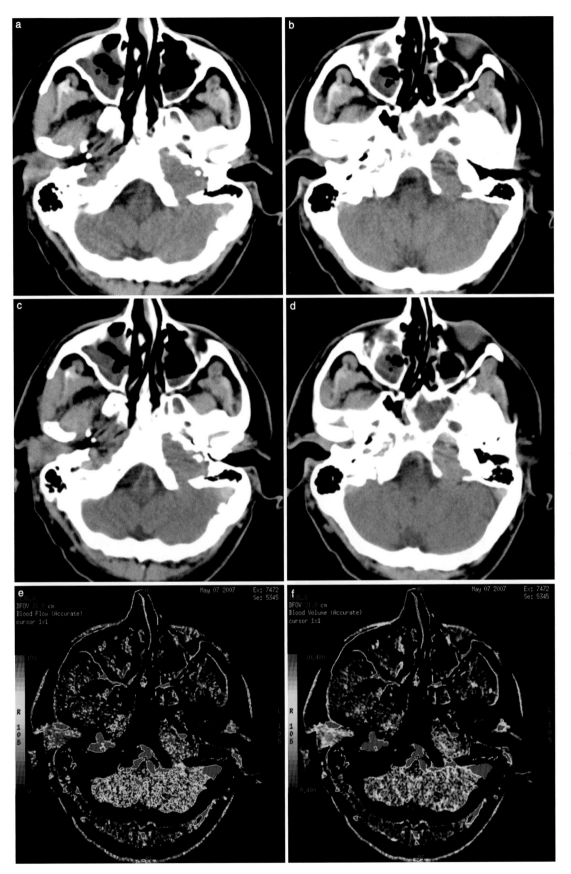

**图 23.47** 左侧颈静脉孔神经鞘瘤。轴位 CT 平扫(a,b)及增强(c,d)示左侧颈静脉孔区可见一等密度且轻度强化的肿瘤,病灶致局部骨质压迫吸收,使颈静脉孔扩大。CT 灌注研究显示神经鞘瘤的典型血流动力学特征:CBF 值(e)减低、CBV(f)值中等升高

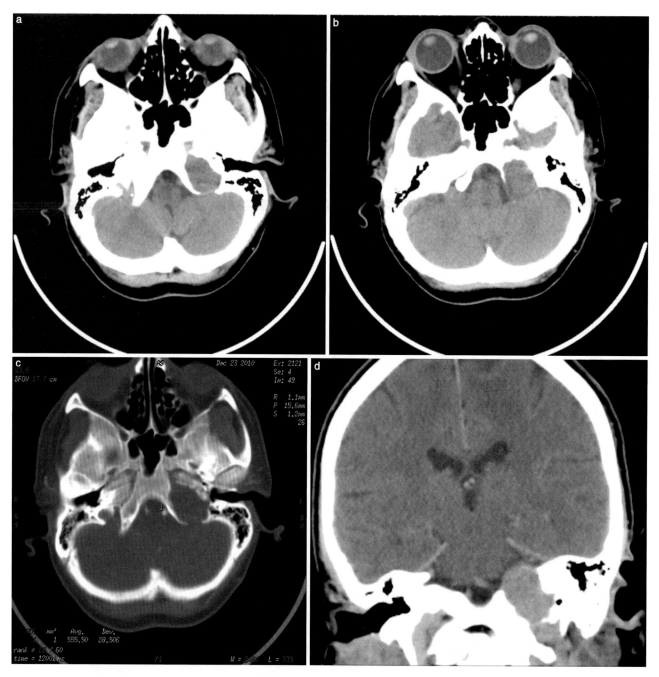

**图 23.48**　左侧颈静脉孔神经鞘瘤。轴位 CT 平扫(a,b)及增强(d,e)示左侧颈静脉孔区可见一等密度且中度强化的肿瘤,病灶致局部骨质压迫吸收,使颈静脉孔扩大(c)。CT 灌注研究显示病灶内 CBF(f)值较低。肿瘤特征性表现是 $T_2WI$(g,h)高信号并明显强化,增强扫描可以更加清晰显示出病变蔓延的范围(i~l)

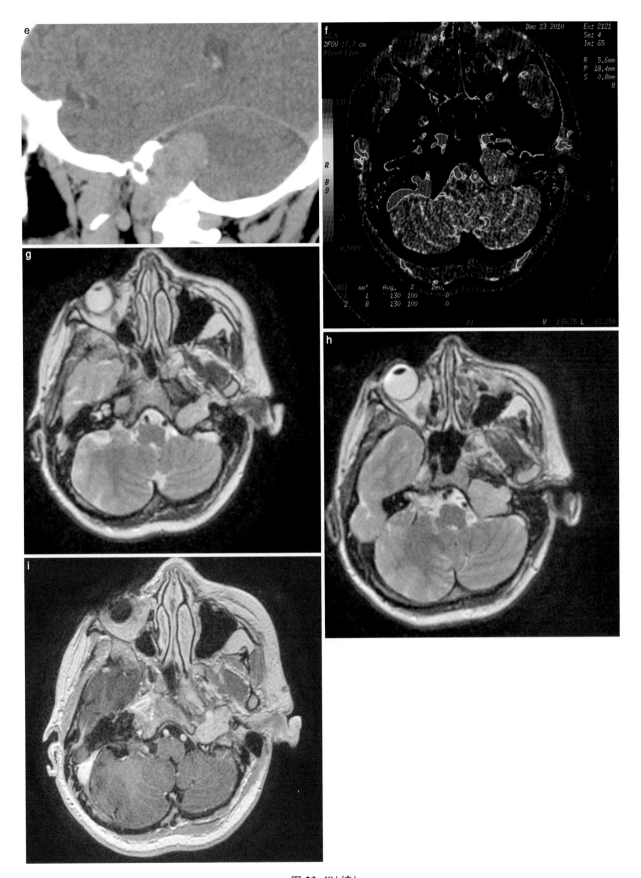

图 23.48(续)

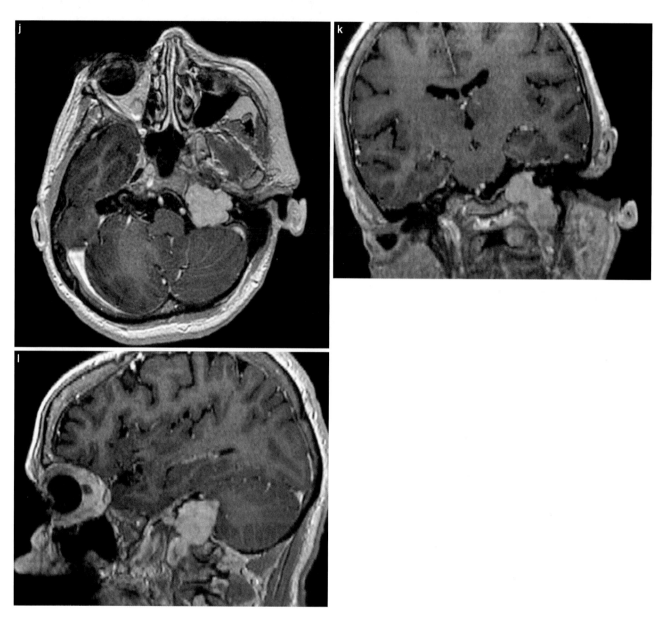

图 23.48(续)

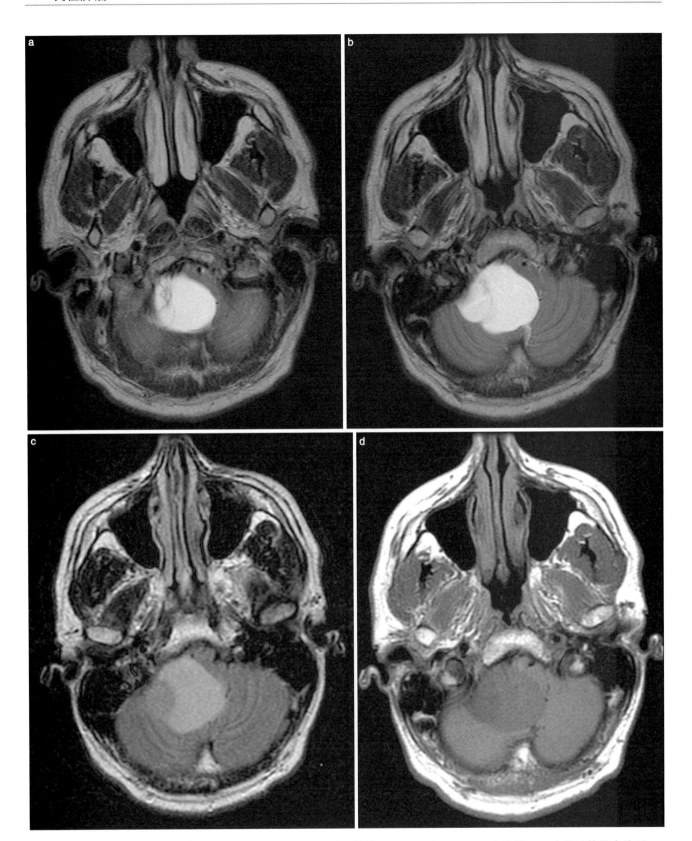

**图 23.49**　枕骨大孔（右侧第Ⅻ脑神经/舌下神经）神经鞘瘤。轴位 $T_2WI$（a,b）、$T_2$ FLAIR（c）及 $T_1WI$（d）示枕骨大孔可见一以囊性为主的占位性病变，$T_2WI$ 及 $T_2$ FLAIR 呈不均匀高信号。肿瘤实性部分和囊壁明显强化，对比增强扫描能更清晰显示出病变大小和延伸范围（e,f）

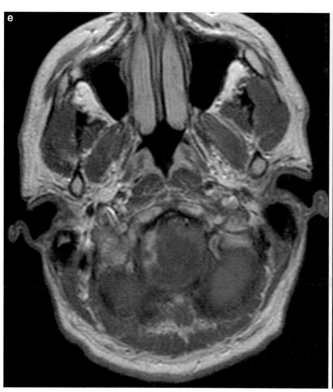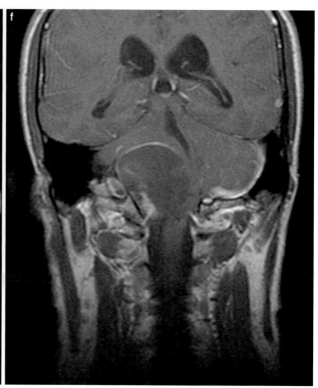

图 23.49(续)

图 23.50 与图 23.51)。这类神经鞘瘤非常罕见。并且,发生在颅内 C1 神经根的神经鞘瘤也很少见(图23.52)。

　　MRI 在评估通过放疗外科治疗("伽玛刀"或"射波刀"等)的后颅窝神经鞘瘤的动态生长情况中起主要作用。通过 MRI 不仅可以评估治疗前后肿瘤的大小变化,还可以显示神经鞘瘤组织坏死和囊变的表现,并且能观察放射后损伤的影像学改变。$T_2WI$ 和 $T_2$ FLAIR 序列可以观察病灶邻近脑干,以便及早发现放疗后并发症(如水肿、急性放射性坏死)。如果肿瘤周围脑干内见高信号,则建议行静脉对比剂增强扫描,这样可以区分放射后脑水肿(没有强化)与放射性坏死(外周强化)。对于神经鞘瘤和脑干放射后复杂变化的评估,CT 是一种不太敏感的方法。然而,与 MR 灌注相比,若使用 CT 灌注研究来进行疗效的监测,则可以尽早发现作为治疗反应的肿瘤结构内负血流量。通常,这种改变发生在放射外科治疗后的第一个月内。多数情况下,放射治疗对神经鞘瘤体积的减小仅见于治疗一年后(图 23.53)。

　　**鉴别诊断**　应与后颅窝外侧的所有占位性病变进行鉴别。

　　首先是脑膜瘤(伴有骨质增生改变、硬脑膜尾征、沿脑膜生长),其次是副神经节瘤(高灌注值、MRI 上信号混杂),胆脂瘤(DWI 高信号),血管网状细胞瘤(与内听道无关,新生血管和周围水肿),转移瘤(通常伴有广泛性骨质破坏),颈静脉球的扩大等。

　　**副神经节瘤(血管球瘤、化学感受器瘤)**　属于一类比较少见的神经内分泌肿瘤。它们占颅内肿瘤的0.6%。这种良性肿瘤生长缓慢,大多位于颅底。它起源于神经节(血管球细胞和非嗜铬副神经节)、交感神经和副交感神经系统。这些神经解剖结构通常沿颈动脉、迷走神经和颈静脉孔周围的颈静脉分布,也位于耳蜗隆起处,并且与血液中氧气和二氧化碳的交换比例有关。这类肿瘤称为副神经节瘤最为合适,因为它与此类肿瘤的组织学结构概念相对应,并且涉及与其他部位同源肿瘤的共同发病机制,即起源于副神经节组织,如肺、皮肤、肾上腺(嗜铬细胞瘤)的副神经节瘤。副神经节瘤是中耳最常见的肿瘤,在颞骨肿瘤中仅次于听神经鞘瘤。

　　在某些情况下,如果肿瘤组织结构中包含嗜铬细胞(约占 1%),它具有分泌活性,产生许多高活性物质,如去甲肾上腺素和多巴胺。在罕见病例(约 5%)中,副神经节瘤可能转变为恶性。此类肿瘤发病年龄通常为 50~60 岁,女性比男性好发(约 3~6:1)。

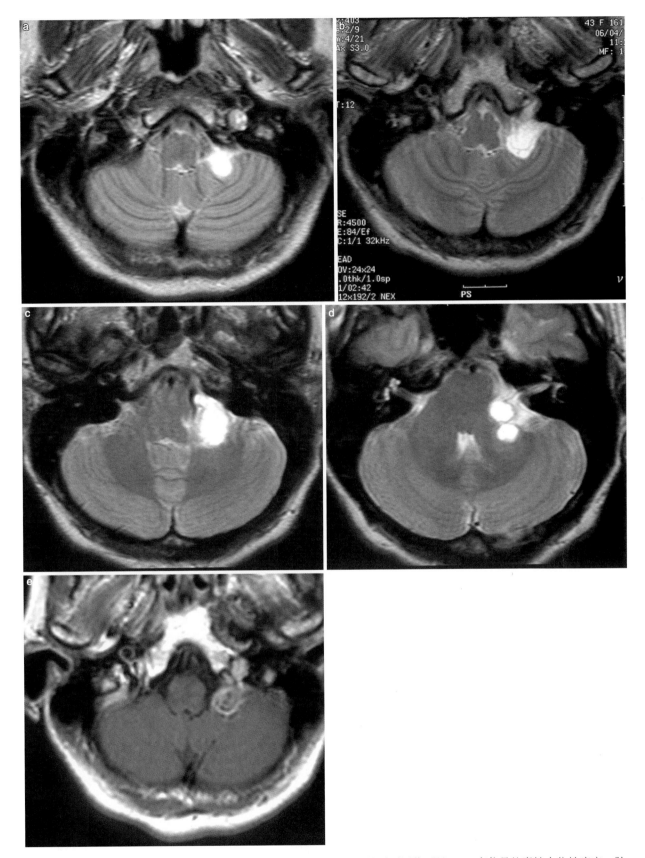

**图 23.50** 左侧舌下神经神经鞘瘤。轴位 $T_2WI(a\sim d)$ 及 $T_1WI$ 增强的系列图像可见一 $T_2$ 高信号的囊性占位性病变。肿瘤呈明显强化，对比增强扫描能更加清晰显示出病变通过舌下神经管( e )向颅外延伸的特点

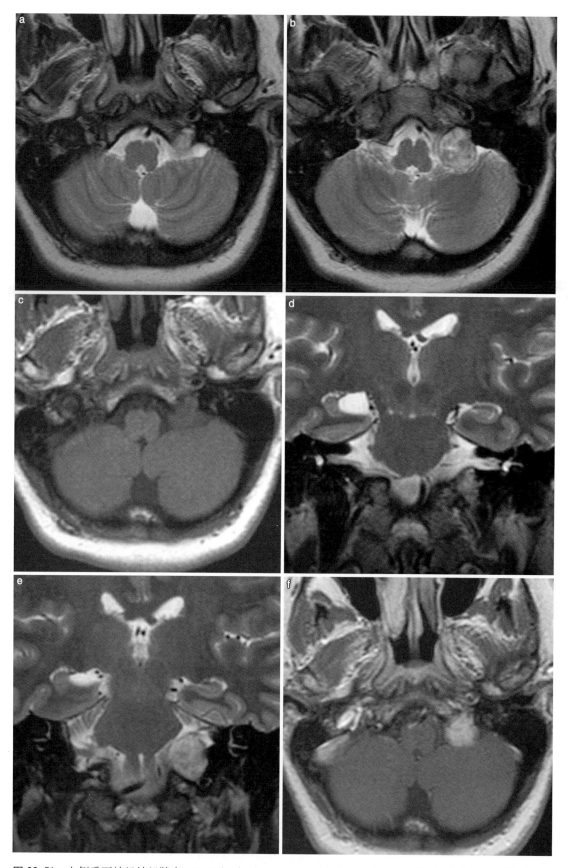

**图 23.51**　左侧舌下神经神经鞘瘤。$T_2WI(a,b,d,e)$、$T_1WI$ 平扫(c)及 $T_1WI$ 增强(f~i)的系列图像可见一 $T_2$ 稍高信号的实性占位性病变。肿瘤呈明显强化,增强扫描能更清晰显示出病变通过舌下神经管(e)向颅外延伸的特点

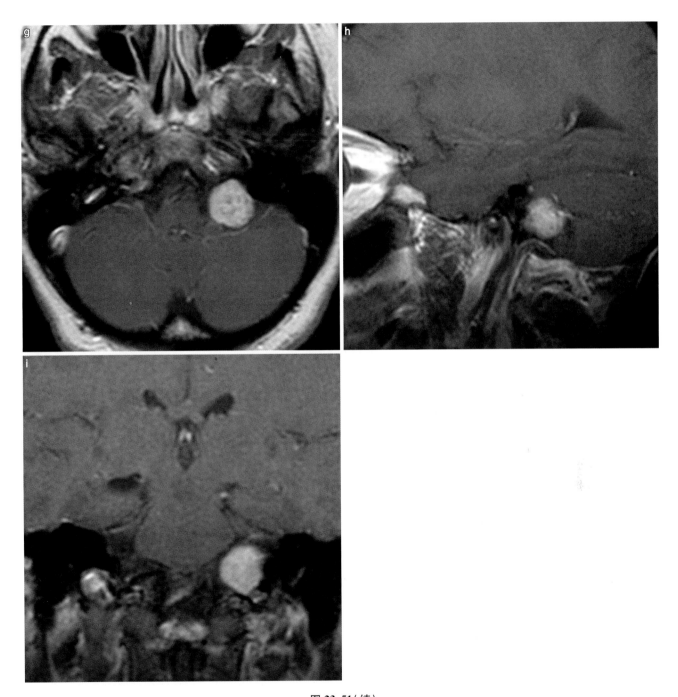

图 23.51(续)

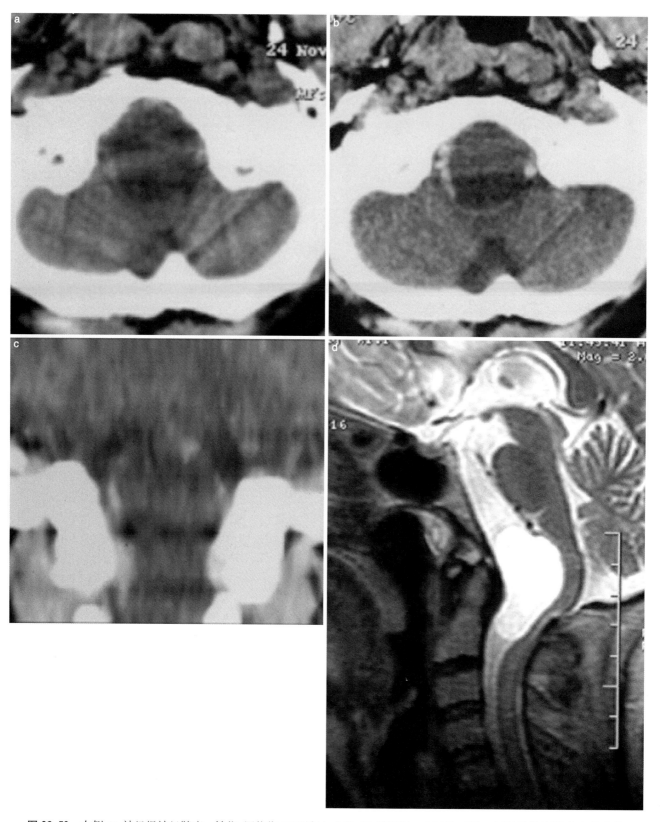

**图 23.52**　右侧 C1 神经根神经鞘瘤。轴位、冠状位 CT 平扫(a)及 CT 增强(b,c)扫描可见一低密度的囊性为主的占位性病变,病灶周边可见中等强化。肿瘤位于枕骨大孔区,致脑干受压,矢状位 T₂WI(d)示病灶呈高信号,T₂-FLAIR(e)呈等信号,T₁WI(f)呈低信号

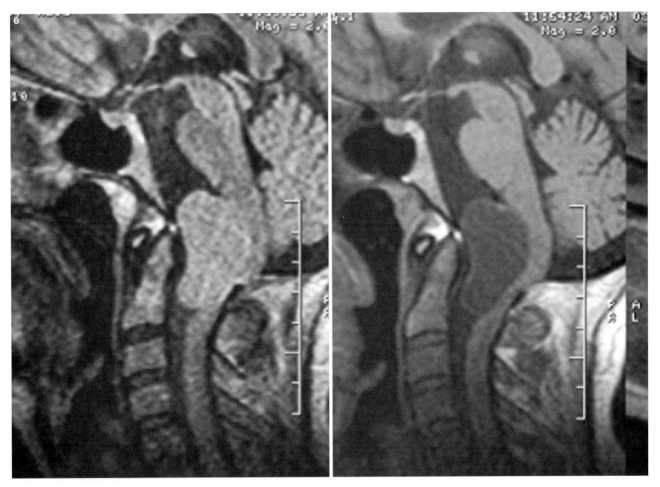

图 23.52 ( 续 )

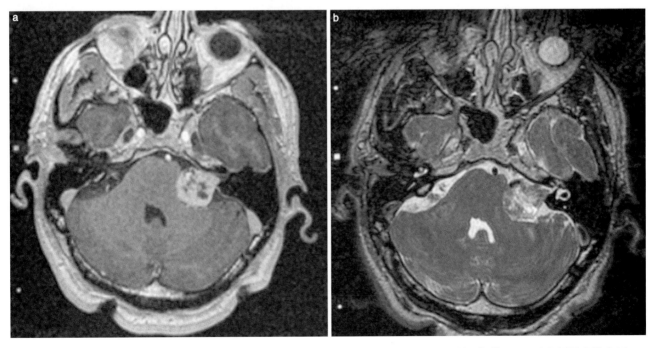

**图 23.53** 左侧第Ⅷ脑神经鞘瘤（听神经鞘瘤）。轴位 $T_1WI$ 增强（a）、$T_2WI$（b）及 CT 增强扫描（c）显示左侧桥小脑角区可见一不均匀强化病变。肿瘤的 CBV 值（d）明显升高且分布不均匀。放疗 1 年后随访行 CT 灌注成像示，强化肿瘤的大小与病变 CBV 值的减少（2 倍）不匹配（放疗的结果）（e,f）

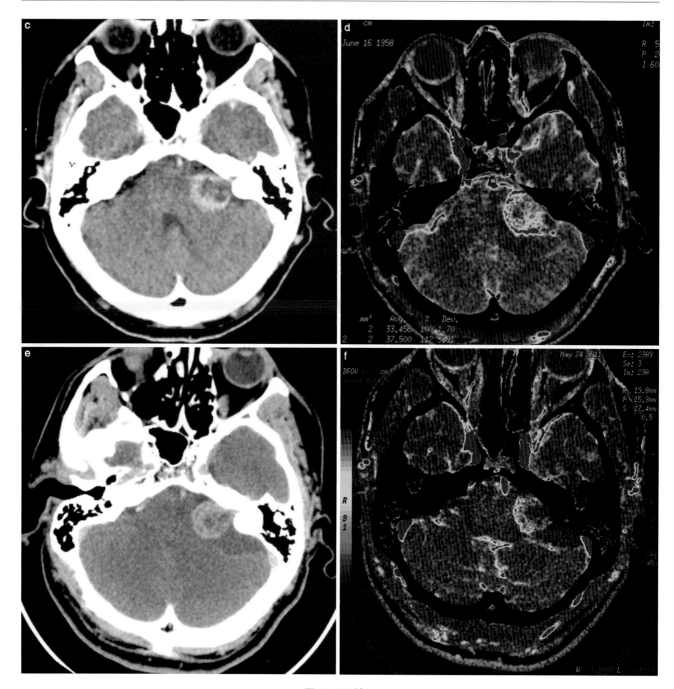

图 23.53(续)

根据副神经节瘤的位置,通常分为颈动脉体瘤、颈静脉球瘤和鼓室副神经节瘤(鼓室球瘤)(Weber等,2001),这些肿瘤都以富血供为特征。

**临床表现** 颅底副神经节瘤的临床症状取决于肿瘤的位置及其对周围结构的影响。肿瘤位于或累及中耳,可有不同程度的听力下降和搏动性耳鸣;若脑神经受压(尤其是面神经;或舌咽神经、迷走神经、副神经受累;或肿瘤较大累及三叉神经和展神经),可见相应神经麻痹症状。

**颈静脉球瘤** 是最常见的副神经节瘤,其起源于颈静脉孔,常导致颞骨岩部骨质破坏。颈静脉球瘤可以向颅内(外)生长,穿透乳突部,向外蔓延到颈部软组织(Jackson 2001)。颅内副神经节瘤可通过颈静脉孔,向颅底脑神经和静脉窦走行区生长。FiCH 和Mattox(1988)对颅底副神经节瘤分类的基础是根据肿瘤对颅底周围结构的侵犯程度、相关治疗方法和外科手术根治性这三方面,M. Sanna 于 2005 年在此分类基础上进行了修改。基于这一分类标准,颅底副神经节瘤分为四种主要类型(A~D):A 型,肿瘤位于鼓室岬内,即鼓室球瘤;B 型,鼓室下球瘤,肿瘤生长于下鼓室,但不破坏颈静脉窝且不向迷路下腔蔓延;C型,肿瘤侵犯岩尖及迷路下腔;D型,肿瘤伴有颅内扩散(硬膜内外)。

耳内镜下,副神经节瘤大体表现为深入耳道的息肉状红棕色肿块,或在鼓膜后方的搏动性肿块。

**影像表现**　血管造影示颅底可见一富血供的肿瘤,在动脉早期可见多支粗大的动脉。另外,可见引流静脉快速显影。肿瘤的主要供血动脉为咽升动脉(供应肿瘤下内侧部分),颈内动脉鼓室支及椎动脉脑膜支、鼓前动脉(颈外动脉分支)供应肿瘤前部,茎乳动脉(颈外动脉分支)供应肿瘤后外侧部分(图23.54)。

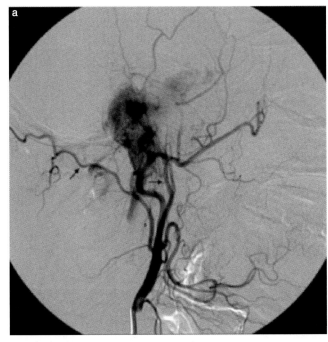
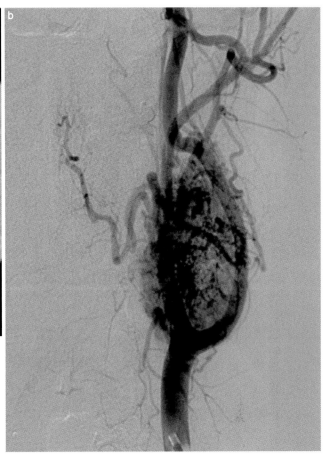

**图 23.54**　副神经节瘤的血供(不同患者)。病例1,颞骨副神经节瘤:颈外动脉DSA[侧位图(a)]显示病变丰富的多重血供情况(耳后动脉、脑膜中动脉以及其他)。病例2,颈动脉体瘤:颈总动脉DSA[侧位图(b)]显示病变有多支丰富的血供(颈外动脉短支)伴颈内动脉移位

副神经节瘤是颈静脉孔的软组织病变,都能在CT和MRI上显示。冠状位和斜位CT重组图像能提高鼻内和颅外肿瘤的定位价值,并能显示邻近骨质破坏的情况。静脉对比剂增强对于初步诊断必不可少。肿瘤常表现为早期强化,延迟呈不均匀强化(图23.55与图23.56)。增强扫描可很好地识别肿瘤和硬膜下腔之间的硬脑膜。然而,需要注意的是CT扫描应在静脉注射对比剂后立即开始,这样肿瘤的强化程度会更明显。CTA可用于综合评估头颈部副神经节瘤。

MRI上,副神经节瘤的影像学特征是肿瘤信号不均匀,且呈斑点状外观,这反映了肿瘤内有丰富的不同管径的新生血管形成,血管内见无向性血流和部分性血栓(Rao 等,1999;Noujaim 等,2000;Mafee 等,2000)。肿瘤强化明显,可更准确地评估病灶蔓延至颅内的范围、脑干受压变形的程度以及病变与邻近大血管,包括静脉窦的关系。对比增强扫描后亦能显示典型的斑点状外观,即"胡椒盐征"-$T_1$增强图像示明显强化的肿瘤内可见动脉血管流空的低信号影(图23.57与图23.58)。在SPGR序列上,动脉血管呈明亮高信号,可对肿瘤内异常血管整体结构显示更清晰(图23.59)。

尽管磁共振血管造影(2D-TOF-MRA 及 3D-TOF-MRA)能较好地显示副神经节瘤动静脉结构,但

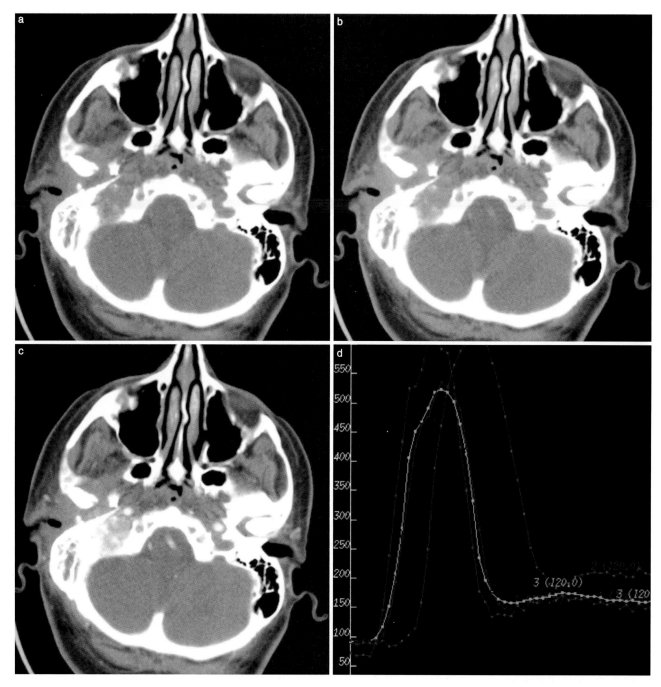

**图 23.55**　颞骨副神经节瘤。CT 灌注研究中,一系列不同增强时相的轴位 CT 扫描显示肿瘤内对比剂呈快速流入表现(a~c)。动态增强曲线图中(d),绿线代表对比剂在副神经节瘤内的分布情况,1 代表造影剂在动脉中的分布、2 代表造影剂在静脉中的分布

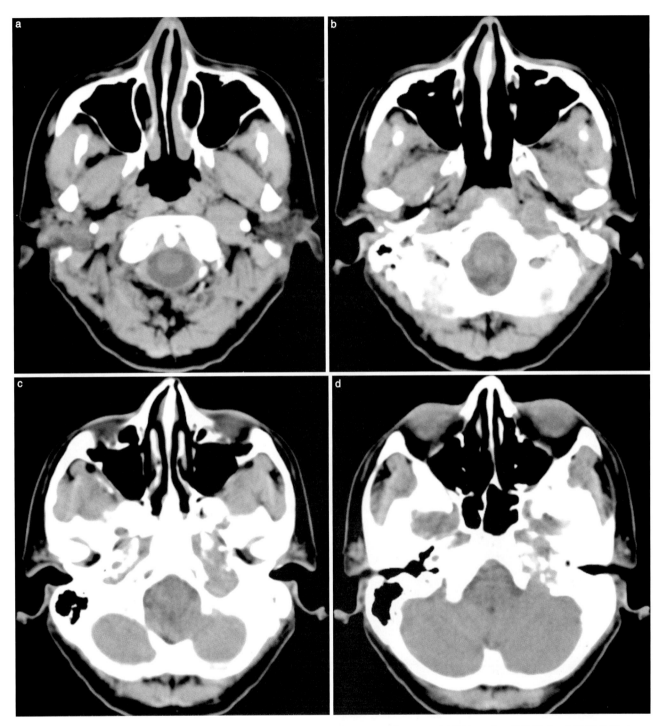

**图 23.56**　左侧颞骨副神经节瘤。平扫(a~d)及增强(e~h)轴位 CT 图像显示左侧颞骨一明显强化肿瘤,致局部骨质破坏。肿瘤的血流动力学特征是血流量明显升高[CBF 图(i)]

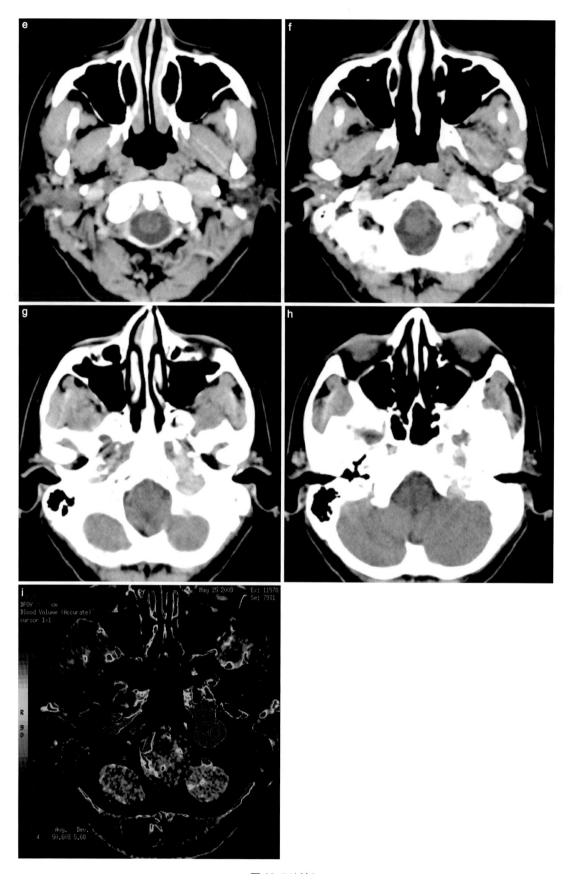

图 23.56(续)

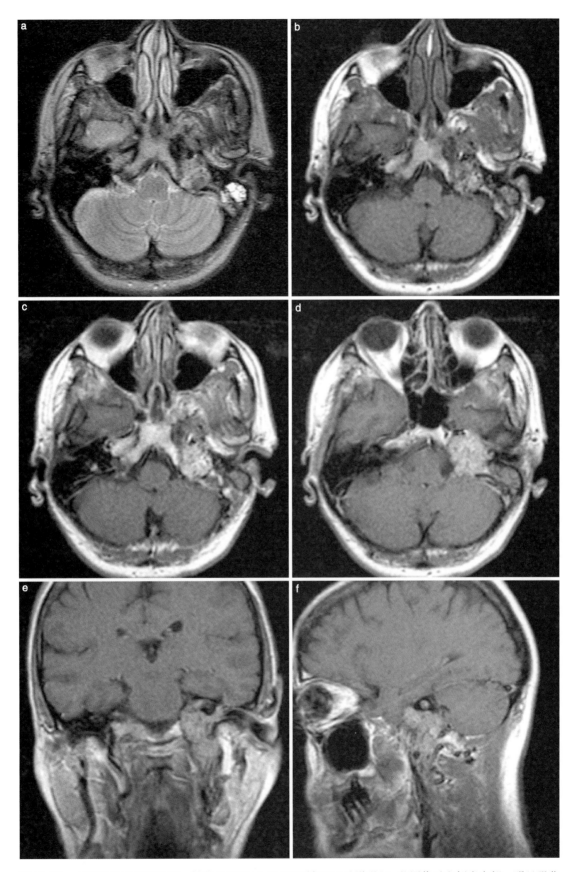

**图 23.57**  左侧颞骨副神经节瘤。轴位 $T_2WI(a)$、$T_1WI$ 平扫( b) 及增强( c~f)图像示左侧岩尖部一明显强化肿瘤,病变内见"斑点征"

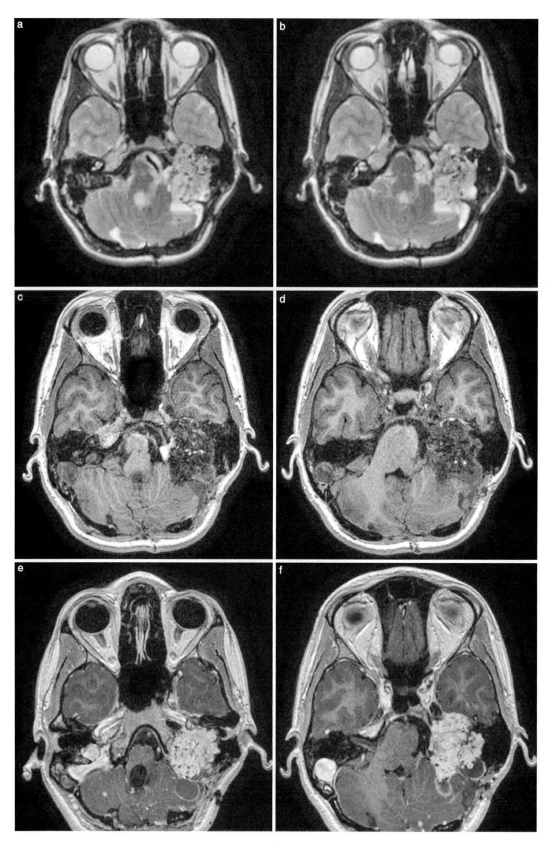

**图 23.58**　左侧颞骨巨大副神经节瘤。磁共振成像在 $T_2WI(a,b)$、$T_1WI$ 平扫 $(c,d)$ 及 $T_1WI$ 对比增强 $(e\sim i)$ 示左侧岩尖部一明显强化肿瘤。病变内可见"斑点征""胡椒盐征"

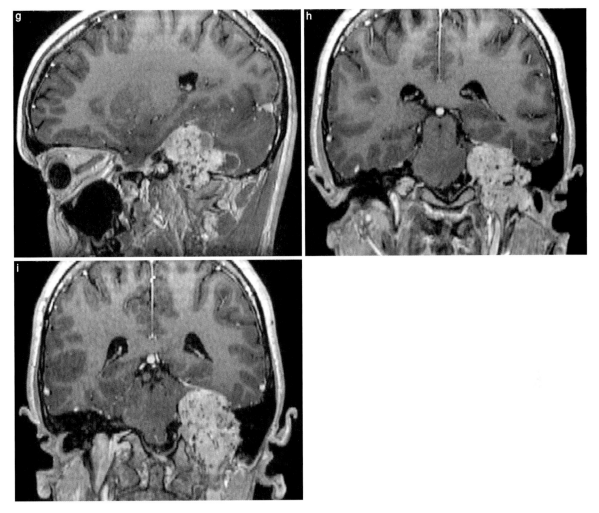

图 23.58(续)

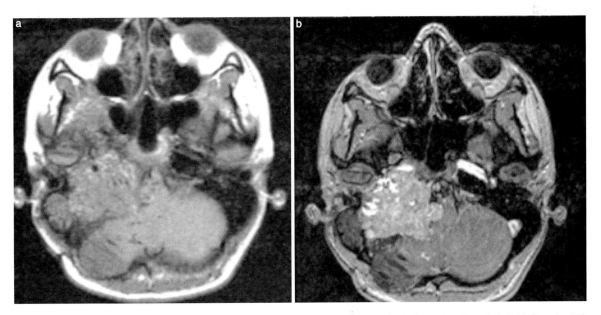

**图 23.59** 右侧颞骨巨大副神经节瘤。MR 平扫(a)及增强(b,c)图像示右侧岩尖可见一明显强化的肿瘤。由于肿瘤血管结构丰富,病变呈"斑点征""胡椒盐征"。组织学标本(d)

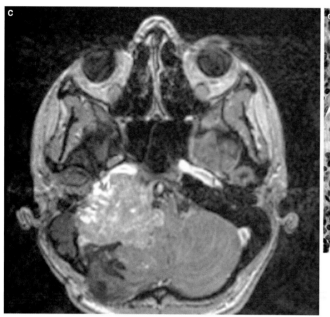

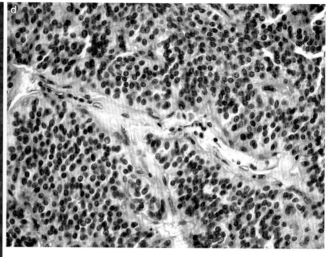

图 23.59(续)

目前其通常仅作为评估副神经节瘤血供程度的初步诊断工具（图 23.60 与图 23.61）。增强磁共振血管造影不仅能显示副神经节瘤的动脉，还能显示静脉，故在评估肿瘤血流量方面更具有优势（图 23.62）。然而，在笔者看来，直接血管造影（尤其是超选择性血管造影）仍是首选方法，可以同时评估肿瘤血供的性质和范围，如供血动脉和引流静脉，并可对肿瘤供血动脉进行选择性栓塞治疗。

近来，随着 CT 灌注成像技术的研究发展，可以通过无创的方法，而无需有创和复杂的直接血管造影技术来获得关于副神经节瘤血供特征的信息。甚至，能反映体积较小的副神经节瘤特征性血流变化：较高的血容量（CBV）、血流量（CBF）及较短的平均通过时间（MTT）（这能够可靠地鉴别副神经节瘤与该部位的其他肿瘤，甚至区分良、恶性肿瘤）（图 23.63）。

鉴别诊断　脑膜瘤（肿瘤邻近骨质增生改变，"硬脑膜尾征"，沿硬脑膜生长），神经鞘瘤（颈静脉孔明显扩大，直接血管造影无粗大血管），颅底原发性恶性肿瘤和转移瘤（无斑点状外观，灌注轻度增加）。

巨细胞瘤　[也称破骨细胞瘤、破成骨细胞瘤、巨细胞瘤、棕色瘤（合并出血时）、良性巨细胞骨肿瘤、髓样瘤]属于一类含有大量破骨细胞型多核巨细胞的骨内病变。好发于长骨骨骺和干骺端，发生于颅骨并不常见，主要位于蝶骨、颞骨，而额骨少见。值得注意的是，上颌骨和下颌骨发病率较高，约占所有下颌肿瘤的 65%。

显微镜下肿瘤组织表现为由溶骨过程引起的浆液性或血性囊肿，并伴有骨小梁形成的成骨过程。

巨细胞瘤主要发生在儿童和青少年。若发生于颞骨，常表现单发结节，很少出现多中心生长。若肿瘤位于乳突，可在耳后触及质硬结节，有时伴有神经麻痹。临床主要表现为头痛，局部疼痛，脑神经麻痹、视觉障碍，复视，痛性眼肌麻痹，以及随着病变生长出现听力丧失（Sheikh 等，1999）。

影像表现　直接血管造影可见由颈外动脉分支供血的中度强化肿块。

CT 上，病变表现为膨胀性生长伴骨皮质变薄，可能演变成骨质硬化和局限性的骨质破坏区域。通常 CT 平扫表现为中等高密度，极少数情况下，病变中心可能存在微小钙化。破成骨细胞瘤的细胞形态是由骨嵴将其分隔成大小不等边界清楚的分房，囊性部分表现为大小不等的椭圆形溶骨性骨质破坏区域。以溶骨过程为主的病变，边界不清，使该病诊断较困难。当病变累及外耳道壁并侵入鼓室腔，会导致听觉传导通路受损出现传导性听力丧失。对比增强肿瘤呈均匀或不均匀强化，CT 增强扫描可发现病变。

MRI 上，肿瘤囊性部分合并出血时，由于红细胞沉降导致含铁血红素沉积，故外科手术时病灶外观呈棕褐色。如果囊性部分合并囊腔形成，纤维组织在其内生长，使得在 $T_1WI$ 序列上因含高信号灶而信号不均匀，且通常可见低信号边缘。$T_2WI$ 上呈等信号或稍高信号。由于肿瘤囊性部分中存在含铁血黄素，病灶在 MR 图像上呈低信号较少见，MR 上还可见到病变边缘呈低信号。$T_1$ 增强图像上，表现为明显不均匀强化。

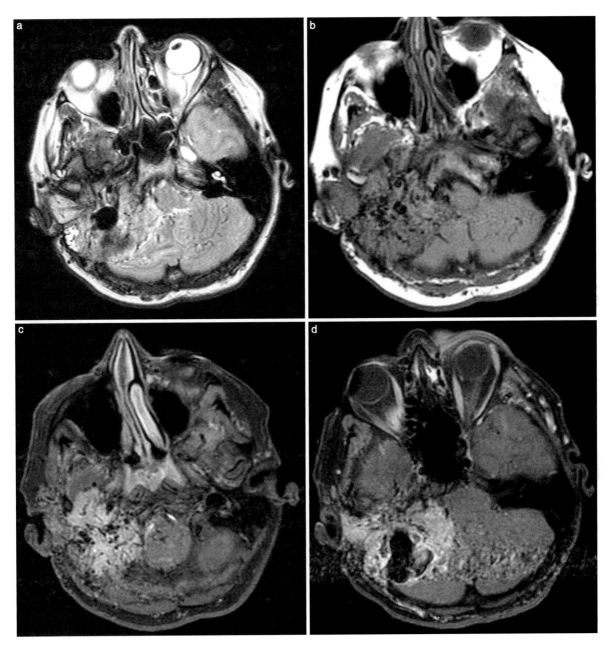

**图 23. 60** 右侧颞骨巨大副神经节瘤伴颅内外蔓延。$T_2WI(a)$、$T_1WI$ 平扫(b)及增强图像(c~f)示右颞骨区肿瘤明显强化,由于肿瘤内血管丰富,病变呈典型的"斑点征"。3D-TOF 增强血管造影(g~i)证实了副神经节瘤具有丰富的血管网结构

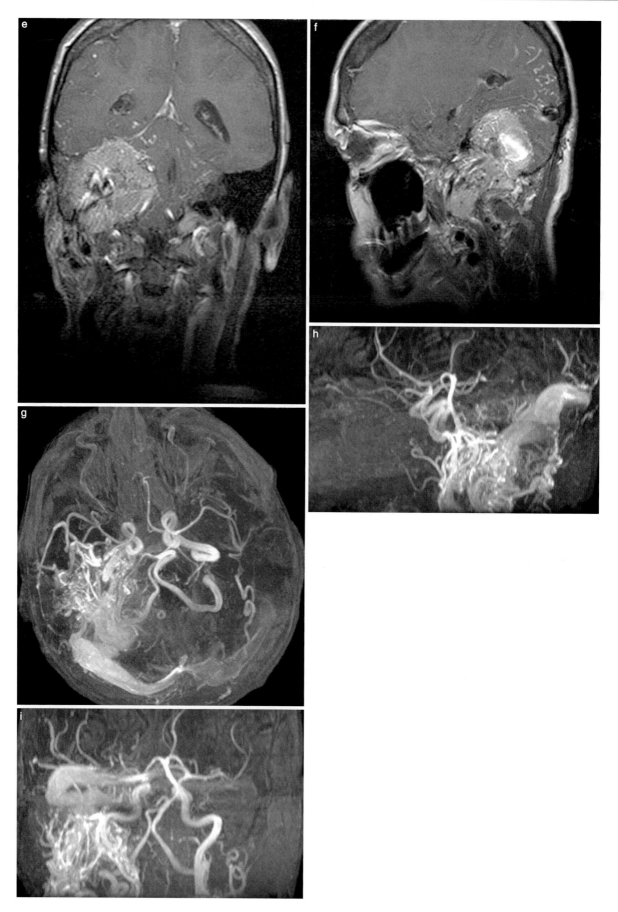

图 23.60(续)

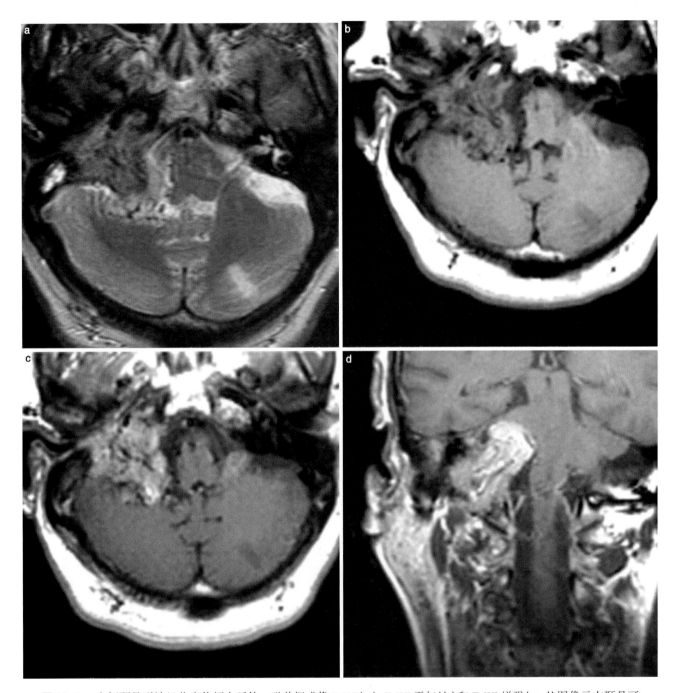

**图 23.61**  右侧颞骨副神经节瘤伴颅内延伸。磁共振成像 $T_2WI(a)$、$T_1WI$ 平扫 $(b)$ 和 $T_1WI$ 增强 $(c,d)$ 图像示右颞骨可见一明显强化肿瘤,由于肿瘤内丰富的血管结构,病变具有典型"斑点征"特征。增强 3D-TOF-MR $(e)$ 证实了副神经节瘤具有丰富的血管网。2D TOF MRV 显示右侧乙状窦受累闭塞 $(f)$

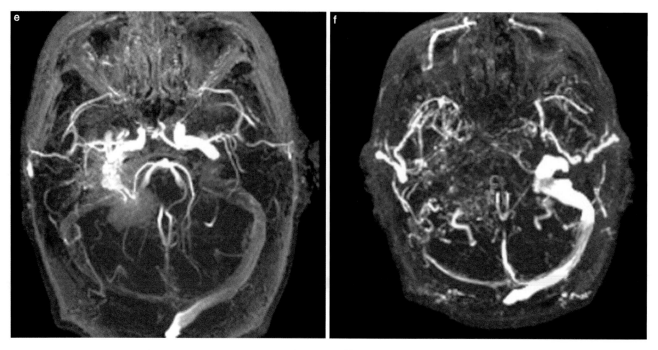

图 23. 61(续)

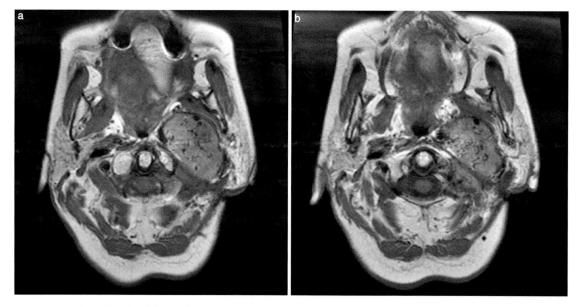

**图 23. 62**　左侧颞骨巨大副神经节瘤向颅内外延伸。$T_1$ 增强图像(a~e)示一巨大软组织肿物。病变具有典型的 MR 表现——"胡椒盐"征。TRICKS 序列的不同时相显示了肿瘤内丰富的血管结构及复杂的颈部动静脉系统重塑(f~o)

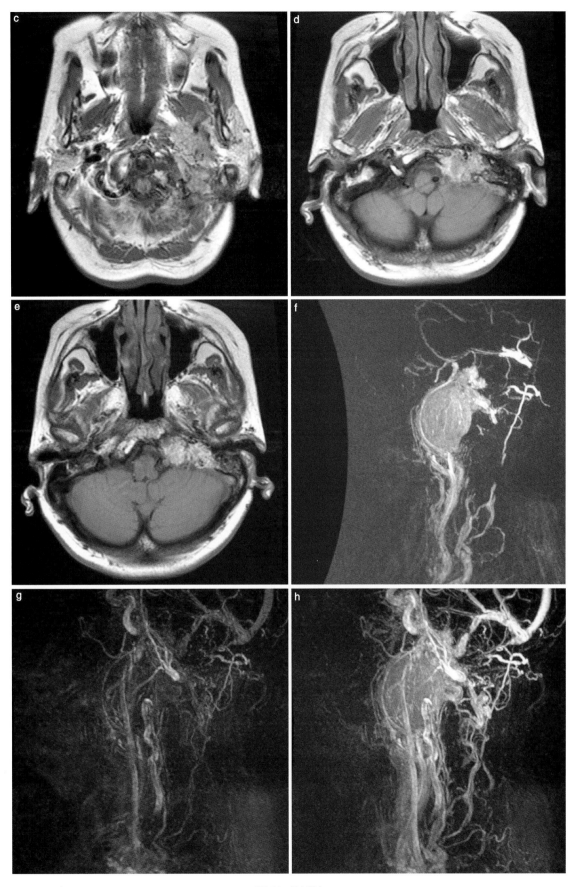

图 **23. 62**(续)

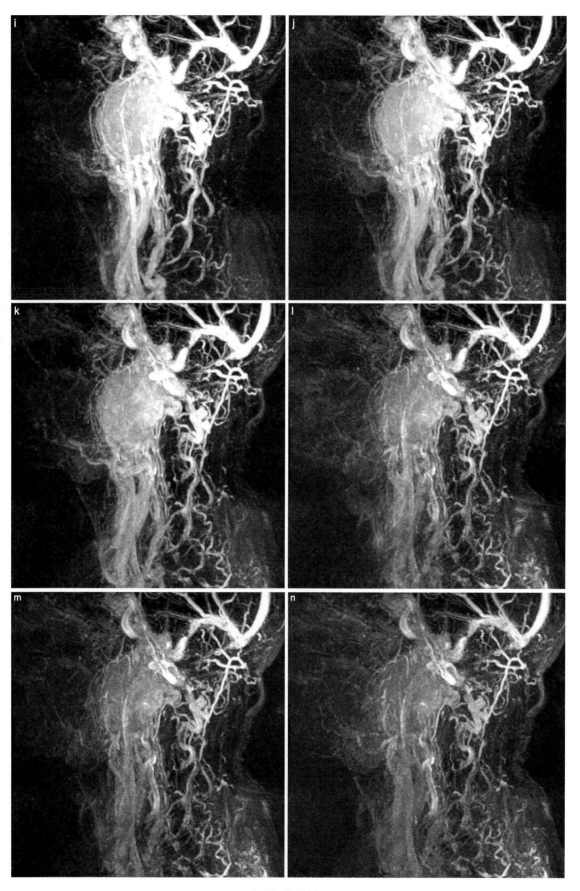

图 23.62(续)

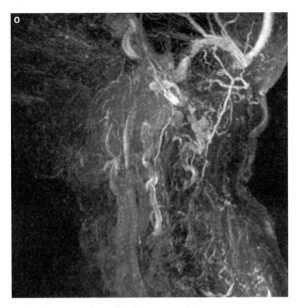

图 23.62(续)

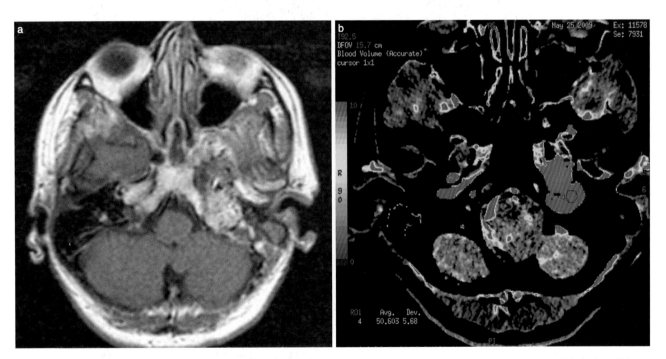

图 23.63 副神经节瘤血流动力学的不同类型(不同患者)。病例 1(a,b)、病例 2(c,d)、病例 3(e,f)。所有病例中,副神经节瘤病灶均表现出极高的 CBV 值

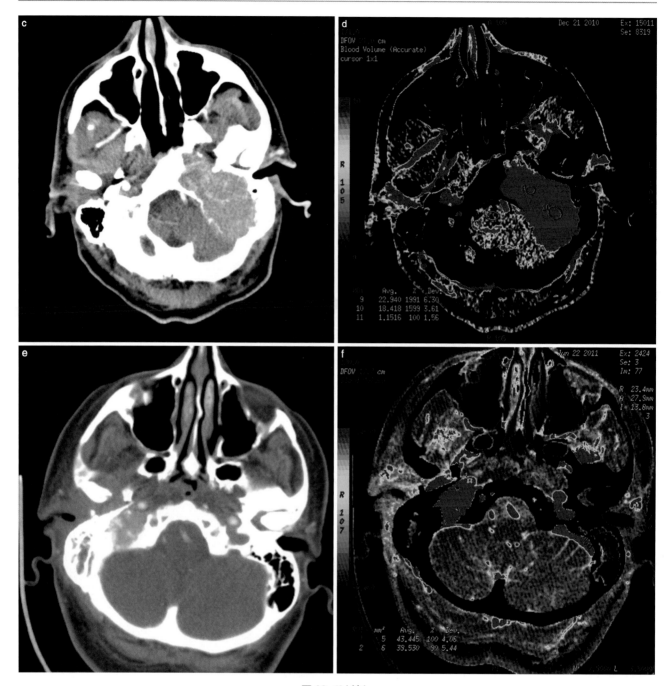

图 23. 63(续)

鉴别诊断 黏液囊肿(通常见于过敏性鼻窦炎,窦腔内形成病变,$T_1WI$ 呈高信号、$T_2WI$ 呈混杂信号)、动脉瘤样骨囊肿("皂泡"样改变,可见液-液平面)、侵袭性垂体大腺瘤(内分泌紊乱,与蝶鞍关系密切,信号较均匀)、脊索瘤,软骨肉瘤、骨髓瘤、浆细胞瘤、转移性病变、骨纤维异常增殖等。

血管网状细胞瘤(hemangioblastoma, HMB) 是一种罕见的良性肿瘤(占颅内肿瘤的 1% ~ 2. 5%)。儿童青少年发病率约占所有血管网状细胞瘤的 20%。约高达 10% 的病例可能与希佩尔·林道病(Von Hip-pel Lindau disease, VHL 综合征)有关。研究认为血管网状细胞瘤起源于原始间充质血管细胞或造血干细胞。显微镜下, HMB 表现为不同成熟阶段的毛细血管聚集成簇,血管间隙内可见富含脂质的间质细胞以及透明细胞质。

血管网状细胞瘤大体可分为三种类型:

1. 实质肿块型 质软,暗红色、樱桃红色的包裹性结节,在组织切片上呈典型的海绵状(约占 40%)。

2. 大囊小结节型 囊壁光滑,内含物呈黄色透明,可见小的壁结节(约占 55%)。

3. 混合型　大囊大结节（5%）。

血管网状细胞瘤最常见的好发部位是小脑半球（80%~85%），其次是小脑蚓部。也可见于脊髓（3%~13%）和延髓（2%~3%），发生在幕上极为罕见。HMB 少见合并坏死和出血。

影像表现　采用 DSA 检查能很好地显示实性血管网状细胞瘤。肿瘤血供情况的显示可至静脉晚期，并可见实性肿瘤内的动静脉分流（图 23.64 与图 23.65）。

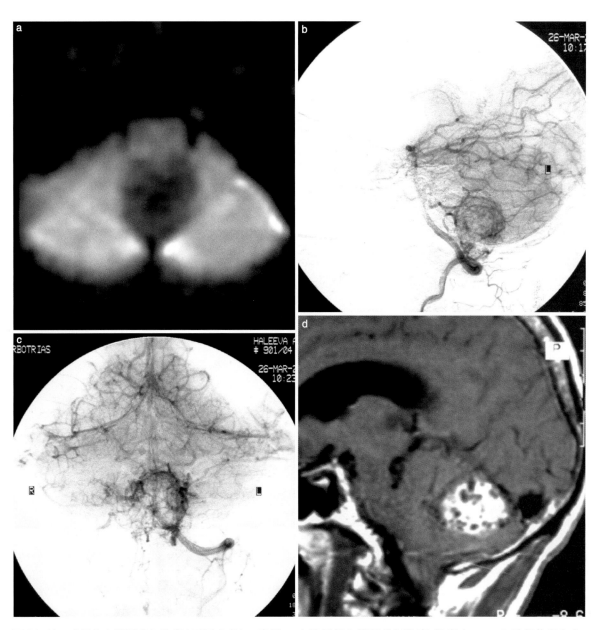

**图 23.64**　后颅窝血管网状细胞瘤（不同患者）。病例 1，小脑蚓部血管网状细胞瘤，肿瘤在 DWI 上呈低信号（a），DSA 示肿瘤富血供，供血动脉为小脑后下动脉（PICA）（b,c）。病例 2，MRI 增强示小脑蚓部肿瘤明显强化（d），DSA 示肿瘤供血动脉为小脑上动脉（e,f）

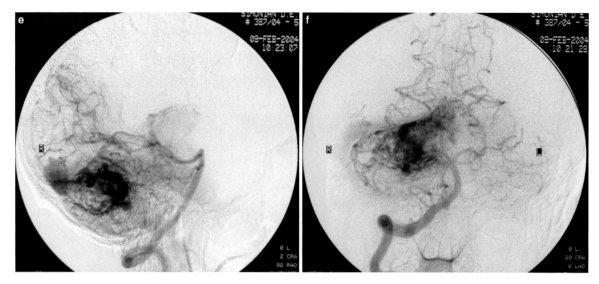

图 23.64(续)

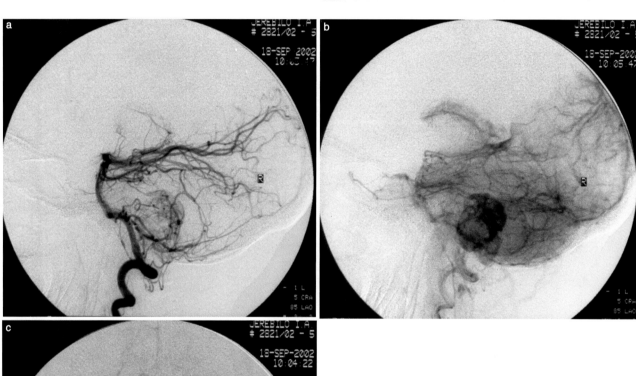

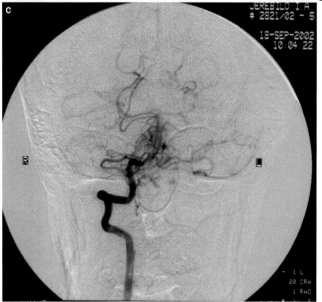

图 23.65 小脑蚓部血管网状细胞瘤。DSA(a~c)示肿瘤血供丰富,由小脑后下动脉供血。轴位 CT 平扫显示后颅窝中线区一稍高度病灶,并伴少许钙化(d)。T₂WI(e)、T₁WI(f)上,肿瘤表现为不均匀 T₂ 高信号,T₁ 低信号。由于肿瘤动脉血供丰富,病灶内可见许多点状、条状血管流空影。增强扫描示肿瘤明显强化,能清晰显示病变结构(g~i)

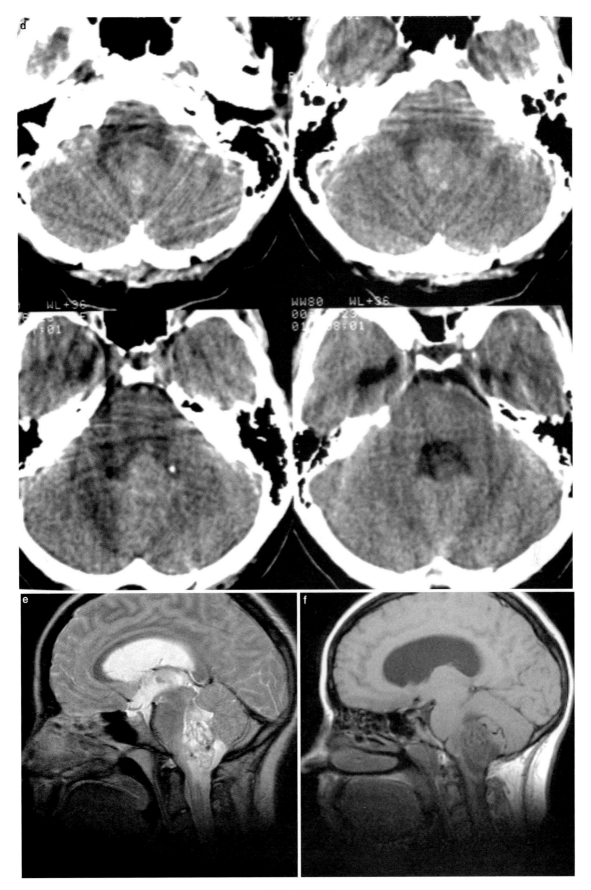

图 23. 65(续)

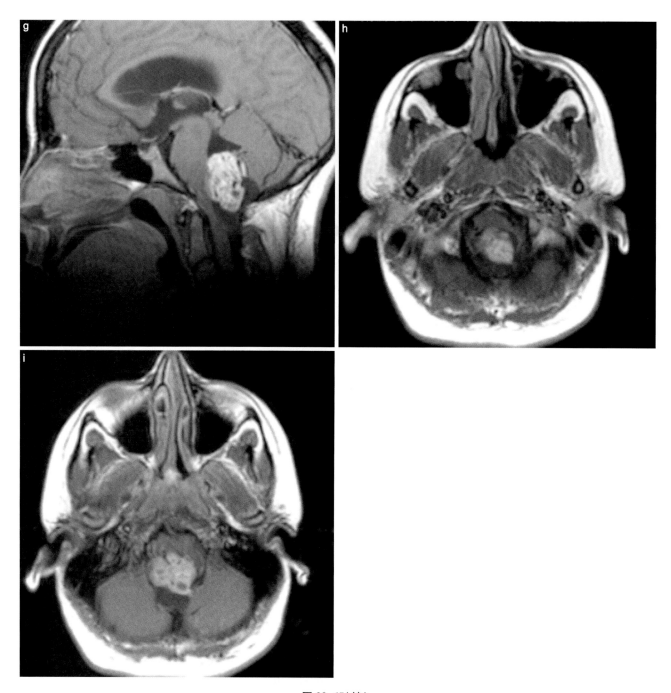

图 23.65(续)

通常,血管网状细胞瘤的 CT 和 MRI 表现主要分为两种形式:囊肿结节型及实质型。第一种类型以肿瘤结节伴大囊为特征,血管网状细胞瘤的囊肿通常呈圆形或椭圆形,CT 上密度较低(8～14HU),增强扫描囊肿及囊壁无强化。CT 可清晰显示肿瘤内实性结节,表现为附着于囊壁并突向囊腔的不均匀稍高密度结节(CT 值为 38～44HU),增强扫描实性结节明显强化(CT 值高达 60～85HU)。

MRI 能很好地显示囊性血管网状细胞瘤的囊性成分,表现为 $T_1$ 低信号及 $T_2$ 高信号,在这一背景下,可以清晰显示位于外周囊壁上的实性结节,其信号特征与 $T_1WI$ 上的脑实质相似(实性结节在 $T_2WI$ 及 $T_2$ FLAIR 序列上通常表现为等或稍高信号),MR 增强示病灶快速且明显强化的特点(图 23.66)。

实质型血管网状细胞瘤内可见圆形或迂曲的肿瘤血管流空影。HMB 组织结构中,大量异常血管($T_2WI$ 序列显示较好)的存在,是此类肿瘤的一大特征。可采用 MR 非侵入性血管造影技术观察病灶内大量的肿瘤血管。最常见是使用 3D-TOF

序列显示肿瘤供血动脉(图 23.67 与图 23.68)。磁共振扩散加权成像和磁共振波谱对诊断 HMB 的特异性较低。弥散加权成像(DWI)上,大多数实性肿瘤表现为低信号。质子磁共振波谱通常表现为脂质乳酸峰升高,而其他代谢物降低(图 23.69 与图 23.70)。

CT 灌注显示血管网状细胞瘤的 CBF 和 CBV 显著增加(图 23.71)。实际上,血流参数值可与那些颈动脉腔和主要静脉窦的记录参数相比较。我们进行比较后发现 HMB 和副神经节瘤具有相似的血流动力学参数,是颅底和后颅窝所有肿瘤中灌注最高的。结果证明,其他特征,如病变部位(副神经节瘤位于岩锥,而 HMB 位于小脑半球)在鉴别这两种组织学不同类型的肿瘤中起着重要作用。多发脑部病变,如典型的希佩尔·林道病(Von Hippel-Lindau disease,VHL 综合征),可作为诊断 HMB 的辅助依据(图 23.72 与图 23.73)。建议综合分析所有诊断结果,且行选择性椎-基底动脉造影后,再最终决定后颅窝血管网状细胞瘤的外科手术方案。

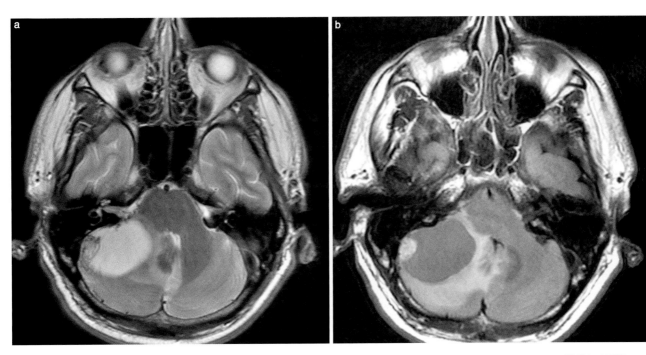

**图 23.66** 右侧小脑半球血管网状细胞瘤。轴位 $T_2WI(a)$、$T_2$ FLAIR(b)、$T_1WI$ 平扫(c)、DWI(d)和 $T_1WI$ 增强(e)图像示一明显强化肿瘤,对囊肿壁上肿瘤实性结节显示更为清晰,病灶周围可见水肿。组织学标本(f)

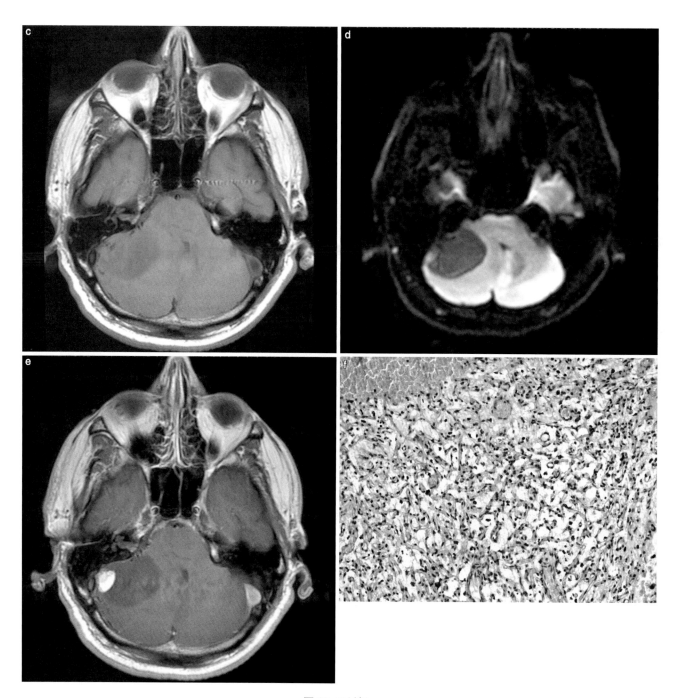

图 23.66(续)

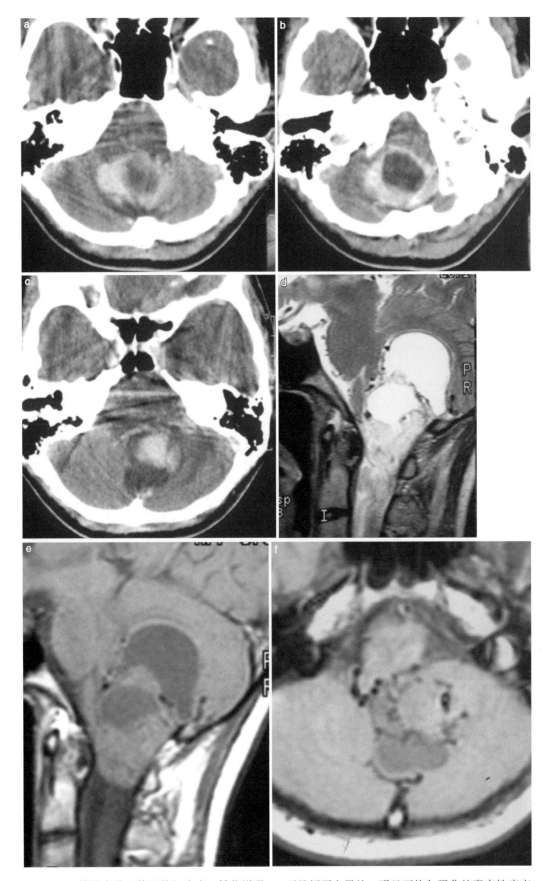

**图 23.67** 枕骨大孔血管网状细胞瘤。轴位增强 CT 可见颅颈交界处一明显不均匀强化的囊实性病变（a~c）。矢状位和轴位 MR 扫描、$T_2$WI（d）示病变呈高信号，$T_1$WI（e,f）示病变呈等信号。肿瘤内可见大量血管流空影

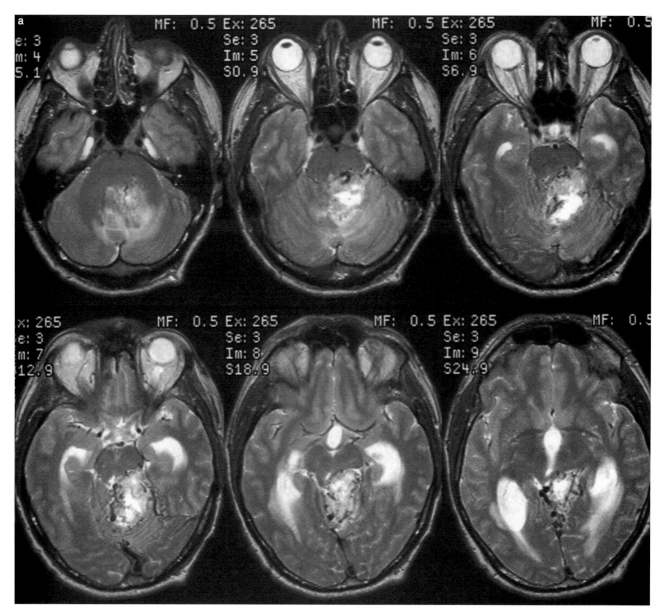

**图 23.68** 小脑蚓部及左侧小脑半球血管网状细胞瘤。轴位 $T_2WI(a)$ 及 $T_1WI(b)$ 系列图像示肿瘤呈 $T_2$ 高信号, $T_1$ 等信号表现。肿瘤内可见大量血管流空影。3D-TOF-MR 序列显示病灶的血供来源为左侧大脑后动脉分支( c )

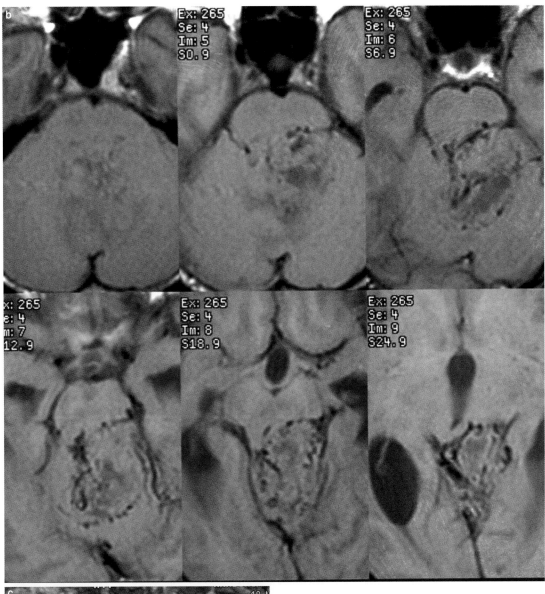

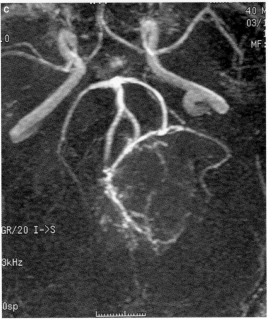

图 23.68(续)

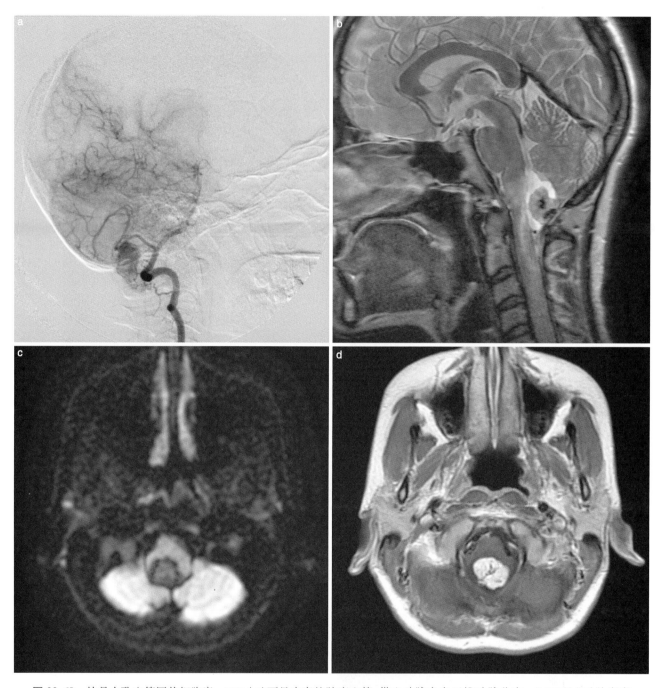

**图 23.69** 枕骨大孔血管网状细胞瘤。DSA(a)可见丰富的肿瘤血管,供血动脉来自于椎动脉分支。T₂WI(b)示肿瘤表现为不均匀高信号、DWI(c)呈低信号,T₁WI 增强(d~g)示肿瘤明显强化。由于病灶存在大量动脉供血,其内可见许多点状及迂曲低信号的血管流空影。3D-TOF-MRA 显示血管网状细胞瘤血供来源为小脑后下动脉(h)。MR 波谱上仅有脂质乳酸峰显示(i)

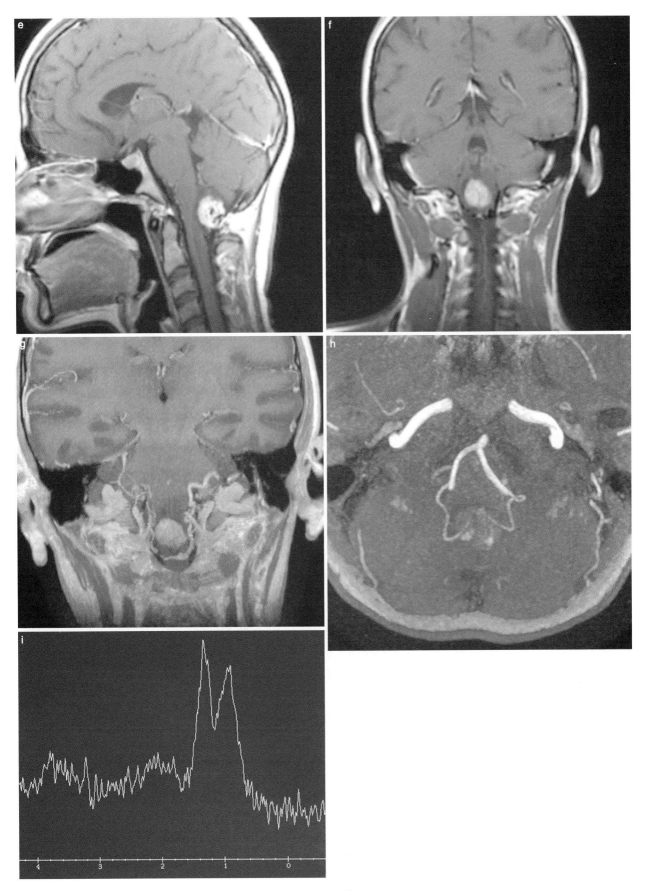

图 23. 69( 续)

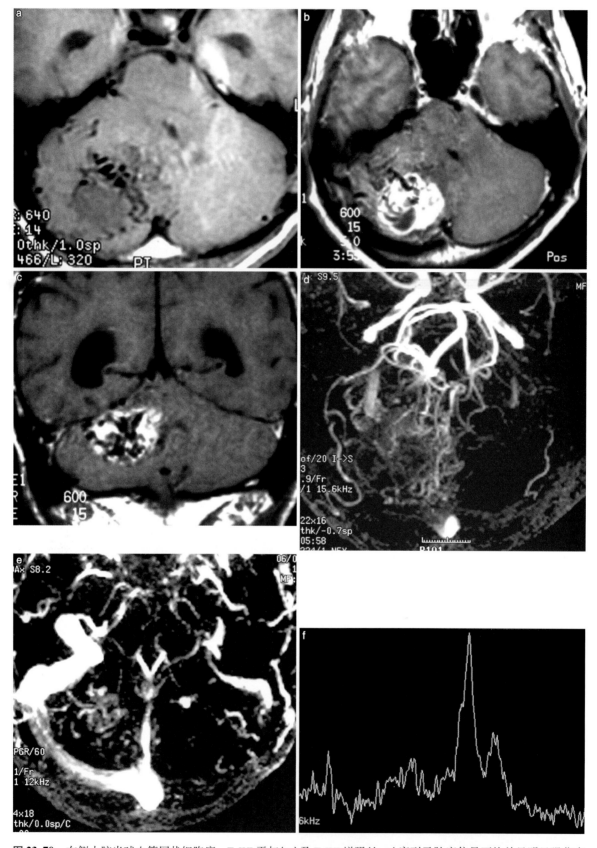

**图 23.70**　右侧小脑半球血管网状细胞瘤。$T_1$WI 平扫（a）及 $T_1$WI 增强（b,c）序列示肿瘤信号不均并呈明显强化表现。由于病灶存在大量动脉供血,其内可见许多点状及迂曲低信号的血管流空影。3D-TOF-MRA（d）和 2D-TOF-MRV（e）显示血管网状细胞瘤的供血动脉为右侧小脑上动脉,引流静脉汇入乙状窦。MR 波谱上仅有脂质乳酸峰显示（f）

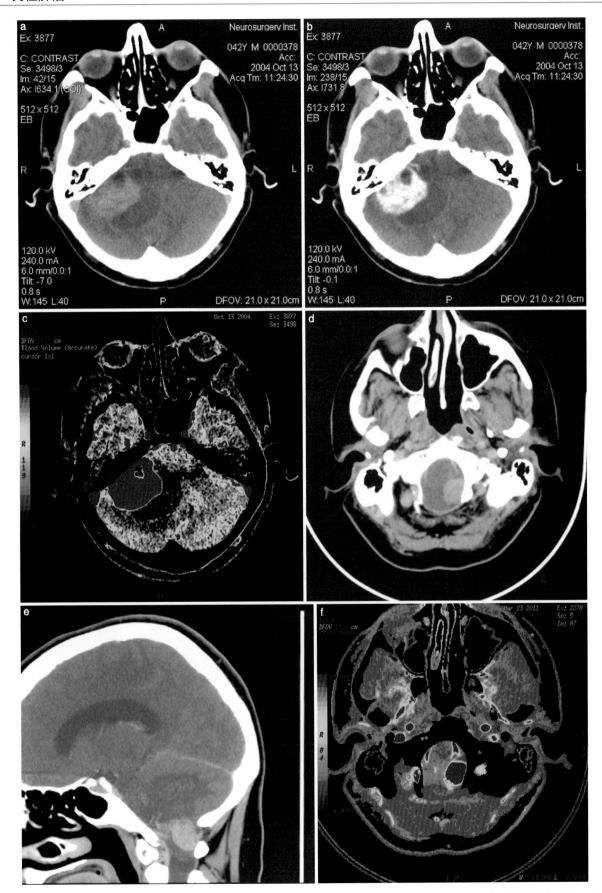

**图 23.71** 后颅窝血管网状细胞瘤(不同患者)。病例 1. 轴位平扫 CT( a)及增强 CT( b)扫描显示右侧小脑半球外侧部可见一不均匀且呈明显强化的肿瘤。CT 灌注成像[CBV 图( c)]显示病变具有极高 CBV 值。病例 2. 轴位 CT 扫描( d)和矢状位重建( e)显示枕大孔内均匀且明显强化的肿瘤。CT 灌注成像[CBV 图( f)]显示病灶具有极高的 CBV 值

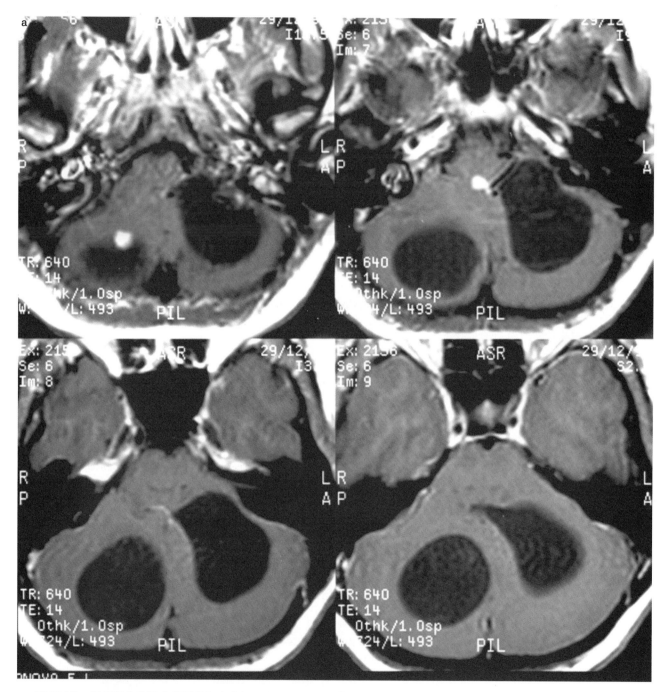

**图 23.72**　后颅窝多发性血管网状细胞瘤(von Hippel-Lindau 病)。轴位(a)及冠状位(b,c) MR 增强系列图像显示小脑半球和枕骨大孔处有多个囊性病变,并伴有附壁强化结节

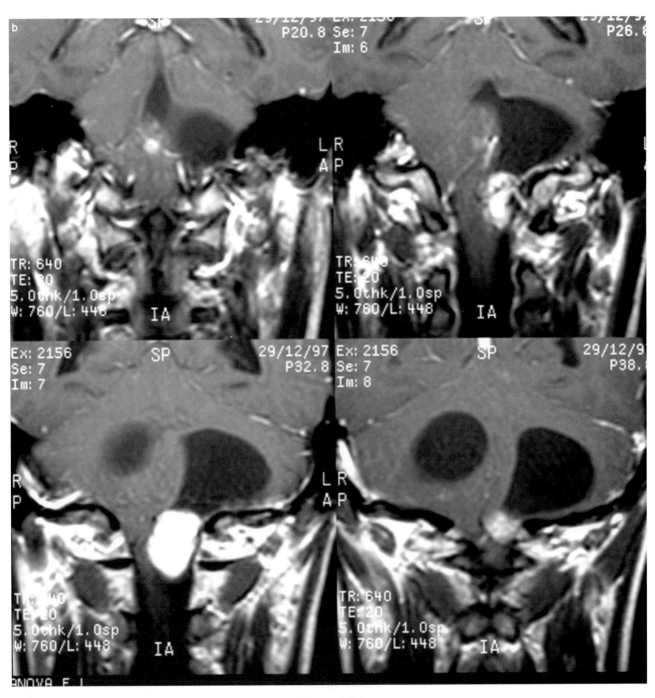

图 23.72(续)

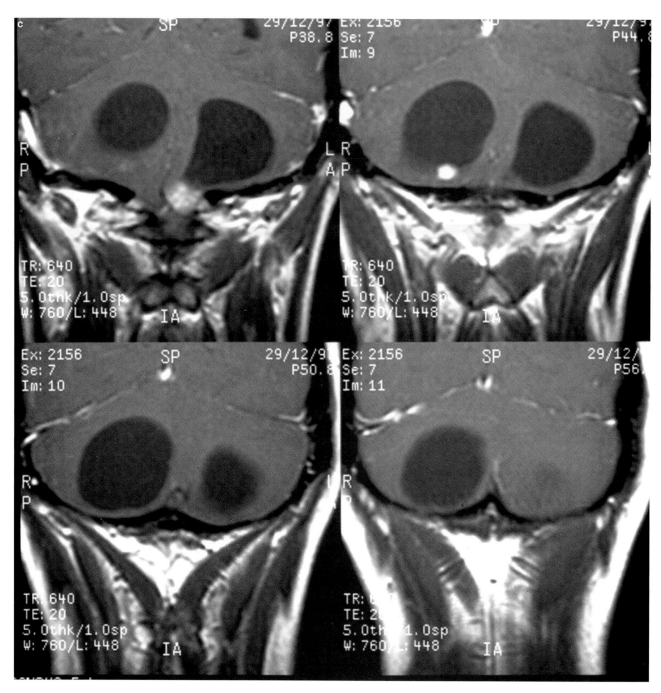

图 23.72(续)

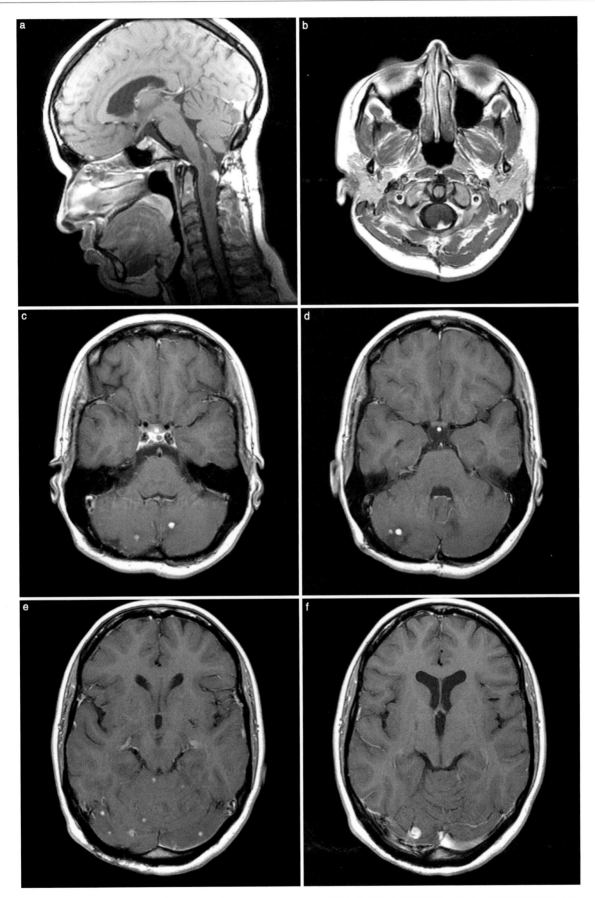

**图 23.73**　后颅窝多发性血管网状细胞瘤（von Hippel-Lindau 病）矢状位（a）和轴位（b~f）MR 增强图像显示小脑半球和枕骨大孔处（部分切除后）可见多个强化的实性小结节病变

# 24 恶 性 肿 瘤

　　*软骨肉瘤*　属于原发性的恶性肿瘤,大约 10% ~ 15% 的软骨肉瘤发生于头部和颈部,其中 75% 发生于颅底。如果软骨肉瘤发生在颅底,它们通常好发于岩枕裂和岩蝶裂,较少在蝶骨和岩尖,这就是为什么这类肿瘤的重要诊断特征是病变常偏居一侧的原因。通常软骨肉瘤位于颅底时,涉及以下区域:中颅窝-64%、中颅窝和后颅窝-14%、前颅窝-14% 和后颅窝-7%。这些肿瘤占颅内肿瘤的 0.15% 左右,占颅底肿瘤的 6% ~ 10%。有五种不同类型的软骨肉瘤结构:真型(或普通型)、间质型、黏液型、透明细胞型和去分化型,前三种类型主要发生于颅底区域(Rosenberg 等,1999;Neff 等,2002)。

　　颅底软骨肉瘤的特点是生长缓慢,肿瘤生长区域可造成组织破坏,治疗后容易出现局部复发并快速生长。通常这是一单发病变,但多发的病例也有报道。恶性程度高的软骨肉瘤可转移至骨和肺(占所有软骨肉瘤病例的 10%)(Brown 等,1994)。

　　*临床症状*　与邻近脑神经受累有关,在早期表现为头痛。

　　*影像表现*　直接血管造影检查可发现无血供或乏血供的肿瘤,颈内动脉常向侧方移位并被肿瘤包裹。

　　CT 扫描显示肿瘤基质中的软骨钙化呈弓形或环状,位于岩枕裂的中央部。超过 50% 的 CT 研究显示局灶性骨质破坏无边缘硬化改变(图 24.1)。通常,肿瘤呈稍高密度,对比增强强化程度不同。

　　MR 成像可以清楚地识别肿瘤在骨骼和软组织内生长的边界,随着肿瘤在颅内生长硬脑膜受侵。在 $T_1$ 图像上软骨肉瘤表现为低或等信号,而 $T_2$ 和 $T_2$-FLAIR 图像显示肿瘤软组织成分呈高信号(图 24.2)。病灶内可见钙化所致的低信号。静脉注射对比剂后,大多数病例通常表现为相对明显的不均匀强化(图 24.3)。

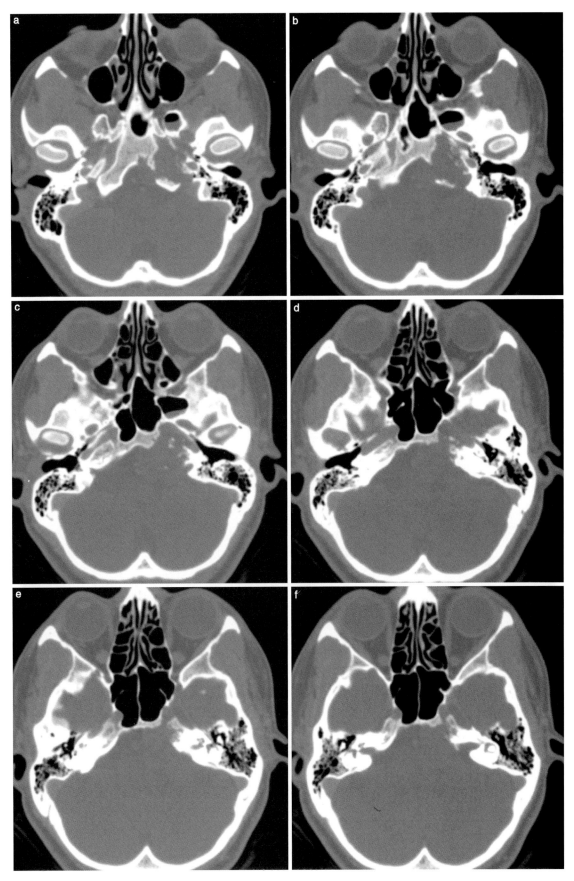

**图 24.1**　颅底软骨肉瘤。骨窗 CT 横断位(a~f)平扫显示岩枕结合部一局限性骨质破坏区,累及该处斜坡和岩尖,骨质破坏区轮廓不规则

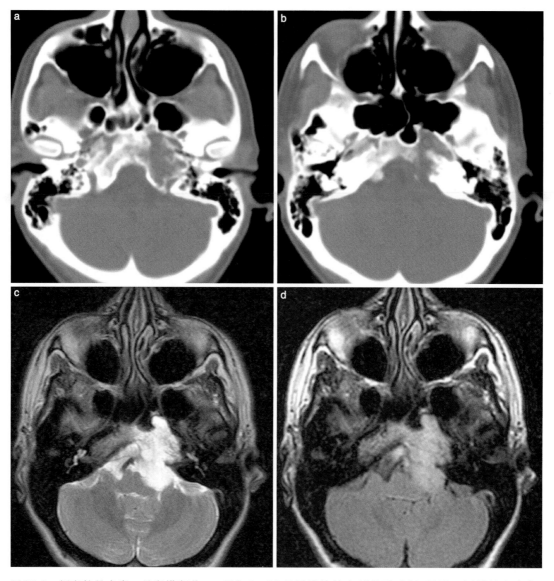

**图 24.2** 颅底软骨肉瘤。骨窗横断位 CT 平扫 ( a, b ) 显示岩枕结合部骨质破坏,累及一侧斜坡和岩尖。骨质破坏边界不规则,在 $T_2$ ( c ) 上、$T_2$-FLAIR ( d ) MR 图像上病变呈高信号。在 $T_1$ 加权 ( e ) MRI 上,与脑部磁共振信号相比,肿瘤具有等信号特征。增强扫描 ( f~i ) 显示岩枕结合部肿瘤均匀强化,并伴有颅内扩散 ( d~f )

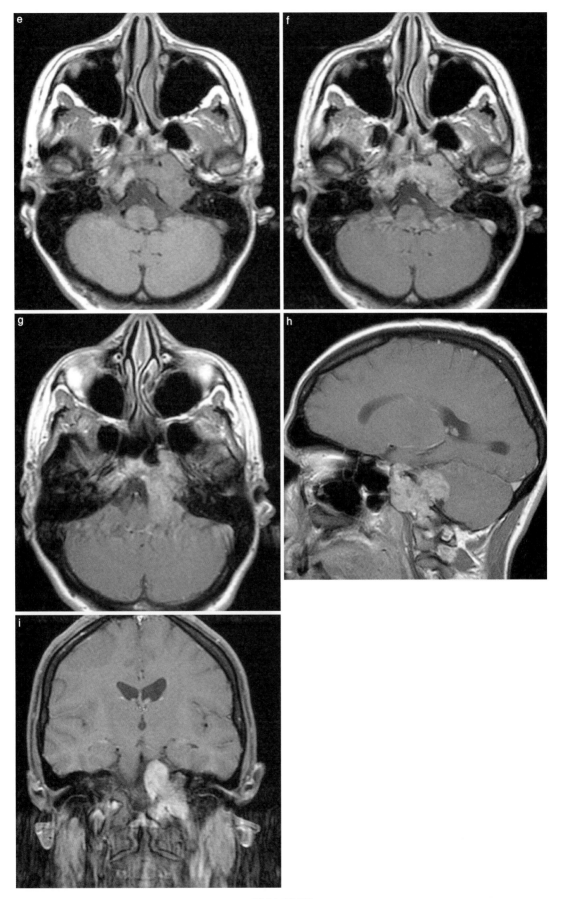

图 24. 2(续)

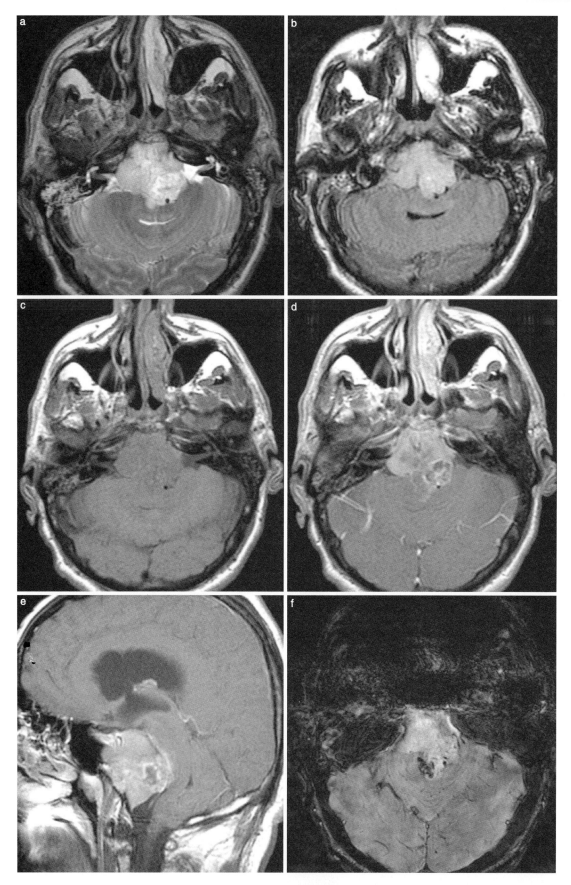

**图 24.3**  斜坡软骨肉瘤。轴位 $T_2$（a）、$T_2$-FLAIR（b）、$T_1$ 增强前（c）和 $T_1$ 增强后（d,e）显示病变在 $T_2$ 像上呈高信号，伴斜坡受累，颅内侵犯，脑干受压，$T_1$ MRI 显示肿瘤与脑实质信号一致，强化明显，SWAN（f）示肿瘤后缘可见低信号区，为瘤内的微钙化灶

鉴别诊断　胆脂瘤（$T_1$ 低信号、$T_2$ 高信号、无强化、DWI 高信号），钙化脑膜瘤（骨质增生、无明显骨质破坏、$T_2$WI 低信号、增强扫描见"脑膜尾征"），软骨黏液样纤维瘤（无骨浸润），软骨瘤（通常在中线区，肿瘤组织有骨碎片和钙化），浆细胞瘤和转移瘤。

## 24.1　混合间叶细胞肿瘤

横纹肌肉瘤　是最常见的骨骼肌来源软组织肉瘤，尤其好发于儿童（75%）。可出现在身体的任何部位。大多数患者年龄<12 岁（占所有病例的 78%），占 15 岁以下患者恶性肿瘤的 4%~8%（Soule 等，1968；

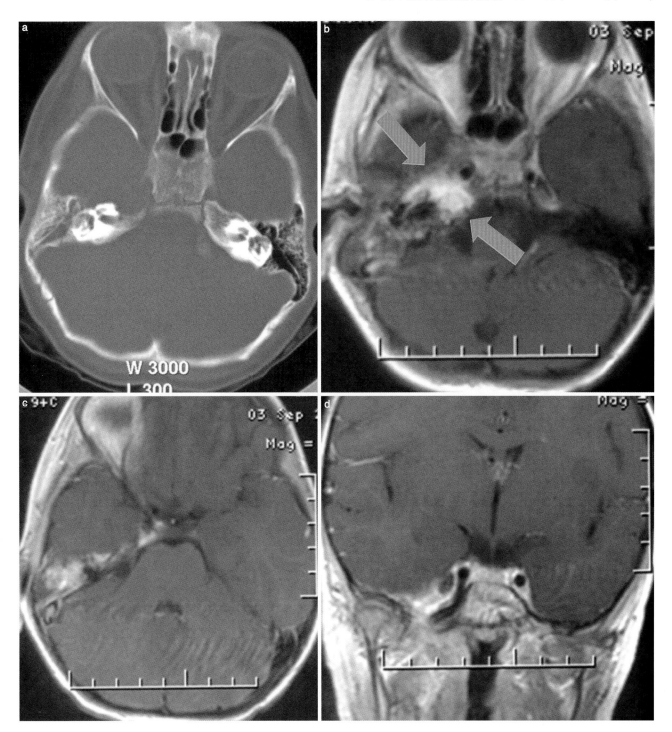

图 24.4　颞骨岩锥尖横纹肌肉瘤（儿童，5 岁）。横断位 CT 平扫（a）显示右侧颞骨岩尖局限性破坏伴乳突气房积液。MRI 增强扫描（b~e）显示病变呈均匀强化，岩骨受累，并向颅外延伸（箭头）。（f）组织学标本

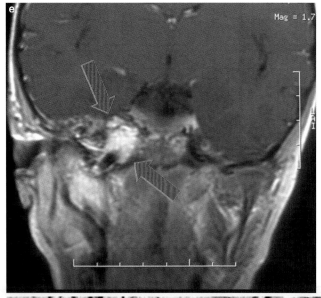

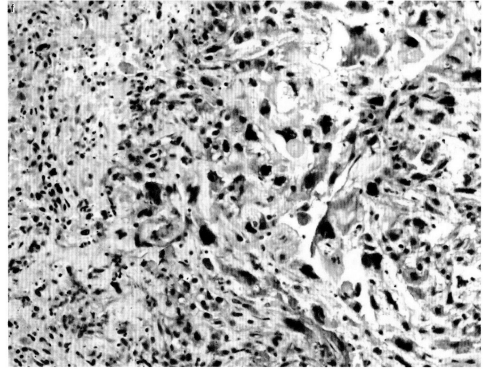

图 24. 4(续)

Sutow 等,1970)。头部和颈部是儿童横纹肌肉瘤好发部位,尤其是眼眶,而这个解剖区域的肿瘤在成人中较为罕见(Feldman 1982;Nayar 等,1993)。筛窦是成人头颈部横纹肌肉瘤最常见的部位(Nayar 等,1993),位于岩骨的横纹肌肉瘤极为罕见。横纹肌肉瘤的生物学行为各不相同,尽管缺乏特定的临床或影像学特征,但在儿童实性肿瘤的鉴别诊断中应考虑到横纹肌肉瘤。

如果该病发生于头颈部,最常见的起始生长部位为眼眶、鼻咽、颞骨乳突区、鼻腔和鼻旁窦(Dolan 1974;Goepfert 等,1979;Castillo 1993)。

该病有以下形态学类型:

- 胚胎型横纹肌肉瘤,通常发生在儿童和青少年头颈部,最常发生在眼眶软组织。
- 腺泡型横纹肌肉瘤,可发生于年轻人任何身体部位。
- 葡萄簇状腺泡型横纹肌肉瘤,是一种以黏液瘤病和显著的间质水肿为特征的腺泡型横纹肌肉瘤,通常只局限于儿童骨盆,几乎从不发生转移。
- 多形性横纹肌肉瘤,多发于老年人,主要见于四肢。

- 混合型横纹肌肉瘤,兼备上述所有类型的镜下特征。

　　复发率为17%～46%,生存率为35%～93%。

　　平滑肌肉瘤　是一种罕见的恶性平滑肌肿瘤,最常见于子宫,偶见于四肢,极少见于颅底(鼻窦区等)。平滑肌肉瘤常位于血管结构附近。肿瘤呈结节状生长,密度较高,边界模糊,位于软组织深部,肿瘤可累及皮肤和(或)骨骼。恶性程度极高,平均复发率为35%,转移率为50%,治疗后5年生存率为61%(图24.5和图24.6)。

　　尤因肉瘤　是一种恶性骨肿瘤,按WHO分类,属于一组混合性骨肿瘤。James Ewing于1921年首次报道该肿瘤,研究人员将其描述为主要发生在长骨的肿瘤。尤因肉瘤是最具侵袭性的肿瘤之一,其特点是生长迅速,易发生周围组织受侵及早期血行转移。

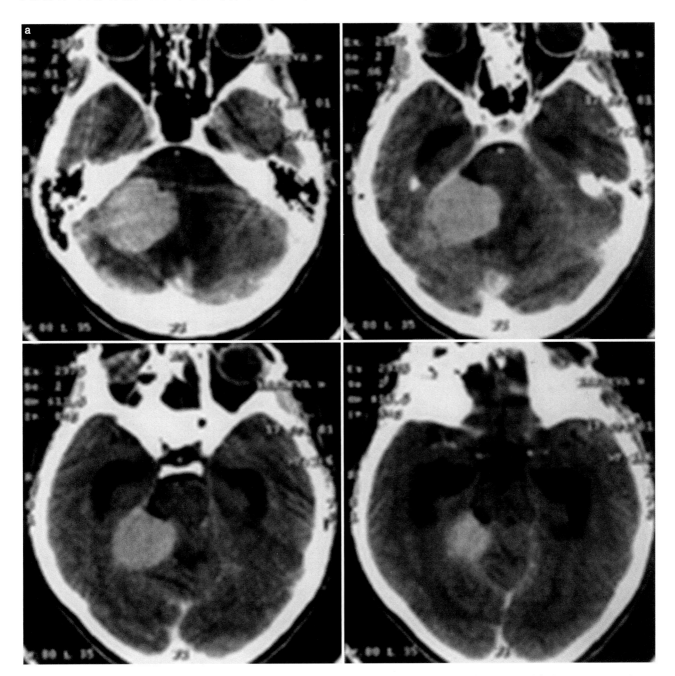

**图 24.5**　右侧小脑半球平滑肌肉瘤。CT增强扫描横断位显示右侧小脑半球病变呈均匀强化,无骨侵犯(a,b)。(c)组织学标本

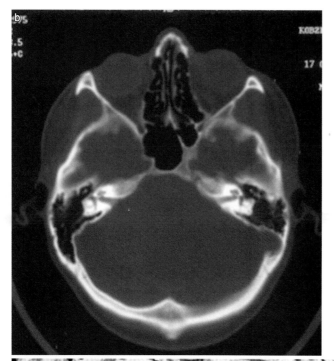

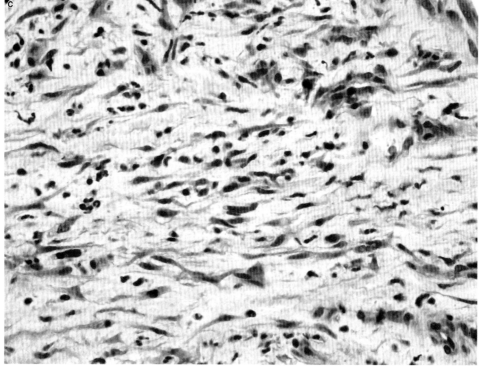

图 24.5（续）

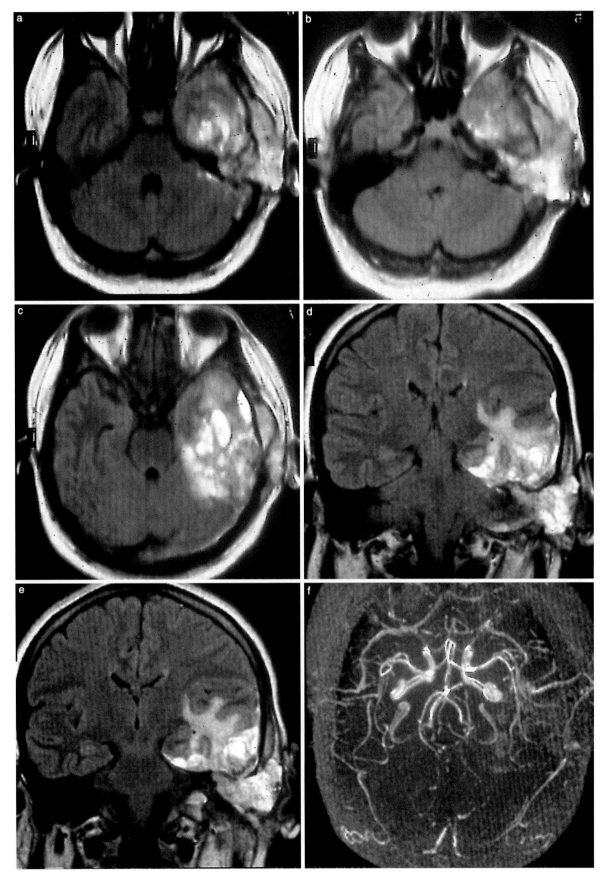

**图 24.6** 左侧颞部平滑肌肉瘤。横断位(a~c)和冠状(d,e)T$_2$-FLAIR MR 图像序列显示不均匀高信号,并向脑内和脑外延伸。颞骨岩锥破坏面积大。(f)3D TOF MR 血管造影显示肿瘤的营养血管是颈外动脉分支

在初诊时,最常发生转移的部位是肺部和骨骼(好发部位是长骨、肋骨、骨盆、肩胛骨、脊柱和锁骨)。不幸的是,尽管当今设备诊断效用更高,肿瘤治疗进展较大,但14%~50%的患者在初诊时通过标准检查诊断方法就已经检测到了转移,且很多患者都有微小的转移灶。淋巴转移少见,如有常提示预后不良。高达5%的患者在初诊时有中枢神经系统转移(Shuper 1998)。据报道,中枢神经系统转移系病变直接穿透骨组织,因此,主要位于硬膜外,血源性转移较罕见。目前10年生存率为50%。

尤因肉瘤是儿童中第二常见的骨恶性肿瘤,在10%~15%的患者中可观察到。该肿瘤在5岁以下儿童和30岁以上的成年人中较罕见。发病高峰在10~15岁。恶性骨肿瘤的病因尚不清楚,但40%的骨肉瘤是由损伤引起的。

在组织学上,尤因肉瘤由细胞质稀少的小圆细胞组成,圆形细胞核内含有少量的染色质和难以看见的嗜碱性核仁。这些细胞在特殊染色后呈蓝色。与骨肉瘤不同,不产生类骨质。

虽然尤因肉瘤是一种去分化的骨肿瘤,有证据表明肿瘤可累及软组织,甚至有一种所谓的骨外型尤因肉瘤。在专业文献中,出现了"尤因肉瘤型肿瘤家族"一词。

1969年,M.Tefft首次描述了骨外型尤因肉瘤,他诊断了5例具有尤因肉瘤组织学征象的椎旁软组织肿瘤。在早期的放射学文献中,描述位于中枢神经系统内的肿瘤是极其罕见的。唯一报道的一后颅窝肿瘤,最初诊断为髓母细胞瘤,由Jay(1999)报道。

在我们工作中,只有一名3岁儿童(女孩)的病例,其临床症状表现为头痛、呕吐,随后又出现了共济失调、视盘水肿,脑干相关症状迅速进展。MRI显示一大肿瘤占据右半后颅窝,引起小脑和脑干明显移位。CT扫描(未提供)可见一局限性岩尖骨质破坏。病变本身不均匀,其基质内有多发囊肿,并明显强化,与脑组织分界清晰(图24.7)。

**脊索瘤**  是一种罕见的肿瘤(占所有脑肿瘤的1%~2%),起源于胚胎脊索(颅内和初级脊索)的残余物。其发生的典型部位是颅底(斜坡)和骶骨。病变发生于蝶岩斜坡交界处的中线软骨细胞占35%,骶尾部占50%,椎体受累约15%。

这种疾病可发生在所有年龄阶段,然而,男性更常见。颅底脊索瘤在年轻患者中更为常见,而骶骨脊索瘤在老年患者中更为常见。以前,认为脊索瘤是种相对温和的肿瘤,因为它生长缓慢,在原发病灶外局部区域的转移相对少见。然而,目前的临床和组织学研究发现脊索瘤是一种恶性肿瘤,具有局部骨质破坏,复发倾向,骨、肺、肝和淋巴结多发转移的可能性。

在组织学上,有两种类型:典型脊索瘤和软骨样脊索瘤,尽管肿瘤本身没有软骨组织,软骨样脊索瘤的基质与透明软骨相似,其间隙内见肿瘤细胞。

该疾病的临床表现可以不同,其严重程度和类型主要取决于肿瘤部位。通常,临床表现是由脑神经和脑干受压引起的。肿瘤生长压迫或包绕动脉。最常见的初始症状是复视和三叉神经痛、眼肌麻痹、视觉障碍、第Ⅶ或Ⅷ脑神经麻痹(Maira等,1996)。

典型的颅内脊索瘤好发部位是斜坡。肿瘤生长可从上方侵入海绵窦和蝶鞍,向外侧侵入颈静脉孔和岩锥尖部,包绕基底动脉并使脑干移位,向前生长可延伸到蝶骨和筛窦迷路,而向下生长可延伸至枕大孔(Erdem等,2003)。

**影像表现**  血管直接造影显示一乏血供区域,大动脉通常向侧后方移位。表明肿瘤颅内生长的典型征象是基底动脉向上和向后拱形移位。

CT检查显示95%的病例为膨胀性生长的肿块,骨质破坏范围广,肿瘤基质内有骨和钙化碎片。该肿瘤具有低密度和等密度CT特征。在一些病例中,肿瘤基质内结缔组织的骨小梁使病变呈分叶状结构。在大多数情况下,增强后的CT检查无肿瘤对比剂积聚,或者强化程度很低(图24.8、图24.9和图24.10)。

在MRI上,肿瘤在$T_1$加权像上呈低信号,如有出血,可见其内大小不一的高信号区。$T_2$加权图像上可见典型的高信号,为囊性成分(图24.11)。$T_2^*$-梯度回波序列显示出血部位和骨碎片为低信号(Oot等,1988;Fischbein等,2000)。对比增强后,可见"蜂窝状"影(囊壁的薄壁强化)。在$T_2$加权序列上,也可见肿瘤内低信号的细小结缔组织骨小梁。肿瘤生长过程中蝶骨受累,肿瘤组织替代骨组织,其特征性表现为矢状位和横断位$T_1$加权像上呈比正常骨组织低的低信号。$T_2$-STIR序列有助于评估脊索瘤在颅底骨质和软组织中的范围——肿瘤具有较高的MR信号,而周围组织为低信号(图24.12)。肿瘤位于中线外侧时主要见于岩尖、海绵窦和鞍旁区域。在这些病例中,脊索瘤基质的骨质破坏合并钙化可在MRI和CT上看到(图24.13)。CT灌注有助于区分该肿瘤和钙化的脑膜瘤,例如在这个位置上,软组织脑膜瘤成分的特点是高CBV和CBF值,而脊索瘤为低值。

**鉴别诊断**  大腺瘤(来源于蝶鞍,强化更均匀)、软骨肉瘤、浆细胞瘤、转移、原发性颅底癌。

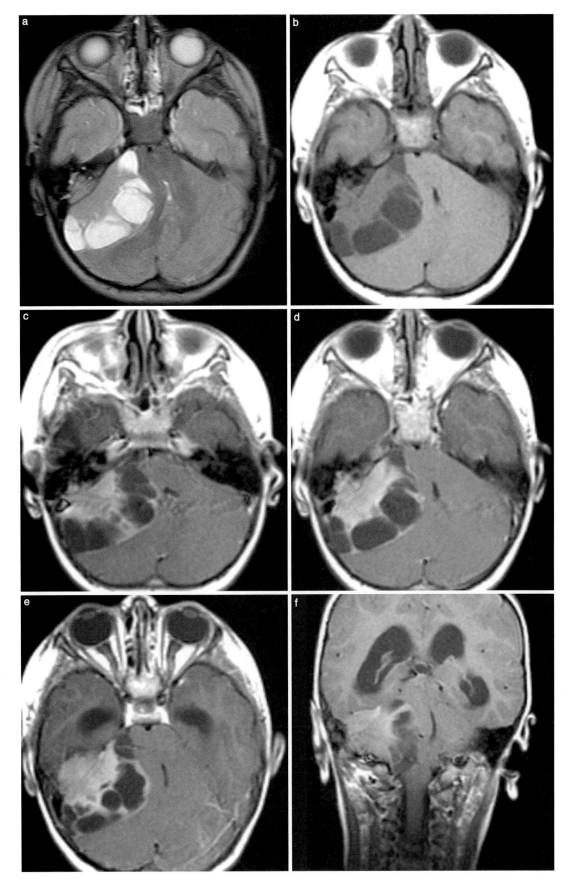

**图 24.7** 右侧后颅窝尤因肉瘤。轴位 $T_2$(a)、增强前(b)和增强后(c~f) $T_1$ 加权 MR 图像示肿瘤实性部分呈不均匀等信号($T_2$ 和 $T_1$),而囊性部分在 $T_2$ 像上呈高信号,实性部分强化明显。MRI 提示岩锥受侵

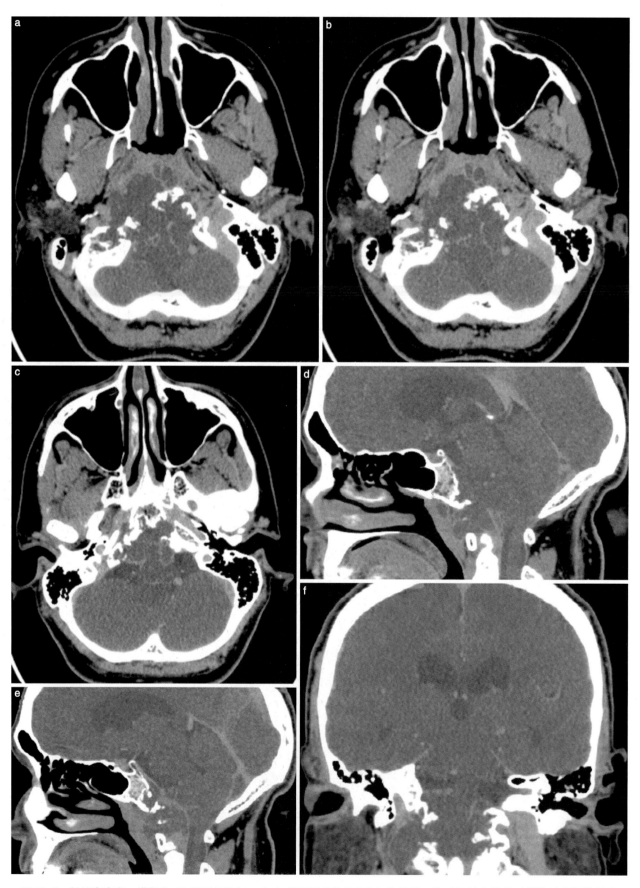

**图 24.8** 斜坡脊索瘤。横断位 CT 增强扫描(a~c)、矢状和冠状位重组(d~f)显示一位于斜坡和枕骨下部的巨大膨胀性生长的肿瘤。肿瘤呈不均匀强化,并致广泛性骨质破坏。矢状及冠状位重组显示肿瘤在颅底蔓延,向颅腔、椎管及口咽部生长

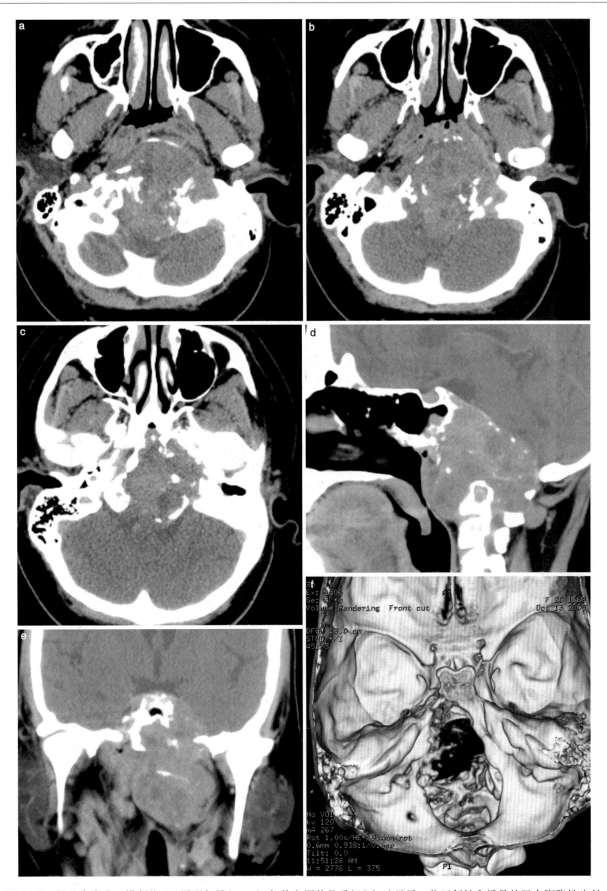

**图 24.9** 斜坡脊索瘤。横断位 CT 增强扫描（a~c）、矢状和冠状位重组（d,e）显示一位于斜坡和蝶骨的巨大膨胀性生长肿瘤。肿瘤不均匀强化，颅底骨质广泛破坏。矢状和冠状位重组显示肿瘤在颅底蔓延，向颅腔、椎管和鼻咽部生长。三维重建显示了颅底的破坏范围（f）

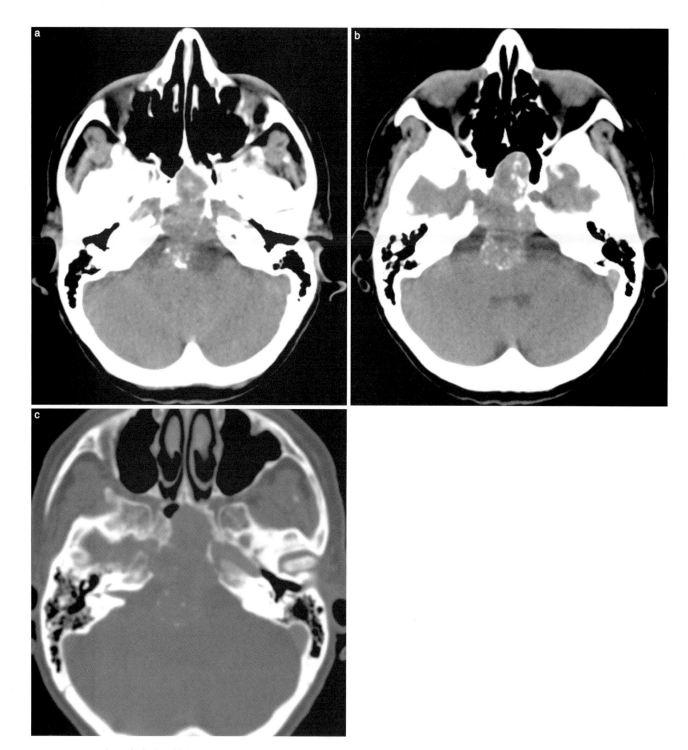

**图 24.10**　*斜坡脊索瘤*。横断位 CT 平扫(a)和增强(b,c)显示一较大的膨胀性生长肿瘤,致斜坡和蝶骨骨质广泛破坏。肿瘤不均匀强化,内含大量细小钙化灶

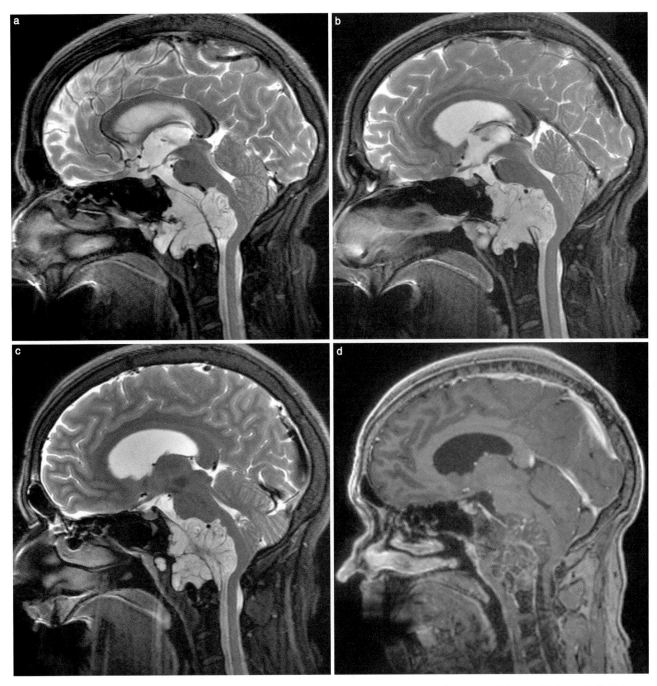

**图 24.11** 斜坡脊索瘤。T$_2$(a~c)和增强 T$_1$-加权(d,e)矢状位 MR 图像显示位于斜坡处的肿瘤,呈不均匀 T$_2$ 高信号和 T$_1$ 低信号。其特征性表现为瘤内分隔,呈不均匀明显强化。MRI 提示肿瘤延伸到鼻咽和颅内,压迫脑干。(f)组织学标本

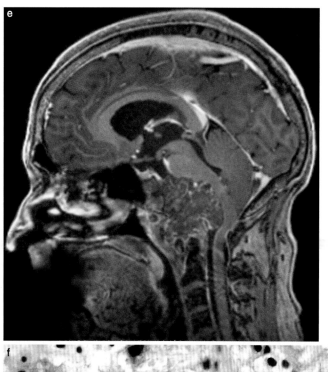

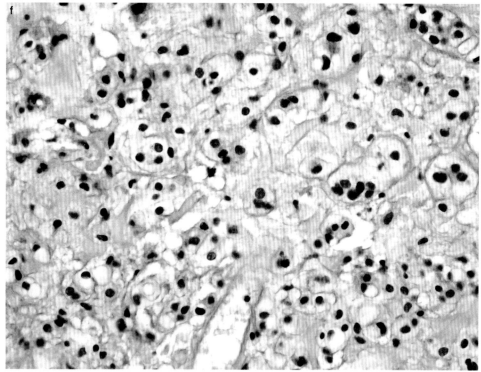

图 24.11(续)

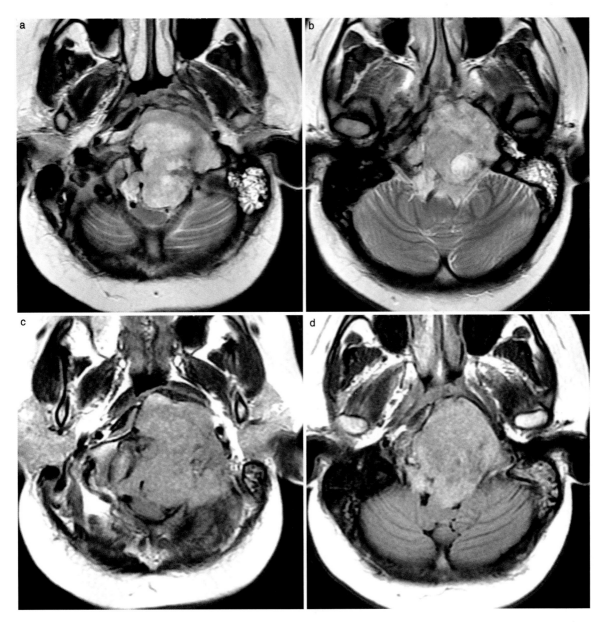

**图 24.12** 颅底脊索瘤。横断位 $T_2$-(a,b),$T_2$-FLAIR-(c,d),$T_1$ 加权 MR 图像增强前(e)和增强后(f~i)显示位于斜坡处的不均匀 $T_2$ 高信号和 $T_1$ 低信号肿瘤,骨结构受到广泛侵犯。肿瘤具有不均匀明显强化的特点。MRI 显示肿瘤扩展到鼻咽、椎管,向颅内生长时压迫脑干。脂肪饱和技术有助于更好地显示肿瘤边界(i)

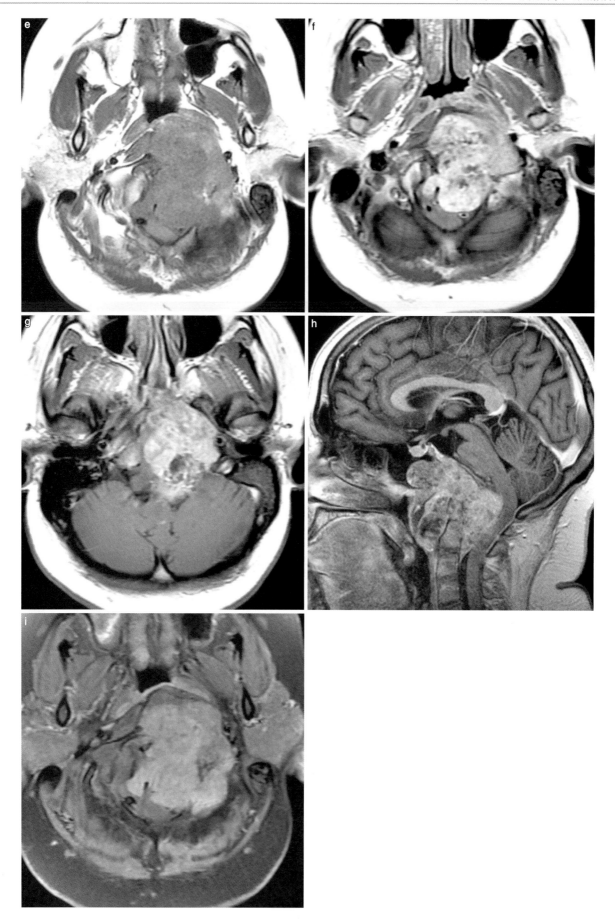

图 24. 12(续)

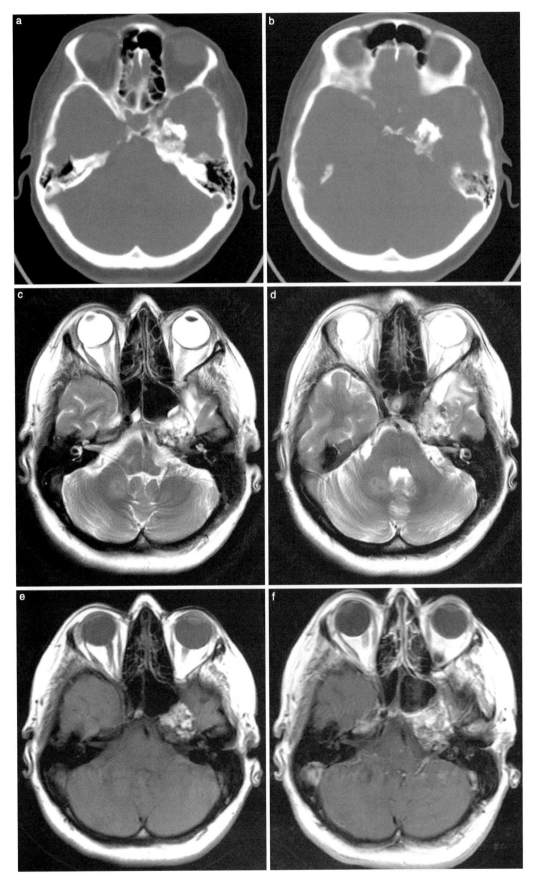

**图 24.13**　左侧岩尖部脊索瘤。横断位 CT 平扫(a,b)示岩尖部钙化肿瘤。在 T$_2$ MRI(c,d)上,由于囊性成分和钙化的存在,脊索瘤具有不均匀的低-高 MR 信号。在 T$_1$ 加权 MR 图像上,肿瘤以高信号(e)为特征。轴位(f,g)、矢状(h)和冠状位(i)MRI 增强图像上可更清楚地观察到脊索瘤的边缘

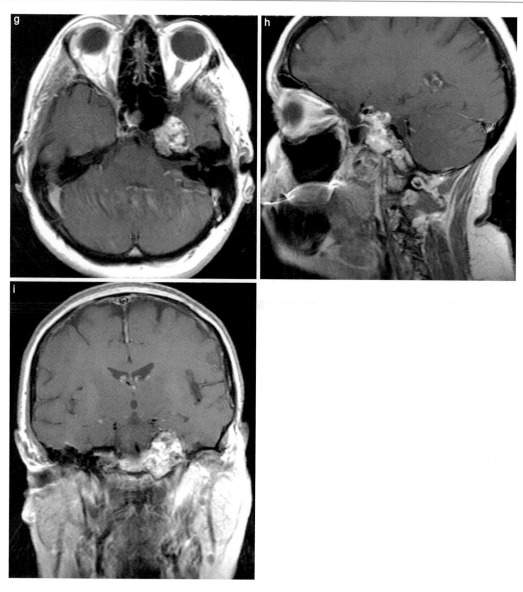

图 24.13(续)

内淋巴囊肿瘤　是颞骨内淋巴囊的侵袭性乳头状瘤(同义词:内淋巴囊源性低级别腺癌、内淋巴囊肿瘤、内淋巴囊乳头状瘤、颞骨侵袭性乳头状瘤、乳头状腺瘤)是一种上皮细胞肿瘤,不发生转移,有乳头结构,有明显局部浸润性生长的特点。病变的可疑起源为被覆在内淋巴囊上的上皮组织,内淋巴囊是膜性耳蜗迷路前庭阶的末端部分。肿瘤生长在颞骨岩部的后侧,但也可发生在内淋巴囊外的颞骨其他部位:颈静脉球、中耳和乳突区。Von Hippel-Lindau 患者可双侧发病。这种肿瘤可发生于不同年龄阶段,男女发病率相同。

显微镜下可见囊性乳头状结构被纤维血管基质所包围。乳头由单层柱状上皮或立方上皮排列而成,不能观察到上皮细胞核的多型性或核分裂。

影像表现　CT 检查发现位于岩骨后侧的占位性病变,伴有骨质破坏。软组织肿瘤结节通常突入后颅窝,压迫小脑。肿瘤结节强化不均匀。

在 MR 图像上,肿瘤的特征取决于出血、钙化和骨碎片的存在。在 $T_1$ 加权序列上,其特征是高信号的肿瘤基质,有时具有外周高信号边缘(Mukherji 1997)。在 $T_2$ 加权 MR 图像上,病灶具有不均匀的 MR 信号,高信号为亚急性微出血灶,低信号为骨碎片。对比增强强化不均,但强化程度相当明显(图 24.14)。

鉴别诊断　转移瘤(尤其是甲状腺乳头状癌)、面神经鞘瘤、单侧脉络丛乳头状瘤和桥小脑角脑膜瘤。

浆细胞瘤　是一种单发(单发性骨髓瘤)或多发的广义骨髓瘤,由浆细胞构成,可伴贫血、免疫球蛋白水平升高、感染和肾脏疾病,和骨髓瘤伴发的浆细胞瘤称为恶性浆细胞瘤,成因是异常丙种球蛋白合成发生变性。明确诊断需进一步鉴定尿液中的 Bence-Jones 蛋白,通过骨髓活检确定浆细胞数量是否增加(Schwartz 等,2001;Bret 等,2002)。

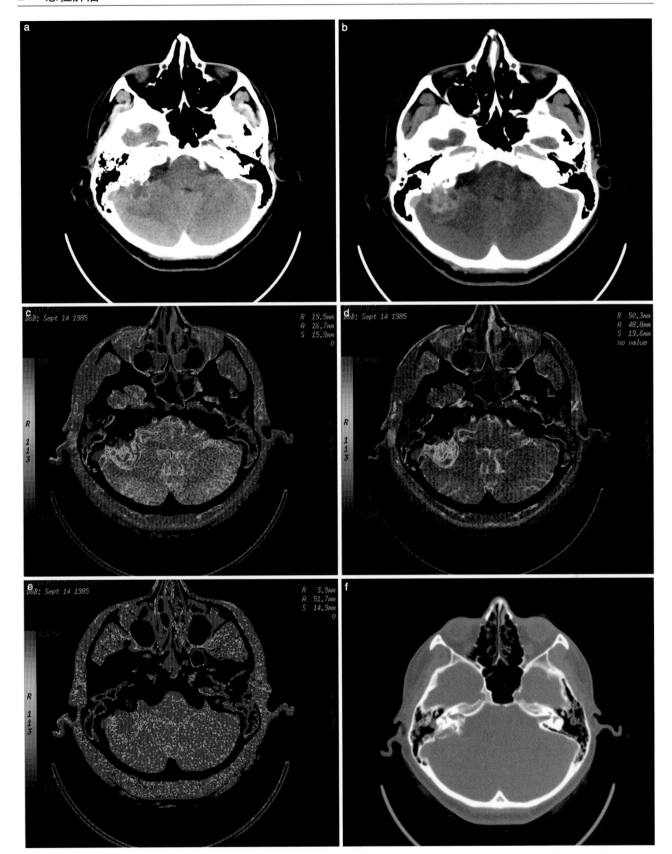

**图 24.14** 内淋巴囊肿瘤。横断位 CT 平扫(a)和(b)增强发现侵蚀岩骨内淋巴囊的混杂结构肿瘤。病变的脑内部分有明显和不均匀的强化。CT 灌注成像(c~e)显示肿瘤中的 CBF(c)、CBV(d)和 PS(e)明显升高。在肿瘤内部(f)岩骨内侧缘可见钙化和局部骨质破坏。在 $T_2$(g)、$T_1$(h)、$T_2$-FLAIR(i)和 DWI(j)MR 图像上,肿瘤的特征是具有局灶性周围出血的不均匀 MR 信号($T_1$ 和 $T_2$-FLAIR 上呈高信号),病变明显强化(k)。脊柱 MRI 显示颈胸段脊髓空洞症,$T_1$ 水平(l,箭头)见一小的血管网状细胞瘤

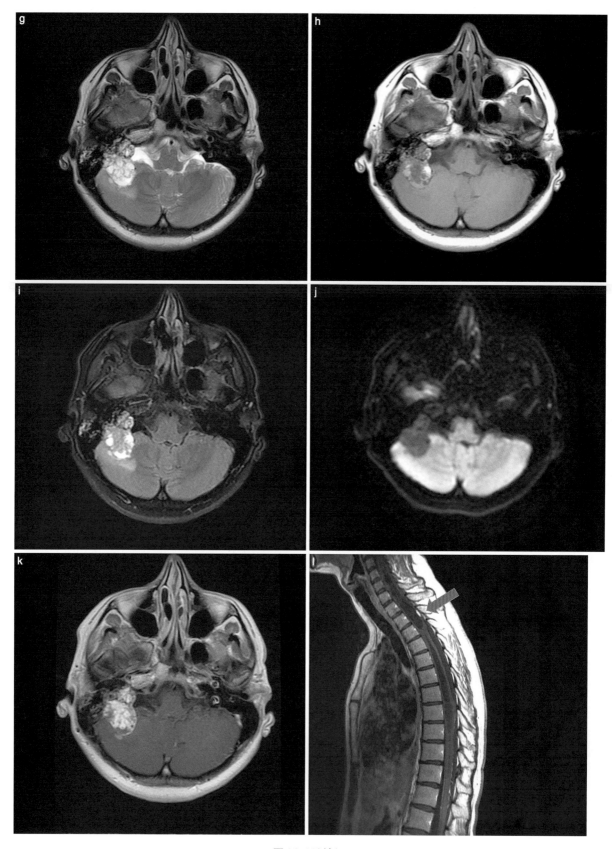

图 24. 14(续)

在颅底处,浆细胞瘤通常位于蝶骨和岩尖,很少位于被覆硬脑膜的后颅窝。对于多发性病变,病变可同时位于肋骨、骨盆、脊柱、长骨和胸骨。颅底浆细胞瘤的特征是与颅盖骨浆细胞瘤相比预后更差,且通常发展为多发性骨髓瘤。

**临床表现** 为局部疼痛、头痛、第Ⅵ对脑神经病变及听力损失(Vijaya-Sekaran 等,1999)。

**影像表现** 直接血管造影成像显示一富血供的肿瘤,主要由颈外动脉分支供血。

CT 扫描显示孤立的骨内溶骨性软组织病变,边缘不清,无骨质硬化边。病变内钙化碎片通常少见,但可能存在骨碎片。CT 平扫显示颅底骨质相对均匀、稍高密度(相对于脑组织)的病变(图 24.15)。中度均匀强化是浆细胞瘤的典型特征(Randoux 等,2000)。

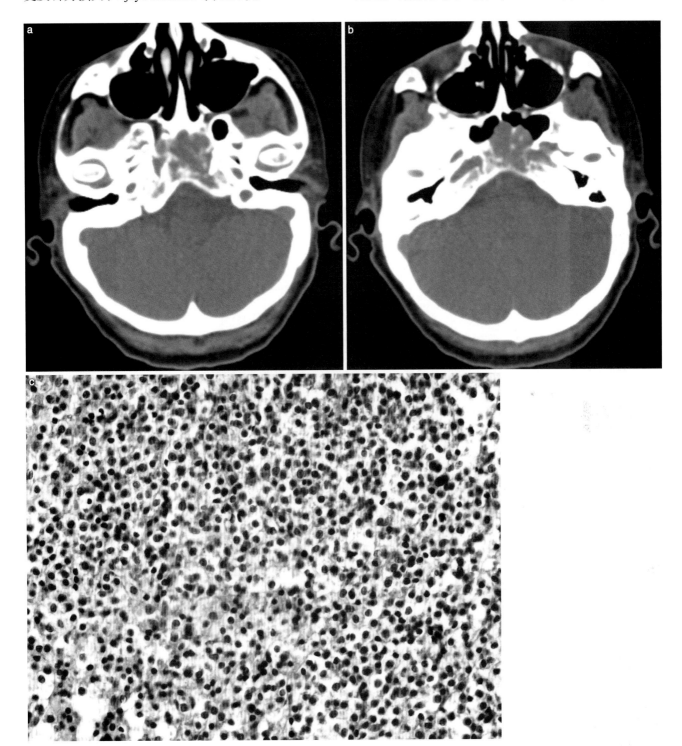

**图 24.15** 蝶骨浆细胞瘤。横断位 CT 平扫(a,b)显示蝶骨处膨胀性生长的等密度病灶,致周围骨质破坏。肿瘤的前极突入蝶窦。组织学标本(c)

在 MRI 上,病灶在 $T_1$ 和 $T_2$ 加权图像上呈均匀的等低信号(相对于灰质)。由于骨化的存在,可检测到低信号灶。注射对比剂后,肿瘤显著均匀强化,接近于正常骨髓的 MR 信号。Fat-Sat 技术可更清楚显示增强后异常强化区域和正常组织的分界。在 $T_2$-STIR 序列上,病变以等高信号为特征。在 $T_2$-FLAIR 图像上浆细胞瘤呈等高信号(图 24.16)。

鉴别诊断　颅骨内脑膜瘤(伴有骨质硬化改变,明

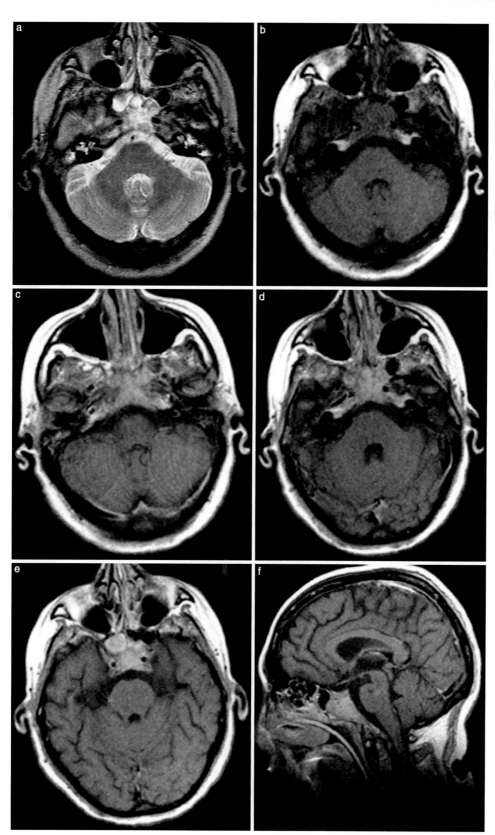

图 24.16　蝶骨浆细胞瘤(CT扫描见图24.15)。横断位 $T_2$(a)、增强前(b)和增强后(c~e) $T_1$ 加权 MR 图像显示一软组织肿瘤,$T_2$ 为高信号,$T_1$ 为等信号。对比增强均匀明显强化。在标准 $T_1$ 加权图像上(f),颅底骨肿瘤边界模糊

显强化)、转移、骨髓瘤(多灶性病变)、鼻咽癌(从鼻咽部生长)、脊索瘤(通常位于中线,伴有钙化,$T_2$加权呈高信号)。

**颅底淋巴瘤** 骨淋巴瘤被认为是一个独立的疾病学分类,虽然它与尤因肉瘤非常相似,但比后者少见,通常发生在 20~40 岁之间,男性多见。

恶性骨淋巴瘤是来源于淋巴组织和网状内皮细胞的肿瘤,由类似淋巴细胞、浆细胞或组织细胞的未成熟细胞组成。

以下为恶性淋巴瘤伴骨侵犯的类型:

1. 原发性骨肿瘤,无任何其他组织侵犯的证据。

2. 软组织淋巴瘤。

3. 原发性软组织淋巴瘤伴骨转移。

这种疾病通常始发症状为疼痛,夜间加重,呈间歇性发作(Lee 等,1987;Nathu 等,1999)。疼痛发生在关节,而不是骨骼。该病程发展时间相对较长,并比尤因肉瘤良性度高,通常颅底骨淋巴瘤较罕见。

**影像表现** 大多数作者认为骨淋巴瘤没有特殊的影像学征象。在疾病的初始阶段,骨淋巴瘤的影像学诊断非常困难。骨膜反应较少见,且没有任何特征。或多或少有骨皮质破坏,但不发生溶骨性改变,如发生溶骨,表现类似骨肉瘤。多个小的局灶性骨质破坏被认为是一典型征象,使得影像上骨质多孔斑驳。小的局灶性的骨质破坏是相对较早的淋巴瘤征象,但影像学上并不总能观察到。随着肿瘤的进展,小病灶融合为大片的溶骨性病变,大大增加了患者初诊时的诊断难度。

CT 扫描示溶骨性骨质病变为一密度减低区(Rosenstiel 等,2001)。在注射对比剂后,淋巴瘤显著强化(图 24.17)。

**鉴别诊断** 尤因肉瘤、骨肉瘤(骨质溶解更加严重,且伴有骨膜反应)、骨巨细胞瘤(仅有骨质溶解而无小的局部破坏)。

**朗格汉斯细胞组织细胞增生症(*langerhans histiocytosis*,HLH)** (也称为组织细胞增生症 X、Hand-Schüller-Christian 病、嗜酸性肉芽肿、Taratynov 病、Letterer-Siwe 病)是一种临床表现和病程极其多样的疾病,其特点是细胞的积累和(或)增殖,具有表皮组织细胞和朗格汉斯细胞的特点。这是一种非常少见的疾病,每一百万儿童每年发病 3~4 例,成人更加罕见(Cunningham 等,1989)。

这种疾病有单系统(一个器官或器官系统受累)和多系统(两个或多个器官或器官系统受累)两种形式。单系统疾病可仅有单个病灶(单灶)或两个或多个病灶(多灶),伴或不伴重要器官功能的损害。

该病的病因和发病机制尚不清楚。该病可能具有疾病的免疫病理和肿瘤学特性。免疫病理学特性表现为自行缓解率高,死亡率低(儿童为 15%,成人为 3%),病变细胞缺乏染色体异常。肿瘤学特性则表现为朗格汉斯细胞的克隆性增殖。

**临床症状** 朗格汉斯细胞组织细胞增生症的临床症状和预后形式多样,孤立性病灶可自发性愈合,也可快速进展播散导致多器官衰竭。孤立或多发性骨病变是最常见的,主要发生在颅顶、腿部、肋骨、骨盆、椎骨及下颌。骨质病变表现为组织破坏所造成的疼痛和肿胀。如果病变位于上下颌骨,可致牙齿缺失。颞骨和乳突受累时可出现中耳炎的临床表现。

单一病变形式的 HLH 也称为嗜酸性肉芽肿,是治疗和预后最佳的疾病亚型。通常在年龄>5 岁的儿童中发现。病变仅位于骨,通常是长骨、颅骨、颅底(大多数是颞骨和乳突)。预后良好,可完全恢复。

*Hand-Schüller-Christian* 病 是一种更具侵袭性的 HLH。常发生于 1~5 岁的儿童,这种疾病广泛累及骨质、皮肤、腹部和大脑。其临床症状以原发性三重症状为特征:尿崩症、突眼和骨骼受累,预后相对较好。

HLH 的极端形式是 Letterer-Siwe 病,大多数病例预后差,儿童早期死亡率高。通常在 3 岁之前被诊断。是一种进展迅速的多系统和多器官疾病,累及肝脏、脾脏、淋巴系统、肺和骨骼。

**影像表现** 骨和肺的 X 线平片检查可用于鉴别和评估 HLH 的程度。骨骼的典型病变是具有溶骨性。混合和成骨病变较少见。

CT 和 MRI 是显示颅盖骨和颅底骨病变最敏感的成像技术,可在平片无法显示颅骨结构受累的阶段识别病变。

CT 扫描可检测到岩锥及乳突中具有"斜面"的边缘锐利的骨质破坏区域。破坏区域的边缘相当清晰("穿孔样"病变)或不均匀,但通常伴有硬化边。典型者中耳结构受累。可观察到病变部分软组织结构中的骨碎片。静脉对比增强后,强化不均匀,但非常明显。

MRI 显示嗜酸性肉芽肿在 $T_1$ 加权序列上呈等或低信号,位于乳突、中耳腔及颅底邻近部位。$T_2$ 加权图像上的 MR 信号较高,或具有类似于大脑灰质的信号特征(Angeli 等,1996)。低 MR 信号灶(微出血)看起来像夹杂有黑斑。对比增强明显且不均匀,可有助于评估病变在颅底骨内和颅腔内生长的情况(硬膜外受累为嗜酸性肉芽肿典型生长范围)(图 24.18)。

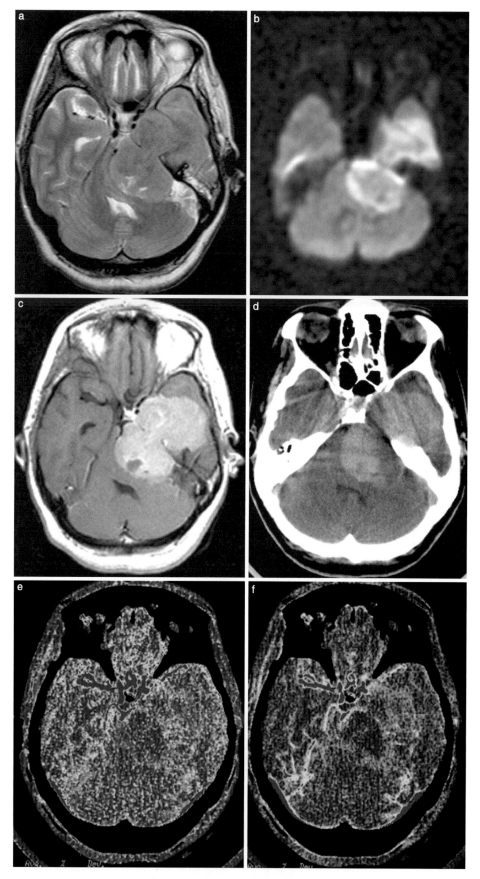

**图 24.17**   颅底组织淋巴瘤。轴位 $T_2$-(a) 和弥散(b)加权 MR 图像显示一较大实体瘤,向小脑幕上下蔓延。DWI(b)上病变呈高信号,且具有与 CT(d)上一样的 $T_1$ MRI(c)明显强化之特点。CT 灌注成像[CBF(e),CBV(f)]为典型的淋巴瘤低灌注参数特点

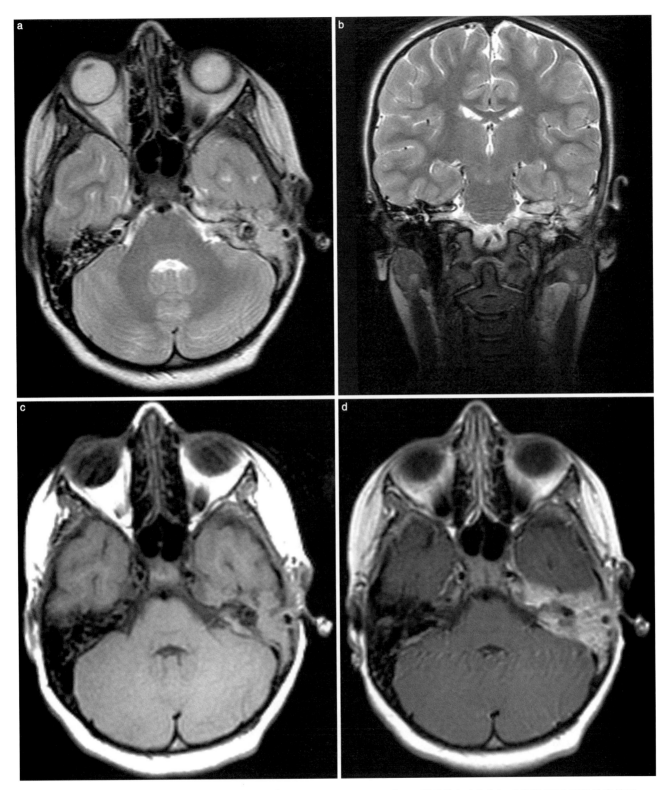

**图 24.18** 左侧颞骨岩锥嗜酸性肉芽肿。在 $T_2(a,b)$ 和 $T_1$ 加权 MR 图像上,增强前(c)和(d,e)增强后可见颞骨岩锥及乳突蜂房内的稍高信号区。病变累及整个岩锥,部分乳突蜂房和颞骨鳞部。病变的特点是均匀明显的强化,有助于显示肿瘤的境界(d,e)。组织学标本(f)

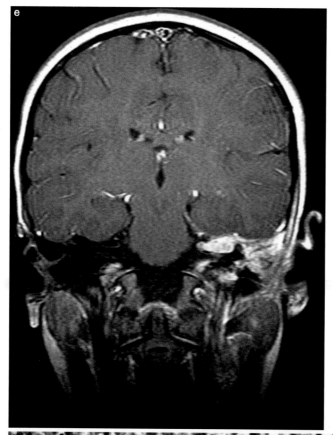

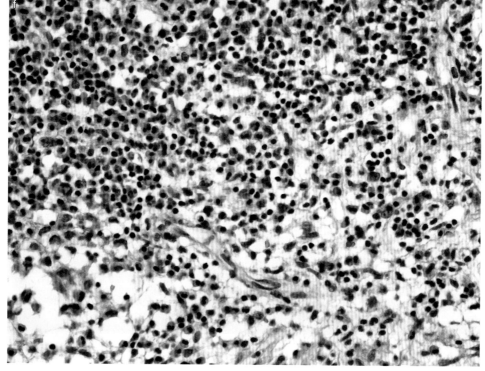

图 24.18(续)

鉴别诊断　炎性病变(急性乳突炎、中耳炎)、胆固醇肉芽肿($T_1$加权序列上呈高信号,边缘光滑)、胆脂瘤(DWI上呈高信号)、间叶组织肿瘤(横纹肌肉瘤、平滑肌肉瘤等)。

转移瘤　不幸的是,骨转移瘤在肿瘤学中很常见。最常见的是乳腺癌(47% ~ 85%)、前列腺癌(54% ~ 85%)、甲状腺(28% ~ 60%)、肾脏(33% ~ 40%)、肺(32% ~ 40%)、黑色素瘤(12%)、卵巢(9%)、食管(5% ~ 7%)、直肠(8% ~ 13%)癌转移至颅骨。颅骨转移占所有骨转移的20%。转移至椎体和颅骨的途径不仅可通过血液系统(血源性),也可通过椎静脉丛——为一无瓣的静脉吻合系统,沿脊椎从大脑走行至骨盆。肿瘤细胞分泌多种因子,作用于破骨细胞,增加其活性,从而加速骨质破坏(溶骨性转移)的过程。因此,骨质变薄,即使在低负荷下也会发生骨折。在一些肿瘤中(如前列腺癌),成骨细胞被激活,从而导致骨组织过度生长(成骨性转移)。转移类型,是溶骨亦或是成骨,取决于破骨细胞和成骨细胞活性的比率。

骨转移瘤的主要临床表现是疼痛,多数患者都有发生。疼痛是由于肿瘤浸润神经末梢、骨内压增加、骨折以及肿瘤分泌物质刺激神经末梢而发生的。大部分溶骨性转移的病例以病理性骨折为特征(Gautier Smith 1960)。

影像表现　用于检测骨转移,包括颅盖骨和颅底骨转移,颇有价值的诊断方法是闪烁扫描术,它可获得整个骨骼有放射性浓聚病灶的图像。如有需要,还可进一步运用靶向影像学进行筛查。然而,如果没有先进的神经影像成像技术,目前肿瘤转移的检测是无法想象的。多探测器螺旋CT扫描仪可于较短采集时间内获得高质量的骨骼图像,已获推荐为早期筛查转移性病变的一线检查方法(Healy 等,1981)。如怀疑存在软组织成分,则需要另行静脉注射对比剂增强扫描。

颅底区域骨转移灶的特征是骨组织破坏,轮廓不清,无硬化边(Zimmerman 和 Bilaniuk 1980)。大部分转移结节CT扫描呈中度或明显强化(图24.19 和图24.20)。

在MRI上,采用 Fat-SAT 技术在静脉注入对比剂增强前后扫描能更好地显示骨转移瘤,该技术不仅可显示肿瘤的软组织和骨外部分,还可明确骨内骨髓浸润和邻近脑膜侵犯的程度。在评估颅底软组织时,该技术可明确肌肉的浸润程度、颅底下肿瘤的延伸范围,以及颈部淋巴结区域性肿大的情况。同时,CT 和MRI 不能识别颅盖及颅底转移性骨病变的来源,首先是因为其原发灶性质多样,其次是因为在大多数情况下缺乏典型的影像学特征。如果转移病灶位于脑实质(脑干、小脑半球),则必须结合多种因素,包括病史和成像数据,综合详细地进行鉴别诊断(图24.21、图24.22 和图24.23)。

引起骨质改变的颅底良恶性肿瘤鉴别诊断另一个重要的方法是 CT-灌注,它可获得增高的血流动力学参数,对于一些转移性肿瘤其征象较为典型。

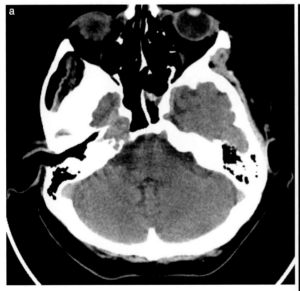
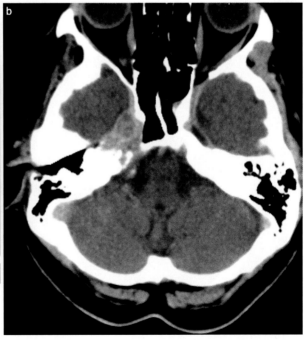

**图24.19**　颅底右份转移性肿瘤。横断位 CT(a)和一系列 CT 增强扫描(b~f)显示一位于右侧颞骨岩尖部和蝶骨外侧部的软组织病变,导致周围骨质破坏(f)。肿瘤强化明显

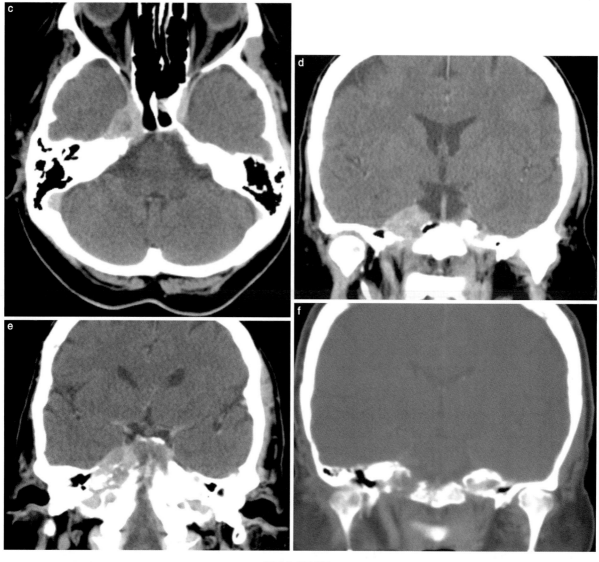

图 24.19(续)

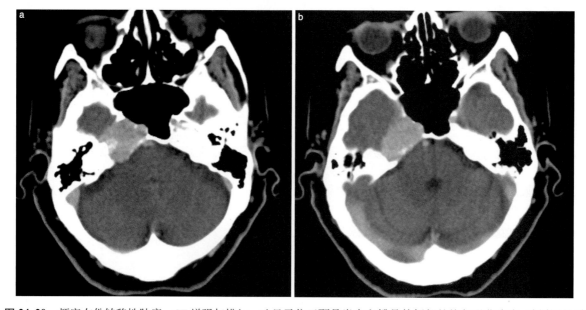

图 24.20 颅底右份转移性肿瘤。CT 增强扫描(a~c)显示位于颞骨岩尖和蝶骨外侧部的均匀强化病变,致周围骨质破坏。T₂(d)和 T₁ 增强后(e,f)MR 加权图像上,转移瘤与脑实质相比为等信号,且明显均匀强化

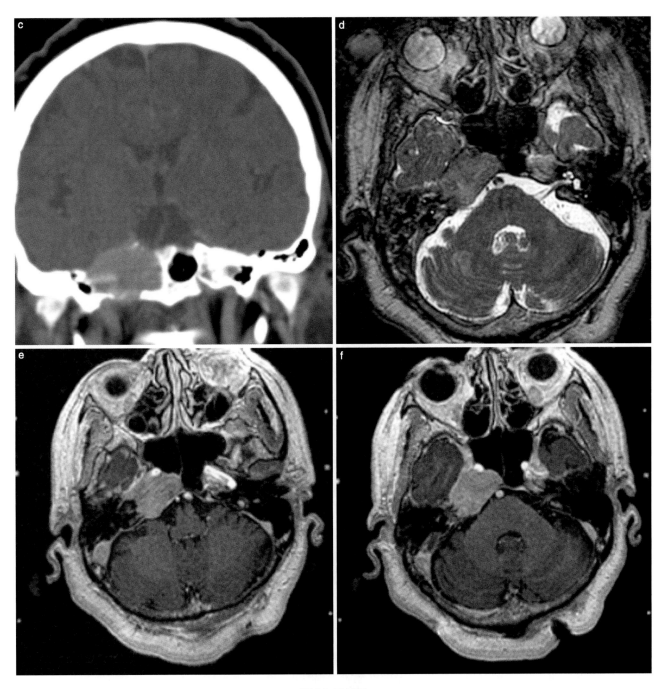

图 24.20(续)

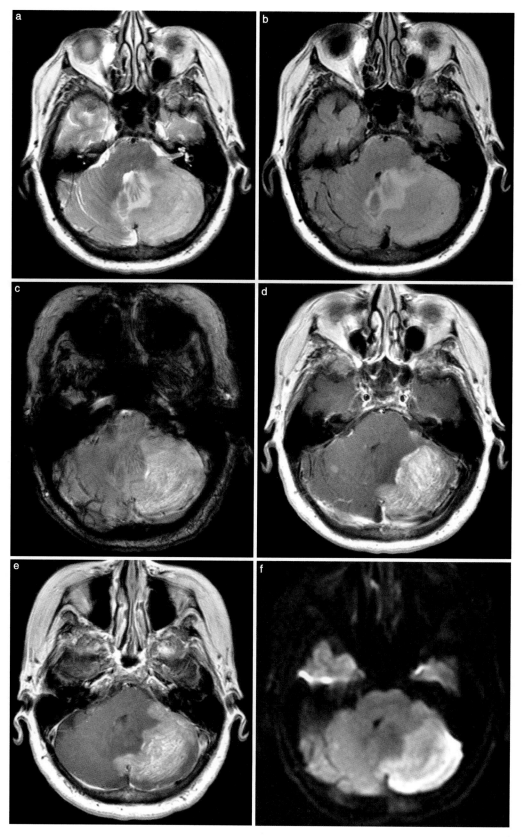

**图 24. 21** 左侧小脑半球转移性肿瘤。$T_2$-(a)、$T_2$-FLAIR(b)、SWAN(c)加权 MR 图像显示左侧后颅窝等信号肿瘤(与脑实质相比)伴周围水肿。病变在 SWAN 上呈高信号,无出血表现。$T_1$ 加权增强图像(d,e)上肿瘤以明显均匀强化为特征。DWI(f)上的高信号类似淋巴瘤或急性缺血表现

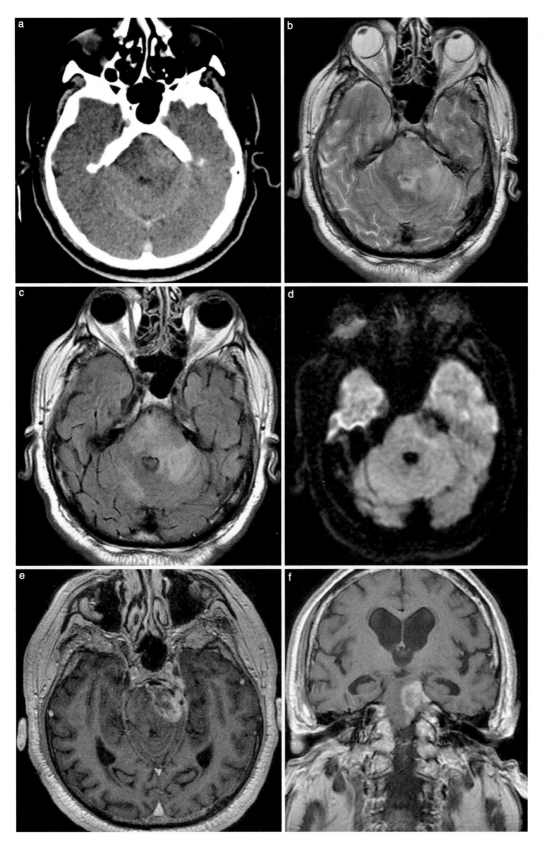

**图 24. 22** 左侧岩斜坡区转移性肿瘤。横断位 CT 增强扫描(a)显示一实体瘤呈中等强化,与脑干分界不清。$T_2$-(b)和 $T_2$-FLAIR(c)序列 MRI 显示左侧岩斜坡区边界不清的肿瘤,伴有脑桥和小脑中脚水肿。在 DWI(d)上,肿瘤由于灶周高信号水肿而与正常脑实质分界清晰。MR 增强扫描有助于病变轮廓显示及肿瘤结构的评估,并见肿瘤延伸到左侧 Meckel 腔(e,f)

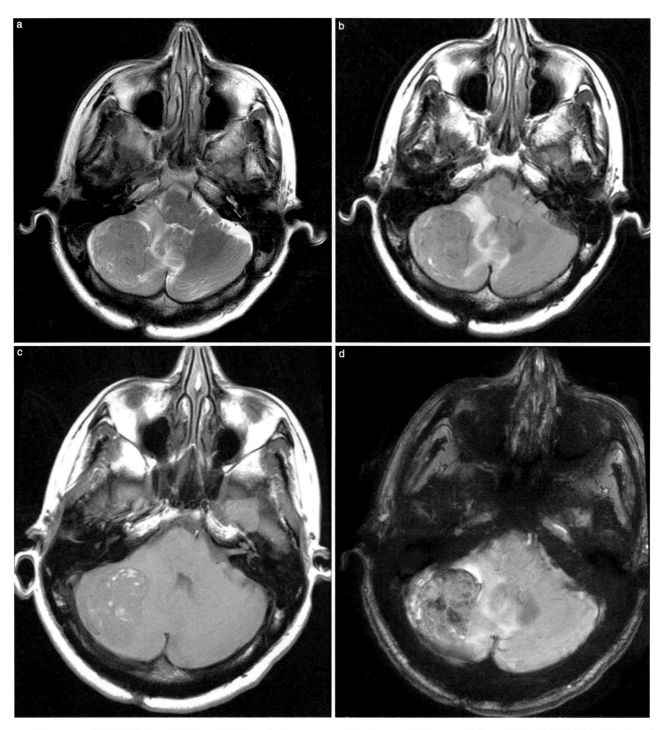

**图 24.23**  后颅窝甲状腺癌转移瘤。横断位 $T_2$-(a)、$T_2$-FLAIR-(b)和 $T_1$-(c)加权 MR 图像显示脑实质内等信号实性肿瘤，其周见水肿。肿瘤由于灶边水肿而边界清晰。在肿瘤实质内可见多个微出血灶，$T_1$(c)上呈高信号，SWAN(d)上呈低信号。肿瘤(e)内有明显的均匀强化。H1MR 波谱显示肌醇和脂质乳酸盐复合物峰高，NAA 峰(f)降低

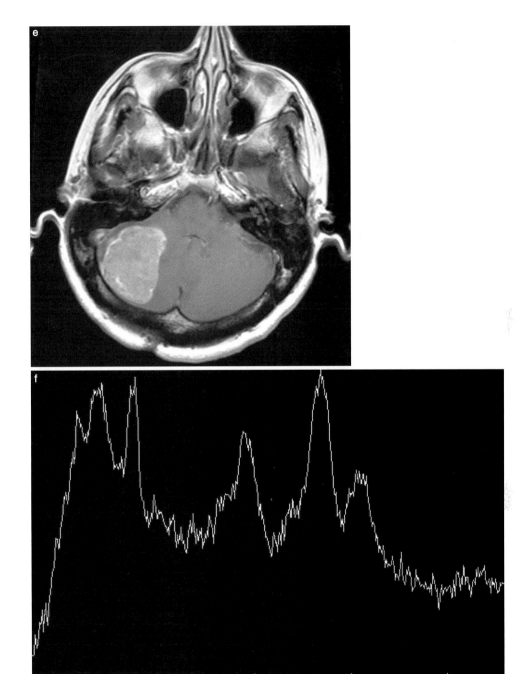

图 24.23(续)

# 25

# 纤维性骨疾病

骨纤维异常增殖症（*fibrous dysplasia，FD*）（也称为骨纤维结构不良、骨纤维发育不良、Lichtenstein-Braitsev 病）是一种良性的非肿瘤性肿瘤样先天性病变，为成骨细胞分化和成熟过程中出现的一个小缺陷，表现为纤维基质及未成熟骨岛代替正常骨质。Liechtenstein（1938）提出了"骨纤维异常增殖症"一词，他首次描述了以纤维组织逐步替代正常骨组织为该病的特征。70%的 FD 为局部单侧发生，25%的病例可扩展至面颅骨。恶变（肉瘤）为骨肉瘤的占 0.5%。

骨纤维异常增殖症的发病原因尚不清楚，不能排外遗传的可能性。现认为该病为肿瘤样病变伴有成骨间充质的异常发育。通常在儿童期开始发病，也可发生于年轻人、中年人和老年人。75%的患者在 30 岁之前就出现症状。在女性更为常见（Adada 等，2003）。

显微镜下可见多个位于纤维组织内的不规则骨样骨小梁，并少量成骨细胞。骨样骨小梁主要为纤维组织，而不是密致骨。一部分骨样组织可能会发生钙化，钙化通常沉积在骨小梁的中央，破骨细胞类的多核细胞分布在部分骨小梁的边缘。骨纤维异常增殖病变合并反应性新生骨使得病变边界并不清晰。纤维基质在有些区域会发生胶原化，而在其他区域却具有黏液成分，在有些区域富含细胞成分，而另一些区域却几乎不含细胞成分。成纤维细胞可能有大的、椭圆形或长形的细胞核，看起来就像核皱缩。在增生的纤维组织与骨样组织之间有钙化软骨岛。

根据病变的进展过程，有两种形式的骨纤维异常增殖症：单骨型，只有一块病变骨，多骨型，多块骨受累，主要集中在身体一侧。多骨型的骨纤维异常增殖症可合并皮肤黑色素沉着症和各种内分泌疾病（Mc-Cune-Albright 综合征）。单骨型的骨纤维异常增殖症可发生在任何年龄阶段，但 30 岁以下的患者占了

75%，70%的骨纤维异常增殖症患者为此型，最常累及颅底和面颅骨。按发病率分别为上颌（颧弓）、下颌骨、额骨、蝶骨、筛骨迷路和岩骨。多骨型通常于儿童期（平均年龄 8 岁）就被诊断，因为此类型骨纤维异常增殖症患者有明显的骨骼弥漫性变形和多发性骨折的倾向，在高达 50%的病例中颅底和面颅骨受累。

根据另一种方法，FD 可分为四个亚型：单骨型、多骨型、颅面骨发育不良（仅颅骨和面颅骨受累）和颌骨增大症[累及下颌和上颌骨（被认为不是真正的 FD）]。

McCune-Albright 综合征是骨纤维异常增殖症多骨型的亚型，包括以下三种表现：单侧多骨型骨纤维异常增殖症，内分泌紊乱（性早熟）和皮肤色素沉着（"咖啡渣"，呈斑点状）。在骨纤维异常增殖症中占 2%~3%。

任何形式的骨纤维异常增殖症都会累及颞骨及其附属结构，如外耳道、中耳、颈静脉孔、岩骨蜂房，并出现相应的临床表现：耳鸣、传导性或神经感音性耳聋，一般健康状况良好（Sharma 等，2002；Hulle 等，2003）。听力损失为继发性改变，取决于病变的部位（外耳道受累—传导性听力损失，岩锥受累-感音神经性听力损失）。在 50%的病例中，临床表现与 Paget 病相似。

**影像表现** CT 表现为骨髓腔内骨质异常增厚，呈不同密度。硬化型（占 FD25%）的特征是 CT 上表现为磨玻璃样改变，具有典型的密质骨结构增厚的特点，病变骨组织缺乏清晰的边界，此为与骨瘤或骨化性纤维瘤的不同之处（图 25.1）。该病的 Paget 样型（占 FD50%）表现为高低密度骨组织混合存在，而囊性形式（25%）仅表现为多发的低密度区域，周围包绕薄层硬化骨。单纯性囊性异常增殖诊断较为困难，因为其类似侵袭性疾病，如横纹肌肉瘤、小细胞肺癌、转移

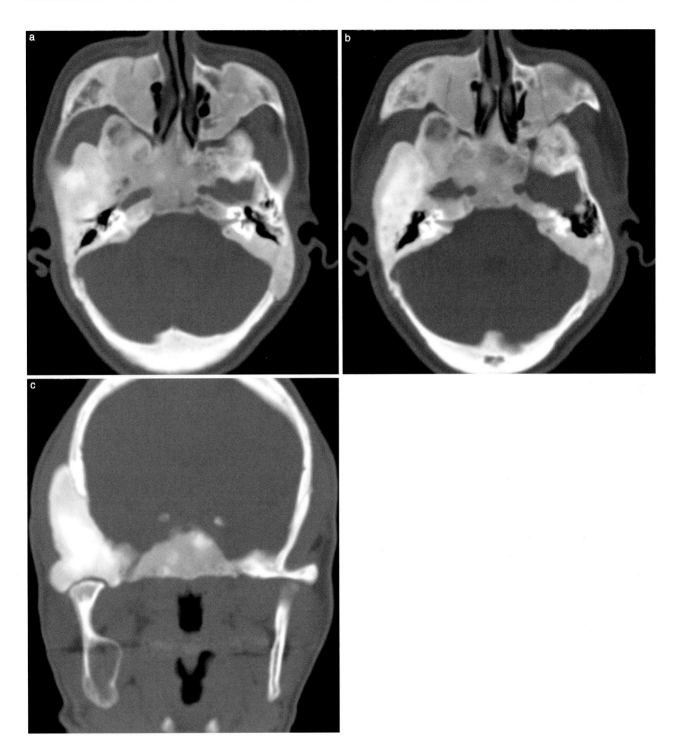

**图 25.1**　颅底和面颅骨广泛性骨纤维异常增殖症。横断位 CT 扫描 (a,b) 和冠状位重组 (c) 显示颅底骨广泛受累。CT 上表现为骨质结构病理性增厚,右侧"磨玻璃"影显著,蝶窦和上颌窦窦腔消失,病变还累及了右侧颞骨和面颅骨

性病变的表现,这些病变通常与正常骨质有明显的分界。当骨纤维异常增殖累及岩锥时,鼓膜仍保持完整。除骨质缺损区外,由于骨质密度增高,难以评估病变对比增强的程度。

FD 骨化或纤维化部分在 $T_1$ 加权序列上呈低信号,在 $T_2$ 加权图像上,MR 信号也减低。MR 信号可不均匀;囊性变异型呈斑点状。注射对比剂后,呈不

均匀强化。PET 显像可以显示 C11-蛋氨酸的积聚,但无 FDG 积聚。

鉴别诊断　Paget 病(骨病变更加弥漫,更易对称性分布)、骨内脑膜瘤(软组织成分强化、可见硬脑膜"尾"征)、骨巨细胞瘤、骨化性纤维瘤(常类似于囊性的 PD,由于含铁血黄素的存在,$T_2$-WI 上呈低信号,强化更明显)、转移、软骨肉瘤(位于岩枕缝处,50% 的

病例可见环状硬化边缘)。

*Paget* 病 (也称为畸形性骨炎,变形性骨营养不良)骨修复机制受损时可发生。骨组织由有机质和无机(矿物)质组成。前者包括胶原、白蛋白和其他蛋白质。骨质的无机部分约占体重的 65%,由羟基磷灰石(含有钙和磷)组成。骨组织不断再生,也就是修复。由于细胞破坏骨(破骨细胞)和产生骨(成骨细胞)使得骨质不断再生。全身的骨质大约每 10 年就会更新一次。

Paget 病可发生在骨骼的任何部位。1/3 的患者中只有一块骨受累,但平均为三块骨受累。最常累及骨骼突起处,包括骨盆、脊柱、颅骨及四肢长骨。如果累及颅骨,则颅盖骨、颅底骨和颞骨最常受累,面颅骨相对完整(Hullar 等,2003)。

在 40 岁以上的高加索人中,多达 3% 的患者具有 Paget 病的临床和影像学表现,其发病率随年龄增长而增加,男性发病率比女性高一倍。Paget 病的病因尚不清楚,最常见的观点是该病具有病毒感染的特点(慢性病毒感染)。麻疹被认为是与该病相关的重要病毒之一(Donath 等,2004)。

Paget 病的症状包括病变骨周的疼痛,如发生在关节周围则出现骨关节炎。身体各个部位的骨骼异常增厚脆弱,从而导致承重骨的损害。即使是轻微的损伤,也会发生骨折,驼背畸形,腿部弯曲。骨组织过度生长导致骨膜张力增大并持续刺激骨膜。如果病变位于颅底骨质,则颅底孔道变窄压迫脑神经,尤其是视神经和前庭蜗神经。耳硬化症导致耳聋。颅底病变呈扁平颅底。

该病通常分为三个阶段:早期以溶骨为主,后期以骨硬化为主,中期为两种改变的混合型。

影像表现　X 线图像显示头颅额骨、顶骨和枕骨处有较宽的半透明带(所谓的局限性骨质疏松症)。这些半透明带对应着活动性骨质溶解区域。血清碱性磷酸酶检测是骨重塑过程中产生的,可用于疾病诊断。

核素骨扫描与 $^{99m}TC$ 标记的二膦酸盐揭示了骨代谢增加的区域。有时放射性核素在骨质溶解灶中没有浓聚,需通过 X 线检测。这通常发生在急性加重或疾病晚期。

CT 示颅底和颅顶骨广泛增厚,骨髓和皮质部分分界不清。受累骨质边缘不规则,无明确边界(仅硬化期较为典型)。

MRI 显示 $T_1$ 和 $T_2$ 加权图像上中等强度不均匀 MR 信号(Vande Berg 等,2001),并可见不均匀的对比增强。

骨瘤　是一种良性肿瘤,起源于骨并由骨组织构成。根据 WHO 分类,它和骨样骨瘤和成骨细胞瘤一样,属于成骨性良性骨肿瘤,均为骨最成熟和分化最好的肿瘤。骨瘤分为以下几种类型:①松质骨型骨瘤;②由密质骨或松质骨组成的骨瘤,有类似骨髓的腔隙;③密质骨型骨瘤(Yegorenkov 2010)。密质骨型骨瘤通常发生在扁平骨,前两种类型的骨瘤主要位于长骨。在颅底最常发生于枕骨和颞骨,而总体上额骨和面颅骨更为常见。孤立性骨瘤较为常见,易诊断。多发性病变,典型者有 Gardner 综合征[多发性骨瘤伴有肠息肉病和软组织肿瘤(纤维瘤、脂肪瘤等)]。

临床表现　在大多数情况下,枕骨骨瘤是无症状的。患者主诉枕骨区有一较硬的非活动性肿块,而邻近皮肤没有改变。

少数情况下,肿瘤较大,邻近神经干受压可引起局部疼痛。骨瘤生长非常缓慢,青春期骨瘤生长最快。

影像表现　骨瘤可通过影像学确诊,影像学可明确肿瘤的形态、大小及其与周围骨结构的关系。多平面 CT 观察是首选。骨瘤具有高密度,与限制肿瘤的皮质骨密度相当。骨瘤结构通常是均匀的,覆盖在肿瘤周围的软组织通常没有改变(图 25.2)。MRI 对低氢质子含量的骨结构敏感性低,在骨瘤的诊断中特异性较低。然而,MRI 可用于评估相邻骨结构的情况,特别是在 $T_2$-STIR 序列上。骨瘤的特征不在于相邻骨质内存在灶周骨髓水肿,而是在所有扫描序列上病变均呈低信号(图 25.3)。如果骨瘤位于岩尖,很难与钙化脑膜瘤鉴别。

鉴别诊断　骨外生骨疣、骨膜血肿、脑膜瘤伴骨质增生、纤维脂肪瘤、骨转移。

*Albers-Schonberg* 病 (也称为大理石骨病,骨硬化症,先天性全身性骨硬化症)是一种罕见的遗传性疾病,表现为骨质弥漫性增厚、骨质脆性增加和骨髓造血功能缺乏。1904 年,德国外科医师 Albers-Schonberg 首次提出这种疾病,新生儿发病率估计为 1/50 万 ~ 5.5/10 万,文献总计报道 800 例左右,该病有早期婴幼儿和晚期两种类型。

该病的发病机制尚不完全清楚。据报道,这种疾病破坏了破骨细胞的功能,正常情况下,破骨细胞会再吸收骨组织,这是健康人骨形成和骨溶解平衡过程的一部分。在本病中,随着骨组织形成的增加,这种平衡被破坏,破骨细胞中碳酸酐酶 II 缺失,导致破骨细胞质子泵缺陷。最终,随着骨骼的不断发育,骨吸收受到影响,骨组织被压缩且过剩。

临床表现 大理石骨病骨组织虽多,但骨脆性增加,易发生病理性骨折,最常见的病理性骨折发生在股骨。由于骨膜完整,骨折愈合较快,但在某些情况下,骨折断端融合缓慢,因为骨内膜不参与成骨。儿童贫血、代偿性肝大、脾大、淋巴结肿大与骨髓腔硬化和造血功能紊乱有关。

颅底(主要)及颅盖骨质形成过度导致颅骨严重变形,颅内间隙缩小可伴有颅内压增高的症状。颅底神经尤其是颅底骨管受压导致麻痹和瘫痪。脊柱和胸部均畸形变。颅底早期骨质硬化也可导致脑积水。

影像表现 大理石骨病的影像学诊断主要以 X 线表现为基础,显示全身性骨质异常。尤其是颅骨 X 线和 CT,可特异性显示增厚致密的颅盖和颅底骨质(图 25.4)。CT 可清楚显示颅底骨管和孔道狭窄,常用于诊断脑室系统积水扩张,CT 上也可见多发病理性椎体骨折。在 MRI $T_1$ 和 $T_2$ 加权像上,骨髓无特异性改变,颅盖骨骨质增厚,并且有不均匀 MR 信号改变。

鉴别诊断 伴有骨硬化的疾病(维生素 D 过多症、甲状旁腺功能减退、Paget 病、转移瘤、霍奇金病、白血病、慢性肾衰竭等)。

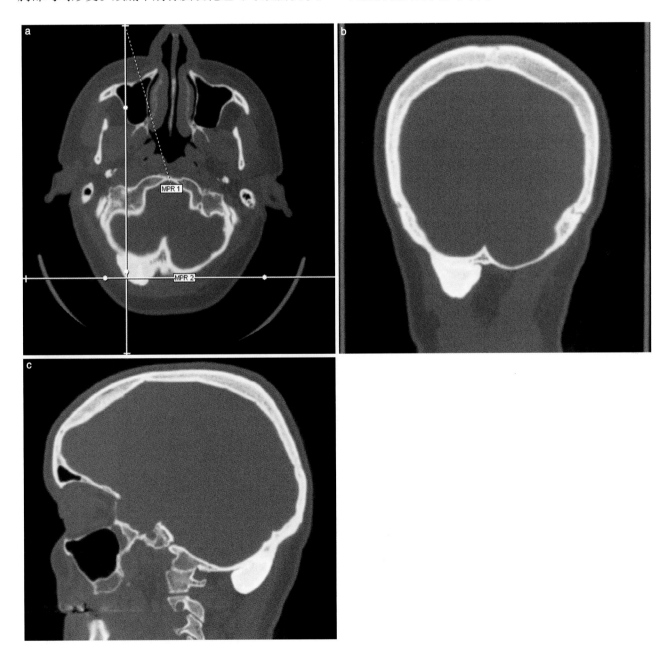

**图 25.2** 右侧枕骨骨瘤。横断位(a)、冠状位(b)和矢状位(c)CT 扫描显示一高密度肿瘤,其密度与骨皮质相当,自右侧枕骨外板生长

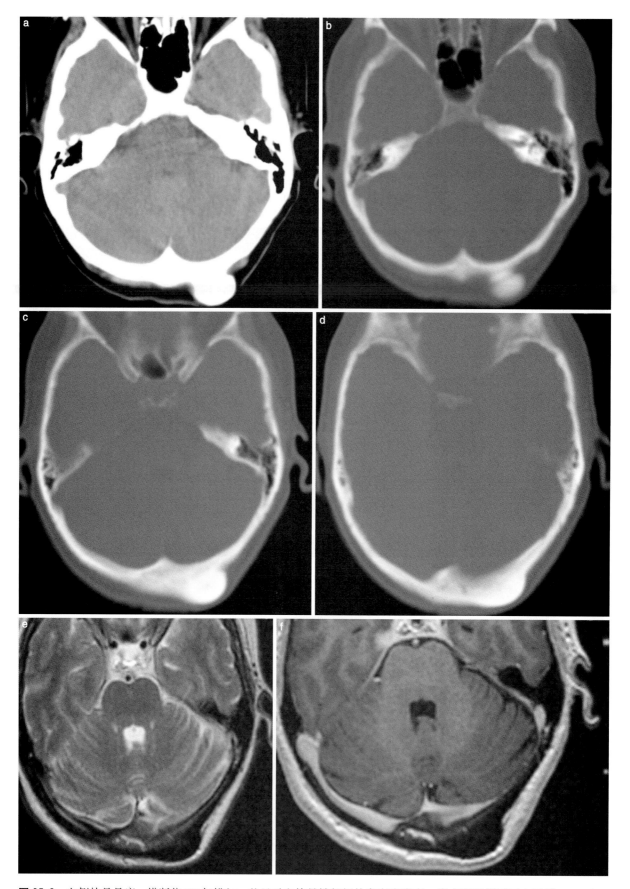

**图 25.3**  左侧枕骨骨瘤。横断位 CT 扫描( a~d ) 显示左枕骨鳞部颅外高密度病变。病变密度等同于皮质骨。MRI( e，f) 显示病变在 T₂ 和 T₁ 序列上呈低信号

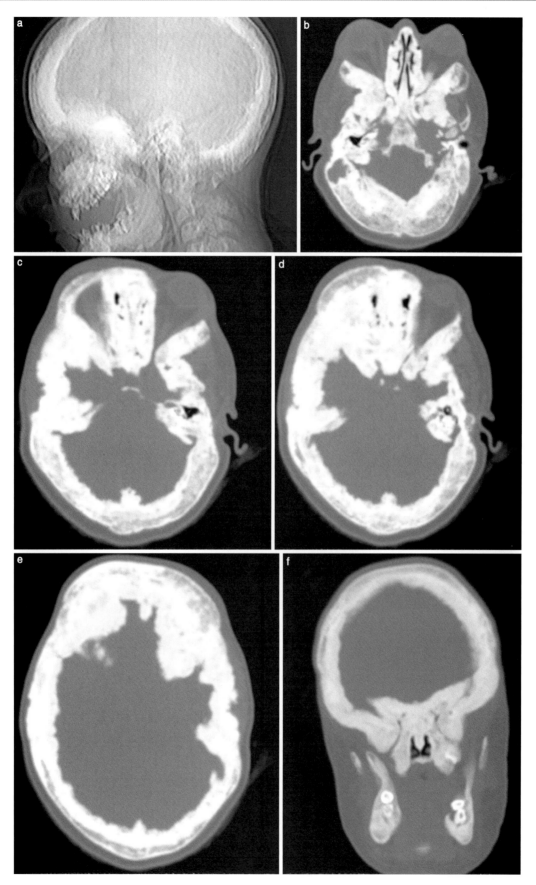

图 25.4 Albers-Schonberg 病（大理石骨病）。CT 定位像侧位（a）和一系列横断位 CT 平扫（b~e）、冠状面（f,g）和矢状面（h）重组，可以清楚地发现颅盖骨和颅底骨呈弥漫性增厚。CT 能较清晰地显示颅底骨孔道的狭窄；（i）三维重组显示脑颅骨和面颅骨畸形

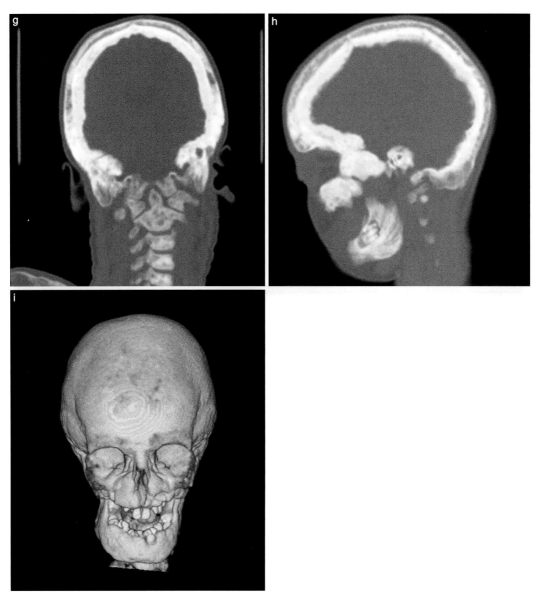

图 25.4(续)

# 炎 性 疾 病

**颞骨岩锥炎** 是岩骨锥体乳突小房的一种炎性病变,尤其好发于乳突小房高度气化者。

该病相对少见。儿童和成人颞骨岩锥炎的主要原因是急性或慢性化脓性中耳炎,尤其是上鼓室炎。由于胆固醇肉芽肿或先天性中耳胆脂瘤的存在,这种情况很少发生。炎症通常位于岩尖,当肺炎链球菌、流感嗜血杆菌、金黄色葡萄球菌等致病菌通过乳突小房和血管进入该区域时,乳突部和颞骨岩部的气化易使化脓性炎症从中耳蔓延至此。由于感染扩散到岩部,可致脓肿发生。通常会形成从乳突区或鼓室到岩部顶端的稍宽瘘管。脓液也可进入蝶窦、咽上外侧部。

本病的主要临床表现是耳部长期大量积脓,体温通常为低热。绝大多数患者患侧有剧烈头痛,且常是阵发性的,头痛可辐射到眼眶、额颞部、牙齿和颈部。疼痛的发生是由于岩锥尖周围的脑神经(三叉神经、迷走神经、舌咽神经)和硬脑膜在炎症过程中受累所致。其他脑神经受累也有发生,如果炎症累及到展神经,眼球活动就会受限。某些病例的临床表现与 Gradenigo 综合征相似:急性化脓性中耳炎,沿三叉神经(V1)的面部疼痛,展神经麻痹。

如果炎症位于岩锥前上部,除了三叉神经和展神经功能异常外,动眼神经和滑车神经也会受到影响,这表现为眼球向内和向下的运动受限,甚至眼球完全不能动。乳突炎的一个主要并发症是咽后脓肿,可在儿童早期(更常见)和晚期观察到。脓液沿着颈部血管鞘和二腹肌蔓延,可沿脊柱形成渗漏。

**影像表现** 斯氏位(Stenvers)和许氏位(Schüller)X 射线成像方法以前广泛应用于颞骨,直线体层摄影在大多数情况下可识别岩锥病灶,现在几乎都已成为历史。CT 和 MRI 已成为显示颞骨炎性病变的主要方法。

CT 通常可见乳突和岩尖部高度气化蜂房内有中等密度渗出影的充填。化脓性病变可导致骨质结构破坏,分离乳突蜂房的骨小梁溶解(Horn 1996;Migirov 2003)(图 26.1)。

在 MR $T_2$ 加权序列中,肥厚水肿的黏膜和炎性渗出物 MR 信号明显增高。在 $T_1$ 加权图像上,MR 信号通常为与小脑相当的等信号(图 26.2)。在 $T_2$-FLAIR 图像上,MR 具有高信号特征。在长期的疾病过程中,充血性改变和渗出液中蛋白质成分的增加会导致 $T_1$ 加权图像上 MR 信号的增高(图 26.3)。注射对比剂后,病变黏膜中度强化(Dobben 等,2000)。脓肿形成时,DWI 序列可识别出 MR 信号增高的区域(图 26.4)。典型的颞骨岩锥炎,扩散加权图像上无 MR 信号的改变。

**肉芽肿性病变** 肉芽肿是局灶性增殖性炎,是一种由有吞噬作用的细胞增殖和转化而形成的致密结节。

肉芽肿的形态学发育包括四个阶段:①组织病变中幼单核吞噬细胞的聚集;②幼单核吞噬细胞成熟为巨噬细胞,以及巨噬细胞肉芽肿的形成;③单核吞噬细胞和巨噬细胞成熟转化为上皮样细胞,形成上皮样细胞肉芽肿;④上皮样细胞(或巨噬细胞)融合,形成巨细胞(Pirogov-Langhans)和上皮样细胞肉芽肿或巨细胞肉芽肿,肉芽肿的结果是硬化。

根据形态学特征,肉芽肿有三种类型:
1. 巨噬细胞肉芽肿。
2. 上皮样细胞肉芽肿。
3. 巨细胞肉芽肿。

根据代谢水平,分为低代谢和高代谢肉芽肿。低代谢肉芽肿是由于与惰性物质(惰性异物)相互作用而形成的。在毒性因素(结核分枝杆菌、麻风病等)的刺激下出现高代谢肉芽肿,呈上皮样细胞结节。

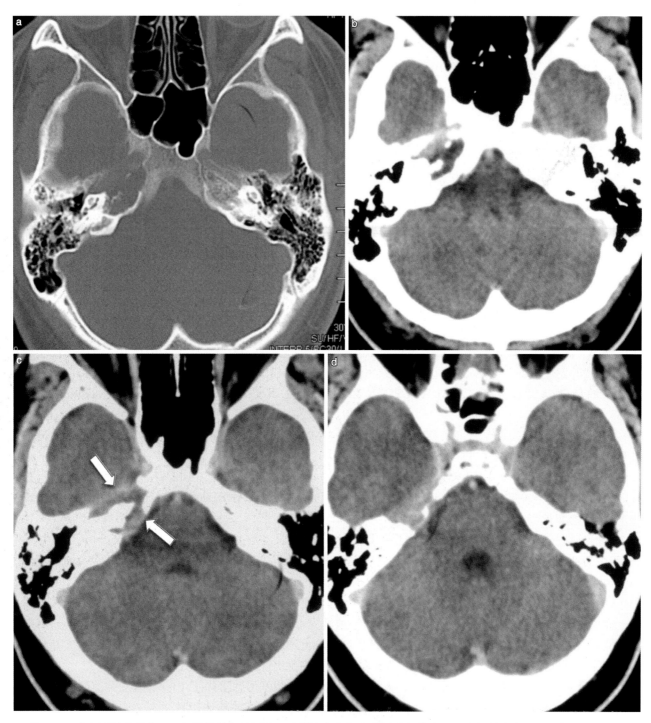

**图 26.1**　右侧颞骨岩锥炎,CT 扫描横断位"骨窗"显示颞骨岩尖部中分隔乳突蜂房的骨小梁被溶解(a)。在 CT 增强扫描(b~d)可见与炎症(箭头)相邻的脑膜呈病理性强化

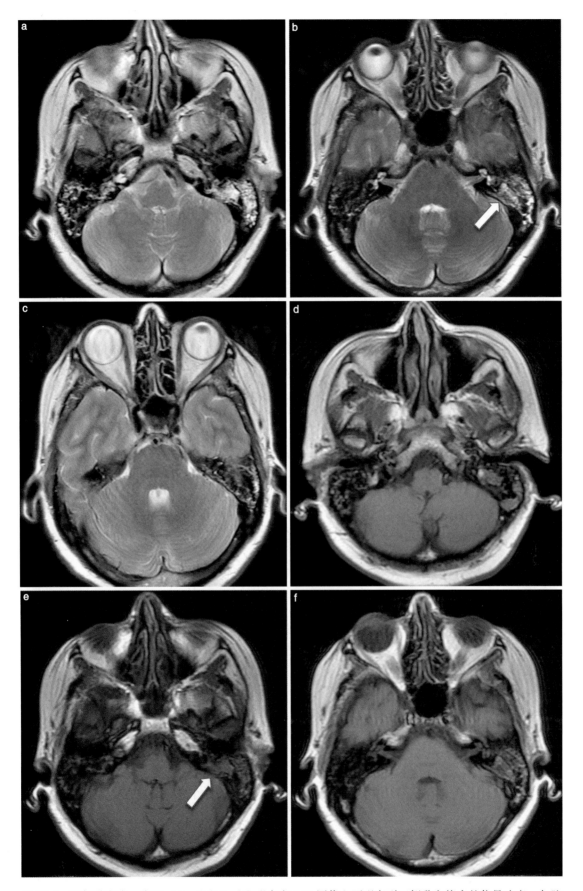

**图 26.2** 双侧乳突炎。在 $T_2$-(a~c) 和 $T_1$-(d~f) 加权 MR 图像上可观察到双侧乳突蜂房的信号改变。与脑组织（箭头）相比，炎性渗出液和黏膜的增厚在 $T_2$ 加权图像上呈高信号，在 $T_1$ 加权图像上呈等信号

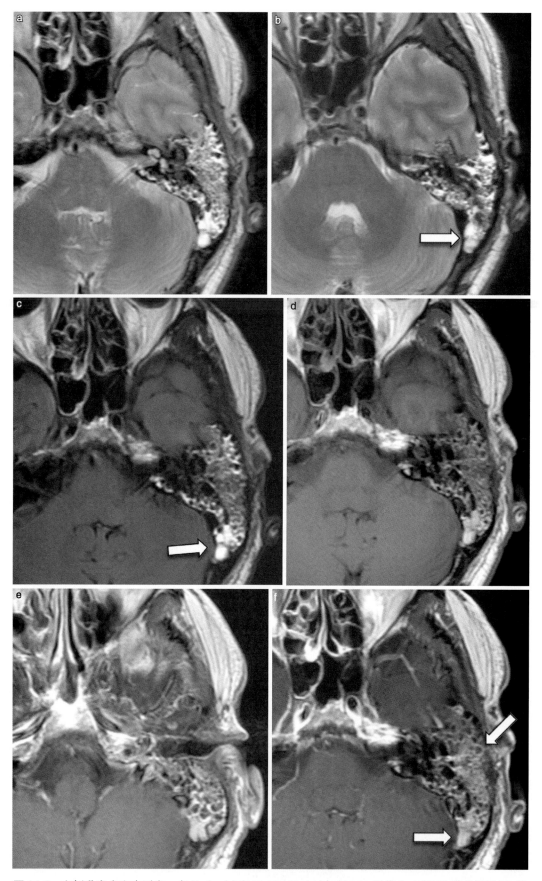

**图 26.3** 左侧乳突炎和中耳炎。在 $T_2$-(a,b)和 $T_2$-FLAIR-(c)加权 MR 图像上，可见黏膜炎性增厚，渗出物聚集在左侧乳突蜂房中(箭头)。炎性改变使 MR 信号增高。横断位 $T_1$ 平扫(d)和增强后(e,f)加权图像显示增厚黏膜呈高信号，并见强化。渗出液区由于蛋白成分含量高(箭头)而为高信号

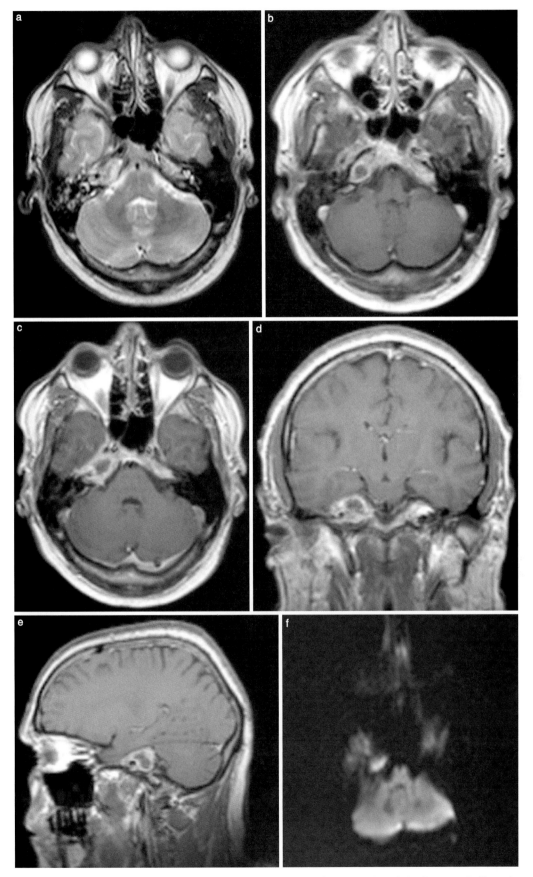

**图 26.4** 右侧颞骨岩锥炎合并脓肿。T$_2$(a)加权轴位 MR 图像和一系列 T$_1$ 加权增强 MR 扫描显示，右侧颞骨岩尖部在 T$_2$ 上呈局灶性不均匀高信号，轴位(b,c)、冠状面(d)和矢状面(e)增强 MR 图像显示岩尖部"环状"强化区域。DWI(f)上呈中度信号，提示脓液形成为初始阶段

还分为感染性、非感染性肉芽肿和来源不明的肉芽肿。感染性肉芽肿发生在斑疹伤寒、伤寒、风湿病、狂犬病、病毒性脑炎、兔热病、布鲁菌病、结核、梅毒、麻风病、硬结症(Paparella等,1982)。非感染性肉芽肿常见于粉尘疾病(硅肺、滑石病、石棉肺、棉尘肺等)、药物作用(肉芽肿性肝炎等),病变也在异物周围发展。

结核性肉芽肿(或称结核球)    具有以下结构:中心为坏死灶,边缘为上皮样细胞和淋巴细胞,周围有巨噬细胞和浆细胞混合存在。Pirogov-Langhans巨细胞是典型的结核性肉芽肿,位于淋巴细胞和上皮样细胞之间。

梅毒性肉芽肿(梅毒瘤)    表现为广泛的坏死灶,周围有淋巴细胞、浆细胞和上皮样细胞浸润,Pirogov-Langhans巨细胞罕见。

麻风肉芽肿(麻风瘤)    以巨噬细胞为主,并淋巴细胞和浆细胞组成的结节。巨噬细胞体积大,内含脂肪空泡,空泡内包裹麻风分枝杆菌。

硬化性肉芽肿    由上皮样细胞、浆细胞以及淋巴细胞组成,还包括许多透明的球状细胞。当大巨噬细胞内出现透明细胞质时称为Mikulicz细胞,是该病典型表现,细胞质中含有病原体——Volkovych-Frisch棒。肉芽组织明显硬化和透明变性也是其特点。

影像表现    如果肉芽肿位于乳突或更常见的颞骨骨质处,则X线或CT能更好地显示无反应性骨质硬化的骨质缺损,缺损处边缘清晰。如果肉芽肿位于脑实质(脑干、小脑半球),则CT仅在注射对比剂后才能显示肉芽肿。对比剂注射前,大多数肉芽肿(钙化肉芽肿除外)不显影,具有等密度特征。对比增强可从轻微到中度强化,取决于炎症进程所处阶段。MRI能更好地显示累及脑和基底池软脑膜的肉芽肿,肉芽肿的典型表现是$T_2$加权序列上呈低信号灶,被邻近脑组织局部(有时非常明显)周围水肿(高信号)包绕。在$T_1$加权图像上,该病变呈等或稍高MR信号。当病变内有出血时,$T_1$加权序列上的信号通常会增高(Martin等,1990)。注射对比剂后,不同形状的病变(环状、结节状、局限性、弥漫性)可明显强化(图26.5)。

结节病    是一种全身系统性肉芽肿性疾病,可累及许多器官(肺最常受累),随着疾病进展,可累及中枢神经系统。中枢神经系统受累占全身性疾病的5%~10%,多见于20~40岁的患者,表现为颅底脑膜炎和脑组织的肉芽肿性炎症。然而,该病也可以位于桥小脑角、脑干周围,甚至是椎管。患者常见肺部疾病及尿崩症。

影像表现    CT增强扫描和MRI检查发现脑软脑膜不规则增厚,明显强化。有时可表现为脑膜多发且边界清晰的结节。脑神经、垂体、下丘脑和第三脑室可被累及。邻近脑组织局部受侵时,$T_2$加权图像

(水肿)MR信号增高。

颅底骨髓炎    急性炎症(骨髓炎)最常见的发生原因是化脓性坏死性外耳炎扩散所致,或血栓性静脉炎沿未气化的岩尖区静脉丛扩散所致。

影像表现    CT检查发现骨碎裂、侵蚀或硬化性病变,取决于病程的阶段。MRI影像表现受限于颅底减低的MR信号,而原本在$T_1$加权序列中,颅底因骨髓正常脂肪成分而呈高信号。在$T_2$加权图像上,MR信号可因病变累及颅底下软组织而轻度增高。受累颅底骨处明显弥漫性强化,且炎症区邻近颅外软组织受累。应用静脉对比增强FAT-SAT技术可获得最佳的成像效果。据报道,基于99m的SPECT可以监测治疗效果(Rubin等,1990;Seabold等,1995)。

Bell麻痹(面神经麻痹)    是一种病因不明的急性疾病,可能是由病毒引起,疱疹病毒(水痘-带状疱疹)可能性较大。这种疾病的临床表现为周围性面瘫症状,表现为口角下垂、说话、进食和闭眼睑困难。部分患者抱怨耳后、下颌或整个受累面部疼痛,患侧面部抽搐或痉挛,唾液分泌及味觉改变,对声音敏感性增加。Bell麻痹通常突然发病,患者醒后发现。耳后疼痛通常在麻痹前一两天出现,发病后48小时内病情或麻痹最为严重。每年的发病率是23∶100 000,换句话说,60~70个人中有1人患Bell麻痹。Bell麻痹可以发生在任何年龄段,但最常见于30~60岁。尽管可自行恢复,仍需药物治疗,肌肉运动受损和口角下垂可持续很长一段时间。

该病的发病机制尚不清楚,单一的病理研究显示面神经的非特异性(一般认为是非炎症性的)改变。有时与中耳感染有关。如果双侧面部都受累,原因可能是Lyme病或结节病。

影像表现    岩骨标准骨窗CT成像通常不能发现该疾病的异常改变,面神经骨管未见扩大,局部扩大应考虑麻痹由另一原因造成。CT增强扫描对疾病的诊断价值不确切。

MRI增强是明确诊断的首选方法。主要诊断特征是面神经管神经节、迷路和乳突部在$T_1$加权增强MR图像上局部明显强化,尤其是采用薄层脂肪抑制技术显像更清晰(图26.6),对比增强呈线状和微结节状强化(例如,神经鞘瘤)。在$T_2$加权图像上,通常不能发现面神经管走行处的明显改变,可能是由于病灶体积小以及MR设备不够精准所致。

鉴别诊断    面神经管内段不对称强化(无麻痹临床表现视为正常变异)、面神经微神经鞘瘤(最常表现为听力丧失,结节性强化)、面神经血管瘤、Ramsay Hunt综合征(面神经麻痹合并外耳道疱疹)。

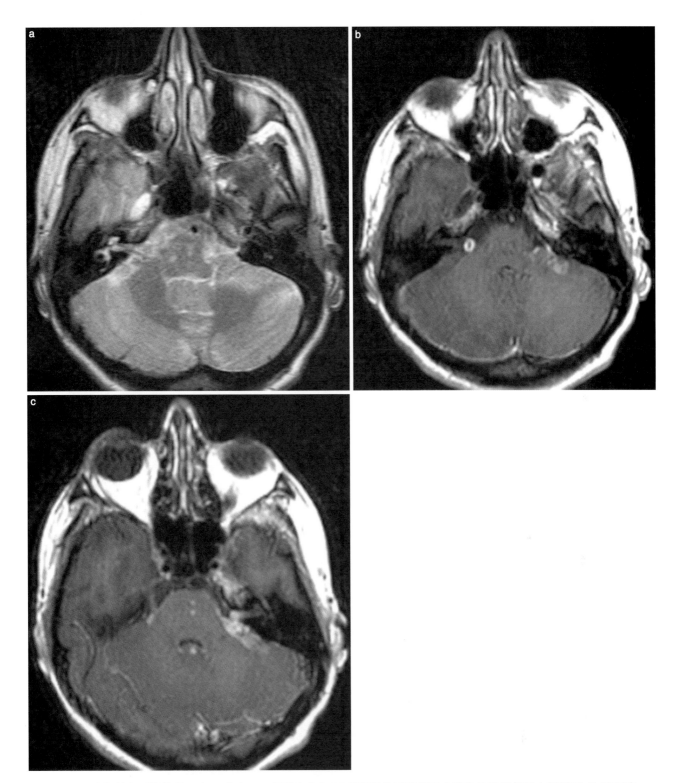

**图 26.5** 中枢神经系统结核。在 $T_2$ 加权 MR 图像（a）上，可观察到位于两侧桥小脑角处的低信号小圆形区，边界不清。增强 $T_1$ 加权（b,c）序列有助于更好地识别桥小脑角处多发强化性病变，左侧多见，桥脑内也见多发小病灶，右侧桥小脑角区小病灶呈环状强化

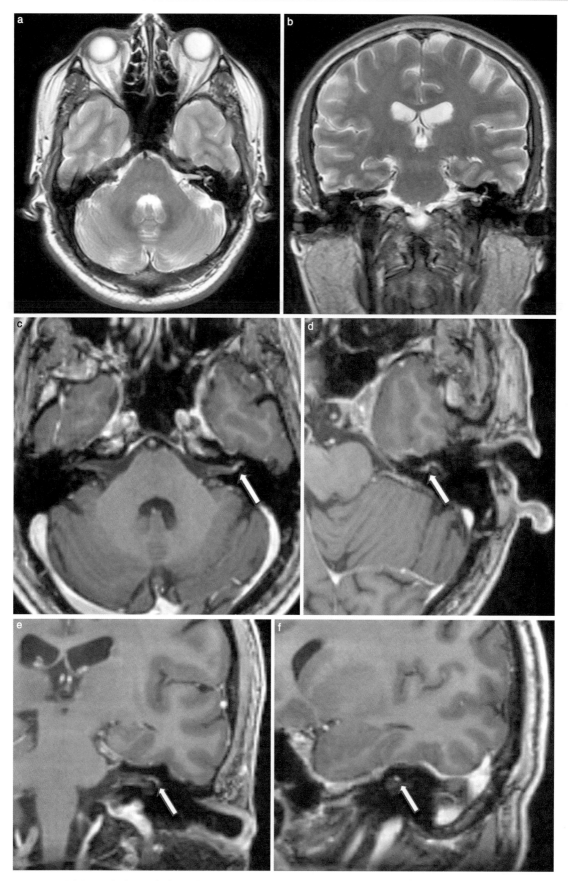

**图 26.6**   左侧 Bell 麻痹。双侧内耳道和中耳在 MRI $T_2$ 序列（a,b）上没有显示任何病理改变。$T_1$ MR 增强图像（c~f）在面神经迷路段、鼓室段及第Ⅶ神经节处可发现明显强化区域（箭头），该区域呈线状，沿神经走行（无微结节形成）

# 血 管 病 变

硬膜静脉窦血栓形成(静脉窦血栓形成) 是由于脑静脉窦血栓形成,颅腔血流受阻,颅内压快速升高而引起相应临床症状的一组血管性疾病。该病可能有脓毒性(化脓性中耳炎、乳突炎、鼻窦炎的并发症)或无菌性来源。例如,乙状窦血栓形成并继发脓毒症的原因通常是坏死性中耳炎,特别是炎症延伸至乳突时。颞骨岩部骨髓炎及颅骨其他炎症性疾病较少引起静脉窦血栓形成。创伤、血管硬膜瘘、后颅窝术后并发症也可能是血栓形成的原因。该病可在妊娠和产后期、口服避孕药、凝血病、血管炎、恶性肿瘤高凝血状态、发绀型先天性心脏病、婴儿恶病质、镰状细胞贫血、抗磷脂综合征等病变中发生。导致硬膜静脉窦血栓形成的最常见原因是先天性凝血障碍,如凝血因子 V 基因突变、蛋白 S 或 C 缺乏、抗凝血酶 III 缺乏、抗活化 C 蛋白(自发性静脉窦血栓形成最常见的原因)、红血病或红细胞增多症、血小板增多症、阵发性血红蛋白尿症等。大约 50% 的静脉窦血栓可导致小脑、颞叶和枕叶的静脉性(出血性)梗死。

在幕下区静脉窦中,乙状窦和横窦血栓最常见。感染性血栓的局部症状较为明显,乳突部软组织明显红肿、疼痛、肿胀、乳突后缘浅静脉扩张。少数情况下,患者颈部血管发生变化,早期仅为颈静脉触痛,后期静脉触诊呈实性条状,为血栓形成的证据。当血栓扩散到颈静脉球或颈静脉本身时,静脉血管走行处会出现肿大淋巴结。随着时间的推移,血栓被硬化组织所取代。起初半数以上静脉窦血栓感染患者体温升高,然后,在疾病的最初几个小时和几天内,绝大多数患者可发展成脓毒症,高体温曲线在 1 天内下降 1.5~2℃,提示败血症进展,体温可高低不等(37.5~39.5℃)。

影像表现 颞骨炎性病变的 X 线检查显示乳突受侵和乳突气房破坏,血管造影可显示相应静脉窦内的充盈缺损,有时可扩散到颈静脉。

CT 平扫显示急性血栓所致的横窦或乙状窦处高密度影。然而,还应对比两侧静脉窦的密度。增强扫描并不总能给出准确的诊断,因为对比剂是高密度,可掩盖血液凝块。腔内血栓的典型表现是 delta 征(《Δ》),血栓看起来像是增强缺损区,特别是当扫描层面垂直于静脉窦时。不幸的是,这种征象只发生在 25% 的病例中。CT 血管造影能提供更多的信息,尤其是在静脉增强早期,可清楚地显示窦腔内的血栓,可延伸到颈静脉(图 27.1 和图 27.2)。常规 CT 可显示脑出血(静脉性梗死)灶和小脑水肿,蛛网膜下腔出血少见。CT 灌注显示静脉窦血栓处血流不畅,小脑和脑干血流动力学发生改变。

磁共振成像显示窦腔内的血栓取决于病理变化所持续的时间,亚急性期的血栓最易观察,MR $T_1$ 加权像上信号明显增高,$T_2$ 加权图像上呈稍高信号,在此阶段,MR $T_2$-FLAIR 序列也可显示高信号的血栓。注射对比剂后,可观察到静脉窦中的充盈缺损(《Δ》征)。

血栓边缘发生对比增强可能是由于硬脑膜的反应性改变或残留,但血流量是减少的(Dormont 等,1995;Roche 等,1996)(图 27.3、图 27.4 和图 27.5)。

在完全闭塞的情况下,DWI 序列上信号增高。另外,在 DWI 序列上,大脑皮质区域的高信号是因静脉淤血所致的缺血性改变。可发生皮质和皮质下出血、水肿、蛛网膜下腔出血,$T_1$ 加权序列(高铁血红蛋白期)和 $T_2$-FLIAR 图像上呈高信号。

磁共振静脉造影是确认窦腔内血流中断的一种重要检查方法,其不仅可确定是否有通过静脉窦腔的血流,而且还可评估大脑静脉循环的侧枝重建,在大

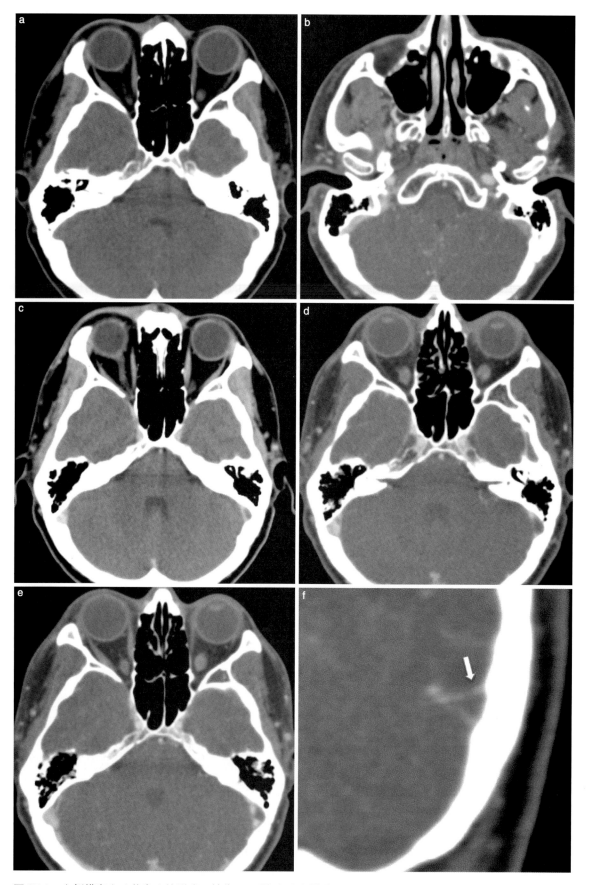

**图 27.1**　左侧横窦和乙状窦血栓形成。轴位 CT 平扫( a )和增强( b~e )显示乙状窦腔内位于对比剂中的充盈缺损。左侧颈静脉球不显影。CT 斜位(垂直于横窦)重组( f )显示该窦腔内的"Δ"征(箭头)

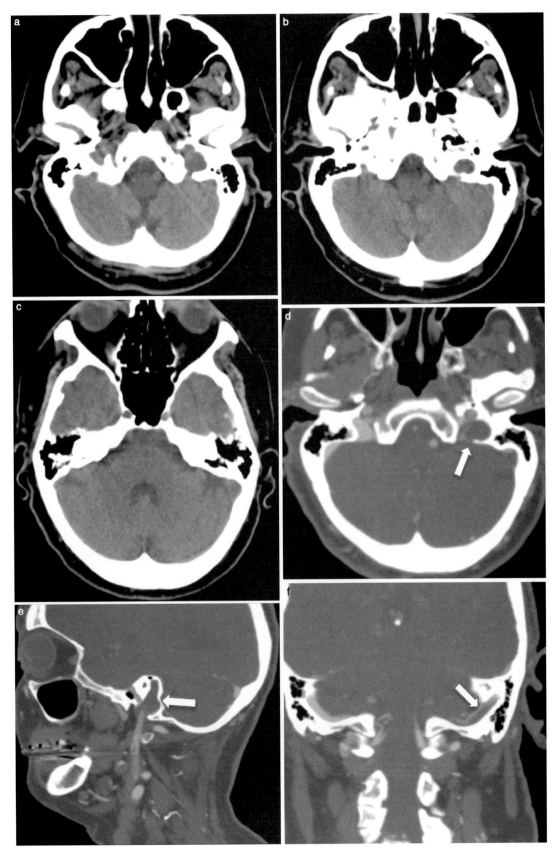

**图 27.2** 左侧横窦、乙状窦和颈静脉血栓形成。平扫(a~c)和增强(d~f)CT扫描示颈静脉球和乙状窦腔内低密度影。注射对比剂后,窦腔内可见对比剂的充盈缺损。在静脉血管(箭头)矢状面和冠状面CT重组图像上,充盈缺损清晰可见

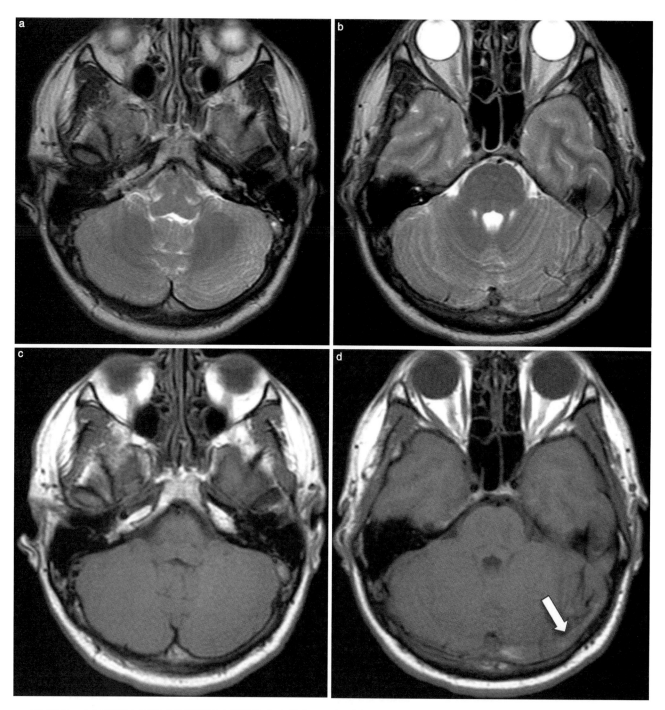

**图 27.3**　上矢状窦血栓形成并蔓延至左侧横窦和乙状窦。$T_2$(a,b)、$T_1$(c,d)和 $T_2$-FLAIR(e)加权图像显示横窦和乙状窦腔内不均匀的 MR 信号(箭头)。右侧横窦发育不良,管腔不清晰。MR $T_1$ 序列信号增高提示血栓(亚急性期)出现高铁血红蛋白。利用 2D TOF(f,g)和 3D PC(h)序列 MR 血管造影发现上矢状窦、左侧横窦和乙状窦未见显示,磁共振血管造影示脑静脉血液循环重建

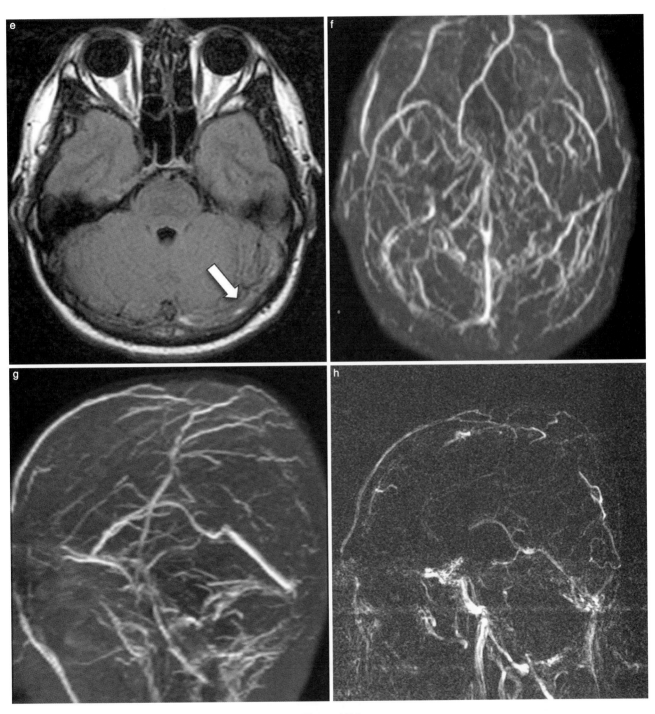

图 27.3(续)

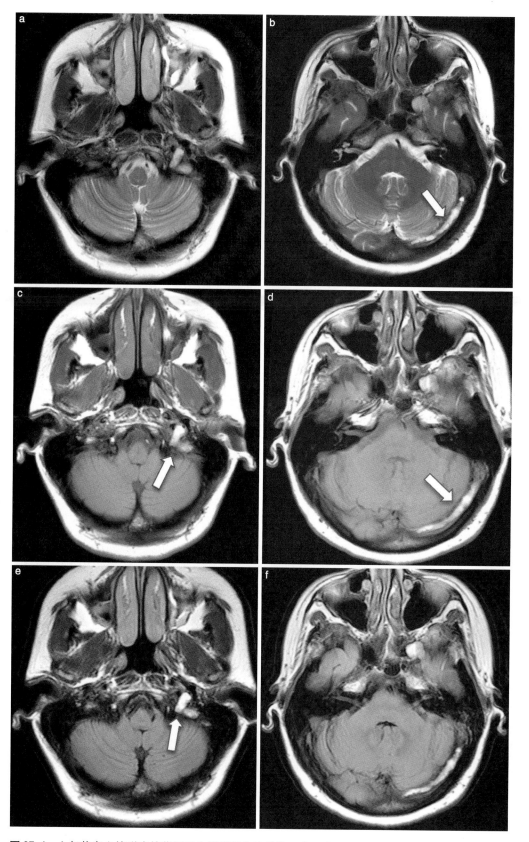

**图 27.4**　上矢状窦血栓形成并蔓延至左侧横窦和乙状窦。在 $T_2$(a,b)、$T_1$(c,d) 和 $T_2$-FLAIR(e,f) 加权 MR 图像上,可见左侧颈静脉球、横窦和乙状窦内的 MR 高信号(箭头)。$T_2$ 和 $T_1$ 序列 MR 信号增高,与血栓(急性晚期)细胞外高铁血红蛋白相似。在 SWAN(g)和 DWI(h)序列上,血栓的 MR 信号增高。MR 血管造影 2D TOF(i,j)和 3D PC(k,l)技术显示,上矢状窦、左侧横窦和乙状窦腔内无 MR 信号,磁共振血管造影可见脑静脉血液循环广泛改变

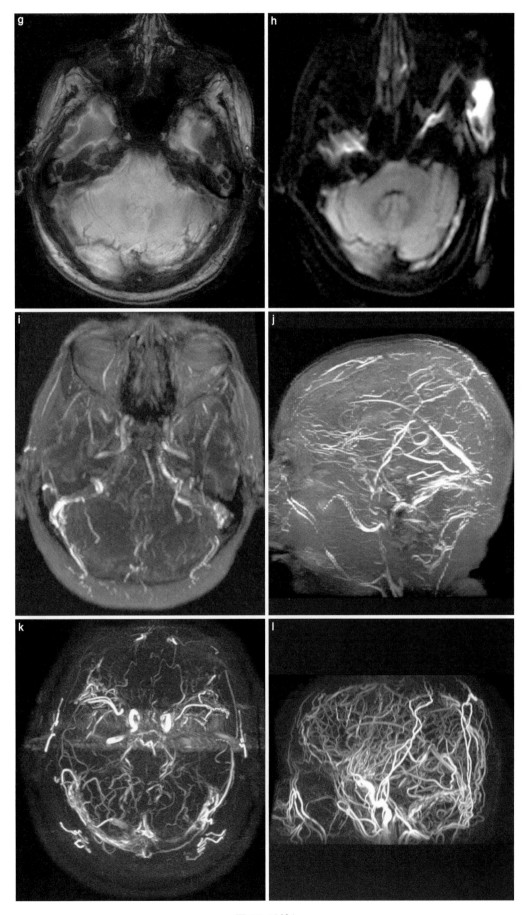

图 27.4(续)

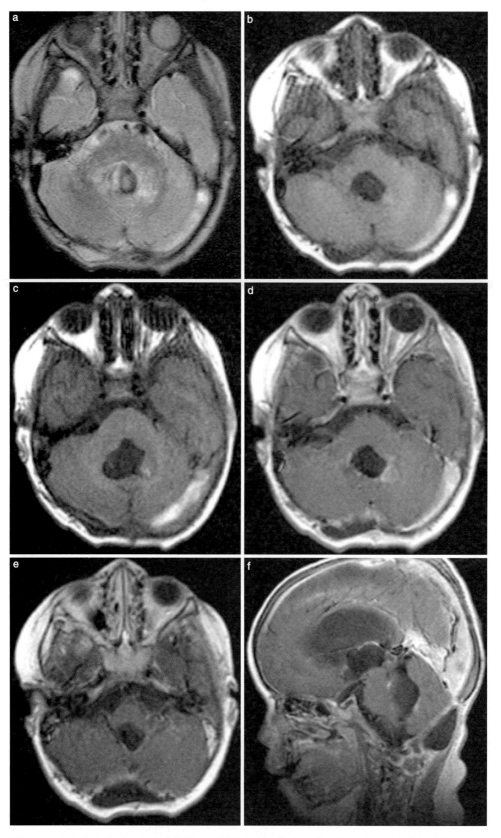

**图 27.5**　上矢状窦术后血栓形成扩散至左侧横窦和乙状窦。第四脑室髓母细胞瘤切除术后并发症。$T_2$(a)、$T_1$ 加权 MR 平扫(b,c) 和增强(d~f)图像显示横窦和乙状窦管腔内血栓呈高信号影。矢状位 $T_1$ 加权增强 MR 图像(f)示矢状窦内高信号影

多数情况下,大脑静脉循环重建是因为病变未能及早再通(图27.6和图27.7)。

然而,只有单一的静脉造影结果,而没有标准MRI数据时应谨慎作出诊断。单侧硬脑膜静脉窦发育不全时可能会夸大诊断。动态增强磁共振血管造影技术(团注MR血管造影,TRISKS)为综合性评估颅内外动静脉血流提供了新的可能。

鉴别诊断  蛛网膜粒(一突入窦腔内的局限性圆形缺损,信号强度与脑脊液相似),33%的患者发现横窦发育不全(在$T_1$、$T_2$和$T_2$-FLAIR序列上未见异常

信号改变)、生理性窦腔不对称、硬膜下血肿、硬膜下积脓(DWI呈高信号,$T_1$呈低信号)。

硬脑膜动静脉瘘(*dural arteriovenous fistula, DAVF*)  占所有颅内动静脉分流的10%~15%(Lasjaunias等,1986),本病的特点是硬脑膜内存在动静脉分流。最常见的是在海绵窦、横窦和乙状窦壁形成瘘管,其他窦腔和颅底硬脑膜瘘管形成的病例较少见(Barrow,1985;Terada,1996)。DAVF的血供通常是多通道的,除了最常见的供血来源于脑膜动脉外,软硬脑膜吻合支的血管分支也可参与硬脑膜瘘的血液供

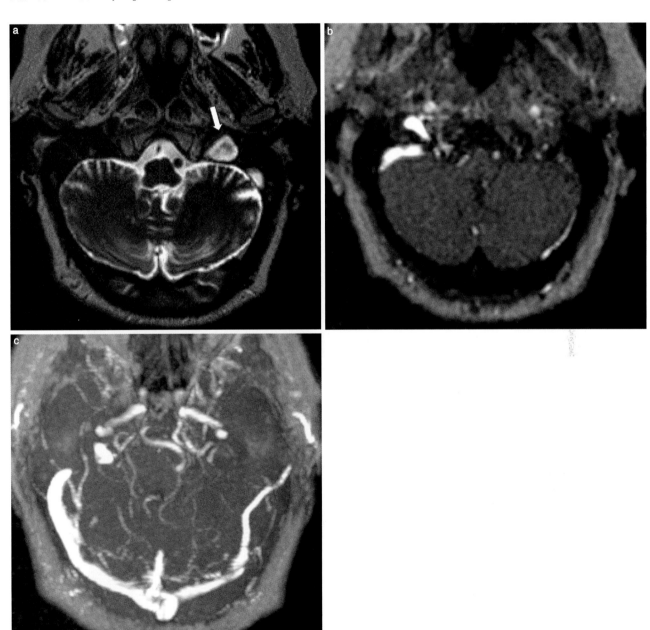

**图27.6**  左侧颈静脉球、乙状窦和横窦血栓形成,MRI $T_2$加权成像(a)示颈静脉球(箭头)管腔内高信号血栓。2D TOF MRA技术示左侧静脉窦内无血流。血栓平面可看到额外的引流静脉(b-原始数据,c-MIP重组)

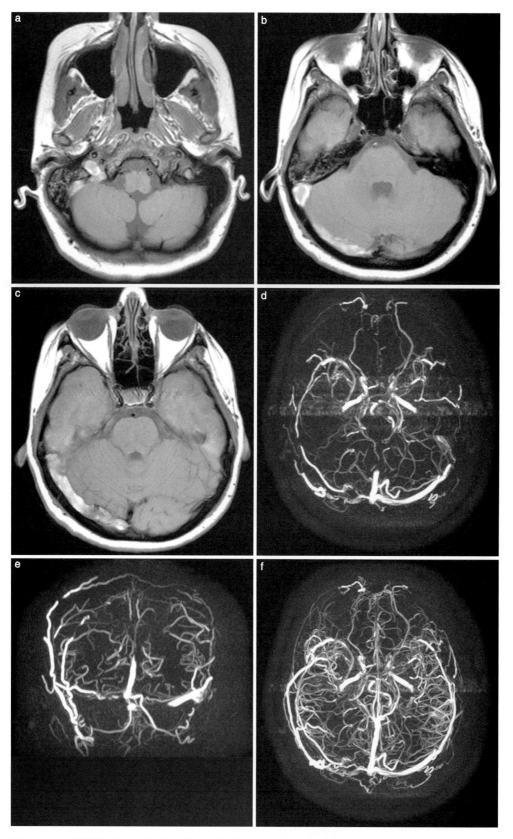

**图 27.7**  右侧颈静脉球、乙状窦和横窦血栓形成。MRI T₁ 序列成像（a~c）示窦腔内 MR 信号增高，提示血栓形成。3D PC MRA 技术（d~f）示窦腔内没有血流。同时，无论是在后颅窝还是整个大脑内，均可检测到静脉血液循环的广泛重建。形成血栓的静脉窦平面可见额外的引流静脉网

应（Serbinenko 等，1999）。DAVF 最常见的原因是外伤、静脉闭塞和静脉高压。硬脑膜动静脉瘘可根据多项参数进行分类：动静脉分流的病因、性质、位置，与颅内腔有关的偏侧优势和患病率，以及其他各种参数。

主要临床表现为耳后和枕区的搏动性刺痛（耳鸣）、脑神经病变、头痛和进行性痴呆。随着窦腔血栓形成，临床症状明显加重（Lasjaunia 等，1986；Noguchi 等，2004）。

影像表现　一项直接血管造影研究显示，DAVF 的供血动脉有不同程度的扭曲和来源多样性。供血动脉可来自颈外动脉的硬脑膜支和穿骨支、颈内动脉和椎动脉的小脑幕脑膜分支，以及枕动脉的主要分支（图 27.8）。

DAVF 在 CT 图像上可以是正常的，没有任何病理变化，特别是存在小瘘管的情况下。然而，用骨窗观察时，瘘管部的颅盖骨骨质可出现延伸的扭曲状压迹。对比增强应与血管造影更好地结合起来，这样可同时显示脑膜动脉处颅外动脉的进入和颅内血管的变化，以及硬膜静脉窦附近的瘘管（图 27.9）。

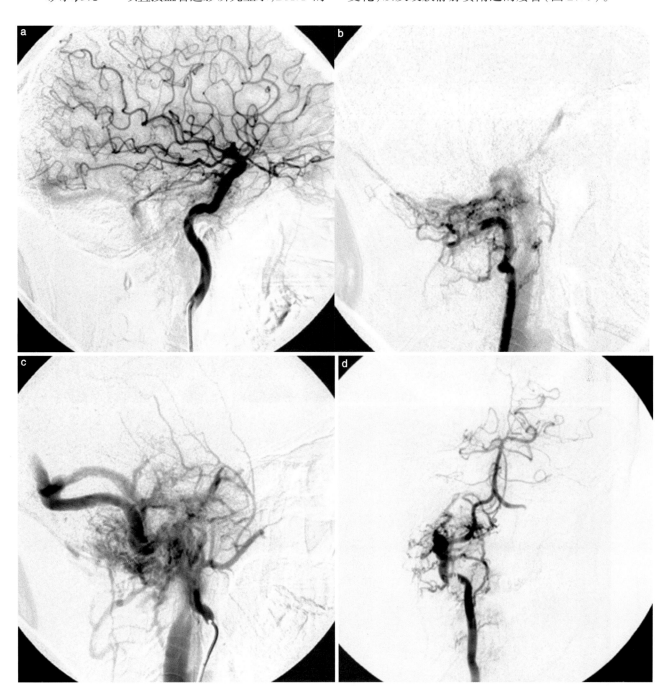

图 27.8　右侧横窦硬脑膜动静脉瘘。右侧颈内动脉（a-侧位）和右侧椎动脉（b,c-侧位，d-冠状位）脑血管直接造影示广泛的硬脑膜动静脉瘘，其主要由椎动脉系和颈动脉的脑膜支供血。在 DSA（c）静脉期，可评估动静脉瘘病理性血管网的范围

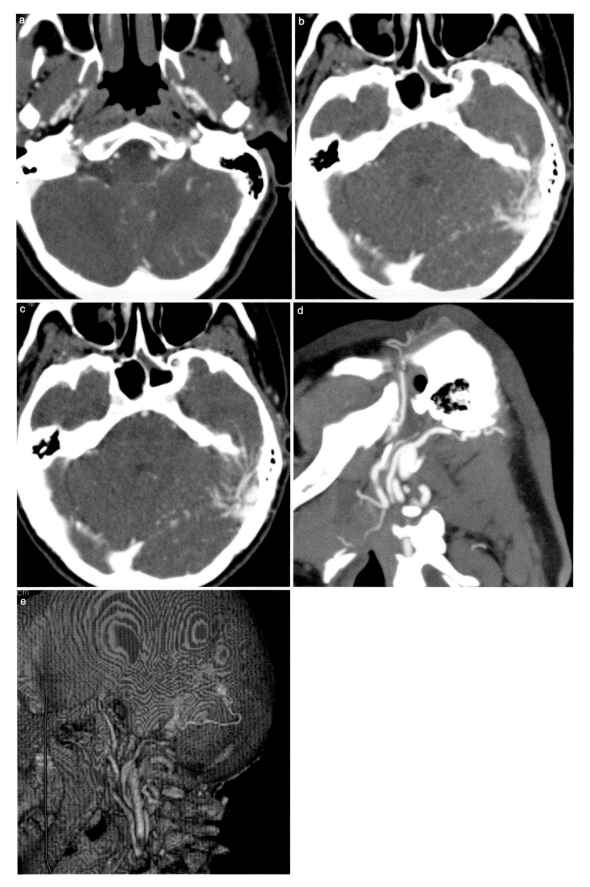

**图 27.9**    左侧横窦硬脑膜动静脉瘘。CTA 序列图像(a~c)示左横窦处一较大病理性动脉网。该瘘由颈外动脉枕支供血(d-2D 重建,e-3D 图像)

与 CT 一样, MRI 的表现很大程度上取决于 DAVF 的大小。在存在大的供血动脉的情况下, $T_1$ 和 $T_2$ 加权成像可以显示皮下脂肪和颅内蛛网膜下腔 ($T_2$ 加权序列最明显) 的 MR 信号丢失区域 (流空)。静脉窦血栓形成的病例中, $T_2$ 加权和 $T_2$-FLAIR 序列上血栓为高信号。

CT 和 MR 血管造影是重要的检查方法, 可以显示动静脉瘘动脉和静脉的结构 (图 27.10 和图 27.11)。然而, 直接血管造影仍然是 DAVF 的主要诊断和治疗方法 (Rucker 等, 2003 年)。

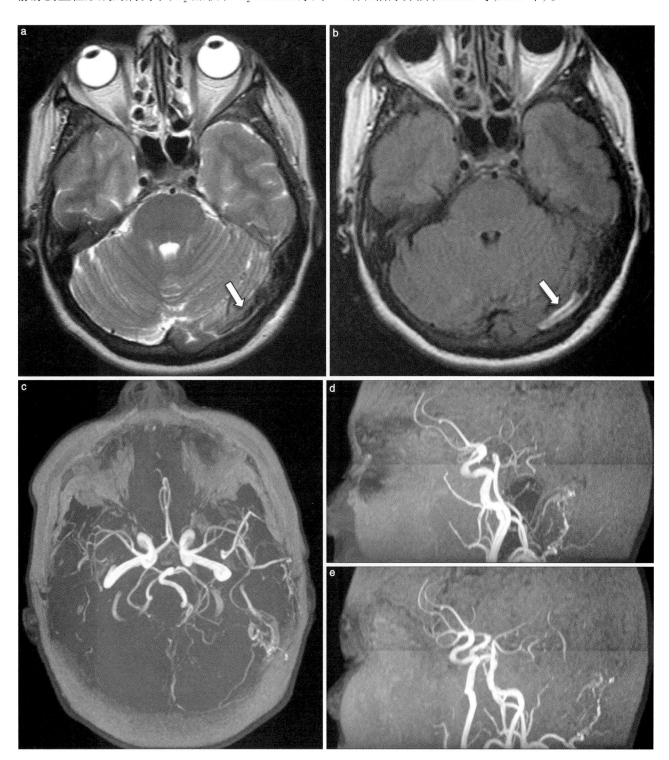

**图 27.10** 左侧横窦硬脑膜动静脉瘘。$T_2$(a) 和 $T_2$-FLAIR(b) 序列 MR 轴位图像示左侧横窦腔内急性血栓形成的高信号 (箭头)。3D TOF MR 血管成像多平面重组技术 (c~i) 示动静脉瘘的病理性血管网。血供来自枕及脑膜中动脉 (为颈外动脉分支)

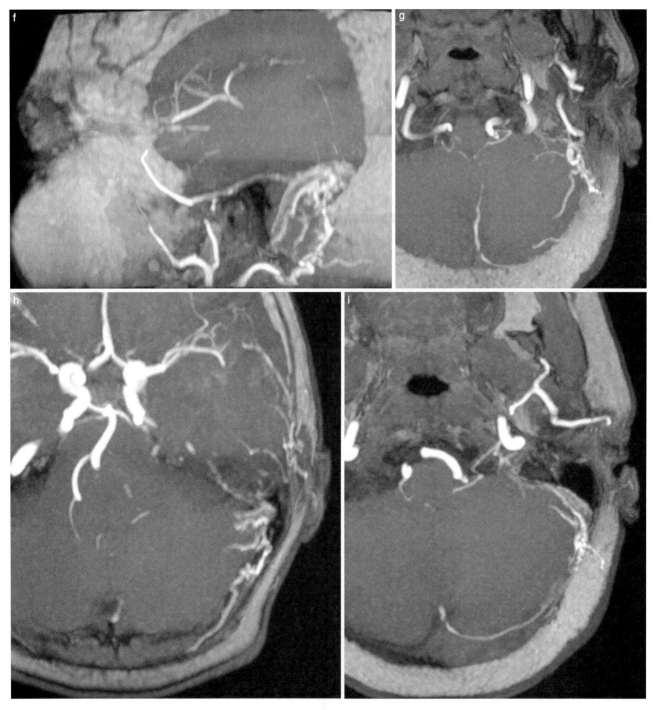

图 27.10(续)

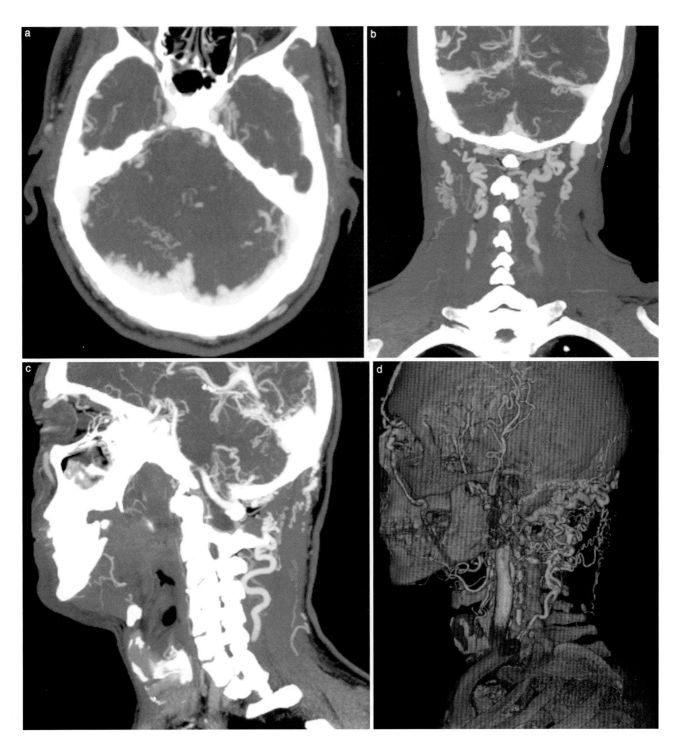

**图 27.11** 双侧横窦广泛硬膜动静脉瘘。横断位(a)、冠状位(b)、矢状位(c)、三维重组(d,e)CT 血管造影示枕部一巨大硬脑膜动静脉瘘,病变延伸至后颅窝。MRI T$_2$(f,g)、SWAN(h)加权序列和 3D TOF 磁共振血管成像(i),清晰显示由右侧椎动脉、左侧脑膜中动脉和枕动脉分支供血的硬脑膜动静脉瘘

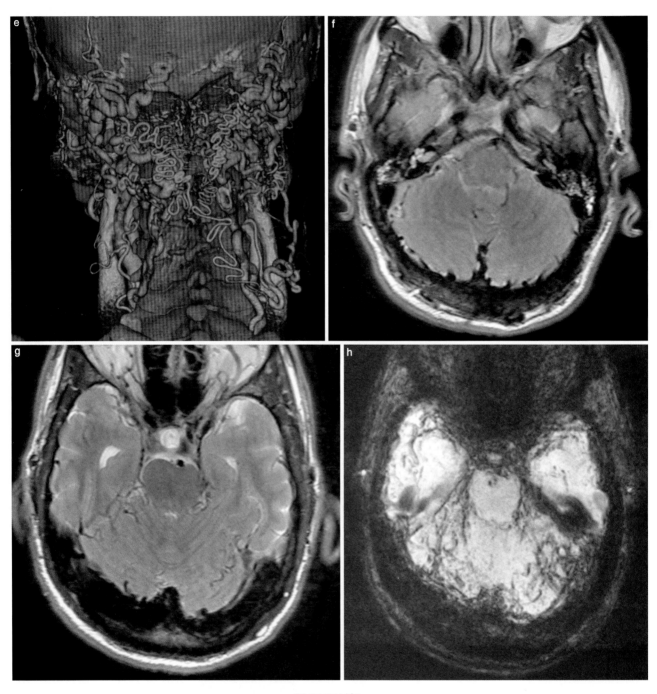

图 27.11（续）

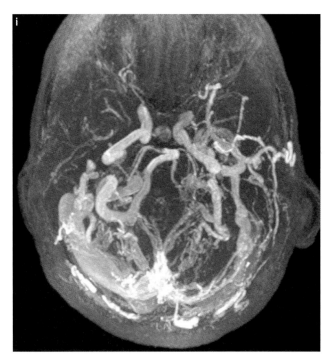

图 27.11(续)

鉴别诊断 横窦发育不全、静脉窦血栓形成、硬膜下血肿、蛛网膜粒扩大。

脑神经血管压迫综合征 是由于动脉或静脉(少数情况下)压迫脑神经造成的,当血管压迫后颅窝处的脑神经时,可引起许多典型的症状:三叉神经痛和面肌痉挛。

三叉神经痛 (沿一侧三叉神经分支的剧烈疼痛)是由于椎-基底动脉压迫三叉神经根(脑池部)而发生。按发生频率排列,压迫神经的血管依次为:小脑上动脉、小脑前下动脉、基底动脉脑桥支、小脑下后动脉。此外,椎-基底动脉延长扩张、囊状动脉瘤、动静脉畸形和硬脑膜动静脉瘘也可引起神经压迫。许多情况下,桥小脑角和岩斜区的肿瘤也可引起局部神经痛。这就是为什么即使该病临床表现典型,依然需对特定区域行 CT 或 MRI 静脉造影增强检查。

如果血管祥位于桥小脑池前上部(通常是小脑上动脉),则会对第 5 对脑神经节前段的近端造成压迫。

偏侧面肌痉挛 如血管祥位于桥小脑池的中部(通常是小脑上动脉和小脑前下动脉),则压迫第Ⅶ对脑神经根的近端或基底部。临床表现为面肌痉挛,以突发单侧不自觉面肌痉挛为特征。是由于小脑前下、后下或椎动脉局部压迫第Ⅶ对脑神经而引起。

血管压迫前庭神经的特征是耳部间断性麻刺感或打字机声音,并出现头晕,同样也是上述造成面肌痉挛的相关动脉所致。后几对脑神经痛是非常罕见

的。第Ⅸ对脑神经被血管压迫的特征是吞咽时以及从口咽放射到耳部的单侧阵发性疼痛。在 Eagle 综合征的病例中,舌咽神经痛的原因是颞骨茎突过长。

影像表现 CT 扫描通常为阴性,应注意椎动脉和基底动脉的位置,就算没有对比增强通常也可判断。高分辨率 MR 成像技术是诊断神经血管压迫综合征的最佳方法,薄层($T_2$ 和 $T_1$ 加权序列不超过 1~3mm)和脊髓造影序列(重 $T_2$ 加权序列、FIESTA 和其他类似扫描方案)尤为适用,这些显像方法可更好地识别大脑基底池中动脉和神经的关系。多平面 MR 重建(沿动脉或神经走行)的应用不仅可以显示神经和动脉的关系,还可显示相应神经干偏移和受压的情况。首选的扫描序列为 3D SPGR(层厚 1mm,各向同性体素)、FIESTA(GE),可抑制脑脊液的搏动伪影(层厚 0.6~0.8mm),以及平扫和增强的 3D TOF 血管造影(图 27.12 和图 27.13)。MRI 获得的数据经三维处理后显示的图像接近于直接显微外科(或内镜)的数据(图 27.14)。

动脉瘤(AA) 几乎所有颅内主要动脉都位于后颅窝或近旁,为动脉瘤形成的初始部位,在临床和影像学上类似斜坡、岩尖和桥小脑角区的肿瘤。一般来说,动脉瘤并不很常见,约占后颅窝占位性病变的 1%。动脉瘤最常好发于基底动脉分叉和椎动脉远端,其次是小脑后下动脉和前下动脉。颈内动脉虹吸部的多发动脉瘤可突向幕下区,有时基底动脉梭形动脉瘤可表现为假性肿瘤的临床病程(Hwang 等,2003)。

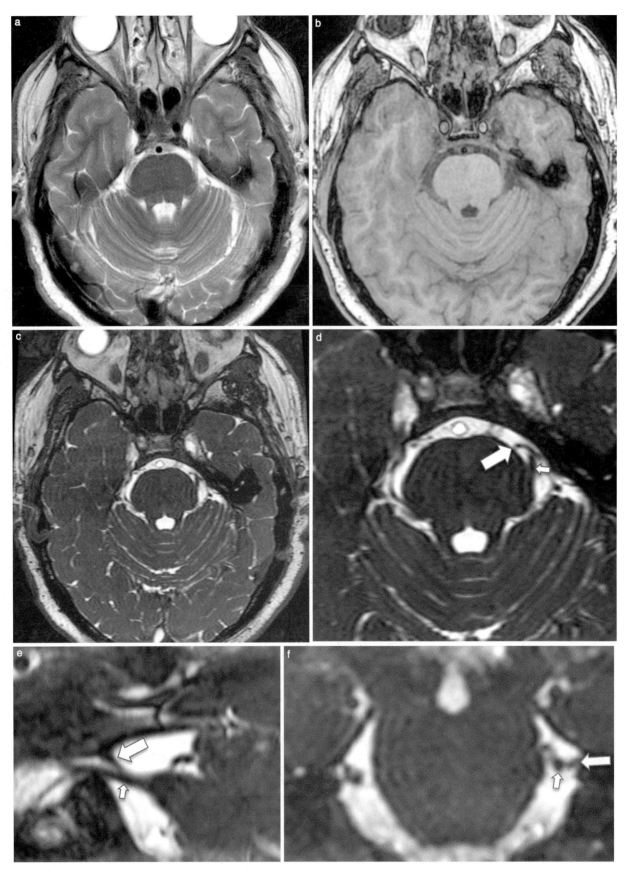

**图27.12**　神经血管压迫引起的左侧三叉神经痛。T$_2$(a)、SPGR(b)、FIESTA(c~f)MRI序列并重组图像显示小脑上动脉（大箭头）与第V神经根距离较近,并使其移位（小箭头）

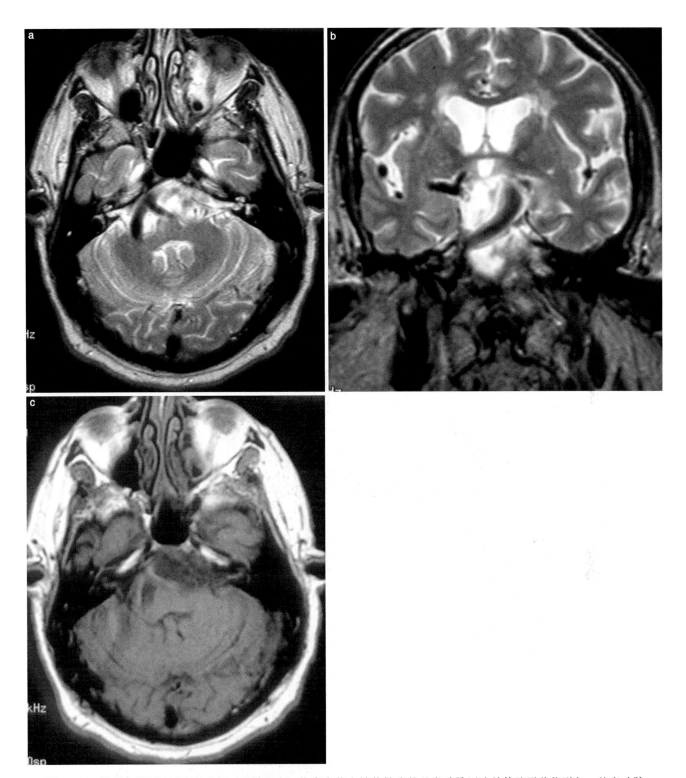

**图 27.13**　神经血管压迫引起的右侧三叉神经痛。临床症状由梭状扩张的基底动脉压迫并使脑干移位引起。基底动脉管腔较宽并压迫脑干,MRI $T_2$(**a,b**)和 $T_1$(**c**)加权序列

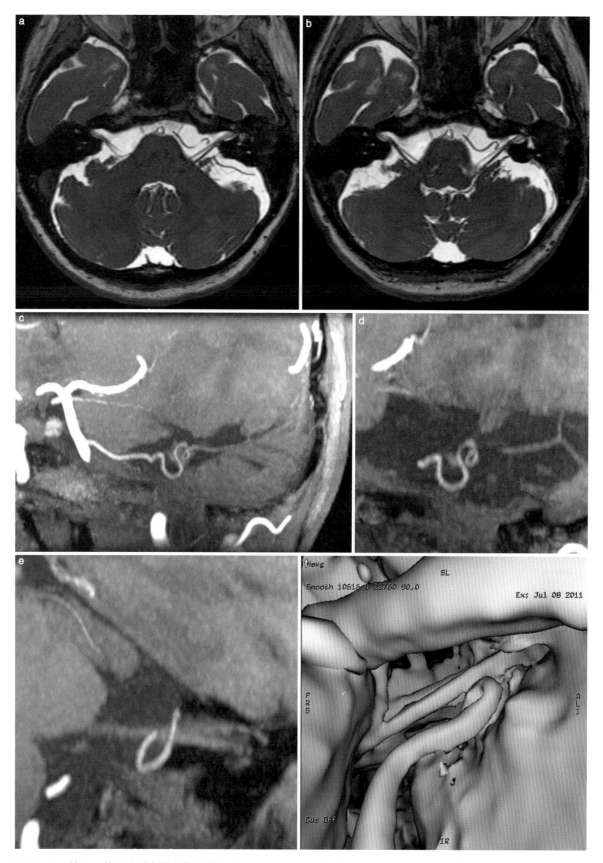

**图 27.14** 神经血管压迫引起的左侧面神经痛。MRI FIESTA 序列（a,b）、3D TOF MR 血管造影，以及二维重组（c~e）和三维重组（f~i—FIESTA，Navigator，GE），显示小脑前下动脉的不典型形态和走行，其在桥小脑角水平形成环状，并与面神经根相邻（箭头）

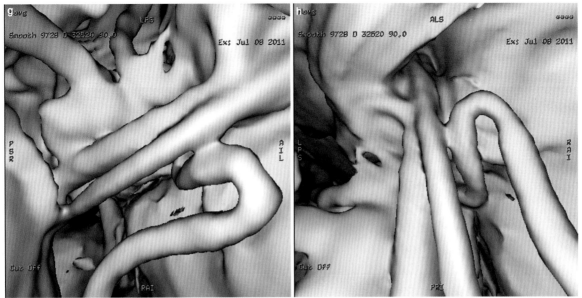

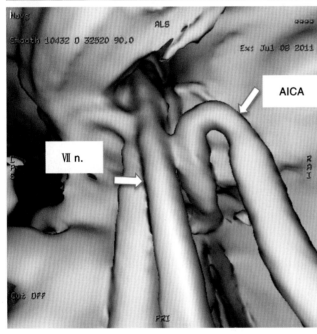

图 27. 14( 续 )

大多数动脉瘤呈圆形或椭圆形,大小从几毫米到几厘米(巨大)。大的动脉瘤在临床上表现为肿块占位性效应,尤其在脑干。基底动脉梭形动脉瘤,以细长形状为特征,有时类似于袖套,有时累及整个动脉。

**影像表现** 直接选择性血管造影仍被认为是诊断动脉瘤的首选,可显示动脉瘤与"母体"血管相关的主要局部解剖学特点。但是,该方法不仅能显示周围脑组织的相应变化(血栓范围、蛛网膜下腔出血范围、脑缺血及其他变化)。如果没有 CT 和 MRI 检查,现代神经影像学诊断动脉瘤是不全面的(Coley 等,

1998;Depauw 等,2003)。

常规 CT 显示完全功能性动脉瘤囊内为中等密度(>1cm 可充分显示)。较大动脉瘤和巨大动脉瘤常发现其壁有钙化,CT 平扫很容易识别(图 27.15)。此外,CT 有助于评估大多数动脉瘤并发的颅内出血甚至鞘内出血,确定脑积水的程度,评估邻近和远离动脉瘤脑组织的缺血性病灶。长期而言,位于大脑底部的大动脉瘤会导致颅底骨(斜坡,颞骨岩尖)的膨胀性改变,CT 骨窗可清晰地显示上述特征,但不能显示肿瘤生长的典型破坏性和浸润性改变(图 27.16)。

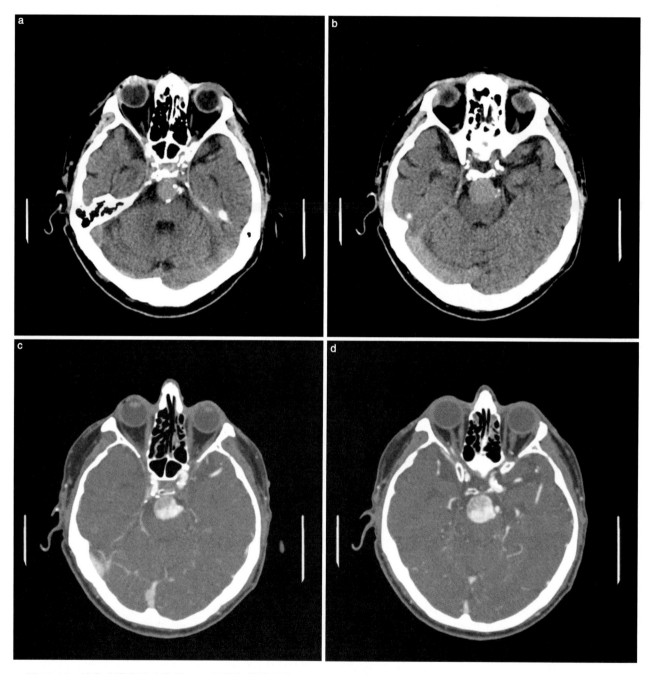

**图 27.15**　基底动脉囊状动脉瘤。CT 增强扫描横断位(a,b)显示一高密度强化病变,呈圆形,位于鞍后,囊内有小钙化。CT 血管造影(c,d)显示动脉瘤为部分功能性,基底动脉顶端腹侧部有血栓形成。三维重组显示基底动脉顶部巨大囊状动脉瘤(e,f)

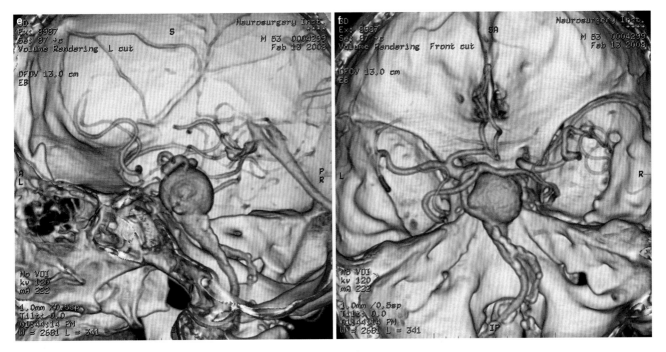

图 27.15(续)

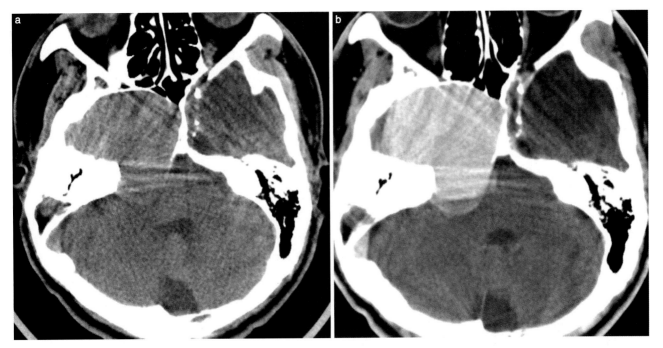

**图 27.16** 颈内动脉巨大动脉瘤。增强前(a)和增强后(b)CT 横断位显示右侧中颅窝一巨大且明显强化的病灶,病变致周围骨质呈明显膨胀性改变。在 $T_2$ 序列上,病变表现为动脉瘤典型的低信号(c)

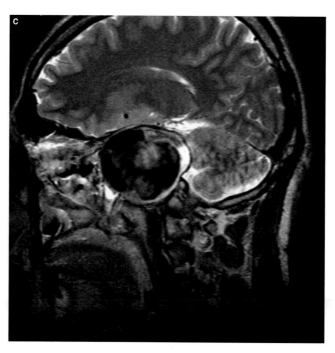

图 27.16(续)

CT 血管造影是鉴别动脉瘤功能部和血栓部的最佳方法,二维和三维重组(可用虚拟内镜模式)能解决术前诊断的基本问题(图 27.17 和图 27.18)。

动脉瘤的 MRI 表现主要取决于动脉瘤血栓部与功能部的比例,完全功能性动脉瘤在所有扫描序列($T_1$,$T_2$,$T_2$-FLAIR,DWI)上均表现为 MR 信号丢失(流空),只有巨大的动脉瘤才表现为不均匀的圆形占位性病变。动脉瘤的 MRI 特征是相位编码梯度方向上存在搏动伪影,血栓部的 MR 信号可根据血凝块收缩的程度从低信号到高信号不等。动脉瘤血栓的 MR 信号分层是另一个非常典型的特征。同时需要指出的是,动脉瘤囊内血栓形成并不是常态,然而我们在临床工作中遇到过(图 27.19~27.22)。

静脉注射对比剂后,CT 上动脉瘤密度明显增高,$T_1$ 加权图像上 MR 信号增高(由于动脉瘤囊内的快速血流,MR 信号具有不均匀的特点)。

通过 MR 血管造影 3D TOF 或 3D PC 序列可诊断动脉瘤。有时,当动脉瘤内完全形成血栓的情况下,不能通过直接和 CT 血管造影来显影,MR 血管造影也不能显示(如果 $T_1$ 加权序列上的 MR 信号相对于大脑而言是等信号的话)。

静脉畸形(静脉血管瘤) 是一种静脉发育缺陷,以小脑半球脑组织内微静脉血管异常扩张和分支形成为特征,静脉网通常被引流到单一的粗大静脉,静脉网通常沿小脑半球表面呈放射状走行,随后可进入颅底脑池中,最常见的情况是汇入一硬脑膜静脉窦

(横窦、乙状窦)。有时静脉血管瘤的形状独特,体积较大,以至于一些研究人员给予这种畸形特定的名称,如"水母头"等。

静脉性血管瘤的一个典型的解剖特征是缺乏动脉血流流入(或分流),这与动静脉畸形不同。

影像表现 直接血管成像只能在血管造影的后期(10~12 秒)才能显示静脉性血管瘤,通常表现为一小的静脉血管汇聚到一较大的静脉,最后流入静脉窦。

CT 平扫不能显示静脉血管瘤,通常 CT 增强在小脑半球处可显示线状强化,如果不使用多平面重组,就很难进行进一步的分析。只有 CT 血管造影才能显示后颅窝内静脉血管瘤的解剖情况,有研究表明该技术可清楚地显示所有异常静脉血管的结构特征,包括静脉曲张血管壁的微静脉石(钙化)(图 27.23)。

MRI 标准 $T_2$、$T_2$-FLAIR 和 $T_1$ 加权序列比 CT 能更好显示静脉性血管瘤,可明确引流静脉血流的线状低信号区域,通常 MRI 上不能显示原本的静脉血管。在 $T_2$ 和 $T_2$-FLAIR 序列上,结合周围脑组织水肿可提高静脉性血管瘤的显示。诊断静脉畸形的首选方法是 MRI 静脉造影,特别是应用 $T_1$ 加权序列(FSPGR、Bravo 等)三维重组技术可清晰显示异常静脉血管和引流静脉(图 27.24)。

鉴别诊断 动静脉畸形、多发性硬化灶、血管网状细胞瘤、转移瘤。

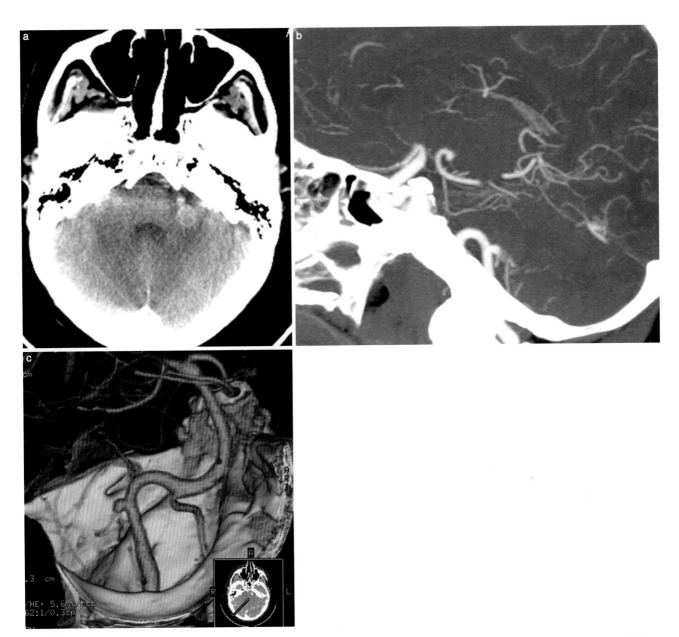

**图 27.17** 左侧椎动脉部分血栓形成性动脉瘤。CT 横断位（a）显示位于桥小脑角处的高密度病变,该病灶由两个圆形结节组成,CT 血管造影三维重组（b,c）显示部分血栓形成性动脉瘤起源于左侧小脑后下动脉（PICA）

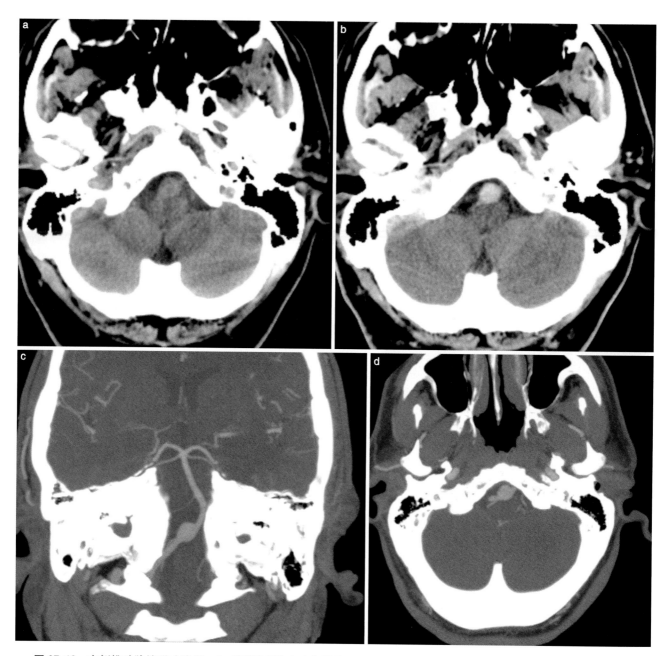

图 27.18　右侧椎动脉梭形动脉瘤。CT 横断位平扫（a）和增强（b）可见位于延髓前方的小椭圆形强化病变。CT 血管造影三维重组冠状位（c）、横断位（d）和矢状位（e）是显示梭形动脉瘤的标准成像方式，病变位于左侧小脑后下动脉开口平面以上。三维重组（f,g）和虚拟内镜血管造影（h,i）显示动脉瘤壁内外部情况

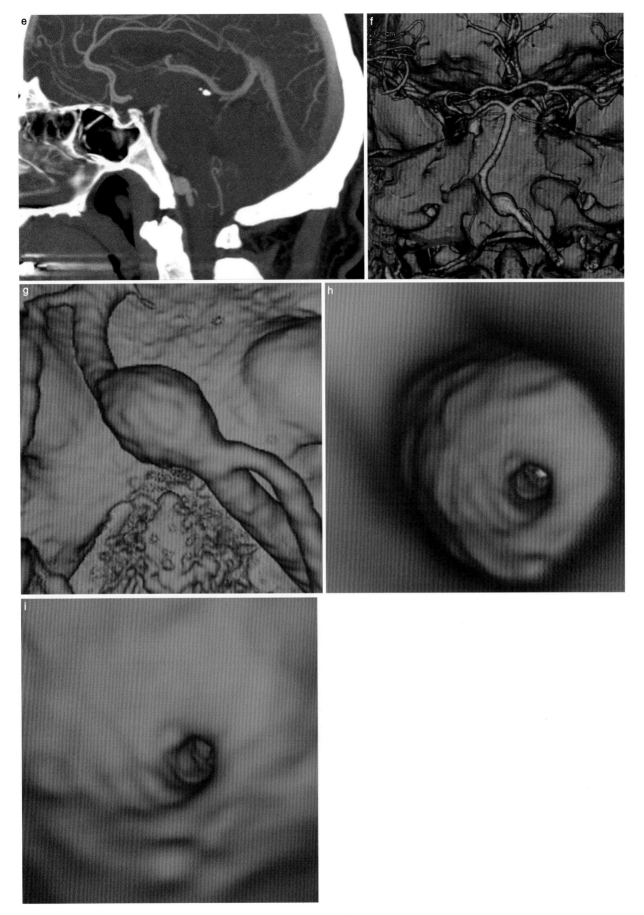

图 27.18(续)

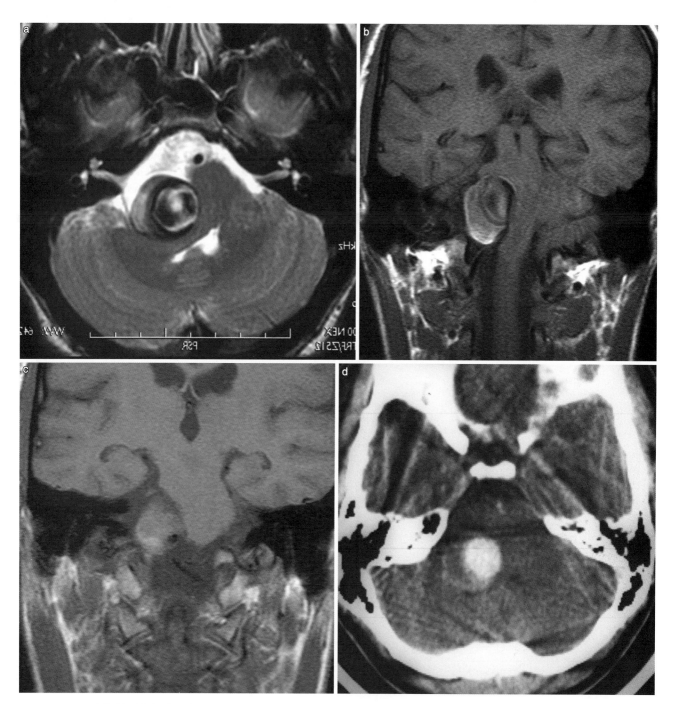

**图 27.19** 右侧椎动脉部分血栓形成性动脉瘤。MRI $T_2$(a)和 $T_1$(b,c)加权序列显示低信号的圆形血管病变,腔内血栓形成,脑干受压,血栓呈层状结构,$T_1$ 加权像呈高信号。CT 增强扫描横断位(d)显示动脉瘤内功能部较多造影剂积聚,在 MR 血管造影三维 TOF(e,f)上,动脉瘤 MR 信号明显增高

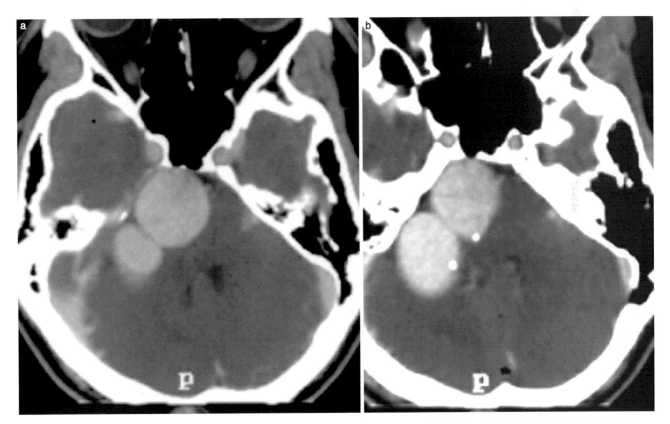

图 27.19(续)

**图 27.20** 椎基底动脉系多发动脉瘤。CT 血管造影(a,b)、矢状位(c,d)和三维图像(e,f)均显示右侧椎动脉两个大动脉瘤。磁共振血管造影显示右侧大脑后动脉另一(第三个)囊状动脉瘤

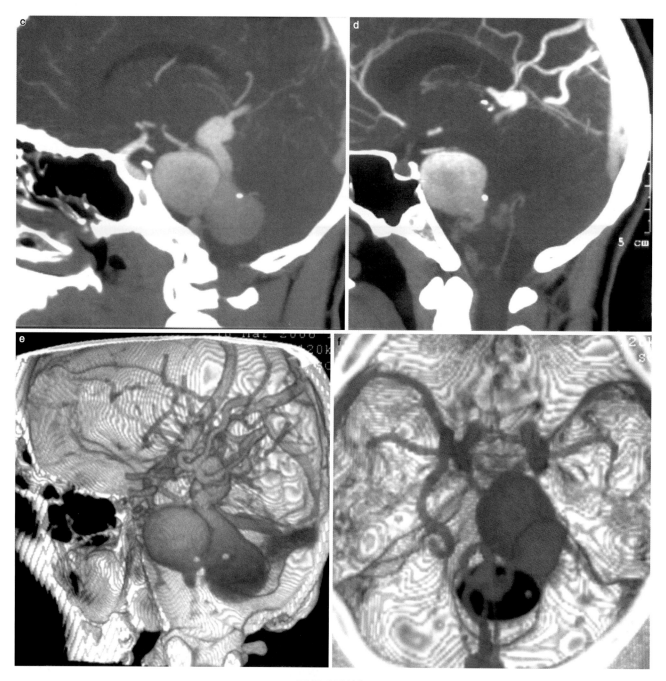

图 27. 20( 续 )

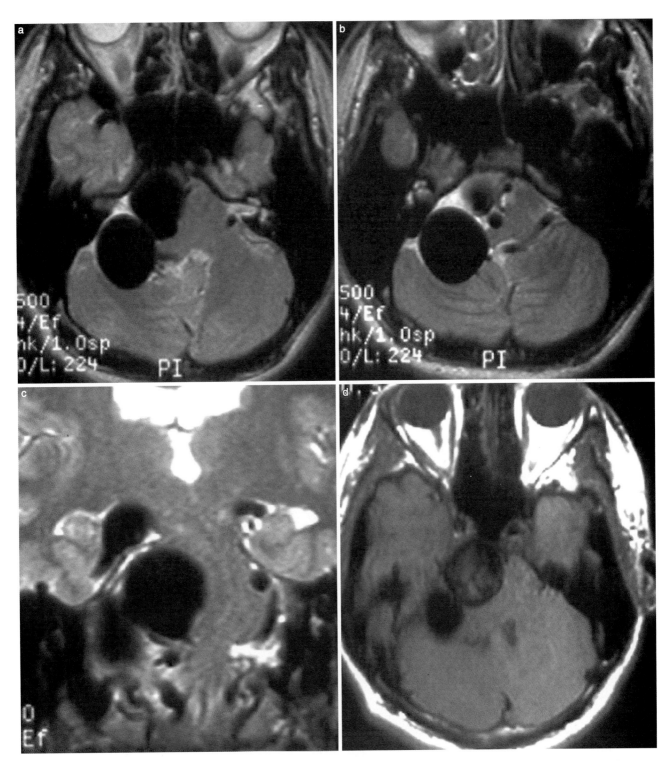

**图 27.21**　椎基底动脉系多发动脉瘤(CT 图像见图 27.19)。$T_2$(a~c)和 $T_1$(d,e)加权 MR 图像显示一较大圆形低信号($T_2$)血管病变。这些病变具有典型的快速血流"流空"信号。因动脉瘤内的湍流导致其 $T_1$ 序列信号高低不均。3D TOF MRI 横断位(f)显示右侧椎动脉和大脑后动脉功能性动脉瘤

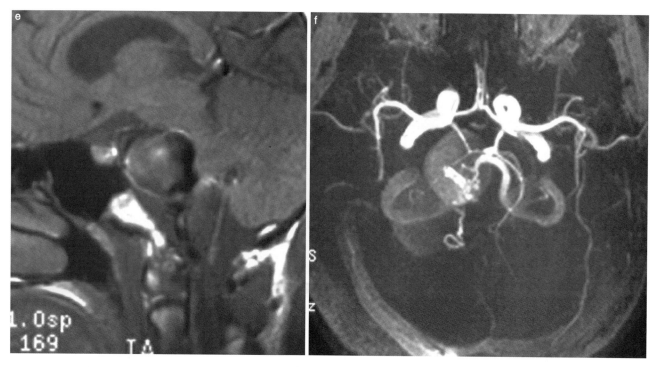

图 27.21(续)

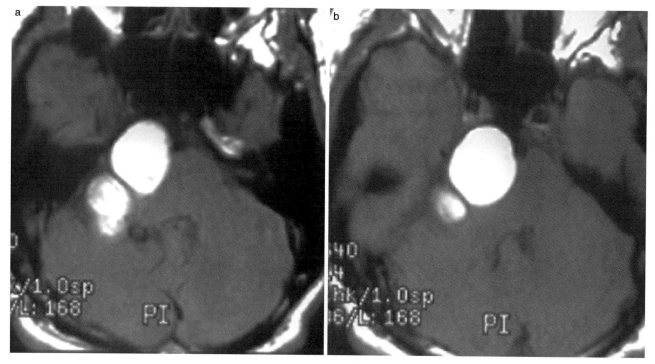

**图 27.22** 椎基底动脉系多发动脉瘤(CT 和 MRI 图像见图 27.19 和图 27.20),动脉瘤球囊闭塞术后 6 个月行动态 MRI 检查。本例显示腔内血栓在 MR T_1 加权像(a~d)上呈均匀高信号,在 3D TOF MR 血管造影中,由于血栓中含高铁血红蛋白,病变呈高信号(e,f),未发现动脉瘤有功能部

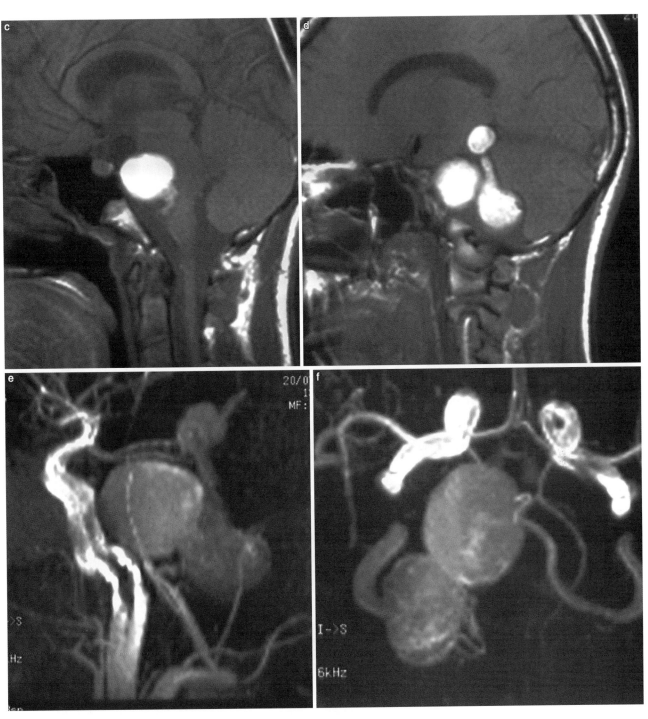

图 27.22(续)

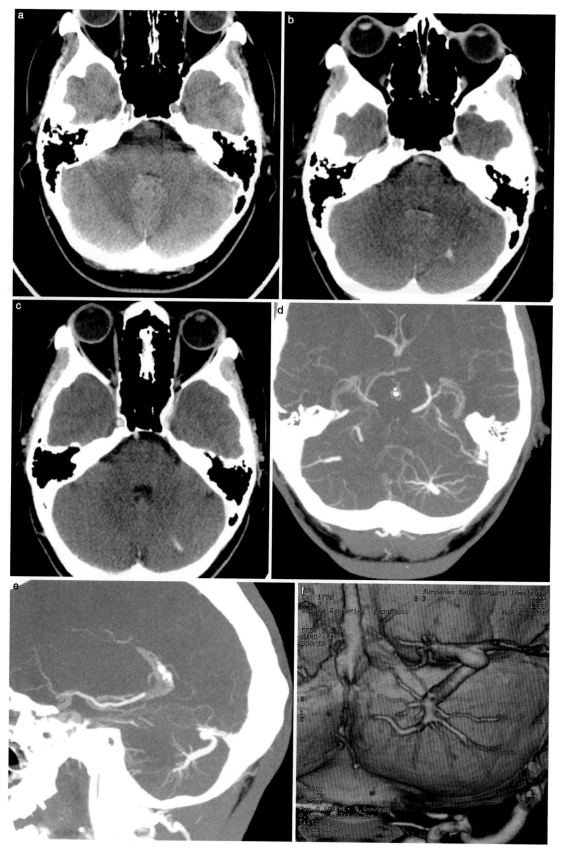

**图 27.23** 左侧小脑半球静脉性血管瘤。CT 平扫(a)和增强(b,c)横断位显示左侧小脑半球处见细小的明显强化线状区。CT 血管造影二维(d,e)和三维重组(f)清晰显示静脉性血管瘤("树根"样),并引流至横窦

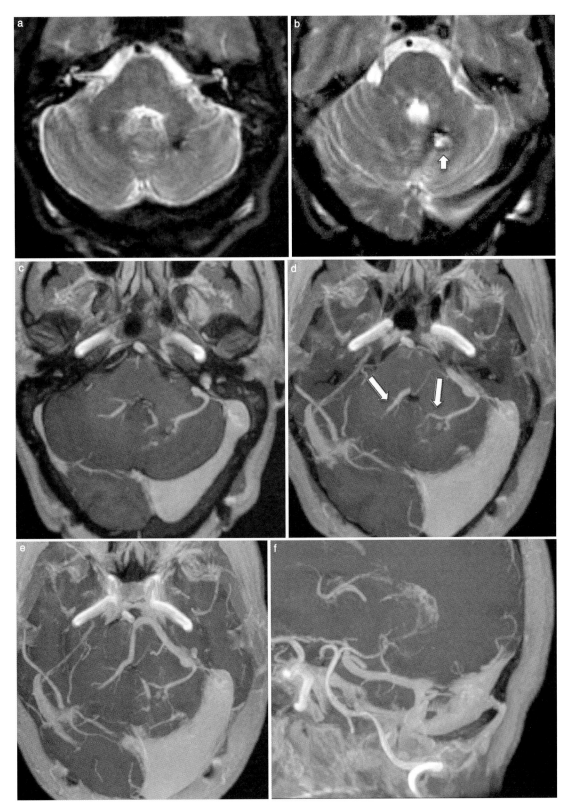

**图 27.24** 左侧小脑半球静脉性血管瘤,MR T$_2$(a,b)和增强后 T$_1$-SPGR 加权序列(不同层厚的二维重组,c~f)显示左侧小脑半球深部的两个静脉性血管瘤(箭头)合并小海绵状血管瘤(小箭头)

# 28 后颅窝和颅底罕见病例

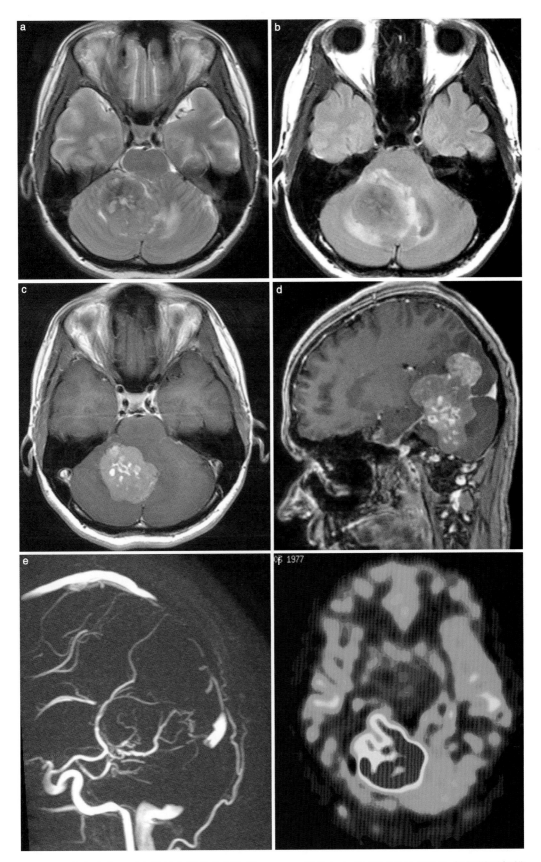

**图 28.1** 向小脑幕上下生长的血管外皮细胞瘤。MR $T_2$ 轴位(a)、$T_2$-FLAIR(b)和 $T_1$ 加权增强扫描(c,d)显示一以低信号为主($T_2$ 上)的巨大实性肿瘤,伴周围脑水肿。肿瘤呈明显不均匀强化,与普通肿瘤组织相比,该疾病有"岛"样强化。3D PC MR 血管造影显示肿瘤的血供来自颈内动脉(e)的小脑幕分支,磁共振灌注成像(ASL)显示肿瘤内有很高的血流值(f)

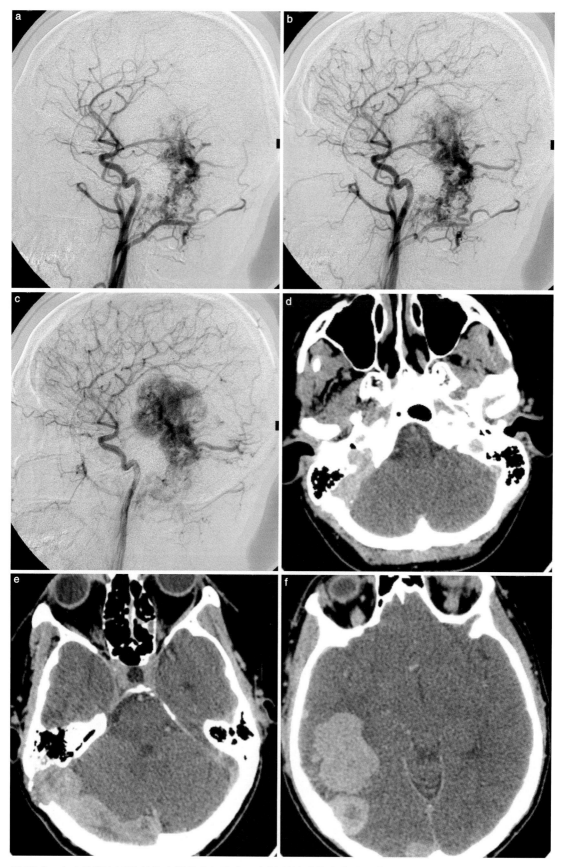

**图 28.2**　向小脑幕上下生长的血管外皮细胞瘤。右侧颈总动脉直接脑血管造影(a~c)显示肿瘤有丰富的血管,由颈外动脉(颞浅动脉、枕动脉等)供血,动脉期病变内见大量动静脉分流。CT 增强扫描横断位(d~f)显示肿瘤明显强化,伴颞骨岩部和枕骨骨质破坏。冠状位(g)和矢状位(h)CT 重组能清晰显示肿瘤向幕上生长。CT 灌注 CBF 图(i)显示肿瘤内血流异常增高

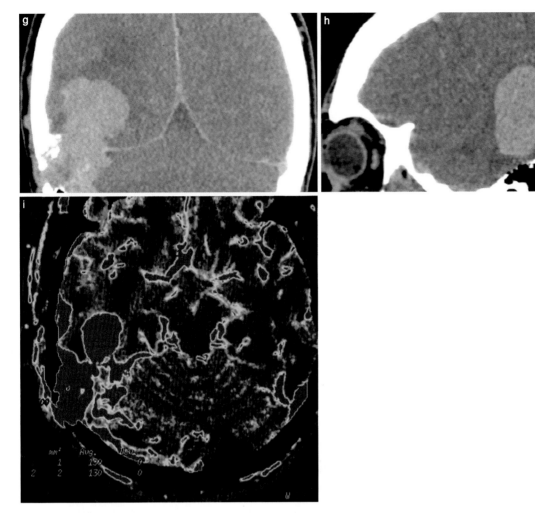

图 28.2( 续)

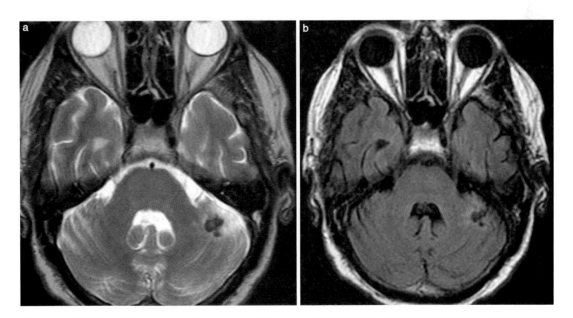

**图 28.3** 真菌性肉芽肿。MR $T_2$(a)、$T_2$-FLAIR(b)、$T_1$(c)和 SWAN(d)加权图像显示左侧小脑半球外侧部一小低信号区,并伴有灶周水肿,肉芽肿呈中度强化(e),侧脑室平面 $T_2$ 横断位 MR 图像(f)显示左侧基底节区有第二个低信号区

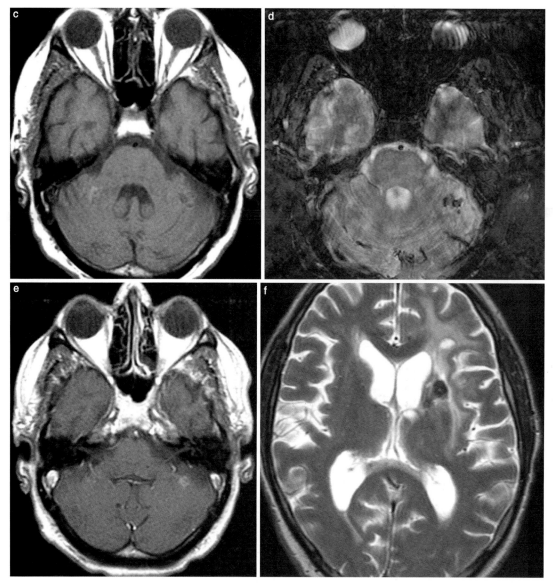

图 28.3(续)

**图 28.4**　颅底纤维肉瘤。横断位、冠状位、矢状位 $T_2$（a~c）、$T_2$-FLAIR-（d）和增强后 $T_1$（e~i）加权 MR 图像显示病变沿基底池广泛分布，$T_2$ 和 $T_2$-FLAIR 序列呈高信号，在小脑半球和小脑脚也可见多 灶性高信号，MRI 增强扫描（e~i）显示病变的广泛性异常强化

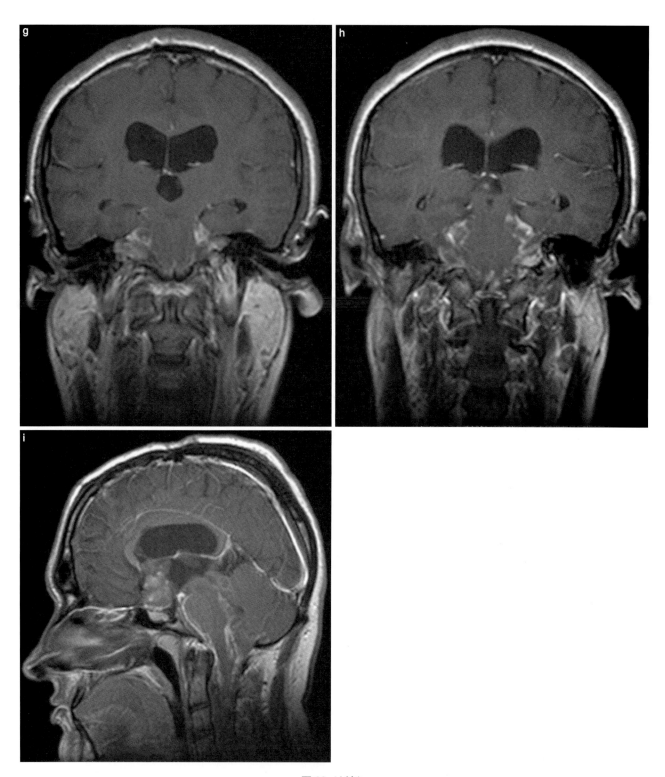

图 28.4(续)

# 参 考 文 献

Abe T et al (2002) Evaluation of pituitary adenomas by multidetectional multislice dynamic CT. Acta Radiol 43:556–559

Abramson D et al (2003) Adult ophthalmic oncology. In: Kufe DW, Pollock RE, Weichselbaum RR et al (eds) Holland-Frei Cancer Medicine, 6th edn. BC Decker, Hamilton, ON

Adada B et al (2003) Fibrous dysplasia of the clivus. Neurosurgery 52(2):318–322

Ahmadi J et al (1985) Cavernous sinus invasion by pituitary adenomas. AJNR 6:893–899

Alawi F (2002) Benign fibro-osseous disease of the maxillofacial bones. A review and differential diagnosis. Am J Clin Pathol 118(Suppl):50–70

Alkonyi B et al (2015) Differential imaging characteristics and dissemination potential of pylomyxoid astrocytomas versus pilocytic astrocytomas. Neuroradiology 57(6):625–638

Angeli S et al (1996) Magnetic resonance imaging in the evaluation of Langerhan's cell histiocytosis. Otolaryngol Head Neck Surg 114:120–124

Arat Y, Mawad M, Boniuk M (2004) Orbital venous malformations: current multidisciplinary treatment approach. Arch Ophthalmol 122:1151–1158

Aron-Rosa D, Doyon D, Salamon G et al (1978) Tolosa-Hunt syndrome. Ann Ophthalmol 10:1161–1168

Asa S (2008) Practical pituitary pathology: what does the pathologist need to know? Arch Pathol Lab Med 132:1231–1240

Asaumi J, Matsuzaki H, Hisatomi M et al (2002) Application of dynamic MRI to differentiating odontogenic myxomas from ameloblastomas. Eur J Radiol 43(1):37–41

Astafyeva L et al (2009) Decision making in the treatment of the giant prolactin-secreting pituitary adenomas. Vopr Neurochirurgii NN Burdenko 2:23–28. (in Russian)

Astafyeva L et al (2011) Giant prolactin-secreting pituitary adenomas. In: Dedov I (ed) Clinical endocrinology. UP Print, Moscow, pp 127–136. (in Russian)

Atlas S (ed) (2009) MR imaging of the brain and spine. Wolters Kluwer/Lippincott, Philadelphia, p 1086

Atlas S, Grossman R et al (1987) MR imaging of metastatic melanoma. Radiology 3:577–582

Baert A, Sartor K (2006) Imaging of orbital and visual pathway pathology. Springer, Berlin, p 429

Balcer L, Liu G, Heller G et al (2001) Visual loss in children with neurofibromatosis type 1 and optic pathway gliomas: relation to tumor location by magnetic resonance imaging. Am J Ophthalmol 131:442–445

Balmer A, Zografos L, Munier F (2006) Diagnosis and current management of retinoblastoma Oncogene 25:5341–5349. doi:10.1038/sj.onc.1209622

Barath K et al (2011) Neuroradiology of Cholesteatomas. AJNR 32(2):221–229

Barnes L (1985) Diseases of the nose, paranasal sinuses and nasopharynx. In: Barnes L (ed) Surgical pathology of the head and neck, vol 2. Marcel Dekker, New York, pp 1045–1209

Barnes L, Kanbour A (1988) Malignant fibrous histiocytoma of the head and neck. A report of 12 cases. Arch Otolaryngol Head Neck Surg 114(10):1149–1156

Barnes L, Verbin R, Appel B et al (2000) Tumor and tumor-like lesions of the soft tissue. In: Barnes L (ed) Surgical pathology of the head and neck, vol 2, 2nd edn. Marcel Dekker, New York, p 1084

Barsi P, Kenéz J, Várallyay G, Gergely L et al (1992) Unusual origin of free subarachnoid fat drops: a ruptured spinal dermoid tumour. Neuroradiology 34:343–344

Barrow et al (1985) Classification and treatment of spontaneous carotid cavernous sinus fistulas. J Neurosurg 62:248–256

Battineni ML et al (2007) Idiopathic hypereosinophilic syndrome with skull base involvement. AJNR 28(5):971–973

Beardsley T, Brown S, Sydnor C et al (1984) Eleven cases of sarcoidosis of the optic nerve. Am J Ophthalmol 97(1):62–77

Beltran J, Simon D, Levy M, Herman L et al (1986) Aneurysmal bone cysts: MR imaging at 1.5T. Radiology 158:689–690

Bencherif B, Zouaoui A, Chedid G et al (1993) Intracranial extension of an idiopathic orbital inflammatory pseudotumor. AJNR 14:181–184

Benninger M, Ferguson B, Hadley J, Hamilos D et al (2003) Adult chronic rhinosinusitis: definitions, diagnosis, epidemiology and pathophysiology. Otolaryngol Head Neck Surg 129(Suppl):1–32

Berlit P, Fedel C et al (1996) Bacterial brain abscess: experiences with 67 patients. Fortschr Neurol Psychiatr 64(8):297–306

Bernal-Sprekelsen M, Vazquez A, Pueyo J et al (1998) Endoscopic resection of juvenile nasopharyngeal fibromas. HNO 46(2):172–174. (German)

Bertelmann E, Hartmann C, Minko N (2011) Intraorbital cavernous hemangiomas: symptoms, diagnostics and surgical approaches. Klin Monbl Augenheilkd 228(1):49–53. (in German)

Bilgen C et al (2003) Jugular bulb diverticula: clinical and radiologic aspects. Otolaryngol Head Neck Surg 128(3):382–386

Boellis A et al (2014) Pituitary apoplexy: an update on clinical and imaging features. Insights Imaging 5(6):753–762

Boonvisut S, Ladpil S, Sujatanond M et al (1998) Morphologic study of 120 skull base defects in frontoethmoidal encephalomeningoceles. Plast Reconstr Surg 101(7):1784–1795

Bradly P, Jones N et al (2003) Diagnosis and management of esthesioneuroblastoma. Curr Opin Otolaryngol Head Neck Surg 11(2):112–118

Bret P et al (2002) Solitary plasmacytoma of the sphenoid. Neurochirurgie 48(5):431–435

Britt R, Enzmann D et al (1984) Experimental anaerobic brain abscess. Computerized tomographic and neuropathological correlations. J Neurosurg 60(6):1148–1159

Brook I (2003) Acute and chronic frontal sinusitis. Curr Opin Pulm Med 9(3):171–174

Brovkina AF (2002) Ophtalmooncology: Guideline for medical doctors. Medicine Moscow, p 420 (in Russian)

Brovkina AF (2004) Endicrine ophtalmopathy. Medicine: GEOTAR-Media Moscow, p 174 (in Russian)

Brovkina AF (2008) Diseases of the orbit. Medicine: Medical News Agency Moscow, p 256 (in Russian)

Brown R, Sage MR et al (1990) CT and MR findings in patients with chordomas of the petrous apex. Am J Neuroradiol 11:121

Brown E et al (1994) Chondrosarcoma of the skull base. Neuroimag Clin N Am 4(3):529–541

Buetow M, Burton P, Smirniotopoulos J (1991) Typical, atypical and misleading features in meningioma. Radiographics 11:1087–1100

Cabanis E, Bourgeois H, Iba-Zizen M (1996) Imagerie en ophtalmologie. Masson, Paris, pp 408–666

Caldemeyer K et al (1997) The jugular foramen: a review of anatomy, masses, and imaging characteristics. Radiographics 17(5):1123–1139

Camody R, Mafee M, Goodwin J et al (1994) Orbital and optic pathway sarcoidosis: MR findings. AJNR 15:775–783

Cantore W (2000) Neural orbital tumors. Curr Opin Ophthalmol 11:367–371

Carmel P (1985) The empty sella syndrome. In: Wilkins R, Reganchary S (eds) Neurosurgery. McGraw-Hill, New York, pp 884–888

Carmel P, Antunes J, Chang C (1982) Craniopharyngiomas in children. Neurosurgery 11:382–389

Carrol G, Haik B, Fleming J et al (1999) Peripheral nerve tumors of the orbit. Radiol Clin N Am 37(1):195–202

Castillo M (1993) Rhabdomyosarcoma of the middle ear: imaging features in two children. AJNR 14:730–733

Castillo M (2002) Neuroradiology. Lippincott Williams &Wilkins, Philadelphia, p 493

Castillo B, Kaufman L (2003) Pediatric tumors of the eye and orbit. Pediatr Clin N Am 50:149–172

Charabi S et al (1995) Acoustic neuroma (vestibular schwannoma). Growth and surgical and nonsurgical consequences of the wait-and–see policy. Otolaryngol Head Neck Surg 113:5–14

Chen C, Ying S, Yao M et al (2008) Sphenoid sinus osteoma at the sella turcica associated with empty sella. AJNR 29:550–551

Chena X et al (2011) Clival invasion on multi-detector CT in 390 pituitary macroadenomas: correlation with sex, subtype and rates of operative complication and recurrence. AJNR 32:785–789

Cherekaev V, Korshunov A, Pronin I et al (2001) Extensive craniofacial chondrosarcoma. J Voprosi Neurosurg 4:28–31. (in Russian)

Cherekaev V, Makhmudov U et al (1998) Variants in the growth of meningiomas of the base of the skull spreading into the orbit and paranasal sinuses. Zh Vopr Neirokhir Im NNBurdenko 2:45–50

Chung S, Chang B, Dhong H (2002) Surgical, radiological, and histological findings of the antrochoanal polyp. Am J Rhinol 16(2):71–76

Chung S et al (1998) Facial nerve schwannomas: CT and MR findings. Yonsei Med J 39(2):148–153

Ciricillo S et al (1991) Intracranial arachnoid cysts in children: a comparison of the effects of fenestration and shunting. J Neurosurg 74:230–235

Citardi M, Janjua T, Abrahams J et al (1996) Orbitoethmoid aneurysmal bone cyst. Otolaryngol Head Neck Surg 114:466–470

Cohen T, Powers S, Williams D (1992) MR appearance of intracanalicular eight nerve lipoma. AJNR 13:1188–1190

Coley S et al (1998) Giant aneurysm of the petrous internal carotid artery: diagnosis and treatment. J Laryngol Otol 112(2):196–198

Collins VP et al (2015) Pilocytic astrocytoma: pathology, molecular mechanisms and markers. Acta Neuropathol 129(6):775–788

Constantinidis J, Steinhart H, Koch M et al (2004) Olfactory neuroblastoma: the University of Erlangen–Nuremberg experience 1975–2000. Otolaryngol Head Neck Surg 130(5):567–574

Coupland S, Hummel M et al (2002) Ocular adnexal lymphomas: five case presentations and a review of the literature. Surv Ophthalmol 47:470–490

Crabtree J (1983) Acute otitis media and mastoiditis. In: English GM (ed) Otolaryngology. Harper & Row, Hagerstown

Cummings T, Provenzale J, Hunter S et al (2000) Gliomas of the optic nerve: histological, immunohistochemical (MIB-1 and p53), and MRI analysis. Acta Neuropathol 99:563–570

Cunnane M, Sepahdari A, Gardier M, Mafee M (2011) Pathology of the eye and orbit. In: Som P, Cutrin H (eds) Head and neck imaging, vol 1, 5th edn. Mosby, Maryland Heights, MI, pp 591–756

Cunningham M et al (1989) Otologic manifestations of Langerhans' cell histiocytosis. Arch Otolaryngol Head Neck Surg 115:807–813

Curati W et al (1986) Acoustic neuromas: Gd-DTPA enhancement in MR imaging. Radiology 158:447–451

Curin H, Cunnane M (2009) The skull base. In: Magnetic resonance imaging of the brain and spine. Wolters Kluwer/Lippincott Williams & Wilkins, Philadelphia, pp 1088–1119

D'Ambrosio N et al (2008) Craniofacial and intracranial manifestations of langerhans cell histiocytosis: report of findings in 100 patients. AJR 191(2):589–597

Daemerel P, Wilms G, Lammeus M (1991) Intracranial meningiomas: correlation between MRI and histology in fifty patients. J Comput Assist Tomogr 15:45–51

Dalley R et al (1986) Case report: computed tomography of anterior inferior cerebellar artery aneurysm mimicking an acoustic neuroma. J Comput Assist Tomogr 10:881–884

Daningue J, Wilson C (1977) Pituitary abscesses: report of 7 cases and review of the literature. J Neurosurg 46:601–608

Darrouzet V et al (2002) Congenital middle ear cholesteatomas in children. Our experience in 34 cases. Arch Otolaryngol Head Neck Surg 126(1):34–40

Daughaday W (1985) The anterior pituitary. In: Wilson J, Foster D (eds) Willian's textbook of endocrinology, 7th edn. Saunders, Philadelphia, pp 568–612

de Graaf P, Barchov F et al (2005) Retinoblastoma: MR Imaging parameters in detection of tumor extent. Radiology 235:197–207

De Potter P, Shields J, Shields C (1995) MRI of the eye and orbit. Lippencott, Philadelphia

Dedov I (ed) (1997) MRI in diagnostics of hypothalamic-pituitary system and adrenal gland disease. Medicine, Moscow. (in Russian)

Deen H, Sheithauer B, Ebersold M (1982) Clinical and pathological study of meningiomas of the first two decade of life. J Neurosurg 56:317–322

Delfini R et al (1993) Mucoceles of the paranasal sinuses with intracranial and intraorbital extension: report of 28 cases. Neurosurgery 32:901–906

Demirci H (2002) Orbital tumors in the older adults population. Ophthalmology 109(2):243

Depauw P et al (2003) Endovascular treatment of a giant petrous internal carotid artery aneurysm. Case report and review of the literature. Minim Invasive Neurosurg 46(4):250–253

Djindjian R et al (1973) Internal carotid-cavernous sinus, arteriovenous fistulae: current radio-anatomic aspects and therapeutic perspectives. Neurochirurgie 19(1):75–80

Dolan K (1974) Malignant lesions of the ear. Radiol Clin N Am 12:585–600

Donath J et al (2004) Effect of bisphosphonate treatment in patients with Paget's disease of the skull. Rheumatology (Oxford) 43(1):89–94

Donnet A, Metellus P, Levrier O et al (2008) Endovascular treatment of idiopathic intracranial hypertension: clinical and radiologic outcome of 10 consecutive patients. Neurology 70(8):641–647

Dormont D et al (1995) Gadolinium-enhanced MR of chronic dural sinus thrombosis. AJNR 16:1347–1352

Ducrey N, Spahn B (2002) Emergencies in nontraumatic orbital diseases. J Fr Ophtalmol 25:927–930

Dulguerov P, Allal A, Calcaterra T (2001) Esthesioneuroblastoma: a meta-analysis and review. Lancet Oncol 2(11):683–690

Dutton J (1994) Gliomas of the anterior visual pathway. Surv Ophthalmol 38:427–452

Dobben G et al (2000) Otogenic intracranial inflammations: role of magnetic resonance imaging. Top Magn Reson Imaging 11(2):76–86

Eagle R (1999) Eye pathology. In: An atlas and basic text. WB Saunders, Philadelphia, pp 247–283

Earwaker J (1993) Paranasal sinus osteomas: a review of 46 cases. Skelet Radiol 22:417–423

Eckardt A, Lemound J, Gellrich N (2013) Orbital lymphoma: diagnostic approach and treatment outcome. World J Surg Oncol 11:73

Egan R, Lessell S (2002) A contribution to the natural history of optic nerve sheath meningiomas. Arch Ophthalmol 120:1505–1508

Egorenkov VV (2010) Boundary and benign bone tumours. J Pract Oncol 11(1):37–44. (in Russian)

Elster A et al (1989) Meningiomas: MR and histopathological features. Radiology 170:857–862

Engelbrecht V, Preis S, Hassler W, Lenard H et al (1999) CT and MRI of congenital sinonasal ossifying fibroma. Neuroradiology 41(7):526–529

Enzinger F (1965) Intramuscular myxoma:a review and follow-up study of 34 cases. Am J Clin Pathol 43:104–113

Enzinger F, Weiss S (1988) Rhabdomyosarcoma. In: Soft tissue tumors, 2nd edn. Mosby, St Louis, MO, pp 448–488

Erdem E et al (2003) Comprehensive review of intracranial chordoma. Radiographics 23(4):995–1009

Essuman V, Ntim-Amponsah C, Akafo S (2010) Presentation of retinoblastoma at a pediatric eye clinic in Ghana. Ghana Med J 44(1):5–10

Esteves C et al (2015) Pituitary incidentalomas: analysis of a neuroradiological cohort. Pituitary 18(6):777–781

Eustis H et al (1998) MR imaging and CT of orbital infections and complications in acute rhinosinusitis. Radiol Clin N Am 36:1165–1183

Feldman BA (1982) Rhabdomyosarcoma of the head and neck. Laryngoscope 92:424–440

Fellbaum C, Hansmann M, Lennert K (1989) Malignant lymphomas of the nasal and paranasal sinuses. Virchows Arch A Pathol Anat Histopathol 414:399–405

Fischbein N et al (2000) Recurrence of clival chordoma along the surgical pathway. AJNR 21(3):578–583

Fisch, Mattox (1988) Microsurgery of the skull base. Stutgart Georg Thieme, Verlag

Freeman JL et al (2004) MR imaging and spectroscopic study of epileptogenic hypothalamic hamartomas: analysis of 72 cases. AJNR 25:450–462

Frezza A, Cesari M, Baumhoer D et al (2015) Mesenchymal chondrosarcoma: Prognostic factors and outcome in 113 patients. A European Musculoskeletal Oncology Society study. Eur J Cancer 51:374–381

Friedrich R et al (2010) Dysplasia of the orbit and adjacent bone associated with plexiform neurofibroma and ocular disease in 42 NF-1 patients. Anticancer Res 30(5):1751–1764

Frierson H, Mills S, Fechner R et al (1986) Sinonasal undifferentiated carcinoma : an aggressive neoplasm derived from Schneiderian epithelium and distinct from olfactory neuroblastoma. Am J Pathol 10:771–779

Fujisawa I et al (1987) Transection of the pituitary stalk: development of an ectopic posterior lobe assessed with MRI. Radiology 165:487–489

Fusco N, Guerini-Rocco E, Schultheis A et al (2015) The birth of an adenoid cystic carcinoma. Int J Surg Pathol 23(1):26–27

Gabibov G (1993) Meningiomas of the anterior skull base expanding into orbit, paranasal sinuses, nasopharynx, and oropharynx. J Craniofac Surg 4(3):124–127

Gadwal S, Fanburg-Smith J, Gannon F et al (2000) Primary chondrosarcoma of the head and neck in pediatric patients: a clinicopathologic study of 14 cases with a review of the literature. Cancer 88:2181–2188

Garcia Santos J et al (1993) Arachnoid cysts of the middle fossa: a consideration of their origin based on imaging. Neuroradiology 39:395–358

Gautier-Smith P (1960) Bilateral pulsating exophthalmos due to metastases from carcinoma of prostate. Br Med J 1:330

Goepfert H et al (1979) Rhabdomyosarcoma of the temporal bone: is surgical resection necessary? Arch Otolaryngol 105(6):301–313

Gordon L (2003) Diagnostic dilemmas in orbital inflammatory disease. Ocul Immunol Inflamm 11:3–15

Graham D, Lantos P (1997) Greenfield's neuropathology, vol 2, 6th edn. Arnold, London, pp 583–795

Gray B et al (1995) Spontaneous meningocele, a rare middle ear mass. AJNR 16:203–207

Greenberg J et al (1988) Cholesterol granuloma of the petrous apex: MR and CT evaluation. AJNR 9(6):1205–1214

Griffeth M, Dailey R, Ofner S (1997) Bilateral spontaneous subperiosteal hematoma of the orbit: a case report. Arch Ophthalmol 115(5):679–680

Griffin C et al (1987) MR and CT correlation of cholesterol cysts of the petrous bone. AJNR. 8:825–829

Grossman R, Davis KR (1981) Cranial computed tomographic appearance of chondrosarcoma of the base of the skull. Radiology 141:403–408

Grossman R, Yousem D (1994) Neuroradiology. Chapter 13. In: Sinonasal disease. Mosby, St. Louis, pp 359–376

Gualdi G et al (1991) Unusual MR and CT appearance of an epidermoid tumor. AJNR 12:711–772

Gupta R (1989) Sellar abscess associated with tuberculous osteomyelitis of skull: MR findings. AJNR 10:448–454

Gupta S, Gupta RK et al (1993) Signal intensity patterns in intraspinal dermoids and epidermoids on MR imaging. Clin Radiol 48:405–413

Gupta A et al (2011) Carcinoid tumor metastases to the extraocular muscles: MR imaging and CT findings and review of the literature. AJNR 32:1208–1211

Hamilos D, Lund VJ et al (2004) Etiology of chronic rhinosinusitis: the role of fungus. Ann Otol Rhinol Laryngol Suppl 193:27–30

Harcourt J, Gallimore A (1993) Leiomyoma of the paranasal sinuses. J Laryngol Otol 107:740–741

Har-El G (2001) Endoscopic management of 108 sinus mucoceles. Laryngoscope 111(12):2131–2134

Harnsberger H, GlastonburyChristine M, MichelMichelle A et al (2004) Diagnostic imaging. Head and neck. Section 2. In: Nose and sinus. Amyrsys, Manitoba, pp II-2-2–II-2-98

Harnsberger R, Wiggins R et al (2004) Head and neck, vol 1. Amirsys, Salt Lake City, pp 3–75

Harris G (1999) Orbital vascular malformations: a consensus statement on terminology and its clinical implications—orbital society. Am J Ophthalmol 127:453–455

Hasso A et al (1988) Normal anatomy and pathology of the temporal bone and mastoid. In: Newton TH, Hasso AN, Dilon WP (eds) Computed tomography of the head and neck. Raven Press, New York

Haynes R et al (1988) Asymmetric temporal bone pneumatization: an MR imaging pitfall. AJNR 9:699

Healy J, Bishop J, Rosenkrantz H (1981) Cranial computed tomography in the detection of dural, orbital, and skull involvement in metastatic neuroblastoma. J Comput Tomogr 5:319–323

Heffelfinger M, David C, Dahlin MD et al (1973) Chordomas and cartilaginous tumors at the skull base. Cancer 32:410–420

Henderson J (1994) Orbital tumors, 3rd edn. Raven Press, New York, p 440

Hermans R, De Vuysere S, Marchal G et al (1999) Squamous cell carcinoma of sinonasal cavities. Semin Ultrasound CT MRI 20:150–161

Hillstrom R, Zarbo R, Jacobs J (1990) Nerve sheath tumors of the paranasal sinuses: electron microscopy and histopathologic diagnosis. Otolaryngol Head Neck Surg 102:257–263

Hoffman H et al (1992) Aggressive surgical management of craniopharyngiomas in children. J Neurosurg 76:47–52

Horn K et al (1996) Supportive petrous apicitis: osteitis or osteomyelitis: an imaging case report. Am J Otolaryngol 17:54–57

Horowitz B et al (1990) MR in intracranial epidermoid tumors: correlation of in vitro imaging with in vitro 13C spectroscopy. AJNR 11:299–302

Howell M, Branstetter BF IV, Snyderman C (2011) Patterns of regional spread for esthesioneuroblastoma. AJNR 32:929–933

Hoyt W et al (1970) Septo-optic dysplasia and pituitary dwarfism. Lancet 1:893–894

Huang C, Chien C, Su C et al (2000) Leiomyoma of the inferior turbinates. J Otolaryngol 29:55–56

Hughes C, Wilson WR, Olding M et al (1999) Giant ameloblastoma: report of an extreme case and description of its treatment. Eur Nose Throat J 78(8):570–574

Huh W, Beverly R (2006) Orbital metastasis in patients with rhabdomyosarcoma: case series and review of the literature. J Pediatr Hematol Oncol 28(10):684–687

Huk W, Cademann G, Friedmann G (1990) MRI of central nervous system diseases. Springer-Verlag, Berlin

Hullar T et al (2003) Paget's disease and fibrous dysplasia. Otolaryngol Clin North Am 36(4):707–732

Hwang C et al (2003) Bilateral petrous internal carotid artery pseudoaneurysms presenting with sensorineural hearing loss. AJNR 24(6):1139–1141

Iannetti G, Cascone P, Valentini V, Agrillo A (1997) Paranasal sinus mucocele: diagnosis and treatment. J Craniofacial Surg 8(5):391–398

Ing E, Garrity J, Cross S et al (1997) Sarcoid masquerading as optic nerve sheath meningioma. Mayo Clin Proc 72:38–43

Jackler R et al (2003) A new theory to explain the genesis of petrous apex cholesterol granuloma. Otol Neurotol 24(1):96–106

Jackson C (2001) Glomus tympanicum and glomus jugulare tumors. Otolaryngol Clin North Am 34(5):941–970

Jacobs D, Galetta S (2002) Diagnosis and management of orbital pseudotumor. Curr Opin Ophthalmol 13:347–351

Jakovlev SB (1997) Arteriosinus anastomosis between the middle meningeal artery and cavernous sinus. Surgical treatment using balloon-catheter. Vopr Neurochirurgii NN Burdenko 2:31–33. (in Russian)

Jay V et al (1999) An unusual cerebellar primitive neuroectodermal tumor with t(11;22) translocation: pathological and molecular analysis. Pediatr Pathol Lab Med 16:119–128

Jee WH, Choi KH, Choe BY, Park JM, Shinn KS (1996) Fibrous dysplasia: MR imaging characteristics with radiopathologic correlation. AJNR 167(7):1523–1527

Jethanamest D, Morris L, Sikora A (2007) Esthesioneuroblastoma: a population-based analysis of survival and prognostic factors. Arch Otolaryngol Head Neck Surg 133:1571–1576

Jiltsova MG, Kaplina AV (2010) Malignant neoplasms. Vestnik Ophthalmol 6:9–17. (in Russian)

Johnson D, Chandra R et al (1985) Trilateral retinoblastoma: ocular and pineal retinoblastoma. J Neurosurg 63:367–370

Kadashev B (2007) Pituitary adenomas: clinical features, diagnostics, treatment. Triada, Tver. (in Russian)

Kaffe I, Naor H, Calderon S et al (1999) Radiological and clinical features of aneurysmal bone cyst of the jaws. Dentomaxillofac Radiol 28:167–172

Kahana A, Lucarelli M, Grayev A et al (2007) Noninvasive dynamic magnetic resonance angiography with time-resolved imaging of contrast kinetics (TRICKS) in the evaluation of orbital vascular lesions. Arch Ophthalmol 125(12):1635–1642

Kallmes D, Provenzale J, Cloft H et al (1997) Typical and atypical MR imaging features of intracranial epidermoid tumors. AJNR 169:883–887

Kaplan R, Coon S, Drayer B (1992) MR characteristics of meningioma subtypes at 1.5 Tesla. J Comput Assist Tomogr 16:366–371

Kapur R et al (2009) MR imaging of orbital inflammatory syndrome, orbital cellulitis, and orbital lymphoid lesions: the role of diffusion-weighted imaging. AJNR 30:64–70

Kato T, Sawamura Y, Tada M et al (1998) Occult neurohypophyseal germinomas in patients presenting with central diabetes insipidus. Neurosurg Focus 5:1–6

Katsuta T, Rhoton A (1997) The jugular foramen: microsurgical anatomy and operative approaches. Neurosurgery 41(1):149–202

Kelly W et al (1988) Posterior pituitary ectopia: an MR feature of pituitary dwarfism. AJNR 9:453–460

Kendler DL, Lippa J, Rootman J (1993) The initial clinical characteristics of Graves'orbitopathy vary with age and sex. Arch Ophtalmol 111(2):197–201

Khoury N, Naffaa L, Shabb N et al (2002) Juvenile ossifying fibroma: CT and MR findings. Eur Radiol 12(Suppl 3):109–113

Kim D, Choi J, Yang K et al (2002) Optic sheath schwannomas: report of two cases. Childs Nerv Syst 18:684–689

Kim J et al (2004) Surgical treatment symptomatic Rathke cleft cysts: clinical features and results with special attention to recurrence. J Neurosurg 100:33–40

Klein M et al (1989) Heterotopic brain in the middle ear: CT findings. J Comput Assist Tomogr 13(6):1058–1060

Kline LB, Hoyt WE (2001) The Tolosa-hunt syndrome. J Neurol Neurosurg Psychiatry 71(5):577–582

Klintenberg C, Olofsson J, Hellquist H et al (1984) Adenocarcinoma of the ethmoid sinuses:a review of 38 cases with special reference to wood dust exposure. Cancer 31:482–488

Kondo M, Hashimoto S, Inuyama Y (1986) Extramedullary plasmacytoma of the sinonasal cavities: CT evaluation. J Comput Assist Tomogr 10:841–844

Konovalov A, Kornienko V (1985) Computerized tomography in neurosurgical clinics. Medicine, Moscow. (in Russian)

Konovalov A, Kornienko V, Ozerova V (1983) Modern possibilities of radiological diagnostics of craniopharyngiomas. Vestn Roentgol Radiol 3:5–12. (in Russian)

Konovalov A, Kornienko V, Pronin I (1997) Magnetic resonance tomography in neurosurgery. Vidar, Moscow. (in Russian)

Kopylov M (1968) Radiological diagnostic basics of brain disease. Medicine, Moscow. (in Russian)

Kornienko V, Ozerova V (1993) Childhood neuroradiolsogy. Medicine, Moscow. (in Russian)

Kornienko V, Pronin I (2009) Diagnostic neuroradiology. Springer-Verlag, Berlin, p 1288

Korshunov AG, Shishkina LV (2009) Histobiological characteristic of the posterior cranial fossa meningiomas and its impact on the remote treatment results. Vopr Neurochirurgii NN Burdenko 4:3–7. (in Russian)

Kozlov A (2001) Biology of meningiomas: state-of-art. Vopr Neurochirurgii NN Burdenko 1:32–37. (in Russian)

Kucharczyk W, Montanera W (1991) The sella and parasellar region. In: Atlas SW (ed) MRI of the brain and spine. Raven Press, New York

Kujas M, Faillot T, Van Effenterre R et al (1999) Bone gaint cell tumour in neuropathologic practice. A fifty years overview. Arch Anat Cytol Pathol 47:7–12

Kuruvilla A, Wenig B, Humphery D et al (1990) Leiomyosarcoma of the sinonasal tract: a clinicopathologic study of nine cases. Arch Otolaryngol Head Neck Surg 116:1278–1286

Kuta J, Worley C, Kaugars G et al (1995) Central cementoossifying fibroma of the maxillary sinus: a review of six cases. AJNR 16:1282–1286

Kwan E, Wolpert S, Hedges TR et al (1987) Tolosa-Hunt syndrome revisited: not necessarily a diagnosis of exclusion. AJNR 8:1067–1072

Lanzieri C, Shah M, Krauss D, Lavertu P (1991) Use gadolinium-enhanced MR imagines for differentiating mucoceles from neoplasms in the paranasal sinuses. Radiology 178:425–428

Lasjaunias P, Burrows P, Planet C (1986) Developmental venous anomalies (DVA). The so-called venous angioma. Neurosurg Rev 9:233–244

Latack J, Hutchinson R, Heyn R (1987) Imaging of rhabdomyosarcomas of the head and neck. AJNR Am J Neuroradiol 8:353–359

Leavitt R, Fauci A, Bloch D et al (1990) The American College of Rheumatology criteria for the classification of Wegener's granulomatosis. Arthritis Rheum 33:1101–1107

Leddy L, Holmes R (2014) Chondrosarcoma of bone. Cancer Treat Res 162:117–130

Lee J et al (1998) Giant cell tumor of the skull. Radiographies 18(5):1295–1302

Lee J et al (1979) Computed tomography of arachnoid cysts. Radiology 130:675–680

Lee J et al (1987) Lymphomas of the head and neck: CT findings at initial presentation. AJNR 8:665–671

Lee HJ et al (2015) Pretreatment diagnosis of suprasellar papillary craniopharyngioma and germ cell tumors of adult patients. AJNR 36(3):508–517

Levine PA, Frierson HF Jr, Stewart FM et al (1987) Sinonasal undifferentiated carcinoma: a distinctive and highly aggressive neoplasm. Laryngoscope 97:905–908

Levine S et al (1988) Lymphocytic hypophysitis: clinical, radiological, and magnetic resonance imaging characterization. Neurosurgery

22:937–941

Li C, Yousem DM, Hayden R et al (1993) Olfactory neuroblastoma. MR evaluation. AJNR 14(5):1167–1171

Lieb W et al (2010) Tumors and tumor-like lesions of the orbit. HNO 58(7):661–671

Liechtenstein (1938) Polyostotic fibrous dysplasia. Arch Surg 36(1): 874–898

Lippert B, Godbersen G, Luttges J et al (1996) Leiomyosarcoma of the nasal cavity. Case report and literature review. ORL J Otolaryngol Relat Spec 58:115–120

Liu R et al (2001) Facial nerve schwannoma: surgical excision versus conservative management. Ann Otol Rhinol Laryngol 110(11):1025–1029

Liu Z et al (2015) Imaging characteristics of primary intracranial teratoma. Acta Radiol 55(7):874–881

Lloyd G, Howard D, Phelps P et al (2000) Imaging for juvenile angiofibroma. J Laryngol Otol 114(9):727–730

Lloyd G, Lund V, Savy L, Howard D et al (2000) Optimum imaging mucoceles. J Laryngol Otol 114(3):233–236

Lloyd G, Phelps P (1986) Juvenile angiofibroma: imaging by magnetic resonance, CT and conventional techniques. Clin Otolaryngol Allied Sci 11:247–259

Lloyd G, Wright J, Morgan G (1971) Venous malformations in the orbit. Br J Ophthalmol 55:505–508

Loevner L, Sonners A (2002) Imaging of neoplasms of the paranasal sinuses. Magn Reson Imaging Clin N Am 10(3):467–493

Lopez F, Triantafyllou A, Snyderman C et al (2017) Nasal juvenile angiofibroma: current perspectives with emphasis on management. Head Neck 39(5):1033–1045. https://doi.org/10.1002/hed.24696

Mafee M (1998) Uveal melanoma, choroidal hemagioma, and simulating lesions. Role of MR imaging. Radiol Clin N Am 36(6):1083–1099

Mafee M, Dorodi S (1999) Sarcoidosis of the eye, orbit and central nervous system: role of MR imaging. Radiol Clin N Am 37: 73–87

Mafee M, Goodwin J, Dorodi S (1999) Optic nerve sheath meningioma: role of MR imaging. Radiol Clin North Am 37(1):37–58

Mafee M, Jampol L, Lager B et al (1987) CT of optic nerve colobomas, morning glory anomaly, and colobomatous cyst. Radiol Clin N Am 25(4):693–699

Mafee M et al (2000) Glomus faciale, glomus jugulare, glomus tympanicum, glomus vagale, carotid body tumors, and simulating lesions. Role of MR imaging. Radiol Clin North Am 38(5): 1059–1076

Maghnie M et al (1992) MR of the hypothalamic-pituitary axis in Langerhans cell histiocytosis. AJNR 13(5):1365–1371

Mahapatra A, Suri A et al (2002) Anterior encephalocele: a study of 92 cases. Pediatr Neurosurg 36(3):113–118

Maira G et al (1996) Surgical treatment of clival chordomas: the transsphenoidal approach revisited. J Neurosurg 85(5):784–792

Mann W, Jecker P, Amedee RG et al (2004) Juvenile angiofibromas: changing surgical concept over the last 20 years. Laryngoscope 114(2):291–293

Marchiò C, Weigelt B, Reis-Filho J (2010) Adenoid cystic carcinomas of the breast and salivary glands (or 'The strange case of Dr Jekyll and Mr Hyde' of exocrine gland carcinomas). J Clin Pathol 63(3):220–228

Markus H, Kendall BE (1993) MRI of a dermoid cyst containing hair. Neuradiology 35:256–257

Marova E (1996) Nelson syndrome. In: Starkova N (ed) Guidelines for the clinical endocrinology. American Association of Clinical Endocrinologists, St. Petersburg, pp 78–83. (in Russian)

Martin N et al (1989) Cholesterol granuloma of the middle ear cavities: MR imaging. Radiology 172:521–525

Martin N et al (1990) Chronic inflammatory disease of the middle ear cavities. Gd-DTPA-enhanced MR imaging. Radiology 176:399–405

Matsko D, Korshunov A (1998) Atlas of tumours of the central

nervous system (the histological structure). RNSI AL Poloenov, St. Peterburg, p 200 (in Russian)

MacDonald A et al (2004) Primary jugular foramen meningioma. Imaging appearance and differentiating features. AJR 182(2):373–377

Mehhlisch D, Dahlin D, Masson J (1972) Ameloblastoma: a clinicopathologic report. J Oral Surg 30:9–22

Melero G et al (2000) Facial paralysis. An unusual presentation of congenital cholesteatoma. Otolaryngol Head Neck Surg 122(4):615–616

Menor F et al (1991) Imaging consideration of central nervous system manifestations in pediatric patients with neurofibromatosis type I. Pediatr Radiol 21:389–394

Meyer M, Hahn C (2011) Intraosseous cavernous hemangioma of the bony orbit. Ugeskr Laeger 173(5):360–361

Meyers S, Hirsch W Jr, Curtin H et al (1992) Chondrosarcomas of the skull base: MR imaging features. Radiology 184:103–108

Migirov L (2003) Computed tomographic versus surgical findings in complicated acute otomastoiditis. Ann Otol Rhinol Laryngol 112(8):675–677

Miller DC (1994) Pathology of craniopharyngiomas: clinical import of pathological findings. Pediatr Neurosurg 21:11–17

Miro J, Videgain G, Petrenas E et al (1998) Chordoma of the ethmoidal sinus. A case report. Acta Otorrinolaringol Esp 49:66–69

Mittal S et al (2013) Hypothalamic hamartomas. Part 1. Clinical, neuroimaging and neurophysiological characteristics. Neurosurg Focus 34(6):E6

Moore K et al (2001) Petrous Apex Cephaloceles. AJNR. 22(10): 1867–1871

Motoyama S, Maruyama K, Sato Y (2011) A case of recurrent malignant melanoma of esophagus responsive to combined chemotherapy, radiotherapy and cellular immunotherapy. Gan To Kadaku Ryoho 38(4):639–642

Mukherji et al (1997) Papillary endolymphatic sac tumors: CT, MR imaging, and angiographic findings in 20 patients. Radiology 202:801–808

Muller HL (2013) Childhood craniopharyngioma. Pituitary 16(1):56–67

Muller-Forell W (2006) Imaging of orbital abd visual pathway pathology. Springer-Verlag, Berlin, p 448

Murphree A (2005) Intraocular retinoblastoma: the case for a new group classification. Ophtalmol Clin North Am 18(1):41–53

Naidich T et al (1983) Midline craniofacial dysraphism: midline cleft upper lip, basal encephalocele, callosal agenesis, and optic nerve dysplasia. Concepts Pediatr Neurosurg 4:186–207

Nathu R et al (1999) Non–Hodgkin's lymphoma of the head and neck: a 30-year experience at the University of Florida. Head Neck 21(3):247–254

Nayar R, Prudhomme F, Parise O Jr et al (1993) Rhabdomyosarcoma of the head and neck in adults: a study of 26 patients. Laryngoscope 103:1362–1366

Neff B et al (2002) Chondrosarcoma of the skull base. Larhyngoscop 112(1):134–139

Ng Y, Kingston J, Perry N (1990) The role of computerized tomographic scanning in the management of rhabdomyosarcoma in nonorbital head and neck sites. Pediatr Hematol Oncol 7:149–157

Noguchi K et al (2004) Intracranial dural arteriovenous fistulas: evaluation with combined 3D time-of-flight MR angiography and MR digital subtraction angiography. AJR 182(1):183–190

Noujaim S et al (2000) Paraganglioma of the temporal bone. Role of magnetic resonance imaging versus computed tomography. Top Magn Reson Imaging 11(2):108–122

Oberman H, Sullenger G (1967) Neurogenous tumors of the head and neck. Cancer 20:1992–2001

Oot R et al (1988) The role of MR and CT in evaluating clival chordomas and chondrosarcomas. AJR 151(3):567–575

Orrison W, Hart B (2000) Intraaxsial brain tumors. In: Neuroimaging. W.B. Saunders Company, Philadelphia, pp 583–611

Osborn A (2004a) Brain diagnostic imaging. Amirsys, Salt Lake City, p 936

Osborn A (2004b) Diagnostic Imaging: Brain 1ed Amirsys, Salt Lake City, p 992

Osborn A, Salzman K, Jhaveri M (eds) (2016) Diagnostic imaging: brain, 3rd edn. Elsevier, Philadelphia, p 1197

Ottaviani G, Jaffe N (2009) The epidemiology of osteosarcoma. Cancer Treat Res 152:3–13

Ozdek A et al (2002) Antrochoanal polyps in children. Int J Pediatr Otorhinolaryngol 65(3):213–218

Paparella M et al (1982) Clinical significance of granulation tissue of chronic otitis media. In: Sade J (ed) Cholesteatoma and mastoid surgery. Kugler, Amsterdam, pp 387–395

Pawha P (2009) Neoplastic disease of the spine and spinal cord. Chapter 26. In: Magnetic resonance imaging of the brain and spine. Wolters Kluwer/Lippincott Williams & Wilkins, Philadelphia, p 1521

Petruson K, Rodriguez-Catarino M, Petruson B, Finizia C (2002) Juvenile nasopharyngeal angiofibroma: long-term results in preoperative embolized and non-embolized patients. Acta Otolaryngol 122(1):96–100

Peyster R, Augsburger J (1985) Choroidal melanoma: comparison of CT funduscopy and US. Radiology 156:675–680

Phillips C et al (2002) The facial nerve: anatomy and common, pathology. Semin Ultrasound CT MR 23(3):202–217

Pinker K et al (2005) The value of high-field MRI (3T) in the assessment of sellar lesions. Eur J Radiol 54:327–361

Presutti L et al (1991) Jugular bulb diverticula. ORL J Otorhinolaryngol Relat Spec 53(1):57–60

Quencer R (1980) Lymphocytic adenohypophysitis: autoimmune disorder of the pituitary gland. AJNR 1:343–349

Randoux B et al (2000) Solitary plasmacytoma of the calvarium. Neuroradiology 27(4):278–281

Rang T et al (2002) Evaluation of pituitary microadenomas with dynamic MRI. Eur J Radiol 41:131–135

Rao V, Sharma D, Madan A et al (2001) Imaging of frontal sinus disease: concepts, interpretation, and technology. Otolaryngol Clin N Am 34(1):23–39

Rao A et al (1999) Paragangliomas of the head and neck. Radiologic-pathologic correlation. Radiographics 19:1605–1632

Rassekh C, Nuss D, Kapadia S et al (1996) Chondrosarcoma of the nasal septum: skull base imaging and clinicopathologic correlation. Otolatyngol Head Neck Surg 115:29–37

Regenbogen V, Zinreich S, Kim K, Kuhajda F, Applebaum B et al (1988) Hyperostotic esthesioneuroblastoma: CT and MR findings. J Comput Assist Tomogr 12:52–56

Ren X et al (2012) Clinical, radiological, and pathological features of 24 atypical intracranial epidermoid cysts. J Neurosurg 116(3):611–621

Rice C, Brawn H (1990) Primary orbital melanoma associated with orbital melanocytosis. Arch Ophthalmol 108(8):1130–1134

Roberti F et al (2001) Posterior fossa meningiomas: surgical experience in 161 cases. Surg Neurol 56(1):8–20

Robertson J, Hugh B (2000) Cranial base surgery. Churchill Livingston, London, p 688

Roche J et al (1996) Arachnoid granulations in the transverse and sigmoid sinuses: CT, MR and MR angiographic appearance of a normal anatomic variation. AJNR 17:677–683

Rock J (1986) Arachnoid cysts of the posterior fossa. Neurosurgery 18:176–179

Roeder M, Bazan C, Jinkins J et al (1995) Ruptured spinal dermoid cyst with chemical arachnoiditis and disseminated intracranial lipid droplets. Neuroradiology 37:146–147

Rohr A, Riedel C, Fruehauf M et al (2011) MR imaging findings in patients with secondary intracranial hypertension. AJNR 32(6):1021–1209

Rojvachiranonda N, David D, Moore M, Cole J (2003) Frontoethmoidal encephalomeningocele: new morphological findings and a new classification. J Craniofac Surg 14(6):847–858

Rootman S (ed) (1988) Diseases of the orbit, 1st edn. Lippincott, New York, p 565

Rosenberg A et al (1999) Chondrosarcoma of the base of the skull. A clinicopathologic study of 200 cases with emphasis on its distinc-tion from chordoma. Am J Surg Pathol 23:1370–1378

Rosenstiel O et al (2001) MALT lymphoma presenting as a cystic salivary gland mass. Head Neck 23(3):254–258

Ross DA, Norman D, Wilson CB (1992) Radiologic characteristics and results of surgical management of Rathke's cysts in 43 patients. Neurosurgery 30:173–179

Rozhinskaya L (2011) Nelson syndrome. In: Dedov I (ed) Clinical neuroendocrinology. UP Print, Moscow, pp 79–94. (in Russian)

Rubin J et al (1990) Malignant external otitis: utility of CT in diagnosis and follow-up. Radiology 174:391–394

Rucker J et al (2003) Diffuse dural enhancement in cavernous sinus dural arteriovenous fistula. Neuroradiology 45(2):88–89

Russell D, Rubinstein L (1989) Pathology of tumors of the nervous system, 5th edn. Williams and Wilkins, Baltimore

Saito K, Unni K, Wollan P et al (1995) Chondrosarcoma of the jaw and facial bones. Cancer 76:1550–1558

Sakamoto Y et al (1991) Normal and abnormal pituitary glands: gadopentetate dimeglumine-enhanced MR imaging. Radiology 178:441–445

Schaerer J, Whitney R (1953) Prostatic metastases simulating intracranial meningioma. Neurosurgery 10:546–549

Schmerber S et al (2002) Endolymphatic duct obstruction related to a jugular bulb diverticulum: high resolution CT and MR imaging findings. Clin Radiol 57(5):424–428

Scholl R, Kellett H, Neumann D, Lurie A (1999) Cysts and cystic lesions of the mandible: clinical and radiologic-histopathologic review. Radiographics 19:1107–1124

Schuknecht H et al (1986) Anatomy of the temporal bone with surgical implications. Lea and Febiger, Philadelphia

Schwartz T et al (2001) Association between intracranial plasmacytoma and multiple myeloma. Clinicopathological outcome study. Neurosurgery 49(5):1039–1044

Scott T (1993) Neurosarcoidosis: progress and clinical aspects. Neurology 43(1):8–12

Seabold J et al (1995) Cranial osteomyelitis: diagnosis and follow-up with In-lll white blood cell and Tc-99m methylene diphosphonate bone SPECT, CT, and MR imaging. Radiology 196:779–788

Seidenwurm DJ (2008) Neuroendocrine imaging. AJNR 29(3):613–615

Selosse P, Mahler C, Klaes R (1980) Pituitary abscess: case report. J Neurosurg 53:851–852

Sepahdari A et al (2014) Diffusion-weighted imaging of orbital masses: multi-institutional data support a 2-ADC threshold model to categorize lesions as benign, malignant, or indeterminate. AJNR 35:170–175

Serbinenko FA (1968) Carotid-cavernous fistulae. Neurosurgery 2:651–660

Serbinenko FA (1974) Clinics, diagnosis and surgical treatment of arterio-sinusal fistulas. In: Neurosurgical pathology of cerebral vessels, Medicine, Moscow, pp 334-339

Serbinenko F et al (1999) Anastomoses between meningeal arteries and cavernous sinus. Clinics, diagnostics, treatment. Vopr Neurochirurgii NN Burdenko 4:2–7. (in Russian)

Sergides I et al (2007) Pituitary apoplexy can mimic subarachnoid haemorrhage clinically and radiologically. Emerg Med J 24(4):308

Shady J, Bland LI, Kazee A, Pilcher W (1994) Osteoma of the frontoethmoidal sinus with secondary brain abscess and intracranial mucocele. Neurosurgery 34(5):920–923

Shapiro R, Janzen A (1959) Osteoblastic metastases to floor of skull simulating meningioma en plaque. Am J Roentgenol 81:964–966

Sharma R et al (2002) Symptomatic cranial fibrous dysplasias. Clinicoradiological analysis in a series of eight operative cases with follow-up results. J Clin Neurosci 9(4):381–390

Sheehan A, Stanford J (1961) The pathogenesis of post-partum a pituitary necrosis of the anterior lobe of the pituitary gland. Acta Endocrinol 37:479–510

Sheikh M et al (1999) Giant cell tumor of the temporal bone: case report and review of the literature. Australas Radiol

43(1):113–115

Shields J, Shields C et al (2004) Survey of 1264 patients with orbital tumors and simulating lesions: the 2002 Montgomery lecture, part 1. Ophthalmology 111:997–1008

Shugar J, Som P, Krespi Y (1980) Primary chordoma of the maxillary sinus. Laryngoscope 90:1825–1830

Shuper A et al (1998) Metastatic brain involvement in Ewing family of tumors in children. Neurology 51:1336–1338

Sidorkin D (2009) Surgical treatment of the skull base chordomas. Vopr Neurochirurgii NN Burdenko 2:15–23. (in Russian)

Sigal R, Monnet O, Baere T et al (1992) Adenoid cystic carcinoma of the head and neck: evaluation with MR imaging and clinical-pathologic correlation in 27 patients. Radiology 184:95–10

Sklar E, Pizarro J (2003) Sinonasal intestinal-type adenocarcinoma involvement of the paranasal sinuses. AJNR 24(6):1152–1155

Smith A et al (1991) Diagnosis of ruptured intracranial dermoid cyst: value of MR over CT. AJNR 12:75–180

Som P, Bradwein-Gensler M, Kassel E, Gender E (2011) Tumors and tumor-like conditions of the sinonasal cavities. In: Som P, Cutrin H (eds) Head and neck imaging, vol 1, 5th edn. Mosby-Elsevier, St. Louis, pp 253–410

Som P, Dillon W, Fullerton G et al (1989) Chronically obstructed sinonasal secretions: observations on T1 and T2 shortening. Radiology 172:515–520

Som P, Lidov M, Catalano P, Biller H (1994) Sinonasal esthesioneuroblastoma with intracranial extension: marginal tumor cysts as a diagnostic MR finding. AJNR 15:1259–1262

Som P, Schatz C, Flaum E et al (1991) Aneurysmal bone cyst of the paranasal sinuses associated with fibrous dysplasia: CT and MR findings. J Comput Assist Tomogr 15:513–515

Som P, Shapiro M, Biller H et al (1988) Sinonasal tumors and inflammatory tissues: differentiation with MR imaging. Radiology 167:803–808

Sorensen T, Fredericson J et al (1999) Optic neuritis as onset manifestation of multiple sclerosis. Neurology 53:473–478

Soule E, Mahour G, Mills S, Lynn H (1968) Soft tissue sarcomas of infants and children: a clinicopathologic study of 135 cases. Mayo Clin Proc 43:313–326

Spreer J (2009) Pyogenic cerebritis and brain abscess. In: Hahnel S (ed) Inflammatory diseases of the brain. Springer-Verlag, Berlin, pp 55–70

Stankewich JA (1989) Sphenoid sinus mucocele. Arch Otolaryngol Head Neck Surg 115:735–740

Stout AP (1948) Mesenchymoma, the mixed tumot mesenchymal derivation. Ann Surg 127:278–290

Strasser M, Gleich L, Hakim S et al (1998) Pathologic quiz case 2. Nasal leiomyosarcoma, low grade. Arch Otolaryngol Head Neck Surg 124:715–717

Sutow W, Sullivan M, Ried H et al (1970) Prognosis in childhood rhabdomyosarcoma. Cancer 25:1384–1390

Sze G et al (1988) Chordomas: MR imaging. Radiology 166:187–191

Taban M, Perry J (2007) Classification of orbital tumors. In: Singh A et al (eds) Clinical ophthalmic oncology. Lippincott Williams &Wilkins, Philadelphia, pp 517–519

Tailor T, Gupta D et al (2013) Orbital neoplasms in adults: clinical, radiologic, and pathologic review. Radiographics 33(6):1739–1758

Tampieri D, Melanson D, Ethie R (1989) MR imaging of epidermoid cysts. AJNR 10:351–356

Tanaka A, Mihara F et al (2004) Differentiation of cavernous hemangioma from schwannoma of the orbit: a dynamic MRI study. AJR 183(6):1799–1804

Tang J et al (2003) MRI appearance of giant cell tumor of the lateral skull base. A case report. Clin Imaging 27(1):27–30

Tarasova LN, Drozdova EA (2005) Inflammatory disorders of the orbit. In: Diseases, neoplasms and trauma of the orbit. Medicine. Russian Edition. M., pp 145–149

Tatler G, Kendall B (1991) The radiological diagnosis of epidermoid tumors. Neuroradiology 33(Suppl):324–325

Terada et al (1996) Clinical use of mechanical detachable coils for dural arteriovenous fistulas. AJNR 17(7):134–138

Teramoto A, Hirakawa K, Sanno N et al (1994) Incidental pituitary lesions in 1,000 unselected autopsy specimens. Radiology 193:161–164

Thiagalingam S, Flaherty M, Billson F et al (2004) Neurofibromatosis type 1 and optic pathway gliomas: follow-up of 54 patients. Ophthalmology 111:568–577

Tien RD et al (1990) Thickened pituitary stalk on MR images in patients with diabetes insipidus and Langerhans cell histiocytosis. AJNR 11:703–308

Tokumaru A, O'uchi T, Eguchi T et al (1990) Prominent meningeal enhancement adjacent to meningioma on Gd-DTPA-enhanced MR images: histopathologic correlation. Radiology 175:431–433

Toro J, Travis L, Wu H et al (2006) Incidence patterns of soft tissue sarcomas, regardless of primary site, in the surveillance, epidemiology and end results program, 1978–2001: an analysis of 26,758 cases. Int J Cancer 119(12):2922–2930

Tow S, Chandela S, Miller N et al (2003) Long-term prognosis in children with gliomas of the anterior visual pathway. Pediatr Neurol 28:262–270

Trombly R, Sandberg D et al (2006) High-flow orbital arteriovenous malformation in a child: current management and options. J Craniofac Surg 17:779–782

Tsuruda J, Chew W, Moseley M et al (1990) Diffusion-weighted MR imaging of the brain: value of differentiating between extraaxial cysts and epidermoid tumors. AJNR 155:1059–1068

Tufan K et al (2005) Intracranial meningiomas of childhood and adolescence. Pediatr Neurosurg 41:1–7

Turbin R, Pokorny K (2004) Diagnosis and treatment of orbital optic nerve sheath meningioma. Cancer Control 11(5):334–341

Uehara F, Ohba N (2002) Diagnostic imaging in patients with orbital cellulitis and inflammatory pseudotumor. Int Ophthalmol Clin 42:133–142

Ulivieri S, Oliveri G, Motolese I (2001) Supero-lateral orbitotomy for resection of spheno-orbital meningioma: a case report. Radiol Clin N Am 42(3):118–119

Valvassori G, Sabnis S, Mafee R et al (1999) Imaging of orbital lymphoproliferative disorders. Radiol Clin N Am 37(1):135–150

Van Effenterre R et al (2002) Craniopharyngioma in adults and children: a study of 122 surgical cases. J Neurosurg 97:3–11

Vande Berg B et al (2001) Magnetic resonance appearance of uncomplicated Paget's disease of bone. Semin Musculoskelet Radiol 5(1):69–77

Veselinović D, Krasić D, Stefanović I (2010) Orbital dermoid and epidermoid cysts: case study. J Plast Reconstr Aesthet Surg 10:755–759

Vidal R, Devaney K, Ferlito A et al (1999) Sinonasal malignant lymphomas: a distinct clinicopathological category. Ann Otol Rhinol Laryngol 108:411–419

Vijaya-Sekaran S et al (1999) Solitary plasmacytoma of the skull base presenting with unilateral sensorineural hearing loss. Laryngol Otol 113(2):164–166

Voelker J, Campbell R, Muller J (1991) Clinical radiographic and pathological features of Rathke's cleft cysts. J Neurosurg 74:535–544

Walia R et al (2010) An uncommon cause of recurrent pyogenic meningitis: pituitary abscess. BMJ Case Rep. https://doi.org/10.1136/bcr0620091945

Wasmeier C, Pfadenhauer K, Rosler A (2002) Idiopathic inflammatory pseudotumor of the orbit and Tolosa-Hunt syndrome—are they the same disease? J Neurol 249:1237–1241

Weber A, Romo L (1999) Pseudotumor of the orbit. Radiol Clin N Am 37:151–158

Weber P et al (2001) Jugulotympanic paragangliomas. Otolaryngol Clin North Am 34(6):1231–1240

Weissman J, Snyderman C, Youesm S, Cutrin H (1993) Ameloblastoma of the maxilla: CT and MR appearance. AJNR 14(1):223–226

Wenig B, Mafee M, Ghosh L (1988) Fibro-osseous, osseous and cartilagenous lesions of the orbit and paraorbital region. Radiol Clin N Am Imag Ophtalmol I:1241–1259

Wester K (1992) Gender distribution and sidedness of middle fossa arachnoid cysts: a review of cases diagnosed with computed imaging. Neurosurgery 31:940–944

Wiener SN, Pearlstein AE, Eiber A (1987) MRI of intracranial arachnoid cysts. J Comput Assist Tomogr 11:236–241

Wilms G et al (1991) CT and MRI of ruptured intracranial dermoids. Neuroradiology 33:149–151

Wolfsberger S et al (2004) Application of three-Tesla magnetic resonance imaging for diagnosis and surgery of sellar lesions. J Neurosurg 100:278–286

Woo M et al (2000) MR imaging findings of Rathke's cleft cysts: significance of intracystic nodules. AJNR 21:485–488

Xu W, Zhang M, Wei R (2010) Clinical analysis of ocular adnexal MALT lymphoma. Zhonghua Yan Ke Za Zhi 46(4):299–303

Yadav S, Singh I, Chanda R et al (2002) Nasopharyngeal angiofibroma. J Otolaryngol 31(6):346–350

Yamaguchi S, Nagasawa H, Suzuki T et al (2004) Sarcomas of the oral and maxillofacial region: a review of 32 cases in 25 years. Clin Oral Investig 8(2):52–55

Yan J, Wu Z (2004) Cavernous hemangioma of the orbit: analysis of 214 cases. Orbit 23(1):33–40

Yan J, Wu Z, Li Y (2000) A clinical analysis of idiopathic orbital inflammatory pseudotumor. Yan Ke Xue Bao 16:208–213

Yan J, Wu Z, Li Y (2004) The differentiation of idiopathic inflammatory pseudotumor from lymphoid tumors of orbit: analysis of 319 cases. Orbit 23:245–254

Yegorenkov (2010) Boundary and bening bone tumors. Practical Oncology 1:37–44. (in Russian)

Yousem D, Lexa F, Bilaniuk L (1990) Rhabdomyosarcoma in the head and neck: MR imaging evaluation. Radiology 177:683–686

Yousem D et al (1989) MR imaging of Tolosa-Hunt syndrome. AJNR 10:1181–1184

Yuen S, Rubin P (2003) Idiopathic orbital inflammation: distribution, clinical features, and treatment outcome. Arch Ophthalmol 121(4):491–499

Yuh W, Flickinger F, Barloon T (1985) MR imaging of unusual chordomas. J Comput Assist Tomogr 12:30–35

Yuh W et al (1988) MR imaging of primary tumor of trigeminal nerve and Meckel's cave. AJNR 9:665–670

Zimmer W, Berquist T, Sim F et al (1984) Magnetic resonance imaging of aneurysmal bone cyst. Mayo Clin Proc 59:633–636

Zimmerman R, Bilaniuk L (1980) CT of primary and secondary craniocerebral neuroblastoma. AJR 135:1239–1242

Zinreich S (2004) Imaging for staging of rhinosinusitis. Ann Otol Rhinol Laryngol Suppl 193:19–23

Zygourakis CC et al (2015) Pituicytoma and spindle cell oncocytomas: modern case series from the University of California, San Francisco. Pituitary 18(1):150–158